U0236758

中华医学百科全书

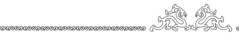

临床医学

消化病学

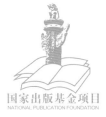

国家出版基金项目
NATIONAL PUBLICATION FOUNDATION

中国协和医科大学出版社

图书在版编目(CIP)数据

消化病学／潘国宗主编. –北京：中国协和医科大学出版社，2014. 10
（中华医学百科全书）

ISBN 978-7-5679-0135-3

Ⅰ. ①消⋯ Ⅱ. ①潘⋯ Ⅲ. ①消化系统疾病 - 诊疗 Ⅳ. ①R57

中国版本图书馆CIP数据核字(2014)第169227号

中华医学百科全书·消化病学

主　　编：潘国宗

编　　审：彭南燕　陈永生

责任编辑：沈冰冰

出版发行：**中国协和医科大学出版社**
　　　　　（北京东单三条九号　邮编　100730　电话 010-6526 0378）

网　　址：www.pumcp.com

经　　销：新华书店总店北京发行所

印　　刷：北京雅昌艺术印刷有限公司

开　　本：889×1230　1/16开

印　　张：39.75

字　　数：1100千字

版　　次：2015年7月第1版　2015年7月第1次印刷

印　　张：1—3000

定　　价：400.00元

ISBN 978-7-5679-0135-3

（凡购本书，如有缺页、倒页、脱页及其他质量问题，由本社发行部调换）

《中华医学百科全书》编纂委员会

总顾问　吴阶平　韩启德　桑国卫

总指导　陈　竺

总主编　刘德培

副总主编　曹雪涛　李立明　曾益新

编纂委员（以姓氏笔画为序）

B·吉格木德	丁　洁	丁　樱	丁安伟	于中麟	于布为
于明德	于学忠	万经海	马　军	马　骁	马　静	马　融
马中立	马安宁	马建辉	马烈光	马绪臣	王　羽	王　辰
王　政	王　恒	王　硕	王　舒	王　键	王一飞	王一镗
王士贞	王卫平	王长振	王文全	王文健	王心如	王生田
王立祥	王兰兰	王汉明	王永炎	王成锋	王延光	王旭东
王军志	王声湧	王坚成	王良录	王拥军	王茂斌	王松灵
王明荣	王明贵	王宝玺	王诗忠	王建中	王建业	王建军
王建祥	王临虹	王贵强	王美青	王晓民	王晓良	王鸿利
王琳芳	王喜军	王德文	王德群	木塔力甫·艾力阿吉		尤启冬
戈　烽	牛　侨	毛秉智	毛常学	乌　兰	文卫平	文历阳
文爱东	方以群	尹　佳	孔北华	孔令义	邓文龙	邓复旦
邓家刚	书　亭	毋福海	艾措千	艾儒棣	石　岩	石远凯
石学敏	石建功	布仁达来	占　堆	卢志平	卢祖洵	叶冬青
叶常青	叶章群	申昆玲	申春悌	田景振	田嘉禾	史录文
代　涛	代华平	白延强	白慧良	丛　斌	丛亚丽	包怀恩
包金山	冯卫生	冯希平	边旭明	边振甲	匡海学	邢小平
达万明	达庆东	成　军	成翼娟	师英强	吐尔洪·艾买尔	
吕时铭	吕爱平	朱　珠	朱万孚	朱立国	朱宗涵	朱建平
朱晓东	朱祥成	乔延江	伍瑞昌	任　华	任德权	华　伟
伊河山·伊明		向　阳	多　杰	邬堂春	庄　辉	庄志雄
刘　平	刘　进	刘　玮	刘　蓬	刘大为	刘小林	刘中民
刘玉清	刘尔翔	刘训红	刘永锋	刘吉开	刘芝华	刘华平
刘华生	刘志刚	刘克良	刘更生	刘迎龙	刘建勋	刘胡波
刘树民	刘昭纯	刘俊涛	刘洪涛	刘献祥	刘嘉瀛	刘德培
闫永平	米　玛	许　媛	许腊英	那彦群	阮长耿	阮时宝

孙 宁	孙 光	孙 皎	孙 锟	孙长颢	孙立忠	孙则禹
孙秀梅	孙建中	孙建方	孙贵范	孙海晨	孙景工	孙颖浩
孙慕义	严世芸	苏 川	苏 旭	苏荣扎布	杜元灏	杜文东
杜治政	杜惠兰	李 飞	李 东	李 宁	李 刚	李 丽
李 波	李 勇	李 桦	李 鲁	李 磊	李 燕	李 冀
李大魁	李云庆	李太生	李日庆	李玉珍	李世荣	李立明
李永哲	李仲智	李志平	李连达	李灿东	李君文	李劲松
李其忠	李若瑜	李松林	李泽坚	李宝馨	李建勇	李映兰
李莹辉	李继承	李森恺	李曙光	杨 凯	杨 恬	杨 健
杨化新	杨文英	杨世民	杨世林	杨伟文	杨克敌	杨国山
杨宝峰	杨炳友	杨晓明	杨跃进	杨腊虎	杨瑞馥	杨慧霞
励建安	连建伟	肖 波	肖 南	肖永庆	肖海峰	肖培根
肖鲁伟	吴 东	吴 江	吴 明	吴 信	吴令英	吴立玲
吴伟康	吴欣娟	吴勉华	吴爱勤	吴群红	吴德沛	邱建华
邱贵兴	邱海波	邱蔚六	何 维	何 勤	何绍衡	何春涤
何裕民	余争平	狄 文	冷希圣	汪 海	汪受传	沈 岩
沈 岳	沈 敏	沈 铿	沈卫峰	沈华浩	沈俊良	宋国维
张 泓	张 学	张 亮	张 强	张 霆	张 澍	张大庆
张为远	张世民	张志愿	张丽霞	张伯礼	张宏誉	张劲松
张奉春	张宝仁	张建中	张建宁	张承芬	张富强	张新庆
张德芹	张燕生	陆 华	陆付耳	陆伟跃	阿不都热依木·卡地尔	
陈 文	陈 杰	陈 实	陈 洪	陈 琪	陈 楠	陈士林
陈大为	陈文祥	陈代杰	陈红风	陈志南	陈志强	陈规化
陈国良	陈家旭	陈智轩	陈誉华	邵 蓉	邵荣光	武志昂
其仁旺其格	范 明	范茂槐	林三仁	林久祥	林子强	林江涛
林曙光	杭太俊	欧阳靖宇	尚 红	果德安	明根巴雅尔	易定华
易著文	罗小平	罗长坤	罗永昌	罗颂平	帕尔哈提·克力木	
帕塔尔·买合木提吐尔根			图门巴雅尔	岳建民	金 玉	金 奇
金少鸿	金伯泉	金季玲	金征宇	金银龙	金惠铭	周 兵
周 林	周永学	周光炎	周良辅	周纯武	周学东	周宗灿
周定标	周宜开	周建平	周建新	周荣斌	周福成	郑一宁
郑志忠	郑金福	郑法雷	郑洪新	郎景和	房 敏	孟 群
孟庆跃	孟静岩	赵 平	赵 群	赵子琴	赵中振	赵文海
赵玉沛	赵正言	赵永强	赵志河	赵彤言	赵明杰	赵明辉
赵耐青	赵振国	赵继宗	赵铱民	赵堪兴	郝 模	郝小江

郝传明	郝晓柯	胡 志	胡大一	胡文东	胡向军	胡国华
胡昌勤	胡晓峰	胡盛寿	胡德瑜	柯 杨	查 干	柏树令
柳长华	钟南山	钟翠平	钟赣生	香多·李先加		段 涛
段金廒	段俊国	侯一平	侯金林	侯春林	俞光岩	俞梦孙
俞景茂	饶克勤	姜小鹰	姜玉新	姜廷良	姜国华	姜柏生
姜德友	洪 两	洪 震	洪秀华	祝庆余	祝蕳晨	姚永杰
姚祝军	秦 川	袁文俊	袁永贵	都晓伟	粟占国	贾 波
贾建平	贾继东	夏照帆	柴光军	柴家科	钱忠直	钱家鸣
钱焕文	倪 健	徐 军	徐 晨	徐永健	徐志云	徐志凯
徐克前	徐金华	徐建国	徐勇勇	徐桂华	凌文华	高 妍
高志贤	高志强	高学敏	高建生	高树中	高思华	高润霖
郭 岩	郭小朝	郭长江	郭巧生	郭宝林	郭海英	唐 强
唐朝枢	唐德才	诸欣平	谈 勇	谈献和	陶·苏和	陶广正
陶永华	陶芳标	陶建生	黄 峻	黄 烽	黄人健	黄叶莉
黄宇光	黄国英	黄跃生	黄璐琦	萧树东	梅长林	曹 佳
曹广文	曹务春	曹建平	曹洪欣	曹济民	曹雪涛	曹德英
龚千锋	龚守良	龚非力	袭著革	常耀明	崔 蒙	崔丽英
庾石山	康 健	康廷国	康宏向	章友康	章锦才	章静波
梁铭会	梁繁荣	谌贻璞	屠鹏飞	隆 云	绳 宇	巢永烈
彭 成	彭 勇	彭明婷	彭晓忠	彭瑞云	彭毅志	
斯拉甫·艾白		葛 坚	葛立宏	董方田	蒋力生	蒋建东
蒋澄宇	韩德民	粟晓黎	程 伟	程天民	程训佳	童培建
曾 苏	曾小峰	曾正陪	曾学思	曾益新	谢 宁	谢立信
蒲传强	赖西南	赖新生	詹启敏	詹思延	鲍春德	窦科峰
窦德强	赫 捷	裴国献	裴晓方	裴晓华	管柏林	廖品正
谭仁祥	翟所迪	熊大经	熊鸿燕	樊飞跃	樊巧玲	樊代明
樊立华	樊明文	黎源倩	颜 虹	潘国宗	潘柏申	潘桂娟
薛社普	薛博瑜	魏丽惠	藤光生			

《中华医学百科全书》学术委员会名单

主 任 委 员

巴德年

副主任委员（以姓氏笔画为序）

贺福初　　汤钊猷　　吴孟超　　陈可冀

学术委员（以姓氏笔画为序）

丁鸿才	于是凤	于润江	于德泉	马 遂	王 宪	王大章
王文吉	王正敏	王声湧	王近中	王晓仪	王海燕	王鸿利
王琳芳	王锋鹏	王满恩	王模堂	王澍寰	王翰章	乌正赉
尹昭云	巴德年	邓伟吾	石一复	石中瑗	石四箴	石学敏
平其能	卢世璧	卢光琇	史俊南	皮 昕	吕 军	吕传真
朱 预	朱元珏	朱家恺	仲剑平	刘 正	刘 耀	刘又宁
刘宝林（口腔）		刘宝林（公共卫生）		刘桂昌	刘敏如	刘景昌
刘新光	刘嘉瀛	刘镇宇	刘德培	闫剑群	汤 光	汤钊猷
阮金秀	孙 燕	孙汉董	孙曼霁	纪宝华	苏 志	
苏荣扎布	杜乐勋	李传胪	李连达	李若新	李济仁	李舜伟
杨宠莹	肖文彬	肖承悰	肖培根	吴 坤	吴 蓬	吴乐山
吴永佩	吴在德	吴军政	吴观陵	吴希如	吴孟超	吴咸中
邱蔚六	何大澄	余森海	谷华运	邹学贤	汪 华	张乃峥
张习坦	张月琴	张世臣	张丽霞	张伯礼	张金哲	张学文
张学军	张承绪	张致平	张博学	张朝武	张蕴惠	张震康
陆士新	陆道培	陈文亮	陈世谦	陈可冀	陈宁庆	陈在嘉
陈君石	陈育德	陈治清	陈洪铎	陈家伟	陈家伦	陈寅卿
范乐明	欧阳惠卿	罗成基	罗启芳	罗爱伦	罗慰慈	季成叶
金水高	金惠铭	周 俊	周仲瑛	周荣汉	赵云凤	赵志奇
胡永华	钟世镇	段富津	侯惠民	俞永新	施侣元	姜世忠
姜庆五	恽榴红	姚天爵	姚新生	贺福初	秦伯益	贾继东
贾福星	顾美仪	顾觉奋	顾景范	徐文严	翁心植	栾文明
高凤莉	郭 定	郭子光	郭天文	唐由之	唐福林	涂永强
黄洁夫	黄璐琦	曹采方	曹谊林	龚幼龙	龚锦涵	盛志勇
康广盛	章魁华	梁文权	梁德荣	彭名炜	董 怡	程元荣
程书钧	程伯基	傅民魁	曾长青	曾宪英	裘雪友	甄永苏
褚新奇	蔡年生	廖万清	黎介寿	薛 淼	戴行锷	戴宝珍
戴尅戎						

《中华医学百科全书》工作委员会

主任委员

袁　钟

总编辑

陈永生　　谢　阳

编审（以姓氏笔画为序）

开赛尔	司伊康	当增扎西	吕立宁	任晓黎	邬扬清	刘玉玮
孙　海	何　维	张之生	张玉森	张立峰	张永太	陈　懿
陈永生	松布尔巴图	呼素华	周　茵	郑伯承	郝胜利	胡永洁
侯澄芝	袁　钟	郭亦超	彭南燕	傅祚华	谢　阳	解江林

编辑（以姓氏笔画为序）

于　岚	王　波	王　莹	王　颖	王　霞	王明生	尹丽品
左　谦	刘　婷	刘岩岩	孙文欣	李元君	李亚楠	杨小杰
吴桂梅	吴翠姣	沈冰冰	宋　玥	张　安	张　玮	张浩然
陈　佩	骆彩云	聂沛沛	顾良军	高青青	郭广亮	傅保娣
戴小欢	戴申倩					

工作委员

刘小培	罗　鸿	宋晓英	姜文祥	韩　鹏	汤国星	王　玲
李志北						

办公室主任

左　谦　　孙文欣　　吴翠姣

临床医学总主编

高润霖　　中国医学科学院阜外心血管病医院

内科学总主编

高润霖　　中国医学科学院阜外心血管病医院

本卷编委会

主　编

潘国宗　　中国医学科学院北京协和医院

副主编

樊代明　　第四军医大学

钱家鸣　　中国医学科学院北京协和医院

庄　辉　　北京大学医学部

于中麟　　首都医科大学附属北京友谊医院

萧树东　　上海交通大学医学院附属仁济医院

林三仁　　北京大学第三医院

学术委员

刘新光　　北京大学第一医院

贾继东　　首都医科大学附属北京友谊医院

编　委

（以姓氏笔画为序）

丁惠国　　首都医科大学附属北京佑安医院

于中麟　　首都医科大学附属北京友谊医院

王兴鹏　　上海第十人民医院

王炳元　　中国医科大学附属第一医院

王崇文　　南昌大学第一附属医院

牛俊奇　　吉林大学第一医院

方秀才	中国医学科学院北京协和医院
厉有名	浙江大学医学院附属第一医院
叶胜龙	复旦大学附属中山医院
冉志华	上海交通大学医学院附属仁济医院
白文元	河北医科大学第二医院
令狐恩强	中国人民解放军总医院
吕农华	南昌大学第一附属医院
年卫东	北京大学第一医院
朱　峰	中国医学科学院北京协和医院
任　旭	黑龙江省医院
任　红	重庆医科大学附属第二医院
庄　辉	北京大学医学部
刘文忠	上海交通大学医学院附属仁济医院
刘玉兰	北京大学人民医院
刘厚钰	复旦大学附属中山医院
刘新光	北京大学第一医院
江家骥	福建医科大学附属第一医院
孙思予	中国医科大学附属盛京医院
孙　钢	中国医学科学院北京协和医院
李　方	中国医学科学院北京协和医院
李世荣	北京军区总医院
李延青	山东大学齐鲁医院
李兆申	第二军医大学长海医院
李　岩	中国医科大学附属盛京医院
杨云生	中国人民解放军总医院
杨东亮	华中科技大学同济医学院附属协和医院
杨爱明	中国医学科学院北京协和医院
吴开春	第四军医大学附属西京医院
吴云林	上海交通大学医学院附属瑞金医院

邹多武	第二军医大学长海医院
张齐联	北京大学第一医院
张 军	西安交通大学医学院第二附属医院
张欣欣	上海交通大学医学院附属瑞金医院
张澍田	首都医科大学附属北京友谊医院
陆 伟	天津市第二人民医院
陆伦根	上海交通大学附属第一人民医院
陆星华	中国医学科学院北京协和医院
陈成伟	上海南京军区肝病临床研究中心
陈旻湖	中山大学附属第一医院
陈 智	浙江大学医学院
范建高	上海交通大学医学院附属新华医院
林三仁	北京大学第三医院
林 琳	南京医科大学第一附属医院
欧阳钦	四川大学华西医院
罗金燕	西安交通大学医学院第二附属医院
金征宇	中国医学科学院北京协和医院
金震东	第二军医大学长海医院
周丽雅	北京大学第三医院
房殿春	第三军医大学西南医院
房静远	上海交通大学医学院附属仁济医院
胡伏莲	北京大学第一医院
胡品津	中山大学附属第六医院
南月敏	河北医科大学第三医院
柯美云	中国医学科学院北京协和医院
钟 捷	上海交通大学医学院附属瑞金医院
段钟平	首都医科大学附属北京佑安医院
侯金林	南方医科大学南方医院
侯晓华	华中科技大学同济医学院附属协和医院

姜　泊	南方医科大学南方医院
姚礼庆	复旦大学附属中山医院
姚希贤	河北医科大学第二医院
袁耀宗	上海交通大学医学院附属瑞金医院
贾继东	首都医科大学附属北京友谊医院
钱家鸣	中国医学科学院北京协和医院
郭晓钟	沈阳军区总医院
唐　红	四川大学华西医院
唐承薇	四川大学华西医院
萧树东	上海交通大学医学院附属仁济医院
麻树人	沈阳军区总医院
韩　英	北京军区总医院
智发朝	南方医科大学南方医院
程留芳	中国人民解放军总医院
鲁凤民	北京大学医学部
鲁重美	中国医学科学院北京协和医院
窦晓光	中国医科大学附属盛京医院
蔡　胜	中国医学科学院北京协和医院
樊代明	第四军医大学
潘国宗	中国医学科学院北京协和医院
冀　明	首都医科大学附属北京友谊医院
魏　来	北京大学人民医院

主编助理

孙　钢	中国医学科学院北京协和医院
朱　峰	中国医学科学院北京协和医院

学术秘书

孙　钢	中国医学科学院北京协和医院

工作秘书

杨晓鸥	中国医学科学院北京协和医院

前　言

《中华医学百科全书》终于和读者朋友们见面了！

古往今来，凡政通人和、国泰民安之时代，国之重器皆为科技、文化领域的鸿篇巨制。唐代《艺文类聚》、宋代《太平御览》、明代《永乐大典》、清代《古今图书集成》等，无不昭显盛世之辉煌。新中国成立后，国家先后组织编纂了《中国大百科全书》第一版、第二版，成为我国科学文化事业繁荣发达的重要标志。医学的发展，从大医学、大卫生、大健康角度，集自然科学、人文社会科学和艺术之大成，是人类社会文明与进步的集中体现。随着经济社会快速发展，医药卫生领域科技日新月异，知识大幅更新。广大读者对医药卫生领域的知识文化需求日益增长，因此，编纂一部医药卫生领域的专业性百科全书，进一步规范医学基本概念，整理医学核心体系，传播精准医学知识，促进医学发展和人类健康的任务迫在眉睫。在党中央、国务院的亲切关怀以及国家各有关部门的大力支持下，《中华医学百科全书》应运而生。

作为当代中华民族"盛世修典"的重要工程之一，《中华医学百科全书》肩负着全面总结国内外医药卫生领域经典理论、先进知识，回顾展现我国卫生事业取得的辉煌成就，弘扬中华文明传统医药璀璨的历史文化。《中华医学百科全书》将成为我国科技文化发展水平的重要标志、医药卫生领域知识技术的最高"检阅"、服务千家万户的国家健康数据库和医药卫生各学科领域走向整合的平台。

肩此重任，《中华医学百科全书》的编纂力求做到两个符合：一是符合社会发展趋势。全面贯彻以人为本的科学发展观指导思想，通过普及医学知识，增强人民群众健康意识，提高人民群众健康水平，促进社会主义和谐社会构建；二是符合医学发展趋势。遵循先进的国际医学理念，以"战略前移、重心下移、模式转变、系统整合"的人口与健康科技发展战略为指导。同时，《中华医学百科全书》的编纂力求做到两个体现：一是体现科学思维模式的深刻变革，即学科交叉渗透/知识系统整合；二是体现继承发展与时俱进的精神，准确把握学科现有基础理论、基本知识、基本技能以及经典理论知识与科学思维精髓，深刻领悟学科当前面临的交叉渗透与整合转化，敏锐洞察学科未来的发展趋势与突破方向。

作为未来权威著作的"基准点"和"金标准"，《中华医学百科全书》编纂过程中，制定了严格的主编、编者遴选原则，聘请了一批在学界有相当威望、具有较高学术造诣和较强组织协调能力的专家教授（包括多位两院院士）担任大类主编和学科卷主编，确保全书的科学性与权威性。另外，还借鉴了已有百科全书的编写经验。鉴于《中华医学百科全书》的编纂过程本身带有科学研究性质，还聘请了若干科研院所的科研管理专家作为特约编审，站在科研管理的高度为全书的顺利编纂保驾护航。除了编者、编审队伍外，还制订了详尽的质量保证计划。编纂委员会和工作委员会秉持质量源于设计的理念，共同制订了一系列配套的质量控制规范性文件，建立了一套切实可行、行之有效、效率最优的编撰质量管理方案和各种情况下的处理原则及预案。

《中华医学百科全书》的编纂实行主编负责制，在统一思想下进行系统规划，保证良好的全程质量策划、质量控制、质量保证。在编写过程中，统筹协调学科内各编委、卷内条目以及学科间编委、卷间条目，努力做到科学布局、合理分工、层次分明、逻辑严谨、详略有方。在内容编排上，务求做到"全准精新"。形式"全"：学科"全"，册内条目"全"，全面展现学科面貌；内涵"全"：知识结构"全"，多方位进行条目阐释；联系整合"全"：多角度编制知识网。数据"准"：基于权威文献，引用准确数据，表述权威观点；把握"准"：审慎洞察知识内涵，准确把握取舍详略。内容"精"："一语天然万古新，豪华落尽见真淳"。内容丰富而精炼，文字简洁而规范；逻辑"精"："片言可以明百意，坐驰可以役万里"。严密说理，科学分析。知识"新"：以最新的知识积累体现时代气息；见解"新"：体现出学术水平，具有科学性、启发性和先进性。

《中华医学百科全书》之"中华"二字，意在中华之文明、中华之血脉、中华之视角，而不仅限于中华之地域。在文明交织的国际化浪潮下，中华医学汲取人类文明成果，正不断开拓视野，敞开胸怀，海纳百川般融入，润物无声状拓展。《中华医学百科全书》秉承了这样的胸襟怀抱，广泛吸收国内外华裔专家加入，力求以中华文明为纽带，牵系起所有华人专家的力量，展现出现今时代下中华医学文明之全貌。《中华医学百科全书》作为由中国政府主导、参与编纂学者多、分卷学科设置全、未来受益人口广的国家重点出版工程，得到了联合国教科文等组织的高度关注，对于中华医学的全球共享和人类的健康保健，都具有深远意义。

《中华医学百科全书》分基础医学、临床医学、中医药学、公共卫生学、军事与特种医学和药学六大类，共计 144 卷。由中国医学科学院/北京协和医学院牵头，联合军事医学科学院、中国中医科学院和中国疾病预防控制中心，带动全国知名院校、科研单位和医院，有多位院士和海内外数千位优秀专家参加。国内知名的医学和百科编审汇集中国协和医科大学出版社，并培养了一批热爱百科事业的中青年编辑。

回览编纂历程，犹然历历在目。几年来，《中华医学百科全书》编纂团队呕心沥血，孜孜矻矻。组织协调坚定有力，条目撰写字斟句酌，学术审查一丝不苟，手书长卷撼人心魂……在此，谨向全国医学各学科、各领域、各部门的专家、学者的积极参与以及国家各有关部门、医药卫生领域相关单位的大力支持致以崇高的敬意和衷心的感谢！

《中华医学百科全书》的编纂是一项泽被后世的创举，其牵涉医学科学众多学科及学科间交叉，有着一定的复杂性；需要体现在当前医学整合转型的新形式，有着相当的创新性；作为一项国家出版工程，有着毋庸置疑的严肃性。《中华医学百科全书》的这些特殊属性决定了其没有现成的经验可供借鉴，开创性和挑战性都非常强。由于编纂工作浩繁，难免存在差错与疏漏，敬请广大读者给予批评指正，以便在今后的编纂工作中不断改进和完善。

刘德培

凡　例

一、本书按基础医学类、临床医学类、中医药学类、公共卫生类、军事与特种医学类、药学类的不同学科分卷出版。一学科辑成一卷或数卷。字数较少的，几个学科合为一卷。

二、本书基本结构单元为条目，主要供读者查检，亦可系统阅读。条目标题有些是一个词，例如"炎症"；有些是词组，例如"弥散性血管内凝血"。

三、由于学科内容有交叉，会在不同卷设有少量同名条目。例如《基础肿瘤学》《病理生理学》都设有"肿瘤"条目。其释文会根据不同学科的视角不同各有侧重。

四、条目标题上方加注汉语拼音，题目标题后附相应的外文。例如：

yánzhèng
炎症（inflammation）。

五、本书条目按学科知识体系顺序排列。为便于读者了解学科概貌，卷首条目分类目录中条目标题按阶梯式排列，例如：

急性胃炎

急性糜烂性胃炎 ……………………………………………………

急性腐蚀性胃炎 ……………………………………………………

急性感染性胃炎 ……………………………………………………

六、各学科都有一篇介绍本学科的概观性条目，一般作为本学科卷的首条。介绍学科大类的概观性条目，列在本大类中基础性学科卷的学科概观性条目之前。

七、条目之中设立参见系统，体现相关条目内容的联系。一个条目的内容涉及其他条目，需要其他条目的释文作为补充的，设为"参见"。所参见的本卷条目的标题在本条目释文中出现的，用楷体字印刷；所参见的本卷条目的标题未在本条目释文中出现的，在括号内用楷体字印刷该标题，另加"见"字；参见其他卷条目的，注明参见条所属学科卷名，如"参见□□□卷"或"参见□□□卷□□□□"。

八、本书医学名词以全国科学技术名词审定委员会审定公布的为标准。同一概念或疾病在不同学科有不同命名的，以主科所定名词为准。字数较多，释文中拟用简称的名词，每个条目中第一次出现时使用全称，并括注简称，例如：甲型病毒性肝炎（简称甲肝）。个别众所周知的名词直接使用简称、缩写，例如：B 超。药物名称参照《中华人民共和国药典》2010 年版和《国家基本药物目录》2012 年版等。

九、本书量和单位的使用以国家标准 GB 3100～3102—1993《量和单位》为准。援引古籍或外文时维持原有单位不变。必要时括注与法定计量单位的换算。

十、本书数字用法以国家标准 GB/T 15835—2011《出版物上数字用法》为准。

十一、正文之后设有内容索引和条目标题索引。内容索引供读者按照汉语拼音字母顺序查检条目和条目之中隐含的知识主题。条目标题索引分为条目标题汉字笔画索引和条目外文标题索引，条目标题汉字笔画索引供读者按照汉字笔画顺序查检条目，条目外文标题索引供读者按照外文字母顺序查检条目。

十二、部分学科卷根据需要设有附录，列载本学科有关的重要文献资料。

目 录

xiāohuàbìngxué

消化病学 (gastroenterology)

研究消化系统及防治相关疾病的临床学科。又称胃肠病学。消化系统解剖学上包括消化管和消化腺，以及腹膜、肠系膜、网膜等器官。消化管从口腔、咽、食管、胃、小肠、大肠至肛管；消化腺包括肝、胆、胰及唾液腺等。传统上将口腔与唾液腺疾病列为口腔医学，咽疾病列属耳鼻咽喉头颈外科。消化病学的任务是研究口咽以外消化器官有关疾病的流行病学、病因、发病机制、病理、临床表现、实验室与特殊检查、诊断、鉴别诊断、预防、治疗和预后，以及本学科与基础医学相关的问题。随着科学技术的不断进步，肝脏疾病的研究及消化内镜的应用得到快速的发展，逐渐衍生出肝脏病学及消化内镜学等学科。消化病学也有了广义与狭义之分。前者包括肝脏病学，后者不包括。

简史 消化病学是伴随基础医学（解剖学、消化生理学、病理生理学等）及相关医学科技方法的进步发展起来的。消化生理学的发展更是本学科发展的先导。基础医学的发展过程大体分为3个阶段：器官研究阶段、细胞和亚细胞研究阶段和分子医学阶段。各阶段之间有一定的交叉。

器官研究阶段 首先从胃分泌生理开始。1823年胃酸被发现。1825年起美国生理学家威廉·博蒙特（William Beaumont）对一名枪伤所致胃外瘘患者的胃黏膜和胃液分泌进行了长期系统的观察，于1833年发表其独家研究成果《对胃液的实验观察和消化生理学》。他报道了不同刺激状态下胃黏膜的变化、胃分泌和胃蠕动，并进一步论证了胃酸和胃蛋白酶

在消化中的作用，打破了传统上将消化过程单纯看作胃机械活动的观念。这一工作被认为是胃肠生理学的开端。俄国生理学家伊万·巴甫洛夫（Ivan Pavlov）从1888年开始研究胃的神经调控，阐述了条件反射和精神因素对消化过程的影响，开创了大脑及神经对胃分泌调节的理论。1875年德国胃肠病学家卡尔·埃瓦尔德（Carl Ewald）成功地用胃管抽取胃液进行分析，更多地观察了胃分泌生理和胃酸相关性疾病。1895年德国实验物理学家威廉·伦琴（William Roentgen）发现X射线后，美国生理学家沃尔特·坎农（Walter Cannon）于1898～1902年利用铋作为造影剂在X线透视下观察胃肠形态和运动，成为胃肠影像学和胃肠运动研究的创始人。

20世纪初胃肠激素的发现对消化生理学、消化系统疾病病因和发病机制的认识起了重要的推动作用。1902年英国生理学家威廉·贝利斯（William Bayliss）和欧内斯特·斯塔林（Ernest Starling）证实促胰液素（胰泌素）的存在，进入十二指肠的盐酸可刺激其释放并进一步促进胰液的分泌。这是被发现的第一个胃肠激素，这一发现揭开了体液因素，即激素调节胃肠功能的新纪元。1905年英国生理学家约翰·埃德金斯（John Edkins）发现调节胃酸分泌的促胃液素（胃泌素）。之后，铃蟾肽、血管活性肠肽、肠抑胃肽、P物质、神经降压素、降钙素基因相关肽、生长抑素等几十种胃肠激素相继被发现。初始发现这些激素的分泌细胞多在胃窦-十二指肠-胰区域，调节消化器官分泌和运动功能。于是，消化器官的功能由神经调节还是

由激素调节，长期以来存在争议。直到20世纪50年代认识才渐趋统一，认为消化功能是由神经和激素共同支配，且发现激素分泌的方式有多种：外分泌（分泌到管腔）、内分泌（分泌到血液）、旁分泌（分泌到周围组织）、自分泌（作用于自身）、神经分泌等，即许多神经细胞和大脑可分泌激素。后来又把这些激素统称为"脑-肠肽"。

细胞和亚细胞研究阶段 20世纪50年代后，免疫学急速发展。1960年美国医学物理学家罗莎琳·亚洛（Rosalyn Yalow）利用抗原抗体反应建立了放射免疫测定法，可检测到血液循环中生理含量的激素。激素的存在不再单纯依靠生理学方法论证，而是可以检测，随后其肽链结构被认识并被人工合成。同时，用免疫组化法可进一步了解分泌激素的组织和细胞特性。这对于消化生理和消化系统疾病的研究是一次重大推动。随后发现一些肿瘤可分泌激素，这些肿瘤细胞具有共性，即可摄取胺的前体，脱去羧基而产生胺类，并且来源于共同的神经外胚层。所以，英国学者安东尼·皮尔斯（Anthony Pearse）根据上述特点"amine precursor uptake and decarboxylation"的英文首写字母，将这类肿瘤统称为APUD细胞瘤，包括促胃液素瘤（又称Zollinger-Ellison综合征）、血管活性肠肽瘤（又称胰性霍乱或Venner-Morison综合征）、某些甲状腺和前列腺肿瘤等。

人们又认识了胃肠激素的受体，其代表即壁细胞上存在促胃液素、乙酰胆碱和质子泵受体，对受体和配体的交互作用及细胞分泌的机制等做了进一步研究。由此，抑制胃酸分泌的受体阻断

剂相继问世。先是 H_2 受体阻断剂（西咪替丁、雷尼替丁、法莫替丁、尼扎替丁等），之后是更强力的质子泵抑制剂，对消化性溃疡等酸相关性疾病疗效显著，溃疡病的并发症明显减少，对促胃液素瘤的治疗也有一定效果。这是首次将受体理论应用于临床治疗。后来又研制出多种受体阻断剂、激动剂或受体的抗体，具有调整免疫机制、抗炎作用、促进或抑制胃肠运动等功能。

分子医学阶段　1953 年，美国科学家詹姆斯·沃森（James Watson）、英国科学家弗朗西斯·克里克（Francis Crick）和新西兰科学家莫里斯·威尔金斯（Maurice Wilkins）因发现染色体上调控遗传信息的脱氧核糖核酸（DNA）的双螺旋结构而被授予诺贝尔奖，这项研究揭开了分子医学研究的序幕。20 世纪 80 年代以来，分子医学迅猛发展。单克隆抗体技术、聚合酶链反应、生物探针印迹杂交等分子生物学研究方法广泛开展。21 世纪初公布了人类全基因组图，基础和临床研究进入了全新的分子医学时代。人们开始破译疾病的遗传密码，对一些遗传性和非遗传性消化系疾病的基因核苷酸序列进行解析，探讨疾病个体间的差异性和群体间的关联性，开展了分子流行病学调查。例如，确定与克罗恩病相关联的基因位点位于人第 16 号染色体，并命名为 NOD2 或 CARD15 基因。此外，进一步探讨了一些基因的功能，研究基因产物，以期得到有助于诊断、提示药敏或疾病预后的分子标志物，更希望通过对基因进行干预而治疗疾病。1988 年美国约翰·霍普金斯大学教授伯特·沃格斯坦（Bert Vogelstein）等对大肠癌基

因及癌变过程的研究，就是一个例证。他们不仅确定了某些癌基因和抑癌基因（如 p53）的功能，且揭示了从腺瘤到癌变各阶段的基因变化，从而得出癌变是一个多分子、多阶段过程的结论。从腺瘤到大肠癌分子演变的过程已被接受为癌变的一种模式。分子医学的成果有的已应用于消化系疾病的诊断和治疗，如各种单克隆抗体和免疫酶标志物用于多种疾病的诊断，单抗与药物结合用于靶向治疗，显著提高了医疗水平和医疗质量。

医学科技和临床研究方法
各类影像技术的发展极大地推动了消化病学的研究、诊断和治疗水平。

消化内镜　包括食管镜、胃镜、十二指肠镜、胆道镜、小肠镜、结肠镜、腹腔镜等。19 世纪 60~70 年代，约翰·贝文（John Bevan）和德国医生阿道夫·库斯莫尔（Adolph Kussmaul）先后用金属直管内镜观察食管和胃腔，是消化内镜应用的开端。1932 年德国医生鲁道夫·申德勒（Rudolf Schindler）和格奥尔格·沃尔夫（Georg Wolf）用半曲式胃镜取代硬式直管胃镜。1958 年，美国胃肠病学家巴兹尔·希尔朔维茨（Basil Hirschowitz）创造光导纤维胃镜。以后各种光导纤维的消化内镜相继问世。消化内镜不仅作为一种诊断工具（可做活检）广泛应用，而且发展到治疗内镜，可通过内镜摘除息肉、止血、取石、置入支架疏通管道及切除部分器官等进行多种微创手术。

X 线影像学　利用硫酸钡作为造影剂，X 线很早就应用于消化道造影。小的钡剂颗粒可清楚显示胃肠道的形状和黏膜，根据黏膜是否连续或中断、钡剂的充

盈情况、有无隆起或存钡，可判断是否存在肿物或溃疡。通过钡餐可显示全胃肠道。继之发展为钡灌肠气钡对比造影及小肠注钡灌肠等。20 世纪 20 年代已设计出 X 线胆囊、胆管造影。近代，通过内镜可进一步做胆管和胰管造影。观察钡条在胃肠道的存留时间，可检测胃肠动力。

超声显像　超声对腹部疾病诊断的应用广泛，可显示器官结石、胆胰管扩张及肝、脾、胰、阑尾等腹部器官的囊性或实性占位病变，直径在 5mm 以上者可检出，腹腔有液体的界面也易被发现。B 型超声又名实时或灰阶超声。20 世纪 70 年代后医院普遍应用 B 超。80 年代后，应用彩色多普勒血流显像仪可显示腹腔、盆腔的血管和血流。

计算机体层扫描及磁共振成像　1971 年 10 月计算机体层扫描（computed tomography，CT）问世。20 世纪 70 年代后期被引进中国，广泛用于消化系疾病的诊断。以后又利用静脉注射造影剂做增强 CT，形成更明显的密度差，使病变显影更为清楚。螺旋 CT、薄层扫描、CT 血管造影及 CT 仿真内镜成像术等，是近代发展起来使 CT 运转速度加快、效率增高、观察血管及腹腔器官内部结构更清晰的方法。

1973 年美英科学家在临床诊断中运用了磁共振成像（magnetic resonance imaging，MRI）。在以下几方面，MRI 优于 CT：①识别含水分子，用此技术可做磁共振胆胰管成像（magnetic resonance cholangio-pancreatography，MRCP），是一种无创性检查。②对骨、关节、软组织、神经病变的诊断分辨率。③ 21 世纪以来用于探测人脑的功能和思维活动的状态，获

得初步成功，可在清醒状态下检测多种核素在脑内的分布和脑血流状态，绘制人脑工作时的实况图像，故有望用于研究人脑的生理和功能性疾病。

CT 和 MRI 并驾齐驱，互相补充。在此基础上，又出现了正电子发射体层显像（proton emission tomography，PET）及 PET 和 CT 结合的正电子发射体层显像计算机体层扫描（PET-CT），兼有二者的优点，可用于鉴别良恶性病变。

腹部血管造影及介入治疗 其历史由来已久，20 世纪 30 年代前就有经动脉穿刺造影的文献记载。1990 年后血管造影术在中国逐渐开展，已成为诊断腹部血管疾病的金标准，广泛用于消化道出血的诊治、腹部小肿瘤的定位及治疗，并可进行血管腔内栓塞、支架置入等介入治疗。

研究进展 中国消化病学，特别在新中国成立以后，逐渐形成一门独立的学科，有着重大的发展。

胃肠激素研究 中国近代消化生理学在胃肠激素的研究方面有很大成就。早在 20 世纪 30 年代，中国生理学家林可胜即提出小肠具有抑制胃酸和胃运动的激素，谓之"肠抑胃素"，后来被证实为几种消化道激素的共同作用。50~70 年代北京医科大学王志均等对促胃液素、促胰液素等多种激素的生理作用和调节机制进行了深入研究，并针对国际争论的焦点，于 1965 年发表论著对迷走-促胃液素机制在胃液分泌神经反射期中的作用予以充分肯定，对解决神经和激素何者支配的问题起到重要的促进作用，得到国际上的广泛承认。80 年代后期，中国先后建立了促胃液素、促胰液素、血管活性肠肽、P 物质、内啡肽、生长抑素等多种胃肠激素的放射免疫测定方法，并开展了胃肠激素受体的研究，跻身于世界先进行列。中华医学会消化病学会于 1991 年成立了胃肠激素学组，说明中国在该领域已有一定规模的学术研究队伍。

临床流行病学研究 以前中国在消化系疾病方面缺少系统的流行病学研究资料，特别是群体的随机调查资料。新中国成立后，对血吸虫病和一些严重危害人民健康的传染病首先由政府部门组织了流行病学调查和防治。20 世纪 60 年代后，对多种危害较大的肿瘤高危人群进行了各种流行病学研究，包括食管癌、胃癌、大肠癌和肝癌，侧重点在早期诊断。一般多采取询问病史、检测肿瘤标志物（如甲胎蛋白）或粪便隐血试验，再用 B 超、脱落细胞或内镜的分级筛查法，取得了很好的成绩。进入 21 世纪，流行病学研究的范围扩大到一些常见的胃肠动力性疾病和功能性疾病，包括胃食管反流病、肠易激综合征、慢性便秘等，多以医院为中心或多中心进行，研究方法更加规范，注意到随机、整群、抽样等科学原则。这些资料被国际上广泛引用。

消化内镜的普及和发展 20 世纪 70 年代初纤维内镜传入中国，由北京、天津等城市迅速推广至全国各医院。先开展了胃镜、结肠镜检查，进一步推广到胆胰管造影。其领军的代表人有陈敏章（北京）、张锦坤（武汉）和鲁焕章（天津）等。内镜技术的发展有以下特点：①愈来愈向多功能化、智能化发展：陆续出现了子母镜、小肠镜、胶囊内镜、超声内镜，以及色素内镜、荧光内镜等许多特殊光内镜。②从诊断到治疗：从息肉电凝切除、乳头切开取石等开始，逐渐扩展到药物注射、套扎止血、狭窄扩张、支架置入，直至经皮胃造瘘、经腹腔镜行胆囊及肠段切除等微创手术。

消化道肿瘤研究 消化道肿瘤包括管腔肿瘤（食管癌、胃癌、肠癌）和实体器官肿瘤（肝癌、胰腺癌等）。较早开展群体防治的是食管癌和肝癌。20 世纪 60 年代末即在河南林县、河北及山西等高发地区进行食管癌的普查和定点防治，取得很大成绩。发现食管癌的发生与环境因素有关，土壤和水源的污染、饮食习惯（如吃不新鲜的食物）等均需改进。普查中发展了较简易的检查方法，如流动检查车、脱落细胞检查等。

20 世纪 70 年代纤维胃镜问世后，早期胃癌的诊断率得到了提高。诊断标准沿用日本的胃癌分期法，以手术证实肿瘤侵犯不超过黏膜下层为准。手术切除 5 年治愈率达 95% 以上。中国山东、福建等胃癌高发区均建有 10 年以上的普查防治基地，已连续观察多年。肿瘤标志物方面也曾做过许多探讨，如将单克隆抗体（如 MG-7）等技术应用于胃癌的诊断和靶向治疗，获得成功。

大肠癌的防治在浙江嘉兴等地较早开始，北方一些高发区则在 20 世纪 80 年代后期用粪便隐血试验等方法开展筛查。发现此病除遗传因素外，还与生活方式、饮食习惯（如高脂肪、低纤维素饮食）等有关。定期复查和切除结肠息肉是防治措施之一。

实体器官肿瘤的防治以肝癌启动较早、成效较著。20 世纪 70 年代到 20 世纪末，上海等地用甲胎蛋白及 B 超等手段对小肝癌

（直径<3cm）进行筛查、切除或栓塞治疗，5年生存率达80%以上，居国际领先水平。其致癌因素与乙型肝炎、丙型肝炎等病变的持续或酒精性肝病等有关。

21世纪初胰腺癌的患病率有所增高，早期诊断十分困难，预后差。肿瘤标志物有CA19-9、CA242等。有肿瘤家族史、吸烟、反复胰腺炎史、糖尿病史的患者为高危人群。

幽门螺杆菌研究 1982年澳大利亚医生罗宾·沃伦（Robin Warren）与巴里·马歇尔（Barry Marshall）从胃黏膜中发现幽门螺杆菌（Helicobacter pylori，H. pylori），并证明其致病性，可产生多种毒力因子。后被公认是慢性活动性胃炎、消化性溃疡、胃癌和胃黏膜相关性淋巴样组织淋巴瘤的致病因素。用抗生素根除该菌后消化性溃疡的复发率明显降低。这一重大发现改变了过去认为"无酸无溃疡"的传统概念，对消化性溃疡病因和发病机制的认识，进入了一个新的里程。两位医生因其突出贡献而荣获2005年诺贝尔生理学或医学奖。

中国从20世纪60~70年代就应用抗生素呋喃唑酮治愈消化性溃疡而很少复发，在70~80年代曾在国内外杂志上发表多篇文章，包括在英国著名期刊《柳叶刀》上刊登，惜未引起世人注意。H. pylori的发现公布后，中国学者紧跟着做了大量工作。成立了"幽门螺杆菌"学组，开展了流行病学调查，发现中国是H. pylori高感染率的国家，但各地感染率不一（40%~70%），对其毒力和致病性也有很多报道，对细菌的耐药性和改变治疗药物组合的研究不遗余力。

现已表明，H. pylori还与一些血液系统疾病有关。其发现也揭示可能存在更多的微生物致病领域，如肠道菌群的共生性与致病性、肠道感染在肠易激综合征发病中的作用等，都是给人以启迪的新课题。

胃肠动力性和功能性疾病研究 胃肠动力性疾病和功能性胃肠病是两个不同的概念，但二者之间又有联系。由于方法学的进展，影像学及胃肠生理多导仪的普及，胃肠动力性疾病的研究在20世纪80年代后迅速取得新进展。对反流、呕吐、腹痛、腹胀、排便异常的认识不断取得新进展。已建立一整套方法诊断胃肠动力性疾病（包括胆道），一些调整胃肠动力的药物问世。1994年起国际上成立了功能性胃肠病专家组，每数年1次制定其诊治标准，谓之"罗马标准"，中国专家也参与其中。2000年消化病学会下设胃肠动力学组。人们更加注意到精神因素对功能性胃肠病和胃肠动力性疾病的影响。

肠外营养和要素饮食 营养支持是抢救危重患者，特别是胃肠病患者的必需，它为病因治疗和手术治疗创造条件，也为患者的恢复争取时间。常规经鼻胃管灌食和静脉输液的方法不能满足这一要求。1959年美国哈佛医学院外科医生弗朗西斯·穆尔（Francis Moore）提出所需热量与氮合适比值的理论。在这一理论指导下，美国开始在60年代通过中心静脉进行肠外营养支持，其疗效迅速得到证实，随后扩展到欧、亚及澳大利亚。20世纪70年代北京协和医院及上海中山医院外科均发表了应用肠外营养支持的论著。这一疗法在中国逐渐开展，适用于肠瘘、围术期危重病症、短肠综合征及一些不能进食者，效果很好。后来又制成可直接经肠道吸收的要素饮食，经鼻胃管向肠内缓慢滴注，对不能正常进食、消化，但肠道仍有足够吸收功能者十分有效。20世纪90年代后，这些物品都由国内生产，应用更加安全有效。

临床诊断标准和治疗原则的制定 20世纪70年代后，特别在消化病学会成立后，学界逐渐重视对中国消化病诊断标准和治疗原则的制定，改变了过去一味参照前苏联或西方国家的做法。例如，对克罗恩病的诊断，中国与西方国家不同，因肠结核较常见，肠结核又很难与克罗恩病鉴别，故1978年在杭州会议上首次提出的诊断标准强调了其与肠结核的鉴别要点，该诊断标准的基本框架一直延续至2004年亚太消化病会议，制定亚太地区克罗恩病诊断标准时，也认同了中国的观点。对胃食管反流病无报警征象者，国际上通常根据临床症状及质子泵抑制剂治疗的有效性进行诊断，而中国制定诊断标准时，考虑到某些地区食管癌高发的现状和胃镜在国内的普及，提出首次诊断应做胃镜检查的意见。对H. pylori的治疗，由于中国人口众多和人群感染率高，故强调根除H. pylori应掌握适应证，避免抗生素滥用。这些标准的制定，在大原则上与国际接轨，又注意到中国的特点，使消化界取得共识和行动的规范。

学科队伍建设 20世纪30年代初，张孝骞等首先在北京协和医院内科之下创建了胃肠组，是中国消化科的雏形。50~70年代多个医院陆续成立消化科，从事消化病诊疗的队伍日益壮大，成立消化病学会的呼声日趋高涨。1978年11月，中华医学会经积极筹备，在杭州召开了第一次全国消化病学术会议。1980 年 12 月消化病学会正式成立，首届名誉主任委员张孝骞、主任委员陈国桢。其学术刊物《中华消化杂志》于1981 年创刊，江绍基为首任总编辑。

消化病学会成立后，以繁荣学术活动、开展学术交流为目的，定期召开全国学术大会及各类专题学术会议，制定了各种消化系疾病的诊断标准和治疗原则，同时开展国际学术交流活动，是一个在国内、外具有影响力的学术团体。学会曾多次在国内组织一定规模的国际学术会议。中华消化病学会于 1998 年被世界胃肠病学组织接纳为唯一代表中国的团体会员。2013 年在中国召开了"世界胃肠病学大会"。现消化病学会之下又建立了胃肠激素、胃肠动力、幽门螺杆菌、炎症性肠病、胰腺疾病等多个学组和青年委员会、消化病继续教育学院；各省、直辖市和自治区都有学会委员。消化病学会多次被中华医学会表彰为优秀学会。消化病学在中国正呈现一派蓬勃发展的良好趋势。

必须指出，中国消化病学的进展不止于此，这里介绍的只是几个大的方面。

现代消化病学涵盖了基础医学、医学科技以及临床医学有关消化系统疾病研究和发展的全部内容，是现代医学的重要组成部分。

(潘国宗　樊代明)

gānzàngbìngxué

肝脏病学（hepatology）　研究肝胆系统疾病预防、诊断和治疗的临床综合学科。从消化病学逐渐发展和分化而来。国际上肝脏病学作为一个独立的学科出现于 20世纪 50 年代，其快速发展时期始于 20 世纪 60 年代。

简史　人类对肝脏和肝脏疾病的认识可谓历史悠久。公元前400 年古希腊名医希波克拉底（Hippocrates）提到肝胀肿，公元100 年希腊-罗马时期的卡帕多细亚名医 Areteus 认识到黄疸。古罗马解剖学家盖伦（Galen）描述了肝脏与胆囊及脾脏的关系。中世纪欧洲（1316 年）有关肝脏的绘画已能显示肝脏分叶和胆囊、胆管和门静脉等大体解剖结构。文艺复兴时期的 1654 年，英国解剖学家弗朗西斯·格利森（Francis Glisson）准确描绘出肝脏胆管和血管系统。

欧洲工业革命时期的 1770年，法国解剖学家安托万·波塔尔（Antoine Portal）注意到食管静脉破裂出血；1883 年英国解剖学家弗朗西斯·基尔南（Francis Kiernan）绘出肝小叶的基本结构。1861 年德国医生弗里德里希·弗雷里希斯（Friedrich Frerichs）博士出版专著《临床肝脏病学》，对肝脏和肝脏疾病进行了较为系统的描述，奠定了近代肝脏病学基础。

进入 20 世纪，现代解剖学、组织学、生物化学、免疫学、病毒学及影像学理论和技术的进展，为现代肝脏病学奠定了基础。以病毒性肝炎为例，20 世纪中期人们就认识到肝炎可分为消化道传播的"传染性肝炎"（"甲型肝炎"）和血液途径传播的"血清性肝炎"（"乙型肝炎"）。20 世纪下半叶，甲、乙、丙、丁、戊型肝炎病毒相继被发现：1966 年发现乙型肝炎病毒（hepatitis B virus，HBV），1973 年发现甲型肝炎病毒，1977 发现丁型肝炎病毒，1989 年发现丙型肝炎病毒和戊型肝炎病毒。

中国古代医学文献中很早就有黄疸等肝脏疾病现象的记载，但传统中医学理论中的"肝"和现代西医学中的"肝脏"概念和范畴有较大差异。西方医学传入中国后，中国学者对肝脏疾病认识不断加深。早在 1959 年孙宏训教授出版专著《肝硬化》、1963年出版《实用肝脏病学》；1985年叶维法教授出版大型专著《临床肝胆病学》，并创办《临床肝胆病杂志》，对中国临床肝脏病学的早期发展起重要的推动作用。1993 年中华医学会肝病学分会正式成立，同年创办《中华肝脏病杂志》（最初名为《肝脏病杂志》），标志着中国临床肝脏病学的发展进入起飞阶段。1994 年后多次举办大型国际肝病学术会议，邀请世界权威专家来华讲课，极大拓宽了中国肝病工作者的国际视野。20 世纪 90 年代后期，中国开始药品临床试验管理规范建设，使中国新药临床研究（特别是肝病新药临床研究）逐渐与国际接轨。

进入 21 世纪，中华医学会肝病学分会坚持普及与提高相结合，先后制定和更新了《丙型肝炎防治指南》、《慢性乙型肝炎防治指南》，极大地促进了病毒性肝炎的预防和诊治的规范化。近年来中国学者在国际学术期刊上发表的专业论文数量和质量均有很大提高，在国际学术会议上的发言和特邀报告逐渐增多。2010 年中国大陆学者首次担任亚太地区肝病学会（Asian-Pacific Association for the Study of the Liver，APASL）主席，并在北京主办了规模空前、质量卓著的 APASL 年会。以上这些成绩标志着中国肝脏病学的学科地位和学术水平逐渐接近国际水准。

研究范围 包括病毒性肝炎、化学损伤性肝病（酒精、药物、毒物等）、自身免疫性及胆汁淤积性肝病、遗传代谢性肝病、血管异常性肝病和肝肿瘤等的发病机制、病理改变及临床诊疗，不仅涵盖急性肝损害（包括急性肝衰竭）、肝纤维化、肝硬化（终末期肝病）及原发性肝细胞癌各个阶段，而且涉及各器官系统疾病与肝脏疾病的相互关系。

病毒性肝炎 中国最常见的肝病疾病。主要分为甲、乙、丙、丁、戊型。其中甲、戊型肝炎经消化道传播，主要引起急性肝炎，不需抗病毒治疗，已有疫苗预防；乙、丙、丁型肝炎经血液途径传播，可引起急性和慢性肝炎，后者需抗病毒治疗。中国自 1992 年起推广新生儿普遍接种乙型肝炎疫苗，使人群中乙肝表面抗原阳性率由 9.75% 降至 7.18%。1992年和 2005 年，普通干扰素和聚乙二醇化干扰素分别获得批准用于治疗慢性乙型肝炎或丙型肝炎；1998 年第一个口服抗乙肝病毒药物拉米夫定上市，至 2008 年阿德福韦酯、恩替卡韦、替比福定、替诺福韦酯也相继上市。至 2013年欧美等国家被批准小分子口服药物（又称直接抗病毒药物）博赛匹韦、特拉匹韦、索非布韦及西米匹韦上市与聚乙二醇干扰素联合或单独应用，大幅度提高了慢性丙型肝炎的疗效，并缩短了疗程。有效的抗病毒治疗不仅可清除或长期抑制病毒复制，而且可改善肝脏组织病理表现，进而改善远期临床结局（减少肝硬化及其并发症、原发性肝细胞癌的发生）。

酒精性肝病 早已为人类所认识，但直到 20 世纪 70 年代至90 年代 Lieber 通过研究才证实酒精本身对肝脏的毒害作用。酒精性脂肪肝、酒精性肝炎及酒精性肝硬化在中国临床肝病谱中的相对比重不断增加。戒酒及对症支持治疗仍是最主要的措施，对于伴肝性脑病或 Meddrey 指数 > 32分的严重酒精性肝炎，短期应用糖皮质激素可改善预后。

药物性肝病 临床常见的肝脏疾病之一。根据临床和生化改变药物性肝病（drug-induced liver disease，DILD）可分为肝细胞损伤型、胆汁淤积型及混合型。一般停用导致 DILD 的药物后肝功能异常可很快恢复，但胆汁淤积型恢复相对较慢。肝细胞损害型停药后持续超过 3 个月者称为持续性 DILD，超过 6 个月者称为慢性DILD；胆汁淤积型停药后超过 6个月者称为持续性 DILD，超过 12个月者称为慢性 DILD。另外，部分 DILD 患者可伴明显的自身免疫现象，如自身抗体阳性、免疫球蛋白增加等。若肝脏病理表现伴明显的淋巴细胞、浆细胞性界面炎，可诊断为药物诱导的自身免疫性肝炎。

非酒精性脂肪性肝病 包括单纯性脂肪肝、非酒精性脂肪性肝炎。随着肥胖及代谢综合征发生率升高，普通成年人非酒精性脂肪性肝病患病率达 10% ~ 30%，其中 10% ~ 20% 为酒精性脂肪性肝炎，后者有 25% 可在 10 年内进展为肝硬化。此类疾病的主要发生机制是胰岛素抵抗、氧化应激及其所致的炎症反应，其诊断主要靠生化学、影像学及组织学检查。通过控制饮食、增加运动降低体重、改善胰岛素抵抗是最有效的治疗措施，维生素 E 等抗氧化剂的疗效尚待进一步证实。

自身免疫性肝病 较少见，但随着认识水平的提高和实验室检查的普及，此类疾病在中国的发现也逐渐增多。自身免疫性肝炎的病理学特点是以淋巴细胞、浆细胞浸润为主的肝实质界面炎，其临床特征是血清转氨酶升高、γ 球蛋白升高、自身抗体阳性。糖皮质激素联合硫唑嘌呤是治疗此病的首选方案。

原发性胆汁性肝硬化 以进行性非化脓性小叶间胆管炎为病理特征的肝内胆汁淤积性疾病，临床表现为血清碱性磷酸酶、γ 谷氨酰转肽酶升高、免疫球蛋白 M 升高、抗线粒体抗体阳性，熊去氧胆酸是唯一被批准治疗此病的药物。

原发性硬化胆管炎 累及肝外和（或）肝内胆管的纤维性炎症。主要临床表现为胆汁淤积，且多数患者伴炎症性肠病（特别是溃疡性结肠炎），尚无特效疗法。欧洲和美国对于是否用熊去氧胆酸治疗持不同观点。对胆管明显狭窄者可经内镜逆行性胆胰管造影放置可回收支架或胆肠分流手术治疗。

遗传性肝脏疾病 种类繁多，临床最常见者主要包括肝豆状核变性、血色病及 α_1 抗胰蛋白酶缺乏症。

肝豆状核变性 由 Wilson 于1912 年发现，1993 年发现其相关基因 ATP7B 定位于染色体 13q14.3，此病主要表现为肝硬化和（或）神经系统损害，诊断要点为血清铜蓝蛋白或铜氧化酶吸光度降低、24 小时尿铜增加、凯-弗环（Kayser-Fleischer ring）阳性、肝细胞铜染色阳性、肝组织铜定量升高，1956 年开始用青霉胺治疗，1981 开始用年曲恩丁治疗。

血色病 铁负荷过多沉积于肝脏、胰腺、心脏等组织所致肝硬化、糖尿病、心肌病等多系统损害。1996 年发现欧美人最常见的基因突变是 HFE。临床诊断要点为磁共振成像显示肝实质信号降低、血清转铁蛋白饱和度升高、铁蛋白升高、肝实质细胞铁染色阳性。定期放血降低体内铁负荷是治疗此病的最有效方法。

α₁ 抗胰蛋白酶缺乏症 源于 SERPINA1 基因第 5 外显子的单碱基错义突变，表现为 α_1 抗胰蛋白酶在血液和肺内活性降低，不能抑制炎症导致全肺泡炎和肺气肿，异常的 α_1 抗胰蛋白酶沉积在肝细胞中可致肝损害。此病主要见于婴幼儿及青少年，但也有大年龄患者的报道。其肝脏病理特征为肝细胞内发现 PAS 染色阳性、抵抗二酯酶消化的粉红色颗粒。诊断主要依靠测定血清中 α_1 抗胰蛋白酶含量、等电聚焦电泳测定其蛋白表型（Z 型或 M 型），以及基于聚合酶链反应及寡核苷酸探针杂交的基因诊断。美国已批准血源性 α_1 抗胰蛋白酶用于治疗肺脏受累者，但不适于治疗肝脏疾病。

肝脏血管异常 包括肝动脉、门静脉、肝窦及肝静脉异常，以后三者较常见。门静脉系统异常主要包括门静脉发育异常、肝动脉-门静脉瘘、门静脉血栓形成、特发性门静脉高压；肝窦异常主要为肝紫癜病、肝窦扩张症、肝小静脉闭塞病；肝静脉系统异常主要包括肝静脉血栓形成、巴德-基亚里综合征（Budd-Chiari syndrome）。这类疾病主要表现为肝前或肝后性门静脉高压，肝脏合成功能受损相对较轻。主要靠影像学及病理组织学检查确诊。对诊断为门静脉或肝静脉系统血栓形成者，应该仔细寻找肝硬化、肝肿瘤以外的病因，特别是骨髓增生性疾病、遗传性蛋白 C 缺乏、

蛋白 S 缺乏或抗凝血酶 Ⅲ 缺乏，以及凝血因子 Ⅴ 的 Leiden 变异等促凝状态或易栓症。

肝硬化 各种慢性肝病的共同结局，其病理学特点是弥漫性肝纤维化及再生结节形成（假小叶）。临床主要表现为肝细胞功能障碍、门静脉高压及其并发症，如白蛋白减少、胆红素增加、凝血酶原时间延长，以及脾大、脾功能亢进、食管胃静脉曲张及其破裂出血、肝性脑病、腹水、自发性腹膜炎、肝肾综合征、肝肺综合征、门静脉性肺动脉高压等。代偿性肝硬化的诊断主要通过血液学、生化学、影像学及组织学，肝脏弹性测定等无创性诊断手段用于肝纤维化和肝硬化的诊断也受到重视。有效的病因治疗（如戒酒、抗病毒治疗）可逆转肝纤维化甚至早期肝硬化。对于失代偿性肝硬化者（出现腹水、肝性脑病或食管胃静脉曲张破裂出血），除病因治疗外，针对并发症的药物、内镜等现代治疗措施也可改善患者生存率及生活质量。对终末期肝硬化者，肝移植仍是最有效的治疗手段。

肝细胞癌 是最常见的原发性肝脏恶性肿瘤。在中国肝细胞癌（hepatocellular carcinoma, HCC）主要源于 HBV 相关性肝硬化，在欧美及日本等国家主要源于丙型肝炎及酒精性肝硬化。其诊断主要靠肝脏超声显像、CT、磁共振成像、动脉造影等影像学检查发现动脉期高血供占位病变，可伴或不伴血清甲胎蛋白（AFP）升高。早期病例可用手术切除、局部消融、肝移植等根治性手段，中期病例可用经动脉化疗栓塞术、靶向治疗（如索拉非尼），晚期病例主要是营养、镇痛等姑息性治疗。中国的肝癌防治成就得到国

际社会的高度关注和赞誉。20 世纪 70 年代大量流行病学调查发现，中国的 HCC 主要与饮水蓝绿藻污染、粮食黄曲霉毒素污染及慢性乙型肝炎病毒感染有关，临床上发现的病例多为晚期而失去治疗机会。为此，提出了"管水、管粮、防肝炎"的一级预防措施和"早期发现、早期诊断、早期治疗"的二级预防措施以及"临床积极治疗"的三级预防措施。1958 年，中国学者先后报告了肝切除治疗原发性肝癌的经验。1960 年中国创立了常温下反复多次阻断第一肝门控制出血和非规则性肝切除术。20 世纪 70 年代，在上海、江苏等地将血清 AFP 测定应用于原发性肝癌的普查，发现了大批肿瘤直径 <5cm 的早期肝癌。80 年代中期，中国学者提出对肝癌经介入治疗缩小后再行二期手术切除，以及对肝切除术后复发的肝癌进行再切除手术。90 年代，中国学者成功实施门静脉癌栓和胆管癌栓取出手术。上述研究使肝癌术后 5 年生存率由 20 世纪 60 年代至 70 年代的 16%，上升至 80 年代的 30.6% 和 90 年代以来的 48.6%。进入 21 世纪，中国学者进行的一项基于人群的肝癌监测研究显示，对慢性乙肝感染者每 6 个月 1 次联合超声显像和血清 AFP 测定，在世界上首次证明对高危人群进行监测，通过发现可切除的早期肝癌而降低 HCC 的死亡率，并作为高级别循证医学证据被欧美指南引用。

肝移植技术的创立是肝脏学发展史上的重要里程碑，肝移植的内科学问题是现代肝脏病学的重要内容。1958 年 Moore 首次进行犬的肝移植，1963 年 Starzl 首次进行人体肝移植，20 世纪 80 年代中期肝移植进入临床实用阶段。

90 年代中后期 Samuel 首次报道用大剂量乙肝免疫球蛋白预防乙肝相关疾病肝移植术后乙型肝炎病毒的再感染而取得突破进展。用小剂量乙肝免疫球蛋白联合口服抗病毒药物，可使肝移植后 1 年乙肝病毒的再感染率降至约 5%。早在 20 世纪 70 年代末，中国上海瑞金医院和武汉医学院即对不能手术切除的中晚期原发性肝癌进行原位肝移植术，因受当时技术条件和抗排异药物的限制，术后生存期均不到 1 年。20 世纪末和 21 世纪初，广州、天津、杭州、南京、成都、北京等地均率先将原位肝移植用于临床治疗终末期肝脏疾病及原发性肝癌，并在乙肝相关疾病肝移植后乙型肝炎病毒再感染的预防及活体供肝肝移植方面积累了丰富的经验。2005 年中国肝移植注册网（China Liver Transplant Registry）（https://www.cltr.org/）建立，2008 年中华人民共和国卫生部要求所有获得准入的 80 余个肝移植中心必须将其病例注册。地区肝移植受体的 1 年、3 年、5 年累计存活率分别为 77.36%、64.50%、59.42%，基本达到国际先进水平。中国对开展肝移植手术单位建立了审核和准入制度，对供体来源和分配提出了严格的法规和伦理要求，为该项技术的有序、健康和可持续发展奠定了基础。

研究方法 肝脏病学是一门临床综合学科，合理的知识结构、缜密的临床思维、先进的循证医学理念、熟练的临床诊疗技能是正确诊断和有效治疗的基础。有效的沟通与表达以及医学心理学、医学伦理学、医学法学、医学社会学等人文知识和技能也是建立医患互信和取得最佳诊疗效果的前提。医学影像学、组织病理学、生物化学、病毒学、免疫学、细胞及分子生物学不仅是临床诊疗的有效手段，也是肝脏病临床研究的基本方法。基因组学、蛋白质组学、代谢组学、生物信息学、临床流行病学、临床药理学及卫生经济学在现代肝脏病学研究中的作用和地位也日益凸显。

实验室检查 为临床肝脏病学提供了现代诊断手段。20 世纪 20 年代就出现了最早期的肝脏生化检查项目；30 年代至 60 年代初期进入肝脏酶学检查阶段；1965 年 Blumberg 发现澳大利亚抗原（后正式命名为乙肝表面抗原），使肝脏疾病实验室检查进入了血清学和免疫学阶段。20 世纪末和 21 世纪初，进入了生物分子肝脏病学新阶段。

影像学技术 丰富了现代肝脏病学的诊断和治疗手段。20 世纪 60 年代至 70 年代超声测定和超声显像技术相继问世，至今已成为临床应用最广泛的肝胆系统影像学检查技术。70 年代中期以来 CT 和磁共振技术逐渐发展并应用于肝脏显像，为肝脏占位性疾病的诊断提供了有力武器。

肝组织活体检查 仍是现代临床肝脏病学的重要诊断手段。早在 1883 年德国医生首次通过抽吸取得了肝组织，20 世纪 20 年代文献报道了首次经皮肝活检。1957 年 Menghini 肝活检技术的出现使肝脏病理学作为诊断手段得到普及。70 年代美国放射科医生发明了经颈静脉肝活检术，使肝活检的适用人群进一步扩大。

内镜和腔镜技术 促进了肝胆胰疾病的诊断和治疗。1969 年出现的经内镜逆行性胆胰管造影极大地提高了胆系及胰腺疾病的诊断和治疗水平。腹腔镜技术在 20 世纪初即已建立，但直到 50 年代后才真正用于临床。80 年代后快速发展，进入 21 世纪更从单纯诊断发展为临床广泛应用的微创治疗手段。

有待解决的重要课题 世界上多数国家的肝脏病医生均由消化科进一步培训而来。美国、欧洲和亚太地区肝病学会都有影响力很大的学术年会及影响因子很高的肝脏病学专业杂志。中国由于病毒性肝炎较常见，自 20 世纪 50 年代以来，肝脏疾病多由传染科医生诊治。因此，中国肝病工作者在知识结构、临床思维、诊疗技能及循证医学理念方面有待进一步优化和完善，与临床肝脏病学相关的学科如肝脏病理学、肝胆系统影像学也亟需进一步发展和提高。

近年来中国肝病防治和研究水平进步很快，尤其是在乙型肝炎的免疫预防方面取得了举世瞩目的成就，得到了国际社会和学术界的高度赞誉。但总体来说，中国肝脏病学临床和科研水平和发达国家相比尚有一定差距。肝病基础研究积累不足，且多数未能有效转化为临床应用；肝病诊断试剂和药物还以仿制为主，在原创研发上投入不足。中国患者资源丰富，但尚缺乏有效利用这些临床资源的长期随访平台，以及经常化、规范化数据库、资源库管理工作平台和相应人力资源的规划和配置，且亟需建立和完善全国性研究网络和资源共享平台。

(贾继东)

xiāohuà nèijìngxué

消化内镜学（gastrointestinal endoscopy） 研究消化内镜诊断和治疗消化系统疾病的学科。内镜意为经体表插入器械，窥视有关器官的变化。早期用于诊断，现已成为介入治疗不可缺少的工具之一。自19世纪第一台内镜问世以来，从最初的硬式内镜至纤维内镜、电子内镜、胶囊内镜已有120多年历史。

简史 消化内镜发展经历了4个时期：①硬式内镜：1805年德国医学博士菲利普·博齐尼（Philipp Bozzini）首先提出内镜的设想，1826年法国泌尿科医生皮埃尔·塞加拉斯（Pierre Segalas）研制成功膀胱镜与食管镜，1868年德国医生阿道夫·库斯莫尔（Adolph Kussmaul）制成第一台食管胃镜（图1）。②半曲式胃镜：1932年德国技师格奥尔格·沃尔夫（Georg Wolf）和德国医生鲁道夫·申德勒（Rudolf Schindler）共同研制成功（图2），可观察到胃的大部分区域，受检者可取左侧位，使胃镜达到了较为实用的阶段，在胃镜发展史上有重大意义。③纤维内镜：1958年美国胃肠病学家巴兹尔·希尔朔维茨（Basil Hirschowitz）制成第一台纤维内镜，内镜进入纤维光学镜阶段（图3）。④电子内镜：1983年美国Weloh Allyn公司首先开发了世界上第一台电子胃镜，其问世是内镜发展史上第三个里程碑。2000年以色列开发出第一台将图像连续发射至体外的医学照相机，外形酷似药品胶囊，故俗称胶囊内镜。此类内镜从外形到操作方式与上述几类内镜完全不同，可自动记录、随胃肠蠕动排出体外，无需医生操作，患者痛苦小，尤其是可发现目前为消化道盲区的小肠病变，为内镜检查开辟了一个新途径。

中国内镜发展稍晚，从20世纪50年代起，一些大医院就开展了硬式内镜（或半曲式内镜）的检查，但每家医院1年内镜检查

图1 Kussmaul原始胃镜

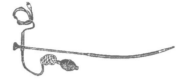

图2 Wolf-Schindler半曲式胃镜

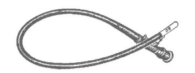

图3 Hirschowitz纤维胃镜

人数很少超过50人次。20世纪70年代初中国开始引进纤维内镜，使胃镜、结肠镜、经内镜逆行性胆胰管造影（endoscopic retrograde cholangio-pancreatography，ERCP）等检查逐步开展。20世纪80年代起发展迅速，电子胃镜、ERCP检查、内镜下介入治疗基本与国际接轨，至90年代内镜检查已普及到全国基层医院。

中国自1966年开始研制纤维内镜。1973年上海医用光学仪器厂生产了第一台XW-I型纤维胃镜，实现了纤维内镜的国产化。中国尚可制造十二指肠镜、结肠镜及腹腔镜，电子内镜也在试制中。其主要指标接近国际水平，因其价廉物美、易维修，适宜在广大农村推广应用。

消化内镜学术组织 内镜技术的发展离不开学术组织的贡献，随着内镜技术的普及，各国先后成立了内镜学会，并建立了地区性学术组织，如欧洲消化内镜学会、泛美消化内镜学会及亚太消化内镜学会。1962年在慕尼黑召

开的世界胃肠病大会上，内镜学会正式成立，并制定了有关章程，成为独立的国际性学术组织，称为世界消化内镜学会。1976年更名为世界消化内镜组织（World Organization of Digestive Endoscopy，OMED），它由上述三个区域性学会的成员国和（或）胃肠病学会的内镜分会组成，已有63个成员。它与世界胃肠病学组织一起举办每四年一度的世界胃肠病学大会。OMED设有理事会，并选举主席及执行委员会。这些内镜学术组织对推动内镜技术的发展、相互交流经验起到了积极的作用。

中国自20世纪70年代起在北京、上海、武汉等地先后成立了地区性的内镜学组。1984年在上海举行的全国内镜学术会议上，决定成立全国内镜学组，并于1986年6月正式成立。1990年8月成立了中华消化内镜学分会。嗣后学会频繁活动，每两年召开一次全国性内镜会议，各省市亦先后成立了内镜学会。2000年中国正式加入亚太地区内镜学会及世界内镜学组织，各项活动全面与国际接轨。

消化内镜应用 内镜检查虽为非创伤性技术，但在施行内镜检查或治疗中，尤其是上消化道内镜检查需经口咽喉部插入，局部刺激造成恶心等不适甚至精神创伤，因而它属"微创"手术范围。

消化内镜检查的麻醉与监护 既往通常在咽喉部局部麻醉下实施内镜检查，随着人民生活水平的提高，内镜检查中减轻痛苦、甚至"无痛"的要求逐年增多；另一方面，随着人群的高龄化，伴心、脑血管疾病患者需行内镜检查的人数也增多，为避免局部

麻醉下内镜检查潜在的心血管意外事件，需在镇静或全身麻醉下实施内镜检查与治疗。

消化内镜器械的消毒与保养 20世纪60年代纤维内镜开始在临床广泛应用，当时即已认识到内镜有传播感染的可能，但重视不够，检查间期用少量自来水冲洗内镜表面及内腔，也有仅用清洁布擦干内镜表面。60年代末、70年代初内镜消毒的问题受到关注，开始使用消毒剂消毒内镜，70年代中期第一代高水平液体化学杀菌剂上市，戊二醛是其中之一，使内镜与附件的适当消毒成为可能，但1978年前只有内镜厂商提供的内镜清洗消毒建议，而且主要是从保护内镜的角度出发。1978年美国手术室护士学会杂志颁布了第一份内镜洗消的规范。根据内镜与人体内腔接触的情况，将内镜定为半危险医疗器械，按规范应行高水平消毒后方可再次使用；将侵入人体无菌管道、组织的某些内镜辅助器械（如活检钳、切开刀等）定为危险性医疗器械，灭菌处理后方可用于第二人。1979年英国消化病学会召开了内镜消毒的专题研讨会，并推荐内镜消毒规范。在此期间，虽有内镜消毒的规范，但多数内镜检查仍未按规范操作。1988年美国消化内镜学会、美国消化护理及相关技术人员学会、英国胃肠病学会均提出了内镜洗消规范，并建议系统内内镜从业人员参照执行。1994年美国食品药品监督管理局也制定了内镜消毒规范。此后，很多国家都制定了相应的内镜消毒规范，世界胃肠病学组织也多次讨论内镜消毒规范并推荐相应的执行标准。中国消化内镜学会于1997年制定了消化内镜（包括附件）的消毒试行方案。发达国家的内镜洗消规范逐渐成熟，每隔一定周期，根据研究进展对规范进行修改，要求也愈来愈严。2002年7月中华人民共和国卫生部公布了"内镜清洗消毒规范"（草案），使中国内镜消毒工作有法可依。

内镜室的基本设置 人员配置：①医师：必须既有操作技能，又有丰富的临床及理论知识。②护士：需经专业培训。③技术员：中专文化，培训上岗。检查室：每室面积不小于20m²，放置内镜检查设备及清洗消毒设施。胃镜与肠镜原则上应分室。应配有冷暖空调、水电设施、稳压电源、吸引、供氧装置及抢救物品。

器械使用制度：①每例检查后，内镜必须清洗及消毒，消毒时间不得少于20分钟。②内镜的使用与报废制度：建立内镜档案卡，记录内镜购置时间、使用频度、检查人数及维修记录。不能维修与使用的申请报废。③各类辅助器械与治疗器械，购置时须严格检查三证，未经医疗卫生行政部门批准的器械不得使用。④活检钳等器械：每个受检者用一把，一次性使用后销毁。⑤急救物品：品种齐全，集中放置，方便取用。

内镜检查的申请制度 内镜检查必须严格执行申请、预约制度。申请单必须写明病史、体检（必须测量血压）与化验结果、申请检查的目的与要求。申请医师必须同时填写内镜检查告知书，经患者签字同意后随申请单一起送至内镜室预约登记。

内镜检查术前准备 分为诊断性检查和治疗性操作术前准备。

诊断性内镜检查术前准备：凡开放性结核、肝炎、艾滋病患者及病原携带者应使用专用内镜，并单独进行特殊消毒灭菌处理。无条件使用专用内镜者可安排在专门时间段内进行，检查结束后需彻底消毒内镜及其附件。内镜检查需做局部或静脉麻醉者，麻醉前应询问有无药物过敏史，静脉麻醉必须由麻醉医师实施，术前告知麻醉可能引起的并发症，经患者或家属签字同意后进行，麻醉下内镜检查应有监护设备。术者在检查前需核对检查者的姓名，了解检查目的，阅读有关化验及其他影像资料，必要时可再次补充询问病史。每一检查台必须配备一名护士，检查前确保各种器械性能良好。

治疗性内镜操作术前准备：除急诊内镜检查外，内镜下介入治疗均需由科主任（或负责人）组织术前讨论，主要包括治疗的适应证及禁忌证、介入治疗方式、风险及疗效估计、手术人员的组成等。对重大、疑难手术，手术小组需制订预手术方案。按手术的要求备血，并检查有关出凝血机制。检查治疗器械设备是否俱全，性能是否良好。新开展的项目需报请领导批准备案。术前应将讨论结果、手术预案告知患者或委托人，签字同意后方可实施。

内镜检查并发症的预防和处理 无论是诊断性内镜检查，还是治疗性内镜操作，均有可能出现并发症，一旦发生，需积极处理，将对患者的损害减少到最小的程度，并真实保存原始记录与资料。高危人群应作为预防并发症的重点：①年龄≥65岁。②重症患者。③伴糖尿病、高血压及心、肝、肾疾病者。④凝血机制障碍者。⑤疑难、复杂的高风险手术。开展介入治疗的内镜室应配备氧气、抢救药品及监护设备，并保持其性能良好。并发症的处理：术后24小时内严密观察病情变化，对各类并发症早期诊断、早期处理。应严格按"医疗常规"要求处理各类并发症。对保守治疗无效者应及时手术治疗。对已发生的各类并发症应寻找原因，认真讨论，总结经验，防止类似问题发生。各类并发症应分类登记，上报备案。

（李兆申）

shíyù quēfá

食欲缺乏（anorexia）

缺乏进食欲望。是许多疾病的伴发症状。食欲是一种想进食的生理需求，其调控中枢位于下丘脑的摄食中枢和饱食中枢，各种神经、体液、精神心理及进食等因素可影响摄食中枢。

食欲缺乏的常见病因：①全身系统性疾病：最常见是消化系统疾病，如肝胆胰疾病、胃肠疾病。此外，肾脏疾病、内分泌和代谢性疾病，尤其是恶性肿瘤常以食欲缺乏为首发症状。②药物因素：如各种抗肿瘤化疗药。③精神心理、应激等因素：通过神经－内分泌的变化影响摄食中枢。

详细了解发病的急缓、有无伴发各系统的重要症状和体征，对原发疾病的诊断有重要意义。伴黄疸者应考虑肝胆疾病；伴发热者可能是感染性疾病；伴腹泻、腹痛者可能与胃肠道疾病有关。顽固性食欲缺乏伴明显心理障碍者，应与神经性厌食鉴别。

治疗应针对病因，辅以改善胃肠动力和助消化药物。

（罗金燕）

fǎnliú

反流（reflux）

无恶心、干呕和腹肌收缩先兆的情况下胃内容物反流入口腔或咽部。若反流物为不消化食物即称为反食，为酸味液体则为反酸，少数情况下可有苦味的胆汁或肠液。烧心是反流的典型临床表现。反流物刺激不同部位可产生不同的症状：刺激食管壁可引起烧心、胸骨后疼痛；刺激咽喉部可诱发癔球症、咽痛、咽喉不适、声音嘶哑等；长期刺激口腔可促进龋齿形成；刺激气道，可诱发咳嗽、哮喘。烧心在欧美国家十分常见，人群调查发现每天发生率为7%，每月发生率达15%。随着现代化和人口老龄化中国烧心的发生率不断升高。

病因 饱食后弯腰，妊娠后期，肥胖，进食高脂饮食、巧克力、咖啡等，服用某些药物后可引起反流。下列疾病常有反流发生：①食管疾病：如胃食管反流病、贲门失弛缓症、食管裂孔疝、弥漫性食管痉挛等。②酸相关性疾病：消化性溃疡、促胃液素瘤等。③胃轻瘫与幽门梗阻等胃排空障碍者。④功能性消化不良。⑤贲门及胃切除术后、神经-肌肉疾病。

下列疾病或综合征由反流引起或诱发：①明确的食管疾病：反流性狭窄、巴雷特食管、食管腺癌。②明确的食管外疾病：反流性咳嗽综合征、反流性喉炎综合征、反流性哮喘综合征、反流性蛀牙综合征。③可能相关的食管外疾病：咽炎、鼻窦炎、特发性肺纤维化、复发性中耳炎。

发生机制 反流的主要原因是食管胃连接部的功能或结构异常造成抗反流能力下降：①一过性下食管括约肌（lower esophageal sphincter，LES）松弛发生频繁。②LES压力降低。正常健康人静息状态下LES多保持张力性收缩，以阻止反流的发生，LES压力降低到一定程度，胃内容物将可能自由反流至食管。③食管胃连接部结构异常。食管胃连接部的膈脚、膈食管韧带、食管和胃之间的His角等结构是抗反流功能的重要保证，若出现异常，会发生反流，其中最常见的为食管裂孔疝。

检查方法 除反食、反酸、烧心等典型症状可提示反流发生外，临床上有一些客观的观察反流的方法：①24小时食管pH监测被认为是确诊酸反流的最好方法，该检查可反映昼夜酸反流的节律、反流的程度。②食管联合多通道腔内阻抗-pH监测可直接提示反流的发生，同时可以区分反流物的物理性状（气体、液体或二者混合）和化学特性（酸反流、弱酸反流及非酸反流）。③24小时胆汁监测通过特制光纤探头持续动态监测食管内胆红素浓度的变化，确定是否存在胆汁反流。④口服放射性核素标记液体300ml后平卧位，行核素扫描，10分钟后食管出现放射性活性，提示存在胃食管反流。若肺内显示核素增强，表明有反流物进入肺部。⑤上消化道钡餐对反流的诊断敏感性较差，诊断价值有限。⑥传统的食管压力测定可了解食管动力功能，而高分辨食管压力测定加上阻抗可较好监测反流的发生。

处理原则 偶发的反流和（或）烧心并无临床意义。若症状发生较频繁，引起明显不适，应积极寻找病因并进行相应治疗。

（侯晓华）

shāoxīn

烧心（heartburn）

胸骨后烧灼感。为消化系统常见症状，欧洲和北美社区人群（平均每周1次）发生率为15%～20%，亚洲人群为3%～10%。此症源于胃内容物反流刺激食管黏膜。反流物主要是胃酸，其次为胆汁及消化酶。

胃食管反流的主要机制是一过性下食管括约肌松弛，也可继发于各种原因引起的上消化道梗阻（消化性溃疡、胃十二指肠恶性肿瘤等）、嗜酸性粒细胞性食管炎、贝赫切特综合征、克罗恩病、感染、药物等累及食管或引起食管黏膜损伤等。肥胖、腹压增高、饱餐、高脂肪食物及饮酒等为诱因。少数患者无相关的胃食管反流证据，也无动力障碍性或组织结构性疾病的证据，可能与内脏敏感性增高有关，称为功能性烧心。

以烧心为主诉者，若伴吞咽困难、消瘦、发热、贫血、呕血或黑粪，或者首次出现症状的年龄>40岁，应先行胃镜检查，排除糜烂性食管炎及上消化道其他器质性病变。中国是胃癌及食管癌高发区，幽门螺杆菌感染相关性消化性溃疡发病率亦较高，对于从未做过胃镜检查的初诊患者，即使无上述伴随症状，亦应行胃镜检查。质子泵抑制剂试验性治疗可鉴别烧心是否与酸反流相关，适用于门诊及无食管pH监测设备的基层医院。食管24小时pH监测可判断是否存在异常胃食管酸反流及酸反流与症状是否相关。食管联合多通道腔内阻抗-pH监测可鉴别有无胃食管反流、反流物性质、反流物酸碱度及反流与症状的关系。

（陈旻湖）

shíguǎnyuánxìng xiōngtòng

食管源性胸痛（chest pain of esophageal origin）

食管病变或食管功能障碍所致的胸痛。典型症状为胸骨后或胸骨下发作性疼痛，呈挤压性或烧灼样，刺激性食物、运动及情绪紧张均可诱发，亦可自行发作，易与心源性胸痛混淆或同时存在。部分患者可有食管外症状，包括反流性哮喘、吸入性肺炎及咽喉炎等。因胸痛行冠状动脉造影无异常发现者约50%来自食管因素。

发生机制 ①胃食管反流：下食管括约肌压力降低、食管清除能力下降或食管胃连接部结构异常等抗反流机制减弱，导致反流物（胃酸、胆汁及胃蛋白酶等）刺激食管上皮细胞的化学感受器产生痛觉。酸性或碱性反流物刺激食管黏膜、神经、肌肉，可诱发食管异常收缩产生胸痛。②食管运动功能障碍：食管异常收缩导致食管壁缺血或牵张感受器受到过度刺激，以食管痉挛性疾病为主，其中胡桃夹食管约占30%，弥漫性食管痉挛占5%~10%，尚有贲门失弛缓症、节段性食管失蠕动、下食管括约肌高压症及其他非特异性食管运动障碍等。③内脏高敏感性（超敏性食管）：食管对机械刺激（如球囊扩张）、酸反流和运动失调高度敏感致食管痛阈下降，或中枢整合过程中出现异常，致食管对刺激的敏感性增强，女性多发。④心脏因素：药物诱导胸痛发作可伴食管异常收缩和心肌缺血的心电图改变，故认为可能有此因素参与。⑤其他：自发性食管破裂、食管异物、食管憩室、食管肿瘤、食管裂孔疝、感染性食管炎、全身性疾病累及食管等。

鉴别诊断 食管与心脏的感觉纤维在体壁和皮肤上投影定位互相重叠，食管为$C_8 \sim T_{10}$，心脏为$T_1 \sim T_4$，食管黏膜上皮感受器受刺激可引起类似心绞痛样发作。因此，食管源性胸痛和心源性胸痛的鉴别十分重要。对反复发作性胸骨后疼痛，特别是年龄较大者，应先做心血管检查排除心源性因素，然后做常规食管钡餐造影、内镜检查，明确是否有食管结构异常，必要时进行食管动力学检查（表）。①食管pH监测：连续监测食管pH变化、酸反流情况，并可与胸痛症状发作比对分

表　食管源性胸痛和心源性胸痛的鉴别要点

鉴别要点	食管源性胸痛	心源性胸痛
年龄	任何年龄	中年以上多发
胸痛部位	胸骨后或胸骨下，可向颈部、背部放射	胸骨后或心前区，可向左上肢放射
疼痛性质	多为烧灼样、钝痛，部分为剧痛	绞痛或压榨样
诱发因素	体位或进餐	体力活动或情绪激动
易患因素	胃食管反流病	高血压、糖尿病等
缓解因素	抗酸剂，部分患者解痉剂有效	主要硝酸甘油制剂
伴随症状	反酸、烧心、嗳气、吞咽困难等	胸闷、呼吸困难
主要鉴别检查	内镜、食管压力测定、食管pH监测	心电图及运动负荷试验、冠状动脉造影

析，判断反流与症状的关系。②联合多通道腔内阻抗-pH 监测：可监测任何形式的反流，对抑酸治疗无效的胸痛患者有较大诊断价值。③食管压力测定：是诊断食管运动障碍的重要方法。通过对上食管括约肌、下食管括约肌及食管体部运动功能的分析作出胸痛病因诊断。贲门失弛缓症、胡桃夹食管等具有相应的动力学表现特点。④激发试验：用药物或物理方法诱发胸痛以鉴别胸痛来源。阳性标准为试验过程中出现典型胸痛或发作性食管痉挛，食管压力测定或食管 pH 监测异常，心电图正常。依酚氯铵试验：依酚氯铵是一种胆碱酯酶抑制剂，试验阳性率为 18% ~ 30%，特异性高，安全，可用于冠心病患者；食管酸灌注试验：阳性率为 27% ~ 35%；食管球囊扩张试验：通过球囊充气扩张食管下段以诱发胸痛，对食管敏感性增高者有一定的特异性。食管源性胸痛者在相同容积扩张下比正常人胸痛发作的比例明显升高，且引起胸痛的容量阈值小于正常人。⑤试验性治疗：应用质子泵抑制剂，若胸痛症状缓解或明显改善，说明胸痛与胃酸反流相关，支持胃食管反流病的诊断。

处理原则　缓解症状，改善心理状态及病因治疗。①胃食管反流病：减少胃酸分泌、预防反流、促进食管清除，主要有抑制胃酸分泌药物和促胃肠动力药物，疗效欠佳、不能坚持服药者可考虑手术。②食管运动功能障碍性胸痛：弥漫性食管痉挛和贲门失弛缓症者口服扩血管药物或钙离子通道阻滞剂，可暂时缓解症状，但长期服用有副作用。无效者可应用食管扩张治疗，必要时手术。③食管敏感性增高：进行心理暗示，消除患者精神紧张，并视情况给予镇静、抗抑郁治疗。

预后　此症患者多数预后良好，严重原发病引起者预后较差。

（陈旻湖）

tūnyàn kùnnán

吞咽困难（dysphagia）　食物自口腔经食管、贲门运送至胃的过程受阻而产生咽部、胸骨后或食管部位的停滞感。又称咽下困难。

病因　①口咽部疾病：口炎、口腔溃疡、咽喉感染疾病、咽肿瘤等。②食管疾病：最常见，如食管癌、食管良性肿瘤、食管炎、食管内异物、食管憩室与憩室炎、食管黏膜下脓肿、贲门失弛缓症、弥漫性食管痉挛、食管良性狭窄、食管先天性疾病、食管受压、食管克罗恩病、食管结核、食管梅毒等。③神经肌肉疾病或功能失常：中枢神经系统器质性疾病、肌肉疾病、结缔组织病、环咽肌失弛缓症等。④全身性疾病：狂犬病、破伤风、肉毒中毒、缺铁性吞咽困难等。⑤精神因素：癔球症、癔症。

发生机制　吞咽是经口咽部随意肌群收缩、食管括约肌松弛及食管肌节律性蠕动将食团排进胃内。此动作受延髓等高级神经中枢支配，Ⅸ、Ⅹ、Ⅻ脑神经对吞咽尤为重要。①机械性吞咽困难：食物通过狭窄的食管腔或食团体积过大引起的吞咽困难，临床常见。正常食管壁有弹性，管腔直径可超过 4cm。各种原因导致食管腔变窄，或各种炎性与梗阻性疾病致食管腔扩张受限可出现吞咽困难。②运动性吞咽困难：吞咽动作和（或）吞咽反射运行障碍而引起的吞咽困难，包括支配吞咽动作的神经中枢受损和参与吞咽的肌肉器质性损害或功能失调，如吞咽性神经抑制失常所致贲门失弛缓症，食管平滑肌蠕动失常所致蠕动减弱、食管痉挛，以及其他全身性疾病、中毒、肌肉疾病、传染病等。

鉴别诊断　通过询问病史、体格检查及辅助检查进行。

病史　①年龄与性别：儿童吞咽困难常源于先天性食管疾病或食管异物；中年以上吞咽困难逐渐加重者应首先考虑食管癌，多见于男性；缺铁性吞咽困难者多为女性，多伴缺铁性贫血的其他表现。②诱因：有食管腐蚀剂损伤史者应考虑食管炎、食管良性狭窄；有胃酸或胆汁频繁反流史者多为反流性食管炎；有放疗病史考虑放射性食管炎；吞咽困难由情绪激动诱发者提示可能源于贲门失弛缓症、原发性食管痉挛或癔球症。③梗阻部位：患者所述梗阻部位与食管病变的解剖部位基本吻合有定位参考意义。食管上段吞咽困难除肿瘤外，可由肿大的甲状腺、结核性或恶性肉芽肿、颈段食管蹼等引起；中段吞咽困难常源于食管癌、纵隔占位病变压迫食管、食管良性狭窄、食管息肉、食管黏膜下肿瘤等；下段吞咽困难主要由肿瘤、贲门失弛缓症等所致。④与进食的关系：机械性吞咽困难可随管腔阻塞程度而加重，固体食物更易出现梗阻症状；运动性吞咽困难如贲门失弛缓症、食管痉挛患者进食固体或流质食物均产生梗阻；脑神经病变引起吞咽肌麻痹、运动不协调者可表现为饮水呛咳。⑤伴随症状：伴吞咽疼痛者多见于口咽部炎症或溃疡、食管炎症或溃疡、贲门失弛缓症等；伴呃逆者常提示食管下端病变，如贲门癌、贲门失弛缓症、膈疝等；伴呕血者见于食管癌、反流性食管炎或消化性溃疡等；伴单侧性喘鸣音者常提示有纵隔肿瘤压迫食管或一侧主支气管可能。

体格检查 应注意患者营养状况，有无贫血、浅表淋巴结肿大、甲状腺肿大、颈部肿块、吞咽肌活动异常等，必要时做神经系统检查以确定与吞咽有关的脑神经及吞咽肌有无异常。

辅助检查 ①饮水试验：方法简单易行，可作为初步鉴别食管有无梗阻的方法。②内镜及活组织检查：可直接观察食管病变，管腔有无狭窄或局限性扩张、有无贲门失弛缓症等。胃镜下行病理组织学检查对鉴别食管溃疡、良性肿瘤及食管癌有重要意义。内镜超声对判断病变累及食管层次有重要意义。染色内镜及放大内镜对早期食管癌等疾病的诊断越来越受到重视。③X线检查：胸部平片可了解纵隔有无占位性病变压迫食管及食管有无异物等。食管X线钡餐检查可观察钡剂有无滞留，食管良性狭窄者可见管腔狭窄，边缘整齐，无钡影残缺征象；贲门失弛缓症时可见贲门梗阻呈梭形或漏斗状，边缘光滑，吸入亚硝酸异戊酯后贲门暂可舒张，钡剂可通过；食管癌者表现为局部黏膜中断破坏、腔内充盈缺损或狭窄、管壁僵硬、蠕动消失、钡剂通过障碍。④食管酸灌注试验及食管pH监测：适用于以吞咽困难为主要表现，但内镜或钡餐检查无阳性发现者，有助于诊断酸性或碱性反流。⑤食管压力测定：可判断食管运动功能状态。⑥进行有关免疫学及肿瘤标志物的检查。

处理原则 ①口咽部疾病：咽喉部结核或肿瘤（包括恶性肉芽肿）、咽后壁脓肿等经治疗后，症状多可改善或消失。②食管疾病：积极治疗各种原发病，并给予对症支持治疗。③其他疾病：严重贫血者应积极纠正贫血；重症肌无力者应用抗胆碱酯酶药物。

（张军）

fùzhàng
腹胀（abdominal distention） 主观感到腹部饱胀、增大，伴或不伴腹部胀气与膨隆。可为局限性，也可为全腹胀。

腹胀见于：①胃肠道积气：慢性胃炎、功能性消化不良、急性胃扩张、吸收不良综合征、严重便秘、肠易激综合征、功能性腹胀、肠梗阻、吞气症及全身性疾病（如甲状腺功能减退）等。功能性消化不良、急性胃扩张、幽门梗阻所致腹胀局限在上腹部，低位肠梗阻可引起全腹胀。②腹水和腹腔积气：在各种引起腹水致腹胀的原因中，以肝硬化、结核性腹膜炎和肿瘤常见。③腹腔囊实性肿物：常为局限性，与病变部位一致。④其他：肥胖者腹壁脂肪堆积和晚期妊娠可引起腹胀，后者属生理性。

详细询问腹胀的部位、性质（指饱胀、胀气、膨隆）、严重程度、与进食和排气排便的关系，是否伴呕吐、腹痛、腹泻、便秘、发热等，对鉴别病因很重要。功能性消化不良引起的上腹饱胀在餐后出现，常伴嗳气、早饱；假性肠梗阻患者腹胀重、症状持续，排便后不缓解。系统性疾病所致者常有原发病的表现。

体格检查包括全身和腹部检查。功能性疾病（包括功能性消化不良、功能性腹胀、功能性便秘、肠易激综合征、吞气症等）患者一般情况良好。吞气症患者可观察到频繁的吞气动作。吸收不良综合征者有消瘦、贫血、皮肤粗糙等营养不良体征。浅表淋巴结肿大合并胸腔积液者应考虑肿瘤转移引起腹水、腹胀的可能。辅助检查除常规化验、肝肾功能和血糖等外，腹部平片、消化道造影、胃镜和结肠镜、超声波、CT扫描等有助于确诊器质性疾病；氢呼气试验可判断是否存在小肠细菌过度生长；粪便脂肪测定有助于了解吸收不良；胃肠功能异常者，可选择胃肠传输试验、直肠肛门压力测定。

治疗主要针对原发病。减少吞气、限制产气食物的摄入、保持排便通畅对患者有益。表面活性物质二甲硅油可去除肠道内的泡沫，减轻腹胀。益生菌、益生元通过改善肠道微生态环境，减少产气，减轻症状。对存在胃肠动力功能减退者，必要时选用促动力剂。

（方秀才）

ǎiqì
嗳气（belching） 胃中气体上逆至咽喉部发出响声。俗称"打饱嗝"、"打嗝"。胃内气体主要随进食和饮水吞入，健康人每咽下一口液体可同时咽入8～32ml气体。进餐后近端胃扩张引起一过性下食管括约肌松弛，胃内气体排出，嗳气是一种无意识的动作。餐后嗳气是一种生理现象，情绪变化时嗳气可能增加。仅当嗳气过多、令人感到不适时才考虑其为一种症状。

此症可表现为单一的反复嗳气，称为嗳气症，包括吞气症和非特异性过度嗳气，二者均缺乏可以解释嗳气症状的器质性疾病、代谢性异常证据，属功能性胃十二指肠疾病范畴。嗳气也可见于：①胃食管反流病：70%患者伴嗳气，且与24小时食管pH监测出的反流事件相关。②功能性消化不良：其吞咽气体较健康对照者更加频繁。③上消化道器质性疾病。

此症需与呃逆鉴别。呃逆为膈肌阵发性不随意痉挛收缩所引起，进食吞咽仓促、受寒、精神刺激可引起暂时性呃逆，持续或反复发作呃逆应考虑膈神经病变或中枢性疾病。

对嗳气症状尚未形成习惯性动作者，向患者充分解释嗳气的形成机制，告知单一的嗳气症状本身对身体并无大碍，可通过分散注意力和有意克制而逐渐淡忘、消失。避免碳酸饮料对减轻症状有益。对少数症状严重者，可考虑镇静治疗。对伴发的嗳气症状，主要通过治疗原发病或主要疾病以缓解。

（方秀才）

ǒutù

呕吐（vomiting）　胃内容物被剧烈排出口腔的反射动作。是一种常见症状，常伴恶心。呕吐可以是病理现象，也可以是保护性的生理过程，即通过呕吐将胃内有害物质排出体外。剧烈而频繁的呕吐可影响正常进食和消化，引起大量消化液丢失，造成水电解质代谢紊乱、酸碱失衡及营养障碍等。

发生机制　呕吐中枢位于延髓，由神经反射中枢和化学感受器触发区构成。各种外源性化学物质、药物、内源性代谢产物刺激感受器触发区，向反射中枢传入冲动，引起呕吐动作的发生与完成。呕吐开始时先深吸气，继之声门紧闭，膈肌和腹肌强烈收缩，腹压升高，同时幽门紧闭，胃体、胃底张力下降，下食管括约肌松弛，贲门和食管舒张，胃内容物通过食管到口腔被强烈驱出。有时肠内容物可反流入胃，呕吐物中可出现胆汁等。

分类　分为反射性、中枢性、前庭障碍性、神经症性4大类。

反射性呕吐　①咽刺激：如剧咳、鼻咽部炎症等。②胃十二指肠疾病：胃黏膜刺激或炎症、各种原因引起的幽门梗阻、肠系膜上动脉综合征、输出袢综合征、十二指肠梗阻。③肠道疾病：肠梗阻、急性肠炎、腹型过敏性紫癜等。④肝胆胰疾病：急性肝炎、急性胆囊炎、急性胆管炎或胆管结石、急性胰腺炎等。⑤腹膜疾病：如急性腹膜炎，早期呕吐轻微，多为反射性，随着病情发展加重，呕吐可表现为持续性。⑥泌尿系统疾病：急性肾炎的高血压脑病、急性肾盂肾炎、肾绞痛、尿毒症。⑦循环系统疾病：急性心肌梗死早期、充血性心力衰竭。⑧妇科疾病：妇女内生殖器的急性炎症时，炎症刺激可引起反射性呕吐。⑨其他：急性中毒早期、药物反应或中毒、乙醇过量等。

中枢性呕吐　①神经系统疾病：各种脑炎、脑膜炎、脑出血、脑栓塞、高血压脑病、脑肿瘤、脑震荡、颅内损伤、癫痫持续状态等。②感染性疾病。③内分泌与代谢紊乱：早期妊娠、尿毒症、肝性脑病、低血糖症、糖尿病酮症、代谢性酸碱失衡、甲状腺危象、肾上腺皮质功能减退、营养不良、维生素缺乏症。④药物：如洋地黄、吗啡、链霉素、卡那霉素、新霉素、庆大霉素、氯霉素、红霉素、异烟肼、苯乙双胍、保泰松、苯妥英钠、多种抗癌药物等。⑤中毒：乙醇、硫酸铜、铅、砷、砒、苯、苯胺、一氧化碳、有机磷等。⑥其他：休克、缺氧、急性溶血、中暑、高热和放射性损害等。

前庭障碍性呕吐　①梅尼埃病。②前庭神经元炎。③晕动病。

神经症性呕吐　为胃神经症或癔症症状之一，也有将其归到中枢性呕吐。呕吐发作与精神刺激有关，呕吐可于进食后立即发生，不费力，每口吐出量不多，吐毕又可再食，虽长期反复发作，但对营养状况影响不大。嗅到不愉快的气味、听到震耳的噪声或见到厌恶的食物而出现呕吐者也属此类。诊断需排除器质性疾病。

鉴别诊断　呕吐可分为器质性呕吐（organic vomiting, OV）和功能性呕吐（functional vomiting, FV），前者一般有引起呕吐的器质性疾病，后者为原因不明、非周期性的慢性呕吐，无引起呕吐的器质性疾病（表）。

表　器质性呕吐和功能性呕吐鉴别要点

鉴别要点	器质性呕吐	功能性呕吐
器质性病变	有	无
精神因素	常无	常伴失眠、紧张、忧郁、焦虑
呕吐程度	急性发作、较剧烈、量较大	反复发作、较轻、量较小
与进食的关系	不定	餐后多见
食欲	一般减退	一般正常
进食障碍	常有	不存在
全身情况	差	尚好或稍差

处理原则 ①对症处理：必要时禁食水，以防误吸，呕吐停止后逐渐进食。昏迷者需头侧位，及时擦净口腔内呕吐物，禁用毛巾堵住鼻腔、口腔，警惕呕吐物呛入气管。可给予镇静镇吐药，肿瘤患者化疗可给予中枢镇吐剂。及时纠正水电解质紊乱。②及时治疗原发病。

(杨云生)

ènì

呃逆（hiccup） 膈肌不自主反复阵发性痉挛，伴吸气期声门突然关闭引起特有的声音。发作超过48小时未停止者称慢性或持续性呃逆。

发生机制 其机制不完全清楚，认为膈神经受到刺激时，神经冲动沿膈神经或迷走神经感觉纤维传入第3~5颈髓的反射中枢，由此发出的冲动沿膈神经的运动纤维抵达膈肌形成反射弧，调节膈肌的运动，脊髓的反射中枢亦受延髓呼吸中枢及大脑皮质的控制。除膈肌的神经反射外，呃逆的发生还需呼吸肌参与完成，膈肌、肋间肌等呼吸肌的阵发性痉挛或收缩起重要的协同作用。

分类 ①生理性：正常人吞咽过快、突然吞气、不当饮食刺激等可引起呃逆短暂发作，可自行消退。②病理性：某些疾病、病理改变或药物等刺激引起膈肌痉挛，膈神经及其神经反射通路产生异常冲动，引起呃逆或慢性呃逆（表）。③原因不明性。

鉴别诊断 临床上应鉴别呃逆的原因并评估可能的并发症；详细了解呃逆发作与饮食、吞咽、大笑、呼吸、体位改变等因素的关系；发作时间和严重程度；引起呃逆的器质性疾病的症状、体征和实验室检查及相关辅助检查，如CT、脑电图、超声等。慢性或

表 呃逆的病因

病因分类	常见疾病
中枢神经性	脑膜脑炎、脑部肿瘤、脑血管意外、癫痫等
周围神经性	胸肺部疾病、缺血性心脏疾病、膈肌疾病、腹腔内疾病、手术后等
代谢障碍及中毒性	慢性肾病、糖尿病性昏迷、肝性脑病、电解质紊乱、酸碱平衡失调、毒血症等
精神性	麻醉剂成瘾、酗酒等

持续性呃逆可并发胃食管反流、呕吐、误吸、马洛里-魏斯综合征（Mallory-Weiss syndrome）、胃十二指肠糜烂或溃疡、水电解质紊乱和体重下降等，必要时可行消化道内镜和食管pH监测等。

处理原则 ①对症治疗：包括药物治疗和非药物治疗。深吸气屏气、适量饮水、咽部刺激法和针灸等简单措施可解除或缓解部分呃逆。药物治疗包括巴氯芬、甲氧氯普胺、硝苯地平、丙戊酸、氯丙嗪、加巴喷丁等。对难治性呃逆，有报道应用超声引导下膈神经射频消融、小剂量普鲁卡因溶液注射阻滞膈神经等方法。②原发病治疗：源于其他疾病的呃逆，治疗原发病是解除呃逆的根本方法。

(杨云生)

fùtòng

腹痛（abdominal pain） 腹内组织或器官受到某种刺激或损伤致腹部出现疼痛的主观感觉。是最常见的临床症状之一。腹痛的性质和强度不仅与病变情况和刺激程度有关，也受神经和心理等多种因素的影响。

腹痛按临床表现分为急性腹痛和慢性腹痛，前者起病急且程度较重，临床处理是否及时恰当通常关系到患者安危；后者为持

续性或长期反复的间歇发作，部分为临床疑难病例。按发病机制分为：①内脏性疼痛：腹腔内器官本身病变引起的疼痛，沿双侧交感传入神经进入几个脊髓节段，使得疼痛部位弥散而不易定位，常可伴恶心、呕吐等自主神经兴奋表现。②躯体性疼痛：腹壁皮肤、肌肉、腹膜及肠系膜根部受到刺激而产生的疼痛，通常定位准确而程度剧烈，可出现腹肌强直。③牵涉痛：又称放射性疼痛，是腹部器官的疼痛出现在该器官内脏神经传导之外部位的疼痛，由交感神经与同一脊髓节段的体神经共同参与，疼痛程度剧烈且部位明确，如胆囊炎时腹痛可放射至右肩胛区。临床上腹痛多为混合性，且类型可随时间变化，如阑尾炎早期为内脏性腹痛，腹痛在脐周或上腹部，可伴恶心、呕吐，炎症刺激影响相应脊髓节段的躯体传入神经即可出现牵涉痛，腹痛转移至右下腹麦氏点，炎症累及壁腹膜即可出现躯体性疼痛，程度剧烈并出现腹膜刺激征。

腹痛见于：①腹腔器官本身的病变：如炎症、溃疡、破裂、穿孔、肿瘤、血管病变等。②邻近腹腔的部分腹腔外器官的病变：如输尿管、膀胱、生殖器、胸腰椎病变，以及肺炎、冠心病等。③全身性疾病：如糖尿病酮症酸中毒、铅中毒、卟啉病及部分神经精神疾病等。

诊断步骤：①收集相关资料，包括采集病史、体格检查、实验室检查等（见急性腹痛和慢性腹痛）。②通过缜密的综合分析，推理判断腹痛的病因。接诊医生需要分清主次，抓住关键线索，综合各种信息，以寻找内在联系。需要强调的是，密切随诊病情变

化至关重要，尤其是在已获得的信息不足以得出结论时。

治疗因病因而异。对于需要立即手术治疗的急腹症患者，及时准确地鉴别和诊断可改善其预后。部分轻、中度腹痛患者症状可在短时间内缓解，一般无法确立病因诊断。诊断未明者可适当予以对症支持治疗。使用镇痛药应慎重，以免掩盖病情而延误诊断。

（鲁重美）

jíxìng fùtòng

急性腹痛（acute abdominal pain）

突发腹部疼痛。可伴诸多腹部症状与体征，临床上常见。需外科手术治疗的急性腹痛称为急腹症，多数起病急，进展快，若未及时诊治或误诊可增加死亡率。

病因　急性腹痛病因有多种（表）。

鉴别诊断　除需鉴别病因外，还应确定病情进展的程度和病变累及的范围，如急性阑尾炎发展为局限性腹膜炎时，应根据情况诊断为蜂窝织炎性阑尾炎、急性阑尾炎伴穿孔或坏疽性阑尾炎。对难以明确诊断者可将最可能的几种疾病逐一排查，不应笼统地诊断为"腹痛待查"。诊断步骤：①详细询问病史、体格检查及必要的辅助检查。②综合分析所获资料，确定病变部位、性质及病因。

病史采集　若患者本人不能配合问诊，则应向相关知情人（监护人、陪伴人等）详细了解。

一般信息　性别、年龄、婚育情况及职业等与腹痛可能有一定的相关性。急性阑尾炎、急性胰腺炎、胃十二指肠急性穿孔等以青壮年多见；胆囊炎、胆石症、消化系统肿瘤等多见于中老年；儿童腹痛应考虑肠套叠、蛔虫性肠梗阻、胆道蛔虫症等的可能；

表　急性腹痛的常见病因及分类

腹腔器官疾病	腹腔外器官或全身性疾病	腹腔器官疾病	腹腔外器官或全身性疾病
腹腔器官急性炎症	胸部疾病	腹腔器官阻塞或扭转	急性溶血
急性胃炎、急性胃肠炎	肋间神经痛	胃黏膜脱垂症	神经精神疾病
急性化脓性胆管炎	膈胸膜炎	急性胃扭转	带状疱疹
急性胆囊炎	急性心肌梗死	急性肠梗阻	腹型癫痫
急性胰腺炎	急性心包炎	胆道蛔虫病	脊髓损伤
急性阑尾炎	急性右心衰竭	胆石症	神经根受压
急性出血坏死性肠炎	下叶肺炎	急性胆囊扭转	功能性腹痛
炎症性肠病	气胸	肾与输尿管结石	
肝脓肿	肺梗死	大网膜扭转	
回肠远端憩室炎（梅克尔憩室炎）	中毒及代谢性疾病	急性脾扭转	
急性结肠憩室炎	铅中毒	卵巢囊肿扭转	
急性肠系膜淋巴结炎	铊中毒	妊娠子宫扭转	
急性腹膜炎（原发性和继发性）	麻醉品肠道综合征	腹腔器官血管病变	
急性盆腔炎	糖尿病酮症酸中毒	肠系膜动脉急性阻塞	
急性肾盂肾炎	尿毒症	肠系膜静脉血栓形成	
急性胃肠穿孔	卟啉病	急性门静脉血栓形成	
胃、十二指肠溃疡急性穿孔	低血糖状态	急性肝静脉血栓形成	
胃癌急性穿孔	肾上腺危象	脾梗死	
急性肠穿孔	原发性高脂血症	肾梗死	
急性胆道穿孔	低钙血症与低钠血症	腹主动脉瘤	
腹腔器官破裂出血	回盲肠综合征	腹腔器官其他疾病	
肝脏破裂	家族性地中海热	急性胃扩张	
脾破裂	变态反应及结缔组织病	痛经	
异位妊娠破裂	腹型过敏性紫癜		
卵巢破裂	腹型风湿热		

女性患者应考虑子宫内膜异位症、急性输卵管炎、卵巢囊肿蒂扭转等；已婚或有性生活的育龄期女性应考虑异位妊娠破裂的可能；特殊职业人群，如长期铅接触者，应考虑铅中毒的可能。

腹痛特点　①部位及放射：腹痛部位的描述多采用四区分法或九区分法（图1），腹部器官的体表投影及相互关系（图2）。腹痛首现部位多提示可能为病变所在。胆管或膈下病变可引起右肩或肩胛下牵涉痛，胃十二指肠穿孔或肝脓肿时刺激膈肌腹侧即可出现肩痛；胰腺病变可涉及后腰背；肾盂、输尿管病变可引起两侧腹向腹股沟牵涉痛；直肠与子宫痛常放射至腰骶部。不同阶段的牵涉痛可引起腹痛部位的转移，如急性阑尾炎早期腹痛在脐周或上腹部，之后转移至右下腹。网膜、回肠末段炎症可有类似表现。因此，固定性压痛对确定病变部位更有意义。②性质与程度：绞痛常提示空腔器官的梗阻，如胆绞痛、肠绞痛、肾绞痛等；钻顶样疼痛提示胆道蛔虫症可能，也可能为胰管或阑尾蛔虫所致；胀痛则多源于器官包膜张力增加、系膜牵拉或肠管胀气等。腹痛程度多与病变程度一致，老年人、糖尿病患者或反应较差者，有时病变程度重但疼痛并不突出。

诱因　不洁饮食可导致急性胃肠炎；暴饮暴食可诱发急性胰腺炎、急性胃扩张或胃十二指肠溃疡穿孔等；进食油腻食物可诱发胆道疾病；剧烈活动后腹痛应考虑空腔器官扭转的可能；外伤、受寒、精神因素等均可诱发急性腹痛。

既往史　有类似发作史，发作规律及频率，手术史及长期接触有害物质的职业史等，都可能与腹痛有关。典型的消化性溃疡可有慢性上腹痛病史，且有节律性和周期性的特点，空腹时腹痛加重、进食后或服用抗酸剂后腹痛缓解者，提示十二指肠溃疡；胆绞痛、肾绞痛等常有反复腹痛发作病史；胆道蛔虫症或蛔虫性小肠梗阻患者可有排蛔或吐蛔史等；女性月经史对卵巢疾病、异位妊娠、盆腔炎症等诊断有帮助。

伴随症状　①厌食、恶心最常见，但无诊断特异性。②腹泻、发热者应考虑急性胃肠炎或急性中毒的可能。③呕吐、腹胀及排气排便停止提示肠梗阻，呕吐出现时间、呕吐物性质（酸、苦、食物、粪质等）对判断梗阻部位和原因等有重要提示意义。④血便可提示严重的炎症、溃疡或肠道缺血、坏死等。⑤血尿或尿频、尿急、尿痛等，提示泌尿系疾病的可能，如肾盂肾炎、尿路结石等。⑥高热、寒战提示存在重症

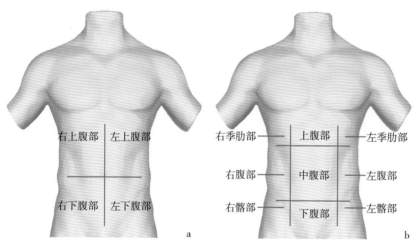

图1　腹部体表分区示意图
注：a.四区分法；b.九区分法

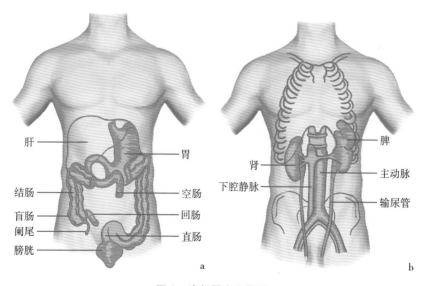

图2　腹部器官位置图
注：a.正面观；b.背面观

感染，如急性化脓性胆管炎、腹腔内器官脓肿、大叶性肺炎等。⑦黄疸提示肝胆系统疾病可能。⑧休克提示病情危重，应考虑急性腹腔内出血（如肝、脾、异位妊娠、腹主动脉瘤破裂等）、急性胃肠道穿孔、绞窄性肠梗阻、重症急性胰腺炎、急性心肌梗死及严重感染伴感染性休克等。

体格检查 初步判断病情的轻、重、缓、急，是否需要紧急处理等。危重患者检查不能过于繁琐，可在重点问诊和必要的查体后先进行抢救。

一般检查 观察神志、面部表情、体温、呼吸、心率、血压、皮肤温度与颜色，有无贫血、黄疸、淋巴结肿大等。面部表情可提示疼痛程度，特殊体位与活动姿势有提示意义，胃肠道或输尿管绞痛时表现为烦躁不安，试图寻找一个舒适的体位；腹膜炎者保持屈曲侧卧或仰卧位，惧怕翻身或移动；有低血压、心动过速、呼吸频促等休克表现时，应考虑出血、脱水或重症感染等可能。

腹部查体 ①视诊：应注意腹部有无膨隆或包块。全腹膨隆提示大量腹水或腹腔积气，局限性膨隆提示器官肿大、腹壁肿物、疝、腹内肿瘤、炎性包块或胃及肠曲胀气等。腹式呼吸可减弱，尤其在急性腹膜炎时。胃肠型和蠕动波提示幽门梗阻或肠梗阻的可能。视诊时应裸露全腹观察，以免漏诊腹股沟疝和股疝。②听诊：应注意腹痛发作或加剧时肠鸣音的性质。腹膜炎、胃肠功能低下、低血钾等可有肠鸣音减弱；急性腹膜炎、麻痹性肠梗阻者肠鸣音可消失；急性胃肠炎、胃肠道大出血可有肠鸣音活跃；机械性肠梗阻时肠鸣音亢进，可闻及

气过水声或高调的金属音。腹主动脉瘤或腹主动脉狭窄时可闻及血管杂音。③叩诊：有助于鉴别腹胀的性质，大量腹水时可有移动性浊音，胃肠道胀气则表现为鼓音，肝浊音界消失对胃肠道穿孔有诊断意义，但肺气肿或肠胀气者肝浊音界可能叩不出。④触诊：用于触痛、肌紧张、强直和腹部包块的检测和定位。压痛提示腹壁或腹腔内病变，其定位对诊断提示意义较大（图3），如墨菲征阳性（右锁骨中线与肋缘交界处压痛）提示胆囊病变，麦氏点（脐与右髂前上棘连线中、外1/3交界处）压痛提示阑尾病变等。急性腹膜炎者常拒按，铅中毒肠绞痛者则喜按。下叶肺炎、胸膜炎、心肌梗死等也可出现上腹部或季肋部压痛。炎症累及壁

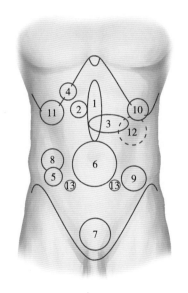

图3 腹部常见疾病的压痛点
注：1.胃炎或溃疡；2.十二指肠溃疡；3.胰腺炎或肿瘤；4.胆囊病变；5.阑尾炎；6.小肠疾病；7.膀胱或子宫病变；8.回盲部炎症、结核；9.乙状结肠炎症或肿瘤；10.脾或结肠脾曲病变；11.肝或结肠肝曲病变；12.胰腺炎的腰部压痛点；13.输尿管压痛点

腹膜时可有反跳痛。肌紧张为腹部肌肉对触诊疼痛的不自主的反应性收缩，可呈局限性或弥漫性。急性胃肠穿孔或器官破裂导致急性弥漫性腹膜炎时，腹肌在无触诊刺激时也处于持续痉挛状态，表现为腹肌强直或板状腹。触诊包块需注意其部位、大小、形状、质地、压痛、边界及活动度等，恶性肿瘤与周围组织粘连，常表现为质地硬、边界不规整且较固定。需注意肠道粪块与肠胀气的鉴别，后者可随患者排气、排便自行消失。

其他 直肠指检对诊断盆腔内炎性包块、肿瘤、脓肿及肠套叠等有重要意义。女性患者必要时应请妇科会诊行阴道检查，明确是否有生殖系统或盆腔病变。应警惕腹腔以外病变引起的腹痛，查体时应注意心、肺及神经系统的检查。

实验室检查 多数实验室检查项目需结合临床进行诊断。

实验室常规检查：①血常规：白细胞计数及分类可判断腹痛是否源于感染性或炎症性因素。急性化脓性感染时白细胞计数可明显增多，以中性粒细胞为主；嗜酸性粒细胞增多提示有过敏或寄生虫的因素参与；血红蛋白浓度、红细胞计数及血细胞比容对消化道出血或腹腔内出血的诊断有重要参考价值，但急性出血早期贫血可能变化不明显，一般需要经过3~4小时才会出现。②尿常规：尿中大量红细胞提示尿路结石、肿瘤或外伤，白细胞尿和蛋白尿提示泌尿系统感染。疑诊铅中毒或卟啉病者应查尿铅或尿卟啉水平。疑诊异位妊娠破裂者应行尿妊娠试验。③粪便常规：粪便性状观察、粪便隐血试验、显微镜下常规细胞计数、寄生虫卵

筛查及脂滴检查，可为临床诊断提供重要线索。④血液生化检查：血清淀粉酶及脂肪酶升高提示急性胰腺炎；血糖、血酮测定用于排除糖尿病酮症酸中毒所致腹痛；肝功能异常，尤其胆红素升高，可提示肝胆疾病导致腹痛的可能；心肌酶水平用于排除急性心肌梗死；肾功能及电解质也有助于腹痛的诊断和鉴别诊断。

影像学检查 ①超声检查：是腹痛患者常规检查手段，可发现胆囊结石、胆管结石伴扩张、肾盂输尿管扩张及结石、胰腺及肝脾肿大等，对腹腔内的肿瘤、囊肿和炎性肿物有较好的诊断价值，还可检测腹水，异位妊娠者可见子宫一侧的胎儿及输卵管内积液。②X线检查：腹部平片检查用于腹痛的筛查，胃肠道穿孔时可见膈下游离气体，肠梗阻时可见肠腔积气、肠管扩张及多发气液平面，胆囊及输尿管部位的钙化提示结石可能。X线钡餐造影或钡灌肠检查可发现胃肠道溃疡、肿瘤、炎症和狭窄等。CT和磁共振成像检查对腹腔内实质器官的外伤、炎症、脓肿、肿瘤及大血管病变等均有较高的诊断价值。CT模拟小肠或结肠重建造影，在无需钡剂的情况下可清晰显示肠腔和肠壁情况。

穿刺检查 ①诊断性腹腔穿刺术：肉眼观察穿刺物可初步判断腹腔内出血或感染，穿刺液应行常规及生化检查，必要时可做涂片及细菌培养。②超声或CT引导下穿刺活检或造影检查：对腹痛的诊断有较大意义，如经皮肝穿刺活检对肝脏病变（脓肿、肿瘤等）有确诊价值，经皮穿刺胆管造影对胆系疾病的诊断很有帮助。③阴道后穹隆穿刺术：有助于诊断异位妊娠破裂或黄体破裂出血。

内镜检查 胃镜、结肠镜、小肠镜等可直接观察消化道内腔，对溃疡、出血、炎症、肿瘤等病变的诊断价值较大。内镜逆行性胆胰管造影检查有助于胆道和胰腺病变的诊断。膀胱镜可用于诊断膀胱炎症、结石或肿瘤等。

其他检查 心电图有助于鉴别因心绞痛、心肌梗死引起的腹痛；脑电图检查可用于诊断腹型癫痫等。

急性腹痛的诊断需综合病史、查体及实验室检查等各项信息。①保证信息来源的真实、准确、全面、完整。②通过分析、综合、推理与判断来探讨腹痛的病因并确立诊断。"分析"就是对每个症状、体征和试验结果都应进行实事求是的分析与评价，分清主次，抓住重点，找出诊断的突破口；"综合"就是将多种临床表现联系起来思考，寻找它们之间的内在联系，看是否符合某一设想的诊断，切勿只顾一点，不及其余。有时，孤立地轻信某一项检查也可能出错。③通过对所有资料的全面思考，进行推理与判断后确立诊断。

处理原则 病情严重，尤其伴休克表现者，快速评估病情后应予监护与支持治疗，诊断与治疗应同步进行。诊断未明者仅必要时应用解痉镇痛药，以避免掩盖病情，延误诊断；明确诊断为胆绞痛、肾绞痛者可合用强镇痛药与解痉镇痛药。应注意患者的饮食和补液，胃肠道穿孔、肠梗阻、急性胰腺炎等患者需禁食，必要时行胃肠减压。

以下情况需考虑急诊手术治疗或剖腹探查：①诊断明确，非手术治疗不能遏制病情发展者，如化脓性胆管炎、化脓性或坏疽

性胆囊炎、绞窄性肠梗阻、消化性溃疡急性穿孔伴弥漫性腹膜炎等。②诊断不明确，伴休克或感染中毒表现严重者，如伴弥漫性腹膜炎、腹腔内活动性出血、剧烈腹痛持续6~8小时以上、保守治疗后加重。

急性胰腺炎、原发性细菌性腹膜炎等一般不主张手术治疗。无立即手术指征且无法确诊者，应予以适时观察和对症处理。对全身情况差、不能耐受腹腔探查手术者，应先行积极保守治疗，密切观察病情变化。

观察和随诊 急性腹痛的一个重要特点就是病情变化快，所以要特别注意观察和随诊，发现有意义的新变化。在急腹症，由于炎症、狭窄、出血、坏死等病变的发展，短期内可以发生胃肠穿孔、休克、脓毒血症、肠麻痹等多种致命性并发症。所以，对难以确诊者，只要腹痛持续存在，就应注意密切观察和随诊，严密监测患者症状、体征的变化及治疗效果，有新的发现应及时修正和补充原来的诊断。对诊断不明者，即使病情暂时好转，在患者离去时，也应告知注意事项及发生何种情况应来急诊。这对于减少误诊、漏诊具有重要意义。

（鲁重美）

mànxìng fùtòng

慢性腹痛（chronic abdominal pain）

起病缓慢、病程较长或急性发病后时发时愈的腹痛。是一种常见症状，病因复杂，诊断较困难，有时可转化为急性腹痛，长期得不到解决者多属疑难病例或临床顽症。

病因 按病因可分为器质性和功能性两大类，与急性腹痛的病因常有交叉，诊断时应互相参考。按临床特点分为慢性间歇性

腹痛、慢性持续性腹痛和慢性功能性腹痛。

慢性间歇性腹痛 发作可持续数小时至数天，发作间期可完全缓解。进食后腹痛可见于胃食管反流病、消化性溃疡、慢性胰腺炎及肠系膜缺血等；育龄期女性出现每月规律性腹痛，若在月经期提示子宫内膜异位症，月经间期提示排卵相关性腹痛；腹痛伴黄疸者提示结石阻塞胆总管、胆源性复发性胰腺炎；腹痛伴肛周脓肿、肛裂或瘘管者应考虑克罗恩病；腹痛发作伴腹部包块、缓解时包块消失者应警惕肠套叠或疝的可能；腹痛伴腹胀并见蠕动波者提示肠梗阻；排便后腹痛缓解见于结直肠疾病或肠易激综合征；间歇性下腹痛向腰背部放射且伴血尿者提示肾结石；排尿后可缓解的耻骨上疼痛提示前列腺炎、前列腺增生等导致的膀胱流出道梗阻；进食后加重、呕吐后缓解的上腹痛提示上消化道梗阻，常见于消化性溃疡、十二指肠肿瘤、十二指肠克罗恩病及手术后等。

慢性持续性腹痛 腹痛持续达数月，时轻时重，常见原因包括腹部肿瘤（胃癌、结肠癌、肝癌、胰腺癌、淋巴瘤等）、腹腔内转移瘤（腹壁转移及腹腔淋巴结转移等）、腹腔内脓肿、慢性胰腺炎、慢性肝病、肠系膜缺血等。

慢性功能性腹痛 症状持续6个月以上的经常性腹痛。又称慢性难治性腹痛、诊断不明慢性腹痛等，源于遗传或心理因素，属非器质性消化道功能紊乱，与胃肠道运动异常、内脏高敏感性、黏膜免疫变化等有关。多见于女性，常伴焦虑、抑郁、睡眠障碍等精神心理异常，精神因素可诱发或加重腹痛，常伴躯体化症状，如功能性胃肠病和功能性腹痛综合征。

鉴别诊断 ①病史采集与体格检查：应分析腹痛特点，以具有指向性的症状作为诊断线索，并将各种临床信息综合思考，提出诊断设想。腹痛部位和性质对诊断有较强的提示作用。患者通常可明确指出腹痛部位。弥漫性腹痛或无法定位者多见于弥漫性腹膜病变（如结核性腹膜炎、腹膜粘连、腹膜间皮瘤等）、系统性或代谢性疾病（卟啉病、铅中毒、过敏性紫癜、结缔组织病等）及功能性腹痛等。腹痛与体位的关系对诊断也有很大的提示，如胰源性腹痛患者仰卧位腹痛加重，前倾坐位或俯卧位时可减轻。与体位相关者除腹壁病变外，需警惕神经或神经根刺激、受压或椎体病变的可能。注意了解患者的手术史、外伤史、女性生育史及既往腹腔器官炎症病史等。腹部外症状与体征对腹痛的诊断有重要提示意义，伴紫癜等皮疹提示存在血管炎，应注意过敏性紫癜、系统性红斑狼疮、结节性多动脉炎等系统性疾病的可能。蜘蛛痣提示慢性肝病的可能。下腹痛者应注意直肠指检，女性患者应行妇科检查。②辅助检查：根据设想选择合适检查方法。在常规检查基础上选择有倾向性的筛查，如炎性活动指标、肿瘤标志物、免疫指标及特殊感染指标等。针对可能的病灶进行影像学及内镜检查，评估相关器官的功能状态。若结果与设想的诊断不符，应提出新的设想，并用相应的检查方法予以验证。③诊断思路：应首先考虑常见病因，无法解释病情时应考虑少见病因。④多学科协作：腹痛病因常涉及多个专业，其诊断有时需多学科会诊。⑤早期诊断：难以确诊者需密切随诊病情变化，慎防遗漏早期诊断的时机而延误病情。⑥慎重诊断功能性腹痛：诊断功能性腹痛需先排除器质性疾病，并需注意有无两者并存。⑦手术探查：不能确诊者可考虑选择诊断性腹腔镜检查或剖腹探查，同时获取病理活检。

处理原则 ①病因治疗：诊断明确者首选病因治疗。②对症处理：慢性腹痛者，不论病因是否明确，均应给予镇痛治疗，缓解症状。药物镇痛：首选非麻醉性镇痛药，长期使用应注意胃肠道反应及肝肾毒性；慎用麻醉性镇痛药（阿片类药物），警惕成瘾性，大剂量使用还可产生呼吸抑制。癌相关性腹痛的镇痛原则应遵循世界卫生组织的三阶梯疗法。神经阻滞治疗：药物或手术阻断来自疼痛区的疼痛传入冲动。腹腔神经节阻滞对癌性或胰源性腹痛有一定疗效。尚有针刺镇痛、物理疗法及经皮电刺激疗法等。③随诊观察：适用于病史较长、症状较轻、一般状况较好，但不能确定病因的慢性腹痛患者。④功能性腹痛：诊治需慎重，应尽可能除外器质性因素，需建立良好医患关系基础上综合治疗。⑤手术干预：应严格掌握适应证。

（鲁重美）

fùxiè

腹泻（diarrhea） 排便次数 ≥3次/天，粪便量 > 200g（ml）/d，伴粪便性状改变。为常见症状。引起腹泻的因素和疾病很多，包括原发于肠道本身的病变和继发于肠道以外的其他疾病。有生理性和病理性之分，也有功能性和器质性之别。腹泻的直接并发症是水电解质平衡紊乱和营养吸收障碍。腹泻又可分为：①急性腹泻：连续腹泻不超过 2 周；起病急，病程较短，多为感染或食物中毒所致。②迁延性腹泻：腹泻至少 2 周（间歇时间不超过 2 天）。③慢性腹泻：超过 30 天。一般起病缓慢，病程较长，多见于慢性感染、非特异性炎症、吸收不良或神经功能紊乱等。

发生机制　正常人每天摄入的液体量约 2L，每天分泌的消化液：唾液量约 1L，胃液 2L，胆汁 1L，胰液 2L，肠液 1L；故每天进入肠内的液体约 9L。75% 的液体在空、回肠被吸收，剩余在结肠进一步吸收，最终到达直肠排出的液体每天约 0.1L。只有当肠道的吸收容量减少或到达远端结肠液体的容量超过结肠吸收的容量时，腹泻才会发生。从病理生理的角度将腹泻发生机制分为渗透性、分泌性、炎症性和动力性。多数腹泻发生通常非单一机制，可能涉及多种机制，多以其中之一为主。

分类　腹泻可分为渗透性腹泻、分泌性腹泻、炎症性腹泻和动力性腹泻。

渗透性腹泻　常见病因：①腔内因素：如高渗性药物或食物的高渗透性作用，胃-空肠吻合术后，由于大量高渗性食物迅速由胃排入空肠；酶缺乏、胰腺分泌不足或胆汁分泌减少或排空受阻时，食物消化不良，未经消化的糖类、脂肪、蛋白质及其他成分滞留在肠腔内成为不能吸收的溶质；先天性乳糖酶缺乏导致的乳糖吸收不良所引起的腹泻亦属高渗性腹泻。②黏膜因素：肠黏膜萎缩，见于麦胶性肠病、惠普尔病等。③黏膜后因素：见于小肠淋巴瘤、肠结核、克罗恩病、成人小肠淋巴管扩张等。进食大量不能吸收的溶质，使肠腔渗透压升高，大量液体被动进入肠腔的腹泻。

特点：①粪便多呈水样，无脓血，常含大量未消化或吸收的食物或药物，粪便量一般<1L/d。②禁食 48 小时后腹泻停止或显著减轻，这是由于禁食后肠内不能吸收的高渗溶质不复存在。③粪便渗透压差>125mmol/L，计算公式为：粪便渗透压差 = 血浆渗透压−2×（粪［Na^+］+粪［K^+］），血浆渗透压取恒数即 290mmol/L。正常人粪便渗透压差为 50～125mmol/L，渗透性腹泻患者粪便渗透压主要由不被吸收的溶质构成，Na^+ 浓度一般<60mmol/L，因此粪便渗透压差 > 125mmol/L。④粪便酸度增高，pH 在 5 左右。

分泌性腹泻　常见病因：①细菌性肠毒素：与肠黏膜上皮细胞壁的受体结合激活腺苷酸环化酶，引起肠内水和电解质分泌大量增加，如霍乱弧菌、沙门菌感染和某些食物中毒。②内源性促分泌物：如血管活性肠肽瘤。③内源或外源性致泻物：如胆酸、某些泻药等通过环磷酸腺苷加重腹泻。过量的脂肪酸对结肠的刺激也可导致腹泻。④先天性肠黏膜离子吸收缺陷：如先天性失氯性腹泻为 Cl^--HCO_3^- 交换机制缺陷，先天性失钠性腹泻为 Na^+-H^+ 交换机制缺陷。⑤广泛肠黏膜病变：伴微绒毛萎缩的疾病可致吸收障碍，如麦胶性肠病、小肠淋巴瘤等。

特点：①粪便多为稀水便，无脓血，粪便量>1L/d（最多可达 10L/d 以上），镜检偶见红白细胞，肠黏膜基本无损伤。②禁食 48 小时后粪便量仍 > 500ml/d。③粪便渗透压差一般<50mmol/L，粪便电解质组成和渗透压与血浆接近。④粪便多为中性或碱性（pH≥7）。⑤腹痛和发热一般较轻。

炎症性腹泻（渗出性腹泻）

发生机制：①炎性渗出物可增高肠内渗透压。②肠黏膜损伤导致水和电解质及溶质吸收障碍。③黏膜炎症产生前列腺素，刺激分泌并增加肠的动力。

常见病因：①肠道感染：如细菌性痢疾、阿米巴肠病、病毒性肠炎等。②全身性感染累及肠道：如伤寒、败血症、血吸虫病等。③炎症性肠病（溃疡性结肠炎和克罗恩病）。④肠道肿瘤：肠黏膜破坏、肿瘤坏死及继发感染引起炎性渗出。⑤化疗和放疗损伤肠黏膜，引起炎性渗出。⑥免疫和变态反应（如食物过敏、嗜酸性粒细胞性胃肠炎等）及某些维生素（如烟酸）缺乏。

特点：①粪便多含黏液和脓血，镜检可见较多红白细胞，有时可见病原体。②腹泻和全身表现的严重程度取决于肠黏膜受损程度。

动力性腹泻　发生机制：①肠腔内容量增加引起反射性肠蠕动加快。②促动力性激素或介质释放。③支配肠运动的神经系统异常。

常见病因：肠易激综合征、倾倒综合征、类癌综合征、糖尿病神经病变、甲状腺功能亢进及一些药物引起肠管蠕动增快等。此外，腹腔或盆腔炎症也可引起反射性肠蠕动加快。

特点：①粪便不成形或水样，无渗出物，无脓血，肠黏膜正常。②常伴肠鸣音亢进。③腹泻前常有腹痛。

鉴别诊断　腹泻病因复杂多样，应根据临床特征，结合细致体检及相关辅助检查，进行综合判断（图1、图2）。

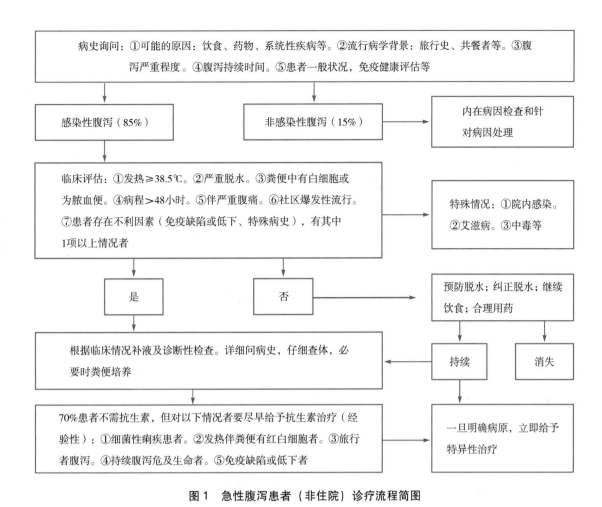

图 1　急性腹泻患者（非住院）诊疗流程简图

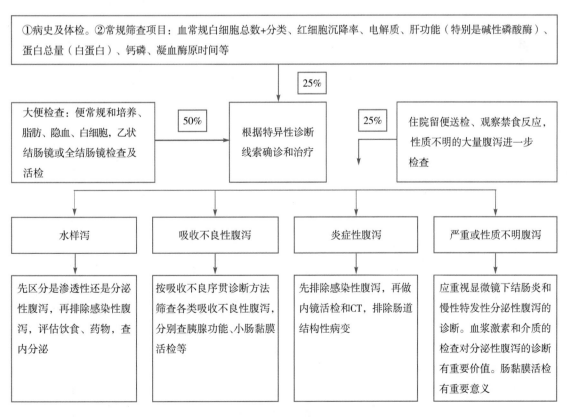

图 2　慢性腹泻患者诊疗流程简图

诊断步骤　①确定腹泻的真假：需与"假性腹泻"和排便失禁相区别，前者常见于胃肠道运动失调或肛门直肠疾病，应及早行直肠指诊或其他相关检查；后者为不自主排便，一般源于神经肌肉性疾病或盆底疾患。在腹泻的判断中，粪便性状比排便次数更重要，多次排出成形粪便者不是腹泻。②确定腹泻的轻重缓急：急则治标，缓则治本；轻则自愈，重则支持（补液）。③确定腹泻的性质：是器质性还是功能性，是生理性还是病理性。④确定腹泻的病因：判定是感染性还是非感染性，是否有传染性，是否为高危人群，是肠内感染还是肠外感染，是大肠还是小肠，是细菌性还是病毒性，是普通感染还是特殊感染。

辅助检查　①粪便检查：观察外观、量、稠度、有无食物残渣、黏液、血和脓性分泌物等，常规检查细胞、原虫、虫卵、隐血及细菌涂片染色和细菌培养，必要时做粪便定性、定量及粪便滤液 pH 测定。②血液检查：血常规（白细胞及分类、血红蛋白、血细胞比容）、血浆蛋白、血电解质、肝肾功能和血气分析等。③X线检查：根据需要选择胃肠造影等，观察胃肠道黏膜形态、小肠功能状态及胃肠动力功能，旨在发现占位性病变。④结肠镜检查：可发现结肠肿瘤、炎症性肠病、缺血性肠病、肠道特异性炎症等。⑤其他：如吸收功能检查、血浆激素和介质测定、小肠黏膜活检、小肠灌注试验，必要时可做胶囊内镜或小肠镜检查。

处理原则　病因治疗是根本，病因明确的疾病及脱水和补液疗法见相关条目。

支持对症治疗　①补液：纠正水电解质和酸碱平衡，补充营养物质。轻、中度脱水者可口服补液，重度脱水需静脉补液。②止泻药：对腹泻频繁者可短期使用。轻型患者可选用吸附药，如蒙脱石散剂、消旋卡多曲（脑啡肽酶抑制剂）；症状明显者可用地芬诺酯或洛哌丁胺等。③肠道微生态制剂：益生菌和益生元可调节肠道菌群，改善肠道微生态环境。④生长抑素：适用于类癌综合征、血管活性肠肽瘤和其他神经内分泌肿瘤引起者，对特发性分泌性腹泻也有一定疗效。⑤解痉镇痛药：可用阿托品、山莨菪碱、溴丙胺太林、普鲁卡因等。

病因治疗　乳糖不耐受症和麦胶性肠病患者应无乳糖或无麦胶饮食；胆汁酸缺乏者可用中链脂肪代替日常食用的长链脂肪；小肠细菌过度生长或肠道感染者应选用敏感抗生素；急性水样便腹泻有自限性，一般不用抗生素；炎症性肠病者应用氨基水杨酸制剂、糖皮质激素或免疫抑制剂；促胃液素瘤患者应给予抑酸剂和手术切除肿瘤；疑似胆汁酸诱导腹泻者可试用考来烯胺等；高渗性腹泻应停用造成高渗的食物或药物；神经精神因素引起者应进行心理咨询与治疗；胰源性消化不良者需补充胰酶。

疗效判断标准　急性腹泻：①显效：治疗 72 小时粪便性状及次数恢复正常，全身症状消失。②有效：治疗 72 小时粪便性状及次数明显好转，全身症状明显改善。③无效：治疗 72 小时粪便性状、次数及全身症状均无好转甚至恶化。

迁延性和慢性腹泻：①显效：治疗 5 天粪便性状及次数恢复正常，全身症状消失。②有效：治疗 5 天粪便性状及次数明显好转，全身症状明显改善。③无效：治疗 5 天时粪便性状、次数及全身症状无好转甚至加重。

（韩　英）

biànmì

便秘（constipation）　排便次数减少（每周少于 3 次）、粪便干结、排便费力。病程 ≥ 6 个月者为慢性便秘。人群中便秘患病率为 1.9%～27.2%。患病率随年龄的增长而增加。女性患病率高于男性。便秘的发生与饮食、疲劳、精神状态有关。高脂饮食、女性吸烟、低体质指数、低文化者更易发生便秘。中国农村便秘患病率高于城市。慢性便秘严重影响生活质量，可导致肛门直肠病（如痔、直肠前突等），并与大肠癌、肝性脑病、乳腺疾病、早老性痴呆等的发生有关。严重便秘可引起粪性结肠穿孔。慢性便秘者中仅少数就诊，不少人长期自行服用泻剂。滥用泻剂造成泻剂依赖、泻剂结肠等不良反应。

正常的排便有赖于肠道平滑肌动力、肠道黏膜分泌和肛门直肠功能的正常。胃肠道疾病（如结直肠肿瘤、炎症性肠病及各种原因所致肠腔狭窄梗阻等），累及胃肠道的系统性疾病和代谢性疾病（如甲状腺功能减退、糖尿病、结缔组织病、脊髓损伤、帕金森病、电解质紊乱等），药物（如阿片类、精神类、抗胆碱能药）引起胃肠动力障碍、肛门直肠功能异常等，均可致便秘。

便秘的临床表现多样化，主要为排便次数减少、粪便干结、排便费力、排便时肛门直肠堵塞感、需手法辅助排便、排便不尽感等，可伴腹痛或腹部不适。便秘的诊断可参照罗马Ⅲ功能性便秘的诊断标准。要详细询问病史，全面体检，直肠指检为常规项目，粪常规和隐血试验是必查项目。对年龄＞40岁，伴便血、贫血、消瘦、腹部包块、明显腹痛、有结直肠息肉史及结直肠肿瘤家族史等报警征象者，应进一步做排除性检查。可选择结肠镜、结肠气钡对比造影或仿真结肠镜等检查。

对有明确病因和基础疾病者要给予相应治疗，应避免滥用泻剂，药物选择见功能性便秘。便秘的预后与引起便秘的病因和基础疾病有关。

（方秀才）

dàbiàn shījìn

大便失禁（fecal incontinence）

肛门部位或其相关神经损伤致不能自主控制粪便和气体排出的病理现象。又称排便失禁或肛门失禁。发生率0.7%～7.0%，老年女性居多，仅半数患者就医。对患者生活质量的影响因病因、症状轻重和病程长短不同而异。

健康人排便由意识控制，通过盆底肌肉和肛门外括约肌收缩、腹肌松弛等一系列活动完成，涉及直肠至大脑神经通路上的复杂反射活动和盆底、肛门括约肌的协调运动。此神经通路上的任一环节受损或肛门直肠肌肉病变，则丧失保留粪便和控制排便的能力。

常见病因：①中枢神经疾病：中枢神经系统功能障碍可在不同平面上干扰正常排便过程，引起大便失禁，可伴尿潴留或尿失禁。精神失常、意识障碍（如癫痫大发作）、极度紧张、智力障碍、昏迷、脑血管意外也可丧失控便能力。脑血管意外所致者常为起病时重，数周后恢复。急性脊髓炎时常先有尿、便潴留，后为尿、便失禁。脊髓压迫症（多由肿瘤引起）所致者进展较慢，脊髓血管病则较快，类似横贯损害。脊髓痨常先有性功能减退、尿潴留与失禁，继而发展为大便失禁。②周围神经损伤：糖尿病周围神经病变可引起慢性腹泻和大便失禁。痔手术、肛周脓肿切开术可因损伤肛门感觉神经，多发性硬化、重症肌无力、直肠感觉减退可因控便不力或反应失常而致大便失禁。③肛门括约肌功能下降：肛瘘、肛裂、直肠脱垂、盆底损伤等，可因肛门括约肌功能和阴部神经受损而致大便失禁；老年体弱者，直肠感觉与潴留粪便的能力下降和括约肌功能减弱，易致大便失禁或肛门粪便玷污；重症急性细菌性痢疾、溃疡性结肠炎等直肠炎症刺激，可出现暂时性肛门括约肌功能失常，多见于年老、体弱或幼儿患者；直肠缺血、放射性肠炎、粪便嵌顿也可致大便失禁。④其他：重度腹泻、腹泻型肠易激综合征和甲状腺功能减退等。根据病史大多可确定病因。不明原因者称为特发性大便失禁。

处理原则以治疗原发疾病为主。功能性疾病的治疗见功能性大便失禁。

（欧阳钦）

lǐjíhòuzhòng

里急后重（tenesmus）

肛门坠胀、疼痛、便意频繁、排便不尽的感觉。常伴不随意、无效的排便动作。又称内急、急迫。也用于描述排尿急迫、不尽或迟滞感。

排便动作包括直肠壁神经感受刺激，冲动传入大脑皮质产生便意，腹壁、直肠、盆底肌肉收缩，肛门内、外括约肌松弛等一系列反射活动。直肠壁感受器受炎症或机械性刺激，可频繁出现便意、痉挛性收缩和疼痛而产生里急后重，重者可有不随意的排便活动或排便失禁。

常见病因：①肠道感染：细菌性痢疾，阿米巴痢疾，沙门菌、空肠弯曲菌、耶尔森菌、侵袭性大肠埃希菌肠炎等。细菌性痢疾里急后重最突出。阿米巴痢疾与沙门菌感染等里急后重较轻。②非特异性结直肠炎症：溃疡性结肠炎腹泻便血常伴明显里急后重。③腹泻型肠易激综合征：亦可有里急后重，甚至大便失禁。④直肠壁疾病：如直肠癌、直肠息肉、直肠脱垂、痔、肛裂、直肠损伤、直肠炎、肛周脓肿等亦可出现里急后重。⑤便秘：慢性便秘者尤其是老年人，粪块嵌顿可致里急后重。药物性便秘，如钙剂、铋剂、铝盐等致粪便淤滞，服用泻剂消除粪块后症状可消失。⑥痉挛性肛痛：一种原因未明的里急后重，可能源于骶尾肌或肛提肌痉挛。疼痛突发但可自然缓解，多见于年轻人。⑦盆腔疾病：前列腺肥大、前列腺脓肿、卵巢囊肿、子宫肌瘤、妊娠子宫后屈、盆腔积血、异位妊娠与破裂出血可因直肠前壁激惹而引起里急后重，膀胱后壁憩室内巨大结石有时可引起里急后重，血尿提示膀胱疾病。⑧毒性物质刺激：如砷、汞、斑蝥等。

因里急后重多提示潜在的肠道与盆腔疾病，应仔细询问病史，综合排便习惯、粪便性状及下消化道的其他症状，配合体检，特别是直肠指检可了解有无疼痛、局限性压痛、包块及直肠温度，可提供诊断线索。粪便检查、直肠镜检与必要时影像学检查更有助于确定病因。

（欧阳钦）

huángdǎn

黄疸（jaundice）

血清胆红素增

高所致巩膜、皮肤及黏膜黄染。是一种常见临床体征，其病因多样（表）。中国人血清总胆红素的正常值各家报道不一，一般不超过17μmol/L。胆红素水平介于17~34μmol/L者，外观并无黄疸，称为亚临床黄疸或隐性黄疸；超过34μmol/L即称为临床黄疸或显性黄疸。在实际工作中，有巩膜黄染者其血清胆红素水平通常已在51μmol/L以上。

按是否与葡萄糖醛酸酯结合，又可将血清中胆红素分为非结合胆红素和结合胆红素，前者占80%~85%，为脂溶性，有毒性，其过量积累透过血脑屏障进入脑神经后，可引发脑病。结合胆红素占15%~20%，为水溶性，可迅速排入胆道系统而进入肠道，亦可被肾小球滤过。临床上广泛使用的自动生化仪器出具的胆红素报告，常冠以"总胆红素"和"直接胆红素"的名称，二者之差被认为是"间接胆红素"。可以认为所谓"结合"和"非结合"是从生理学角度阐述胆红素的概念，而"直接"和"间接"是从检验方法学上阐述。

发生机制 非结合胆红素是血红蛋白分解后的产物，约80%来源于循环血液中衰老的红细胞，其余则来自骨髓中红细胞破坏释出的血红蛋白，以及一些含卟啉的血色蛋白如肌红蛋白等。正常情况下，非结合胆红素被肝摄取，在肝细胞内与葡萄糖醛酸酯结合，转化为结合胆红素。结合胆红素从肝细胞向微胆管分泌，经逐级肝内胆管向肝外胆管排泌最后到达肠道；在末段小肠和结肠由肠道细菌分解为尿胆原和粪胆原，二者大部经肠道排出，少部分重吸收入血，再次被转运到肝进行代谢，其中部分由胆汁分泌至肠道，其余经肾排泄，上述过程称为胆红素的肝肠循环。

胆红素生成过多、肝摄取胆红素减少或胆红素结合障碍造成的黄疸以非结合胆红素增高为主。若胆红素从肝细胞至胆管排泌减少（肝内胆汁淤积或肝外胆汁淤积），则以结合胆红素增高为主。

鉴别诊断 在胆红素生成、结合和排泌过程中，任一步骤发生紊乱，均可引起黄疸。根据黄疸的类型和病因鉴别，以非结合胆红素增高为主的疾病又分为：

源于溶血性贫血或骨髓无效造血所致黄疸 此类黄疸的特点：①血清中非结合胆红素增高，但很少超过85.5μmol/L。②尿中尿胆原增高，尿胆红素阴性。③伴贫血：大量红细胞破坏产生贫血，网织红细胞增多。④其他肝功能试验多正常。

按其病因不同，可将溶血分为遗传性和获得性两类。前者见于红细胞膜障碍（如遗传性球形红细胞增多症，多见于中国北方地区）、血红蛋白异常（如地中海贫血，多见于中国南方地区）和红细胞酶缺乏（葡萄糖-6-磷酸酶缺乏）等。获得性溶血性贫血的常见病因包括自身免疫性疾病（如系统性红斑狼疮）、微血管病性溶血性贫血（如弥散性血管内凝血）和机械因素（心脏瓣膜病）等。在叶酸和（或）维生素B_{12}缺乏所致巨幼红细胞贫血，红细胞在骨髓内发生原位破坏（无效造血），也可引起黄疸，其机制与其他溶血无异。溶血所致黄疸通常以非结合胆红素增高为主，其总胆红素水平很少超过110μmol/L。若总胆红素水平比较高，伴发热、寒战、腰背痛、恶心等，需警惕急性血管内溶血（如血型不合的输血）。

源于肝细胞摄取和结合胆红素功能障碍所致黄疸 也分为遗传性和获得性。其中遗传性疾病以吉尔伯特综合征（Gilbert syndrome）、克里格勒-纳贾尔综合征（Crigler-Najjar syndrome）Ⅰ型和Ⅱ型为代表，均为常染色体隐性遗传。这3种疾病均与介导胆红素葡萄糖醛酸化的尿苷二磷酸葡

表 黄疸的常见病因

以非结合胆红素增高为主	以结合胆红素增高为主
溶血性贫血	遗传性黄疸
遗传性	杜宾-约翰逊综合征
获得性	罗托综合征
巨幼红细胞贫血（骨髓原位溶血）	肝细胞黄疸
肝细胞摄取或结合胆红素功能障碍	病毒性肝炎
遗传性	酒精性肝炎
克里格勒-纳贾尔综合征Ⅰ型、Ⅱ型	免疫性肝炎
吉尔伯特综合征	中毒性肝炎
获得性	淤血性肝炎
药物	胆汁淤积性黄疸
感染	肝内胆汁淤积
心力衰竭	原发性胆汁性肝硬化
肝炎恢复期	原发性硬化性胆管炎
	脓毒症
	胃肠外营养
	肝外胆汁淤积
	结石
	肿瘤

萄糖醛酸转移酶异常有关，对其发病的分子机制已经阐明。吉尔伯特综合征是最常见的先天性黄疸，人群患病率为 5% ~ 8%，多见于青少年，常在健康查体时无意发现，胆红素一般不超过 102μmol/L。克里格勒-纳贾尔综合征 I 型非常罕见，该病胆红素显著升高，部分病例可达 342μmol/L 以上，患儿常在幼年期死亡。该综合征 II 型患者的胆红素水平和脑病发生率相对较低，预后好于 I 型，平均存活年龄为 25 岁。苯巴比妥试验可使 II 型患者血清非结合胆红素下降 25% 以上，可与 I 型鉴别。

获得性溶血因素可源于新生儿黄疸、感染、药物、心力衰竭等。少数急性病毒性肝炎恢复期患者可出现非结合胆红素增高，原因可能与肝细胞内某些酶的活性未及时恢复有关，预后较好。少数药物（如利福平）也可削弱肝脏摄取胆红素的能力，使非结合胆红素增高。

以结合胆红素增高为主的疾病，见于肝排泌胆红素障碍的遗传性疾病、肝细胞性黄疸和胆汁淤积性黄疸。

肝排泌胆红素障碍的遗传性疾病 主要包括：①杜宾-约翰逊综合征（Dubin-Johnson syndrome）：有明显的家族背景，为常染色体隐性遗传，患者年龄多为 10~30 岁，胆红素水平一般不超过 85μmol/L，预后良好，病理组织学见肝小叶结构及肝细胞正常，突出病变为肝细胞质内有大量棕黑色素颗粒。②罗托综合征（Rotor syndrome）：属常染色体隐性遗传，有家族史，好发于年轻人，主要源于胆红素的排泌延迟，多预后良好，与前者的区别是此征合并有肝摄取胆红素功能障碍，

故血中非结合胆红素也有一定程度增高。

肝细胞性黄疸 系各种肝病，如病毒性肝炎、肝硬化、肝淤血及各种原因所致肝细胞广泛受损所致黄疸。此类黄疸除胆红素增高外，转氨酶、白蛋白、凝血酶原时间等通常也有显著改变。病毒性肝炎是肝细胞性黄疸最常见的病因。此外，尚有酒精性肝病、药物性肝病、自身免疫性肝病、遗传性疾病（肝豆状核变性、血色病和 α_1 抗胰蛋白酶缺乏症）等。对于各种原因导致的肝细胞性黄疸，若肝损害因素长期存在，可进展为慢性肝病，甚至肝硬化和肝衰竭。

胆汁淤积性黄疸 又分为肝外胆汁淤积和肝内胆汁淤积两大类。肝外胆汁淤积见于胆总管结石、胆管癌、胰腺癌、壶腹癌等，少数还可见于慢性胰腺炎、十二指肠憩室、肝门部淋巴结肿大等。肝内胆汁淤积以病毒性肝炎、自身免疫性肝病和药物肝损害较常见，其中自身免疫性肝病以原发性胆汁性肝硬化和原发性硬化性胆管炎为代表。原发性胆汁性肝硬化多见于中年女性，除黄疸外，患者多有乏力、瘙痒等不适，抗线粒体抗体 2 亚型对该病有较高的敏感性和特异性；原发性硬化性胆管炎男性多见，可与炎症性肠病合并出现，约 10% 的患者可发展为胆管癌。值得指出的是，胆汁淤积性黄疸常伴碱性磷酸酶明显增高，转氨酶仅轻度增高，这也是与肝细胞黄疸的重要鉴别点，但长期淤胆可造成肝细胞损伤，亦可出现转氨酶增高。另外，病毒性肝炎可同时影响肝细胞和微细胆管，故黄疸可同时呈现肝细胞黄疸和肝内胆汁淤积的特点。所以，单凭肝功能检查有时难以

鉴别肝细胞性黄疸和胆汁淤积性黄疸。

值得注意的是，黄疸需与某些其他因素所致皮肤颜色变黄鉴别。若健康人食用大量含胡萝卜素的水果和蔬菜（包括胡萝卜、南瓜、桃子、橙子）也可出现手掌、前额和鼻翼发黄，服用大剂量米帕林者，裸露的皮肤和巩膜亦可出现黄染，这些均称为假性黄疸。

诊断方法 临床医师需认真采集病史、仔细进行体格检查、合理选择实验室检查以鉴别黄疸。

病史 黄疸患者可无任何症状，仅在体检时偶然被发现，亦可合并威胁生命的急危重症。采集病史时应注意：①是否伴发热：黄疸伴发热常提示合并感染，其中高热、寒战可见于急性化脓性胆管炎或血型不合的输血，常需紧急处理。②是否伴腹痛：腹痛部位对鉴别诊断有很大帮助，右上腹痛多见于肝胆系统病变，如病毒性肝炎、胆囊炎、胆石症、肝淤血等；腹痛性质和放射部位也很重要，若腹部阵发绞痛放射至肩、背，可能是胆总管下端结石或壶腹周围病变；还应注意腹痛是急性、慢性或间歇性，以及腹痛与饮食的关系等。③黄疸的病程：急性病程多考虑炎症或结石，慢性病程若出现明显体重下降应考虑恶性肿瘤（壶腹周围癌）、肝硬化、慢性胰腺疾病等；胰头部肿块型慢性胰腺炎、十二指肠憩室及壶腹部良性病变有时也可压迫胆总管，造成梗阻性胆汁淤积，临床表现酷似胰腺癌，应鉴别。④黄疸还可伴随其他系统症状，多见于全身性疾病，如丙型肝炎病毒感染不仅可导致肝损害，还可造成冷球蛋白血症，引起紫癜、关节炎、蛋白尿等多

器官损害；干燥综合征等自身免疫性疾病不仅可造成胆汁淤积性肝硬化，还可影响口、眼、肾及全身血管等，此时黄疸只是全身性疾病的一个局部表现。⑤既往史和个人史对诊断也很有价值。既往有乙肝病史出现黄疸应首先考虑慢性活动性肝炎或肝硬化；有代谢综合征者应疑诊非酒精性脂肪性肝病；长期饮酒者应考虑酒精性肝病等。用药史也很重要，如抗结核药物、对乙酰氨基酚、他汀类降脂药、化疗药等，对肝均有毒性。另一些药物，如中药三七等，对肝的损害则相对隐匿。一旦怀疑药物所致肝脏毒性，需及时停药，多数病例黄疸和肝功能可恢复正常。

体格检查　需注意肝病体征，如肝掌、蜘蛛痣、肝病面容等。腹部检查应注意有无压痛。右上腹压痛伴肌紧张是胆囊炎的重要体征，压痛也可见于病毒性肝炎、肝淤血等。其次，应注意腹部有无肿物。若胆囊肿大但无压痛，则称库瓦西耶征（Courvoisier sign），常提示恶性肿瘤阻塞胆总管远端。若发现脾大和腹水，常提示肝硬化；还应注意肝脏大小、质地、有无叩击痛等。除腹部之外，应观察患者的生命体征，如意识状态、血压等。黄疸合并昏迷常提示肝性脑病，合并低血压可见于急性化脓性胆管炎，需紧急处理。

辅助检查　①血常规：了解有无贫血、网织红细胞计数是否增高；全血细胞数减少提示可能存在脾功能亢进。②尿常规：非结合胆红素增高时尿胆红素不高，血结合胆红素增高时尿胆原及尿胆红素升高。③肝功能试验：病毒性肝炎转氨酶常明显增高，丙氨酸转氨酶（ALT）通常超过

500U/L，且 ALT 增高超过天冬氨酸转氨酶（AST）；转氨酶上升的程度有助于区分肝细胞性黄疸和胆汁淤积性黄疸，若转氨酶在正常值上限 8 倍以内，两种病因均有可能，若其数值超过正常值上限的 25 倍，多考虑肝细胞性黄疸。酒精性肝病可通过酶学特点与病毒性肝炎鉴别，前者 AST/ALT 比值通常为 2/1，AST 很少超过 300U/L；年轻患者肝豆状核变性的肝功能改变与酒精性肝病类似，以 AST 增高为主，AST/ALT 比值可大于 4；白蛋白降低见于严重肝病（肝硬化）或消耗性疾病（恶性肿瘤）；碱性磷酸酶升高不仅见于胆汁淤积，还可见于浸润性肝病（转移癌、淋巴瘤、结节病）和骨代谢性疾病（如甲状旁腺功能亢进）；γ 谷氨酰转肽酶和胆汁酸升高见于胆汁淤积。④凝血酶原时间：凝血酶原时间延长和纤维蛋白原下降反映肝合成功能下降，见于严重肝病（肝硬化、肝衰竭）；有时也可见于纤溶亢进（弥散性血管内凝血）。⑤超声：无创且价格相对较低，诊断肝内、外胆管扩张的敏感性和特异性较高，还可了解肝脏和胆囊形态，对于排除肝外梗阻性因素所致黄疸很有价值。

通过病史、体检和上述常规检查，多数黄疸患者可获得诊断线索，在此基础上可选择某些诊断性检查，以明确病因。如肝炎病毒抗原和抗体（病毒性肝炎）、自身抗体（自身免疫性肝病）、血清铜蓝蛋白（肝豆状核变性）、血清铁蛋白及转铁蛋白饱和度（血色病）等。对胆汁淤积性黄疸者，明确系肝内淤胆还是肝外淤胆最重要，首选超声检查，但因超声较难观察胆总管远端，且通常不易确定病变性质，常需结合 CT 和

（或）磁共振胆胰管成像（magnetic resonance cholangiopancreatography，MRCP）等检查，以了解有无胆管扩张。若影像学检查无胆管扩张的证据，则支持肝内胆汁淤积，常见病因包括淤胆型病毒性肝炎、自身免疫性肝病、药物性肝病、妊娠期胆汁淤积、全胃肠外营养、脓毒症、手术后黄疸及副肿瘤综合征。

影像学检查　若影像学检查有胆管扩张的证据则提示肝外梗阻导致胆汁淤积，肝外胆汁淤积可分为良性病变和恶性肿瘤两大类。胆总管结石是最常见的引起肝外胆汁淤积的良性疾病。对于胰头和胆总管远端的结石，CT 的诊断价值优于超声。内镜逆行性胆胰管造影（endoscopic retrograde cholangiopancreatography，ERCP）是诊断胆总管结石的金标准，不仅有诊断作用，还可行奥迪括约肌切开取石。此外，慢性胰腺炎也可压迫胰头部的胆总管，造成狭窄，进而发生黄疸。原发性硬化性胆管炎主要破坏大胆管，多数肝内和肝外胆管均累及，主要表现为肝外胆管的狭窄及狭窄近端的扩张，常需通过 ERCP 确诊。应注意，胆总管不完全梗阻、梗阻时间较短或伴肝硬化的原发性硬化性胆管炎患者，影像学检查可出现假阴性结果，其原因可能是硬化的肝脏影响肝内胆管的扩张。对于此类患者应完善自身抗体的检测，必要时行肝活检。易引起肝外胆汁淤积的恶性疾病包括胰腺癌、壶腹周围癌和胆管癌，此类疾病大多发现时已处于临床晚期，手术彻底切除难度较大，预后较差。

诊断流程　根据黄疸的诊断流程（图），通过以上鉴别诊断的方法和步骤，明确黄疸的病因，

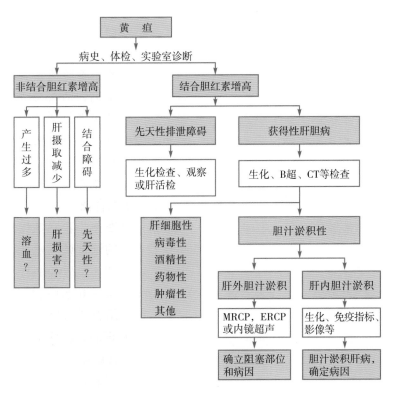

图 黄疸的诊断流程

对进一步制订治疗方案和判断黄疸的预后有重要意义。

（朱峰）

xīshōu bùliáng

吸收不良（malabsorption） 一种或多种营养成分在小肠内不能被正常吸收引起腹泻或脂肪泻。又称小肠吸收不良。吸收不良的原因可涉及消化和（或）吸收过程中两个功能的缺陷。消化不良是指由于消化酶缺乏，导致肠腔内营养物质不能被水解为适合肠黏膜吸收的较小分子，影响营养成分的吸收。吸收不良则为此种小分子营养物质在肠内的吸收障碍，也可限于仅一种营养物质吸收障碍。脂肪是食物中最难吸收的营养成分，因此，脂肪泻是吸收不良的突出特征。其特点为粪便量大，呈浅黄或灰白色稀糊状便，有酸臭味，表面漂浮油脂层，可伴腹胀、消瘦、贫血、营养不良等。

发生机制 营养物质在肠道内的消化和吸收过程较复杂，可分为：①肠腔内期：营养物质在肠腔内经消化酶的水解作用，转变为可被小肠黏膜细胞吸收的状态。②黏膜期：被部分消化的营养物质在上皮细胞刷状缘水解、吸收和准备运送出固有膜。③运送期：小肠上皮细胞内的营养物质从固有膜经淋巴系统或门静脉运送至体循环。

腔内消化障碍（消化不良） ①胰酶缺乏或活性下降：如慢性胰腺炎、胰腺癌、囊性纤维化、胰腺切除后、促胃液素瘤（分泌大量胃酸致胰酶失活）等。②胆盐不足：可影响脂肪乳化和吸收，包括胆盐合成或排泄障碍，如慢性活动性肝炎、胆道梗阻、原发性胆汁性肝硬化等；肠肝循环障碍，如远段回肠切除、克罗恩病等；胆盐分解增加，如小肠狭窄、盲襻综合征等导致小肠内细菌过

度生长；服用结合胆盐的药物，如考来烯胺、新霉素、碳酸钙等。③肠黏膜酶缺乏：如先天性乳糖酶缺乏症。

肠黏膜吸收障碍 ①吸收面积不足：如小肠切除术后、胃-结肠瘘。②小肠黏膜病变：如麦胶性肠病、热带口炎性腹泻、肠寄生虫病（蓝氏贾第鞭毛虫病、钩虫病）、小肠免疫缺陷病（低丙种球蛋白血症、选择性 IgA 缺乏症）。③小肠壁浸润性病变或损伤：肠结核、克罗恩病、淋巴瘤、惠普尔病、淀粉样变、系统性肥大细胞增多症、嗜酸性粒细胞性肠炎。④黏膜转运障碍：如葡萄糖-半乳糖载体缺陷、胱氨酸尿症、无 β 脂蛋白血症、维生素 B_{12} 选择性吸收缺陷。

运送异常 ①淋巴回流障碍：小肠淋巴管扩张症、淋巴瘤及肠系膜淋巴结结核。②血流障碍：肠系膜上动脉粥样硬化、结节性多动脉炎、充血性心力衰竭等。

诊断与鉴别诊断 早期疑诊病例可做粪便脂肪定量试验以确定为脂肪泻，进一步行糖类吸收试验，正常者可大致排除小肠疾病，需继续检查胆盐缺乏性疾病和胰腺疾病，不正常者可做小肠影像学及内镜检查与活检。吸收不良的诊断除确认其存在外，关键是明确其病因和基础病（见吸收不良综合征）。既往史和临床表现对病因的鉴别有重要意义，应仔细询问有无手术史、幼年有无麦胶性肠病、是否有慢性胰腺炎病史或胰腺肿瘤的表现等，结合实验室和辅助检查进行鉴别。

粪便检查 显微镜检查有助于寄生虫及其他肠道感染的诊断，脂肪定量检测是脂肪泻的定性试验，胰弹性蛋白酶检测对评价胰腺外分泌功能不全有重要价值。

血液学检查 有助于评估营养缺乏程度和提供病因线索。大细胞性贫血提示叶酸或维生素 B_{12} 吸收不良，小细胞性贫血提示铁吸收不良，血清白蛋白降低提示黏膜损害致蛋白吸收不良或蛋白丢失性肠病，血钙和胆固醇下降见于脂肪吸收不良，凝血酶原时间延长见于维生素 K 吸收不良。

小肠消化吸收检查 ①粪便脂肪测定：粪涂片苏丹 III 染色观察脂肪滴是简便的初筛方法，脂肪平衡试验检测 24 小时粪脂肪平均量>7g 或吸收率<93%，提示脂肪吸收不良。②糖类吸收试验：未被吸收的糖类经肠道细菌发酵代谢产生氢气，弥散入血，循环至肺呼出。乳糖酶缺乏患者乳糖氢呼气试验时氢呼出增加，是检查糖类吸收不良简单而有效的方法。葡萄糖氢呼气试验氢呼出增加也源于小肠细菌过度生长。③ ^{14}C-甘氨胆酸呼气试验：肺呼出 $^{14}CO_2$ 增多并提前出现，见于回肠疾病或切除术后，或小肠-结肠瘘致胆盐吸收不良及小肠细菌过度生长，敏感性好，但特异性不高。④胰腺外分泌功能试验：反映胰腺外分泌功能不足，见慢性胰腺炎。

影像学检查 磁共振成像、CT 或超声检查有助于胰腺、肝胆疾病的诊断，还可观察小肠壁的厚度、肠扩张、腹膜后淋巴结情况。小肠 X 线钡餐造影是诊断小肠病变的重要方法，可了解肠管扩张、狭窄、憩室、瘘管等病变。

内镜检查和小肠黏膜活检 胃、十二指肠镜检查可为病因诊断提供线索，放大内镜和色素内镜检查可见十二指肠绒毛萎缩，发现促胃液素瘤等内分泌肿瘤。胶囊内镜检查可提供全部小肠图像，较小肠 X 线检查发现更多的小肠病变，且安全、无痛苦，肠腔狭窄者可能引起肠梗阻。双气囊推进式小肠镜检查可观察整个小肠，并可取小肠黏膜活检行组织学检查，对小肠黏膜弥漫性病变，如惠普尔病、重度小肠免疫缺陷病、无 β 脂蛋白血症等有确诊价值。

处理原则 ①病因治疗：是关键，疗效良好，如麦胶性肠病者给予无麦胶饮食，小肠细菌过度生长或肠道感染者给予抗生素治疗，促胃液素瘤者给抑酸剂和手术切除肿瘤等。②营养支持治疗：积极补充各种营养物质，给予高蛋白低脂饮食，注意补充必需氨基酸、维生素、矿物质和微量元素，以口服为主。病情较重或病因难以短期内去除者，除饮食治疗外，应配合静脉补充葡萄糖、氨基酸、脂肪乳剂、维生素、电解质和微量元素，必要时给予全胃肠外营养支持治疗。长期禁食可导致肠黏膜萎缩、肠屏障功能下降，故时间不宜过长。腹泻频繁者可予口服阿片类制剂或洛哌丁胺等止泻。③替代疗法：胰源性吸收不良者需补充胰酶。各种胰酶制剂的脂肪酶、蛋白酶、淀粉酶的含量不同，可根据病情选择和调整剂量，不宜与酸性药物同服。回肠广泛切除致胆酸吸收不良者口服结合胆酸可明显提高脂肪的吸收。

预后 取决于吸收不良的病因和治疗，若及时去除病因，病情可恢复，预后良好。重度营养不良、短期不能去除病因者，易合并感染和器官功能衰竭，预后差。

（吕农华）

yíngyǎng bùliáng

营养不良（malnutrition）

因能量、蛋白质及其他营养素缺乏或过度，导致机体功能乃至临床结局发生不利影响。包括营养不足及肥胖两个部分。中华医学会肠外肠内营养学分会和欧洲肠外肠内营养学会均推荐应用营养不足理念，通常指蛋白质-能量营养不足，即因能量或蛋白质摄入不足或吸收障碍造成特异性的营养素缺乏表现。本条目内容主要介绍营养不足。

病理生理 营养不足可引起人体组成的改变，尤其是体细胞质量的丢失，还可造成器官功能减退，包括肌肉组织的力量和耐力、机体的认知功能和免疫功能。此外，还可导致机体代谢及病理生理方面的改变，包括生长发育迟滞，脂肪、肌肉和内脏组织丢失，基础代谢率和总能量消耗下降等。长期饥饿可引起复杂的代谢、内分泌和血糖调节的改变。严重的营养不足甚至可造成死亡。

临床表现 传统意义上的蛋白质-能量营养不足可分为 3 类：①消瘦型：较常见，主要因能量和所有营养物质摄入不足，常见于长期饥饿、神经性厌食或严重吸收不良综合征者。临床表现为严重皮下脂肪储备减少和肌肉萎缩，但无水肿。患者人体测量指标值明显下降，但血浆蛋白水平基本正常，因此机体免疫力、伤口愈合能力基本正常。②低蛋白血症型：常见于长期蛋白质摄入不足或创伤和感染等应激状态下的患者。机体以骨骼肌分解代谢为主，表现为血清白蛋白、转铁蛋白、前白蛋白等水平降低，淋巴细胞减少，但人体测量指标值基本正常。此型患者免疫力受损易感染。③混合型：临床上兼有上述两种类型的特征，是严重型。骨骼肌和内脏蛋白质均有下降，内源蛋白质和脂肪储备空虚，可伴多个器官功能障碍，感染等并发症的发生率较高。

检查方法　因营养不足可影响多种疾病的发展和结局，使各种并发症和死亡率增高，因此对住院患者进行合适的营养风险筛查及评定非常重要。对住院患者中华医学会肠外肠内营养学分会和欧洲肠外肠内营养学会均推荐用营养风险筛查工具（NRS 2002）筛查有无营养风险（指营养因素导致不利结局的风险），为患者制订营养支持计划、监测营养支持过程中的器官功能变化和临床结局情况。若对患者营养情况是否需要营养支持存在疑问，应增加营养评定，包括生化检查、人体组成测定、人体测量、临床检查及复合营养评定工具（如主观全面评定、患者总体主观全面评定）等。进一步为患者制订个体化营养支持计划，并监测营养支持的临床和实验室检查情况及疗效。

营养评定一般包括：①病史和体格检查：询问可能导致营养不足的因素，常规体格检查。②疾病状况：临床和各种医疗设备检查结果。③功能评价：因营养不足引起的精神和机体功能异常，主要评价肌肉功能、认知功能和免疫功能。在一些慢性疾病中，握力和最大吸气压力常用于肌力水平的评价。④实验室检查：C反应蛋白是评价炎症和程度的常用指标，其他如前白蛋白、转铁蛋白、胰岛素样生长因子在营养不足时也会有下降。⑤体液平衡检查：机体有无脱水或水肿情况。⑥人体组成测定：体重是评价营养状况最常用的指标之一，可测定体重损失率及体重下降的速度。体质指数（body mass index，BMI）［体重（kg）/身高（m）^{2}］是另一个常用指标，BMI<18.5者需

结合临床情况评定有无营养不足。一般应用电阻抗方法对总体脂肪、总体水和瘦体组织进行测定。⑦微营养评定法：适合于老人院和社区。

处理原则　见肠内营养和肠外营养。

（朱　峰）

fùshuǐ

腹水（ascites）　腹腔内积聚的过多液体。又称腹腔积液。正常人腹腔内有少量游离液体，一般不超过200ml。少量腹水无明显症状，500ml者超声下可检出，1000ml以上者可出现症状和体征。

发生机制　正常情况下体液进入腹腔，由毛细血管和淋巴管回流进入血液循环，二者保持动态平衡。若腹腔内液体产生速度超出腹膜的吸收速度，体液将在腹腔内积聚。常见病因：①肝硬化：约占45%。②恶性肿瘤：约占30%。③结核性腹膜炎：约占15%。④其他：巴德-基亚里综合征（Budd-Chiari syndrome），腹膜间皮瘤、胰源性、嗜酸性粒细胞性及乳糜性腹水，以及心、肾等疾病。各种疾病产生腹水的机制不尽相同，多为全身性和局部性因素共同作用的结果。

全身性因素　①血浆胶体渗透压降低：白蛋白低于25g/L或伴门静脉高压时，液体易于从毛细血管漏出，多见于肝硬化、营养缺乏、肾病综合征等。②钠水潴留：心肾功能不全及失代偿期肝硬化伴继发性醛固酮增多症；心房钠尿肽活性降低致肾近曲小管重吸收钠增加；有效循环血量减少刺激容量感受器，交感神经活动增强激活肾素-血管紧张素-醛固酮系统；有效循环血量相对不足及低血压致血管紧张素Ⅱ及去甲肾上腺素代偿性增加，肾血

流量减低，肾小球滤过率下降，加之抗利尿激素释放，肾小管钠水重吸收增加。③内分泌障碍：肝硬化或肝功能不全者抗利尿激素与醛固酮等灭活减少；血液中扩血管物质浓度增高，致外周及内脏小动脉阻力减低，心排血量增加，内脏处于高动力循环状态。

局部性因素　①液体静水压增高：源于肝硬化、门静脉外来压迫或其自身血栓形成。②淋巴流量增多及回流受阻：肝硬化时因门静脉及肝窦压明显增高，包膜下淋巴管吸收面积缩小，淋巴液生长增加，超出淋巴循环重吸收的能力；淋巴液漏入腹腔加重腹水积聚；腹膜后及纵隔肿瘤、丝虫病等致胸导管或乳糜池阻塞、损伤性破裂，乳糜漏入腹腔。③其他：腹膜炎症、肿瘤浸润或器官穿孔致胆汁、胰液、胃液或血液等渗漏。

诊断　确定腹水存在；了解腹水性质；明确腹水原因。

确定腹水存在　大量腹水诊断一般不难，少量腹水可做：①体格检查：腹部移动性浊音阳性是腹水的体征，积液1000ml以上者此征明确，<500ml者可用肘膝位叩出。②B超：诊断腹水敏感且简便，200ml以上者可明确探出，并可区分游离状或包裹性，还可做腹腔穿刺术的定位检查。③CT：诊断腹水的敏感性及特异性较高，CT值可判断腹水密度、均匀度及性质。④腹腔穿刺术：确定有无腹水的直接方法，并可观察腹水外观、性质及做必要检查。

了解腹水性质　包括常规、特殊和其他检查。

常规检查根据腹水外观及常规检查腹水分为：①漏出性：呈淡黄色、透明，比重<1.018，Rivalta试验阴性，蛋白质定量<25g/L，

白细胞计数 < $100×10^6/L$。②渗出性：混浊，比重 > 1.018，Rivalta试验阳性，蛋白质定量 > 25g/L，白细胞计数 > $500×10^6/L$。

腹水还可分为：①血性：为不凝固血性液体，外观呈淡红、暗红或鲜红色。按血性程度分为血样（含血量 > 100ml/L）、明显血性（含血量 > 25ml/L）、浅粉色（含血量 5～15ml/L）和微红色（含血量 > 2ml/L）。镜检见多量红细胞者为镜下血性腹水。血性程度对鉴别良、恶性腹水有一定意义，红细胞 > $100×10^9/L$ 者可考虑为肿瘤性，< $12×10^9/L$ 多为良性疾病。②乳糜性与乳糜样（假乳糜性）腹水：前者比重 1.012～1.021，镜检可见脂肪小球，苏丹Ⅲ染色呈红色，乙醚试验阳性，多源于广泛肠系膜淋巴管或胸导管阻塞，乳糜池或乳糜管破裂；后者呈乳白色，不透明，静置后不分层，比重低于乳糜性，乙醚试验阴性，多源于肿瘤、囊肿细胞脂肪变性或漏出液中含大量胆固醇及磷脂。二者均以恶性肿瘤引起者居多，淋巴瘤约占半数，其次是腹部结核。乳糜性腹水还可见于丝虫病、慢性胰腺炎、肝硬化门静脉高压淋巴管过度充盈或破裂产生淋巴液漏。乳糜样腹水还可见于腹膜癌、慢性肾炎、肾病综合征等。③化脓性腹水：脓细胞占优势，比重 > 1.018，直接涂片或细菌培养可发现致病菌，常见于化脓性腹膜炎。④胆汁性腹水：呈胆染性，继发于胆管手术、经皮肝穿刺胆管造影或肝穿刺损伤，胆汁漏入腹腔刺激产生。

特殊检查多种检验指标及肿瘤标志物联合检测，有助于良、恶性腹水及有关疾病的诊断和鉴别。

腹水白细胞和中性粒白细胞计数 > $250×10^6/L$，联合细菌培养及腹水 pH、葡萄糖、乳酸盐（LA）和腺苷脱氨酶（ADA）等检测，有助于自发性细菌性腹膜炎的诊断：① pH < 7.3，LA > 3.7mmol/L。②腹水葡萄糖水平低于空腹血糖。③细菌培养阳性。④腹水培养结核杆菌或动物接种联合 ADA 检测 > 40U/L，对诊断结核性腹膜炎有价值。⑤结核感染 T 细胞斑点试验阳性具有诊断参考价值。

腹水细胞学、染色体核型分析联合乳酸脱氢酶（LDH）、甲胎蛋白（AFP）、纤维连接蛋白（FN）、碱性磷酸酶（ALP）、铁蛋白及溶菌酶检测，可提高良、恶性腹水的诊断率：①腹水找瘤细胞的阳性率仅 40%～60%，反复多次检查可提高阳性率。②腹水染色体核型分析发现超二倍体及明显的非整倍体细胞可考虑肿瘤。③腹水与血清 LDH 比值 > 1，除外血性腹水影响者应考虑肿瘤。④FN、ADA、AFP、铁蛋白与溶菌酶、腹水与血清 LDH 比值联合检测，对鉴别良、恶性腹水的敏感性和特异性为80%～90%；FN > 125μg/ml 首应考虑癌性腹水；ALP 联合 AFP、铁蛋白对诊断肝癌有意义；恶性腹水者铁蛋白增多、溶菌酶减少，结核性者呈平行关系，联合 ASLR 测定有助于鉴别。

腹水淀粉酶、癌胚抗原（CEA）、CA125 及嗜酸性粒细胞检测：①胰性腹水者腹水淀粉酶明显升高。②CA125 联合 CEA，仅 CA125 增多提示卵巢或子宫内膜癌，若 CEA 增多而 CA125 正常则胃肠道或乳腺癌可能性大。③腹水中嗜酸性粒细胞明显增多者可诊断嗜酸性粒细胞性腹水。

其他检查疑诊肝硬化者需检测肝功能和肝炎病毒标志物。疑诊结核性腹膜炎者应做红细胞沉降率和结核菌素试验。腹腔镜检查对诊断困难的肝病、结核性腹膜炎、腹腔肿瘤有重要价值，可直接观察病变，必要时可行直视下腹膜活检做病理检查。影像学检查：①X 线检查：腹部平片检查有钙化点提示淋巴结核可能，胃肠道钡餐、钡灌肠造影有助于诊断胃肠道肿瘤、肠结核。②腔静脉造影：适用于疑诊巴德-基亚里综合征者。③B 超：可了解肝胆脾胰病变，多普勒超声对诊断血管性病变、心包炎所致腹水有明确价值。④CT：可发现肝胰病变，判断肿瘤部位、大小、性质及有无腹部、腹膜后病变。

确定腹水原因 ①肝硬化腹水：根据慢性肝病史、肝脾大、白蛋白/球蛋白倒置、漏出性腹水及门静脉高压表现一般可诊断，若无明确肝病史、腹水性质不典型、腹水量大致肝脾触诊不满意者诊断困难，应与结核性腹膜炎、巴德-基亚里综合征、癌性腹水鉴别，少数病例应与胰性腹水、嗜酸性粒细胞腹水等鉴别。②自发性细菌性腹膜炎：是重症肝炎、肝硬化腹水常见的严重并发症，腹痛、发热多不明显，常表现为腹水快速增长，对利尿剂无反应，腹水白细胞和中性粒细胞 > $250×10^6/L$，联合腹水 pH、ADA、腹水培养等可诊断。③结核性腹膜炎：腹水量大、蛋白质含量低、腹膜炎表现不典型者难诊断。有结核病史、腹膜外结核病灶、结核中毒症状，腹水出现前先有腹痛、腹壁增厚、柔韧感或腹壁深压痛，伴肠结核者常有腹泻、腹部包块，无门静脉高压表现，腹水为渗出性，ADA 明显增多，结核杆菌 DNA 阳性等。④癌性腹水：常源于胃、肠、肝、胰、卵巢等肿瘤腹膜转移，主要为原发病表现，但有的患者以腹水为首要表现，部分伴胸腔积液。腹水通常为血性、渗出性或介于渗漏之间，增长迅速，可发现癌细胞，腹水蛋白质含量较高，血清腹水蛋白梯度常＜11g/L，可伴发热、肝脾大等；原发性恶性腹膜间皮瘤者腹膜有广泛不规则增厚，腹水为血性或渗出性，应做B超、CT和AFP检查，必要时做腹腔镜和腹膜活检等检查；粪便隐血试验阳性是胃癌或大肠癌的重要线索；女性应做盆腔检查，卵巢癌常表现为盆腔肿瘤、腹水、胸腔积液三联征（Meigs综合征）。⑤巴德-基亚里综合征与肝小静脉闭塞病：二者均表现为肝大、下肢水肿、腹水、轻度肝功能损害及腹水蛋白质含量高。前者为肝静脉或下腔静脉阻塞，侧胸腹、背部静脉曲张明显，脐部以下曲张静脉血流方向自下向上；后者为肝小静脉管腔狭窄、闭塞，有化疗或服中药三七、野百合史，B超、磁共振成像及螺旋CT血管造影有助于诊断。⑥心源性：有心悸、气短，颈静脉怒张，心脏扩大、心脏杂音，肝大、腹水等心力衰竭表现。⑦肾源性：多源于肾病综合征，表现为高度水肿、大量蛋白尿、低蛋白血症，无门静脉高压。⑧胰源性：多为无痛性腹水，腹水呈草黄色漏出液，淀粉酶显著高于血清。⑨嗜酸性粒细胞性腹水：腹痛有周期性发作和自发性缓解特点，腹水嗜酸性粒细胞增多，糖皮质激素治疗疗效显著有诊断价值。⑩胶冻状腹水：腹膜胶质病为卵巢黏蛋白性囊瘤病，腹腔穿刺抽出胶冻状、不易流动液体有诊断意义。⑪其他：营养不良性、胆汁性及甲状腺功能减退等。

处理原则 应针对病因治疗。补充营养、蛋白，低盐或无盐饮食。对腹水尤其肝硬化腹水应合理选用利尿剂与治疗性排放腹水：①根据不同病因、腹水量、电解质和酸碱平衡及肾功能等选用一种或联用不同作用点（排钾或保钾）利尿剂，并依据对利尿剂的反应调整。②对腹水量大、腹压过高者可适当放腹水，无腹水感染者可做自身腹水回输。

（姚希贤）

xiāohuàdào chūxiě

消化道出血 （gastrointestinal hemorrhage）

血液经消化道丢失。有5种表现方式：①呕血：呕吐红色血液或咖啡样物。②黑粪：黑色柏油样便。③便血：直肠排出鲜红色或暗红色血液。④隐匿性消化道出血：粪便隐血试验阳性，可伴或不伴缺铁性贫血。⑤仅有血液丢失或贫血症状：头晕、晕厥等。这些表现可单独或合并存在。一般将呕血、便血和黑粪作为显性出血，粪便隐血试验阳性作为隐匿性出血。新近发生的显性出血称为急性出血，一般为活动性出血。反复发生的黑粪或隐匿性出血称为慢性出血。每年因消化道出血住院的患者约为50/10万～150/10万，高龄老年人中可达1000/10万。

传统分类将消化道出血以十二指肠悬韧带（又称Treitz韧带）为界分成上消化道出血和下消化道出血，前者包括食管、胃、十二指肠和胆胰等病变所致出血，后者包括小肠和大肠等疾病所致出血。出血可源于原发于消化道的疾病或全身性疾病累及消化道。少数患者常规检查后未能明确出血原因，称为不明原因消化道出血。此类出血按内镜检查可到达部位分类，又可分成上（胃镜）、中（小肠镜、胶囊内镜）和下消化道（结肠镜）出血。

消化道出血的表现方式与出血部位、量大小、缓急及血液在消化道内停留时间等因素密切相关。呕血几乎均见于上消化道出血；血丝便几乎均见于下消化道出血。粪便隐血试验阳性在上、下消化道出血中的概率无差异。黑粪多见于上消化道出血，但出血量不大和（或）血液在肠内停留时间较长者，小肠甚至升结肠出血也可表现为黑粪。便血多见于下消化道出血，但上消化道出血量大、出血急骤和（或）血液在消化道内停留时间短者，也可表现为便血。

上消化道出血5～10ml者粪便隐血试验可呈阳性；每天出血量50～100ml可出现黑粪；一次出血量超过400ml，可出现头昏、心悸、乏力等全身症状；短时间内出血量超过1000ml，可出现周围循环衰竭表现。急性大出血或长期慢性出血均可发生失血性贫血。急性大出血早期因有周围血管收缩和红细胞重新分布等调节，血红蛋白浓度等可无明显变化。出血后，组织液渗入血管内以补充失去的血容量，使血液稀释，一般经3～4小时后方出现贫血。急性出血患者为正细胞正色素性贫血，慢性失血者则呈小细胞低色素性贫血。

（刘文忠）

jíxìng shàngxiāohuàdào chūxiě

急性上消化道出血 （acute upper gastrointestinal bleeding，AUGIB）

近期内十二指肠悬韧带（又称Treitz韧带）以上的消化道病变或损伤所致活动性出血。上消化道的范围包括食管、胃、十二指肠、胆、胰和胃-空肠吻合术后部分空肠。AUGIB 是临床常见而严重的急症之一。主要表现为呕血与黑粪、失血性周围循环衰竭，可伴发热、氮质血症等。抢救不及时可危及生命。

病因 除上消化道本身的疾病外，一些全身性疾病亦可引起上消化道出血。临床上可简单分为急性静脉曲张性上消化道出血和急性非静脉曲张性上消化道出血。静脉曲张性出血主要是指食管胃静脉曲张破裂出血。最常见的上消化道出血病因有消化性溃疡、肝硬化致食管胃静脉曲张破裂、急性胃黏膜病变和胃癌等，占急性上消化道出血的 80% ~ 90%。食管炎及食管贲门黏膜撕裂引发的出血亦不少见。血管异常引起的出血虽较少见，但临床诊断有时比较困难。

食管疾病 食管癌、食管炎、食管溃疡、马洛里-魏斯综合征（Mallory-Weiss syndrome）及各种原因引起的食管损伤（如器械检查、异物、放射性损伤及强酸、强碱或其他化学剂引起的化学损伤等）。

胃及十二指肠疾病 胃及十二指肠的消化性溃疡（约占 50% 以上，幽门螺杆菌感染是其主要病因）、急性胃黏膜病变（急性糜烂性胃炎及应激性溃疡）、胃血管异常〔血管瘤、动静脉畸形、迪厄拉富瓦病变（Dieulafoy lesion）〕、胃黏膜脱垂症、胃良性肿瘤（息肉、平滑肌瘤及间质瘤）等。此外，尚有十二指肠炎、十二指肠憩室、十二指肠肿瘤，胃手术后病变（如吻合口溃疡、吻合口炎及残胃癌）。克罗恩病、结核、嗜酸性粒细胞性胃肠炎及异位胰腺等亦可引起出血。

门静脉高压所致食管胃静脉曲张破裂出血 占急性上消化道大出血的 10% ~ 20%，病死率极高，肝硬化是其主要病因。发生曲张静脉破裂出血的危险因素有曲张静脉的直径、压力及曲张静脉的红色征等。门静脉高压尚可发生胃窦、十二指肠、小肠及大肠等的异位静脉曲张，引发消化道出血。

上消化道邻近器官或组织的疾病 胆道病变（胆道蛔虫、胆石、胆道感染、胆管癌、肝脓肿、壶腹周围癌等）、胰腺疾病（胰腺癌、急性胰腺炎并发脓肿破溃）及动脉瘤破入上消化道等。

全身性疾病 如血管病变（过敏性紫癜、遗传性毛细血管扩张症等）、急性传染病（如猩红热、流行性出血热、钩端螺旋体病等）、血液病（如血友病、血小板减少性紫癜、白血病及其他凝血机制障碍）、尿毒症及部分结缔组织病。

诊断与鉴别诊断

确定出血来自消化道 患者呕血、黑粪、呕吐物或粪便隐血试验阳性，并有头晕、面色苍白、心率增快、血压降低等周围循环障碍征象，出血源于消化道的诊断基本成立。需要注意除外某些口、鼻、咽部或呼吸道病变出血被吞入食管引起的呕血，以及服用某些药物（如铁剂、铋剂等）和动物血引起的粪便发黑。

判断上消化道还是下消化道出血 ①呕血提示上消化道出血，呕吐物多为棕褐色呈咖啡渣样，源于血液经胃酸作用形成正铁血红素。②通过粪便颜色鉴别，单纯黑粪或柏油样便也大多源于上消化道出血，血液在肠内停留时间较长，血红蛋白的铁经肠内硫化物作用形成硫化铁所致。单纯血便则多来自下消化道出血。但短时间内上消化道大量出血亦可表现为暗红色甚至鲜红色血便，若不伴呕血，更需与下消化道出血鉴别。③胃液检查有一定鉴别意义，血性胃液提示上消化道出血。④胃镜检查可明确鉴别。必要时行下消化道出血的相关检查。

出血量的估计 成人每天消化道出血量 5 ~ 10ml，粪便隐血试验即可阳性。每天出血量 50 ~ 100ml 可出现黑粪。胃内储存积血量约 300ml 可引起呕血。出血量超过 400ml，可出现全身症状，如头昏、乏力、心悸等。短期内出血量超过 1000ml 可出现周围循环衰竭表现。应注意：①大量积血存于胃肠道，且呕血和黑粪均混有胃内容物及粪渣，出血量估计不很精确。②血红蛋白浓度、红细胞计数及血细胞比容改变需经一定时间才能表现出来，即刻检查不能判断出血量，需动态观察。

出血是否停止的临床判断 AUGIB 经过治疗，可于短时间内停止出血，但肠道积血 3 天才能排尽，不能单凭黑粪作为继续出血的指标。存在下列情况者应考虑继续出血或再出血：①反复呕血，或黑粪次数增多、粪质稀薄，甚至转为暗红色，伴肠鸣音亢进。②周围循环衰竭的表现经过充分的补液扩容及输血未见明显改善，或虽然暂时好转又再度恶化。③血红蛋白浓度、红细胞计数及血细胞比容继续下降，网织红细胞计数持续增高。④补液足量及尿量不少，但血尿素氮持续增高或下降后再次增高。AUGIB 停止 48 小时后，再出血的可能性一般较小。食管胃静脉曲张破裂出血、有多次大量出血史及伴原发性高血压或明显动脉硬化症者，再出血的风险较大，应提高警惕。

病因诊断 患者既往病史、临床表现可为出血的病因提供重要线索。若出血来势凶猛、一次出血量大（可达 500~1000ml 以上）且多为呕血，可能为食管胃静脉曲张破裂出血；胃与十二指肠溃疡出血一般仅有柏油便而无呕血；应仔细询问患者既往有无溃疡病和出血史，有无肝炎或血吸虫病史。上腹部慢性、周期性及节律性疼痛多提示消化性溃疡出血。发病前服用过非甾体抗炎药、激素及大量饮酒史可能是胃炎、黏膜糜烂或溃疡出血。严重创伤、烧伤、颅脑病变或大手术后出血应考虑应激性溃疡。剧烈咳嗽或严重呕吐后出现呕血者（特别是酗酒者）应考虑马洛里－魏斯综合征。黑粪或呕血伴其他出血（如鼻出血、齿龈出血、皮肤紫癜）时，应考虑出血性疾病。既往有病毒性肝炎病史、血吸虫病或长期酗酒史，临床上有门静脉高压表现者，可能为肝硬化食管胃静脉曲张破裂出血，应仔细触摸是否有肝脾肿大。肝功能异常、白细胞及血小板减少等有助于肝硬化的诊断。应注意肝硬化患者的 AUGIB 约 1/3 源于消化性溃疡、急性出血性胃炎及门静脉高压性胃病，但确诊出血的原因与部位尚需结合相关检查。

胃镜检查是诊断 AUGIB 病因的首选检查方法。可在直视下观察食管、胃、十二指肠球及降部，准确判断出血的部位、病因及出血量，必要时可取活检。在出血后 24~48 小时内做此检查，可显著提高病因诊断的准确性。此检查尚可根据病变情况判断是否有继续出血或再出血风险，给予相应的内镜下止血治疗。急诊胃镜检查前应补充血容量纠正休克，若有大量活动性出血，尚需先插胃管洗胃，以免积血影响观察及内镜下处理。

选择性动脉造影主要用于急性上消化道大量出血紧急状态、胃镜检查无法安全进行或因积血影响无法行有效内镜下止血者，若发现出血部位，可同时行介入治疗达到止血目的。

处理原则　AUGIB 尤其是病情急、变化快者，可能危及生命，应及时、有效抢救。对出血量大者，首要措施为抗休克、迅速补充血容量。

一般治疗　①卧床休息，保持安静，平卧位，并抬高下肢。②禁食，非静脉曲张出血应放置胃管，观察出血是否停止，吸出胃液，防止胃内积血过多引起呕吐而吸入肺内。③加强护理，防止呕吐物吸入呼吸道引起肺炎或窒息，必要时吸氧。④对烦躁不安患者可给予镇静剂，但肝硬化者禁用此类药物，以免诱发肝性脑病；对腹痛者排除急腹症后可给予解痉剂、镇痛剂等。

监测出血征象　①记录呕血及黑粪频度、颜色及总量，定期复查红细胞计数、血红蛋白、血细胞比容与血尿素氮。②严密监测意识状态、脉搏和血压、肢体温度、尿量。意识障碍和排尿困难者需留置导尿管，危重大出血者应测定中心静脉压。

液体复苏　迅速补充有效血容量是治疗出血及出血性休克的重要措施。建立快速静脉通道。输入足量液体，纠正循环血量不足。对高龄、伴心肺肾疾病者，应防止输液量过多诱发肺水肿。对急性大出血者应监测中心静脉压，指导液体输入量。常用液体包括生理盐水、平衡液等晶体液和全血或其他血浆代用品等胶体液。单纯输晶体液可很快渗透到血管外，宜适量配用胶体液。轻度出血者不必输血。存在周围循

环衰竭表现者，输液与输血同步。库血偏酸性，大量输入可能发生代谢性酸中毒，可给予 5% 碳酸氢钠溶液。对肝硬化患者尽量输新鲜血，防止库存血含氮量大诱发肝性脑病。对静脉曲张出血者应防止输血过多过急增加门静脉压力，导致再出血。若补足液量仍不能维持正常血压，伴少尿或无尿可使用血管活性药物。下列征象提示血容量补充充足：①意识恢复；四肢末端由湿冷、青紫转为温暖红润；脉搏从快弱转变为正常而有力。②收缩压接近正常。③脉压>30mmHg。④尿量>25ml/h。⑤中心静脉压正常。

止血措施　在明确病因诊断前推荐经验性联合使用质子泵抑制剂（proton pump inhibitor，PPI）、生长抑素及抗菌药，以期迅速控制不同病因引起的急性出血，降低严重并发症发生率及病死率。①抑酸药物：可提高胃内 pH，既可促进血小板聚集和纤维蛋白凝块的形成，避免血凝块过早溶解，有利于止血和预防再出血，又可治疗消化性溃疡。常用 PPI 和 H_2 受体阻断剂。明确病因前，可经验性静脉使用 PPI。②生长抑素及其衍生物：可减少内脏血流、降低门静脉阻力、减少门静脉血流量、抑制胃酸和胃蛋白酶分泌、抑制胃肠道及胰腺肽类激素分泌等。生长抑素 14 肽（施他宁）为天然的生长抑素，其半衰期仅为 2~3 分钟，临床上需持续静脉点滴。生长抑素 8 肽（善宁）为生长抑素类似物，其半衰期为 90~120 分钟，但药代动力学作用可持续 8~12 小时，临床上适用于皮下注射或持续静脉点滴。③抗菌药：活动性出血时常存在胃黏膜和食管黏膜炎性水肿，预防性使用有助于止血，并可减

少早期再出血及感染，提高存活率。④止血药：可酌情使用，但对静脉曲张出血疗效不可靠。血管升压素亦可用于治疗静脉曲张出血，其不良反应有高血压、脑血管意外、心律失常、冠脉血流量减少和缺血性腹痛等。

诊断明确后的治疗与处理

急性非静脉曲张上消化道出血的治疗 药物与内镜联合治疗是首选治疗方式。药物推荐联合使用 PPI、生长抑素和抗菌药物。内镜治疗包括药物局部注射、热凝止血（高频电凝、氩离子凝固术、热探头等）和机械止血（如止血夹等）。药物及内镜止血无效者可考虑选择性胃左动脉、胃十二指肠动脉、脾动脉或胰十二指肠动脉血管造影，针对造影剂外溢病变部位经导管滴注血管升压素或去甲肾上腺素，使小动脉和毛细血管收缩，出血停止，无效者可用明胶海绵栓塞。对诊断明确但药物、内镜和介入治疗均无效者，可考虑手术结合术中内镜止血治疗。

急性静脉曲张上消化道出血的治疗 降低门静脉压药物联合内镜治疗是首选方法。药物主要包括生长抑素及其类似物和血管升压素及其类似物。内镜治疗包括套扎术、硬化剂或组织黏合剂（氰基丙烯酸盐）注射，其中组织黏合剂注射主要用于胃底静脉曲张。内镜治疗旨在控制急性食管静脉曲张出血，使静脉曲张消失或减轻以防止再出血。各类内镜可单独或联合应用。气囊压迫止血可有效控制出血，一般连续压迫时间不应超过 24 小时，6～12 小时放气一次，出血停止后可放气后留置观察 24 小时。气囊压迫法出血复发率高，仅为内镜或介入手术争取时间的过渡措施。对

药物及内镜治疗出血仍无法控制者可行介入及手术治疗。临床常用介入治疗包括经颈静脉肝内门-体静脉分流术、经球囊导管阻塞下逆行闭塞静脉曲张术、经皮经肝曲张静脉栓塞术等。尽管有以上多种治疗措施，仍有约 20% 的患者出血不能控制或止血后 24 小时内复发。Child-Pugh A 级者行急诊分流手术有可能挽救患者生命；Child-Pugh B 级者多考虑实施急诊断流手术；Child-Pugh C 级者决定手术应极为慎重（病死率≥50%）。外科分流手术在降低再出血率方面很有效，但可增加肝性脑病风险，且与内镜及药物治疗相比并未改善生存率。肝移植是可考虑的选择。

对于 AUGIB 患者，病情稳定、出血控制后可根据其原发疾病情况转专科病房继续治疗或出院随访。消化性溃疡出血者若幽门螺杆菌阳性应予抗幽门螺杆菌和抗溃疡治疗；肝硬化静脉曲张出血者应针对其病因（如病毒性肝炎，酒精性、自身免疫性及药物性肝病等）进行相应治疗。

（张澍田）

jíxìng xiàxiāohuàdào chūxiě
急性下消化道出血（acute lower gastrointestinal bleeding，ALGIB）

近期内十二指肠悬韧带（又称 Treitz 韧带）以下的消化道病变或损伤所致活动性出血。是临床常见的急症之一。发生率比急性上消化道出血低。约占所有消化道出血的 20%。其中小肠出血占 20%～33%，大肠出血占 67%～80%。总体死亡率为 2%～4%。多表现为便血。右半结肠出血粪便颜色为暗红色；左半结肠及直肠出血为鲜红色；回盲部近端或右半结肠少量出血或排空慢时亦可表现为黑粪。若小肠出血速度快、

量多，在肠腔内停留时间短，粪便呈现紫红或暗红色。急性大量失血可导致周围循环衰竭，后期常出现低热。

病因 多数源于消化道疾病，少数是全身性疾病的局部出血。常见病因：①结直肠癌：左半结肠癌与直肠癌容易发生 ALGIB，右半结肠癌则多表现为慢性出血、贫血等。②肠息肉：少数患者可发生急性出血，结肠息肉内镜下切除术后也可出现 ALGIB。③肠道感染及炎症性疾病：克罗恩病、溃疡性结肠炎等炎症性疾病可出现 ALGIB。急性出血坏死性肠炎主要累及空回肠，可有小肠出血。④结肠憩室：可表现为无痛性出血，欧美人的憩室以左半结肠常见，亚裔以右半结肠较多，故便血的颜色可有差异。⑤肠血管畸形：占 ALGIB 的 9%～21%，是慢性下消化道出血的常见病因之一。⑥服用非甾体抗炎药及抗凝剂如阿司匹林、华法林、氯吡格雷等。⑦放射性肠炎：有前列腺、盆腔癌放疗史。⑧缺血性结肠炎：多表现为便血。

诊断与鉴别诊断 根据病史，此次急性出血的症状、粪便颜色、伴随症状（腹痛、里急后重等），通过相应的体格检查（血压、心率、腹部压痛等）并结合实验室检查作出诊断并大致评估出血量。

实验室检查 红细胞、血红蛋白减少，血细胞比容下降。血尿素氮可升高。粪便隐血阳性并可见红细胞。贫血刺激骨髓造血可使外周血网织红细胞增多。

影像学检查 ①^{99m}Tc 扫描：对于寻找出血灶敏感性高，可连续动态观察发现出血速度>0.1ml/min 的出血灶，但有空间分辨率差等缺点。对某些肠道疾病，如憩室并发出血的诊断有一定意义。

②选择性数字减影血管造影：对消化道出血有定位及定性作用。敏感性较高，可发现出血速度 >0.5ml/min 的出血灶并可做动脉栓塞术，对 ALGIB 的治疗有重要作用但不能用于全身情况衰竭或凝血功能障碍者。③CT 及磁共振成像检查：多用于出血病因的检查。CT 血管造影及磁共振血管造影可发现血管疾病引起的出血。仿真内镜技术还可发现结肠内病变。④X 线钡剂检查：仅适用于出血停止及病情稳定者。钡灌肠检查可发现 40% 的结肠癌及肠息肉。

内镜检查　①电子结肠镜：引起 ALGIB 的病变大部分位于大肠，故结肠镜检查可作为首选。对于生命体征平稳者，结肠镜可检查自肛门至回肠末段 20~30cm 范围内的病变，并可做一定的镜下止血治疗。在急性下消化道出血期，口服聚乙二醇等渗盐水做肠道准备，4~6 小时后即可行镜检。②胶囊内镜：适用于结肠镜及胃镜检查无异常发现者。对小肠血管病变及炎症性疾病的诊断阳性率较高。③小肠镜：是小肠疾病诊断的金标准。其最大的优点是可通过活检明确病理诊断，并可做适当内镜下治疗。也可通过内镜下病灶的定位指导外科手术。但由于其对患者的一般情况及设备要求均较高，故常于病情稳定后进行。

此症常需与急性上消化道出血鉴别。上消化道出血多表现为柏油样便或黑粪，并可有呕血、恶心、上腹痛等表现。但十二指肠悬韧带上方出血若速度快，血液在肠腔内停留时间短时，也可表现为血便，此时多伴血流动力学改变。在活动性出血时，行胃管抽吸消化液，若抽吸出清亮或黄绿色含胆汁胃液，一般不是上消化道出血。

处理原则　大多数 ALGIB 可通过非手术治疗止血。病情稳定后查明出血部位及原因并予相应治疗。对保守治疗无法止血并危及生命者，可视患者的耐受程度行手术治疗。

一般治疗　包括卧床、禁食、监测生命体征（心率、血压、尿量、呼吸等），必要时可吸氧。监测血常规变化。

药物治疗　对急性活动性出血患者，首先积极补充血容量，必要时可通过监测中心静脉压计算补液量。补液需遵循"先晶（体液）后胶（体液）"的原则；对急性大出血致明显心率加快、血压下降者，立即输血；对血容量已补足而血压仍偏低者，为维持器官灌注可酌情应用多巴胺、多巴酚丁胺等血管活性药物。可适当静脉应用止血药物，如酚磺乙胺、氨甲苯酸、6-氨基己酸等。

内镜下止血或血管介入治疗　建议对 ALGIB 患者早期行结肠镜检查。可采用聚乙二醇液清洁消化道。对于结肠镜下发现的病变，可在内镜直视下止血。常用方法有盐水肾上腺素溶液喷洒、热凝或氩离子电凝止血及金属夹止血等。内镜下无法发现出血灶者，可行数字减影血管造影术，明确消化道出血部位后，进行动脉灌注血管升压素或行选择性动脉栓塞治疗。

手术治疗　大量活动性便血或便血合并肠梗阻、肠套叠、肠穿孔，有腹膜炎体征者，24 小时内输注红细胞超过 6 个单位或止血后再次大量出血者，需急诊手术治疗。术前可通过结肠镜、血管造影等检查明确出血位置。若出血难以控制、生命体征不稳定，可急诊行剖腹探查术。

（袁耀宗）

yǐnnìxìng xiāohuàdào chūxiě

隐匿性消化道出血（occult gastrointestinal bleeding）　不为患者觉察，仅表现为缺铁性贫血和（或）粪便隐血试验阳性的消化道出血。大规模人群普查中此症（粪便隐血试验阳性）的发现率为 2%~16%。病程长者可出现倦怠、乏力、食欲减退、心悸，有时可伴腹胀、腹泻、排便异常等。体征可有慢性贫血表现，如结膜和肤色苍白，皮肤粗糙，指甲易脆或出现反甲。

病因　①肿瘤：包括消化道各部位的肿瘤，大肠癌或腺瘤多见。②炎症：如反流性食管炎、消化道任何部位的溃疡、肠结核、炎症性肠病等。③血管疾病：如血管畸形、毛细血管扩张症、血管瘤、食管胃静脉曲张、迪厄拉富瓦病变（Dieulafoy lesion）等。④肠道寄生虫感染：如钩虫病。⑤其他：如鼻咽部出血等。

诊断与鉴别诊断　实验室检查血红蛋白降低，呈小细胞低色素性贫血，网织红细胞增多，血清铁降低。对原因不明慢性缺铁性贫血者应做粪便隐血试验，以确定有无隐匿性消化道出血，若有，可参照以下原则确定出血部位和病因：①病史、体检等可提供诊断线索者，按其提示方向入手，做进一步消化道检查。②病史、体检等不能提供诊断线索者，可按大肠→上胃肠→小肠的顺序进行检查，若一个部位的检查未能发现出血病变，即刻进入下一顺序的检查。③绝经期前女性伴慢性缺铁性贫血者，尤其当贫血程度与月经失血量不平行时，提示可能同时存在消化道疾病，应行多次粪便隐血试验，阳性时需对消化道做进一步检查。④服用非甾体抗炎药（如小剂量阿司匹林）或抗凝药通常不引起粪便隐血试验阳性，若结果阳性，应进一步做消化道的检查。

根据出血部位的判断，选择结肠镜或胃十二指肠镜等检查。内镜可直视并鉴别各种病变（如黏膜炎症和血管畸形等），还可取活组织送病理检查，为首选检查。钡餐或钡灌肠气钡对比造影可显示胃肠黏膜溃疡和隆起型病变，对平坦型病变的分辨率不如内镜，有内镜禁忌或患者不接受时，可作为一种补充检查方法。若上消化道及结肠检查结果阴性，考虑病变在小肠时，可做全消化道钡剂造影或小肠钡灌肠，进一步可行胶囊内镜（不伴肠梗阻者）或小肠镜（近端经口、远端经肛）。腹部 CT 小肠或结肠重建技术显示肠道病变是一种新的尝试，可同时显示肠道周围的结构。若疑为血管畸形出血，可做血管造影或 CT 血管造影检查。

处理原则 主要针对病因。息肉或肿瘤可手术切除，较小和表浅病变可行内镜下切除。消化性溃疡和其他酸相关性疾病可抑酸治疗。血管病变可经内镜做多种微创止血治疗或通过血管造影介入治疗止血。伴显著缺铁性贫血者需适当补充铁剂。

（潘国宗）

bùmíng yuányīn xiāohuàdào chūxiě

不明原因消化道出血 （obscure gastrointestinal bleeding，OGIB）

常规内镜（胃镜和结肠镜）检查和 X 线钡剂检查（钡餐或钡灌肠造影）未能查明出血原因的反复性或持续性消化道出血。约占消化道出血的 5%。表现为呕血、黑粪或便血。可为急性出血或慢性间歇性出血，前者根据出血的缓急和失血量多少而出现不同症状，重者可致休克，后者根据失血程度而表现为不同程度的贫血。

病因 多源于小肠病变，包括肿瘤、各类炎症、血管病变［如血管畸形、毛细血管扩张症、血管瘤、食管胃静脉曲张、迪厄拉富瓦病变（Dieulafoy lesion）］、寄生虫（如钩虫、绦虫）感染、肠憩室病、胆道出血和主动脉-小肠瘘等。

诊断与鉴别诊断 先判断出血部位，再确定病因。

出血部位判断 依靠病史和体检。黑粪一般提示出血来自上消化道，鲜血便源于低位结肠。出血量大时，上消化道出血也可呈红色血便；源于小肠远端的慢性渗血有时也可为黑粪。所以，判断出血部位需结合临床表现。活动期出血时用 ^{99m}Tc 标记自身红细胞进行核素扫描可清楚显示出血部位（图1），该法便于动态观察，但不能确定出血原因。

检查时机和方法的选择 OGIB 常为反复发作性。出血活动期检查不仅易发现病变，还可确定是否为该病变出血。所以应争

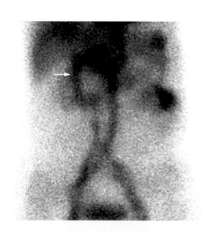

图 1 OGIB 核素显像

注：静脉注入 ^{99m}Tc 标记的红细胞，80 分钟后显示十二指肠降部有异常放射性浓聚区（箭头所示），为出血部位

取在出血活动期，根据对出血部位的判断采取进一步检查措施，以确定病因。上、下消化道内镜检查常为首选。做好肠道准备并由有经验的医师实施常可收到更好的效果。若出血部位在小肠，可选择胶囊内镜或小肠镜，虽后者难度较大，但可取活组织做病理学检查。X 线钡餐或钡灌肠及腹部 CT 小肠或结肠重建技术对胃肠道黏膜病变（如血管畸形等）作用有限。还可选择 CT 血管造影（computed tomography angiography，CTA）或血管造影检查，前者较简便、不需插管，后者在出血速率 > 0.5ml/min 时易得到阳性结果。

检查流程 首先应依据临床表现判断可能出血部位，重复胃镜、结肠镜或小肠造影检查，以防既往常规内镜及影像学检查的漏诊。拟诊病变部位在小肠者可直接选择胶囊内镜或小肠镜检查。若仍不能确定出血部位，再行 CTA 或血管造影检查。对出血间歇期经上述检查仍不能确定出血部位者可观察，待出血时再做检查。对活动期出血患者，亦可用上述红细胞核素标记显像法确定出血部位后，再选择合适的内镜检查（图2），或直接行血管造影检查，后者可同时对一些病变行干预治疗。对急性 OGIB 采取手术探查者，术中加用内镜寻找出血部位，有助于手术定位。

处理原则 ①病因治疗：肿瘤多需手术切除，息肉可在内镜下摘除。消化性溃疡等酸相关性疾病出血应用足量质子泵抑制剂强力抑制胃酸，使胃内 pH>6，利于发挥凝血机制。炎症则针对不同情况给予抗炎治疗。各种类型的溃疡或血管病变出血，多可行内镜下注射药物（如去甲肾上腺

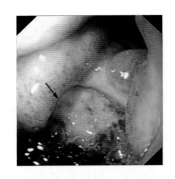

图2 OGIB 内镜下表现

注：十二指肠球后溃疡，病变下方有血凝块

素）、止血夹、电凝或热探头处理，亦可用血管造影方法栓塞病变部位血管以止血。②对症治疗：对急性活动性出血首先是稳定血流动力学状态，补充有效循环血量，改善患者状况，为进一步诊治创造条件。生长抑素类药物对降低血管内压力、抑制活动性出血有一定效果。③手术治疗：随着微创手术的开展，紧急探查手术已较少应用，但对大量活动性出血内科治疗无效且出血部位明确者，仍可考虑手术止血。

（潘国宗）

fùbù jiǎntǐ zhěnduàn

腹部检体诊断（physical diagnosis of abdomen）

通过腹部体格检查对患者腹部情况作出临床判断。曾称腹部物理诊断。

检查方法 体格检查搜集到的各种资料是检体诊断的依据，以下为腹部体格检查的方法和内容（表）。

腹部体检方法的技艺性很强，尤以触诊为最。各种方法有其特殊的技巧和应用范围，正确的手法对发现客观体征至关重要，单以触诊为例，就有浅部触诊、深部触诊、双手触诊、压痛和反跳痛检查法、冲击触诊和勾手触诊等，这些方法需要经过正规训练、反复实践才能掌握，还需要有明确的标准、准确的判断。检查结果也需结合医学基础知识，特别是腹腔解剖学的知识，才能深入理解其临床意义，从而作出腹部体检的临床诊断。全面的检查、正确的手法、中肯的分析和准确的判断缺一不可，使体检发现成为腹部检体诊断的可靠条件。

解析 ①通过问诊明确患者的主要问题，获得进一步的检查线索，并提出一些初步诊断假设，构思检查重点。②通过腹部体检重点深入了解有无支持诊断假设的体征（阳性发现），如未能发现相应体征，则称为阴性结果，由此可提出新的假设，并逐步深入、反复检查，综合问诊、查体的资料作出初步临床诊断。例如急性腹痛患者，有右下腹压痛、反跳痛提示急性阑尾炎伴局限性腹膜炎，通过专科检查，作出诊断与鉴别诊断；若伴腰大肌征阳性，支持后位阑尾炎；若在左下腹降结肠处向近段施压使结肠积气向近端转移，出现右下腹痛，则结肠充气试验阳性，提示阑尾部位

确有炎症，而非肠外病变所致，借此可排除肠系膜淋巴结炎、右侧附件炎等。③根据体检所见，进行实验室或其他辅助检查，可对疾病做出确诊和治疗决策。

随着高新技术的进展，特别是内镜和影像技术的应用，使腹部疾病的诊断日新月异，有的使疾病诊断提早，有的使诊断更为准确和完备，但是，这些检查是医生通过综合临床检查的结果、提出诊断假设之后，有的放矢地选择和安排，不能取代临床的基本实践活动或颠倒临床诊断程序，需强调的是，问诊和查体在腹部检体诊断中始终是首要的和第一位的。

临床意义 ①发现阳性体征是初步诊断的依据，有的体征具有确诊价值。例如，发现腹肌紧张、压痛和反跳痛，提示有腹膜刺激征。若该体征出现在右下腹，应考虑为急性阑尾炎。有的体征能拓展临床思路。例如，发现右下腹包块难以明确性质，应考虑到多种可能，做进一步检查而确诊。因此腹部检体诊断是在问诊之后临床实践的深化，由此可深入进行诊断性检查，直到最后确诊。②医生边查边想、边查边问，深入了解病情，核实问诊内容，补充系统回顾以及其他病史资料，有利于归纳患者的主要问题。③结合病史综合分析各种腹部体征可以提示其价值，如肝大患者，颈静脉怒张、肝区压痛、肝颈静脉回流征阳性，可确定为体循环淤血所致；若肝大为进行性，伴恶病质则多源于肿瘤。

注意事项 ①腹腔器官繁多，各器官相互重叠，有的具有一定的移动性，体检发现需结合腹部解剖知识才能作出正确判断。②界定腹腔器官的正常限度是判

表 腹部体检方法和内容

方法	主要内容
视诊	外形、腹壁情况、腹壁静脉、腹股沟、腹式呼吸、胃肠型和蠕动波、上腹部搏动等
触诊	腹壁紧张度、压痛、反跳痛、器官触诊（肝、脾、胆囊、肾、膀胱）、腹部包块、波动感、振水音等
叩诊	腹部叩诊音、肝脏界限、肝区叩痛、脾脏界限与叩痛、胃泡鼓音区、移动性浊音、膀胱叩诊、肋脊角叩痛等
听诊	肠鸣音、血管杂音及肝脾摩擦音等

断异常体征的基础。前者在不同年龄、体型和生理状态有一定变异，需要在实践中积累经验才能准确把握尺度。③某些腹部体征随人体生理状况而变化，需要反复检查、印证与核实才能准确判断。④腹部体征均有一定的病理学基础和临床诊断价值，如腹膜刺激征提示腹膜有激惹，多为腹膜炎；梗阻性黄疸伴无痛性胆囊肿大提示壶腹区肿瘤，多为胰腺癌。只有通过仔细检查、深入分析和准确判断才能作出正确的腹部检体诊断。

（欧阳钦）

fùbù bāokuài

腹部包块（abdominal mass）

腹腔内器官或腹部组织因肿胀、膨大、增生、粘连或移位而形成的异常肿块。简称腹块。可被触及，或经特殊检查而发现。大多来自腹腔内病变，少数来自腹膜后组织，极少数来自腹壁。

发生机制　腹部包块可分为炎症性、肿瘤性、梗阻性、潴留性、损伤性和先天性等，其来源多与所在器官或组织的位置相关（表）。

鉴别诊断

病史　根据患者年龄、性别、籍贯与居留地、腹块形成过程等有助于诊断：①小儿腹块需注意肠套叠、胆总管囊肿、肾胚胎瘤等先天性疾病。②中老年腹块需注意恶性肿瘤。③育龄妇女下腹部痛性包块需考虑异位妊娠破裂。④有血吸虫疫水接触者，需注意血吸虫肉芽肿。⑤牧区患者，需注意包虫囊肿。⑥包块长期存在或生长缓慢，多为良性。⑦短期内进行性增大，多为恶性肿瘤。腹部外伤后迅速出现的包块，常为内出血；腹部手术后出现的包块，可能为血肿、肠梗阻、脓肿等；出现于急性胰腺炎后的上腹部包块，常为胰腺假性囊肿。

主要伴随症状分析：①伴畏寒发热者常为腹腔内炎症包块、脓肿、血肿、恶性肿瘤等。②伴明显消瘦者常为恶性肿瘤或结核病。③伴阵发性绞痛、呕吐、腹胀、便秘者常提示肠梗阻。④伴黄疸者提示包块来自肝胆胰疾病；伴腹水者常见于肝硬化、结核性腹膜炎、腹膜癌、Meigs 综合征等。⑤伴黑粪与血便者需注意消化道恶性肿瘤、肠结核、克罗恩病等。⑥伴阵发性高血压提示为嗜铬细胞瘤。⑦伴血尿与腰部包块，可见于多囊肾。

体格检查　一般检查需注意有无发热、消瘦、贫血、黄疸、浅表淋巴结肿大等。局部检查需注意包块的部位、大小、形态、硬度、压痛、表面情况、移动性、搏动性、波动感、血管杂音等。

表　腹部包块的部位与病变

部位	器官	常见疾病
上腹部	胃	幽门梗阻、胃癌、胃淋巴瘤、胃放线菌病、胃血吸虫性肉芽肿等
	胰	胰腺囊肿、囊腺瘤、胰腺癌等
	肝	肝左叶炎症与肿瘤
右上腹	肝	肝脏炎症、肿瘤、寄生虫病、淤血、淤胆等
	胆囊	急性胆囊炎，胆囊积液、积血，胆总管囊肿、胆囊癌等
	结肠	肝曲部结肠肿瘤
左上腹	脾	脾脏炎症、淤血、肿瘤与血液病、游走脾等
	胰	胰腺假性囊肿、胰腺癌
	结肠	脾曲部结肠肿瘤
脐部	小肠	小肠淋巴瘤，肠粘连、扭转、套叠等
	肠系膜与网膜	肠系膜淋巴结结核、囊肿，大网膜囊肿、扭转等
左、右腰部	肾、肾上腺及其他	肾下垂、游走肾、肾积水、多囊肾、马蹄肾、肾包虫囊肿、肾癌、肾上腺肿瘤、腹膜后肿瘤、腹膜后纤维化等
下腹部	膀胱及子宫	尿潴留，膀胱、子宫肿瘤等
右下腹	回盲部	阑尾周围脓肿、黏液囊肿、类癌、增殖型结核、克罗恩病、阿米巴肉芽肿、血吸虫肉芽肿、放线菌病、盲肠癌等
	卵巢、输卵管	右侧卵巢肿瘤、输卵管妊娠、慢性附件炎
左下腹	结肠	溃疡性结肠炎、乙状结肠癌、血吸虫肉芽肿等
	卵巢、输卵管	左侧卵巢肿瘤、输卵管妊娠、慢性附件炎
广泛性或不定位性	腹膜	结核性腹膜炎、腹膜间皮瘤、腹膜与腹腔转移癌、腹部包虫囊肿、腹型肺吸虫病等
	肠	增殖型肠结核、肠系膜淋巴结结核、肠恶性肿瘤、肠套叠、肠扭转、克罗恩病、蛔虫肠梗阻等

视诊 不对称性腹部膨隆多由恶性肿瘤引起；腹壁静脉曲张需注意区别门静脉高压与上、下腔静脉梗阻；胃肠型或蠕动波提示幽门或肠道梗阻；腹式呼吸减弱可由腹水、腹膜炎引起。

触诊 注意勿将正常腹部可触及的结构误认为包块，如剑突、腹直肌肌腹、腰椎椎体和腹主动脉等。一旦触及包块，应注意包块的层次，可利用腹直肌紧张区分腹壁与腹腔内包块，如嘱患者屏气坐起使腹直肌紧张，前者包块更为明显，后者则更模糊不清。起源于腹内器官的包块多保留其原来的位置和形态，如肝的分叶、脾的切迹。右上腹梨形肿块多为肿大的胆囊，腰部半圆形有弹性的肿块多为肿大的肾脏。肝、脾的包块可随呼吸上下移动；胰腺、腹膜后的包块则不随呼吸移动。

有明显压痛者提示为炎症包块；无痛性腹块而呈囊样感者见于胆囊、胆总管、胰腺、卵巢的囊肿。腹内恶性肿瘤质较硬，表面不规则或为结节状。幼儿肠套叠的包块多位于脐周，移动性较大；成人肠套叠的包块通常在右下腹（回盲部），呈腊肠形，疼痛发作时变硬，而间歇期质软甚至消失。上腹搏动性包块提示腹主动脉瘤，或与之相邻的肿瘤。

腹膜后包块触诊时界限模糊，宜采用双手触诊，大量腹水时需用冲击触诊。任何腹部包块应常规进行直肠指检，女性患者应做妇科检查。

叩诊 可确定腹块的大小、轮廓及腹水的存在。肝脾肿大时，叩诊浊音界扩大，且为连续性，而胃或横结肠包块则不然；腹水与巨大卵巢囊肿叩诊音分布有所不同，前者鼓音区在上方、浊音区在两侧；后者浊音区在上方而鼓音区在两侧。巨大包虫囊肿叩诊时可检出包虫囊震颤。

听诊 胃潴留时上腹部可闻振水音；机械性肠梗阻时可闻及肠鸣音亢进、气过水声或金属音；腹主动脉瘤时可闻及血管杂音；巨大肝海绵状血管瘤时可闻及静脉营营音。

实验室检查

血液检查 白细胞和中性粒细胞增多提示腹块为炎症性，也可能为恶性肿瘤，嗜酸性粒细胞增多提示包块为寄生虫性或霍奇金病。红细胞沉降率有助于区别包块为炎症性或非炎症性、良性或恶性。血清乳酸脱氢酶活性增高支持恶性肿瘤。癌胚抗原（CEA）、糖链抗原CA19-9与甲胎蛋白（AFP）等血清肿瘤标志物异常增高分别支持结肠癌、胰腺癌及原发性肝癌的诊断。

尿液检查 血尿提示包块可能来自泌尿系统，也可见于腹膜后纤维化。尿妊娠试验阳性提示腹块为异位妊娠或恶性葡萄胎。

粪便检查 隐血试验阳性提示腹块来自胃肠道。蛔虫性肠梗阻时粪便中有大量蛔虫卵。血吸虫病时大便孵化法可发现毛蚴。

其他 直肠黏膜活检有助于明确血吸虫病的诊断。浅表淋巴结活检可证实结核、淋巴瘤或转移癌。结核菌素试验强阳性支持包块为结核性。寄生虫抗原皮内试验阳性反应可作为包块病源的辅助诊断依据。

特殊检查 腹部彩色超声检查能显示包块的部位、大小与轮廓，囊性或实质性，也常用于肝、脾、肾、胰、卵巢等病变的诊断。胃X线钡餐或钡灌肠造影可显示包块与胃肠道的关系、有无胃肠受累、梗阻、移位、局限性扩张等肿瘤间接征象。腹部CT可显示腹内占位病变的部位与毗邻关系，亦有助于定性。增强CT更有助于判断肿块的血供特征和病变性质；多层面螺旋CT具有更为良好的空间和密度分辨率，配合多种重建模式，对显示腹内器官病变效果更好。各种内镜检查和包块穿刺有助于明确病因。腹腔镜检查可直接观察腹腔内包块的外形，必要时可做活组织检查或切除。

剖腹探查 对原因未明的腹内包块5%~10%需剖腹探查明确诊断。有手术指征的腹腔内肿瘤、脓肿、器官或囊肿的缺血性扭转、血肿等病变，应及时手术并进行针对性治疗。

（欧阳钦）

gāndà

肝大（hepatomegaly） 肝下缘超过剑突下3cm或剑突下至脐连线的中上1/3交界。腹壁松弛或瘦长体型者肝下缘可被触及，但一般在1cm以内。

病因 ①感染性：病毒性肝炎最常见，其次为寄生虫感染。②中毒性、药物性：如四氯化碳、乙醇、利福平、四环素等中毒。③淤血性：下腔静脉或肝静脉流出道受阻，如充血性心力衰竭、心包炎、巴德-基亚里综合征（Budd-Chiari syndrome）等。④淤胆性：肝内、肝外胆汁淤积。⑤代谢异常：如脂肪肝、肝豆状核变性等。⑥浸润性：如肝癌、白血病、淋巴瘤等。⑦其他：如免疫损伤、肝硬化结节性再生等。

鉴别诊断 ①病史：常可提供重要线索，如病毒性肝炎史与接触史，发病季节、年龄和地区；肝区疼痛多见于急性肝肿大和浸润性病变。②体格检查：可根据肝肿大程度推测病因，如轻度肿大见于肝炎，中度肿大见于细菌性肝脓肿、淤血性肝肿大等，重度肿大见于肝癌、血吸虫病、胆汁性肝硬化和多囊肝等。进行性肿大应考虑肿瘤，间歇性肿大多为淤血。还可根据肝脏质地推测病因，如质软见于急性炎症，质中见于肝硬化等，质硬如石者见于肝癌。肝表面光滑见于炎症、淤血、淤胆，结节状见于肝癌、肝硬化。肝脏触痛见于炎症、充血，局限性压痛和叩击痛见于肝脓肿、肝癌。肝脏搏动见于三尖瓣关闭不全。③伴随症状与体征：伴黄疸者可根据黄疸的性质确定诊断，伴发热者多见于局部与全身感染性疾病，伴蜘蛛痣、肝掌者多见于肝硬化，伴腹水者多见于各型肝硬化、肝癌、肝坏死等，伴脾大者见于门静脉高压和血液病等。④实验室和特殊检查：肝功能试验中天冬氨酸转氨酶（AST）、丙氨酸转氨酶（ALT）增高提示肝细胞坏死；白蛋白降低、球蛋白升高，特别是 γ 球蛋白升高有助于判断是否伴免疫反应；胆红素代谢有利于区分黄疸性质。肝炎标志物检测有利于判断病毒性肝炎类型和传染性。肿瘤标志物检测，如甲胎蛋白（AFP）增高对诊断原发性肝癌有重要价值。腹部超声检查可协助判断肝肿大程度、轮廓及病变性质。上腹部 CT 对肝癌、肝血管瘤及肝囊肿等有重要诊断价值。磁共振成像对显示肝内血管、门静脉血流及微小的占位性病变更佳。肝穿刺活组织检查可提供病理学依据，超声引导下或腹腔镜直视下活检不但阳性检出率高，还可确定是否需剖腹探查。

（欧阳钦）

pídà

脾大（splenomegaly） 脾叩诊浊音区前方超过腋前线，或左肋缘下被触及。脾一旦被触及已为正常 2~3 倍。

病因 ①感染性：乙型肝炎病毒和巨细胞病毒感染、伤寒、副伤寒、结核、钩端螺旋体病、疟疾、血吸虫病等。②非感染性：肝硬化、溶血性贫血、骨髓纤维化或骨髓增生性疾病、白血病、淋巴瘤、恶性组织细胞病、系统性红斑狼疮、皮肌炎、结节病和慢性中毒等。

鉴别诊断 ①病史：有肝炎、黄疸、嗜酒者应注意肝硬化。应了解患者籍贯和旅居地区，疟疾多见于西南地区，黑热病在黄河流域，血吸虫病在长江流域。夏秋季发病者应注意肠源性感染。发热与热型对脾大诊断有重要价值，伤寒呈稽留热，疟疾呈间歇热，布鲁菌病呈波浪热，淋巴瘤呈周期热等。②体检：脾大程度可提供病因诊断线索，轻度肿大一般见于感染、急性白血病、骨髓增生异常综合征等，中度肿大见于慢性溶血、肝硬化、慢性白血病、淋巴瘤等，重度肿大见于慢性粒细胞白血病、骨髓纤维化、黑热病、血吸虫病和疟疾等。急性脾大触诊质软、轻压痛，慢性脾大多质硬、无压痛。③伴随症状和体征：伴贫血者见于亚急性、慢性感染，重度贫血见于溶血性贫血、急性白血病、淋巴瘤及恶性组织细胞病等。伴黄疸多应考虑肝病或溶血性贫血。伴肝大者可见于早期肝硬化、右心衰竭、淋巴瘤、骨髓纤维化及传染性单核细胞增多等。伴出血倾向可能为血小板减少性紫癜、白血病；伴色素沉着常提示肝硬化、血色病。伴蜘蛛痣、毛细血管扩张者应考虑肝硬化。④实验室和特殊检查：中性粒细胞增多常提示细菌感染。伴明显幼稚细胞提示各型白血病。伴血小板减少见于特发性血小板减少性紫癜。全血细胞减少见于急性白血病、骨髓增生异常综合征、脾功能亢进等。粪便检查可了解有否血吸虫病、华支睾吸虫病等。肝功能检查可了解脾大是否由肝胆疾病所致。骨髓检查对急性白血病、恶性组织细胞病和淋巴瘤有确诊价值。病原体分离可提供病原学依据。免疫学检查如肥达反应对伤寒、副伤寒有诊断价值，抗核抗体和类风湿因子测定对免疫性疾病的诊断有重要意义。腹部超声检查用于肝脾大、腹部包块、淋巴结肿大的筛查。腹部 CT 和磁共振成像检查对显示肝脾病变及腹腔器官的异常更准确。脾穿刺检查偶用于确定是否有肿瘤浸润，但应注意出血倾向。

（欧阳钦）

wèichángxíng hé rúdòngbō

胃肠型和蠕动波（gastral or intestinal pattern and peristalsis）腹部视诊所见胃肠轮廓和蠕动波型。正常人观察不到，腹壁菲薄和松弛者可见。

胃型位于上腹至脐部，为隐约可见的、隆起的胃轮廓。多可同时见到自左肋缘缓慢向右推进的蠕动，到达右腹直肌旁（相当于幽门区）消失，是胃正蠕动波；有时尚可见自右向左的逆蠕动波。随蠕动波的起伏可观察到胃的轮廓。胃型和蠕动波见于各种原因的幽门梗阻和胃扩张。持久、重度胃扩张仅见胃型，而无蠕动波。小肠型位于脐部，呈横行或斜行的管状隆起，排列成阶梯状，并伴明显蠕动波。各肠袢的蠕动波此起彼伏，运行方向不一致，刺激局部更为明显。触诊可及肠袢及其间隙，听诊多可闻及高调肠鸣音和气过水声。小肠型和蠕动波见于各型机械性肠梗阻，常伴腹痛。动力性梗阻时也可见肠型，少有蠕动波。结肠型多位于腹部四周。盲肠多胀大成球形，伴随每次蠕动而更为明显；横结肠胀大可类似胃型，但横置于脐上，其蠕动波自右向左，与胃的正蠕动波相反；回肠套入结肠时，可见套叠肠段的结肠肠型，多位于右下腹；乙状结肠扭转时可在下腹或左腹部见到因扭转而胀大的肠袢；先天性巨结肠患者可见腹部周边的粗大隆起，蠕动波少见。

胃肠型和蠕动波均为腹部视诊的重要内容，对判断有无相应节段肠管梗阻十分重要，但体征时隐时现，时轻时重，观察需要耐心细致，并结合触诊、叩诊、听诊综合分析。对发作性胃肠梗阻者，症状发作时观察更有意义。

（欧阳钦）

fùbù zhàngqì
腹部胀气 （abdominal flatulence）

胃肠内积聚过多气体致腹部膨胀和腹围增加。也可表现为胃胀气、脾曲综合征、肝曲综合征等局限性胀气。腹部胀气与腹胀的含义不同，腹胀是主观感觉到的胀满、气胀或发紧症状，腹部胀气或腹部膨胀则是能客观观察到的体征。有腹胀症状者不一定伴腹部胀气、膨胀，腹部膨胀者有时无明显腹胀症状。腹部胀气和腹部膨胀的英文对应词相同，但腹部膨胀既可源于胃肠胀气或腹腔积气，也可以是腹水或腹部包块，临床采集病史和体格检查时应注意区别。

发生机制 正常人胃肠道内有少量气体，约200ml，为咽下的气体和食物中糖类、蛋白质被细菌发酵所产生。胃肠内积气过多的原因：①咽下气体过多。②肠内产气过多，如消化吸收功能不良和肠道菌群失调。③气体不能及时排出体外，如肠道动力减退或肠梗阻。

临床意义 主要见于功能性疾病，如吞气症、功能性消化不良、功能性便秘、肠易激综合征和功能性腹胀等，也可见于器质性疾病，如胃扭转、中毒性巨结肠、假性肠梗阻。查体可见腹部膨隆，大量胀气可致腹部呈球形，但两侧腰部膨出不明显，变换体位腹部形状无明显改变。胃胀气表现为中上腹局限性膨隆，伴幽门梗阻者可见胃型和胃蠕动波。肠胀气在相应部位出现局限性膨隆，伴肠梗阻者可见肠型和肠蠕动波。严重腹部胀气时腹部张力可增大，功能性疾病者多无腹部压痛、腹肌紧张，便秘者易触及内存粪便的乙状结肠袢，也可触及横结肠和盲肠，触及异常腹部包块提示器质性病变。胃肠胀气严重时叩诊腹部鼓音明显，鼓音区范围增大，肝浊音界、脾浊音区缩小。胃泡鼓音区增大提示急性胃扩张。胃肠胀气伴肠鸣音活跃、亢进者提示胃肠蠕动增强，高亢金属音提示存在机械性肠梗阻。便秘、结直肠梗阻致肠胀气者应常规行直肠指检。

正常情况下，肝曲、脾曲结肠相对固定，因横结肠过长、下垂，结肠在肝曲、脾曲位置形成锐角，肠内容物排出阻力增加，气体在结肠肝曲和脾曲积聚。引起右上腹和右下胸痛、腹胀，称为肝曲综合征；引起左上腹和左下胸痛、腹胀，称为脾曲综合征。患者常有便秘，排气、排便后症状可缓解。也有认为，肝曲综合征、脾曲综合征属于肠易激综合征。

处理原则 明确病因后给予相应治疗。功能性疾病患者应放松情绪，减少吞气，减少摄入产气食物，保持排便通畅，必要时使用二甲硅油、益生菌、缓泻剂等。对胃肠梗阻者应积极处理原发病。严重胃肠胀气者宜采取胃肠减压、肛管排气等缓解症状，防止并发胃肠穿孔等。

（方秀才）

zhícháng zhǐjiǎn
直肠指检 （digital rectal examination）

以示指进入体内检查肛门、直肠疾病的方法。是腹部和盆腔检查的重要组成部分，可获得重要的诊断信息。又称肛门指检或肛诊。

根据病情和检查目的，患者可选左侧卧位、直立弯腰位、膝肘位、膀胱截石位或下蹲位。检查者观察肛门和周围皮肤后，以示指掌面轻压肛门口，缓慢插入肛门，深入直肠检查直肠各壁，注意是否光滑，有无压痛、肿块或波动感，退出前嘱患者收紧和放松肛门括约肌，以了解括约肌张力。触诊直肠前壁时，前列腺与子宫颈可被触及，易误认为肿瘤。若触及质硬而不规则肿物应考虑直肠癌；表面光滑、活动、有弹性的肿物多为直肠息肉；直肠前壁触痛、有波动感的肿物多为膀胱直肠窝或子宫直肠窝脓肿。肛门括约肌张力增加提示直肠痉挛，见于肛裂或肛周炎；松弛则见于直肠脱垂、盆腔脓肿、恶病质或昏迷、瘫痪者。退出前，示指在肛门内，拇指在肛门外，各壁对应加压触诊，若发现触痛的肿物多为肛周炎或肛周脓肿；若呈条索状，可能为肛瘘。退出示指后，注意指套有否脓血、黏液及粪便颜色，必要时留取标本做粪便隐血试验。检查后应详细记录直肠指检结果。标示体征的部位应注意深度并注明检查的体位，按时钟的标识位置记录其方位，亦可按解剖方位的前、后、左、右标示。

（欧阳钦）

腹部超声（abdominal ultrasound）

fùbù chāoshēng

利用超声脉冲波辐射至腹部，在其不同界面反射形成图像的检查方法。诊断所用超声频率为MHz数量级。超声在消化系统的应用主要包括肝、胆、胰和消化道。除二维B型超声外，彩色多普勒超声、腔内超声、三维超声、超声造影和介入性超声等新技术的开发和应用，不仅拓宽了超声在消化系统疾病中的应用范畴，还提高了诊治水平。超声技术具有无创、无辐射、实时、价廉、可重复性好和准确性较高等特点。超声与其他影像学检查相互不可替代又互为补充。超声在人体软组织中传播遇到含气组织和器官会发生强反射，很难看到含气组织后方的结构，限制了其在胃肠道疾病中的应用，不能替代传统的放射学检查。

检查方法　检查前晚少进食油腻、高蛋白食物，空腹8小时以上。检查胰腺或肠道病变者可饮水，注意避免吞进大量空气。便秘或腹胀者检查前日睡前服用缓泻剂，晨起排便或灌肠。介入性超声术前常规检查出血和凝血时间、乙肝表面抗原及抗-HIV抗体等，糖尿病患者应控制血糖在正常范围，以减少穿刺感染。①B型超声：可得到二维切面图，实时动态显示器官的边缘轮廓和内部结构，依据病灶的超声表现（如内部回声水平、回声均匀性、边缘特点等）反映的物理特性（如囊性、囊实性和实性等）推断病灶的病理性质。②彩色多普勒超声（color Doppler flow imaging,

CDFI）：简称彩超。基本原理是伪彩色编码技术，一般设定流向探头的血流为红色，背离探头的血流为蓝色。层流显示为单纯红色或蓝色，湍流用绿色表示。彩超整个图像并非彩色，是在黑白二维图像的基础上有血管处显示彩色。CDFI主要用于诊断动脉狭窄或闭塞、动脉瘤、动脉硬化、静脉血栓等血管性病变，观察占位性病变的血供特点以辅助良、恶性病变的初步判断。③超声造影：造影剂在血液中产生高强度的背向散射，可更清晰显示血液，了解靶目标的血流灌注情况，以诊断与鉴别诊断某些疾病。④三维超声：在二维超声成像的基础上，应用计算机图像重建技术显示人体心脏、腹部器官和血管三维结构的方法。⑤消化道内镜超声：将微型探头安置于内镜顶端，既可通过内镜直接观察消化道内表面病变，又可经超声获得消化道各层次的组织学特征及邻近器官的超声影像。⑥介入性超声：在超声监视或引导下完成各种穿刺活检、抽吸、插管、注药治疗等操作，可避免某些不必要的外科手术。

临床意义

常见肝胆胰疾病的超声诊断

肝硬化　早期表现无特异性。典型肝硬化表现为肝体积缩小，肝包膜呈锯齿状，边缘角变钝。肝实质回声增粗增强，分布不均，部分呈低回声或高回声结节。门静脉可增宽，肝动脉可代偿性增宽。可合并脾大、腹水、胆囊壁增厚。常规超声诊断典型肝硬化的准确性可达85%以上，尤其是门静脉高压，但对早期肝硬化诊断较难，需超声引导下肝穿刺活检确诊。

肝囊肿　肝内出现一个或多

个圆形或椭圆形的无回声区，有包膜，包膜光整菲薄呈高回声，可有侧壁回声失落征象，囊肿后方有回声增强现象（图1）。CDFI：囊肿内部无彩色血流信号。肝囊肿具有特征性的超声表现，其诊断效果优于CT和磁共振成像。

肝血管瘤　呈高回声、低回声或混合性回声，多数病灶边界清晰，周边常有环状高回声，内部结构呈筛孔状或蜂窝状（图2）。CDFI：病灶内部无明显血流信号或少许点状、短条状血流信号。超声造影典型表现为动脉期呈周边环状增强，逐渐呈结节样向中央填充，门静脉期病灶被完全或部分填充而呈团块状高回声或等回声，造影剂消退较慢，至

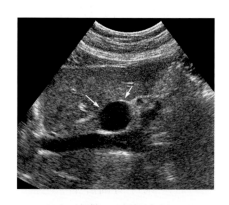

图1　肝囊肿

注：箭头所指位于肝尾叶内的囊肿，表现为边界清晰的圆形无回声区，后方回声增强

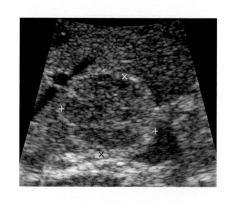

图2　肝血管瘤

注：测量标记所指病灶（3.3cm×2.7cm）表现为不均匀低回声，边界清晰，周边有环状高回声

延迟期可呈等回声改变。超声可作为肝血管瘤的首选筛查方法，但非准确的定性诊断方法，疑诊血管瘤者应做增强 CT 或放射性核素检查确诊。

肝局灶性结节性增生　通常表现均匀或不均匀的低回声或等回声区，可见从中央向外周呈放射状分布的条状中、高回声。CDFI：特征性表现为粗大的血管进入病灶中央，随后从中央呈轮辐状走向病灶周边，或呈星状血流；超声造影：动脉早期由中心向周边呈离心性"轮辐状"增强，门静脉期持续均匀增强。典型病例超声造影可确诊，诊断困难者可行超声引导下穿刺活检。

原发性肝癌　超声表现为低回声、等回声、高回声和混合性回声；特征性图像包括边缘晕征、侧方声影、镶嵌征和块中块征（图 3）。超声造影：典型者表现为动脉早期瘤体完全快速增强，门静脉期和延迟期呈低回声，即呈现造影剂的"快进快出"型。超声是肝癌的首选影像学检查方法，超声除可明确肿瘤部位外，还能显示肝癌与血管的关系、血管受侵程度及周围器官情况，为临床选择治疗方案提供依据。

急性胆囊炎　表现为胆囊肿大，胆囊壁增厚形成"双边征"，探头加压胆囊区患者疼痛加剧。部分患者可发现胆囊结石和胆囊周围炎。超声对急性胆囊炎诊断价值很高，是临床常规检查方法。

胆囊结石　典型者表现为胆囊腔内形态稳定的团状高回声伴后方声影，且高回声随体位改变而移动（图 4）。不典型者表现：充满型胆囊结石、胆囊颈部结石、泥沙样胆囊结石和胆囊壁内结石。超声对胆囊结石的诊断具有特异性，但因部分胆囊被肠道遮掩，有时胆囊底部及颈部结石易漏诊，或因肠道气体致假阳性诊断。部分患者可在减少肠道气体后复查。

胆囊息肉样病变　①胆囊胆固醇性息肉：常多发，体积较小，多位于胆囊体部，表现为囊壁上乳头状或桑葚样结节向胆囊腔内凸起，呈高回声，基底部较窄，或有蒂与囊壁相连。②胆囊腺瘤：表现为自胆囊壁向囊腔隆起的乳头状或圆形低回声或中高回声，基底较宽，偶见有蒂，多发生于颈部和底部。CDFI：内部常见血流信号，来源于蒂部。典型者超声可鉴别其性质，为选择治疗方案提供依据，可疑者需定期复查。

急性胰腺炎　多表现为胰腺弥漫性肿大，少数为局限性肿大，病变处胰腺实质回声明显减低，后方回声无变化或增强，胰腺边界清晰或模糊，可见胰腺内外局限性无回声（积液）。CDFI：显示胰腺内血流信号增多，分布规则。病情较重者胃肠胀气通常非常明显，无法显示胰腺，应选择其他影像学检查进行评估。

胰腺癌　癌肿处胰腺局限性肿大，回声减低，边界不清。胰头癌可压迫或（和）浸润胆总管，致梗阻以上部位的肝内外胆管和胆囊扩张，也可致梗阻远端的主胰管均匀性扩张。可出现周围血管和器官受压或被侵犯征象。CDFI：常显示癌肿处血供丰富，分布不规则。超声对较大的胰头、体癌较易显示，但较小、胰头钩突部尤其胰尾部的胰腺癌易漏诊。

消化系统血管性疾病的超声诊断

门静脉高压　超声表现为门静脉扩张（内径>1.3cm），管腔内血流速度减慢甚至反流。因门静脉压力正常者与门静脉高压者的超声表现有部分重叠，超声不能直接测量门静脉管腔内压力，故其对此病的诊断受到一定限制。

内脏动脉瘤　超声表现为内脏动脉主干或器官内分支呈瘤样扩张，有时可见瘤壁钙化或附壁血栓，或器官内出现局限性低回声区或无回声区，有搏动。CDFI：扩张的动脉内或器官内低回声或无回声区内呈现杂色血流信号，并可引出涡流频谱。超声对其具有确诊价值。

肠系膜缺血综合征　超声表现：①肠系膜动脉栓塞：栓塞段血管管腔内无血流信号。对于动脉粥样硬化基础上形成的血栓，二维超声有时可显示壁上的钙化

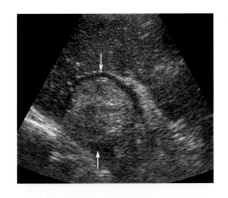

图 3　原发性肝癌

注：箭头所指病灶为高回声，周边见不规则晕环

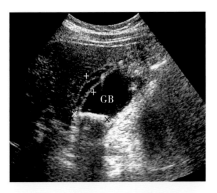

图 4　胆囊结石合并急性胆囊炎

注：胆囊腔内见直径 1.8cm 高回声伴后方声影，胆囊壁增厚（0.7cm）呈双层

斑块。②肠系膜静脉血栓形成：静脉增宽，腔内充满低回声，管腔不能被压瘪。CDFI 显示管腔内无血流信号。③腹腔动脉和肠系膜动脉狭窄：禁食时腹腔动脉收缩期峰值流速 ≥200cm/s 提示其管径狭窄>70%。禁食时肠系膜上动脉收缩期峰值流速 ≥75cm/s 或舒张末期流速>45cm/s 提示其管径狭窄>70%。超声对肠系膜血管狭窄或闭塞的阳性诊断可靠性强，对动脉狭窄程度的判断较准确。CDFI 检查失败和诊断困难者应做其他影像学检查。

肠系膜上动脉综合征　腹主动脉与肠系膜上动脉间的夹角较小，多数小于 20°。通过饮水或其他胃肠造影剂可发现肠系膜上动脉与腹主动脉间的十二指肠受压，最大前后径<10mm，近段十二指肠扩张，形态呈漏斗形或葫芦形。超声判断十二指肠受压程度不如 X 线钡餐检查准确，故用超声诊断此病时需结合患者十二指肠梗阻的临床表现。

脾动脉栓塞　若为主干栓塞，脾可增大，回声减低。大分支栓塞所致脾梗死病灶多呈楔形，基底较宽，位于包膜面，尖端指向脾门，此为脾梗死的特征性表现；小分支栓塞所致者常多发，主要位于脾周边靠近包膜处，形状常呈三角形或不规则，多发病灶可相互连接。脾栓塞区内无血流信号显示，其他区域血流无异常。此病具有特征性的超声表现，但可遗漏小分支梗死病灶。

消化系统疾病的介入性超声　可实时监测整个穿刺过程，操作更安全、精确。并发症：①出血：最常见。②胆漏、胆汁性腹膜炎：发生率<1/万。③肿瘤种植：细针组织活检可明显减少，发生率为 3/10 万~9/10 万。超声无法显示或受肠道气体干扰不能显示的腹部病变，需 CT 等影像技术配合或引导穿刺。

腹水的穿刺抽液或置管引流　适用于腹水性质不明、结核性腹膜炎致大量腹水及腹腔脓肿等，可缓解症状、明确诊断及辅助治疗。

肝脓肿的超声介入治疗　根据脓腔大小、部位或脓液性质可用：①抽吸冲洗法：适用于脓腔不大者。可一次性抽吸干净，注入抗生素反复冲洗，最后于脓腔内保留适量抗生素，然后拔针。几天后复查超声，必要时可重复治疗。②置管引流法：适用于脓腔较大或经反复抽吸未治愈者。根据脓腔大小、脓液黏稠度和引流时间长短，选择套管针穿刺法或 Seldinger 法置管。导管留置时间不宜过长，一般不超过半个月，少数可酌情延长。

超声引导下肝囊肿硬化治疗　适用于直径>5cm 的单发或多发的单纯性肝囊肿、肝囊肿压迫周围器官致并发症或肝囊肿合并感染者。硬化治疗药物有 95.0%~99.5% 乙醇、四环素、鱼肝油酸钠、平阳霉素等，临床上以乙醇应用最广、效果最好。硬化治疗后 1 周内几乎所有囊肿的囊腔再现，1 个月后约半数囊肿开始回缩，其余半数继续增大，但通常小于治疗前，3 个月后囊肿开始缩小，一般半年或更长时间后，囊液完全吸收，囊肿消失。穿刺并发症较少，主要为出血。常见不良反应有局部疼痛、腹胀、醉酒反应等。

肝肿瘤超声介入治疗　①药物治疗：适用于无法手术切除及复发的肝细胞癌、转移性肝肿瘤、多发小结节型肿瘤、分布于肝脏多个区域或侵犯大血管等不宜手术切除者、重要器官功能不全者。临床多用乙醇硬化治疗，可引起腹部疼痛、颈面部灼热感、发热等，持续时间较短，可经保守治疗缓解。②射频消融术：适用于无法手术切除的原发性肝癌或转移性肿瘤，且无肝外转移征象者。超声或 CT 等影像引导下，将电极针直接插入肿瘤内，通过射频电场能量使病灶局部组织产生高温，致肿瘤细胞发生热变性和凝固坏死。消融范围应包括瘤周肝组织 0.5~1.0cm，病灶越小、数目越少，疗效越好。③高强度聚焦超声：将体外发射的超声波通过一定技术手段聚焦于体内病变组织，焦点处的声强每平方厘米可达数千瓦。因声波与生物组织相互作用，热能在病变部位沉积后产生治疗效果，达到靶目标损伤的目的，常用于晚期肝癌、胰腺癌的姑息治疗，可减轻症状，提高生存质量。

（蔡　胜）

wèi-cháng zàoyǐng

胃肠造影（gastrointestinal series）　以硫酸钡等为造影剂在 X 线照射下显示消化道及其病变的检查方法。又称消化道钡剂造影。因人体各种器官、组织的密度和厚度不同，X 线检查时可显示黑白的自然层次对比，但在某些部位，尤其是腹部，因内部器官、组织的密度大体相似，必须导入对人体无害的造影剂（如医用硫酸钡），提高显示对比度，方可达到理想效果。该检查相对安全、无创、无副作用。胃肠造影分为上消化道钡餐、全消化道钡餐、结肠钡灌肠等。钡餐或钡灌肠检查仅能看到消化道的轮廓，且微小病灶常被钡剂掩盖，因此口服发泡剂或向肠道注气，使胃肠道内既有高密度钡剂，又有低密度气影，形成气钡对比造影，易获得阳性结果。

适应证 ①有吞咽困难、胸骨后疼痛等，疑有食管疾病者。②经内镜、食管拉网、CT等检查发现或疑有食管病变者。③有上腹部疼痛、饱胀、包块、柏油样便，疑有胃或十二指肠疾病者。④不明原因的黄疸，特别是梗阻性黄疸者。⑤不明原因的发热、腹痛者。⑥曾有呕血或黑粪史，再次出血且基本停止需查明原因者。⑦下腹部包块、便秘、腹泻、排便习惯改变、长期粪便隐血阳性、不完全性肠梗阻、多次肠套叠等疑有直结肠病变者。⑧确定胃肠的运动及蠕动、排空情况。⑨观察邻近组织器官病变对胃肠道的影响。⑩胃肠道肿瘤高发地区筛查。

禁忌证 ①胃肠道出血急性期。②疑有先天性婴幼儿食管闭锁者。③气管-食管瘘或延髓性麻痹者。④胃肠道穿孔或疑有穿孔者。⑤完全性幽门梗阻者。⑥肠梗阻者。⑦胃肠道手术后2周内及内镜活检后24小时内。⑧急性腹膜炎者。⑨重度腹水者。⑩全身状态极差、心肺功能衰竭等不能耐受检查者。

检查方法

上消化道钡餐造影 检查前禁食水8小时，造影前5分钟可给予平滑肌解痉药。检查同时口服钡剂，气钡双重造影时口服产气药物。首先观察食管情况，拍摄正位、右前斜位、左前斜位片。正常食管为外形光滑的管状阴影，黏膜皱襞呈互相平行的细线状。食管有三个正常生理性狭窄：环咽肌围绕的食管入口处、主动脉弓和左主支气管压迫处、食管穿过膈肌裂孔处，食管蠕动呈自上而下交替性波浪运动。胃部摄片

取立位、半卧位、仰卧位、仰卧右前斜位、右侧卧位、俯卧位、仰卧左前斜位等。正常胃轮廓为细而光滑、规则的线条，胃小弯光滑平整，胃底及大弯可有凹凸不平的轮廓，小弯处黏膜皱襞纵行，大弯处横行或纵行，胃窦处纵行、横行或斜行。胃可同时见2~3个蠕动波，1.5~2.0小时胃内钡剂排空。十二指肠走形迂曲呈"C"字形，全长25~30cm。十二指肠球部呈圆锥形或三角形，黏膜皱襞与肠管长轴方向垂直，呈环状，粗细均匀。十二指肠乳头部呈类圆形隆起，边缘光滑。

全消化道钡餐造影 造影前2~3天少渣或无渣饮食，必要时服用酚酞等辅助排便，造影当日禁食水。可用低张药物，钡剂浓度为上消化道造影稀释2~3倍的钡剂，可口服或插管至十二指肠灌入，选用后者时可同时注入气体增加对比。钡剂进入小肠后间隔15~30分钟透视观察并摄片，直至钡剂通过回盲部。必要时可同服甲氧氯普胺等加快肠蠕动药物。摄片常用仰卧位、左前斜位、右前斜位、平卧头低位，常辅以压迫器压迫以分离重叠肠管有助观察。小肠分为6组，从左上腹迂曲盘旋至右下腹，空肠黏膜呈羽毛状，宽2.5~3.0cm，双重像4.0~4.5cm，回肠边缘较光滑，皱襞较少，内径1.5~2.5cm，双重像3.0~3.5cm。正常小肠黏膜皱襞形态规则，粗细均匀，排列整齐。

结肠钡灌肠造影 术前2~3天少渣半流质饮食，大量饮水，服用酚酞等泻药或洗肠液清洁肠道，检查当日禁食。造影前可用低张药物，患者取左侧卧位，经肛门插入肛管，钡剂浓度选择上消化道造影浓度稀释1倍。双重

对比造影时通过气囊缓慢注入空气，以钡剂恰好通过回盲部为宜。改注二氧化碳气体可减少患者不适。摄片取仰卧位、仰卧左前斜位、仰卧右前斜位、半立位、立位等，可用压迫器压迫使重叠的肠管分离以助观察，特别是观察回盲部时。大肠从右下腹回盲部开始沿腹部四周走行，乙状结肠和直肠变异较大。肠管宽4~6cm，从右向左逐渐变细，其黏膜皱襞多为横行皱襞，结肠袋从右向左逐渐变浅。

临床意义

食管钡餐造影 可直观清晰的显示食管全长，黏膜形态，动态观察食管运动情况，明确食管病变的位置、形态、受累范围等，了解纵隔肿瘤、心血管疾病、肺及胸膜病变对食管的外压性和牵拉性改变。①食管静脉曲张：典型表现为食管中、下段黏膜皱襞迂曲，呈"蚯蚓状"或"串珠状"，食管管壁柔软，管腔无狭窄。②贲门失弛缓症：表现为食管下端、贲门口呈"鸟嘴样"狭窄，边缘光滑，胸部食管扩张，食管正常蠕动缺如，可见无推进功能的不规则、不充分的蠕动波。③食管癌：钡餐造影同时使用发泡剂形成气钡双重造影，可更好观察食管黏膜的受累情况。早期食管癌表现为黏膜皱襞紊乱，不规则集中、中断、颗粒状、斑块状、息肉状充盈缺损，不规则钡斑等。中晚期溃疡型食管癌：表现为大小不等、形态不规则的龛影，位于轮廓以内，周边可见"环堤征"，管腔狭窄，管壁僵硬破坏、黏膜皱襞破坏中断；隆起型：表现为类圆形或椭圆形的充盈缺损，边缘不整呈分叶状，表面不平伴浅表龛影，黏膜皱襞破坏中断，管腔僵硬；髓质型：表

现为管腔不同程度的狭窄，病变范围较长、黏膜皱襞破坏、可有大小不等的充盈缺损、龛影；缩窄型：表现为管壁僵硬，管腔环形狭窄，病变范围较短，钡剂通过受阻，病变上方食管扩张（图1）。

上消化道钡餐造影　观察范围包括食管、胃及十二指肠。常用气钡双重造影使胃膨胀，以更好观察黏膜较细小的病变。常取多个体位摄影，全面观察不同角度、不同区域的胃及十二指肠的情况，动态观察运动情况，明确病变的位置、形态、受累范围等。①胃癌：早期胃癌的基本钡餐造影表现为病变大小不等，形态为分叶状或不规则形的充盈缺损、钡斑或龛影，边缘不整，界限较清，表面凹凸不平，结节状或颗粒状，病变周围的黏膜皱襞中断、不规则，胃壁张缩性异常等。进展期胃癌分为4型，Borrmann Ⅰ型：又称肿块型，钡餐造影表现为息肉状或菜花状的充盈缺损，基底宽，边缘不整，可有分叶；Borrmann Ⅱ型：又称局限溃疡型，主体为隆起性病变，钡餐造影表现为胃轮廓内的不规则龛影，有周围隆起，形成"尖角征"、"指压征"或周围不规则的"环堤征"，龛影底部不平，呈不规则的结节状；Borrmann Ⅲ型：又称浸润溃疡型，主体为凹陷性病变，钡餐造影表现为龛影大而深，形态不规则，周围环堤不完整，界限不清，黏膜皱襞破坏；Borrmann Ⅳ型：又称浸润型，钡餐造影表现为胃壁广泛或局限性僵硬破坏，胃腔狭窄，轮廓不整，呈具有特征性的"皮革胃"，黏膜皱襞广泛增粗、紊乱、破坏（图2）。②上消化道良性溃疡：溃疡形态规则，多为类圆形或椭圆形，切线位上龛影常位于胃肠道轮廓以外，颈部呈"项圈征"，其边缘常整齐，光滑锐利，底部平坦，周围黏膜皱襞可呈放射状集中，无破坏中断等表现，胃壁柔软，活动正常。③慢性胃炎：表现为胃黏膜糜烂形成的钡斑，黏膜皱襞增粗紊乱，呈脑回样迂曲，但柔软，形态可变，钡剂涂抹不匀，胃痉挛收缩。胃小区消失、胃壁变薄为萎缩性胃炎的典型表现。④壶腹癌和胰头癌：钡餐造影表现为十二指肠环扩大，内侧边缘受压，呈"双边征"。

全消化道钡餐造影　采用稀释的钡剂和不同时间点观察小肠，常辅以压迫器压迫腹部以分离重叠的小肠，全面了解小肠运动、黏膜形态等，对小肠多种疾病的诊断有重要指导意义。①小肠肿瘤：小肠良性肿瘤主要表现为肠腔内类圆形充盈缺损，表面光滑，界限清楚，周围黏膜皱襞直达病变边缘，壁间或浆膜下者表现为外压性改变。小肠恶性肿瘤主要表现为不规则龛影或充盈缺损，肠壁僵硬破坏，边缘不整，黏膜皱襞破坏中断，肠管多为局限性环形狭窄，呈"果核征"。②小肠克罗恩病：典型表现为黏膜表面纵横交错的溃疡与结节，呈"卵石样"（图3），病变呈节段性分布，可累及多段胃肠道，末段回肠多见，可有瘘管与窦道形成。

结肠钡灌肠造影　以肛管逆行加压灌入钡剂，可采取气钡双重造影，不同体位摄片，全面观察直肠、结肠及回盲部的情况。①结肠癌：分为早期结肠癌和进展期结肠癌，其造影表现与胃癌基本相同（图4）。②溃疡性结肠炎：表现为直肠结肠黏膜多发龛影，多浅表，合并颗粒状充盈缺损，后期肠管变形狭窄呈"铅管征"，黏膜表面形成大小不等、形态各异的龛影（图5）。

（金征宇）

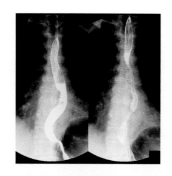

图1　食管癌

注：食管中段不规则充盈缺损，表面不平伴浅表龛影，黏膜皱襞破坏中断，管腔僵硬

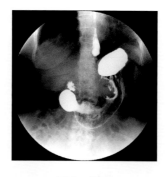

图2　胃癌

注：胃小弯处息肉状或菜花状的充盈缺损，基底宽，边缘不整

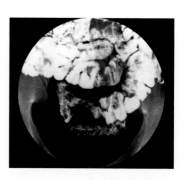

图3　克罗恩病

注：黏膜表面纵横交错的溃疡与结节，呈"卵石样"改变

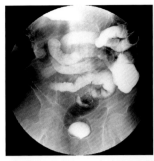
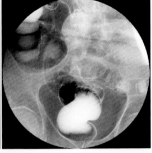

图4 结肠癌

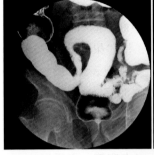
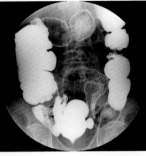

图5 溃疡性结肠炎

注：肠管变形狭窄呈"铅管征"，黏膜表面形成大小不等、形态各异的龛影

páifèn zàoyǐng

排粪造影（defecography） 将与正常粪便容量和黏度相同的造影剂注入直肠，观察静坐、提肛、力排及排空后肛管直肠形态和功能变化的检查方法。属动态X线影像学技术，用于了解排便过程，是诊断排便障碍的重要检查方法。

根据造影剂不同，分为钡液法及钡糊法。检查前日服导泻剂清除直肠内积粪。患者取侧卧位，X线透视下将导管插入肛门，用粗口注射器向直肠内注入钡剂（约200ml，其中钡含量为20%）并使之进入乙状结肠和降结肠远端，其余为土豆泥或亲水胶体等较重物质，直肠充满后注射器逐渐退出，拔出导管。患者坐于特制排粪桶上，其壁装有测量标尺，下方有荧光屏，分别摄取静坐、提肛、力排（要求患者尽快且尽可能完全排出钡剂）时直肠肛管形成及黏膜像变化。直肠排空时间以60～120秒内钡剂排空的百分率表示，同时将整个排便过程录制和摄片。

测量项目：①肛直角：肛管轴线与下段直肠轴线相交形成的背侧夹角。②肛上距：肛管、直肠轴线交点至耻尾线的垂直距离。③耻骨直肠肌长度：耻骨直肠肌与肛直交界处后方压迹至耻骨的距离。④直肠前突深度：前突顶端至开口上下缘连线的垂直距离。

此检查用于检测直肠肛门及盆底结构异常（直肠膨出等），评价排便功能参数，对排便障碍的诊治有指导意义。

（罗金燕）

fùbù jìsuànjī tǐcéng sǎomiáo

腹部计算机体层扫描（abdominal computerized tomography） 利用CT对腹部进行扫描的检查。此检查无痛、非侵入性、简单快捷、性价比高，是目前腹部病变定位及定性诊断的最优方法，在腹部疾病的应用日益广泛。包括CT平扫和增强扫描，根据具体临床情况可做CT双期或多期增强扫描。

适应证 ①诊断肝、胆、胰、脾、腹膜腔、腹膜后间隙及泌尿生殖系统的疾病，尤其是占位性、炎症性和外伤性病变等。②判定胃肠病变向腔外侵犯及邻近和远处转移等。③引导穿刺活检及引流置管等介入性操作。

禁忌证 ①扫描体位相关：生命体征不稳定，不能搬动或平卧者。②放射线相关：孕妇、儿童慎用，尤其是婴幼儿一般不用。③造影剂相关（与增强扫描对应）：碘造影剂过敏、严重肝肾功能损害或重症甲状腺疾患（如甲状腺功能亢进）者。

检查方法

平扫CT 主要用于显示腹部结构的基本信息，一般用横断面扫描。扫描过程中患者应制动，不合作者可予镇静剂。扫描前患者应练习屏气，避免因呼吸运动产生伪影。扫描前口服或经鼻胃管给予足量造影剂，以提高CT对胃肠道结构的评估。根据造影剂CT值不同可分为阴性和阳性两种，前者对十二指肠壶腹部的观察较好，有助于显示炎症性肠病者肠壁的异常强化和增厚，且不影响三维重建时对血管结构的显示；后者有利于显示低密度的充盈缺损、肠壁增厚及胃肠道穿孔等。根据检查部位不同，患者在CT检查前即刻或90分钟至2小时内摄入稀释钡剂或水溶性含碘造影剂。疑诊穿孔者禁用钡剂，应用水溶性含碘造影剂。低密度造影剂包括水、甘露醇等低密度液体，通常与高速注入的静脉造影剂配合使用，用于评价肠壁增厚及相邻结构。

增强CT 血管内注射造影剂再行扫描的方法，多为经静脉注入水溶性有机碘剂，旨在提高病变组织同正常组织的密度差，以显示平扫未被显示或显示不清的病变，通过病变有无强化及强化类型判断病变性质。根据注射造影剂后扫描方法的不同分为常规增强扫描、动态增强扫描、延迟增强扫描、双期或多期增强扫描等方式。以肝脏为例，按照造影剂注射开始至扫描开始的延迟时间不同，可分为肝动脉期（包括动脉早期和动脉晚期）、静脉期（包括门静脉期、肝实质期和肝静脉期）及平衡期（又称延迟期）。

特殊扫描　①薄层扫描：层厚<5mm，可减少部分容积效应，更好显示病变细节，一般用于检查较小的病灶或组织器官，或需三维重建等后处理者。②CT灌注成像：常规CT增强扫描的基础上，结合快速扫描技术和先进的计算机图像处理技术而建立起来的一种成像方法。可反映组织的血管化程度及血流灌注情况，提供常规CT不能获得的血流动力学信息，属功能成像的范畴。

CT重建技术　①多层面重建：用于任一平面的结构成像，如在腔性结构的横截面观察腔腔的狭窄程度，评价血管受侵情况或器官间的位置关系等。②最大密度投影：用于显示扫描范围内的全部或部分密度较高的血管或增强后的软组织结构，其图像与数字造影图像相似，对高密度结构与其周围结构位置关系的显示不理想。③表面阴影遮盖技术：其图像立体感强，对于CT值分界把握的较准确，常用于显示骨骼等CT值与其他结构相差较大的组织结构。④立体容积漫游技术：功能非常强大，用于动静脉血管、软组织及骨结构等的立体塑型成像，调整伪彩覆色范围，还可用于显示含气空腔及骨骼系统，对于复杂结构的成像有一定优势。⑤曲面重建方法：在一个维度上选择特定曲线路径，将该路径上所有"体素"显示在同一个平面上，用于对管状、长条形及走行曲折的结构进行"拉直"，确定该

结构的变化及其与周围器官的位置关系。⑥仿真内镜重建：通过设定一系列的参数范围，对充气结肠这一腔性器官进行视点在腔内的观察，所得图像类似于结肠镜结果。检查前需做肠道清洁准备，可给山莨菪碱降低结肠张力，经肛管注入足量气体，用连续横断面薄层扫描，然后通过计算机三维重建处理，获取仿真内镜图像。

临床意义

肝胆胰脾　①肝脏：平扫CT对诊断脂肪肝、血色病、肝脏出血及钙化等病变不可缺少。增强CT可增加正常肝组织与病灶间的密度差，更清楚地显示平扫不被发现或可疑的病灶，判断病灶的血供情况，帮助鉴别病灶的性质，显示肝内血管解剖。②胆管系统：平扫CT可清晰显示多数含钙结石和固醇类结石，色素结石、泥沙样结石、胆汁结晶等与胆汁密度差较小，CT难以显示。增强CT多期扫描可发现胆管系统原发肿瘤，并依据肿瘤强化方式及其演变特点进行鉴别诊断。可了解上腹部有无与肿瘤相关的继发性改变，如肝脾转移、淋巴结肿大、腹膜种植等。③胰腺：平扫及增强CT可作为胰腺疾病（胰腺炎、胰腺肿瘤等）的首选影像学检查方法，对胰腺肿瘤的分期和手术可切除性判断的准确性较高。增

强CT利于显示胆总管、胰管，检出尚未造成胰腺形态异常的胰内小病灶，显示胰腺肿瘤与胰周血管的关系，CT血管成像可准确判断胰周动脉、静脉血管状态，CT扫描及三维重建可清晰显示胰腺疾病在胰周和腹膜后间隙的扩散，全面反映腹腔内和腹膜后的淋巴结肿大、肝脾情况、腹膜网膜和系膜状态。④脾脏：薄层和多期增强扫描有利于显示各类小病灶（血肿、囊肿、肿瘤、脓肿等），了解病变有无钙化。CT检查可确定病变的存在和范围，结合临床及其他辅助性检查，推断病变可能的性质。

以肝硬化为例，腹部CT扫描可反映肝脏大小、形态轮廓、密度的改变，以及一系列继发性改变，包括脾大、门静脉增宽、食管胃底脾门区及腰旁侧支循环形成、腹水（图1）。

以胰腺癌为例，增强CT配合重建技术可以显示胰腺大小及形态的改变，实质密度及强化的改变，胰管的狭窄闭塞及远端胰管的扩张，胰周脂肪间隙的受侵和消失，周围血管的移位、受侵包裹、闭塞及侧支循环形成，腹膜后淋巴结肿大及远处转移，假性囊肿和腹水形成等（图2）。

消化道　CT检查可显示钡剂造影不能观察到的消化道管壁本

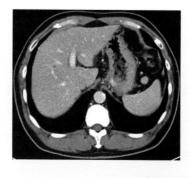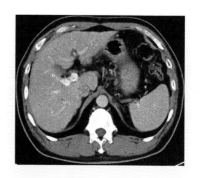

图1　肝硬化CT平扫

注：肝脏边缘凹凸不平，肝裂增宽，尾叶增大，脾脏饱满，胃底静脉影增多

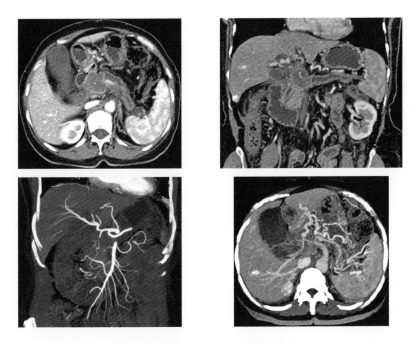

图2 胰腺癌增强CT配合重建技术

注：胰腺头颈部较低密度肿块影，体尾部胰管扩张，胆总管胰后段受累，肝内外胆管扩张，胆囊增大。胃十二指肠动脉不规则变窄，脾静脉及门静脉主干闭塞，周围侧支循环形成

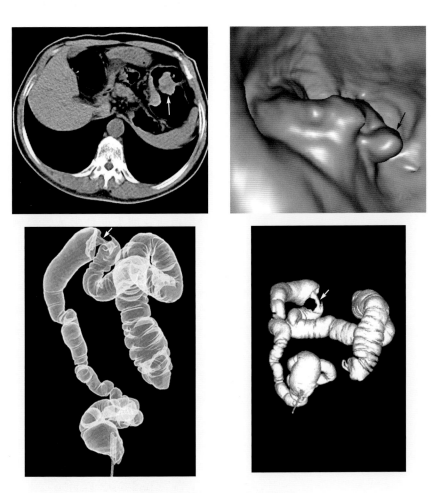

图3 结肠癌CT仿真内镜检查

注：结肠CT重建示脾区肿物菜花样凸入肠腔，局部管腔变窄，呈"苹果核"样。阑尾显示完整

身的改变、管腔外异常及周围器官结构的继发性改变，如腹膜、血管、淋巴结、实性器官、腹水等，在评价消化道肿瘤分期、炎症性肠病、消化道急腹症、肠系膜病变等方面提供更多信息。结合钡剂造影检查，可实现对消化道疾病，特别是肿瘤性病变的早期诊断、功能评价、临床分期和预后评估。CT仿真内镜检查可清晰显示消化道黏膜直径>5mm的息肉性病变，其敏感性及准确性已接近内镜检查，在结直肠病变的早期筛查方面应用较多。

以结肠癌为例，早期结肠癌表现为局限性肠壁增厚，中晚期癌表现多样化，包括隆起型、溃疡型和浸润型，病变可致肠腔狭窄，肿瘤穿透肠壁达浆膜层者，肠壁结构显示不清，可伴周围结构受侵及腹膜后淋巴结肿大（图3）。

（金征宇）

xiāohuà xìtǒng cígòngzhèn chéngxiàng

消化系统磁共振成像（magnetic resonance imaging of the digestive system） 利用磁共振成像对腹部进行扫描的检查。磁共振成像（magnetic resonance imaging，MRI）可得到人体组织的多种物理特性参数，如质子密度、自旋-晶格弛豫时间（T1）、自旋-自旋弛豫时间（T2）、扩散系数、磁化系数和化学位移等。与其他成像技术（如CT、超声、正电子发射体层显像等）相比，磁共振成像方式更加多样，成像原理更加复杂，所得信息也更加丰富。MRI无电离辐射，具有很高的软组织分辨率，无需重建即可获得原生三维断面成像，可充分反映病灶的内部结构，如脂肪变性、出血坏死等。但MRI对肝脏、胰腺的检查不优于CT，且费用高昂，对胃肠道的病变不如内镜检查可获得影像和病理结果。

适应证 肝脏等腹腔实质性器官病变的诊断和鉴别诊断。

禁忌证 绝对禁忌证：①心肺肝肾等重要器官严重衰竭。②体内装有心脏起搏器、冠状动脉支架、颅内动脉瘤夹闭术后的金属夹等金属置入物者。相对禁忌证：①钆造影剂严重过敏。②肾功能不全。③意识障碍不能配合或不能平卧者。④近期曾做消化道造影检查。⑤体内有不能除去的金属异物，如金属（钛除外）内固定物、人工关节、金属义齿、支架、银夹、弹片等。⑥妊娠者。⑦重度幽闭恐惧症。

临床意义

肝细胞性肝癌 T1 加权像（T1WI）多为低信号，也可表现为等或高信号，高信号者在小肝癌中较常见。T2 加权像（T2WI）多为高信号。包膜是肝细胞性肝癌的病理特征之一，T1WI 对包膜的显示最敏感，表现为肿块周围

的低信号带，T2WI 可为低信号或外层高信号、内层低信号。不用造影剂可清晰显示血管，肿瘤侵犯血管者血流信号消失，表现为高信号。门静脉分支发生癌栓者外周肝组织 T2WI 信号增高。增强扫描：动脉期明显强化，肝实质强化不明显；门静脉期肿瘤信号下降，肝实质及门静脉强化达峰值；延迟期肿瘤呈等或低信号（图 1）。

胆管细胞癌 外周型胆管细胞癌常单发，大病灶，边界不清，无包膜。T1WI 多为低信号，T2WI 多为略高信号，信号通常不均，肿瘤内部纤维成分多，T2WI 为略高或等信号；黏液成分多表现为明显高信号。肿瘤内纤维瘢痕 T1WI 及 T2WI 均为低信号。病灶内或周围常伴肝内胆管扩张。增强扫描：动脉期病灶边缘轻到中度强化，随时间延长，病灶中心逐渐强化，与纤维成分延迟强化有关。

肝血管瘤 T1WI 呈低信号，

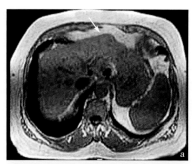
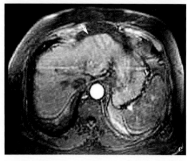
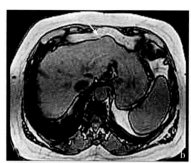
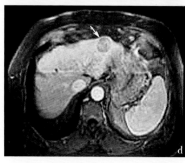

图 1　肝左叶外侧段肝细胞肝癌 MRI

注：a.T1WI 同相位呈低信号；b.T1WI 反相位呈低信号；c.动脉期明显不均匀强化；
d.静脉期强化程度低于正常肝实质

边缘清晰锐利，大病灶可见更低信号或呈混杂信号，T2WI 呈高信号或混杂信号。重 T2WI 呈极高信号，称为"灯泡征"。增强扫描：①动脉期边缘结节状强化，逐渐向中心扩大，延迟期呈等或高信号，中心瘢痕可无强化。②早期中心强化，逐渐向周边扩散。③早期均匀强化，程度接近主动脉，门脉期及延迟期仍呈高信号。④早期无强化，门脉期及延迟期环形强化。

肝囊肿 T1WI 为低信号，T2WI 及重 T2WI 呈高信号，但重 T2WI 信号强度低于血管瘤。囊中蛋白含量高或合并出血者，T1WI 可为高信号。增强后无强化，边缘更显锐利。

胰腺癌 直接征象：胰腺肿块，T1WI 呈低或等信号，少数为高信号，坏死为更低信号，出血为斑片状高信号；T1WI 脂肪抑制序列胰腺癌为高信号，正常胰腺呈低信号。间接征象：肿块远端胰腺萎缩，胰管扩张或假性囊肿形成。胰头癌累及胆总管可形成双管征。磁共振胆胰管成像示胆总管于胰头水平突然截断。增强扫描：动脉期为低信号，门静脉期及延迟期可为高信号，源于造影剂渗入肿瘤细胞外基质致肿瘤强化。

脾淋巴瘤 均匀弥漫型和粟粒结节型病灶较小，MRI 仅表现为弥漫性脾大。肿块型 T1WI 为等或低等混杂信号，边缘多不清晰；T2WI 信号强度略低或略高于脾脏，信号多不均匀。增强扫描：因动脉期脾脏强化不均，病变范围显示不清；门静脉期轻度强化，信号强度低于正常脾实质，典型者可呈地图样分布，常伴腹膜后淋巴结肿大。

脾梗死 梗死时期不同，表

现不同。T1WI 早期梗死呈与肌肉相等或略低于肌肉的信号；伴组织液化者，信号强度低于脾脏，边界不清，多呈楔形；陈旧性梗死呈低信号，边界清晰。T2WI 梗死早期为略高信号，液化坏死后为明显高信号。增强扫描无强化。

胆管癌　T1WI 多呈低信号或等信号，T2WI 呈高信号。增强扫描：动脉期少数可有不规则中度强化，多数门脉期及延迟期强化。磁共振胆胰管成像可清晰显示梗阻部位，扩张的胆管多呈软藤状，断端突然截断呈残根状。

胆管结石　多数 T1WI 及 T2WI 均为低信号，少数为混杂信号或 T1 呈高信号（图 2）。重 T2WI，结石呈低信号。

胃癌　MRI 对胃壁不增厚或增厚不明显者显示能力有限。T1WI 多呈低或等信号，T2WI 呈中高信号，少数浸润性胃癌增厚的胃壁 T1WI 及 T2WI 均呈较低信号。增强扫描：多数病灶早期不规则强化，且有延迟强化。

（金征宇）

cígòngzhèn dǎn-yíguǎn chéngxiàng

磁共振胆胰管成像（magnetic resonance cholangiopancreatography，MRCP）

利用 T2 加权效果使胆胰管显影的检查。是胆胰管疾病的无创伤性检查手段，1991 年首次报道。

原理　T2 加权效果，即长 TR（重复时间）及特长 TE（回波时间）。当用长 TR（>3000ms），特长 TE（>150ms）扫描上腹部时，富有极高质子密度（长 T2 弛豫）并处于静止状态的胆胰液以高信号的形式显示，其周围的肝、胰实质器官则因较低的质子密度（较短 T2 弛豫）呈低信号，形成黑色背景衬托出清晰的胆胰管结构，脂肪组织具有中等长度的 T2

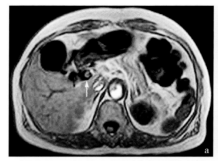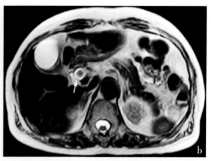

图 2　胆总管结石 MRI

注：a.T1WI 呈高信号；b.T2WI 呈低信号

弛豫时间，但可用各种脂肪抑制技术（如频率选择或反转抑制）抑制脂肪信号。得到的 T2 加权像（T2WI）在工作站通过最大信号强度投影（maximum intensity projection，MIP）进行三维或二维重建而获得立体的胆胰管磁共振成像的图像。临床实际扫描中，通常采用的脉冲序列为快速梯度回波序列和快速自旋回波序列加上脂肪抑制序列，机型不同所选用参数有所不同。

适应证　①内镜逆行性胆胰管造影（endoscopic retrograde cholangiopancreatography，ERCP）失败者外科手术制订方案。②随访胆、胰、十二指肠术后的胆胰情况。③疑诊胆管、胰腺疾病，特别是梗阻性黄疸原因不明者。④B 超和 CT 检查有阳性发现但不能提供病变范围，特别是肝门水平以上完全性胆管梗阻者。⑤ERCP 或经皮经肝胆管造影有困难者，或 ERCP 可能致病情恶化者（如急性胰腺炎）。⑥小儿胆管、胰腺疾病者。⑦高血压、冠心病、严重呼吸系统疾病、年老体弱、孕妇及造影剂过敏者。

禁忌证　同消化系统磁共振成像。

检查方法　一般不需口服胃肠道造影剂，常规禁食 6~12 小时。检查前给予东莨菪碱或甲基溴化物以减少或避免肠蠕动产生的伪影。饮水 300~500ml 作口服造影剂以提高胃肠道的显示率，可清楚显示肠道外的压迫（如十二指肠的壶腹癌、胰头癌或胆总管下端肿瘤），也可用胃肠道阴性造影剂（如葡萄糖酸亚铁）抑制胃肠道的液体信号，使胆胰管显影更清晰。因胆道或胰腺病变的影响，多数患者胃肠道内有潴留液，可能会影响 MRCP 的质量而误诊。

显示肝内、外胆管多用冠状位或 10°~40° 左前斜非标准冠状面成像，显示胰管及其变异以横断面为佳。常用重 T2WI 序列用屏气或不屏气多层面采集成像技术获得源像，再用最大投影密度和多平面重建处理形成三维 MRCP 图像。常用序列：①横断面 T2WI 半傅立叶采集单次激发快速自旋回波序列。②冠状位 T2WI 真稳态进动快速成像序列。③快速自旋回波磁共振胆管对比序列。④半傅立叶采集单次激发快速自旋回波磁共振胆管对比序列。①为基本序列不可缺少，②是①的必要补充，③和④的最大投影密度图像可直观显示胆胰管的情况，四种扫描可综合应用。

临床意义

正常胆胰管　MRCP 可清晰显示正常胆囊各部分及其大小、

形态，胆总管、肝总管表现为边界清楚、边缘光滑的管状结构，多数可显示肝内胆管 2 级分支，正常主胰管可清晰显示，但其分支显示率较低（图）。

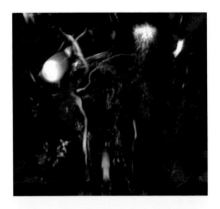

图　正常 MRCP 检查 3D-MIP 图像

胆胰管先天发育异常　正常情况下，胆总管下端与主胰管汇合共同开口于肝胰壶腹，汇合后的胆胰管长度<15mm。胆胰管先天发育异常者可出现胆胰管各自开口于十二指肠等变异，MRCP可对确定这些异常汇合及其位置，对胆道手术，尤其是腹腔镜胆囊切除术避免误伤胆道有重要意义。MRCP 对扩张的胆胰管能充分显影，重度扩张者肝内胆管 5 级分支可显影。

梗阻性黄疸　MRCP 可快速在冠状位多角度重建图像上清晰显示多方位的胆胰树全貌，直观评价梗阻部位、范围、形态及梗阻两端胆胰管通透情况，对肝外梗阻诊断定位准确率为 100%，对炎症、手术创伤所致胆道狭窄准确率可达 75%，对于制订介入治疗计划有重大意义。

胆系结石　常表现为低信号的充盈缺损、倒杯口征、"靶征"和梗阻部位近端扩张，且因胆石结构不同而异，有的以胆色素为主，有的以胆固醇为主，部分结石伴高信号。出现结石假阳性和假阴性可能有关因素：①最大投影密度重建时小结石丢失。②胆总管完全性梗阻时信号丢失。③胆道积气（气性胆汁）。④小结石和气泡难于鉴别。因此，胆系小结石特别是远端小结石的诊断需结合原始图像或部分容积重建像以补充最大投影密度重建像的不足，避免漏诊。

胆胰管肿瘤　肿瘤 MRCP 呈等信号或略高信号，术前可明确胆胰管恶性阻塞性疾病有无转移和血管浸润。常见胆胰管恶性梗阻病因有胆管癌、胰腺癌、壶腹癌及肝癌，表现多为突然截断、狭窄段不规则、肝内外胆管成比例扩张及腔内不规则充盈缺损等。MRCP 不能反映胆胰管黏膜变化，对于良恶性梗阻、内源性和外压性狭窄以及胰腺癌、胰头癌、转移癌的鉴别较困难。

胰腺炎　MRCP 可见慢性胰腺炎所致胰管扩张、狭窄、结石和假性囊肿，若胰腺肿块内见胰管贯穿征则有助于慢性胰腺炎的诊断。MRCP 空间分辨力较低，难以显示微小狭窄，对胆管的弥漫性或多发性的狭窄结构不能进行形态学方面的描述。原发性硬化性胆管炎者 MRCP 无特异性改变，仅表现为一段信号的中断，常伴近端胆管系统的扩张，与早期胰腺癌不易鉴别。MRCP 可明确显示胰周液体潴留。对于由胰头部局限性炎症及壶腹部胆管炎所致胆总管远端炎性狭窄，MRCP也无特征性表现，仅表现为胆总管扩张及近壶腹水平逐渐变细呈现狭窄或梗阻，故鉴别诊断较困难。

（金征宇）

fùbù xuèguǎn zàoyǐng

腹部血管造影（abdominal angiography）　经皮穿刺将造影导管选择性插入腹部血管，注射造影剂的同时进行动态 X 线摄影以显示血管的检查技术。数字减影血管造影是主要成像方式。血管造影是诊断腹部血管病变的金标准，但因其有创性和其他影像检查手段如超声、CT 血管成像、磁共振血管成像等技术的进步，血管造影作为单纯诊断手段的地位不断下降，主要用于血管腔内介入治疗的必要检查步骤，对显示腹部器官血管的微小病变、动态观察和测量血流动力学改变也仍有重要作用。

适应证　①腹部血管病变的诊断：如血管狭窄、痉挛或闭塞，动脉夹层，动脉瘤，动-静脉畸形，动-静脉瘘，食管胃静脉曲张等。②消化道出血的检出和定位。③小肿瘤的诊断与定位：如小肝癌和胰腺神经内分泌肿瘤。④外科术前明确相关血管情况：如肝癌、胰腺癌的术前可切除性评价，肝移植供体、受体的血管评价等。⑤血管腔内治疗的组成部分：如经导管药物灌注术、经动脉化疗栓塞术、经导管血管成形术等。⑥腹部器官血管损伤的诊断。

禁忌证　绝对禁忌证：主要是心肺肝肾等重要器官严重衰竭者。相对禁忌证：①严重凝血功能障碍，如血小板<50×10^9/L、国际标准化比值>1.5 者。②严重碘过敏者。③肾功能不全者。④意识障碍不能配合或不能平卧者。⑤近期曾行消化道造影检查，胃肠道内有残余钡剂者。⑥妊娠者。

检查方法　非离子型含碘造影剂最常用，如碘海醇、碘普罗胺等，碘剂严重过敏或有肾功能不全者，可用含钆的磁共振用造影剂或二氧化碳。术前做血尿常规、肝肾功能和凝血功能等检查，必要时行心电图、超声心动图和肺功能，以及腹部超声、CT和磁共振成像等检查。非急诊患者术前至少禁食6小时、禁水2小时，建立静脉输液通路，有碘过敏史者术前应预防性应用地塞米松，肾功能不全者进行快速补液水化，精神紧张者可予镇静药物。

腹部血管众多，不同血管造影的穿刺入路、导管类型和造影技术参数不同。①腹部动脉系统：与消化系统相关的腹部动脉主要包括腹主动脉、腹腔干、脾动脉、肝动脉、胃左动脉、胃十二指肠动脉、肠系膜上动脉和肠系膜下动脉。上述动脉造影时一般选择右侧股动脉穿刺插管。②门静脉系统：包括直接门静脉造影和间接门静脉造影，前者可采用经皮经肝入路或经颈内静脉和肝静脉入路，后者包括肝静脉楔入造影、动脉门静脉造影和脾静脉造影。③肝静脉：可经股静脉或颈内静脉入路，前者常用Cobra导管或Simmons导管，后者常用单弯多用途导管。巴德-基亚里综合征（Budd-Chiari syndrome）肝静脉闭塞时，可行经皮经肝穿刺进入肝内肝静脉分支造影并行介入治疗。④下腔静脉：主要经股静脉入路，首先将Pigtail导管置于双侧髂总静脉汇合部造影，疑诊下腔静脉近心端病变者应调整导管位置再行造影。投照体位包括前后位和侧位。下腔静脉狭窄者应测量跨狭窄压力梯度。巴德-基亚里综合征肝段下腔静脉闭塞者应经股静脉和颈内静脉各插入一根Pigtail导管，同时行对端造影以明确闭塞段长度。

术后拔除导管和导管鞘，压迫股动脉穿刺点行人工止血或用血管缝合器等特殊装置辅助止血，对股静脉或颈内静脉穿刺点行人工压迫止血即可，经皮经肝穿刺者对穿刺道行明胶海绵条或弹簧圈封闭。常规监测生命体征4~8小时，观察穿刺点有无血肿形成等并发症，静脉补液促进造影剂排泄，无不适可恢复术前饮食。

临床意义

急性肠道缺血　血管造影是主要检查手段。首先应行主动脉造影（正侧位）以显示腹腔干和肠系膜上动脉的开口，后行选择性肠系膜上动脉造影。栓塞在血管造影上表现为管腔内的充盈缺损，血管管腔部分或完全中断；动脉血栓形成常在血管狭窄的基础上发生，主动脉和肠系膜上动脉常见重度钙化；血管夹层可见真腔、假腔和内膜片；低灌注状态时肠系膜上动脉及其分支明显收缩变细，灌注罂粟碱、妥拉唑林或硝酸甘油后可缓解；肠系膜上静脉血栓时静脉显影延迟或不良，可见侧支循环形成。

慢性肠道缺血　常显示至少两根肠道动脉血管（腹腔干、肠系膜上动脉和肠系膜下动脉）的狭窄或闭塞，动脉粥样硬化是主要发病原因，其他包括血管夹层、血管炎、纤维肌肉发育不良、腹主动脉瘤和主动脉缩窄症等。正中弓状韧带综合征的症状与慢性肠道缺血相似，可视为一种变异类型。侧位像血管造影显示腹腔动脉起始部管腔狭窄，上缘可见压迹，呈"鱼钩"状，狭窄远端可见扩张。

消化道出血　根据临床表现和可能的出血部位首选最可能的出血动脉进行造影。怀疑上消化道出血首选腹腔干和胃十二指肠动脉；怀疑直肠和乙状结肠出血首选肠系膜下动脉；怀疑小肠和右半结肠出血首选肠系膜上动脉造影。结果阴性则依次选择其他动脉造影，但必须选择完全，成像视野应足够。常规血管造影阴性者应注意消化道出血的少见原因，如胆管出血和胰腺出血，必要时行选择性肝动脉和脾动脉造影。肠系膜下动脉闭塞者应行双侧髂内动脉造影，防止遗漏侧支循环动脉破裂造成的下消化道出血。动脉性出血的直接征象：胃肠腔内高密度的造影剂外溢，动脉期出现，持续至静脉期，并随时间延长其范围扩大，有时可见胃肠黏膜影像（图1）。造影剂外溢是活动性出血的最确切征象，且提示出血速度较大。间接征象：动脉瘤、动-静脉畸形、血管发育不良、胃肠道黏膜异常浓染、肿瘤血管和肿瘤染色等。静脉性消化道出血常源于门静脉高压、属支静脉曲张破裂，较少需血管造影诊断，腹腔干和肠系膜上动脉

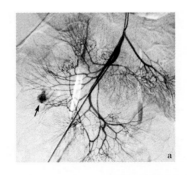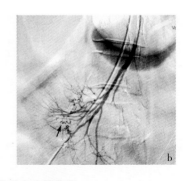

图1　急性下消化道出血血管造影

注：a.肠系膜上动脉造影显示回结肠动脉分支造影剂外溢；b.微弹簧圈栓塞后再次造影出血停止

造影时可见门静脉及其属支显影延迟、静脉增粗迂曲，偶见造影剂外溢。

肿瘤　对于消化系统肿瘤，血管造影旨在明确肿瘤的动脉供血和有无周围血管侵犯，进而判断可切除性及进行经动脉灌注化疗或栓塞。①肝脏肿瘤：原发性肝癌多为富血供肿瘤，动脉期可见增多紊乱的新生肿瘤血管，实质期可见明显的肿瘤染色，还可见肝动脉-门静脉或肝动脉-肝静脉分流，以及静脉内瘤栓（图2）。血管造影很少用于诊断肝癌，但其敏感性高，有助于发现微小的肝内转移灶，对部分与肝硬化再生结节难以鉴别的病例，可经肝动脉注入少量碘油，2～3周后再行CT扫描，若结节内有碘油沉积，考虑肝癌结节的可能性大。②胆管癌和少数原发性肝癌：为少血供肿瘤，血管造影显示肿瘤新生血管少而细小，实质期表现为染色缺失区，病变周围血管呈受压推移改变，静脉内可见瘤栓。③肝转移癌：表现依其血供特点而不同，来源于胃肠道、胰腺和肺的转移性腺癌常为少血供，实质期表现为多发染色缺失区或边缘浓染、中心染色缺失，有占位效应，周围血管受压移位；源于类癌、胰腺神经内分泌肿瘤、黑色素瘤和肾癌的转移常是富血供，可见新生肿瘤血管，实质期见多发类圆形肿瘤染色，但动-静脉瘘和静脉瘤栓少见。④肝海绵状血管瘤：具有特征性，供血动脉不增粗，动脉期即见病变边缘浓染，并随时间推移向中心填充，持续存在至静脉期，典型表现为"树上挂果"征，动-静脉分流罕见。⑤肝腺瘤：表现为边界清晰的类圆形肿块，供血动脉增粗，其血管造影表现不具特征性，需与肝癌鉴别。⑥肝局灶性结节性增生：多血供病变，其"轮辐"样的中心瘢痕较具特征性。⑦胰腺肿瘤：胰腺导管腺癌是最常见的胰腺恶性肿瘤，血管造影旨在评价术前可切除性和进行经动脉灌注化疗。胰腺癌为少血供肿瘤，故血管造影少见新生肿瘤血管和肿瘤染色，常见周围动脉侵蚀狭窄、脾静脉或肠系膜上静脉的狭窄闭塞及胃网膜静脉等侧支形成。⑧胰腺神经内分泌肿瘤：多为富血供肿瘤，血管造影可对胰岛素瘤、促胃液素瘤等小的功能性肿瘤进行术前定位并排除肝转移，原发灶和肝转移灶均表现为类圆形的浓染区，动脉期时即出现，持续至实质期和静脉早期。对于有功能和临床症状但影像学检查阴性的隐匿性胰岛细胞瘤，可行经动脉刺激经静脉取血测定激素水平以辅助肿瘤的术前定位。⑨胃肠道肿瘤：很少需血管造影诊断，消化道出血时可偶然发现。小肠平滑肌瘤、平滑肌肉瘤和类癌为富血供肿瘤，胃癌、结直肠癌一般为少血供肿瘤。

创伤　肝、脾、胰腺等实质器官受到钝性或锐器损伤，最常用超声和CT扫描评价损伤的严重程度，腹腔持续出血或生命体征不稳定、疑有血管损伤时方行血管造影检查。其表现包括造影剂外溢进入腹腔、包膜下血肿、动-静脉瘘、假性动脉瘤、血管夹层或血栓形成等。因有多发损伤的可能，腹部血管造影的范围应尽量全面，至少应包括腹腔干、肝动脉、脾动脉和肠系膜上动脉，必要时应进行超选择插管造影，并行多体外投照，避免血管重叠，以发现细微的血管损伤。

内脏动脉瘤　相对少见，好发部位依次为脾动脉、肝动脉、肠系膜上动脉、腹腔干、空回肠动脉等。分为真性动脉瘤和假性动脉瘤，前者常见原因包括退行性病变、纤维肌肉发育不良、血管壁先天缺陷和血管炎，后者多与胰腺炎、感染、创伤或手术相关。多数动脉瘤无明显症状，常为偶然发现，一旦破裂可表现为腹腔出血或消化道出血，急诊血管造影可明确诊断，并行经动脉栓塞治疗。

纤维肌肉发育不良　易累及内脏动脉，肠系膜上动脉、肝动脉、脾动脉可出现自发夹层、动脉瘤和远端栓塞。

动脉夹层　多为主动脉夹层的延伸，也可因医源性损伤、外伤或自发发生。磁共振血管造影或CT血管造影对诊断主动脉夹层和内脏动脉主干的受累准确性很

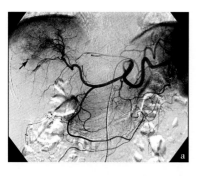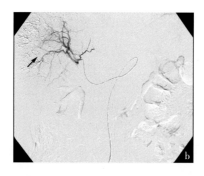

图2　原发性肝癌

注：a.腹腔干造影见肝右叶片状异常染色区及增多紊乱的肿瘤血管；b.碘油栓塞后肝右动脉造影显示肿瘤染色显著减少

高，应作为首选检查，血管造影仅在考虑进行血管腔内治疗时才有必要。

血管畸形　肝、脾、胰的原发血管畸形少见，常与遗传性出血性毛细血管扩张症相关。继发性原因包括外伤、感染或医源性损伤。肝血管畸形可为动脉-门静脉性或动脉-肝静脉性，临床表现为高排出量心力衰竭、门静脉高压、肝功能异常或胆管梗阻，超声、CT血管造影和磁共振血管造影为常用的无创诊断手段，血管造影可确诊并行栓塞治疗。胃肠道的血管畸形种类很多，表现为消化道出血。血管发育不良的典型血管造影表现是胃肠壁内一团迂曲的血管丛，引流静脉提前显影，活动性出血时可见造影剂外溢。迪厄拉富瓦病变（Dieulafoy lesion）首选内镜诊断和治疗，治疗失败者可行血管造影进行定位诊断和栓塞治疗。胃窦血管扩张症的诊治一般不需血管造影。

门静脉高压　主要表现：肝脏体积缩小、左叶代偿性增大、肝内动脉呈"开塞钻"样外观；静脉期可见胃冠状静脉曲张、门静脉增粗（直径>12mm）、门静脉离肝血流和肠系膜下静脉血液逆流；肝静脉楔入造影时可见斑片状肝实质染色、门静脉显影和离肝血流。

巴德-基亚里综合征　包括下腔静脉造影和选择性肝静脉造影，表现为肝段下腔静脉狭窄、闭塞或"血管蹼"，肝静脉狭窄或闭塞，肝内可见细小的蜘蛛网状的静脉侧支直接引流进入下腔静脉。慢性下腔静脉狭窄或闭塞时可出现迂曲增粗的腰升静脉、奇静脉和半奇静脉作为侧支引流进入右心房或上腔静脉（图3）。

（金征宇）

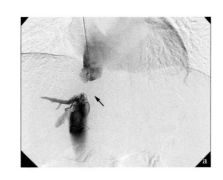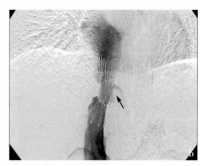

图3　巴德-基亚里综合征

注：a.下腔静脉对端造影显示肝段下腔静脉节段性闭塞；b.支架置入后造影

fùbù jìsuànjī tǐcéng sǎomiáo xuèguǎn zàoyǐng

腹部计算机体层扫描血管造影（abdominal computed tomography angiography）

经外周静脉快速团注造影剂，在腹部靶血管内造影剂充盈的高峰期对其进行CT连续多层面扫描，后对数据做三维图像处理，显示血管立体影像的方法。CT血管造影源于螺旋CT扫描和计算机三维影像重建技术的结合，其中三维重建方法包括容积再现技术（volume rendering，VR）、最大密度投影（maximum intensity projection，MIP）和多平面重建（multi-planner reconstruction，MPR）。CT血管造影自20世纪90年代开始迅速发展，广泛应用于临床，对于血管变异、血管疾病及显示病变与血管的关系有重要价值。

适应证　疑诊腹部血管性疾病或与血管相关疾病者，或已确诊需进一步分级、随访者。

禁忌证　绝对禁忌证：①甲状腺功能亢进者。②对含碘造影剂过敏者。③重症肌无力者。④妊娠者。

相对禁忌证：①肾功能不全者。②严重心肺疾病，如肺动脉高压、支气管哮喘、心力衰竭者。③糖尿病肾病者。④癫痫或急性神经系统疾病者。⑤嗜铬细胞瘤者。⑥骨髓瘤和副球蛋白血症者。⑦高胱氨酸尿者。⑧酒精中毒者。⑨一般情况差，如恶性肿瘤晚期、血流动力学不稳定、全身衰竭者。⑩自身免疫性疾病者。

临床意义

肠系膜上动脉血栓形成　直接征象：肠系膜上动脉充盈缺损，平扫时肠系膜上动脉密度增高、肠系膜上静脉与其比例降低是肠系膜上动脉内血栓形成的特殊征象。非特异性征象包括肠腔扩张和积液、薄纸样肠壁改变及腹水等。通过MIP、VR等后处理技术可直观显示血管内血栓全长及管腔狭窄程度（图1）。

胰腺癌　通过VR、MPR、MIP等后处理技术，可多角度观察肿瘤本身及其邻近血管的走行情况，观察肿瘤与周围组织的关系，对于发现小的供应分支血管有很大帮助，术前可提供准确的立体影像，为寻找手术进路，避免大血管损伤提供影像学依据（图2）。

肝癌　肝癌患者肝动脉解剖变异多，外科手术或介入治疗前彻底检查肝脏的供血动脉尤为重要。多螺旋CT的快速扫描优势和图像后处理模式应用于肝脏血管及肝肿瘤供血动脉的显示，了解其肝动脉血管起源、解剖走行和肿瘤血供的特点，为手术提供了很

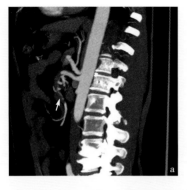
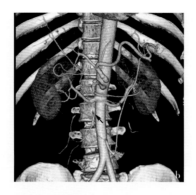

图 1 肠系膜上动脉血栓形成 CT 血管造影

注：a.MIP 图像；b.VR 图像。均显示肠系膜上动脉内血栓形成

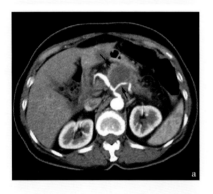
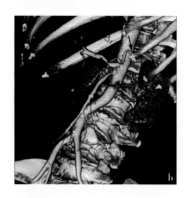

图 2 胰腺癌 CT 血管造影

注：a.胰腺体尾部占位病变，病理证实为胰腺癌；b.VR 图像上可清晰显示受侵狭窄的脾动脉

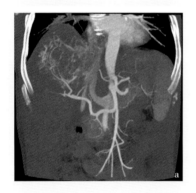
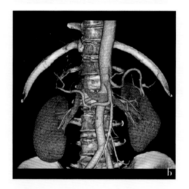

图 3 肝癌 CT 血管造影

注：a.MIP 图像显示肝癌供血动脉来自肠系膜上动脉；b.VR 图像清晰显示腹腔干及肝动脉的各级分支

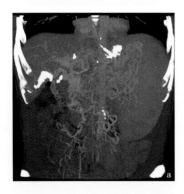
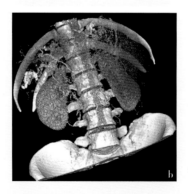

图 4 门静脉海绵样变 CT 血管造影

注：a.MIP；b.VR 图像。均显示门静脉正常结构消失，肝门区多发迂曲侧支循环形成

好的术前参考。在肝动脉和门静脉的最佳强化阶段获得清晰的全肝薄层扫描图像，通过图像后处理技术，对门静脉瘤栓的显示更立体、直观（图 3）。

门静脉海绵样变 可清晰显示门静脉走行区结构紊乱，正常门静脉系统结构消失，在门静脉走行区形成交织成网、窦隙样或管样软组织结构，伴门静脉高压者在冠状静脉、脐旁静脉、腹膜后腔、肝胃十二指肠韧带及食管胃连接部可见迂曲扩张呈匍行的侧支循环血管，严重者呈团块状（图 4）。

(金征宇)

zhèngdiànzǐ fāshè tǐcéng xiǎnxiàng jìsuànjī tǐcéng sǎomiáo

正电子发射体层显像计算机体层扫描（positron emission tomography-computed tomography, PET-CT） 将发射正电子的核素标记于特定的代谢物或药物，利用 CT 体外无创、定量、动态观察标记分子在体内的分布和活动的检查。通过使用不同的标记药物，PET 可测量组织的葡萄糖代谢活性、蛋白质合成速率及受体的密度和分布等。因此，PET 又称"活体生化显像"。自 2000 年底正式商品化以来，PET-CT 技术迅速发展，并很快成为医学影像诊断，特别是肿瘤诊断和研究的热点，它提高病灶定位准确性的同时缩短检查时间。这一技术代表核医学和放射学真正合作的开始。

原理 利用发射正电子的核素，如 ^{11} 碳（^{11}C）、^{13} 氮（^{13}N）、^{15} 氧（^{15}O）和 ^{18} 氟（^{18}F）等，对正、负电子"湮没"所发出的成对光子的"符合"检测。正负电子"湮没"，并将能量转化为两个方向相反的 511keV 的光子。这两个光子被 PET 仪相对的两个探头同时检测到，称为"符合事件"，表明两个探头连线上存在被正电子核素标记的药物，而"符合事件"的多少则可反映药物在局部的密集程度。通过多个成对探头采集信息，再经计算机重建，即可获得正电子核素标记药物在体内的三维分布图像。

^{18}F 标记的 2-脱氧葡萄糖（^{18}F-FDG）是最常用的 PET 肿瘤显像剂。因肿瘤细胞生长迅速，对葡萄糖的需要量异常增加，进而促进葡萄糖摄取和转化的相关分子高度表达。其类似物 ^{18}F-FDG 通过葡萄糖转运蛋白进入细胞，并很快被己糖激酶磷酸化，但因 2 位上的羟基已被氟取代，不能进一步降解，"陷入"细胞内的 ^{18}F-FDG 的多少可反映组织对葡萄糖的需要量（又称利用率或代谢率）。通常 ^{18}F-FDG 摄取越多，肿瘤的恶性程度越高，但 ^{18}F-FDG 的摄取非肿瘤细胞特有。

适应证 ①肿瘤的诊断、分期和治疗评估：如肺癌、头颈部肿瘤、淋巴瘤、结肠癌、食管癌、胰腺癌、乳腺癌、卵巢癌和黑色素瘤等，确定肿瘤有无转移和复发，各种治疗的疗效评价，术后有无肿瘤残余组织，肿瘤复发及与坏死组织、瘢痕组织的鉴别，放疗或化疗前后的肿瘤病灶的变化等。②心血管疾病：明确冠心病病变血管、心脏结构变化、心肌血流灌注、心肌代谢活力、心功能等。③神经系统疾病：如脑肿瘤、癫痫灶定位、阿尔茨海默病、帕金森病、吸毒脑损伤及戒毒治疗评价、脑血管病及精神病等。④高级健康体检：可发现体内存在的危险微小病灶，以便早期诊治。

检查方法 检查前几天应尽量避免剧烈活动和刺激，包括锻炼、长时间行走、负重和寒冷刺激等。血糖一般应<6.7mmol/L，糖尿病患者应控制在 7.4 mmol/L 以下。检查前需空腹 4 小时以上或空腹过夜，可适量饮水。需躯干部成像者可饮 300~500ml 无糖牛奶或豆浆以充盈胃部。测量体重，2D 模式采集按 4.81~7.40 MBq/kg（0.13~0.20mCi/kg）准备药物，3D 模式采集根据体重按 185~370MBq（5~10mCi）准备。建立静脉通道，注射 ^{18}F-FDG，用生理盐水助推，记录血糖值、药物注射时间及剂量。患者在安静、温暖、光线昏暗的环境中闭目静坐或平卧休息，一般 40~60 分钟后显像。对躯干部位显像者应排空膀胱，取下钥匙、手机、带金属扣的皮带等物品，平卧于检查床上，从盆腔底部向颈部扫描。手臂应置于扫描野外以减少干扰。脑显像最好单独扫描，并选择最佳放大倍数、滤波函数和重建方式处理，以提高图像质量。必要时对可疑病灶区域进行延迟显像。对疑诊胃肠道和泌尿系统病变者，可通过饮水、进食、排尿、排便等排除生理性摄取或放射性尿液滞留的影响。

临床意义

食管癌 食管癌细胞膜可高水平表达葡萄糖转运蛋白1，且其表达水平与 PET 显像中病灶的标准摄取值（standard uptake value，SUV）密切相关，因此食管癌 PET 显像呈原发病灶典型高代谢。PET 除可定位原发病灶外，还用于诊断和评价食管癌的分期和预后。约75%的患者确诊食管癌时已有淋巴结转移。PET 对淋巴结转移的敏感性为50%~70%，特异性约90%，特别是对颈部、上纵隔、腹部淋巴结诊断的准确性较高。通过 PET 检查，约20%食管癌患者的分期重新调整，由此治疗方案得以改变。PET+内镜+活检是目前认为最有效准确的食管癌分期方式。PET 在决定肿瘤术式方面比 CT 价值更高。

胃癌 因空腹状态下皱缩的胃常有较高的生理性摄取，胃壁蠕动易影响对局部转移淋巴结的判断，加之印戒细胞癌、黏液腺癌、高分化胃癌和胃黏膜相关淋巴组织淋巴瘤可能对 ^{18}F-FDG 摄取不高，故常规 ^{18}F-FDG PET 检查对于早期胃癌的诊断价值有限，但对明确淋巴结转移及远处转移的敏感性很高。此外，PET 还可提示肿瘤的恶性程度、化疗反应和预后等，对于判断治疗后肿瘤残存和复发有优势，特别适合在治疗后复杂解剖结构中发现病灶（图）。

大肠癌 ^{18}F-FDG PET 检测原发性结直肠癌的敏感性高，直径>0.7cm 的病灶即可被检出。^{18}F-FDG PET 对检测结直肠癌的淋巴结转移和肝、肺和骨转移的敏感性和特异性均高，其监测大肠癌化疗疗效已得到认可，病变对 ^{18}F-FDG 的摄取会明显降低甚至部分消失，提示化疗有效；病变对 ^{18}F-FDG 的摄取不变、升高甚至产生新的病灶，提示化疗无效果。^{18}F-FDG PET检测原发性结直肠癌的特异性较差，主要源于某些腺瘤、癌前病变或息肉对 ^{18}F-FDG 有摄取，多表现为结节状，延迟显像 SUV 可升高。PET 显像中肠道可呈普遍或节段性放射性摄取增高，通过进食后延迟显像观察，若摄取增高影的位置改变，多考虑为肠道的生理性摄取；若摄取增高影的位置不变，且代谢活性明显增高，应警惕恶性病变可能，建议患者行结肠镜检查。

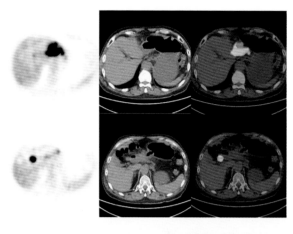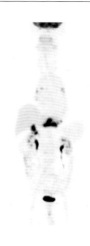

图　胃癌 PET-CT

注：胃壁不均匀增厚，^{18}F-FDG 摄取明显增高，范围约 6.5cm×4.1cm×3.9cm，SUVmax：11.2（第一行）。胃窦周围见多个结节，大小为 0.8~1.7cm，放射性摄取增高，SUVmax 为 2.5~6.6（第二行）。双肺门见多发代谢增高淋巴结。右侧图为最大密度投影图。胃镜提示胃窦大弯后壁可见巨大溃疡，活检提示中低分化腺癌

肝癌　^{18}F-FDG PET 对肝细胞癌诊断的敏感性与肿瘤分化程度有关，高、中分化者常与周围正常肝脏组织的代谢活性相同，诊断敏感性仅为 40%~50%；低分化者肿瘤病灶放射性摄取明显增高，诊断敏感性可达 100%。肝硬化患者肝内放射性分布不均匀，对肿瘤病变代谢活性的观察有干扰。^{18}F-FDG PET 对继发性肝癌的诊断敏感性高，准确率为 100%。需注意类癌肝转移灶也可表现为代谢活性略减低。

胰腺癌　典型胰腺癌表现为灶性摄取增加。^{18}F-FDG PET 显像用于手术前分期比 CT 准确，可更准确和灵敏地发现局部淋巴结转移和远处转移。对胰腺癌术后 CT 发现已手术切除胰腺区域有异常改变者的鉴别，或肝脏新出现病灶太小无法活检者，或血清肿瘤标志物水平升高怀疑复发者，^{18}F-FDG PET 显像均明显优于同组的 CT 检查。

胰腺炎　多数慢性胰腺炎和肿块性炎性假瘤无或仅有少量 ^{18}F-FDG 弥漫性摄取，亦可表现为放射性缺损。需注意囊性或黏液胰腺癌可能摄取不高，而胰腺慢性活动性炎症（包括自身免疫性胰腺炎）可有较高程度的 ^{18}F-FDG 摄取。胰腺弥漫性摄取多为炎性病变，对局灶性炎症者结合病史、其他影像学检查及 CA19-9、血清胰淀粉酶等有助于鉴别诊断。

（李　方）

fùbù hésù xiǎnxiàng

腹部核素显像（abdominal radionuclide imaging）　利用核素显像反映消化系统器官形态及胃肠道动力功能的检查方法。包括食管显像、胃肠道显像、肝显像、胆系显像等，在某些疾病诊治中有独到价值。肝胆动态显像方法简便、安全、无创、辐射剂量低，可反映肝细胞的功能和代谢。胃肠道显像是公认的无创、合乎生理的方法，因其影像相对粗糙，解剖分辨力受到一定限制。

肝胶体显像　按照肝脏的生理功能利用不同的放射性药物进行显像而达到诊断的目的。可了解肝实质细胞的功能，提供占位性病变大小、位置，评估手术切除范围及确定经皮穿刺活检的最适位置。诊断特异性有限，<2cm 的肝内病灶不能发现。静脉注入放射性标记的胶体颗粒，一次流经肝脏时，约 90% 被肝脏的单核-巨噬细胞吞噬并固定。肝脏发生病变时，单核-巨噬细胞的吞噬功能减低或丧失，病变部位呈局限性或弥漫性放射性稀疏或缺损区。

适应证　①确定肝内有无占位性病变。②辅助诊断肝静脉阻塞综合征。

检查方法　显像剂为 ^{99m}Tc-植酸钠（颗粒大小为 20~40nm）或 ^{99m}Tc-硫化铼（颗粒大小为 10~500nm）。静脉注入显像剂后约 15 分钟行肝静态显像，包括前、右前斜、右、左前斜、后位等。断层显像时探头旋转 360°，10~20 秒/帧。重建原始图像获得横断面、冠状断面和矢状断面图像。

临床意义　①正常肝脏：大小、形态及位置正常，放射性在肝内分布均匀。右叶内放射性较浓，左叶较淡。前位时可见一条上下端宽、中间窄的放射性减低区，源于左右叶间沟及肝静脉挤压，肝门区被血管及胆管占据呈放射性减低区；后位时左叶被脊椎遮挡大部，右叶内下缘为肾压迹。②肝静脉阻塞：引流肝尾叶的肝短静脉不受影响，因其血流系直接注入下腔静脉，且肝静脉阻塞致侧支静脉分流，尾叶血流增强，其他区域肝组织因静脉回流受阻，中央静脉及肝窦扩张、淤血，单核-巨噬细胞功能受损，吞噬胶体物质能力降低。

肝血流灌注和血池显像　正常肝脏 75% 的血液来自门静脉，肝动脉血供仅占 25%，故正常人腹主动脉和脾、肾血管床显像时（称动脉相），肝影不明显，6~8 秒后显像剂经门静脉回流入肝，呈肝门静脉灌注影像（称静脉相），可了解肝内占位病变的血供

及血容量。平衡后血池期主要根据病变区血容量的高低表现为高于、低于或等于周围正常的肝组织，以鉴别诊断肝内占位病变性质，肝血池断层及透视三维显像可提高小病灶的检出率及定位的准确率。

适应证 ①肝内占位病变的鉴别诊断。②疑诊肝血管瘤者。

检查方法 显像剂为$^{99m}TcO_4^-$红细胞，采用体内或体外标记法。①"弹丸"式静脉注入显像剂即刻行动态显像，2秒/帧，共计30帧，即可得到肝血流灌注图像。②注射后5、15和30分钟各进行一次静态显像得到肝血池图像，必要时延至4~6小时。③血池期断层显像一般在注射显像剂后约1小时进行，视病变大小可适当延迟采集时间。采用1帧/3°~6°，20~30秒/帧，探头旋转360°，重建原始图像获得横断面、冠状断面和矢状断面图像。

正常影像 ①肝血流灌注相动脉期："弹丸"式注射显像剂后，依次可见放射性通过心脏各房室，肺及左心显影后2~4秒腹主动脉显影，继续2~4秒双肾及脾显影，而肝区不出现明显放射性。②肝血流灌注相静脉期：双肾显影后12~18秒，肝区放射性持续增加，并逐步超过肾脏，源于门静脉灌注。③肝血池相平衡期：30分钟或更长时间后，$^{99m}TcO_4^-$红细胞在循环血液中充分混合，达到平衡状态。通过静态影像可观察到心、脾、肝等血池影像。正常情况下肝区放射性分布均匀，强度一般低于心血池影和脾影。

临床意义 ①肝血管瘤：肝胶体显像所示占位病变部位，动脉相通常无灌注或灌注较少，30%的肝血管瘤动脉期可见放射性增高区。因病变处含血量明显增加，故肝血池影像病变处放射性明显高于周围正常肝组织，称为"过度充填"。定性诊断的准确率为90%~100%，明显优于CT和超声，是诊断肝血管瘤的首选方法。②原发性肝癌：肝血流显像可表现肝动脉灌注阳性。血池相病灶放射性相当于或稍低于周围肝组织。若肿瘤生长迅速，中心出现液化坏死，则动脉期的充盈仅限于肿瘤的边缘部分，血池期见肿瘤中心呈放射性低于病灶边缘的缺损区，与肝囊肿的鉴别主要依据动脉期有无放射性充盈。包膜完整、分化良好者肝血池延迟相病灶放射性高于肝组织，易误诊为肝血管瘤，需结合临床和其他相关检查进行鉴别。部分原发性肝癌向下向后生长，致肝占位性病变在肝肾间，占据右肾上腺位置，肝血池显像易误诊为肝外病变，断层显像有助于鉴别诊断。③肝转移癌：胶体显像可见多发减低区。血流期稍增高或无明显放射性增高区，血池像可低于或稍高于周围肝组织（表）。

胆管系统显像 显像剂在静脉注射后被肝脏的多角细胞摄取，随后被迅速分泌到毛细胆管，在胆汁内高度浓聚，然后经肝胆管、胆囊和胆总管排至肠道，而且不被肠道黏膜所吸收。利用显像剂的上述特点，动态观察显像剂在肝脏的摄取以及在肝、胆管、胆囊和肠腔内排出情况，了解胆管系统的形态和功能。

适应证 ①疑诊急性和慢性胆囊炎。②肝外胆管梗阻和肝内胆汁淤积的鉴别诊断。③先天性胆管闭锁和新生儿肝炎的鉴别诊断。④疑诊胆总管囊肿等先天性胆管异常。⑤肝胆系术后的疗效观察和随访。⑥辅助诊断肝癌。

检查方法 显像剂为^{99m}Tc-依替菲宁和^{99m}Tc-吡哆醛-5-甲基色氨酸。受检者空腹12小时。静脉注射示踪剂后立即用单光子发射计算机体层扫描于5、10、15、20、25、30、45分钟分别进行前位显像，观察胆囊浓缩功能，可加右侧位确认胆囊位置。胆汁排泄延缓者可服脂肪餐（如两个油炸鸡蛋、一杯牛奶等）或用缩胆囊素，脂肪餐后30分钟显像观察胆囊的收缩功能。若肠道显影，显像即

表 肝血流血池显像诊断及鉴别诊断肝内占位病变

病变性质	肝血流血池显像		
	动脉期	静脉期	血池期
肝囊肿	无放射性填充	无放射性填充	放射性缺损区，明显低于周围肝组织
肝血管瘤	无放射性填充	有放射性填充或由无到逐渐填充	病变区放射性逐渐增强，病变愈大愈明显，且明显高于周围肝组织
肝癌	有放射性填充	放射性不继续增强或略有减低	病变区放射性较周围肝组织略高、相同或略低，伴坏死者可出现中心缺损区
肝转移癌	有放射性填充	低于或接近周围肝组织	低于周围肝组织

可结束，不显影者可延迟显像。

正常影像　按动态显像顺序，可分为：①血流灌注相：注射后0至30~45秒，心、肺、肾、大血管、肝依次显影，与^{99m}Tc-红细胞所见血流灌注相一致。②肝实质相：注射后1~3分钟肝已清晰显影，并继续浓集放射性，15~20分钟达高峰。此期肝细胞摄取占优势，后肝影逐渐变淡。③胆管排泄相：随肝细胞将放射性药物分泌入胆管，注射后5分钟胆管内即可出现放射性，逐次显现左右肝管、总肝管、胆囊管、胆囊。胆囊一般在45分钟内已显影，胆系影像随肝影变淡而更清晰，有时可见"胆管树"结构。④肠道排泄相：放射性药物被排至肠道，一般不迟于45~60分钟。用缩胆囊素评价胆囊收缩功能，15分钟后排出率的正常值在35%以上。

临床意义　①急性胆囊炎：静脉注射肝胆显像剂后肝、肝管、胆总管及肠道显影正常，胆囊延迟至4小时仍不显影者，结合临床即可诊断，准确率在95%以上。若注射显像剂后1小时内胆囊显影，基本可排除。②慢性胆囊炎：85%~90%患者胆囊可显影。胆囊显影越滞后，符合率越高。肠道先于胆囊出现放射性是慢性胆囊炎的特异性征象，提示其可能性在75%以上。③胆总管梗阻和非梗阻性扩张；胆管手术后的评价；肝移植术后监测；先天性肝内胆管囊性扩张。

食管通过显像　吞食放射性核素标记液体或食物，动态记录食物随食管进入胃的过程，用所获显像剂通过食管的时间放射性曲线计算一定时间内通过百分率。

适应证　①原发性食管运动功能障碍性疾病：如贲门失弛缓症、弥漫性食管痉挛等。②继发性食管运动功能障碍性疾病：如糖尿病、硬皮病等。

检查方法　检查前晚禁食，环状软骨处放置一放射性标志，练习吞咽动作。显像剂^{99m}Tc-硫化锝溶于水。显像范围包括整个食管、胃近心端。受检者将标记液体含在口中，做一次"弹丸"式吞咽即刻显像，0.5秒/帧，采集1分钟，后每隔30秒干咽一次，同时采集一幅图像，连续4分钟，30秒/帧，采集8帧。共计5分钟。

临床意义　可清晰显示口、咽、食管影像。计算机按照所画的全或分段食管感兴趣区，处理得到时间放射性曲线：①食管通过总时间：食物从食管上段到下段所需时间，正常为6.48 ± 1.31秒。②食管分段通过时间：将食管分为上、中、下3段，用感兴趣区方法计算通过各段的时间，上段3.37秒，中段4.46秒，下段5.44秒。③5分钟食管通过百分率：以每个吞咽动作的次数为横坐标，食管内放射性计数为纵坐标，计算出每分钟食管清除百分率，正常5分钟食管清除百分率为$97.60\%\pm0.11\%$。

胃食管反流显像　下食管括约肌功能障碍时胃内容物可反流入食管。口服不为食管和胃吸收的显像剂，对食管和胃连续动态显像，观察显像剂进入胃后贲门上方有无放射性再次出现，以判断是否有胃食管反流及反流程度。

适应证　①反流性食管炎。②胃大部切除术后观察。③小儿吸入性肺炎。

检查方法　显像剂^{99m}Tc-硫化锝或二乙三胺五乙酸混于橘子汁中，婴幼儿加入牛奶。禁食12小时。受检者（婴幼儿除外）腹部缚带压力装置的腹带或普通腹带，其下放置血压计的充气胶囊，连接血压计。3分钟内饮完酸性试餐后服清水，10~15分钟后仰卧位采集，视野包括食管上段及胃底部。腹部逐渐加压至100mmHg（13.3kPa），每增加20mmHg（2.67kPa）采集30秒/帧。用计算机感兴趣区方法画出胃及食管放射性分布曲线，按公式计算胃食管反流指数（gastroesphageal reflux index，GER index）。GER index = $(E_n - E_B)/G_0$。式中E_n为不同压力时食管内放射性计数；E_B为食管周围的本底数；G_0为压力0时全胃内的放射性计数。

临床意义　①正常影像：放射性食物全部存留在胃内，无论腹部是否加压，食管内始终无示踪剂出现。GER index < 4%为阴性，GER index >7%为阳性。②胃食管反流：无论是否给予上腹部压力，食管下段均出现放射性，并随压力增加而增多。

胃排空试验　放射性核素标记药物与食物混合嘱受检者服食，其在胃内的过程与普通食物一样。用计算机感兴趣区技术得到胃内食物的排空曲线，可真实反映胃排空情况。

适应证　评价胃排空功能。①胃溃疡的病因诊断。②近端胃部分切除术后疑诊幽门梗阻者。③糖尿病胃轻瘫。④功能性消化不良。

检查方法　受检者空腹12小时。显像剂：①固体餐：油煎或蒸煮含^{99m}Tc-硫化锝的鸡蛋。②混合餐：常用油煎含^{99m}Tc-硫化锝的鸡蛋和方便面。③液体餐：常用^{99m}Tc-二乙三胺五乙酸混入普通饮水。5分钟内服完试餐，采用坐位或卧位对胃部进行显像。每5分钟采集1帧，30分钟后每15分钟采集1帧，60秒/帧，共2.0~2.5小时。通过计算机感兴趣区技术获得时间–放射性曲线，计算胃半排空时间（$t_{1/2}$）和排空率（%/min）。t 时胃排空率% =（胃最高计数率–t 时胃计数率）×100%。

临床意义 ①固体试餐胃排空首先呈延滞相，后呈直线形式排空。正常人胃 $t_{1/2}$ 和排空率因显像体位和显像剂试验餐的不同而异，卧位脂餐的 $t_{1/2}$ 平均约 50 分钟，卧位炸鸡蛋餐的 $t_{1/2}$ 平均约 100 分钟。②液体试餐胃排空无延滞相，时间–放射性曲线呈单指数形式下降，$t_{1/2}$ 正常值为 10 ~ 20 分钟。

消化道出血显像 核素标记的自身红细胞可存留于血循环 36 小时，便于连续动态、多次检查，可探测出血量累积 2 ~ 3ml 或出血速度 0.05 ~ 0.10ml/min 的消化道出血，诊断准确率为 80% ~ 95%。静脉注入的 ^{99m}Tc 标记红细胞，随血循环到达出血部位并溢出血管外，出血部位形成放射性浓聚区，随时间延长放射性逐渐增高从而达到诊断目的。

适应证 不明原因的消化道出血，尤其怀疑胃、十二指肠以下，乙状结肠以上的消化道出血。

检查方法 显像剂有 ^{99m}Tc-红细胞和 ^{99m}Tc-硫化锝。① ^{99m}Tc 标记红细胞法：静脉注射 ^{99m}Tc 标记的红细胞，每隔 5 分钟采集 1 帧，30 分钟后每隔 10 ~ 15 分钟采集 1 帧，共计 1 小时。若无阳性发现，每 2 或 4 小时重复显像，直至发现出血灶。若未发现明确病灶，可延迟至 24 小时显像。② ^{99m}Tc-硫化锝胶体显像法：静脉注射显像剂后即开始动态采集，每 1 ~ 2 分钟 1 帧，连续采集 30 分钟，若未发现病灶，可延迟显像至 60 分钟。

临床意义 ① ^{99m}Tc-红细胞显像：腹部大血管和血管床丰富的器官显影，如肝、脾、肾等，而胃肠壁因含血量低，基本不显影。② ^{99m}Tc-硫化锝显像：腹部除肝脾显影较浓外，大血管和肾不显影。③下消化道出血者腹部胃肠道区域出现小点片状浓聚影，且部位、形状不固定，随时间延长向肠道远端移行。

异位胃黏膜显像 胃黏膜细胞有摄取和排泌 ^{99m}TcO$_4^-$ 的功能，而肠黏膜细胞无此特性，静脉注射显像剂后，异位胃黏膜与正常胃黏膜同样可从血液中摄取。

适应证 ①梅克尔憩室的诊断。②成人食管疾病的鉴别诊断。

检查方法 显像剂为新淋洗的 ^{99m}TcO$_4^-$。检查前禁食 4 小时以上，禁用影响胃黏膜摄取的药物，如过氯酸钾、水合氯醛、阿托品、钡剂等。检查前服用西咪替丁可增加胃黏膜摄取，增加阳性率。检查前排空尿便。取仰卧位，必要时加侧位，显像范围从剑突至耻骨联合。巴雷特食管显像可取直立位，显像范围以剑突为中心，包括食管和胃。食管显像可于病灶显示后饮水，重复显像。静脉注射显像剂后即刻显像，后每 5 分钟 1 帧至 30 分钟，后每 10 ~ 15 分钟 1 帧，每帧计数 500 ~ 1000K，根据情况可延迟至 1 ~ 2 小时。

临床意义 ①胃区内有明显放射性聚集，肾、膀胱显影较胃影淡，十二指肠至结肠区接近本底。②梅克尔憩室：可见单个小圆形或近似小圆形的异常浓集区，与胃同时或迟于胃显像，位置固定，诊断准确率为 70% ~ 80%。③小肠重复畸形：可见腹部尤其回肠部位条索肠祥状、团块状或 >4cm 的大圆形异常浓集。④胃重复畸形：因囊内面被覆消化道黏膜，可摄取 ^{99m}TcO$_4^-$，显像时胃左下呈大圆形放射性增高区。

（李　方）

wèi-cháng chuánshū shìyàn

胃肠传输试验（gastrointestinal transit test） 测定胃肠各段通过时间和排空率评估胃肠动力的检测方法。为功能性和动力障碍性胃肠疾病的诊断提供动力学依据。

适应证 ①胃排空异常。②小肠传输障碍，如功能性腹泻、假性肠梗阻等。③功能性便秘分型。

检查方法 ①不透 X 线标志物法：有单标志物（长 10mm、直径 1mm 的同一规格钡条）法或双标志物（两种规格不透 X 线的标志物，由硫酸钡和胶剂制成）法。将 20 个标志物装入胶囊与试验餐一同吞服，间隔一定时间摄腹部 X 线平片，计数特定部位标志物数目，计算标志物自口腔抵该部位的时间，可分别测出胃排空时间（见胃排空测定）、小肠通过时间（small bowel transit time，SBTT）、结肠通过时间（colonic transit time，CTT）、节段结肠通过时间（segmental colonic transit，SGTT）及全胃肠通过时间（gastrointestinal transit time，GITT），并计算其排空率（表）。②放射性核素显像法：患者服放射性核素 ^{99m}Tc 标记试验餐，通过闪烁照相检测食物通过胃肠道时间。可用于测定固体液体胃排空、小肠通过、结肠通过及全胃肠道通过的情况。③氢呼气试验：口服在小肠不能分解的糖类如乳果糖，到达回盲部进入结肠后在大肠中被细菌代谢，释放出氢气，弥散入血并由肺呼出，应用气相色谱仪检测呼出氢气的浓度。从摄入乳果糖到达呼气中持续增高氢的浓度至最高峰时间即为口-盲通过时间，也代表小肠通过速度。

表　中国人胃肠通过时间正常值
（n=60，M±SE）

通过时间 （$t_{1/2}$）	平均值 （h）	范围 （h）
GITT	25±0.9	17.7~32.3
SBTT	9.0±0.4	5.7~12.3
CTT	15.9±1.0	8.4~23.4

临床意义　此法可确定胃肠道传输是否异常和有无节段，用于功能性胃肠疾病患者的胃肠动力功能检查。

（罗金燕）

wèicháng jīsù

胃肠激素（gastrointestinal hormone）

消化道内分泌细胞分泌的具有激素作用的一组多肽。胃肠道是人体最大的内分泌器官，但有些胃肠激素是由胰腺分泌，故又称胃肠胰激素。某些首先在消化道发现并命名的胃肠激素在脑组织中也大量存在，而某些原来认为只存在于脑组织的肽类激素也广泛分布于胃肠道，这些具有双重分布特点的肽类激素又称脑-肠肽。

胃肠激素通常以无活性的前体形式在细胞内合成，翻译后加工修饰成为有生物活性的激素。翻译后加工包括信号序列的裂解、糖基化、二硫键形成、硫酸化、磷酸化、双碱基裂解、单碱基裂解、酰胺化、二级结构的形成等。某些胃肠激素的肽链具有多处碱基裂解位点，可形成多种大小不等的有生物活性的分子形式。胃肠激素以调控性途径分泌，即受到刺激后分泌颗粒或囊泡以钙依赖方式与细胞膜融合，激素被释放到细胞外。

胃肠激素通过作用于靶细胞膜上的相应受体发挥作用，其到达相应受体的方式：①经典的内分泌方式：分泌入血，通过血液循环到达靶器官。②旁分泌：释放进入组织间隙，作用于邻近组织细胞。分泌的胃肠激素作用于分泌该激素的内分泌细胞本身，又称自分泌，是旁分泌的一种特殊形式。③神经分泌：某些胃肠激素在神经细胞内合成，通过突触抵达靶细胞并释放激素直接作用于该靶细胞。以旁分泌机制发挥作用的胃肠激素类似神经递质的作用，有别于传统的激素和内分泌概念。实际上很多胃肠激素具有激素和神经递质的双重作用，从神经递质的角度又将其称为神经肽，产生这些肽类物质的细胞属于神经内分泌细胞。胃肠激素的这些特点证明神经系统和内分泌系统密切相关，神经内分泌学即专门研究二者关系的边缘学科。胃肠激素发挥作用的最主要膜受体是G蛋白偶联受体，以cAMP和Ca^{2+}为第二信使。蛋白激酶型受体也参与部分胃肠激素的作用。

经典的胃肠激素包括促胃液素、促胰液素、缩胆囊素、血管活性肠肽、促胃动素、生长抑素、胰高血糖素、胰多肽、P物质、神经降压素等，已知的可归类为胃肠激素的多肽类物质有几十种，仍不断有新的胃肠激素被发现。尽管胃肠激素很多，但某些胃肠激素结构上存在相似性，据此可对胃肠激素进行分类，称为族，属于同族的胃肠激素功能上也具有相似性（表）。

促胰液素　又称胰泌素。1902年由Bayliss和Starling首次描述，是第一个被发现，也是最"经典"的胃肠激素，其经典性在于可以据此追溯"激素"和"内分泌"概念的由来。1961年由Jorpes和Mutt纯化，1968年确定其氨基酸序列，由27个氨基酸残基组成。分泌促胰液素的内分泌细胞为S细胞，主要分布于十二指肠和空肠。促胰液素受胃酸和食物营养成分（主要为脂肪酸）的刺激而释放。促胰液素不存在活性片段，发挥生理功能需完整结构，这也是促胰液素族胃肠激素的共同特点。

生理功能　①刺激胰腺分泌水和碳酸氢盐，碱性胰液中和胃酸，为消化酶在肠道发挥作用创造条件。②促进胆汁和胃蛋白酶分泌，抑制胃酸分泌和胃肠动力等。③与缩胆囊素有相互加强作用。

临床意义　①正常人空腹血浆促胰液素浓度低且变异性大，某些神经内分泌肿瘤如胰岛素瘤、促胃液素瘤可伴促胰液素水平升高，但尚无促胰液素形成的神经内分泌肿瘤的报道。②可作为某些临床试验的刺激物，如促胰液素激发试验用于促胃液素瘤的诊断，促胰液素试验是直接检测胰腺外分泌功能的试验。可同时应用促胰液素和缩胆囊素作为刺激物测定胰腺外分泌功能，称为促胰液素-缩胆囊素联合试验。

促胃液素　又称胃泌素。1905年由Edkins首次描述，是第二个被发现的胃肠激素，其命名受到促胰液素的影响。促胃液素主要由分布于胃窦的G细胞分泌。食物成分是刺激促胃液素释放的主要因素，而胃酸可抑制促胃液素的释放，此外还受到其他胃肠激素和神经的调节，其中生长抑素、促胃液素释放肽及迷走神经起重要作用。促胃液素在血液中以多种分子形式存在，其中主要是17肽促胃液素和34肽促胃液素，尚

表 消化系统多肽类物质的分类

家族	名称	家族	名称
促胃液素族	促胃液素	速激肽族	P 物质
	缩胆囊素		神经激肽 A
促胰液素族	促胰液素		神经激肽 B
	血管活性肠肽		神经肽 K
	垂体腺苷酸环化酶激活肽		神经肽 γ
	胰高血糖素	降钙素基因相关肽族	降钙素基因相关肽
	胰高血糖素样肽		淀粉素
	胃泌酸调节素	铃蟾肽族	促胃液素释放肽
	生长激素释放因子		铃蟾肽
	肠抑胃肽/葡萄糖依赖性促胰岛素多肽		神经介素 B
	组异亮肽	胰岛素族	胰岛素
	组甲硫肽		胰岛素样生长因子 I
胰多肽族	胰多肽		胰岛素样生长因子 II
	酪酪肽	表皮生长因子族	表皮生长因子
	酪神经肽		转化生长因子 α
神经降压素族	神经降压素		表皮调节素
	神经介素 N		双向调节素
甘丙素族	甘丙素		肝素结合表皮生长因子
	甘丙素信息相关肽	其他	生长抑素
	甘丙素样肽		促胃动素
	Alarin		生长激素释放肽
阿片肽族	甲啡肽		肥胖抑制素
	亮啡肽		瘦素
	β 内啡肽		转化生长因子 β
	强啡肽		内皮素

有 71 肽、52 肽、14 肽和 6 肽，其 C 末端 4 肽完整即具有生物活性。

生理功能 ①刺激胃酸分泌，通过增加组胺释放及直接作用于壁细胞的促胃液素受体实现。②促进胃黏膜生长。

临床意义 促胃液素是血浓度较高的胃肠激素之一，测定时不需进行血浆提取，可用放射免疫分析法直接检测。①用于促胃液素瘤的诊断：促胃液素瘤是最常见的胃肠激素相关的神经内分泌肿瘤之一，肿瘤多位于十二指肠降段和胰腺，临床上出现高促胃液素血症、胃酸分泌过多和严重消化性溃疡三联征，又称佐林格－埃利森综合征（Zollinger-Ellison syndrome）。②高促胃液素血症见于：胃窦残留综合征、慢性

胃出口梗阻、G 细胞功能亢进（三者有胃酸分泌过多，但无肿瘤）及任何原因造成的胃酸缺乏（如恶性贫血、应用强抑酸剂等）。③十二指肠溃疡患者进食或受其他刺激后血促胃液素升高程度明显高于正常人，而幽门螺杆菌（Helicobacter pylori，H. pylori）可使胃窦部促胃液素释放增加，根除 H. pylori 后其释放明显降低，这使胃酸分泌过多、H. pylori 感染和十二指肠溃疡的发病三者之间形成了联系，促胃液素可能是其中的重要环节。④五肽促胃液素作为胃液分析的刺激物，协助酸相关性疾病的诊断。⑤五肽促胃液素可作为激发试验的刺激物：类癌综合征患者静脉注射五肽促胃液素后血 5-羟色胺明显升高，

同时出现面部潮红等症状。甲状腺髓样癌患者注射五肽促胃液素后降钙素释放增加，可协助诊断。

缩胆囊素 又称胆囊收缩素，曾称促胰酶素。1928 年 Ivy 和 Oldberg 在美国发现缩胆囊素（cholecystokinin，CCK），1943 年 Harper 和 Raper 在英国发现促胰酶素。20 世纪 60 年代 Mutt 和 Jorpes 对二者进行纯化并测定结构，证明为同一种激素，并最终命名为 CCK。消化道分泌 CCK 的内分泌细胞称为 I 细胞，主要分布在十二指肠和近段空肠，是外周循环中 CCK 的主要来源。CCK 也大量分布于中枢和周围神经系统，主要通过神经分泌和旁分泌发挥神经递质的作用。刺激 I 细胞分泌 CCK 的是食物中的营养成分，

主要是蛋白质和脂肪的消化产物。

CCK 与促胃液素同属促胃液素族，二者的 C 末端 5 肽氨基酸序列完全一致，这一族激素的共同特点是发挥生物活性不需要结构完整，血液中存在大小不同的活性片段。已经证实存在的 CCK 分子形式有 33 肽、8 肽、58 肽、39 肽、22 肽、83 肽和 5 肽。CCK 受体分为 2 个亚型，称为 CCK-A 受体和 CCK-B 受体，前者主要存在于周围神经系统，后者主要分布在中枢神经系统，且与促胃液素受体存在交叉性。

生理功能 ①进食后刺激胆囊收缩和胰酶分泌，是 CCK 最主要的生理作用。②松弛奥迪括约肌，加强促胰液素作用，进一步增加胰液和胆汁中水的含量，有利于胆汁和胰液进入十二指肠，维持正常消化功能。③抑制胃排空。④促进胰腺生长。⑤进食后产生饱感的主要生理信号，进餐后 CCK 释放，作用于迷走神经的 CCK-A 受体，通过肽能神经纤维将信息传递到摄食中枢。以上公认的生理功能均由外周释放的 CCK 发挥，中枢神经系统也有大量 CCK 存在。研究显示，CCK 参与情绪、疼痛、睡眠、学习、记忆等高级神经活动，但其中很多环节尚不清楚。

临床意义 CCK 的血浆浓度极低，以多种分子形式存在，且结构与促胃液素相似，是最难测定的胃肠激素之一，故难以确定疾病状态下 CCK 的变化。尚无公认存在的分泌 CCK 的神经内分泌肿瘤。临床上有利用人工合成的 8 肽 CCK 评价胆囊收缩功能，或与促胰液素联合应用评价胰腺外分泌功能，但均未普及。

生长抑素 曾称生长激素释放抑制因子。1973 年 Brazeau 等在羊下丘脑发现并提纯，此后证实消化系统也有广泛分布，是支持脑-肠肽概念的代表性胃肠激素，也是胃肠激素通过旁分泌发挥作用的典型代表。由 D 细胞分泌，广泛分布于贲门至直肠的黏膜和胰岛及胃肠道和胰腺的神经组织。体内生长抑素（somatostatin，SS）以 14 肽和 28 肽分子形式存在，其发挥作用的受体有 5 种亚型，即 SS-R1 至 SS-R5。调控生长抑素释放的因素包括食物、神经及多种胃肠激素。

生理功能 抑制生长激素释放最先被证实，后发现对消化系统的各种功能均有广泛抑制作用。①抑制胃肠道运动和胆囊收缩。②抑制胃酸和胃蛋白酶原分泌，抑制胆汁分泌，抑制各种胰酶和碳酸氢盐的分泌。③抑制多数胃肠激素的释放，包括促胰液素、促胃液素、CCK、血管活性肠肽、胰多肽、胰高血糖素等。④抑制细胞增殖，抑制肠道对营养物质的吸收及水和电解质的转运，减少内脏血流，降低内脏敏感性。上述功能有些是生长抑素的直接作用，有些是通过调控其他胃肠激素或神经递质的释放间接发挥作用。

临床意义 生长抑素是目前最具临床应用价值的胃肠激素，主要利用其人工合成的类似物，因为天然生长抑素的半衰期短（约 3 分钟）。①生长抑素表达增加见于多种神经内分泌肿瘤。②单纯的生长抑素瘤罕见，主要发生在胰腺和十二指肠，临床上有特征性的轻型糖尿病、胆囊疾病（增大、结石形成）和严重渗透性腹泻，即所谓生长抑素瘤综合征。③多种神经内分泌肿瘤有生长抑素受体高表达，可用 ^{99m}Tc 标记的奥曲肽做生长抑素受体显像做定位诊断，敏感性较高。此外，还可用于脑肿瘤和其他有生长抑素受体表达的肿瘤的诊断。④用于各种神经内分泌肿瘤的治疗，既可抑制肿瘤生长，又可抑制肿瘤分泌激素，减轻某些激素所致症状，需长期应用。已有长效生长抑素类似物，可每月注射一次。此外，还可用于治疗食管胃静脉曲张破裂出血、重症急性胰腺炎、肢端肥大症、倾倒综合征、肠瘘、胰瘘、胰腺假性囊肿、分泌性腹泻及其他原因引起的顽固性腹泻、系统性硬化病引起的胃肠道动力紊乱及减少胰腺手术并发症。生长抑素类似物作为药物短期应用不良反应很少且很快消失，长期应用最主要的副作用是胆石形成。

血管活性肠肽 1970 年 Said 和 Mutt 从猪的小肠分离并发现其有强烈舒血管作用，因此命名。血管活性肠肽（vasoactive intestinal peptide，VIP）由 28 个氨基酸组成，属于促胰液素族。曾认为 VIP 由消化道 H 细胞分泌，后研究发现，即使在消化道 VIP 也主要由神经细胞产生。VIP 大量存在于消化系统、神经系统及其他系统（如呼吸、心血管、泌尿、生殖等），是最重要的肽能神经递质之一。VIP 受体分为 VIP1 和 VIP2 亚型。

生理功能 ①强烈刺激肠道分泌水和电解质，促进胰腺水和碳酸氢盐的分泌。②抑制胃肠道运动，松弛下食管括约肌、奥迪括约肌和肛门内括约肌。③舒张肠道血管，增加肠道血流。

临床意义 ①VIP 瘤是一种罕见的胰腺神经内分泌肿瘤，又称弗纳-莫里森综合征（Verner-Morrison syndrome）综合征、水泻-低血钾-无胃酸综合征、胰性霍乱，主要临床表现为严重分泌性腹泻、严重低血钾、低胃酸或无胃酸，以及高血钙、高血糖、皮肤潮红。②可能与贲门失弛缓症、先天性巨结肠、胆石症等发病相关。③多种神经内分泌肿瘤有 VIP 受体的表达，因此可利用 VIP 受体显像进行诊断，其阳性率与生长抑素受体显像接近，但后者临床应用更广泛。

胰多肽　由动物胰腺制备胰岛素时作为不纯成分被分离出的多肽，故称胰多肽。此后在脑组织和肠道分别发现了酪神经肽（neuropeptide Y，NPY）和酪酪肽（peptide YY，PYY），三者共同组成胰多肽族。这 3 种肽结构近似，均由 36 个氨基酸残基构成。胰多肽（pancreatic polypeptide，PP）由胰腺 PP 细胞分泌，属于传统意义的激素，尚未在神经组织中发现。PYY 主要分布在回肠和结直肠，由 H 细胞和 L 细胞分泌。NPY 广泛存在于中枢和周围神经系统及肾上腺髓质，整个消化道均有 NPY 免疫反应性神经纤维分布。

生理功能　①基础状态下 PP 可刺激胃酸分泌，但抑制促胃液素刺激后的胃酸分泌。对各种因素刺激后的胰腺外分泌有明显抑制作用。②PYY 对胰腺外分泌也有较强抑制作用，但其分布不同于 PP，进食数小时内缓慢释放，故二者作用机制不同。③NPY 在消化系统的主要作用为抑制性，包括抑制胃肠运动，抑制胃酸和胃蛋白酶、小肠水和电解质及胰腺分泌。在中枢神经系统 NPY 有刺激食欲作用。

临床意义　①胰多肽瘤是分泌 PP 的胰腺内分泌肿瘤，PP 升高在临床上不引起特殊症状，甚至无症状。单纯胰多肽瘤罕见，

但血浆 PP 升高见于其他神经内分泌肿瘤，特别是在无功能胰岛细胞瘤，因此可通过测定血浆 PP 对其他神经内分泌肿瘤进行筛查或随访。②慢性胰腺炎餐后血浆 PP 浓度升高低于正常，可辅助诊断慢性胰腺炎。

促胃动素　1967 年 Brown 首先发现，1972 年将其纯化并命名。由 22 个氨基酸残基组成，结构与其他胃肠激素无相似性，因此不属于任何胃肠激素家族。由主要分布在十二指肠和空肠黏膜的 M 细胞分泌。促胃动素受体主要分布在胃肠道肌层，特别是环行肌，黏膜层无促胃动素受体。

生理功能　主要是促进胃肠道运动。空腹状态下，血浆促胃动素浓度呈周期性变化，这种变化与消化间期胃肠运动的周期性吻合。I 相为静止期，此时血浆促胃动素浓度很低，而在 III 相胃肠道出现规律性强收缩，同时血浆促胃动素水平达高峰。促胃动素是调节消化间期移行性运动复合波的最重要生理因素。大剂量外源性促胃动素可刺激餐后胃肠运动，但生理情况下促胃动素不参与餐后胃肠运动。

临床意义　尚未发现主要分泌促胃动素的神经内分泌肿瘤。有关促胃动素在疾病状态下的变化所知甚少，相关研究多集中在胃肠动力性疾病，但尚无公认结论。尽管促胃动素本身的临床意义尚不清楚，但大环内酯类抗生素红霉素是促胃动素受体激动剂已得到公认，其在无抗菌作用的小剂量时即可引起类似消化间期 III 相的胃肠道收缩。

神经降压素　1973 年 Carraway 在牛下丘脑发现，后在小肠也分离出同样结构的多肽且含量远高于脑。因其最初发现的作用

是降压，故而得名。神经降压素（neurotensin，NT）由 13 个氨基酸残基组成，其生物活性来自 C 末端 5 肽，由主要分布在回肠黏膜的 N 细胞分泌。食物中的脂肪成分是促进 NT 释放的最强刺激物，血浆 NT 浓度在餐后 10 分钟内升高，但此时食物尚未到达回肠，说明 NT 的释放非食物直接刺激，而是由其他神经体液因素介导。

生理功能　尚不十分清楚。早期发现的扩张血管、增加血流、降低血压等属于药理作用，生理剂量 NT 对心血管系统的影响很小。外源性 NT 可抑制促胃液素刺激后的胃酸分泌、抑制胃肠道运动、增强缩胆囊素和促胰液素的促胰腺分泌作用，这些作用或是间接的，或是药理性的。

临床意义　尚未发现 NT 形成的神经内分泌肿瘤，但某些其他神经内分泌肿瘤可能同时分泌 NT，引起面部潮红、低血压等。尚未发现 NT 与消化系统疾病直接相关。

肠抑胃肽　属于促胰液素族，是一个很独特的胃肠激素。①肠抑胃肽（gastric inhibitory polypeptide，GIP）的发现过程与其他胃肠激素不同，是分离提纯 CCK 过程中提出可能含有一种可抑制胃酸分泌的多肽的假设，最终发现并证实。②其主要作用并非最初发现的抑制胃酸分泌，而是介导葡萄糖刺激的胰岛素分泌，因此将其称为葡萄糖依赖性促胰岛素多肽（glucose-dependent insulinotropic polypeptide），仍简称 GIP。③发现 GIP 前很久，中国学者林可胜就认定存在这种激素，食物进入小肠后释放肠抑胃素抑制胃酸分泌，食物刺激小肠释放促胰岛素，使葡萄糖刺激下的胰岛素分泌增加，但始终未能提纯这两

个肯定存在的激素，后来却发现了 GIP，仍未公认 GIP 是唯一的肠抑胃素或促胰岛素。GIP 由 42 个氨基酸残基组成，由分布在十二指肠和近段空肠的 K 细胞分泌，食物中的糖和脂肪是 GIP 释放的强刺激物。

生理功能 ①促进胰岛素释放，属葡萄糖依赖性，即血糖浓度低时 GIP 不刺激胰岛素释放，血糖浓度升高时 GIP 才刺激胰岛素释放。同样血糖浓度下，口服葡萄糖比静脉注射葡萄糖引起的胰岛素分泌更多，这一效应由 GIP 介导。②脂肪代谢方面，GIP 与胰岛素有协同作用。③超生理剂量时抑制胃酸分泌。

临床意义 与疾病的关系尚不清楚。基于 GIP 的促胰岛素分泌作用，糖尿病方面的相关研究较多，但尚无一致性结果。因 GIP 参与脂肪代谢，其与肥胖的关系受到重视。

生长激素释放肽 又称胃促生长素、胃饥饿素。人们首先发现人工合成的外源性生长激素促分泌物（growth hormone secretagogue，GHS）与体内的生长激素释放激素（growth hormone-releasing hormone，GHRH）促进生长激素释放的机制不同，作用于不同受体，并于 1996 年成功克隆了生长激素促分泌物受体（growth hormone secretagogue receptor，GHSR），当时并不清楚 GHSR 在体内的天然配体，直到 1999 年 Kojima 等发现并命名生长激素释放肽（growth hormone-releasing peptide），证实其为体内与 GHSR 结合并发挥作用的内源性激素。由 28 个氨基酸残基组成，主要由分布于胃底的 P/D1 细胞分泌，下丘脑、肠道、肾和胎盘也有少量分泌，较晚发现的存在于胰岛

的 E 细胞也分泌这一激素。其分泌受进食影响，餐前分泌增加，餐后分泌减少。

生理功能 ①促进生长激素释放，是继 GHRH 和生长抑素后第三个调节垂体生长激素释放的激素。②刺激食欲、增加进食量，是目前唯一以增进食欲为主要生理功能的激素，是生长激素释放肽的直接作用，不依赖生长激素的释放。③增强学习和记忆、调节睡眠、减轻应激引起的抑郁和焦虑等。

临床意义 是引起普拉德-威利综合征（Prader-Willi syndrome）患者贪食和肥胖的直接原因。生长激素释放肽在神经系统、内分泌、肿瘤、心血管等领域也有大量研究，具有潜在应用价值，尚未直接用于临床疾病的诊断和治疗。

肥胖抑制素 2005 年 Zhang 等利用生物信息学技术发现。肥胖抑制素与生长激素释放肽由同一个基因编码，有共同的前激素原。生成的 117 个氨基酸的前生长激素释放肽原，经剪切去除信号肽形成生长激素释放肽原，后裂解为生长激素释放肽和 C-ghrelin，后者进一步裂解为肥胖抑制素。由 23 个氨基酸残基组成，体内分布与生长激素释放肽相同，主要在胃底。

生理功能 ①抑制食欲和胃肠道运动，从而减少进食量，控制体重增长。②对生长激素的释放无直接调节作用，但可能对抗生长激素释放肽的促生长激素释放作用，对生长激素释放激素和生长抑素调节生长激素释放的作用没有影响。③影响学习、睡眠，提高记忆力及抗焦虑。

临床意义 血浆肥胖抑制素水平，特别是血浆肥胖抑制素与

生长激素释放肽的比值与疾病的关系受到广泛关注。研究疾病包括糖尿病、肥胖、普拉德-威利综合征、炎症性肠病、慢性肾脏疾病、类风湿关节炎等，初步结果显示与这些疾病的诊断和治疗有一定相关性。肥胖抑制素的临床研究尚处于起步阶段。

（孙 钢）

yōuménluógǎnjūn jiǎncè

幽门螺杆菌检测（*Helicobacter pylori* detection） 检测幽门螺杆菌感染的方法。按取材方法分为：①侵入性：胃镜下钳取活体组织，做组织学检测、细菌培养、快速尿素酶试验（rapid urease test，RUT）、分子生物学技术等。②非侵入性：包括血清学检测、粪便抗原检测、^{13}C 或 ^{14}C-尿素呼气试验（urea breath test，UBT）等。（见幽门螺杆菌尿素呼气试验、幽门螺杆菌组织学检查、幽门螺杆菌粪便抗原测定、幽门螺杆菌血清学检测、幽门螺杆菌培养、幽门螺杆菌分子生物学检查）

按诊断方法分为：①微生物学方法：细菌分离培养是诊断幽门螺杆菌（*Helicobacter pylori*，*H. pylori*）感染的金标准。②血清学方法：包括酶联免疫吸附检测、乳胶凝集试验和蛋白印迹检测等。③尿素酶依赖技术：包括 RUT、^{13}C 或 ^{14}C-UBT 等。④形态学方法：包括组织病理染色、涂片染色等。⑤分子生物学检测：可通过胃液、胃黏膜组织和血液等进行检测。

诸多诊断方法各有其特点及利弊。①RUT 是中国最常用的方法，RUT 阳性即可诊断。但因 *H. pylori* 在胃内分布不均匀，易出现假阴性。②RUT、^{13}C 或 ^{14}C-UBT 属于尿素酶依赖性试验，服用抗生素、铋剂、质子泵抑制剂者，尿素酶的活性可受抑制，易出现

假阴性。③^{13}C 或 ^{14}C-UBT 是评价 H. pylori 是否根除的金标准，需停用抗生素至少 4 周后进行。④血清 H. pylori 抗体检测主要用于流行病学调查，半年内未应用抗生素或未经抗 H. pylori 规范治疗者，若抗体阳性可诊断为 H. pylori 现症感染。对于消化性溃疡合并出血、黏膜相关淋巴组织淋巴瘤、慢性萎缩性胃炎患者，尿素酶依赖性试验、H. pylori 细菌培养及组织学检查等可能出现假阴性，可联合血清 H. pylori 抗体检测进行评价。⑤粪便 H. pylori 抗原检测是检测 H. pylori 现症感染的非侵入性方法，因试剂来源有限，中国尚未广泛开展。⑥分子生物学技术检测繁琐，诊断 H. pylori 感染和评估 H. pylori 根除效果的价值有限，仅用于研究。

（胡伏莲）

yōuménluógǎnjūn niàosù hūqì shìyàn

幽门螺杆菌尿素呼气试验

(Helicobacter pylori urea breath test) 用核素标记的尿素做呼气试验检测幽门螺杆菌感染的方法。幽门螺杆菌（Helicobacter pylori，H. pylori）有活性很高的尿素酶，可分解尿素产生 NH_3 和 CO_2，CO_2 在小肠上段被吸收进入血液循环，随呼气经肺排出。受试者口服 ^{13}C 或 ^{14}C 标记的尿素后，胃中 H. pylori 可将其分解。收集受试者服药前、后呼出的气体，检测呼气中的标记 CO_2，可辅助诊断 H. pylori 感染。核素标记的尿素经口到达胃内分布均匀，只要尿素接触的部位存在 H. pylori，即可被检出。

尿素呼气试验（urea breath test，UBT）分为 ^{13}C-UBT 和 ^{14}C-UBT。^{13}C 属稳定核素，以特定的比例天然存在，无放射性，对人体、环境均无害，已广泛应用于医学生物学领域。已批准用于临床的 ^{13}C-尿素药品含量有成人用和儿童用两种规格。^{13}C-UBT 的检测方法有核素质谱法和红外光谱法，前者灵敏性较高，但价格昂贵，要求批量检测，不适用于临床，后者可单样品或多样品检测，适合于推广。^{14}C-UBT 采用液闪计数仪检测法，较 ^{13}C-UBT 便宜，所用 ^{14}C-尿素剂量小，对人体无害，但不适用于孕妇及儿童。

^{13}C 或 ^{14}C-UBT 检测 H. pylori 操作简便、快速、准确、无创，其敏感性为 95%，特异性为 95%~100%。是诊断 H. pylori 现症感染和评估 H. pylori 根除效果的金标准。若用于评估，患者需停服抗 H. pylori 药物 4 周，以免出现假阴性。

（胡伏莲）

yōuménluógǎnjūn kuàisù niàosùméi shìyàn

幽门螺杆菌快速尿素酶试验

(Helicobacter pylori rapid urease test) 通过测定尿素酶检查幽门螺杆菌感染的方法。幽门螺杆菌（Helicobacter pylori，H. pylori）可产生活性很强的尿素酶，分解胃液中的尿素生成 NH_3 和 CO_2，NH_3 可中和胃酸，使胃内局部 pH 升高，利于细菌的定植与繁殖。尿素酶试验阳性说明有 H. pylori 感染。

方法：用 H. pylori 快速尿素酶检测试剂盒，内含尿素、pH 指示剂（酚红）、缓冲液和防腐剂。若活检组织使试剂中的酚红由黄变为红色，说明 pH 升高，提示存在 H. pylori。胃液中可产生尿素酶的其他细菌量较少，尿素酶活性较低，生成的 NH_3 可被缓冲液缓冲，不致 pH 升高，故不出现假阳性。该试验的敏感性和特异性均在 90% 以上，可在胃镜检查时

快速进行，操作简便易行。

注意事项：①活检标本中细菌数量 $\geqslant 10^4$ 方显示阳性，故此法不能单独作为根除 H. pylori 效果的评估指标。②H. pylori 在胃内分布不均匀或取材的大小及数量不足，可能出现假阴性结果。③观察时间、温度等也可影响试验结果，观察时间短者其敏感性低、特异性高；观察时间长者其敏感性高、特异性低。④胃内有活动性出血时，血液可改变胃内 pH，亦可影响试验结果。⑤抗生素、铋剂及抑酸药可降低 H. pylori 尿素酶的活性，易导致假阴性。

（胡伏莲）

yōuménluógǎnjūn zǔzhīxué jiǎnchá

幽门螺杆菌组织学检查 (Helicobacter pylori detection by histology)

用组织学检查幽门螺杆菌感染的方法。通过胃镜钳取胃黏膜组织，经包埋、切片、染色、镜检观察是否存在幽门螺杆菌（Helicobacter pylori，H. pylori）。染色方法：①HE 染色：可显示胃黏膜的组织学形态，但诊断 H. pylori 感染的敏感性较差。②Warthin-Starry 银染：细菌与组织对比极为明显，但操作复杂。③Giemsa 染色：简便、价廉，但不能长期保存。④改良甲苯胺蓝染色：较 Giemsa 染色需时短、染色稳定，可长期保存。⑤免疫组织化学染色：不作为常规方法，主要用于鉴别 H. pylori 球形菌。

低倍镜下 H. pylori 呈小短杆菌，较难见到 S 状弯曲，轮廓不甚清楚。高倍镜下 H. pylori 可呈典型的 S 状、海鸥状弯曲或稍带弯曲的短杆菌，位于黏液层表面，可侵入至胃腺窝深部上皮细胞的连接处，突破基底膜侵入组织内者少见。细菌定植的密度主要根据 H. pylori 的累及范围判定（悉

尼系统）：大量细菌累及活检材料中 2/3 的胃腺窝为重度；单个或少量细菌累及小于活检材料中 1/3 的胃腺窝为轻度；中度介于两者之间。

H. pylori 组织学检查方法的优点：①可同时明确胃内病变。②确定胃内炎症的程度和类型。③随诊病变的转归。此法是诊断 *H. pylori* 感染的金标准之一。因 *H. pylori* 在胃内分布不均匀或钳取胃黏膜活检标本数目及部位少，可出现假阴性结果。高度怀疑 *H. pylori* 感染者，需联合 ^{13}C 或 ^{14}C-尿素呼气试验等进行检测。

（胡伏莲）

yōuménluógǎnjūn fènbiàn kàngyuán jiǎncè

幽门螺杆菌粪便抗原检测

（*Helicobacter pylori* stool antigen detection） 用测定相应粪便抗原检查幽门螺杆菌感染的方法。幽门螺杆菌（*Helicobacter pylori*，*H. pylori*）定植于胃黏膜上皮细胞的表面，并随胃黏膜上皮细胞的快速更新、脱落而脱落，并随粪便排出，通过检测其粪便抗原可了解有无 *H. pylori* 感染。此法适用于任何年龄，尤其是婴幼儿及有精神障碍者，可用于 *H. pylori* 现症感染诊断，根除 *H. pylori* 效果及大规模流行病学调查。

检测方法：①酶联免疫分析双抗体夹心法：应用酶标仪进行，需 2 小时。②粪便抗原免疫检测卡：用横向流动色谱技术检测 *H. pylori* 粪便抗原，操作简单、快捷，5 分钟即可完成，患者可自行操作，其敏感性为 90.0%～98.2%，特异性为 75%～100%，正逐步取代夹心法。

注意事项：①受试者若服过抗生素、铋剂、质子泵抑制剂，检查前需停药 4 周，以免出现假

阴性。②用免疫检测卡检查时，粪便样品加入检测孔后 5 分钟读取结果，超时可能出现假阳性。不能立即检查的标本应置−20℃冰箱，否则可能导致假阴性。

（胡伏莲）

yōuménluógǎnjūn xuèqīngxué jiǎncè

幽门螺杆菌血清学检测

（*Helicobacter pylori* detection by serology） 测定相应血清抗体检测幽门螺杆菌感染的方法。幽门螺杆菌（*Helicobacter pylori*，*H. pylori*）菌体表面存在的多种抗原均可刺激宿主产生免疫反应，通过检测其特异性抗体以判定 *H. pylori* 感染。但是，血清中 *H. pylori* 抗体可在 *H. pylori* 根除后半年内持续阳性，检测结果阳性既可说明曾经感染，也可反映现症感染，不能区分感染情况，不宜用于评价 *H. pylori* 根除效果，多用于流行病学调查。

常用方法：①酶联免疫吸附技术：抗原分为纯化、部分纯化和粗制抗原。因 *H. pylori* 存在表型异质性，制备细胞毒素抗原时需选择多株混合菌。商品化试剂盒用于新的人群检测时，需重新确定检测界值。②免疫印迹技术：除可诊断 *H. pylori* 感染外，还可做 *H. pylori* 分型。③*H. pylori* 快速检测试剂盒：可根据现症感染条带进行检测，它是从 cDNA 库中筛选出的创新的 *H. pylori* 特异重组蛋白，多用于 *H. pylori* 现症感染初筛，未经抗 *H. pylori* 治疗者血清检测阳性，可诊断为 *H. pylori* 现症感染，其敏感性和特异性均大于 90%。

（胡伏莲）

yōuménluógǎnjūn péiyǎng

幽门螺杆菌培养 （*Helicobacter pylori* culture） 用细菌培养检测幽门螺杆菌感染的方法。19 世纪

末先后在动物和人胃内发现螺旋、弯曲样细菌。1982 年 Marshall 和 Warren 首次从人胃黏膜分离出幽门螺杆菌（*Helicobacter pylori*，*H. pylori*）。

检测方法：经胃镜无菌操作钳取胃、十二指肠黏膜标本，制成匀浆，接种到特制的培养基，置温箱培养，形成菌落后进行形态观察，并用生物化学方法做细菌鉴定。培养基有：①固体培养基：包括含抗生素的选择培养基和不含抗生素的非选择培养基。②液体培养基：布氏肉汤或脑心浸液。生化方法有尿素酶试验、触酶试验、氧化酶试验和过氧化氢酶试验。临床需要时可增菌并做体外药物敏感试验。

H. pylori 菌落在固体培养基上呈半透明的针尖样菌落，有时融合成菌苔。涂片染色为革兰阴性的短棒状、S 状弯曲杆菌和短杆菌，长期培养或培养条件不适宜也可呈球形体、长丝体。动力较好的细菌在暗视野或相差显微镜下可观察到典型的钻探样运动。

H. pylori 培养检测法的特异性达 100%，理论上是诊断 *H. pylori* 感染的金标准，但其技术复杂，检测费时，一般不用于临床诊断，主要用于细菌分型、研究致病机制探讨、动物模型构建及药物敏感试验等基础、临床研究。

（胡伏莲）

yōuménluógǎnjūn fēnzǐ shēngwùxué jiǎnchá

幽门螺杆菌分子生物学检查

（*Helicobacter pylori* detection by molecular biological technique） 用分子生物学技术进行幽门螺杆菌感染检测、菌株鉴别、耐药性试验及流行病学研究的方法。

聚合酶链反应（polymerase chain reaction，PCR）：可通过体外基因扩增，直接检测细菌 DNA，具有较高的敏感性和特异性。待检标本可为胃黏膜活检组织、脱蜡后的组织切片、胃液、牙菌斑或粪便。随机扩增的多态性 DNA 分析、PCR 产物的酶切分析及单链构型多态性分析，可用于幽门螺杆菌（*Helicobacter pylori*，*H. pylori*）的分型，并辨别不同来源的 *H. pylori*，方法敏感、快速，具有可重复性，临床主要用于治疗后菌株复发与再感染的鉴别，特别在 *H. pylori* 感染的分子流行病学研究中具有重要价值。此外，还可用于检测 *H. pylori* 对抗生素耐药的突变位点，判断 *H. pylori* 对克拉霉素、甲硝唑、阿莫西林、四环素及喹诺酮类药物的耐药情况，为抗生素的选择提供依据。

原位杂交：利用对 *H. pylori* DNA 特异的基因探针与待检标本杂交，更多用于基础研究。探针包括合成的寡核苷酸探针、克隆 *H. pylori* 特定基因标记探针、PCR 扩增中掺入标记单核苷酸等得到的产物探针等。

生物芯片检测技术：①DNA 芯片技术：*H. pylori* 的 DNA 芯片是针对 *H. pylori* 全基因组或某些特定基因进行设计，发挥高通量分析的优势，可对 *H. pylori* 的标识基因、毒力基因等进行快速、大规模筛查，为菌种鉴定、基因分型、快速诊断等提供高效、快捷的技术手段，在基因水平上对相关菌株特征有更全面的了解。②蛋白芯片技术：与 DNA 芯片一样，也是高通量检测系统。根据不同目的，将多种 *H. pylori* 蛋白成分或对应的抗体成分分别固定在芯片片基上，同步检测多重 *H. pylori* 抗原或抗体成分，不仅可检测 *H. pylori* 毒素蛋白及与耐药有关的蛋白，还可将相关生物标志物的检测（如胃癌相关的胃蛋白酶原 Ⅰ、Ⅱ 及其比例检测）进行整合，为评估 *H. pylori* 感染的危险性提供依据。

（胡伏莲）

胃液分析（gastric analysis）

wèiyè fēnxī

经胃管抽取胃液，对其量、成分和酸度等进行分析。该方法可作为疾病诊断的参考，加用标准试餐更科学。1888 年由德国内科医生 Eward 首创。因胃酸是胃液的主要成分，胃液分析逐渐演变为胃酸分析，后者更简单、可靠。胃酸分析在研究胃生理、某些胃病（如消化性溃疡、萎缩性胃炎）的病理生理学改变、诊断促胃液素瘤和研究抗酸药物等方面曾发挥较大作用，随着相关疾病病理生理学机制研究的进展和新型检查手段如动态胃内 pH 监测的问世，此法已不常用。

胃酸分析是测定基础和刺激状态下的胃酸分泌，需抽取一定时间内分泌的所有胃液，采用氢氧化钠滴定部分胃液标本，通过滴定测知的酸度结合胃液量可计算 1 小时内胃分泌的盐酸量。

适应证 ①鉴别高促胃液素血症。②评估难治性消化性溃疡是否属特发性高酸分泌，或抑酸治疗是否充分。

禁忌证 疑有食管狭窄、食管静脉曲张或心脏对迷走神经刺激敏感者。

检查方法 完整的胃酸测定包括：①基础胃酸分泌试验：测定空腹状态下 1 小时的胃酸分泌。②胃酸刺激试验：基础胃酸分泌试验结束后注射刺激胃酸分泌的药物（五肽促胃液素或磷酸组胺），再测 1 小时的胃酸分泌。

操作步骤：①测试前晚禁食，次日上午坐位或左侧卧位下经鼻或口插入胃管，尽可能将胃管头端置于胃部最低点（可经 X 线透视证实）。②30 分钟内尽可能吸干所有胃液，弃之，然后每 15 分钟吸取 1 次胃液，共 4 次，分别留存于标记的容器内，记录容量，用已知浓度的氢氧化钠溶液滴定部分标本，计算 1 小时内胃液中的可滴定酸，即为基础酸排量（basic acid output，BAO）。③肌内注射五肽促胃液素，如前所述分 4 次收集胃液，滴定并计算 1 小时内胃液中的可滴定酸，即为最大酸排量（maximum acid output，MAO）。中国正常成人 BAO 为 3.90 ± 1.98 mmol/h，MAO 为 $15 \sim 20$ mmol/h，2 份胃液标本可滴定酸最高标本的毫当量×2，即为高峰酸排量（peak acid output，PAO），中国正常成人为 20.26 ± 8.77 mmol/h。

临床意义 ①MAO 和 PAO 值可间接评估功能性壁细胞总数。②促胃液素瘤有自主性高胃酸分泌，BAO > 15mmol/h，BAO/MAO < 0.6。③五肽促胃液素刺激后胃液分析无盐酸，称为无酸，见于 A 型萎缩性胃炎和恶性贫血。

注意事项 ①受测试者一般需停用一段时间影响胃酸分泌的药物。②胃酸分析测定结果的重复性较差，影响个体 BAO 和 MAO 的因素较多，且 BAO 和 MAO 值在正常人与患者之间有重叠。

（萧树东）

动态胃内 pH 监测（ambulatory intragastric pH monitoring）

dòngtài wèinèi pH jiāncè

应用 pH 电极直接接触胃液，以动态监测胃内 pH、定性分析胃酸分泌的方法。因该法的重复性和可靠性高于胃酸分析，且可动态观察，故在胃分泌功能试验中已很大程度上替代了胃酸分析。

该法主要用于抗酸药物疗效的评估和优化，指导某些难治性消化性溃疡或促胃液素瘤患者的个体化治疗。疑似食管狭窄、食管静脉曲张或心脏对迷走神经刺激敏感者禁忌。

应用无线装置监测胃内 pH 尚处于研究阶段，应用带 pH 电极的导管法较为成熟。电极分单电极和多电极，多电极导管可将电极置于胃内不同部位，因此准确性稍高，常采用单电极。将头端带 pH 电极（锑或玻璃）的导管经鼻插入，置于胃底（下食管括约肌以下 10cm，可经食管压力测定或 X 线透视证实），导管另一端连接至可数字记录 pH 改变的装置即可进行记录，连续监测时间可达 24 小时。监测中受试者可正常活动和进食。监测结束后，采用相关软件分析记录资料（图）。结果以某一时间段内 pH 大于（或小于）某一数值的时间百分率表示，如 12 小时中 pH > 4.0 的时间为 58.3%（相当于 7 小时）。抑酸药物治疗酸相关性疾病的疗效很大程度上取决于药物作用强度、生物利用度、药物代谢个体差异等。采用动态胃内 pH 监测的临床研究结果表明，24 小时中有 2/3 以上的时间胃内 pH > 3.0（消化性溃疡）、> 4.0（胃食管反流病）、>5.0（根除幽门螺杆菌）或>6.0（非静脉曲张性上消化道出血），则酸相关性疾病的疗效满意，即最优化胃酸控制。

（萧树东）

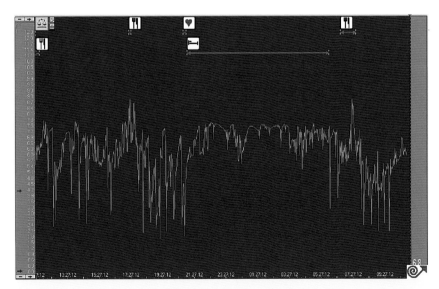

图 动态胃内 pH 监测分析结果

cùwèiyèsù cèdìng

促胃液素测定（gastrin determination）

用酶联免疫吸附和放射免疫等方法测定促胃液素。促胃液素又称胃泌素，是一种经典的胃肠激素，主要生理作用是刺激胃酸分泌。与其他胃肠激素相比，其血清浓度相对较高，与疾病的关系比较明确，临床上测定血清促胃液素浓度应用较多。

原理 促胃液素血清浓度处于 10^{-9}g/L 水平，一般化学方法无法测定。促胃液素属多肽类物质，可作为抗原生成相应抗体，利用抗原抗体特异性结合的原理可测定其浓度。促胃液素在血液中以多种分子形式存在，主要是 17 肽和 34 肽，其不同在于蛋白质翻译后加工过程造成其肽链 N 末端长短不同，C 末端具有一致性，其生物活性由 C 末端决定，因此利用抗促胃液素 C 末端的抗体可测定血中全部有生物活性的促胃液素。促胃液素与缩胆囊素属同一胃肠激素家族，2 种激素的 C 末端 5 个氨基酸序列相同，具有共同的抗原性，但血浆缩胆囊素的浓度较促胃液素低至少 10 倍，因此用免疫法测定血清促胃液素基本不受缩胆囊素影响。反之，用免疫法测定血浆缩胆囊素会受到促胃液素的干扰。疾病状态如促胃液素瘤，可能出现促胃液素翻译后加工异常，不能用抗 C 末端抗体检测，可用抗促胃液素甘氨酸延伸型中间产物的特异性抗体做放射性免疫分析，检出促胃液素的未加工前体和所有加工产物，因其不依赖加工过程，又称加工非依赖分析。利用促胃液素刺激胃酸分泌的特性，可用动物或离体壁细胞进行生物分析，此时测定的是促胃液素的生物活性而不是定量。

检查方法 ①酶联免疫吸附测定：临床常用方法。血清标本可直接用于检测，不需要进行特殊提取。对长期保存的标本，应避免反复冻融。采用双抗体夹心法，以抗促胃液素抗体包被微孔板，得到固相抗体，将待测标本与微孔中的抗体结合，再加入酶标记的抗促胃液素抗体（常用辣根过氧化物酶），最后加入酶的底物四甲基联苯胺，后者在酶的催化作用下呈现为黄色。用酶标仪在 450nm 波长下测定吸光度，其颜色的深浅与标本中的促胃液素浓度呈正相关。②放射免疫分析：也是常用方法。标本要求同酶联免疫吸附测定。用免疫竞争法，在反应体系中加入待测标本、固定量的抗促胃液素抗体及固定量的^{125}I标记促胃液素，使标本中的促胃液素与核素标记促胃液素竞争结合抗体。将与抗体结合的促胃液素与游离促胃液素分离，用γ计数器测定结合部分的放射性计数，其计数高低与标本中的促胃液素浓度成反比，可通过竞争抑制曲线计算出标本中的促胃液素浓度。③加工非依赖分析法和生物分析法：一般仅用于科研。

临床意义 正常人空腹血清促胃液素浓度随测定方法而略有差别，但通常在 100ng/L 以下。其浓度降低一般无临床意义，升高可见于：①促胃液素瘤：发生于十二指肠和胰腺的神经内分泌肿瘤，又称佐林格-埃利森综合征（Zollinger-Ellison syndrome）。肿瘤释放大量促胃液素，导致胃酸分泌过多，引起严重的消化性溃疡和腹泻。血清促胃液素浓度升高是确诊促胃液素瘤的主要依据之一。若其浓度>1000ng/L，结合临床表现可确诊促胃液素瘤；若疑诊促胃液素瘤，血清促胃液素浓度在 100~1000ng/L，可行促胰液素激发试验或钙激发试验，即在静脉注射促胰液素或静脉输注葡萄糖酸钙后测定血清促胃液素，若其浓度明显升高则支持促胃液素瘤的诊断；若临床上高度怀疑促胃液素瘤，但血清促胃液素浓度正常，应注意有无促胃液素翻译后加工异常，此时可用加工非依赖分析法测定所有促胃液素产物，或利用生物分析法判断患者血清中是否存在强促胃酸分泌物，若存在则可按促胃液素瘤进一步诊治。②十二指肠溃疡：适用于多发或球后溃疡、正规药物治疗效果差或治疗后溃疡复发、伴严重腹泻、空腹胃酸分泌增多、有高钙血症或有 I 型多发内分泌肿瘤家族史者，旨在排除促胃液素瘤。③胃酸缺乏：生理状态下，促胃液素刺激壁细胞分泌胃酸，胃酸增多后通过多种神经、体液机制反馈性抑制 G 细胞分泌促胃液素，使胃酸分泌处于平衡状态。若胃酸缺乏，则这种反馈性抑制作用减弱或消失，促胃液素大量释放，长期胃酸缺乏还可刺激 G 细胞增生，两种机制均可导致高促胃液素血症。胃酸缺乏引起血清促胃液素浓度升高，较促胃液素瘤更常见，严重者可>1000ng/L。因此，在判断血清促胃液素浓度升高的临床意义时必须同时考虑胃酸分泌状态。引起胃酸缺乏的疾病主要是慢性萎缩性胃炎和胃体胃癌，特别是 A 型萎缩性胃炎。长期应用强抑酸药物也可造成血清促胃液素浓度升高，因此测定促胃液素前停用质子泵抑制剂至少 1 周，以排除药物影响。④胃酸增多：除促胃液素瘤外，还有一些疾病会出现胃酸分泌增多和高促胃液素血症，包括胃窦 G 细胞增生、G 细胞功能亢进、胃窦旷置术后、胃窦残留综合征、慢性胃出口梗阻、甲状旁腺功能亢进等。上述疾病与促胃液素瘤的区别是均不存在肿瘤，激发试验时促胃液素浓度无明显升高。

（孙 钢）

nèiyīnzǐ quēfá de jiǎncè

内因子缺乏的检测 （detection of the intrinsic factor deficiency）

用于检测内因子缺乏的方法。内因子是胃底腺壁细胞合成和分泌的一种糖蛋白，分子量为 50kD。组胺可刺激壁细胞酸和内因子分泌增加，H_2 受体阻断剂（如雷尼替丁）可抑制酸和内因子分泌。

食物中维生素 B_{12} 在胃酸环境下，与唾液来源的内源性 R 蛋白结合，形成稳定的复合体。这一复合体在十二指肠内经胰蛋白酶消化而释出维生素 B_{12}，后者与内因子结合成为复合体。维生素 B_{12}-内因子复合体与末段回肠黏膜上皮细胞刷状缘的特异性受体结合，促进维生素 B_{12} 的吸收。内因子作为一种载体蛋白，并不进入黏膜上皮细胞内。人体缺乏内因子将致维生素 B_{12} 吸收障碍。正常人体内储存的维生素 B_{12} 总量约 4mg，其中一半在肝脏，另一半分布在其他组织。每天维生素 B_{12} 的需要量为 2.5μg，因此维生素 B_{12} 吸收障碍或饮食中缺乏维生素 B_{12}，4~5 年后方出现维生素 B_{12} 缺乏的征象，如巨幼红细胞性贫血，即恶性贫血。

常用检测方法：①检测尿液中内因子含量：因胃底腺萎缩缺乏壁细胞时内因子也减少，易出现假阳性。②维生素 B_{12} 吸收试验：检测维生素 B_{12} 在末段回肠的吸收情况，为内因子缺乏的确诊试验。吸收不良者在口服维生素 B_{12} 的同时加服内因子，若加服内因子后维生素 B_{12} 的吸收恢复正常，说明缺乏内因子；若仍吸收不良，则可能是末段回肠病变或末段回肠已手术切除，或胃液中存在内因子抗体。可用^{58}Co 和^{57}Co 标记的维生素 B_{12}（后者含内因子）放在胶囊内同服，同时肌内注射维生素 B_{12}，使体内存有足够的维生素 B_{12}，留 24 小时尿液分别测定^{58}Co 和^{57}Co 的放射性。恶性贫血者因缺乏内因子，尿中^{58}Co 排出率<10%，^{57}Co 的排出率则常>10%。个别恶性贫血患者^{57}Co 的排出率也低，可能源于胃肠液中存在内因子抗体。

（萧树东）

xīshōu bùliáng jiǎnchá

吸收不良检查 （examinations for malabsorption） 针对食物营养成分不能被正常消化和吸收的检查

方法。吸收不良包含两个概念：一是食物中的营养成分（糖类、脂肪、蛋白质）只有经消化器官分泌的各种消化酶（如胰酶）和肝胆管分泌的胆盐消化分解为简单物质后才能被小肠吸收；二是小肠本身的疾病导致营养物质不能被吸收。所以，吸收不良可因消化不良，或小肠吸收不良，或二者兼具所引起。

适应证　疑诊小肠吸收不良者，包括小肠本身疾病、各种消化酶（胰酶、胆盐等）排泌异常。

禁忌证　胃肠道梗阻、消化道大出血、急性胰腺炎及其他严重应激状态下不能进食者。

检查方法

糖类吸收试验　①D木糖试验：D木糖为一种五碳糖，不被消化酶分解，主要在近端小肠吸收，部分经肾由尿排出。在肾功能正常的情况下，口服一定量D木糖后，测定尿中排出量，可间接地反映小肠的吸收功能。正常人口服5g D木糖后5小时尿中排出量应≥1.2g，<0.9g提示近端小肠黏膜吸收功能障碍。小肠细菌过度生长者可有D木糖试验阳性。②氢呼气试验：未被吸收的糖类经肠道细菌发酵代谢是人体呼气中氢气的唯一来源。空腹时口服一定量的试验糖（如乳糖、葡萄糖等）后，正常人呼气中仅有极微量的氢气，呼气中氢气增多则提示小肠糖类吸收不良。乳果糖氢呼气试验还可用于测定小肠传输时间以及判断是否存在小肠细菌过度生长。③乳糖耐量试验：正常情况下，进入消化道的乳糖被小肠黏膜刷状缘的乳糖酶水解为葡萄糖和半乳糖，进而被小肠吸收。口服乳糖后检测血葡萄糖升高的程度评估乳糖酶缺乏情况。该试验已基本被乳糖氢呼

气试验替代。

脂肪吸收试验　①粪便脂肪测定：包括定性和定量试验两种。前者是通过苏丹Ⅲ染色的方法定性检查粪便中有无脂肪，根据脂肪滴的多少可粗略估计脂肪泻的严重程度；后者则是在每天摄入80~100g脂肪的标准饮食的情况下，收集测定72小时粪便中的脂肪含量，正常人每天粪便脂肪平均量<6g或吸收率>90%。②^{14}C-甘油三油酸酯呼气试验：正常人甘油三油酸酯在小肠内被水解吸收后，进一步代谢释放出CO_2经肺排出。口服^{14}C标记的甘油三油酸酯后，检测6小时内呼气中CO_2含量，脂肪吸收不良者检测水平低。

蛋白质吸收试验　氮平衡试验，即粪便氮排泄量测定，进食标准量的蛋白质后测定粪便中氮排出量，若明显增高则提示蛋白质吸收不良。

维生素B_{12}吸收试验　维生素B_{12}主要在回肠末段吸收，需内因子与胰蛋白酶的参与。通过测定^{57}Co或^{58}Co标记的维生素B_{12}在尿中的排出量，可评估回肠吸收不良、内因子缺乏，小肠细菌过度生长亦可有阳性结果。

胆盐吸收试验　^{14}C-甘氨胆酸呼气试验，正常人口服^{14}C-甘氨胆酸后，胆酸绝大部分在回肠末段吸收，循环至肝脏再排入胆管，即进入胆盐的肠肝循环，仅少部分通过粪便排出或被结肠菌群代谢后产生CO_2经肺呼出。回肠切除或吸收功能不全、小肠细菌过度生长时粪便和呼气中^{14}C排出量明显增多。

胰腺外分泌功能试验　胰腺外分泌功能障碍时因胰酶分泌减少可导致小肠消化吸收不良。部分胰腺外分泌功能试验可在一定

程度上反映吸收不良的原因与程度，如促胰液素试验、促胰液素-缩胆囊素试验、Lundh标准餐试验、N-苯甲酰-L-酪氨酰-对氨基苯甲酸试验、月桂酸荧光素试验等。胰腺外分泌功能试验对轻中度胰腺外分泌功能受损诊断的敏感性不高。

以下虽非功能试验，但有助于吸收不良的病因诊断：①小肠液细菌培养：正常近段空肠液细菌数<10^5/ml（一般<10^3/ml），主要有链球菌和葡萄球菌。小肠内细菌过度生长或菌群转变为厌氧菌或埃希菌属时，可致吸收不良。②小肠黏膜活检：对小肠病变有重要诊断价值。随着内镜技术的发展，小肠任何部位的病变几乎可取得病理组织。小肠黏膜活检病理检查对惠普尔病、小肠淋巴瘤、小肠淋巴管扩张症、嗜酸性粒细胞性肠炎、淀粉样变性、克罗恩病等有诊断价值。

（鲁重美）

D mùtáng shìyàn

D木糖试验　（D-xylose absorption test）

评估小肠黏膜吸收功能的试验方法。又称右旋木糖吸收试验。D木糖为一种五碳糖，不被消化酶分解，主要在近段小肠以被动扩散的方式不完全吸收，部分在体内代谢，约25%摄入的D木糖经肾由尿排出。因此，在肾功能正常的前提下，口服一定量D木糖后，测定尿中排出量，可间接地反映小肠的吸收功能。

适应证　①疑诊小肠疾病导致的吸收不良，如炎症性肠病、麦胶性肠病、小肠结核、惠普尔病、小肠淋巴管扩张症等。②鉴别小肠或胰腺疾病所导致的吸收不良。

禁忌证　胃肠道梗阻、消化道大出血、急性胰腺炎及其他严

重应激状态下不能进食者。肾功能不全、胃排空障碍、盲袢综合征、大量胸腹腔积液影响试验结果判读，为相对禁忌。

检查方法 受试者禁食一夜，晨起空腹排尽尿液，口服5g（或25g）D木糖，收集服后5小时全部尿液，此期间可鼓励患者多饮水以保持尿量，但不能进食，最后一次排尿应尽量排空膀胱。正常情况下5小时尿中D木糖排出量≥1.2g（服25g者≥5g）为试验阴性；排出量<0.9g（服25g者<4.5g）为试验阳性；排出量介于二者之间为可疑阳性。

临床意义 ①反映小肠黏膜吸收功能：D木糖受机体代谢因素影响较少，在肾功能正常的前提下，D木糖试验阳性提示近段小肠（十二指肠及空肠）黏膜吸收功能异常。是吸收不良综合征的常用筛选试验，敏感性和特异性约为80%。②对脂肪泻有诊断和鉴别诊断价值：若D木糖在血、尿中水平均低，表明近段小肠吸收障碍；若D木糖在血、尿中水平均正常，脂肪泻可能源于胰腺外分泌功能不全。③小肠细菌过度生长：可表现为D木糖试验阳性，D木糖的血清水平和尿排出量均减低；若小肠黏膜功能正常，服用甲硝唑1周后D木糖的血清水平和尿中排出量均可恢复正常。

注意事项 ①试验前应筛查肾功能以确保试验结果的可靠性。为排除肾功能不全时对结果的干扰，可在口服D木糖后测定其血清水平，肾功能受损者D木糖血清水平正常，而尿排出量减低。②胃排空障碍及盲袢综合征可出现假阳性，大量胸腹腔积液时也可因D木糖进入而出现假阳性。③有吸收不良表现者，若小肠黏膜轻度损害和（或）仅远段小肠

病变显著及患胰腺疾病，D木糖试验可阴性。

（鲁重美）

N-běnjiǎxiān-L-lào'ānxiān-duì'ānjī běnjiǎsuān shìyàn

N-苯甲酰-L-酪氨酰-对氨基苯甲酸试验（N-benzoyl-L-tyrosyl-para-aminobenzoic acid test）

间接检测胰腺外分泌功能最常用的方法之一。又称胰功肽试验、胰糜测定试验。简称BT-PABA试验。BT-PABA是一种人工合成的短链多肽，在小肠内被胰腺分泌的糜蛋白酶分解为苯甲酰-酪氨酸和对氨基苯甲酸，后者被小肠迅速吸收，经肝结合排泄，经肾由尿排出。因此，测定服药后一段时间内尿中PABA的排出量，可间接反映胰腺外分泌功能，是测定中、重度胰腺外分泌功能不全的简便、有效的方法，但对轻度胰腺外分泌功能不全者敏感性差。

适应证 疑诊胰腺外分泌功能减低者。

禁忌证 胃肠道梗阻、消化道大出血、急性胰腺炎以及其他应激状态下不能进食者。肝肾功能不全、胃排空障碍、肠黏膜病变影响试验判读，为相对禁忌。

检查方法 受试者禁食一夜，晨起排尽尿液，取BT-PABA 500mg（内含PABA 169.5mg），用温开水300ml顿服，以后每小时饮水100ml至试验结束，收集服药后6小时全部尿液，测定尿中PABA含量，结果以尿中排出PABA量占口服PABA量的百分比来表示，计算公式如下：6小时尿中PABA排泄率（%）=6小时尿中PABA总量/口服PABA总量（169.5mg）×100%。正常人6小时PABA排泄率为59%~87%（均值为63.52%±10.53%）。

临床意义 PABA排泄率降

低见于：①慢性胰腺炎、胰腺癌等胰腺疾病伴胰腺外分泌功能不全者。②胃肠道术后（部分或全胃切除、十二指肠切除等）致继发性胰腺外分泌功能不全者。③胆胰管共同开口以下部位梗阻影响胰酶排出者。

注意事项 为避免出现假阳性结果，可采取以下措施：①试验前3天禁用影响胰酶分泌的药物，如胰酶制剂、胰酶抑制剂、对乙酰氨基酚、苯佐卡因、氯霉素、普鲁卡因、磺胺药、利尿剂、复合维生素B等。②测定血浆PABA含量可更灵敏更直接地反映糜蛋白酶水解BT-PABA的能力，排除肾功能不全或留尿不完全因素。③联合D木糖试验可排除小肠病变因素。④PABA排泄指数的改良方法，或口服BT-PABA的同时应用示踪剂量^{14}C-PABA以测定尿液中PABA和放射性核素标记的PABA，然后计算二者从尿中排泄率的比值。相对而言，月桂酸荧光素试验检测胰腺外分泌功能更为敏感和特异。

（鲁重美）

qīng hūqì shìyàn

氢呼气试验（hydrogen breath test）

受试者口服产氢性基质后测定呼气中氢浓度的变化以反映消化道病理生理变化的试验。正常人摄入的可吸收糖类多数到达结肠前可完全吸收，肠道细菌发酵代谢未被吸收的糖类是人体呼气中氢气的唯一来源。当肠道病变或缺乏膜结合性双糖酶等因素导致糖类消化吸收不良，或给予不易被小肠消化吸收的糖类（如乳果糖等），这些糖可到达结肠被结肠菌群发酵产氢，其中14%~21%的氢弥散入血，循环至肺而呼出。正常人呼气内仅含极微量的氢气，但肠内只要有2g的糖类

物质发酵，呼气中氢气含量就明显增高。

适应证 ①疑诊小肠糖类吸收不良、小肠细菌过度生长者。②判定小肠传输时间和胃泌酸功能。

禁忌证 胃肠道梗阻、消化道大出血、急性胰腺炎及其他严重应激状态下不能进食者。肺功能障碍影响试验判读，为相对禁忌。

检查方法 试验前 24 小时受试者禁用镇静药物及产氢食物（如乳类、豆类、麦面制品等），试验当日禁止吸烟或剧烈运动。试验前空腹 12 小时，测定空腹基础呼气氢浓度，然后摄入试验糖（乳糖、葡萄糖、D 木糖或乳果糖等），每隔一定时间收集并检测呼气中氢浓度。若呼气中氢浓度比空腹时高出一定数值，应用气相色谱仪测定，摄入乳糖 3 ~ 6 小时内呼氢比基础氢升高 20ppm（百万分比浓度），即表明存在乳糖吸收不良。乳果糖氢呼气试验时，根据测定呼气中氢浓度随时间的变化情况，可判断小肠传输时间及是否存在小肠细菌过度生长。

临床意义 ①诊断乳糖吸收不良：相对于乳糖耐量试验、小肠黏膜活检等其他检测方法，该试验操作简便、无创，结果敏感、准确，曾作为诊断乳糖吸收不良的金标准。②反映小肠内菌群生长情况：正常人摄入乳果糖后在结肠内发酵产生氢气，呼气中氢含量出现一个高峰（结肠峰）。若有小肠细菌过度生长，乳果糖在小肠内即可被过度生长的细菌发酵分解产生氢气，提前出现一个氢浓度高峰（小肠峰）。③判断小肠传输时间：通过检测口服乳果糖后结肠峰的出现时间判断，对小肠动力学研究具有一定价值。

④反映胃泌酸功能：口服金属镁后，镁与胃酸反应产生氢气，检测呼气中氢浓度可反映此功能。

注意事项 该试验影响因素包括肺功能障碍、胃肠道本身病变（如胃肠道手术、胃肠动力异常）、试验前应用抗生素、灌肠、睡眠状态、吸烟、运动以及进食富含纤维素的食物等。约 5% 的受试者肠道细菌无产氢能力，可出现假阴性结果。

（鲁重美）

rǔtáng nàiliàng shìyàn

乳糖耐量试验（lactose tolerance test） 诊断肠道乳糖酶缺乏的方法。正常情况下，进入消化道的乳糖被小肠黏膜刷状缘的乳糖酶水解为葡萄糖和半乳糖，随即被小肠吸收，半乳糖再经肝脏迅速代谢成为葡萄糖。先天性或各种肠道病变引起的获得性小肠黏膜刷状缘乳糖酶缺乏使得食物中的乳糖不能在小肠内充分水解和吸收，严重时可出现渗透性腹泻以及腹痛、肠鸣、恶心、呕吐、嗳气等症状。经典的乳糖耐量试验是口服乳糖后检测血葡萄糖水平进行评估。乙醇乳糖耐量试验则是检测口服乳糖后血、尿中半乳糖水平评估乳糖酶缺乏状况的一种方法，乙醇可增加肝脏合成还原型烟酰胺腺嘌呤二核苷酸，抑制半乳糖向葡萄糖转化，从而提高血及尿中半乳糖浓度。广义上说，乳糖氢呼气试验也属于乳糖耐量试验的范畴。

适应证 疑诊乳糖酶缺乏者。
禁忌证 胃肠道梗阻、消化道大出血、急性胰腺炎及其他应激状态下不能进食者。糖尿病患者因血糖波动大或接受胰岛素治疗会影响试验进程或结果判读，肝功能不全出现糖代谢功能受损时可致假阳性，为相对禁忌。

检查方法 空腹 12 小时后早晨测空腹血糖水平，口服乳糖 50g（儿童 2g/kg，最多每次 40g）后，每半小时抽血测血糖，共 2 小时。正常人血中葡萄糖升高水平 >1.1mmol/L，血糖升高最大值 <1.1mmol/L 提示乳糖酶缺乏。

乙醇乳糖耐量试验：空腹 12 小时后测定空腹时血及尿半乳糖浓度。先口服乙醇 500mg/kg（儿童 150mg/kg），10 分钟后口服乳糖 50g（儿童 2g/kg，最多每次 40g），40 分钟后再次留取血和尿标本检测半乳糖浓度。若血半乳糖浓度升高 <0.3mmol/L，尿中半乳糖浓度升高 <2mmol/L，提示乳糖酶缺乏。

注意事项 检测血葡萄糖水平评估乳糖耐量的试验需反复多次抽血，在单糖吸收障碍时也可出现血糖曲线低平，其结果受胃排空、肠蠕动、胰岛素分泌及葡萄糖代谢等多种因素的影响，尤其是小肠黏膜活检提示乳糖酶缺乏，而该试验结果并非异常，故其已多被简便而敏感的氢呼气试验所代替。乙醇乳糖耐量试验因需摄入定量乙醇，也限制了其应用。

（鲁重美）

dànbáizhì xīshōu shìyàn

蛋白质吸收试验（protein absorption test） 诊断胰腺外分泌功能不足和各种原因所致的蛋白丢失性胃肠病的试验。又称蛋白质消化吸收试验。正常人蛋白质消化分解为氨基酸后于小肠上段几乎被完全吸收，肠内容物中自由氨基酸的含量不超过 7%，未经消化而排出的蛋白质很少。胰液中蛋白分解酶分泌低下或存在蛋白丢失性胃肠病时，粪便蛋白质增多，故可检测此病理现象。

适应证 疑诊经胃肠道丢失

蛋白质者。

禁忌证 孕妇和哺乳期妇女禁用^{131}I-聚乙烯吡咯烷酮（polyvinylpyrrolidone，PVP）试验和^{51}Cr-白蛋白测定，儿童慎用。

检查方法 主要有氮平衡试验、^{131}I-PVP试验和^{51}Cr-白蛋白测定。氮平衡试验操作繁琐、设备复杂、易受肠道细菌及其他含氮物质影响等因素，临床已较少应用；^{131}I-PVP试验采用^{131}I标记与血浆蛋白分子量相近、但不能被蛋白酶所消化的PVP，主要用于检测有无蛋白质向胃肠道漏出；^{51}Cr-白蛋白测定是诊断蛋白丢失性胃肠病的经典方法，通过检测^{51}Cr标记的白蛋白评估胃肠道的蛋白丢失情况。尽管此项检查较精准，但放射活性暴露、价格昂贵等因素限制了其在临床的广泛应用。

氮平衡试验 受试者连续5~6天进食含60~100g蛋白质的试验餐，分别留取其后72小时的全部粪便，用20%硫酸保存并匀浆，取粪便溶液直接注入烧瓶中，用凯氏定氮法测定粪便含氮量，推算出平均24小时内粪便蛋白质的排出量和蛋白质吸收率。正常人排出量<2g/d，若>2.5g/d或吸收率低于摄入量的90%，则为异常。

^{131}I-PVP试验 试验前3天至试验结束，每天给予100mg碘化钾以封闭甲状腺，使之不能摄取自PVP分离的^{131}I。静脉注射^{131}I标记的PVP 740kBq（20μCi），切忌漏出静脉之外，以免造成放射性核素污染及产生试验误差。注射后96小时内分次留取不含尿液的粪便，加水稀释搅拌后取部分标本测定放射活性。正常人4天排泄正常值<1%，>1.5%为异常。留取粪便时切忌沾染尿液。

^{51}Cr-白蛋白测定 静脉注射^{51}Cr标记的白蛋白925kBq（25μCi），收集受试者96小时不含尿液的粪便测定^{51}Cr排泄率。正常为注射量的0.1%~0.7%，若>0.9%为异常，表明有胃肠道蛋白丢失。因^{51}Cr可从尿中排出，故收集粪便标本时切勿与尿液相混。

临床意义 氮平衡试验中24小时氮排出量>2.5g者，考虑存在经胃肠道蛋白丢失。因PVP非真正的蛋白质，检查结果不能直接反映蛋白质的代谢状况，主要用以检测蛋白质向胃肠道的漏出情况，如蛋白丢失性胃肠病、小肠吸收不良或消化道出血等。因^{51}Cr标记的白蛋白几乎不从胃肠道吸收，也不由正常的消化液分泌，故^{51}Cr-白蛋白测定能较精准的反映胃肠道蛋白的丢失情况。^{51}Cr排泄率>0.9%者考虑存在慢性胰腺炎、胰腺囊性纤维化等原因所致的胰腺外分泌功能不足和肠道淋巴瘤、炎症性肠病、病毒性胃肠炎、小肠淋巴管扩张等原因导致的蛋白丢失性胃肠病。

（冉志华）

wéishēngsù B$_{12}$ xīshōu shìyàn

维生素B$_{12}$吸收试验（vitamin B$_{12}$ absorption test）

主要用于鉴别维生素B$_{12}$缺乏病因的试验。以Robert F Schilling命名，又称希林（Schilling）试验。其原理为在胃壁细胞分泌的内因子协助下，口服的放射性核素标记的维生素B$_{12}$在肠道内被吸收，然后与转运钴胺结合后被肝脏吸收贮存。若同时肌内注射大量非标记维生素B$_{12}$，体内维生素B$_{12}$受体暂时性饱和，从而阻止标记性维生素B$_{12}$与体内组织（肝和血液）的结合，使得口服的标记性维生素B$_{12}$经尿液排出。测定尿中标记性维生素B$_{12}$的量，即可推测肠道对维生素B$_{12}$吸收的情况。因涉及放射性核素标记、内因子为牛源性及生产该试剂盒厂家很少等因素，大部分实验室较少做该项检查。

适应证 评价血清维生素B$_{12}$低下的原因、诊断恶性贫血、评估小肠吸收不良等。

禁忌证 妊娠及哺乳期妇女。

检查方法 试验前准备：①检查前收集少量尿液作为本底。②检查前晚禁食，服用放射性核素标记性维生素B$_{12}$后仍需禁食至少2小时。③检查前禁用甲氧氯普胺及其他促动力药。④最近未接受过^{99m}Tc相关检查。

试验步骤：首先受试者口服^{57}Co或^{58}Co标记的维生素B$_{12}$，同时或稍后肌内注射非标记性维生素B$_{12}$，收集随后24小时的尿液。若发现异常，需增加口服内因子或抗生素或胰酶，重复以上试验。需要强调的是一些试剂盒将以上部分步骤合为一步：^{58}Co和^{57}Co标记的维生素B$_{12}$置于胶囊内同时口服，^{57}Co-维生素B$_{12}$胶囊内加有内因子，口服胶囊同时应肌内注射维生素B$_{12}$，使体内蓄积足够的维生素B$_{12}$，然后留24小时尿液分别测定^{58}Co和^{57}Co的放射性。该方法不如标准方法准确。

临床意义 未口服内因子时，尿中标记性维生素B$_{12}$应超过口服总量的5%。若其尿中排出率小于5%时，应考虑维生素B$_{12}$吸收不良，如恶性贫血、胃切除术后、热带营养性巨幼细胞贫血、短肠综合征、回肠功能不良或切除过多、小肠细菌过度生长和药物因素（如氨基水杨酸）等。为鉴别病因，首先可加服内因子重复该试验，恶性贫血患者尿标记性维生素B$_{12}$排出率可恢复正常，而肠道疾病（如回肠疾病或回肠切除、短肠综合征和小肠细菌过度生长）

致维生素 B_{12} 缺乏者则尿排出量不增加；其次由于胃液中绝大部分维生素 B_{12} 与 R 蛋白结合，其复合物在小肠中受到胰酶的分解作用并释放出维生素 B_{12}，从而与内因子结合被吸收。因此，胰腺外分泌功能不全者，无论是否添加内因子，该试验皆为异常，添加胰酶后可纠正。小肠细菌过度生长患者经抗生素治疗后，维生素 B_{12} 排出率恢复正常。肾功能不全或者尿液收集不足可致该试验呈假阳性。

(冉志华)

dǎnyán xīshōu shìyàn

胆盐吸收试验（bile salt absorption test） 主要用于检测末段回肠病变或小肠细菌过度生长所致胆盐吸收障碍的试验。临床上常用的有 ^{14}C-甘氨胆酸盐呼气试验和 ^{75}Se-同型牛磺胆酸试验。正常人口服 ^{14}C-甘氨胆酸盐后进入肠-肝循环，仅少部分排入结肠。进入结肠的胆盐部分随粪便排出，另一部分被结肠中的细菌分解为胆酸和 ^{14}C-甘氨酸，后者被肠道内细菌酶进一步代谢产生 $^{14}CO_2$，$^{14}CO_2$ 进入血液经肺部呼出。通过对呼气中 ^{14}C 的检测可间接反映胆盐吸收情况，但敏感性和特异性不高，限制了其在临床的广泛应用。^{75}Se-同型牛磺胆酸为放射性 ^{75}Se-牛磺胆酸类似物，口服后经过与牛磺胆酸相似的肠-肝循环，但不被肠内细菌分解，通过 γ 照相机扫描体内 ^{75}Se 标记胆酸的存留量检测胆盐吸收情况。该试验敏感性约 90%，特异性达 100%，并且操作简便易行，对了解有无回肠病变所致胆盐吸收障碍有重要价值。

适应证 评估末段回肠吸收功能，鉴别回肠远端病变与小肠细菌过度生长等。

禁忌证 孕妇和哺乳期妇女禁用，儿童慎用 ^{75}Se-同型牛磺胆酸试验。

检查方法 常用以下 2 种方法。

^{14}C-甘氨胆酸盐呼气试验 受试者清晨禁食，饮用含 185kBq（5μCi）的 ^{14}C-甘氨胆酸盐溶液，采集第 6 小时的呼出气体，收集方法如下：向 2ml 收集管内（包含 0.5mmol CO_2 吸收剂氢氧海胺）吹气，直至酚酞指示剂变红。用液体闪烁计数器测定呼气中 ^{14}C 的放射性含量，第 6 小时呼出 ^{14}C 大于总摄入量的 4% 具有诊断意义。正常人口服 ^{14}C-甘氨胆酸盐后第 6 小时呼出的 ^{14}C 很少，而末段回肠病变或者小肠细菌过度生长患者的 ^{14}C 呼出量明显增多。

^{75}Se-同型牛磺胆酸试验 受试者空腹口服含 370kBq（10μCi）的 ^{75}Se-同型牛磺胆酸胶囊后，在清晨空腹状态下连续数日行腹部 γ 照相机扫描，计算体内存留的 ^{75}Se 胆酸量。正常人 24 小时体内存留 80%，72 小时存留 50%，7 天存留 19%。慢性胆盐吸收不良者体内存留一般不到 5%，而胆汁淤积时体内 ^{75}Se-同型牛磺胆酸的存留量明显增加。

临床意义 胆盐主要在末段回肠被吸收，在广泛回肠病变、回肠切除或旁路时胆盐失去吸收的部位，或腹泻、使用内源性导泻物质使胆盐重吸收障碍时，大量 ^{14}C-甘氨胆酸盐进入结肠，呼气中 $^{14}CO_2$ 和粪便中 ^{14}C 排出均增加。小肠细菌过度生长患者 ^{14}C-甘氨胆酸盐在小肠中即被细菌分解，胆酸在小肠中被动吸收，^{14}C-甘氨酸代谢产生的 $^{14}CO_2$ 迅速在呼气中增加并提前呼出，但粪便中 ^{14}C 的量并不增加，故在进行 ^{14}C-甘氨胆酸盐呼气试验的同时测定粪便中 ^{14}C

的含量，可以鉴别回肠末段病变与小肠细菌过度生长。末段回肠吸收功能不全，如炎症性肠病、回肠切除过多或功能不良等病变时胆盐吸收障碍，体内 ^{75}Se-同型牛磺胆酸蓄积量明显减少，而胆汁淤积可使胆盐反流入体循环而不能通过肠道排泄，所以胆汁淤积性病变时 ^{75}Se-同型牛磺胆酸在体内蓄积过多。

(冉志华)

fènbiàn yǐnxiě shìyàn

粪便隐血试验（fecal occult blood test，FOBT） 检查粪便中肉眼看不到的血液的常规检测方法。又称粪便潜血试验。可检测粪中浓度为 0.2~1mg/L 的血红蛋白，通常消化道出血每天 2ml 以上者易被检出。粪便隐血试验可否准确反映消化道出血，除试验本身的敏感性、特异性外，还受出血部位、出血速率、血液在胃肠道内停留时间、出血间歇性等因素影响。

适应证 疑诊消化道出血者。

检查方法 分为：①放射分析法：静脉注射 ^{51}Cr 标记的红细胞，检测粪便放射活性。②物理法：通过显微镜检测粪便红细胞和血红蛋白晶体，或分光仪鉴定血红蛋白及其衍生物，主要用于科研。③血红素-卟啉荧光法：可检出任何形式的血红素，如游离血红素或与珠蛋白结合的血红素及其多种衍生物。④化学法。⑤免疫法。前 3 种均属定量分析，但因外源性血红素、卟啉类物质具有干扰性，且方法较复杂，故不易推广使用。后两种方法临床常用。

化学法 以愈创木酯试验和联苯胺试验为代表，后者虽敏感性更高，但因其具有致癌性，已被三环类抗抑郁药丙米嗪和氨基比林等代替。血红蛋白中的亚铁血红素具有过氧化物酶活性，可催化过氧化氢释放氧气，氧化受体试剂并显色。呈色深浅反映血红蛋白的含量，即出血量的多少。优点：①结果显示快、清晰。②不受血红蛋白变性影响。③结果可半定量。

缺点：①特异性低，干扰因素多，需要饮食准备，被检者依从性差。②假阳性率达 30%。③敏感性低，粪便中血红蛋白>5mg/L可呈阳性，易漏检。

注意事项：①留取粪便标本前 3 天禁服铁剂，禁食肉类、动物血、富含铁剂的食物、含过氧化物的蔬菜和阿司匹林、糖皮质激素、吲哚美辛等药物，当天不刷牙，防止假阳性。②血液在肠道内停留过久、化学试剂久置及服用大剂量维生素 C（>250mg/d）等药物均可能产生假阴性。③在月经干净后 3 天取标本。

免疫法　有放免法、酶联法、血凝法、斑点法、胶乳法和胶体金标记夹心免疫检验法等。常用抗体有抗人血红蛋白抗体、抗人红细胞基质抗体和抗人转铁蛋白抗体。利用抗原、抗体特异性结合原理，以抗体检测粪便中未被破坏的人血红蛋白的珠蛋白部分或其他血液成分。因珠蛋白通过上消化道时已被降解、代谢而失去免疫原性，故此法更适用于结直肠出血的检测，下消化道出血检出准确率85%～90%，上消化道出血检出准确率<50%。优点：①特异性高：只对人血红蛋白或转铁蛋白反应，不受饮食、药物等因素的干扰。②不需饮食准备，患者依从性高。③敏感性高：可检出最低量为 0.2mg/L 的血红蛋白。④稳定性强：抗人转铁蛋白抗体耐热、耐酸、耐酶降解，不

易变性。

注意事项：①因健康人胃肠道每天有 0.1～0.9ml 的生理性出血，故常出现假阳性。②出血量大、上消化道出血及粪便留取时间较长者易出现假阴性。

临床意义　鉴于化学法和免疫法本身的局限性，应联合运用二者以提高准确性，并根据患者具体情况进行。下消化道出血首选免疫法，上消化道出血首选化学法。不同方法结合临床可对消化道出血做大致定位：免疫法（+）、化学法（+）提示消化道出血；免疫法（+）、化学法（-）多提示下消化道少量出血；免疫法（-）、化学法（+）多提示上消化道少量出血。

胃肠道肿瘤的出血为间断性，故以筛查肿瘤为目的者应做多次粪便隐血检查。大规模人群大肠肿瘤筛查中可先采用化学法粪便隐血试验，阳性者进行免疫法粪便隐血试验，称"序贯法粪便隐血试验"，对免疫法仍阳性者进行结肠镜检查。"序贯法粪便隐血试验"是一种简便、快速、经济的初筛和普检方法，有较好的临床应用价值。

(韩　英)

fènbiàn zhīfáng cèdìng

粪便脂肪测定（fecal fat test）
检测小肠脂肪吸收功能的方法。用于脂肪泻的诊断。脂肪泻常见有两种：胰源性脂肪泻和肠源性脂肪泻，前者粪便中以中性脂肪为主，后者以脂肪酸皂为主。粪便脂肪测定分为定性和定量 2 种，前者又称粪苏丹Ⅲ染色，操作快速简便，可作为疑诊脂肪吸收不良的初筛试验；后者通过标准试餐做脂肪平衡试验，是检测脂肪吸收不良的金标准。

适应证　疑诊小肠脂肪吸收

不良者。

禁忌证　胃肠道梗阻、消化道大出血、急性胰腺炎及其他应激状态下不能进食者。

检查方法

粪脂肪定性试验方法　①检测粪便中性脂肪：将少量新鲜粪便标本置玻片上，加生理盐水、95%乙醇及苏丹Ⅲ混合，光镜低倍视野下见黄色或橘黄色折光小圆球，经高倍镜下鉴定，即为阳性。②检测粪便中脂肪酸皂：将粪便标本置玻片上，加冰醋酸、苏丹Ⅲ充分混匀后，加热至沸，趁温热时低倍镜检，高倍镜下如见黄色或橘黄色折光小圆球即为阳性，冷却后脂肪酸和胆固醇形成结晶则不易辨认。根据脂肪滴的多少可粗略估计脂肪泻的严重程度。

粪脂肪定量试验方法　受试者每天摄入含 80～100g 脂肪的饮食 5 天，用卡红作指示剂，收集后 72 小时粪便，混匀后送检。多采用 Van de Kamer 法测定，计算粪脂肪的排泄量及脂肪吸收率。24 小时粪便脂肪平均量<6g 或吸收率>90% 为正常，粪便脂肪量>6g或吸收率<90%提示脂肪吸收不良。

临床意义　粪脂肪定性试验诊断重度脂肪泻的敏感性可达85%以上，但对轻、中度脂肪泻的敏感度较低，14%的正常人可出现轻度镜下脂肪滴。受试者进食脂肪量不足易出现假阴性，服用矿物油或蓖麻油可出现假阳性。粪脂肪定性阳性者需进一步做定量检查。

粪脂肪定量试验可显示脂肪吸收不良的严重程度，但不能鉴别吸收不良的原因。胰源性消化吸收不良者在胰腺外分泌功能不全末期（分泌能力<10%）才会表

现出粪便脂肪定量的异常。需保证每天摄入脂肪的量达标，并准确收集粪便标本，以确保结果准确。

（鲁重美）

dǎnhóngsù dàixiè shìyàn

胆红素代谢试验 （bilirubin metabolism test）

通过检测胆红素反映肝胆和血液系统疾病的方法。胆红素是蛋白质中卟啉分解代谢的最终产物。体内铁卟啉化合物包括血红蛋白、肌红蛋白、细胞色素、过氧化物酶和过氧化氢酶等。正常人每天可生成胆红素250~350mg，其中80%~85%来自衰老红细胞破坏释放的血红蛋白，其他主要来自无效造血和含血红素的非血红蛋白物质。此时的胆红素难溶于水，易溶于脂溶剂，加入乙醇后与重氮试剂起颜色反应，故称为间接胆红素或非结合胆红素。胆红素与白蛋白有极高的亲和力，在血液中主要与白蛋白结合运输。胆红素进入肝细胞，与胞质中的两种载体蛋白（Y蛋白和Z蛋白）结合形成复合物，并进入内质网。胆红素-Y蛋白复合物被转运到滑面内质网在葡萄糖醛酸酶催化下生成葡萄糖醛酸胆红素，此时的胆红素水溶性强，脂溶性弱，不加乙醇即可直接与重氮试剂起颜色反应，故称直接胆红素或结合胆红素。结合胆红素随胆汁分泌入肠道，在 β 葡萄糖醛酸酶作用下还原为胆素原，肠道中 10%~20% 的胆素原可被肠黏膜重吸收，经门静脉入肝，其中大部分再随胆汁入肝，形成胆素原的肠-肝循环，少量经血液循环入肾并随尿排出。正常人每天经尿排出 0.5~4.0mg 胆素原，在空气中可被氧化为尿胆素，为尿的主要色素。正常人肠腔内胆素原大部分经粪便排泄，每天40~250mg，平均 100mg。

血清总胆红素测定 正常人3.4~17.1μmol/L，不超过25μmol/L。男性高于女性。血清总胆红素 >50μmol/L，有经验的医师可识别出黄疸；>100μmol/L 则有显性黄疸。正常肝每天可处理胆红素达1500mg，故血清总胆红素并非肝功能的敏感指标。

临床意义 ①诊断黄疸：各种黄疸时血清总胆红素均增高，但对于鉴别黄疸类型价值不大。溶血性黄疸血清总胆红素一般不超过 85μmol/L，若超过此值，常提示合并肝细胞损害或胆管梗阻。肝细胞性或胆汁淤积性黄疸血清总胆红素可达很高水平，以胆总管恶性梗阻者最高，但不会超过500μmol/L，除非并发肾衰竭。②反映肝损害程度和判断预后：慢性肝病，特别是原发性胆汁性肝硬化和其他胆汁淤积性肝病以及肝衰竭时，持久而显著的高胆红素血症提示预后差。③判断疗效和指导治疗：有助于判断胆管梗阻者对各种治疗的反应和病情进展情况；有助于掌握肝毒性药物剂量，如肝癌患者应用阿霉素治疗过程中血清总胆红素升高，药物剂量必须相应减少。

注意事项 除溶血、肝胆疾病可影响胆红素浓度外，某些肝外因素也可影响血清胆红素的测定结果。①非结合胆红素增多：见于绝食、强烈运动、摄入乙醇、妊娠、雌激素、胆管造影剂、口服避孕药、败血症等。②结合胆红素增多：见于蛋白同化激素、雌激素、口服避孕药、妊娠、月经、肾功能不全等。③胆红素减少：见于糖皮质激素、紫外线、考来烯胺、苯巴比妥、扑痫酮、DDT 等。

血清结合胆红素测定 正常人该指标通常不超过 3.4μmol/L，>4.5μmol/L 才有价值。临床意义：①早期诊断黄疸：较总胆红素更敏感。病毒性肝炎黄疸前期或无黄疸型肝炎、代偿期肝硬化、胆管部分梗阻和肝癌患者 30%~50% 为结合胆红素增加，总胆红素则正常。有些患者总胆红素恢复正常后直接胆红素仍可持续增高。②鉴别黄疸类型：胆汁淤积性黄疸者血清结合胆红素/总胆红素比值通常>60%，肝细胞性黄疸者该比值>40%。③诊断非结合胆红素升高血症：主要有溶血、吉尔伯特综合征 （Gilbert syndrome） 和旁路胆红素血症，此类疾病血清总胆红素升高，而结合胆红素与总胆素比值不超过20%。临床上常规应用重氮试剂法测定结合胆红素，结果显示水平偏高，对诊断困难者可用高效液相色谱法复核，此法测定正常血清结合胆红素占总胆红素的4%~5%，血清中浓度一般少于 1μmol/L，正常值上限不超过 3μmol/L。

尿胆红素测定 正常人尿液中含有微量的胆红素，值约为3.4μmol/L。血清结合胆红素超过肾阈 （>34μmol/L） 即可随尿排出。测定尿胆红素的常规方法可测出尿中 0.85μmol/L 浓度的胆红素。临床意义：①疑诊黄疸者的筛选试验。②早期诊断病毒性肝炎：急性病毒性肝炎的黄疸前期，血清总胆红素甚至结合胆红素升高前，尿中即可检测到胆红素。③判断预后：肝炎恢复期尿胆红素可在黄疸消退前消失。④黄疸者若尿中胆红素缺乏，提示为非结合胆红素升高血症。但有些非结合胆红素升高血症（如溶血时），血清中有少量结合胆红素，并见于尿中。尿胆红素与血清结合胆红素常呈正相关，但在黄疸型肝炎恢复期或伴胆汁淤积者可见血清结合胆红素持续升高，但尿胆红素已转阴的分离现象。

尿胆素原测定　用半定量法正常值为1:20稀释度以下。尿胆素原增多见于：①体内产生过量的胆色素，如溶血。②肝细胞损害不能处理肠道吸收的胆素原。③肠内容物在肠道停留时间过长致胆素原在肠道吸收增加，如便秘。④尿胆素原的形成和重吸收增加，如感染。⑤胆管细菌感染致胆汁内胆红素转变为尿胆素原，吸收入血从尿中排出。

尿胆素原排出减少见于：①肝内外胆管梗阻。②肠道菌群过少。③肠蠕动过快。④严重贫血。⑤肾功能不全。

临床意义　①评估肝功能的敏感指标：急性病毒性肝炎黄疸前期，尿胆素原即可阳性（晚于尿胆红素），故可作为疫区可疑病例的筛选试验。待黄疸发展至高峰，因肝内胆汁淤积，尿胆素原可一过性减少，至恢复期又再度增加，直至黄疸消退方恢复正常，故尿胆素原暂时缺乏后的再现为肝内胆汁淤积减轻的早期证据。若发病后第4周尿胆素原仍持续阳性或强阳性，应警惕慢性肝炎。②鉴别黄疸：胆汁淤积性黄疸者若尿胆素原持续阴性1周以上，应高度怀疑系恶性胆道梗阻。胆石症者因胆管梗阻通常为不完全性，故尿胆素原可间歇性出现，但胆道梗阻伴胆道感染者除外。

注意事项　①尿pH：酸性尿者尿胆素原经肾小管重吸收增加，可致尿内尿胆素原偏低，应在测定前几天内口服碳酸氢钠以碱化尿液。②尿胆素原排泄的昼夜变化：正常人尿胆素原排泄以中午至下午4时最多，故收集下午2~4时尿测定最适宜，必要时收集

24小时尿进行核对。③尿标本放置时间：酸性尿中尿胆素原不稳定，标本放置过久可出现假阴性。④Ehrlich羟乙醛的测定方法特异性差。

低热胆红素试验　主要用于诊断吉尔伯特综合征，特异性较高。此征患者连续3天摄取1674kJ/d饮食后，血清非结合胆红素升高，其程度高于摄取类似饮食的正常人和慢性肝炎患者。

（任　红）

dǎnzhīsuān dàixiè shìyàn

胆汁酸代谢试验（bile acid metabolism test）　反映肝细胞损伤，胆汁酸的肠吸收、肝摄取、排泄等异常及门-体短路的检查方法。胆汁酸由肝细胞合成并分泌，主要功能是促进脂类物质的消化与吸收，抑制胆汁中胆固醇析出。按其是否与甘氨酸和牛磺酸结合分为：①游离胆汁酸：包括胆酸、脱氧胆酸、鹅脱氧胆酸和少量的石胆酸。②结合胆汁酸：上述游离胆汁酸分别与甘氨酸和牛磺酸结合的产物，主要有甘氨胆酸、牛磺胆酸、甘氨鹅脱氧胆酸和牛磺鹅脱氧胆酸，以此型为主。

按胆汁酸的来源分为：①初级胆汁酸：由肝细胞合成，包括胆酸、鹅脱氧胆酸及其与甘氨酸和牛磺酸的结合产物。②次级胆汁酸：初级胆汁酸在肠道细菌作用下生成的脱氧胆酸和石胆酸及其在肝脏中生成的结合产物。二者均以钠盐或钾盐的形式存在，即胆汁酸盐，简称胆盐。

肝细胞以胆固醇为原料合成初级胆汁酸，这是清除胆固醇的主要方式。排入肠道的胆汁酸95%以上被重吸收，经门静脉入肝，被肝细胞摄取，游离胆汁酸被重新合成结合胆汁酸，与新合成的结合胆汁酸共同随胆汁排入

小肠，形成胆汁酸的"肠-肝循环"。人体每天进行6~12次肠-肝循环，从肠道吸收的胆汁酸总量12~32g，可补充肝脏合成胆汁酸的不足，满足人体对胆汁酸的生理需要。未被肠道吸收的小部分胆汁酸在肠道细菌作用下衍生成多种胆烷酸的衍生物由粪便排出，粪便中丢失的主要为以石胆酸为主的次级胆汁酸，每天排出量与肝合成的胆汁酸相当。尚有少量胆汁酸在肝细胞内与硫酸或葡萄糖醛酸结合，分别生成硫酸酯和葡萄糖醛酸苷，二者易于经肾脏排出，胆管阻塞者尿中此类化合物增多。

胆汁酸是肝内胆固醇合成的主要有机阴离子，可较好反映其相关排泄器官的功能。体内总胆汁酸池3~4g，每餐后约2倍于此数，每天约有6倍于此数（18~24g）的胆汁酸进行肠-肝循环，而每天经肝脏处理的胆红素不足300mg，肝的胆汁酸负荷是胆红素的近100倍。因此，胆汁酸代谢比胆红素代谢更能反映肝转运有机阴离子的功能受损。①急性肝炎：肝细胞功能损害，胆汁酸摄取减少，胆汁酸合成有关酶类活性降低，胆汁酸合成减少，胆汁中胆汁酸的浓度降低，血中胆汁酸浓度增高。②慢性肝炎：胆汁酸盐摄取障碍，肝内胆汁淤积，血中胆汁酸水平升高，可作为判断疾病严重程度和预后的指标。③肝硬化：肝脏清除胆汁酸障碍，血中胆汁酸浓度明显升高，以鹅脱氧胆酸为主；肝脏血流异常、门静脉旁路、肠道吸收功能下降等因素也起一定作用；肠道菌群紊乱，血清及胆汁中脱氧胆汁酸水平明显降低。

空腹血清胆汁酸测定

检查方法　①气-液相色谱

法：标本处理复杂，难以快速大量检测。②放射免疫法：仅需微量标本，有检测试剂盒供应，但不能自动化。③酶法：敏感精确，可大批量检测，为临床常用方法。

高胆红素血症者空腹血清胆汁酸常升高（溶血和先天性高胆红素血症除外），若正常提示黄疸非肝胆疾病所致。有些肝胆疾病患者血清胆红素正常，但胆汁酸水平升高。血清胆汁酸升高见于：①肝外胆管梗阻：最显著。②慢性活动性肝炎：常先于转氨酶升高，若持续升高，即使肝组织学改善，其复发的可能性极大。③胆汁淤积性肝病：以原发性胆汁性肝硬化和原发性硬化性胆管炎为著。

临床意义 ①严重肝实质疾病的敏感指标：血清胆汁酸不仅反映肝细胞损伤，而且反映胆汁酸的肠吸收、肝摄取、排泄等异常及门-体短路，但其水平与肝硬化患者预后不完全相关。②预测部分肝切除后肝衰竭：血清胆汁酸水平与肝切除量平行，比胆红素测定敏感。

餐后血清胆汁酸测定　进餐后胆囊收缩，储存于胆囊内的胆汁酸进入肠内，再经肠-肝循环回入肝内，给肝一次胆汁酸负荷。若肝处理负荷能力下降，则血清胆汁酸更高，且空腹和餐后胆汁酸存在质的差异。轻度肝功能异常者即可引起餐后血清胆汁酸明显升高，餐后1~2小时达峰值，较空腹胆汁酸敏感，对于严重肝病并不优于后者。

血清胆酸/鹅脱氧胆酸比值测定　胆酸和鹅脱氧胆酸分别代表三羟和二羟胆汁酸，正常人该比值为0.5~1.0。血清总胆汁酸浓度升高时测定比值有助于鉴别肝病原因：肝硬化者0.1~0.5；肝

外胆管梗阻者0.96~3.60；接受肝移植者发生急性排斥反应时比值常下降，并早于标准肝功能试验异常。病毒性肝炎和肝肿瘤者比值常与健康人和肝硬化者的比值重叠。

静脉胆汁酸耐量试验　静脉注射甘氨胆酸5μmol/kg，间隔一定时间多次抽血，应用放射免疫法测定血中甘氨酸浓度，计算其在血中消失的速度（注射后10分钟血中胆酸含量>1.0μmol/L者为异常）或计算血中半消失时间（正常为2.60±0.05分钟）。因血循环中胆汁酸的清除更多地依赖肝血流量而非肝脏本身，轻症肝病者肝血流量一般不受影响，故此试验并不比空腹胆汁酸测定更敏感。

口服胆汁酸负荷试验　口服负荷的胆汁酸经过肠-肝循环，首过廓清率70%~90%。肝廓清率或抽提效力取决于肝的功能细胞量，而非肝血流量。酒精性肝硬化者静脉注射^{14}C-胆酸的廓清率一般正常，而口服^{14}C-胆酸的首过廓清率通常降至正常人的50%以下。此试验比空腹或餐后血清胆汁酸测定更敏感。口服胆酸比口服熊去氧胆酸更有价值，因为前者在肝脏的廓清率更高。

（任　红）

gānsǔnhài méidànbái huóxìng jiǎncè

肝损害酶蛋白活性检测（enzyme activity detection in liver injury）通过检测酶蛋白活性反映肝脏的功能。肝脏是人体重要的代谢器官，富含酶蛋白（约占肝脏总蛋白的2/3）。酶在血清含量极微，很难测定其绝对值，通常以测定酶活力衡量血清酶的变化，以了解肝脏病变的性质和程度，辅助诊断肝胆系统疾病。常用的酶蛋白检测有氨基转移酶、碱性磷酸

酶（ALP）和γ谷氨酰转肽酶（GGT）。现统一采用国际单位制（IU）表示酶活性（1IU=16.67nmol/s）。鉴于不同测定方法和不同实验室采用的酶活性单位定义的差异导致结果难以判定，为更直观地反映酶含量的变化，可使用正常值上限（upper limits of normal，ULN）倍数作为酶活性浓度的表示法。

氨基转移酶　系非特异性细胞内功能酶，俗称转氨酶。主要有丙氨酸转氨酶（ALT）和天冬氨酸转氨酶（AST），分别曾称谷氨酸丙酮酸转移酶（GPT）和谷氨酸草酰乙酸转移酶（GOT）。

ALT和AST在人体的分布及代谢　ALT主要分布于肝、肾，其次是骨骼肌、心肌等；AST主要分布于心肌、肝脏、骨骼肌和肾脏，其次是红细胞、大脑和小肠等。正常情况下血清ALT和AST水平很低，主要来自肝和肌肉。

ALT主要存在于胞质中。AST有两种免疫学反应不同的异构体，分别为线粒体AST（ASTm）和胞质的上清液AST（ASTs），二者比值约4∶1。正常血清中ASTm不足10%，ASTs占90%以上。肝细胞损害尚未累及线粒体者，血清ALT和ASTs均可增高，ALT升高更明显，AST/ALT比值<1；肝细胞损害累及线粒体者，血清ASTm水平明显升高，AST/ALT比值升高。ALT和AST主要由单核-巨噬细胞清除。

肝内ALT和AST的活性分别约为血清的3000和7000倍，肝细胞膜通透性增大时，即使无肝细胞坏死，细胞内的ALT和AST也易于渗溢入血，是肝细胞损害的敏感指标。因血清ALT较AST半衰期长2.5~3.0倍，且ALT主

要存在于胞质，细胞损害时较 AST 渗漏更快，故 ALT 反映肝细胞损害更敏感。

血清 ALT 和 AST 活性的影响因素　主要包括：①性别：男性酶活性高于女性。②年龄：女性 20 岁、男性 15 岁以前，AST 活性常稍高于 ALT，AST/ALT 比值 ≥1；成年后血清 AST 水平一般稍低于 ALT，AST/ALT 比值<1；约 60 岁以后，ALT 和 AST 活性大致接近。③种族：非洲裔美国人，尤其是男性，AST 活性可高约 15%。④运动：持续高强度运动（如马拉松）后 AST 水平可升高 3 倍以上。经常适度锻炼者血清 ALT 水平较不锻炼或短期强化锻炼者约低 20%。⑤测定时间：ALT 水平下午最高，比午夜最低水平约高 45%，AST 水平一天变化不明显。不同日 ALT 水平可相差 10%～30%，AST 水平可相差 5%～10%。因此，应强调统一在清晨空腹抽血检查，且不宜以单日单次检查结果为依据。⑥体质指数（body mass index，BMI）：BMI 高者 ALT 和 AST 活性较 BMI 适中者可高 40%～50%。⑦血液标本保存条件：ALT 和 AST 在室温下可稳定 3 天，在-20℃可稳定 3 周（活性下降<10%）。冻融后 ALT 活性显著丧失，AST 活性则无影响（<15%）。全血中 AST 和 ALT 活性可相对稳定 24 小时，此后显著升高。⑧溶血：可使 AST 活性显著上升，ALT 中度上升。⑨巨酶：罕见，系 ALT 或 AST 与免疫球蛋白形成的复合物，可引起 ALT 和 AST 活性的稳定升高，见于多发性骨髓瘤、炎症性肠病、溃疡性结肠炎等患者，应与真正的肝损害鉴别。

ALT 和 AST 的正常参考值 男性 5~40 IU/L，女性 5~35 IU/L。

ALT 和 AST 水平升高的临床意义　ALT 和（或）AST 升高见于：①急性病毒性肝炎：ALT 和 AST 均显著升高，ALT 升高更明显，可达 20～50 倍 ULN 或更高。②慢性病毒性肝炎：ALT 和 AST 可正常、轻度或明显升高。若 AST/ALT 比值>1，提示进入活动期，肝细胞损害较重。③药物性肝病：ALT 和 AST 可正常、轻度或明显升高。停药后酶活性常在数周至数月内恢复正常。④脂肪肝：ALT、AST 和 GGT 水平可轻至中度增高（<5 倍 ULN），通常以 ALT 增高为主。⑤酒精性肝病：ALT 和 AST 轻至中度升高，以 AST 升高更明显，AST/ALT 比值多在（2～5）∶1，血清 AST 以 ASTm 为主。⑥肝硬化和原发性肝癌：ALT 和 AST 可正常或轻度升高，严重肝硬化者 AST 升高更明显，AST/ALT 比值为 1～2，终末期肝硬化时酶活性可降低。⑦胆汁淤积：ALT 和 AST 活性一般正常或轻度升高，但 ALP 和 GGT 升高较明显。⑧其他肝病：自身免疫性肝病、遗传代谢性肝病、胆总管结石、巴德-基亚里综合征（Budd-Chiari syndrome）、中毒、肝脏缺血等均可引起 ALT/AST 比值升高。⑨肝外疾病：心肌梗死时 AST 可显著升高。广泛或严重的肌病，如皮肌炎、进行性肌萎缩、大面积肌肉挫伤和过度体能训练可致 AST 和 ALT 轻度或明显升高，常伴肌酸磷酸激酶、乳酸脱氢酶及醛缩酶活性升高。肾梗死、肺梗死、胰梗死、小肠缺血、休克、溶血、传染性单核细胞增多症等可有 ALT 和 AST 轻度增高。肾功能不全者酶底物磷酸吡哆醛不足，ALT 和 AST（尤其是 ALT）催化活性下降，致血清活性较低，这不同于血清中酶含量

绝对值的下降。甲状腺功能亢进、甲状腺功能减退、肾上腺皮质功能减退等也可引起血清 ALT 和 AST 水平的异常。

注意事项　①ALT 和 AST 水平升高时，应结合 AST/ALT 比值、胆红素、白蛋白、球蛋白、碱性磷酸酶、γ 谷氨酰转肽酶、肌酸磷酸激酶、临床表现、病因学指征及影像学检查等综合分析，以判断其组织器官来源、损害特点及病情轻重。②ALT 和 AST 不是反映肝功能的指标，而是反映肝损害的指标，且其水平高低与肝损害的严重程度并不一定平行。③单纯 ALT 或 AST 升高≤8～10 倍 ULN 多无意义。④ALT 和 AST 在慢性乙型肝炎、慢性丙型肝炎、非酒精性脂肪性肝炎等肝病波动常较大，在自身免疫性肝病波动多较小。⑤多数肝病 ALT 高于 AST，而 AST 高于 ALT 主要见于酒精性肝病（尤其是酒精性肝炎）、进展性肝纤维化、肝硬化、瑞氏综合征（Reye syndrome）、心肌梗死、肌肉损害等。⑥5%～10% 的慢性乙型肝炎、15% 慢性丙型肝炎和非酒精性脂肪性肝炎患者血清 ALT 正常。

碱性磷酸酶　主要来自肝脏，部分来自骨骼、胎盘、肠道或肾脏。生理性升高见于：①妊娠期：妊娠 3 个月后胎盘型 ALP 入血，可达正常值的 2～3 倍，分娩后持续升高数周。②儿童及青春期：可达成人的 3 倍。③高脂饮食者：可短暂升高。

病理性升高见于：①结石或肿瘤致胆管部分梗阻。②肝内胆汁淤积。③早期原发性胆汁性肝硬化或原发性硬化性胆管炎。④肝内肉芽或浸润性肝病，如淀粉样变性、结节病、肝脓肿、肝结核和转移性肝癌。⑤肝外疾病，

如骨髓纤维化、腹膜炎、糖尿病、亚急性甲状腺炎和胃溃疡。⑥肝外肿瘤，如骨肉瘤、肺、胃、头颈部肿瘤，肾癌、卵巢癌、子宫癌和霍奇金病。⑦各种骨病：如佝偻病、甲状旁腺功能亢进、恶性骨肿瘤等。ALP 同工酶测定有助区别不同来源的 ALP。肝病 ALP 主要位于 $\alpha_1 \sim \alpha_2$ 球蛋白区带，骨骼 ALP 位于 $\alpha_2 \sim \beta$ 球蛋白区带，小肠 ALP 位于 $\beta \sim \gamma$ 球蛋白区带。

约 75% 长期胆汁淤积者血清 ALP 显著升高（≥4 倍 ULN），ALP 轻度升高（≤3 倍 ULN）判断胆汁淤积缺乏特异性。动态观察血清 ALP 有助于黄疸病情判断，ALP 持续低值，梗阻性黄疸的可能性小；胆红素逐渐升高，而 ALP 持续下降提示病情恶化。

γ谷氨酰胺转肽酶 分布于肾、胰、肝、肠、脑及生精管等器官的细胞膜，主要生理功能是将谷胱甘肽的 γ 谷氨酰基转移给其他的氨基酸。血清 GGT 升高主要见于：①肝胆胰疾病：通常为反映慢性肝病活动性的指标，如酒精性肝病。②原发性和转移性肝癌：前者改变较明显。③服用巴比妥类药物或苯妥英钠者。④其他：慢性阻塞性肺疾病、肾功能不全、急性心肌梗死后等。GGT 对于识别胆汁淤积相关性疾病不优于 ALP，但有助于判断高 ALP 的组织来源，因 GGT 活性在骨病时并不升高。

（陈成伟）

gān dànbáizhì héchéng gōngnéng shìyàn

肝蛋白质合成功能试验 （tests for the protein synthesis function of the liver） 反映肝脏合成蛋白质功能的试验。肝脏是血浆蛋白合成的主要场所，除 γ 球蛋白和补体外，几乎全部血浆蛋白质均来自肝脏，如白蛋白、酶类、多种载脂蛋白及血浆部分球蛋白。血清蛋白质的组成成分与肝蛋白质相似，两者处于动态平衡中。因此，测定血清（浆）蛋白的水平和分析其成分，可作为反映肝脏合成功能的试验。

总蛋白 正常血清总蛋白浓度为 68~80g/L，其中白蛋白 40~50g/L，球蛋白 20~30g/L，白蛋白/球蛋白比值为（1.5~2.5）∶1。肝脏分泌蛋白质的速度主要取决于其合成速度，其中血浆白蛋白、纤维连接蛋白和 α_1 蛋白酶抑制物的分泌速度最快。从氨基酸合成蛋白质到分泌仅需 20~30 分钟。多数急性重型肝炎者血清总蛋白减少，但仅凭总蛋白水平难以正确评估肝脏功能：①白蛋白半衰期 17~21 天，即使白蛋白合成完全停止，8 天后仅减少 25%。②慢性肝病尤其肝硬化者，γ 球蛋白常增多，总蛋白水平可无变化。

白蛋白 正常血清白蛋白浓度为 40~60g/L（盐析法）。成人肝脏每天可合成白蛋白 12g，约占全身蛋白总量的 1/20，几乎占肝脏合成蛋白总量的 1/4（成年男性每天合成白蛋白 0.12~0.20 g/kg，女性 0.12~0.15g/kg，儿童合成速度较高），占血浆蛋白质的 60%~75%。白蛋白水平影响因素：①合成情况：肝脏合成白蛋白呈限速性，仅在体内白蛋白快速丢失、破坏或血液稀释时合成加速。②分解代谢：白蛋白的分解代谢受血浆白蛋白浓度的影响较大，分解速度随浓度而降低。③体内分布：40% 白蛋白在血液中，其余在组织和组织液，血管内外白蛋白处于动态平衡。

临床意义 ①急性肝炎者血清白蛋白进行性降低提示预后不良。②血清白蛋白浓度可作为慢性肝病患者的预后指标。

注意事项 白蛋白半衰期较长，一般在肝损害后 1 周才能显示其下降，急性重型肝炎患者若迅速死亡，血清白蛋白常不显示下降；低蛋白血症对肝病无特异性；血清白蛋白水平是静态指标，不能反映白蛋白的转换状态。肝病患者白蛋白降低因素：①肝合成减少。②血管外蛋白池（腹水、水肿）扩张，血管内白蛋白进入血管外。③摄食过少或吸收障碍，氨基酸供应不足。④分解代谢增强（感染、创伤、肿瘤等）。⑤门静脉高压、肠道淤血，白蛋白经胃肠道丢失增加。

前白蛋白 血浆白蛋白的前体，于粗面内质网上多核蛋白体合成，比白蛋白多 24 个氨基酸残基，相对分子质量约 61 000。正常血清前白蛋白浓度为 0.28~0.35g/L，约占全部血清蛋白的 0.4%。半衰期为 1.9 天。临床意义：①反应代谢情况：负氮平衡时前白蛋白降低，儿童恶性营养不良者可完全缺如。②肝病的敏感指标：因其半衰期短，肝病时较白蛋白更敏感，30% 白蛋白正常者前白蛋白降低，多数超过 50%，进展型肝硬化时几乎降至零。③判断急性肝病预后的指标：肝细胞坏死较轻、预后良好者，随病情改善前白蛋白可恢复正常，重型肝坏死者则处于持续低水平。

球蛋白

α 球蛋白 正常人 α_1 球蛋白 7~16g/L。α_1 球蛋白增多见于轻度肝脏炎症病变、肝癌；减少见于肝坏死、肝衰竭及肝硬化。α_2 球蛋白增多见于肝炎进展期、急性血吸虫病、肝脓肿和肝癌；减少见于急性或亚急性肝衰竭、胆汁淤积尤伴脂质增多者及失代偿期肝硬化。

β球蛋白　正常人β球蛋白 $5\sim14g/L$。因β球蛋白含脂蛋白，故其增多常伴脂类及脂蛋白的增多。临床意义：①胆汁性肝硬化、高脂血症者β球蛋白增多。②肝细胞损害明显者β球蛋白明显减少。③重型肝炎所致坏死后肝硬化者 α_1 及β球蛋白增多快于白蛋白。

γ球蛋白　浆细胞产生的免疫球蛋白。正常人血清γ球蛋白 $5\sim14g/L$。其增多见于：①急性病毒性肝炎：一般正常或稍多，若症状恢复、其他肝功能试验正常，γ球蛋白仍持续增多，常为慢性化的征兆。②慢性肝炎。③肝硬化：早期轻、中度增多，晚期显著增多。④多种肝外疾病：应结合其他肝功能试验综合分析。

甲胎蛋白　与血浆白蛋白分子量相似，是人胚胎6周后正常的血浆成分，第 $12\sim16$ 周达高峰，出生后数周即在血液中降至正常值（20ng/L）以下。甲胎蛋白（AFP）增多见于：①急性肝炎：部分患者病后1周可增多，4周左右达高峰，病情好转后开始减少，约2个月后正常。②慢性肝炎和肝硬化：多呈低水平增多（ $20\sim200\mu g/L$ ），一般与ALT水平增高同步，$1\sim2$ 个月内随病情好转及ALT水平的降低而减少。③重型肝炎：反映肝细胞再生，是预后良好的一个指标，AFP不增多者预后不良，80%需肝移植或死亡。

AFP用于：①高危人群的肝癌普查。②高分泌AFP肝细胞癌诊断、疗效判断和复发预测。③胚胎性肿瘤的早期诊断。

凝血因子　主要有14种，除因子Ⅲ和因子Ⅳ外均为糖蛋白。除因子Ⅲ、部分因子Ⅷ不在肝脏合成外，因子Ⅰ（纤维蛋白原）、Ⅱ（凝血酶原）、Ⅳ、Ⅴ、Ⅶ、Ⅸ、Ⅹ、Ⅺ和Ⅻ全部在肝脏合成，且因子Ⅱ、Ⅴ、Ⅶ、Ⅸ、Ⅹ仅在肝内合成。因子Ⅱ、Ⅶ、Ⅸ、Ⅹ的产生需要维生素K的参与。肝脏功能受损致凝血异常源于：①肝脏合成的凝血因子减少。②维生素K的吸收障碍。临床上常用凝血酶原时间（PT）测定反映因子Ⅰ、Ⅱ、Ⅴ、Ⅶ、Ⅹ的活性。严重肝病者因子Ⅸ、Ⅹ、Ⅺ、Ⅻ合成减少，活化部分凝血活酶时间（APTT）延长。维生素K缺乏致PT和APTT延长（因子Ⅸ、Ⅹ不能被激活）。因子Ⅶ因其半衰期短（ $1.5\sim6.0$ 小时），肝功能受损早期即可表现异常，因此被认为是反映肝损害程度和预后最有用的标志物。

脂蛋白

α脂蛋白　主要蛋白成分为载脂蛋白A，是反映肝功能异常最有意义的脂蛋白。用于判断急性肝炎预后：在病程的 $20\sim30$ 天脂蛋白仍消失或处于低值，提示预后不良；若此时或稍后α脂蛋白再现，提示预后良好。其价值与血清转氨酶和胆红素测定相似，且比二者更恒定。因α脂蛋白消失与急性肝炎早期病情变化无关，故此时测定无判断预后价值。

前β脂蛋白　减少见于肝炎早期、肝硬化，随病情恢复可正常。肝实质性疾病者因肝合成载脂蛋白A异常，前β脂蛋白中可无载脂蛋白A，致脂蛋白电泳呈现浓宽的异常β带，病情恢复后β带恢复正常。原发性胆汁肝硬化者前β脂蛋白通常存在。

各种脂蛋白的变化可同时存在。①肝实质性损害者α、前β脂蛋白生成减少，致此两种脂蛋白在电泳上消失。②胆汁淤积性肝病者肝细胞合成脂蛋白的能力相对保持，α、前β脂蛋白均存在，有时尚可出现两条α条带，此有助于鉴别肝细胞性和淤积性黄疸。③脂蛋白-X为胆汁淤积性黄疸者血清中出现的一种特殊脂蛋白，存在于低密度脂蛋白部分，但其结构和性质与低密度脂蛋白不同，在琼脂胶上移向阴极，而在琼脂糖凝胶、淀粉胶或纸上电泳移向阳极。诊断有无胆汁淤积脂蛋白-X优于其他生化试验，若血清碱性磷酸酶升高，而脂蛋白-X阴性，可排除胆汁淤积。

胆碱酯酶　临床意义：①肝硬化者血清胆碱酯酶（cholinesterase，ChE）水平下降，其程度与白蛋白平行，可作为判断预后的指标。②阿米巴肝脓肿者血清ChE亦降低，但其幅度与白蛋白不平行（白蛋白正常或轻度降低），治疗后ChE恢复正常。③脂肪肝者血清ChE上升，常伴高脂血症。ChE反映脂质代谢异常与脂肪肝严重程度均比其他生化指标敏感。

卵磷脂胆固醇酰基转移酶　与血浆脂蛋白的结构和功能密切相关。临床意义：①反映肝细胞损害：其降低程度与肝损害严重程度相平行。②反映肝脏储备功能：类似白蛋白和ChE，但较二者敏感。重型肝炎者若该酶活力在正常的1/5以下，多难生存。

血清蛋白电泳　应用滤纸电泳或醋酸纤维素膜电泳，可将血清蛋白分成至少5条区带：白蛋白、α_1球蛋白、α_2球蛋白、β球蛋白和γ球蛋白。应用淀粉胶电泳或交叉免疫电泳可将血清蛋白分成更多的区带，包括：α脂蛋白、转铁蛋白、α_2脂蛋白、α_2巨球蛋白、结合珠蛋白、铜蓝蛋白、

α₁ 糖蛋白、白蛋白、前白蛋白、α₁ 脂蛋白、α 球蛋白、α₁ 微球蛋白、α₂ 微球蛋白、β₂ 微球蛋白。作为肝功能试验,应用醋酸纤维素膜电泳已能适合临床需要。

肝病尤其重症肝病者,电泳图上白蛋白区带相应变窄、变淡。前白蛋白区带是白蛋白区带前的一条小带,电泳速度比白蛋白快 25%,一般纸上电泳不易看到,但在醋酸纤维素膜电泳上常清晰可见。

α₁ 球蛋白区带的蛋白质主要有 α₁ 脂蛋白、α₁ 酸性糖蛋白、α₁ 抗胰蛋白酶和 α₁ 易沉淀糖蛋白,滤纸法电泳占血清蛋白的 4%~5%,醋酸纤维素薄膜电泳法为 3%~4%。该区带减小见于:①肝病:重型肝炎者 α₁ 球蛋白可降至低水平,与白蛋白呈正相关,其变化对判断肝病严重程度和预后有参考价值。②α₁ 抗胰蛋白酶缺乏症。该区带增大见于肝脏炎症、肿瘤或感染,源于该区带多数蛋白质属阳性急性时相反应性蛋白,此时这些蛋白合成和释放增多。

α₂ 球蛋白区带的蛋白质主要有结合珠蛋白、铜蓝蛋白、α₂ 巨球蛋白、α₂ 脂蛋白等,滤纸法电泳占血清蛋白的 6%~9%,醋酸纤维素膜电泳法为 5%~6%。该区带减小见于:①严重肝实质损害(重型肝炎、肝硬化):上述蛋白合成减少。②肝豆状核变性:铜蓝蛋白降低或缺乏,因其在 α₂ 球蛋白中所占比例甚小,其降低不一定引起电泳图上的明显变化。该区带增大见于:①肝病伴高脂蛋白血症:源于 α₂ 脂蛋白增多。②肝脏炎症、肿瘤:因其属阳性急性时相反应蛋白。

β 球蛋白区带的蛋白质主要有 β 脂蛋白、转铁蛋白等,滤纸电泳法占血清蛋白的 9%~12%,醋酸纤维素膜法为 6%~9%。该区带增大见于胆汁淤积性肝病,源于 β 脂蛋白增多。该区带减小见于:①肝实质性疾病:主要与合成减少有关。②炎症、感染、肿瘤:转铁蛋白属阴性急性时相反应蛋白,此时其血清浓度下降。

γ 球蛋白区带内均为免疫球蛋白(immunoglobulin,Ig),滤纸电泳法占血清蛋白的 15%~20%,醋酸纤维素膜法为 11%~14%。Ig 大部分泳动于 γ 区(尚有 β 区及 α₂ 区),测定 γ 球蛋白基本反应 Ig 的变化。几乎所有肝脏疾病可见 γ 球蛋白增多,且有判断预后意义:①病毒性肝炎者中度增多,随诊中若趋向正常,常预示病情好转;若持续增高而无其他原因可解释提示转归不良,已转为慢性肝炎和肝硬化。②重型肝炎者可达 25~30g/L。③晚期或失代偿期肝硬化者可剧增。

根据电泳图上 γ 区改变,肝病尤其是肝硬化时,血清蛋白电泳象可分为:①肝硬化型:从 β 区到 γ 区连续一片,难以分开,呈"滑雪跑道斜坡"型,即 β-γ 桥。此型几乎全部见于肝硬化,极少数结缔组织病患者除外。此型伴 α₁、α₂ 球蛋白减少者可确诊肝硬化。②提示肝硬化型:β-γ 桥存在,但 β 区与 γ 区间仍可见一浅凹,两者易于分开,称不完全性 β-γ 桥。此型主要见于肝硬化,少见于其他原因所致高 γ 球蛋白血症。肝病者若出现此型,伴 α₁、α₂ 球蛋白减少,一般首先考虑肝硬化的诊断。③非特异型:β 区和 γ 区可明确分开,无形成 β-γ 桥倾向,与其他原因所致高 γ 球蛋白血症难以区别。肝硬化尤其是酒精性肝硬化者,70%~80% 滤纸法电泳出现前两型,但醋酸纤维素膜电泳各蛋白条带较易分离且透明,出现 β-γ 桥的频率比滤纸法低。

除 β-γ 桥为肝硬化特有外,血清蛋白电泳对多数肝病无特异性,若结合临床分析,它对肝病的鉴别诊断和病情判断仍有价值:①严重肝实质损害表现为白蛋白,α₁、α₂ 和 β 球蛋白减少。②慢性肝病尤其是肝硬化者 α₂ 和 β 球蛋白、γ 球蛋白增多。③肝病合并炎症、感染、肿瘤者,α₁、α₂ 球蛋白趋于增多。④胆汁淤积性肝病者以 α₂、β 球蛋白升高为主。

(任 红)

ānjīsuān dàixiè shìyàn

氨基酸代谢试验(hepatic amino acid metabolism test) 反映体内氨基酸代谢的试验。体内氨基酸代谢库与蛋白质代谢紧密相关:氨基酸主要来源于蛋白质的分解,又是合成蛋白质的主要原料。氨基酸通过脱氨基生成氨,肝损害影响氨基酸和氨代谢,改变血中氨基酸和氨水平。

血浆游离氨基酸 肝损害时血浆游离氨基酸变化不尽一致:①增加:源于肝分解和利用氨基酸减少,肝坏死时肝内氨基酸释放或机体处于负氮平衡,肌肉等组织内蛋白分解致大量游离氨基酸释放。②减少:可能源于脂肪、肌肉摄取和利用氨基酸增加及高胰岛素血症。③无改变或变化甚微:可能源于氨基酸释放、产生增加伴肌肉、脂肪利用氨基酸增加。

临床意义 ①诊断慢性肝病并发肝性脑病:必需氨基酸中所有 3 种支链氨基酸(亮氨酸、缬氨酸、异亮氨酸)均明显减少,苯丙氨酸和蛋氨酸升高(近正常值的 3 倍),色氨酸少量增加。非必需氨基酸中丙氨酸、酪氨酸、蛋氨酸、谷氨酸和天冬氨酸明显增加（正常值的 7 倍），其他非必需氨基酸则正常或减少（正常值的 80%）。无肝性脑病的慢性肝病血浆氨基酸无明显变化。②判断预后：芳香族氨基酸尤其是酪氨酸增多程度可推测肝坏死的范围，酪氨酸浓度 >60μg/ml 少有生存者。③反映乙醇对肝脏的损伤：正常血浆脯氨酸和羟脯氨酸分别为 0.150±0.006mol/L 和 0.0067±0.0006mol/L。酒精性肝病者这两种氨基酸均增加，以酒精性肝炎为著，源于乙醇可直接影响脯氨酸代谢或促进其从肝细胞内释放。营养不良、肝外严重疾病、非酒精性肝硬化和慢性病毒性肝病者均在正常范围。④鉴别慢性肝病：血浆支链氨基酸与芳香氨基酸的克分子比值，即 Fischer 比率。正常人比率为 3.5±0.4，慢性轻、中度肝炎为 2.7±0.3，慢性重度肝炎为 2.1±0.3，代偿期肝硬化为 1.5±0.4，失代偿期肝硬化进为 1.1±0.2。慢性肝炎者 Ficher 比率通常随病变进展呈明显下降趋势，病程中比率持续正常可排除肝硬化。⑤指导治疗：伴肝性脑病的慢性肝病和急性重型肝炎患者的血浆氨基酸变化显著不同，提示其治疗方式应有差别，高渗葡萄糖灌注和高支链氨基酸和低芳香族氨基酸混合治疗可改善慢性肝病所致的肝性脑病，对急性重型肝炎者上述治疗无效。

注意事项 慢性肝病并发脑病者血浆氨基酸增多幅度与肝功能障碍程度无相关性，急性重型肝炎者则具有平行性，特别是酪氨酸水平与转氨酶升高之间呈正相关。

血氨 体内氨主要在肝内经鸟氨酸循环合成尿素，再由尿排出体外。肝功能不全时血氨增多原因：鸟氨酸-瓜氨酸-精氨酸循环障碍，尿素形成减少，氨被移除减少；门静脉高压、门-体静脉短路，门静脉内氨逃脱肝的解毒作用，直接进入体循环。其临床意义在于评估肝损害程度及其预后。①病毒性肝炎：血氨正常或轻微增高。②肝性脑病：慢性肝病所致者血氨可显著增加，超过 200g/L（正常值 <60g/L）者常伴不同程度的意识障碍。急性重型肝炎所致非氨性肝性脑病者，血氨测定不能作为诊断肝性脑病的主要依据。

(任 红)

gānzàng qítā dàixiè gōngnéng shìyàn

肝脏其他代谢功能试验（other tests for hepatic metabolic function）

主要包括与肝病诊断有关的铁、铜代谢，如铁释放增加、血清铁蛋白增多、转铁蛋白及血清铜改变、铜蓝蛋白减少等。

血清铁 铁是人体必需元素，体内铁总量 4~5g，是体内含量最多的元素。生理情况下 2/3 处于利用状态，1/3 为储备铁，每天排出体外的铁极微量。人体内的铁来源于食物，主要在十二指肠和空肠吸收，90% 以上用于合成血红蛋白，约 5% 参与合成肌红蛋白，其余用于构成细胞色素、过氧化氢酶、过氧化物酶、黄嘌呤氧化酶和铁硫蛋白等。

正常参考值 成年男性 9.0~29.0μmol/L（50~160μg/dl）；成年女性 7~27μmol/L（40~150μg/dl）；儿童 9.0~32.2μmol/L（50~180μg/dl）；老年人 7.2~14.3μmol/L（40~80μg/dl）。

临床意义 增多见于：①红细胞破坏增多：如溶血性贫血、恶性贫血等。②铁利用减少：如再生障碍性贫血、巨幼红细胞性贫血、铅中毒所致贫血等。③铁吸收率增加：如遗传性血色沉着症、含铁血黄素沉着症、肾炎、反复输血等。④体内储存铁释放增加：如急性肝细胞损害、坏死性肝炎、血色病等。

减少见于：①缺铁性贫血。②摄取不足：如营养不良、胃肠道病变、消化性溃疡、慢性腹泻等。③失铁增加：如肾炎、肾结核、阴道出血、消化性溃疡等经泌尿生殖道和胃肠道失血。④铁需要增加：如月经期、妊娠期、婴儿生长期等。⑤贮存铁释放减少：如急性或慢性感染、尿毒症等。⑥某些药物：如促肾上腺皮质激素或糖皮质激素、大剂量阿司匹林、考来烯胺等。

血清铁蛋白 是体内一种分子量较大含铁最丰富的蛋白。主要在肝脏合成，广泛分布于机体各器官与体液中，以肝、脾和骨髓含量最高。铁蛋白有强大的结合和储备铁的能力，以维持体内铁的供应和血红蛋白的相对稳定。铁蛋白水平反映人体铁贮存量，每 1μg/L 铁蛋白相当于 8mg 储存铁。血清中铁蛋白含量甚微，但其水平是判断体内缺铁或铁负荷过量的较好指标，广泛应用于评价体内有无铁代谢失调和体内铁储存。

正常参考值 成年男性 15~200μg/L；成年女性为 12~150μg/L；6 个月~15 岁为 7~140μg/L；新生儿 25~200μg/L。

临床意义 增多见于：①炎症：肺部感染、慢性尿道感染、骨髓炎、风湿性关节炎、系统性红斑狼疮等。②肿瘤：癌细胞合成铁蛋白能力较强，可作为肿瘤标志物，辅助诊断和预后评估，如肝癌、肺癌、乳腺癌、胰腺癌、前列腺癌、白血病、霍奇金病。③贫血：如溶血性贫血、恶性贫血。④其他：急性肝炎、肝硬化、急性心肌梗死早期、反复输血及血色病。

减少见于：①缺铁性贫血：隐性缺铁时，一般生化指标正常，铁蛋白则已减少，是诊断隐性缺铁性贫血的可靠指标。②大量失血。③长期腹泻。④营养不良：可作为儿童营养不良流行病学调查的指标，$>100\mu g/L$ 者可排除缺铁。

转铁蛋白 属单链糖蛋白，又称运铁蛋白。转铁蛋白（transferrin, TF）是血浆中主要的含铁蛋白质，负责运载消化道吸收的铁和红细胞降解释放的铁，以 $TF-Fe^{3+}$ 复合物形式进入骨髓，供生成成熟的红细胞。TF 主要由肝细胞合成，半衰期约 8 天，每分子 TF 可运载 2 个铁原子，1mg TF 可结合 $1.25\mu g$ 铁。正常情况下，转铁蛋白饱和度为 $33\% \sim 35\%$。血浆 TF 浓度受铁供应的调节。

正常参考值 血清（血浆）$2.5 \sim 4.3g/L$。

临床意义 缺铁性贫血时 TF 增多，铁饱和度降低，补铁后恢复正常。再生障碍性贫血时 TF 正常或降低，铁饱和度增高，可用于缺铁性贫血的鉴别诊断和疗效监测。TF 增多尚见于妊娠后期、口服避孕药等。TF 减少见于：①严重肝病：肝性脑病者 TF 降至 $2.0g/L$ 提示预后不良。②蛋白质丢失增加的疾病：如肾病综合征、慢性肾衰竭、严重烧伤等。③其他：感染性疾病（如流行性出血热）、风湿性关节炎、系统性红斑狼疮、原发性肝癌、遗传性运铁蛋白缺乏症、血色病等。

血清铜 铜是人体必需的微量元素，成人体内总量为 $80 \sim 150mg$，$50\% \sim 70\%$ 存在于肌肉和骨骼中，20% 存在于肝内，血液循环中占 10%。人体对铜的需要量为每天 $1 \sim 3mg$，铜主要在小肠上段吸收。肝是铜代谢的中心，大部分随胆汁和含铜复合物的上皮细胞脱落从肠道排出，少量经尿液排出。血浆中的铜有两种形式：①与白蛋白疏松结合，约占 5%，是运输、吸收、排泄的重要形式和中间环节，也是合成各种细胞铜蛋白的原料。②与 α_2 球蛋白牢固结合，称为铜蓝蛋白，约占 95%。铜蛋白主要包括肝铜蛋白、脑铜蛋白和红细胞中的血铜蛋白。铜参与造血过程，主要影响铁的吸收、运送和利用，参与细胞色素氧化酶、过氧化氢酶、超氧化物歧化酶、赖氨酸氧化酶、多巴胺 β 羟化酶等的合成，并维持其活性，对细胞、呼吸、神经和内分泌均有重要作用。

正常参考值 男性 $11 \sim 22\mu mol/L$（$70 \sim 140\mu g/dl$），女性 $12.6 \sim 24.3\mu mol/L$（$80 \sim 155\mu g/dl$），儿童 $12.6 \sim 29.8\mu mol/L$（$80 \sim 190\mu g/dl$）。

临床意义 ①铁铜比值（Fe/Cu）：对鉴别黄疸有重要意义，正常为 $(0.8 \sim 1.0):1$。梗阻性黄疸者血清铜显著增多，血清铁不增加，肝炎者则相反。Fe/Cu 比值增高见于急性病毒性肝炎、肝细胞性黄疸；降低见于恶性肿瘤、梗阻性黄疸等。②铜锌比值（Cu/Zn）：是黄疸的初筛指标，血清铜明显增多，血清锌减少，比值增高，以肿瘤致胆管阻塞者为著。

血清铜增多见于：①肝硬化：可能源于肝硬化时假小叶形成，破坏胆管系统，铜排泄不畅致肝细胞内铜颗粒淤积，肝铜反流入血。②急性心肌梗死：多于发病后 $2 \sim 3$ 天开始增高，$5 \sim 7$ 天达高峰，然后逐渐降低，数周后恢复正常水平。③血液病：霍奇金病、非霍奇金淋巴瘤、淋巴肉芽肿、再生障碍性贫血患者、溶血性贫血、失血性贫血、镰状细胞贫血、珠蛋白合成障碍性贫血、血小板减少性疾病。④恶性实体瘤：以支气管癌明显，并随病程延长而增加。

血清铜减少见于肝豆状核变性、Menke 综合征、烧伤、某些缺铁性贫血、蛋白质营养不良及慢性局部缺血性心脏病等。

铜蓝蛋白 含铜 α_2 糖蛋白，呈蓝色，又称铁氧化酶。1 分子的铜蓝蛋白（ceruloplasmin, CP）可结合 8 个铜原子。CP 主要在肝脏合成，含糖量约 10%。在血液循环中，CP 通过结合和释放铜原子，调节铜在机体的分布。生理作用：①细胞利用 CP 分子中的铜合成含铜的酶蛋白，如单胺氧化酶、抗坏血酸氧化酶等。②CP 有氧化酶活性，将肠道吸收入血的 Fe^{2+} 氧化为 Fe^{3+}，后者易与转铁蛋白结合。③CP 为抗氧化剂，可防止组织中脂质过氧化物和自由基的生成，特别在炎症时具有重要意义。④CP 属亚急性时相反应蛋白，多种炎症刺激时可明显增多。

正常参考值 成人 $150 \sim 600mg/L$；儿童 $300 \sim 650mg/L$。

临床意义 增多见于：重症感染、胆管阻塞（胆石症和胆管肿瘤）、贫血、甲状腺功能亢进、结核病、白血病、霍奇金病、类风湿关节炎、心肌梗死、肝硬化所致胆管排铜受阻、神经系统疾病（急性精神分裂症、震颤性谵妄）、毛细血管扩张性失调、肺尘埃沉着病（尘肺）、实质性恶性肿瘤、妊娠后 3 个月和服用避孕药等。减少见于：肝豆状核变性、营养吸收不良、低蛋白血症、肾病综合征、原发性胆汁性肝硬化及原发性胆道闭锁等。

(侯金林)

xuèqīng gānxiānwéihuà zhǐbiāo

血清肝纤维化指标（serum markers for liver fibrosis）

直接或间接反映肝纤维化的血清标志物。肝纤维化是慢性肝病的共同病理基础，持续的肝纤维化可导致肝硬化甚至肝细胞癌发生，因此肝纤维化检测对慢性肝病的预后评估及治疗决策有重要价值。肝穿刺组织学检查是肝纤维化检测的金标准，因其有创性导致患者依从性差及多次检查受限，同时因肝组织标本误差及取样不足导致肝纤维化低估及肝硬化漏诊等。因此，无创肝纤维化检测技术至关重要。

肝纤维化实质是细胞外间质的结缔组织增生，其成分包括胶原蛋白、各种糖蛋白和蛋白多糖等。纤维化是纤维生成和降解的动态平衡结果，其发生机制主要涉及肝内细胞外基质成分的异常沉积，并反映在外周血液中。临床上将血清中这些成分或其降解产物以及参加代谢的酶称为纤维化标志物，主要包括Ⅲ型前胶原肽（procollagen Ⅲ peptide，PⅢP）、Ⅳ型胶原（collagen Ⅳ，CL-Ⅳ）、层粘连蛋白（laminin，LN）、透明质酸（hyaluronic acid，HA）及金属蛋白酶组织抑制因子（tissue inhibitor of metalloprotease，TIMP）等。但是上述标志物检测有局限性：①炎症活动度影响检测结果：标志物反映基质转换率而非基质沉积，以致炎症活动度高时试验可异常，炎症活动低时可无明显改变。②缺乏特异性：肝外炎症也可引起标志物升高。③受清除率影响：肝窦内皮细胞功能失常或胆管排泄功能受损者标志物的清除率也可降低。因此，应联合检测不同机制的标志物以提高诊断的敏感性和特异性。

Ⅲ型前胶原肽 肝脏有5种以上胶原，以Ⅰ、Ⅲ、Ⅳ为主，广泛分布于上皮组织及结缔组织。胶原合成后以前胶原形式分泌出细胞外，经内切肽酶作用释放出羧基端和氨基端多肽转化成胶原分子，相互交联成胶原纤维。PⅢP是Ⅲ型前胶原分泌至细胞外沉积时经氨基端肽酶裂解产生的氨基端多肽，测定血清中PⅢP含量可反映Ⅲ型胶原的代谢情况。

正常参考值 成年人该指标<120μg/L。

临床意义 ①反映肝脏纤维增生的指标：排除其他器官具有纤维化疾病的前提下，血清PⅢP水平与肝脏组织纤维化程度相关性良好。②判断肝脏纤维化的转归和观察抗肝纤维化疗效。

注意事项 ①急性肝炎和肝衰竭时血清PⅢP水平可升高，临床上应根据具体情况分析。②血清PⅢP水平持续异常升高的慢性肝炎者应警惕肝癌的可能性。

Ⅳ型胶原 分子交联形成的一种网络状结构，是构成基膜的主要成分。与形成纤维的Ⅰ、Ⅲ型胶原不同，Ⅳ型胶原（CL-Ⅳ）至少由含为α_1和α_2不同的α链亚单位组成，结构上包括三螺旋中心区（TH）、氨基末端7S片段和羧基末端球状片段NCl，主要分布于肝脏血管、胆管的基膜，肝窦内无明显沉积。CL-Ⅳ与Ⅰ、Ⅲ型胶原代谢的不同之处在于它直接以前胶原形式参与基膜的构成，合成期间不切去末端片段，因此血清TH、7S片段和NCl被认为主要源于基膜降解，而非CL-Ⅳ合成时产生。肝病向纤维化发展时CL-Ⅳ首先在窦周间隙内形成基膜，肝组织和血中随之增加。

正常参考值 <140μg/L。

临床意义 ①诊断早期肝纤维化：CL-Ⅳ在肝纤维化时可能最早增生，且TH、7S片段均与肝脏组织学活动和纤维化程度呈正相关，诊断早期肝纤维化优于PⅢP。②反映胶原生成的指标：肝脏纤维过度增生时，CL-Ⅳ合成量增加伴CL-Ⅳ降解酶活性增加，CL-Ⅳ的合成和降解均处于较高水平，但其合成和沉积更明显。

注意事项 富含血管基膜成分的组织器官病变者（如甲状腺功能亢进、中晚期糖尿病、硬皮病）可出现CL-Ⅳ及其降解片段水平异常。

层粘连蛋白 又称板层素，是基膜特有的非胶原糖蛋白，相对分子质量为820kD。层粘连蛋白（LN）广泛分布于基膜的透明层，紧贴细胞基质底部，与CL-Ⅳ结合形成基膜的骨架，正常肝脏中LN与CL-Ⅳ、硫酸乙酰肝素等共同构成基膜，影响细胞的黏附和运动，调节细胞的生长和分化，并与肝纤维化发生、肿瘤的浸润转移等有关。

正常参考值 115.7 ± 17.3 μg/L。

临床意义 增高见于：①慢性活动性肝炎和肝硬化及原发性肝癌：肝纤维化、肝硬化过程中，LN合成增加并沉积于窦周间隙，与CL-Ⅳ结合成连续的基膜，即"血窦毛细血管化"，影响组织与血液间营养和代谢物质的交换，导致肝细胞功能障碍，可能是门静脉高压形成的主要物质基础之一。LN反映肝纤维化的进展与严重程度，与门静脉压力呈正相关。②恶性肿瘤：许多肿瘤细胞可降解LN，从而穿越基膜到达外部，造成肿瘤细胞的转移，故许多恶性肿瘤患者的血清中可检测到高水平的LN，尤以乳腺癌、肺癌、结肠癌、胃癌显著。LNP1可用于检测肿瘤的生长及 LN 阳性肿瘤的转移（如膀胱癌）。③慢性关节炎：可形成新的、高度血管化的结缔组织，基膜新生血管形成增加表现为 LN 水平升高，故 LN 水平可反映滑膜内炎性组织活动的程度。

透明质酸 一种黏多糖，其分子结构是双糖多聚体，基本单位为 β 葡萄糖醛酸与 N-乙酰氨基葡糖通过氧桥连接。透明质酸（HA）是人体基质的主要成分之一，由间质细胞合成，分泌至淋巴，经淋巴系统进入血液循环。血液中半衰期 2～5 分钟，大部分被肝脏内皮细胞迅速摄取，后降解为乙酸与乳酸，经肾脏排出。肝纤维化时血清 HA 增多原因：①肝星状细胞合成 HA 增多。②肝血窦毛细血管化，内皮细胞失去 HA 受体，肝血窦内皮细胞受损，失去代谢 HA 的能力，致肝脏对血清 HA 摄取和降解减少。

正常参考值 2～110 μg/L。

临床意义 ①反映肝纤维化和肝硬化的良好指标：血清 HA 水平在急性肝炎、慢性活动性肝炎、肝硬化患者逐步升高，预测肝硬化优于现有常规肝功能指标，且可避免肝硬化活检的假阴性。②与慢性丙型肝炎患者肝脏纤维化分级呈正相关：不受年龄及肝脏炎症活动指数影响。③诊断肝硬化能力优于诊断重度、显著纤维化：界值 50μg/L 排除肝硬化的敏感性 100%，界值 120μg/L、160μg/L、237μg/L 诊断显著肝纤维化、重度肝纤维化及肝硬化的特异性分别为 99%、100%、99%，界值 126.4μg/L 诊断 HBeAg 阴性的慢性乙型肝炎重度纤维化的特异性为 98.1%。④类风湿关节炎、结节病等患者血清 HA 亦明显增多。

注意事项 早期肝硬化常伴活动性肝纤维化，血清 PⅢP 可显著增多，但此时肝损害尚不严重，故血清 HA 不一定增高，晚期肝硬化血清 HA 可能更高，而血清 PⅢP 等反映活动性肝脏纤维增生的指标可不高，因此二者联合测定可更准确判断肝纤维化。

金属蛋白酶组织抑制因子 1 是一类涎液酸蛋白，通常由分泌基质金属蛋白酶（matrix metalloproteinase，MMP）的细胞和肝脏星状细胞分泌，可调节 MMP 的溶解活性，血清金属蛋白酶组织抑制因子（TIMP）的微小变化可引起 MMP 的显著变化。已发现 4 种 TIMP（TIMP-1，2，3，4）与肝脏胶原代谢有关，每种 TIMP 都可与催化部位直接结合而抑制 MMP 的活性，TIMP-1 主要抑制间质性胶原酶、基质分解酶和明胶酶 B，TIMP-2 主要抑制明胶酶 A。肝脏纤维化的过程中，因 TIMP 相对增多，封闭了胶原酶的活性，加速胶原的沉积。已有商品化的试剂盒用于检测血清 TIMP-1 水平。

正常参考值 <200μg/L。

临床意义 ①反映肝脏细胞外基质降解活性低下的指标：慢性肝病进程中血清 TIMP 逐步升高，与血清 PⅢP、CL-Ⅳ、LN 等呈正相关，与血清酶活性呈负相关。慢性酒精性肝炎和病毒性肝炎患者血清 TIMP-1 水平与肝纤维化程度相关性较高，且各组慢性肝病间重叠较少。②反映肝脏炎症情况：急性肝炎者 TIMP 与丙氨酸转氨酶和天冬氨酸转氨酶相关性良好。③提示肝癌的指标：肝癌者血清 TIMP 浓度明显高于肝硬化者，且与肿瘤大小、血清甲胎蛋白水平相关。

（侯金林）

gān páixiè gōngnéng shìyàn

肝排泄功能试验（hepatic exocrine function tests） 反映肝脏对内源性或外源性物质摄取、转运及排泌功能的试验。这一过程主要通过肝细胞膜表面多个转运体蛋白作用进行，与胆汁、胆红素、药物等多种物质代谢相关。其方法有磺溴酚钠试验和吲哚氰绿排泄试验，前者临床少用，后者已有无创检测设备，多用于评估肝脏储备功能。

磺溴酞钠试验 磺溴酞钠（sulfobromophthalein sodium，BSP）易被肝细胞摄取并经胆汁排泄。该试验 1924 年应用于临床。静脉注入 BSP 5 mg/kg，给药后从对侧抽取静脉血，在 580 nm 波长下测定 BSP 的吸光度。正常人给药后 30 分钟滞留率不超过 10%，45 分钟不超过 5%。主要用于无黄疸肝病的诊断、具有潜在肝毒性药物损伤过程的随诊、肝硬化的预后判断及杜宾-约翰逊综合征（Dubin-Johnson syndrome）与罗托综合征（Rotor syndrome）的鉴别诊断。BSP 溢出血管外可致组织坏死，少数患者注射 BSP 后有恶心、晕厥、头痛、寒战及注射局部发生血栓性静脉炎等不良反应，偶可引起致死性过敏反应，故此试验已不再用于常规肝功能检查，可用吲哚氰绿排泄试验替代。

吲哚氰绿排泄试验 吲哚氰绿（indocyanine green，ICG）又名吲哚花青绿或靛氰绿，是一种合成的三羰花青系红外感光深蓝绿色染料。ICG 注入人体后迅速与血液中白蛋白和 β 脂蛋白结合后被肝脏摄取，以游离形式经肝细胞微细胆管转运系统排泄至胆管，随胆汁入肠道，经粪便排出体外，不参加肠-肝循环与生化转化，也不经肾脏排泄，无明显毒副作用。ICG 可由肝脏完全清除，肝细胞功能异常者可受影响，致血中 ICG 滞留率增高。测定单位时间内 ICG 的滞留率及其消失率，有助于了解肝脏储备功能情况，属定量肝功能试验。

禁忌证 碘过敏史、妊娠期、尿毒症、染料过敏史等。

检查方法 ①采血法：即传统的分光光度法，外周静脉注射 ICG 后采血测定吸光度。此法难以实时检测，且有创，操作较复杂，结果需手工计算，影响其广泛应用。②无创法：即脉动式 ICG 分光光度仪分析法。其原理是血液中存在两种不同的吸光物质时，用两个波长照射组织获得透过光的脉冲，求出其浓度比，称为脉搏分光光度测定法。检测在 805nm、940nm 波长下的吸光度比值，利用脉搏光度法原理可求得 ICG 和血红蛋白浓度比，将外周血血红蛋白浓度值代入即可得到 ICG 浓度。

与采血法相比，无创法的优势是：①微创：除同样注射 ICG 外，该法基本无创，患者易接受。②简便：仪器体积小，操作简单，可在床边检测。③实时：可实时定量测定 ICG 浓度，提高检测的准确性。④快速：约 6 分钟由分析仪自动完成所有指标检测。⑤兼容：检测的数据可通过分析系统直接导入计算机进行处理。

参考值 ①ICG15 分钟滞留率（R_{15ICG}）：ICG 注入体内首次通过肝细胞时，约 65% 即被肝细胞摄取并从血中清除，滞留的 ICG 以同样的比例不断被清除，故 ICG 浓度-时间相关曲线最初呈直线下降，15 分钟后则逐渐趋向平坦，故临床上常以 ICG 15 分钟滞留率作为功能储备试验的指标。正常值 7.83%±4.31%。年龄大者

滞留率稍增加，年龄每增长 5 岁，R_{15ICG} 可增加 0.2%~0.6%，可能与随着年龄增加肝血流量减少有关。一般以低于 10% 为正常，超过 10% 提示肝功能异常。②ICG 血中消失率（K_{ICG}）：表示肝脏每分钟清除血浆内 ICG 含量的百分数。正常值 0.168%~0.206%。

临床意义 R_{15ICG} 增高见于：①慢性肝炎：多在 15%~20%，炎症活动者更高，定期检测可观察肝脏损害程度及其病变是否恢复或进展。②长期接触职业毒物者：较其他肝功能试验敏感。③梗阻性黄疸：如罗托综合征、胆总管阻塞、恶性肿瘤。④肝硬化：可达 35%，是诊断肝硬化的敏感指标。

此试验用于：①判断肝细胞癌患者有无肝硬化病变及肝脏储备功能状况：无肝硬化的原发性肝癌者，即使肿块在肝内占据大部分，ICG 仍可正常，对制订治疗方案、判断预后和指导治疗均有重要参考意义。②评价肝移植前供肝功能，对预测移植后肝脏的功能有一定价值。杜宾-约翰逊综合征及脂肪肝者此试验多正常。

注意事项 ①此试验影响因素为肝脏血流量和肝脏功能细胞群数量，影响肝脏血流量的因素（如门静脉癌栓、门静脉栓塞术后及肝脏局部血流变异等）、高胆红素血症、血管扩张剂、胆汁排泄障碍等可影响检查结果。②此试验主要副作用是碘过敏，试验前需行碘过敏试验。

（侯金林）

gān yàowù dàixiè gōngnéng shìyàn

肝药物代谢功能试验 （hepatic drug-metabolizing function test）

检测肝脏代谢药物或其代谢产物在体内的代谢速率以评估肝细胞代谢功能的检查方法。肝脏是药

物代谢主要器官，一些药物仅在肝细胞代谢。检测药物代谢可评估肝细胞代谢功能，包括检测原型药物代谢速率（如安替比林、半乳糖）和检测药物的代谢产物（如氨基比林）。

安替比林血浆清除率 安替比林（antipyrine，AP）是细胞色素 P450 加氧酶的基质，不与血清蛋白结合，代谢不受血清影响。安替比林口服后，迅速完全由胃肠道吸收，分布于全身体液，全部经肝脏排出。安替比林在血浆中半衰期长，可根据口服后不同时间血标本中的含量测定其血浆清除率。慢性肝病时安替比林代谢受损，其程度与血清白蛋白水平降低和凝血酶原时间延长显著相关该试验临床已淘汰。

检查方法 可用一次标本法检测 AP 半衰期（$t_{1/2}$）。早晨空腹顿服 AP 胶囊 15mg/kg，24 小时后采血测定血浆 AP 浓度，按以下公式计算：AP $t_{1/2}$（h）= log2 [t（h）/logD/aVd]－log（c_t）。式中 D 为 AP 给药量（mg）；t 为服 AP 后采血的间隔时间，一般是 24 小时；c_t 为采血 t 时血中浓度（mg/L）；aVd 为表观分布容积，根据受试者身高、体重和年龄计算。

参考值 正常男性 AP $t_{1/2}$ 17.5±4.3 小时，女性 15.1±3.6 小时。肝硬化者 AP $t_{1/2}$ 48.3±20.0 小时，慢性肝炎者 AP $t_{1/2}$ 34.6±17.4 小时，肝癌者 26.8±12.6 小时。

临床意义 ①慢性肝炎者 AP $t_{1/2}$ 与肝脏组织学严重程度高度相关，但与体外测定的肝组织中某些药物代谢酶活性不一定相关，可能与药物代谢酶的多样性有关。②该试验诊断肝硬化的敏感性为 97.2%，代偿期肝硬化者该试验仅轻度受损。③急性肝病（如病

毒性肝炎及梗阻性黄疸）者该试验受损程度较慢性肝病轻。

注意事项 安替比林代谢随年龄而降低，并受食物、饮酒、咖啡因、吸烟和职业性暴露于某些物质等多种因素影响，故应用此试验评估肝功能细胞数或药物代谢能力时应排除上述因素。

^{14}C-氨基比林呼气试验 ^{14}C-氨基比林（二甲基氨基安替比林）在肝内由微粒体氧化酶系统去甲基，释放出甲醛，后者进一步氧化为甲酸，生成^{14}CO$_2$从呼气中排出。甲酸氧化为CO$_2$是一限速过程，由叶酸依赖酶催化。测定氨基比林体内动力学可反映肝脏代谢。该试验临床已淘汰。

检查方法 受试者口服^{14}C-氨基比林37~74kBq（1~2μCi），收集2~24小时内呼气样本进行检测，一般采集2小时内的单次呼气样本即可。

参考值 正常人2小时内呼气中^{14}CO$_2$占摄取^{14}C量的6.6%±1.3%。肝炎者2.6%±1.4%，肝硬化者2.6%±1.2%。

临床意义 ①慢性肝炎者检测值降低，与肝组织炎症、纤维化分级和Child-Pugh分级明显相关，肝炎活动期降低更明显。②可用于估测酒精性肝炎患者近期预后和病死率。③门-体分流术后有些患者试验结果明显降低，而标准肝功能试验无异常。④肝硬化者氨基比林和安替比林两种药物的代谢若同时降低，则提示功能相对正常的肝细胞总数减少。⑤肝肿瘤者结果异常，可能与营养不良或系统性疾病影响微粒体氧化酶系统代谢有关。

注意事项 ①氧化还原状态异常，叶酸和维生素B$_{12}$、氨基酸和谷胱甘肽缺乏，感染和甲状腺疾病者氨基比林代谢将发生改变。

②此试验非早期肝硬化者敏感筛选试验，源于肝微粒体药物代谢仅在严重肝病时受累。③此试验与安替比林血浆清除率的结果不一定平行，如胆汁淤积后者结果可明显降低，而前者结果不一定异常；大结节性肝硬化者二者高度相关。④抗惊厥药物可增加安替比林的清除，对氨基比林影响较小。

半乳糖廓清试验 半乳糖进入肝内后迅速磷酸化。血中半乳糖清除取决于肝细胞内半乳糖激酶、ATP水平外及肝细胞内NADH/NAD$^+$比例。血浆半乳糖浓度2.78mmol/L时正常人肝清除半乳糖的最大速率为500mg/min，低于2.78mmol/L清除率主要由肝血流量决定，超过2.78mmol/L时清除率取决于功能肝细胞数。此试验被用于检测功能肝细胞的总量。

检查方法 有持续注射法、口服负荷法、静脉一次注射法和^{14}C-半乳糖呼气试验，后两种方法常用。①一次性静脉注射法：一次性注射半乳糖500mg/kg，25~50分钟内每隔5分钟抽取一次血标本，并收集4小时尿，测定半乳糖的血浆浓度和尿排出量，按下列公式计算半乳糖排除能力（galactose elimination，GE）：GE＝M－U/（tc＝0）＋7。式中M为注射剂量；U为尿中排泄量；（tc＝0）为坐标上血清半乳糖浓度曲线外推到横轴时的数值；7为校正系数。也可一次静脉注射半乳糖350mg/kg，测定半乳糖半衰期或45分钟或60分钟血中滞留率。②^{14}C-半乳糖呼气试验：口服D半乳糖40g和^{14}C-D半乳糖74kBq（2μCi）后测定呼气中^{14}CO$_2$。该试验结果不仅取决于肝清除半乳糖的速率，而且取决于随后磷酸

化半乳糖代谢为CO$_2$的过程。优点是简单，缺点是半乳糖分布于细胞外液导致清除率可受容积分布影响，且操作过程复杂。

临床意义 ①慢性肝炎者GE较正常人显著降低。②暴发性肝衰竭时，存活者GE明显高于死亡者，多次测定显示存活患者GE逐步上升。③肝硬化者GE与生存时间呈正相关，半乳糖半衰期较正常人延长。④门-体分流术后若GE明显降低，则肝性脑病发生率甚高。⑤有助于黄疸早期鉴别，胆汁淤积性黄疸此试验异常罕见（7%）。⑥^{14}C-半乳糖呼气试验有助于随访肝病预后和疗效，但临床意义尚无定论。

注意事项 肝细胞内NADH/NAD$^+$比例增加可抑制半乳糖代谢，酒精可提高NADH水平，故受试者试验前至少应禁酒24小时。

（侯金林）

gānbìng bìngfā shèngōngnéng sǔnhài shìyàn

肝病并发肾功能损害试验（laboratory test of renal dysfunction in liver disease） 肝病尤其是肝硬化患者并发肾功能损害治疗棘手，预后不良。其发生隐匿，缺乏特异性诊断方法，故常用一组指标而非单一指标进行诊断。肝硬化住院患者并发急性肾损伤（acute kidney injury，AKI）的含义是48小时内血肌酐（serum creatinine，SCr）升高大于基础SCr 50%或升高值≥26.4μmol/L（0.3mg/dl），其患病率为14%~25%，其中肾前性因素占60%~80%，如肝肾综合征；急性肾小管坏死占20%~40%，如阿德福韦酯等抗病毒药物；肾后性因素＜1%。肝病亦可合并慢性肾功能损害，如乙型肝炎病毒、丙型肝炎病毒感染相关性肾小球肾炎，糖

原贮积症、肝豆状核变性和 α_1 抗胰蛋白酶缺乏症等代谢性肝病及非酒精性脂肪肝。临床上常用以衡量肝病并发肾功能损害的指标如下。

尿量

检查方法　正常成人尿量 1000～2000ml/24h。每小时尿量 ≥30ml［1ml/（kg·h）］提示肾脏灌注良好。急性肾功能损害的严重程度依据血肌酐和尿量可分为 3 期（表）。

临床意义　尿量并不能准确反映肾功能受损程度，且明显滞后。影响尿量的常见因素：①饮水量、排汗量及输液量。②肝硬化患者特别是合并大量腹水者利尿治疗。③肝硬化患者需注意溶血及梗阻性因素。

血肌酐　评估肾小球滤过率（glomerular filtration rate，GFR）最简单廉价的参数，是检测各种肾功能损害的基本指标。

正常值　成年男性 44～133 μmol/L（0.5～1.5mg/dl），成年女性 70～106μmol/L（0.8～1.2mg/dl），小儿 26.5～62.0μmol/L（0.3～0.7mg/dl）。

临床意义　成人 SCr>133μmol/L（1.5mg/dl）是诊断肝肾综合征的主要指标。SCr 诊断 AKI 特异性较高，但灵敏性差，且不同检测方法结果可有差异。其局限性：①不能鉴别原因及其急慢性。②具有延迟性。③与肾损害程度不平行，严重者可不伴 SCr 升高或仅轻度升高。④易受体重、种族、年龄、性别、肌肉代谢情况、药物及蛋白质摄取等肾外因素影响。

注意事项　①严重肝病者 SCr 低估肾功能损害的严重程度，主要源于肝衰竭时肌酐（肌酸的代谢产物）产生减少，且半数以上肝硬化患者存在营养不良，致肌肉组织显著减少，以及肌酐大量分布于肝硬化患者的水肿组织及胸腹腔积液。②高胆红素、高尿酸及高酮体血症均可干扰 SCr 检测。③肝硬化患者广泛使用的头孢类抗生素及骨化三醇可促进肾小管细胞分泌肌酐，致 SCr 下降。④诊断肝肾综合征时需排除肾实质性、低血容量及尿路梗阻性病变，尿蛋白<0.5g/24h。因此评估肝病患者肾损伤时需结合其他指标。

内生肌酐清除率　严格禁食肉类、咖啡和茶叶等外源性肌酐来源物，避免剧烈运动，停用利尿剂，充分饮水后收集 24 小时尿，混匀计量检测尿肌酐浓度，同时测定 SCr 浓度，按肌酐清除率公式计算内生肌酐清除率（creatinine clearance，CCr）并以体表面积进行校正。

$$CCr = \frac{尿肌酐浓度（UCr）\times每分钟尿量（ml/min）}{血肌酐浓度（SCr）}$$

$$（ml/min）$$

校正 CCr =CCr×1.73m²/受试者体表面积（m²）

正常值　成人 CCr 为 80～120ml/（min·1.73m²）。40 岁后随年龄增加而下降，70 岁时约为青壮年的 60%，而 SCr 无相应增加。在肝硬化患者中以菊粉清除率为参照，CCr 会明显高估 GFR 约 13ml/（min·1.73m²），特别是 GFR 低者。CCr 诊断肝病患者 AKI 的特异性及灵敏性明显高于 SCr。

注意事项　①肝硬化患者肾小管分泌肌酐的比例较正常人增高。②儿童肾小管肌酐重吸收率高于成人，可致 GFR 低估。③饮食、肌肉代谢情况、药物及炎症感染性疾病等因素。④尿液的收集、计量的不准确性及收集时间点的选择等。

菊粉清除率　测定 GFR 的金标准。正常值：成年男性 120～138ml/（min·1.73m²）；女性 110～138ml/（min·1.73m²）。其局限性：①费用较高，非临床常规开展项目。②需要持续静脉滴注菊粉维持其血液浓度为 10mg/L，需导尿收集尿液，整个过程需数小时，应用受限。③肝硬化患者因组织水肿及大量胸腹腔积液等致血容量分布异常可影响此值。

血清半胱氨酸蛋白酶抑制蛋白 C　简称胱抑制素 C（cys C）。

正常值　成人 0.6～2.5mg/L。

临床意义　其诊断肝病人群 AKI 的敏感性与非肝病人群无差异。AKI 时 cys C 升高早于 SCr 1～2 天，是判断肾小球功能的首选指标。cys C 的敏感性及特异性均高于 SCr，与 GFR 的相关性亦明显优于 SCr，且不受年龄、性别、肌肉组织数量、代谢水平、标本溶血及高胆红素血症等因素影响。

表　AKI 分级（2007 年）

分级	血肌酐（SCr）	尿量
1	高于基线的 1.5～2 倍	<0.5ml/（kg·h）持续 6 小时以上
2	高于基线的 2～3 倍	<0.5ml/（kg·h）持续 12 小时以上
3*	高于基线 3 倍以上或 SCr ≥354μmol/L（4.0mg/dl），且急性上升至少 44μmol/L（0.5 mg/dl）	<0.3ml/（kg·h）持续 24 小时以上或 12 小时无尿

*任何需要肾脏替代治疗者均属第 3 级

注意事项 ①检测费用明显高于 SCr，结果分析仍需进一步标准化。②易受感染、糖皮质激素、复方磺胺甲噁唑、血管紧张素转换酶抑制剂及钙离子通道阻滞剂等因素影响。

血尿素氮 是机体蛋白质代谢的终末产物，主要在肝脏合成，分子量小且不与血浆蛋白结合，可自由滤过肾小球。

正常值 成人 1.8~7.1mmol/L，儿童 1.8~6.5mmol/L。

临床意义 仅在蛋白质代谢较为恒定的情况下血尿素氮（blood urea nitrogen，BUN）与 GFR 相关，一般在肾功能不全失代偿期或氮质血症时 BUN 方明显升高，因此 BUN 升高某种程度是肾功能损伤 2~3 级的表现，具有明显的滞后性及不准确性。BUN 在肝病患者肾功能损害中的诊断价值有限，不主张将其作为评估肾功能损害的指标。BUN 升高见于：①高蛋白饮食及蛋白分解代谢亢进，如甲状腺功能亢进、发热、烧伤。②消化道出血，肾灌注减少如休克、脱水、血容量或有效血容量减少。③糖皮质激素、四环素等药物、标本溶血及肝素抗凝。

注意事项 ①肝病患者长期营养不良、肝衰竭时肝脏合成功能明显减退及肝性脑病患者低蛋白或禁蛋白饮食等因素均可导致 BUN 的产生明显减少，以至失代偿期肝硬化及肝衰竭患者 BUN 明显低于正常人群，其升高明显滞后于肾功能实质损害，BUN 正常不能排除 AKI。②肝硬化患者常合并感染及消化道出血，可导致 BUN 的来源明显增加，BUN 升高亦不能说明患者存在 AKI，其结果分析需结合其他检测指标。

血磷 正常值 0.87~1.45mmol/L

（2.7~4.5 mg/dl）。肾衰竭早期（GFR>30ml/min），GFR 减少致肾脏排磷减少，可引起磷酸盐潴留和血磷暂时性升高；血磷升高可使血钙降低，而血钙降低又可刺激甲状旁腺，引起继发性甲状旁腺激素分泌增多，后者可抑制近曲小管对磷酸盐的重吸收，故尿磷排出增多，从而降到正常水平。

（张欣欣）

gānbìng jīyīn zhěnduàn

肝病基因诊断（genetic diagnosis of liver disease） 利用分子生物学及分子遗传学的技术和原理分析人类基因及基因表达产物以诊断肝脏疾病的方法。又称肝病的分子诊断。为遗传性肝病及肝病遗传因素的检测提供了一种准确、客观、安全、无创的疾病诊断新方法，具有高特异性、高灵敏性、适用性强、诊断范围广及早期诊断的优点。

检查方法

直接诊断方法 用于致病基因或致病突变位点已确定的单基因遗传性肝脏疾病。①限制性片段长度多态性法：适用于缺失、重排或点突变导致 DNA 分子中原有的某种限制性内切酶的识别位点发生改变，且此改变与某种遗传性肝脏疾病相关者，如欧美人群遗传性血色病的 HFE 基因最常见的致病突变位点 p. C282Y 及 p. H63D 的检测。②DNA 分子杂交技术：多数基因的点突变并不改变限制性内切酶的识别位点，这些突变的检测可利用聚合酶链反应-等位基因特异性寡核苷酸斑点杂交、反向斑点印迹、夹心杂交法等基于 DNA 分子杂交技术的方法。③等位基因特异性 PCR 技术：利用 PCR 引物 3' 端碱基的特异性，分别设计针对突变及正常

等位基因的特异性引物以鉴定致病点突变的方法，可用于多数已知致病突变位点的检测。④实时荧光定量聚合酶链反应：检测基因突变导致基因表达异常，若与等位基因特异性引物或特异性探针相结合亦可用于绝大多数基因突变位点的检测。⑤致病基因测序：诊断基因突变的金标准，是遗传性肝病临床研究与诊断的最常用方法，该类疾病多数基因突变集中在外显子及与外显子交界的内含子区域。⑥基因芯片技术：利用核酸杂交的原理，将数百至数万的已知致病突变特异性检测探针固化在介质上，进而与基因组 DNA 进行杂交确定致病基因突变，具有快速、高通量、敏感、经济、平行化和自动化等特点，临床上已用于肝豆状核变性基因突变的检测。⑦全基因组外显子捕获技术：捕获人类基因组几乎全部的外显子，并进行直接序列检测。具有很强优势，甚至只需一个家系及两个患者就能确定并定位致病基因。

间接诊断方法 用于致病基因未知或未能克隆、基因序列尚未确定、致病突变位点不明确者。因无法设计聚合酶链反应引物或制备特异性探针，只能借助与致病基因关联的遗传标志进行连锁或关联分析，临床应用较少。常用方法有限制性片段长度多态性法、单核苷酸多态性位点连锁分析、全基因组关联分析等。

临床意义 按照遗传学分类方法肝脏疾病可分为单基因肝病（孟德尔遗传病）及多基因肝病（复杂疾病），基因诊断在前者已应用多年，后者应用则较困难。随着遗传学技术上的进步及对肝脏疾病遗传致病机制的认识，已开始用于多基因肝病的诊断，并

为发展个性化的诊断和治疗提供了可能性。

单基因肝病的基因诊断 单基因肝病即通常说的遗传性肝脏疾病，基因诊断可作为该类疾病确诊的最终依据，亦可用于单基因病无症状者的早期诊断。但其费用高且单基因肝病所涉及的基因数量众多，撒网式基因检测不可行，应先根据临床表现进行常规实验室检测，分析判断受损的代谢途径问题，以确定需要检测的目的基因。临床上用于单基因肝病的检测方法多数为基因测序法。

多基因肝病的基因诊断 大部分肝病为多基因疾病，其遗传危险度用比率比表示。主要方法：①候选基因多态性位点与疾病相关性分析。②全基因组多态性关联分析，根据单倍型数据库设计包含人类基因绝大部分常见多态性变异的芯片用于每个样本的检测，对某一多基因肝病或其症状与对照组进行统计分析，最后确定与疾病密切相关的变异或致病基因。因该方法同时检测的变异数量多、覆盖面广、主观偏差少，在发现多基因肝病易感基因或相关遗传危险度方面具有非常强大的优势，已广泛应用。已确定与多基因肝病相关的易感基因有胆石症（ABCG8 基因 Asp19His 变异）、肝纤维化（AP3S2、AQP2、AZIN1、DEGS1、STXBP5L、TLR4、TRPM5 等基因）、非酒精性脂肪肝（PNPLA3 基因 Ile148Met 变异及 FDFT1 基因）、原发性胆汁性肝硬化（HLA-DQB1、IL-12、IL-12RB2 等基因）等。

存在问题 ①尚缺乏标准化的操作规程和质量认证体系。各研究机构之间、各医疗机构的实验室之间尚存在方法不统一、质量难保证的问题。②肝脏疾病多数为多基因遗传病，致病基因不明确，给基因诊断带来困难。③费用较高，结果分析难度大，不宜在临床广泛开展。④已用于临床的基因诊断方法尚不能覆盖所有的遗传致病因素，包括微小RNA、非编码区变异及拷贝数变异等。⑤常见遗传性肝病基因型及临床表型的关系并不明确，不能用于致病严重程度的判断。⑥多数肝脏代谢性疾病的致病基因涉及各种酶或蛋白编码基因，数量繁多，逐一对可疑基因进行检测的效率较低，单次检测的覆盖率有待提高。⑦基因诊断过程中涉及的伦理学问题。⑧基因诊断所用资源及信息的安全性问题。需按照《人类遗传资源管理暂行办法》实施，所有遗传资源提供者及其亲属必须知情同意，而且不能随意将遗传资源及信息提供给予基因诊断无关的实验室。

（张欣欣）

shíguǎn yālì cèdìng

食管压力测定（esophageal manometry） 检测食管动力功能的方法。食管的主要功能是吞咽时从口咽腔接受食团进入食管和胃内，并防止胃内容物反流，这取决于上食管括约肌（upper esophageal sphincter，UES）、食管体部和下食管括约肌（lower esophageal sphincter，LES）的功能完善。该试验可检测此种功能。

适应证 ①贲门失弛缓症的诊断和分型。②拟诊胃食管反流病者。③拟诊食管源性胸痛者。④拟诊系统性疾病累及食管者。⑤抗反流术前 LES 及食管体部动力功能的评估。⑥抗反流术后及贲门失弛缓症等疗效评价。⑦食管 pH 监测时辅助电极定位。

检查方法 停用促动力剂、解痉剂、镇静剂。受试者检查当日禁食至少 8 小时。检查时用少量利多卡因麻醉鼻部，自鼻腔插入测压导管，经咽部、食管到胃内，过程中适当饮水以助吞咽，置管成功后取左侧卧位，放松休息。将调试好的多导仪器与测压导管联机。静息状态下，采用牵拉法记录 LES 基础压、吞咽后 LES 残余压、松弛率，测定食管体部对吞咽 10 次 5ml 水的收缩活动，记录 UES 基础压、吞咽后的残余压、松弛率及与咽肌的协同活动（图）。检查完毕，拔出导管。测压仪有水灌注测压仪和固态传感器测压仪。高分辨测压技术可同步记录自口咽部至胃腔的基础压和吞咽后的压力变化，以彩色地形图表示压力，食管全程时空和力学的三维变化更为精确详尽。

临床意义 该试验可定性和定量评估食管动力功能，包括 LES 和 UES 的基础压，吞咽时 UES 和 LES 松弛的残余压，UES 和咽肌动力协调与否，食管体部蠕动收缩波幅、时限和速度等是否正常。贲门失弛缓症表现为 LES 松弛障碍（残余压升高）及食管缺乏蠕动收缩的特征；进行性系统性硬皮病累及食管者出现无效的蠕动收缩，波幅低下；胃食管反流病的异常表现可有 LES 低压、LES 缩短，食管蠕动收缩波幅低下，出现非传递性收缩等。

注意事项 少数患者可因插管有轻度咽痛、鼻出血。偶有导管误入喉部引起呛咳，需立即退出。少数因病不能经鼻插管者可改为经口插管。

（柯美云）

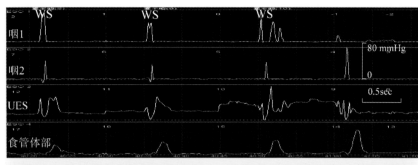

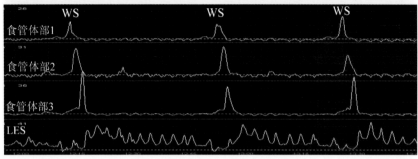

图 健康人食管压力测定记录图

注：采用水灌注法，用牵拉法记录。WS=湿咽。上图：自近端到远端分别是咽部、UES及近段食管，咽水时咽肌收缩，UES松弛，两者协调，近段食管出现蠕动收缩。下图：咽水后食管自上向下出现推进性蠕动收缩，同时LES松弛，之后又恢复到LES高压带水平

shíguǎn pH jiāncè

食管 pH 监测（esophageal pH monitoring）

定量、动态测量食管内酸度的方法。1969年Spencer首次使用pH电极进行了18小时的食管pH测定。1974年Johnson与DeMeeter设计了24小时食管pH监测仪，并应用于临床。其原理是将对腔内氢离子敏感的pH电极置于食管腔内，使离子的变化转变为电流的变化，实时动态地将信息储存在随身携带的记录仪内，最后由计算机进行分析。该法操作方便，分析快捷，但无法监测非酸反流及反流物的性状，如气体或液体。

适应证 ①具有典型反流症状但抑酸治疗效果不佳者：胃食管反流病诊断与判断疗效。②酷似心绞痛发作但抗心绞痛药物治疗无效者：非心源性胸痛的鉴别诊断。③非典型反流者：研究胃食管反流与慢性肺部疾病和咽部疾病的关系。④婴幼儿有反食、拒奶、呼吸暂停及反复肺部感染者。⑤抗反流药物治疗及抗反流手术者：评价疗效。

禁忌证 ①鼻咽部或食管梗阻者。②不耐受，迷走神经兴奋性增强者。③严重的器质性疾病病情未控制者。④食管静脉曲张者。⑤食管肿瘤患者。⑥凝血功能障碍者。⑦精神疾病不能合作者。

检查方法 ①经鼻腔插入导管。②将外置参考电极涂上耦合剂，并贴至患者胸部皮肤。③经鼻腔插入pH电极，置于下食管括约肌上5cm处，电极的定位主要有pH梯度法、测压法等。前者简便，先将导管插至胃内，向外牵拉pH电极，电极从胃内进入食管时，可见明显的pH梯度，再向外牵拉5cm，即可定位，存在一过性胃食管酸反流或胃食管pH梯度不明显者准确性较差；测压法可直接测得下食管括约肌高压区，定位最准确。④固定pH导管，连接盒式pH记录仪。⑤记录开始时间，指导患者正确填写检查日记，若有烧心、胸痛、变换体位或进餐等，按记事键），告知患者终止检测的时间。⑥计算机进行数据处理，分析24小时食管pH的变化情况。

Bravo食管pH监测： 因反流发作常有阶段性，即使病史长、食管炎症明显者，用上述导管亦可能不能观察到酸反流表现。最新无线Bravo食管pH监测，可克服此弊端。

该法是将一个6 mm×6 mm×26 mm的pH胶囊，通过胃镜定位后置入食管下段，不需一直携带导管，利用生物遥测技术将记录到的pH数据以无线方式传输至受试者腰间的接收器，在更接近生理状态的条件下记录酸反流情况，监测时间可长达48~72小时，增加诊断的阳性率，免除传统pH监测技术对患者行动和饮食的限制，提高了耐受性，避免了导管移位的发生率。Bravo法的缺点是：①胶囊是在内镜直视下放置，因肉眼对下食管括约肌位置的判断不准确，放置的位置易出现误差。②价格昂贵限制了多个胶囊同时放置监测多个部位的可能。③胶囊有脱落的风险。④监测过程中易出现胸痛等并发症。

临床意义 一般认为正常食管内pH为5.5~7.0，pH<4为酸反流，24小时食管内pH监测的各项参数均以此为基础。①总酸暴露的时间：24小时总的、立位和卧位pH<4的总时间百分率。②酸暴露的频率：pH<4的次数。③酸暴露的持续时间：反流持续时间≥5分钟的次数和最长反流持续时间，测量反流期间的长度

是 pH<4 的时间到 pH 恢复至 4 的时间。④Demeester 评分：用于区分生理与病理性酸反流，>14.72 视为病理性酸反流。⑤症状指数（symptom index，SI）：为 pH<4 的症状数与总症状数的百分比，SI<25% 为低 SI，表明症状与反流之间关系不密切；SI>75% 为高 SI，表明症状与反流之间关系密切。

此检查不仅可发现酸反流，还可了解酸反流程度，如反流总时间、反流次数、反流持续时间，以及反流与体位、进餐、疼痛等症状的相关性，可区分生理性和病理性酸反流。诊断胃食管反流病的敏感性和特异性分别为79%~90%和86%~100%。

注意事项　①术前禁食 12 小时，禁水 6 小时，停用促动力药、H_2 受体阻断剂 72 小时以上，停用质子泵抑制剂 7 天，监测抑酸药物疗效时须按医嘱服药。②嘱患者保持正常的活动和睡眠，使检查更符合生理情况。③按时就餐，禁食酸性食物及碳酸、酒精饮料。

并发症　①源于动作粗暴、不规范或患者配合不佳者：鼻咽部损伤或出血，食管损伤或穿孔，导管误入气管。②迷走神经兴奋综合征。③传播疾病：如肝炎。

（侯晓华）

shíguǎn suānguànzhù shìyàn

食管酸灌注试验

（esophageal acid perfusion test）　检测食管对酸刺激反应的诱发试验。1958 年由 Bernstein 首先介绍。按一定速度向受试者食管内灌注 0.1mol/L 的盐酸（生理盐水作对照），以模拟胃食管反流病发病机制，刺激食管黏膜引起烧心、胸痛。适用于：①症状不典型或表现为食管外症状的胃食管反流病的诊断。②功能性烧心的可能病理生理机制的判定。③食管源性胸痛的鉴别。若灌酸时受试者出现胸骨后烧灼感或胸痛，则酸灌注试验阳性。该试验在 20 世纪 90 年代前作为筛选手段应用较多，阳性率 7%~64%，假阳性率 10%。随着诊断技术的发展，如上消化内镜检查、食管压力测定、24 小时食管 pH 监测及质子泵抑制剂试验等，对拟诊食管源性胸痛或胃食管反流病者该试验已少用，或不作为首选检查。若以上检查仍不能明确诊断，该试验也可辅助诊断。该试验仍用于科研。

（柯美云）

shíguǎn dǎnhóngsù jiāncè

食管胆红素监测

（esophageal bilirubin monitoring）　根据胆汁内胆红素在 450nm 处存在特异吸收峰的特点，用分光光度计动态监测食管或胃内胆红素浓度的变化。此法旨在了解有无胆汁胃食管反流或十二指肠胃反流。

适应证　①有典型或非典型胃食管反流症状者。②胃食管反流病抑酸疗效不佳者。③呕吐胆汁者。④胃部手术后有胆汁反流者。⑤评价抗胆汁反流（药物或手术）效果。⑥科学研究。

检查方法　①鼻腔麻醉。②下食管括约肌（lower esophageal sphincter，LES）定位。③患者取坐位，经鼻腔插入检测导管。④检测食管内胆汁反流者探头置于 LES 上缘上方 5cm 处，检测胃内胆汁反流者探头置于 LES 下缘下方 10cm 处。⑤固定导管，连接检测仪。⑥患者次日返回医院，终止检测，拔出导管。⑦分析资料，打印报告。

临床意义　确定胆红素存在的吸收阈值标准食管内为 0.14，胃内为 0.25。24 小时胆红素监测指标与 24 小时 pH 监测指标相似，包括：①24 小时胆红素暴露时间：24 小时吸收值≥0.14（或 0.25）总时间百分比（胆汁反流总时间百分比），立位时吸收值≥0.14（或 0.25）总时间百分比（立位胆汁反流总时间百分比）、卧位时吸收值≥0.14（或 0.25）总时间百分比（卧位胆汁反流总时间百分比）。②胆红素暴露的频率：24 小时吸收值≥0.14（或 0.25）的总次数（胆汁反流次数）。③连续胆红素暴露的持续时间：胆汁反流持续时间>5 分钟的次数、最长反流持续时间。胆红素存在的吸收阈值标准参考值等受检查、操作者经验、操作方法等因素影响。正常人存在少量的生理性胆汁反流。

注意事项　①受试者可保持正常日常活动及睡眠时间，使检查更符合生理情况。②受试者白天保持直立位（坐位、站立或行走），睡眠时尽量保持仰卧位。③受试过程中应避免进食番茄、香蕉、胡萝卜、含色素碳酸饮料、橙汁等，因其某些成分在波长 453nm 处存在吸收峰而影响结果。④所摄食物应为细小固体食物，以免堵塞检测探头小孔。⑤受试者应记录就餐、睡眠及症状起始时间，准确填写监测日记。

（侯晓华）

shíguǎn zǔkàng jiǎnchá

食管阻抗检查

（esophageal impedance test）　食管监测导管上放置金属环，相邻金属环在物质通过时形成的电环路以监测物质流动的技术。根据电环路的阻抗可测定通过物质的性质：液体通过时环路中呈低阻抗，气体通过时环路中呈高阻抗。根据阻抗值的特征可分辨反流物性质：液体、气体或混合反流。根据阻抗导管中阻抗变化的方向可区别反流

（从远端到近端）和吞咽（从近端到远端）。阻抗导管还可同时放置 pH 电极，结合反流物质的 pH，鉴别酸和非酸反流，称联合多通道腔内阻抗-pH（multichannel intraluminal impedance-pH，MII-pH）监测。该系统包括记录仪、监测导管及分析软件，监测导管包含阻抗通道和 pH 通道，阻抗通道共 6 个，pH 通道最多 3 个，可根据需要设置位置。

适应证　①疑诊非糜烂性反流病者。②抗反流手术前及术后评估。③难治性胃食管反流病（gastroesophageal reflux disease，GERD）的病因诊断。④疑诊功能性烧心者。

检查方法　同食管 pH 监测。

临床意义　联合 MII-pH 分析中所用指标包括：①液体反流：至少两个连续的远端阻抗通道记录到阻抗值从基线逆行下降至少 50%。②气体反流：任意两个连续的阻抗通道中阻抗值同步上升>3000Ω，且其中一个阻抗通道中的阻抗绝对值>7000Ω。③混合反流：液体反流时或液体反流前出现气体反流。④酸反流：反流物 pH < 4。⑤弱酸反流：反流物 pH≥4。⑥弱碱反流：反流物 pH≥7。⑦液体反流进入的时间：阻抗值下降至基线 50% 的时间。⑧反流物清除时间：从液体反流进入到阻抗值重新上升至基线水平并维持>5 秒的时间，在下食管括约肌上 5cm 处的阻抗通道上测量。⑨反流时间百分比：所有反流时间占总监测时间的百分比。⑩酸清除时间：pH 由下降到 4 至重新达到 4，并维持超过 5 秒的时间。⑪酸反流时间百分比：pH<4 的时间占总监测时间的百分比。此外，因食管联合 MII-pH 监测记录仪可记录患者症状，故可将此

与反流进行关联，常用指标包括症状指数、症状关联程度及症状敏感指数等。

食管联合 MII-pH 监测可用于：①探讨初诊 GERD 患者的反流模式：各种亚型（包括巴雷特食管、糜烂性食管炎及非糜烂性反流病）仍以酸反流为主，非酸反流（包括弱酸和弱碱反流）相关指标类似，所以酸是引起症状和黏膜损伤的主要原因。对非酸反流监测并将其与症状相关可增加 GERD 的检出率，减少既往被诊断为功能性烧心患者的比例。②探讨难治性 GERD 患者病因：可发现 16.7%～37.0% 的 GERD 患者症状与非酸反流密切相关，且明确治疗失败的原因，针对性采取抗反流手术及调整治疗药物，提高疗效。③诊断 GERD 食管外症状：包括反流性喉炎及慢性咳嗽等。该技术可检测出咽喉部容量约 0.1ml 的反流，区分酸和非酸的液体及混合反流，监测电极放于上食管括约肌的近端比其上 2cm 的检出率更高、更稳定。

注意事项　①受食管黏膜的影响，糜烂性食管炎和巴雷特食管的阻抗监测基线较低，影响监测结果。②无法定量测定反流量。③有时无法鉴别吞咽和反流。④费时且有侵入性，易引起患者不适，致减少日常活动或调整饮食习惯，从而降低了该检查的阳性率。⑤导管移位影响结果时有发生。

（陈旻湖）

géjī shēngwù fǎnkuì zhìliáo

膈肌生物反馈治疗（biofeedback therapy of diaphragm）　通过膈肌训练加强食管胃连接部的抗反流作用治疗胃食管反流病的辅助方法。

原理　胃食管反流病（gastroe-

sophageal reflux disease，GERD）发病源于抗反流防御能力降低，致反流物刺激和损伤食管黏膜。食管胃连接部（esophagogastric junction，EGJ）的功能在抗反流防御机制中起重要作用，若 EGJ 功能减弱，容易诱发反流事件。胸式呼吸时主要是肋间肌的运动，对 EGJ 无加强作用，腹式呼吸时膈肌运动可加强 EGJ 的抗反流屏障作用，减少胃食管反流事件。GERD 患者静息时膈脚张力明显低于健康人，但腹式深吸气时二者的膈脚张力无显著差别。腹式呼吸模式主要是通过膈肌舒缩完成。腹式吸气，特别是腹式深吸气膈肌收缩可进一步加强膈脚对 EGJ 的外括约肌样作用（图）。因此，通过腹式呼吸模式训练，增加膈脚张力，可加强 EGJ 的抗反流屏障作用。在膈肌生物反馈训练过程中，患者全身心处于放松状态，可减轻心理压力、焦虑状态及对食管内反流物的感知。

治疗方法　患者在放松的环境中取坐位，通过放置于腹肌和膈肌的体表电极，与生物反馈治疗仪连接，记录腹肌和膈肌的肌电活动，经计算机将肌电信号转换为可视图形，在可视图像的指导下进行训练。要点是以腹式呼吸模式替代胸式呼吸或混合呼吸模式，吸气时腹肌紧张，腹壁鼓起，呼气时腹肌及全身放松。开始训练第 1 个月，患者每周来医院训练 1 次，确定呼吸动作是否正确。患者每天早、晚空腹两次在家自行训练，每次 15～20 分钟。最佳训练时间是餐后 15～30 分钟。呼吸力度逐渐增强，避免开始练习时过度用力。

临床意义　抗反流药物治疗可有效缓解 GERD 症状，治愈反流性食管炎，但不能纠正 GERD

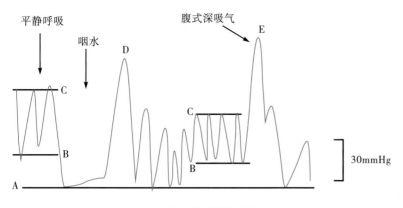

图 EGJ 各参数示意图

注：咽水时，LES 松弛，接近胃内压基线 A。AB：A 线和 B 线的垂直距离代表下食管括约肌压力，AC：A 线和 C 线的垂直距离代表 EGJ 压力，BC：B 线和 C 线的垂直距离代表静息时膈脚张力，AE-AB（即 E 点和 B 线的垂直距离）代表腹式深吸气时膈脚张力

的病理生理机制，停药后易复发。膈肌生物反馈训练可有效地增加膈脚和 EGJ 张力，加强 EGJ 抗反流屏障，减少反流事件，减少患者对抑酸药的依赖性，是 GERD 维持治疗的非药物方法之一。

（柯美云）

wèipáikōng cèdìng

胃排空测定（measurement of gastric emptying）

评价胃动力的方法。胃排空是胃内容物通过幽门进入十二指肠的动力过程。胃、十二指肠运动功能紊乱可影响胃对固体或液体食物的排出，导致胃排空延迟或过速，前者可有恶心、呕吐、早饱、嗳气、上腹痛等消化不良症状，后者可有类似"倾倒综合征"样表现，如餐后 10~30 分钟或 1~3 小时出现上腹饱胀、恶心、呕吐、腹泻、心悸、出汗等。

适应证 疑诊胃排空异常者。

禁忌证 幽门梗阻者。

检查方法 术前 1 周禁用影响胃酸分泌和胃动力药。①盐水负荷试验：仅用于评估胃液体排空功能。经胃管向胃内注入生理盐水 750ml，30 分钟后胃内仍有 200ml 以上盐水，提示胃内有异常潴留，可用于快速筛选，对于胃高分泌性疾病准确性差，如消化性溃疡或佐林格-埃利森综合征（Zollinger-Ellison syndrome）。②插管法：经胃管向胃内注入染料后定时抽胃十二指肠内容物做比色检查，测算胃排空时间和同期胃酸分泌量。③放射学法：术前禁食 8~10 小时，受试者进食 1 份标准餐和 1 个含不透 X 线的标志物胶囊（每个胶囊含 20 个 1mm×10mm 钡条）。5 小时后拍上腹部仰卧位 X 线片，拍片前可喝少量稀钡以勾勒胃轮廓。根据胃内残留的标志物计算 5 小时胃排空率（图）。④实时超声检查：可观察胃窦、幽门的运动频率和强度，

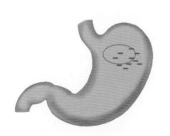

图 不透 X 线标志物法检测胃排空

有无逆蠕动及胃排空。受试者摄入不同试餐（液体、固体、液-固体混合食物），借微电脑程序测算进餐前后胃容积、胃窦体积或胃窦面积等参数评估胃排空。⑤上腹阻抗测定：利用试餐与周围组织的电传导性不同，给予试餐后记录电极可获得进餐后阻抗最大变化值，阻抗恢复至基础水平这一动态过程即为阻抗-时间曲线。计算机通过分析感兴趣区的一系列图像提供胃排空曲线。⑥胃磁图：摄入对人体无害的磁示踪剂（Fe_3O_4）标记的试餐 30 分钟，后用弱磁仪测定胃磁场变化，随着示踪剂与食糜从胃内排出，胃磁场逐渐减弱。⑦^{13}C-辛酸盐呼气试验：用于评估固体和液体排空。^{13}C 标记底物进入十二指肠后释放二氧化碳，弥散入血经肺呼出，用气相色谱仪测量呼气中 ^{13}C 水平。⑧磁共振成像：摄入顺磁性造影剂钆络合物，行多层横断切片即可显示胃立体影像。⑨放射性核素显像：口服放射性核素标记标准试餐后用 γ 照相机连续记录胃内食物放射性核素的量和胃区放射性核素的下降情况，绘制时间-活性曲线，计算 50% 试餐排出时间（半排空时间）和不同时间胃排空率。⑩其他：如单光子发射计算机体层扫描测量空腹和餐后胃总体积，电子恒压器测定胃张力可间接反映胃排空功能。

临床意义 可诊断某些胃动力障碍性和功能性疾病，并指导治疗。

（罗金燕）

shuǐ fùhè shìyàn

水负荷试验（water load test）

检测胃对饮水的容受和感觉功能的简易方法。适用于怀疑胃功能障碍的功能性消化不良患者。幽门梗阻者禁用。受试者以每 20 秒

100ml 的速度饮入 37℃ 纯水，记录其在最初饱感时及最大饱足时的饮水量，分别表示胃的容受功能和感知功能。水负荷试验同步应用超声技术观察近端胃容积，显示饮入量与近端胃容积显著相关。健康人的阈值饮水量（最初饱感时）和饱足饮水量（最大饱足时）分别是 449.0 ± 15.7ml 和 1027.0±47.3ml。有早饱症状的功能性消化不良患者，其阈值饮水量和饱足饮水量均显著低于不伴早饱症状的功能性消化不良患者及健康人。该法重复性好，适用于临床和科研。

（柯美云）

yíngyǎngyè fùhè shìyàn

营养液负荷试验 （nutrient liquid load test，NLLT）

检测胃对饮入营养液的容受和感觉功能的方法。基于水负荷试验发展而来。适用于怀疑胃功能障碍的功能性消化不良患者。幽门梗阻者禁用。受试者按一定速度饮入营养液，最初饱感时（以 0～10 计分，达到 1 分）和达到最大饱足时（达到 10 分）的饮入量分别表示胃对摄取营养液的容受功能和感知功能。以 100ml/min 速度饮入 37℃ 热量密度 4.18J/ml 营养液，健康人阈值饮入量和饱足饮入量分别是 237± 62ml 和 1010± 206ml；饮入速度为 15ml/min 时，健康人阈值饮入量和饱足饮入量分别是 188± 68ml 和 1113±252ml。慢速度较快速度饮入的饱足饮入量大，达到饱足饮入量的平均时间是 74.2 分钟，而快速度则需要 10 分钟。营养液负荷试验同步应用超声技术观察近端胃容积，显示营养液的饮入量与近端胃容积显著相关，其饮入量可反映近端胃容积。应用该方法可观察到部分功能性消化不良患者具有内脏高敏感性，

部分则表现出胃容受功能受损。营养液负荷试验方法简易，重复性好，适用于临床和科研。

（柯美云）

wèidiàntú

胃电图 （electrogastrogram，EGG）

通过体表电极记录胃电活动的非侵入性方法。是临床研究胃电活动的主要方法。1922 年 Alvarez 首次报道经患者腹壁记录到胃电活动，信号弱且记录噪声较高。20 世纪六七十年代有人采用胃浆膜下埋植电极记录胃电活动，信号清晰，但因其侵入性临床上未得到广泛应用。20 世纪 80 年代逐渐发展出非侵入性体表电极的记录胃电的方法，并克服了胃电信号微弱、易受干扰等问题。EGG 基本原理是通过银-氯化银电极在胃体和（或）胃窦体表投影部位采集胃电信号，由 A/D 转换器得到数字信息，贮存于便携式记录仪中，最后分析处理获得各项参数。

胃平滑肌细胞有慢波电位和动作电位两种电活动方式。静息状态下，平滑肌细胞膜外电位为 0 mV，膜内的电位为−55 mV，由 K^+ 的跨膜活动或 Na^+-K^+ 泵形成静息膜电位，平滑肌细胞在起搏点细胞（Cajal 间质细胞）的起搏信号作用下，静息膜电位发生自动去极化，形成慢波电活动，人体胃起搏点位于胃体近端 1/3 和远端 2/3 交界处大弯侧，正常人体胃慢波的频率为 3 次/分。Cajal 间质细胞不但是胃电慢波的起搏细胞，而且它在胃肠道的网状结构是慢波从近端向远端传递所必备的。动作电位只能重叠于慢波上发生，触发胃平滑肌的收缩，因此，胃慢波电活动决定了动作电位的频率和传导方向，亦即决定了胃运动的频率和方向。

适应证 ①症状提示可能存在胃电活动障碍者。②不明原因的频发呕吐。③客观检查未发现器质性疾病，可能存在胃功能异常者。④观察纠正胃电活动治疗的效果。⑤胃电生理研究及其他科学研究。⑥孕妇、婴幼儿等不适合侵入性检查者。

禁忌证 无绝对禁忌证，受试者局部皮肤过敏为相对禁忌证。

检查方法 ①嘱患者平卧，避免任何外界或自身干扰，如说话、深呼吸、吞咽、翻身等，用摩擦剂清洁皮肤。②沿胃窦轴线方向放置两个检测电极，分别位于腹部正中线上剑突与脐连线中点处及其左上方 45° 角 5cm 处，于右腹部与正中电极同一水平 10～15 cm 处放置一个参考电极。B 超确定胃窦体表部位及多导 EGG 可增加检查的准确性。③每路监视信号稳定后空腹记录 30～60 分钟。④患者摄试餐（应有固体食物）后再记录 60～90 分钟，用记事键标记。⑤移去检测电极，传送 EGG 数据至电脑进行分析。

临床意义 EGG 主要参数包括：①主频率：反映胃慢波活动频率，正常人为 2～4 次/分，70% 慢波活动频率应位于该范围内，餐后胃电活动增加，慢波活动超过 75%。主频率（主要为慢波活动频率）低于 2 次/分提示胃电过缓；高于 4 次/分则表示胃电过速，常与恶心、呕吐有关；失去规律性慢波活动则为胃电失节律，常见于各种胃运动功能障碍的患者。三种主要形式的胃慢波活动异常均可导致胃动力减弱。②主功率：反映胃慢波振幅，正常情况下餐后与餐前胃电主功率的比值>1，否则提示餐后胃动力低下，如胃轻瘫等。振幅与浆膜电极记录的动作电位活动相关，因此主

功率增加反映胃收缩活动增强。因该参数变异较大，影响因素较多，如腹壁较厚者记录到的胃电波幅低于腹壁较薄者，因此尚无 EGG 主功率正常值范围，主要用于自身比较。

EGG 获得的胃电活动变化与胃排空有较好的相关性，可基本反映胃的运动功能变化，异常者多数有胃排空延迟。

注意事项　①术前 12 小时禁食，6 小时禁水，提前 1 周停用影响胃动力药物。②检查时间不应过短，以免漏诊短暂的胃电节律失常。③术中患者保持舒适体位，减少运动所致误差。④皮肤准备不足可能会放大运动或其他电波（手机）干扰所致误差。⑤注意电极及其他无线电波的干扰。

（侯晓华）

wèidiàn qǐbó

胃电起搏（gastric electrical pacing）　通过外源性电刺激调控胃电活动以控制胃运动功能的治疗方法。胃的机械活动由胃生物电活动（胃慢波电位和峰电位）控制，平滑肌细胞膜电位自动去极化的慢变化过程形成慢波（又称基本电节律）决定了胃节律性收缩、收缩扩布方向和速度。胃电起搏点功能异常或异位起搏点兴奋导致电活动紊乱，表现为胃电过速、胃电过缓或胃电节律失调，导致胃收缩强度减弱、蠕动减少、传递时间延长。所以，控制慢波可能纠正异常胃电活动、调控胃运动。

适应证　胃轻瘫，特别是难治性胃轻瘫。

治疗方法　①浆膜起搏：是常用方法，将刺激电极埋在胃浆膜面（注意不应穿透黏膜层），可保证电极与起搏部位组织紧密接触，直接作用于胃平滑肌。此法有侵入性，需剖腹或用腹腔镜植

入电极。②黏膜起搏：将刺激电极置于胃黏膜表面，通过电极将外源性电刺激经黏膜、黏膜下层传至平滑肌层。该法不需手术，可在内镜和 X 线引导下达到需要刺激的部位，但需插管，难以保证与黏膜的良好接触，且无法获得长期有效的起搏效果。刺激电极有吸附电极、黏膜内电极、导管外环状电极，其中吸附电极长期刺激效果差，黏膜内电极前端为螺旋状，可达到组织内，与黏膜接触性好，电活动记录及刺激效果好。

根据导联电刺激分为单导起搏和多导起搏，后者促动力作用优势明显，可有效控制起搏导联远端慢波活动，且需要的能量明显少于单导。根据电刺激方式分为：①长脉冲刺激：波宽为 10 ~ 600ms，可控制远端慢波活动；刺激频率多为低频率，以固有胃慢波频率的 110%最佳，如人胃慢波频率为 3 次/分，刺激频率应为 3.3 次/分；脉冲幅度以远端慢波被控制为依据；刺激能量为刺激波宽度乘脉冲幅度。②短脉冲刺激：波宽以 μs 为单位，刺激频率为慢波生理频率的数倍，对胃慢波频率及峰电位均无影响，但可增加慢波幅度。研究表明短脉冲可兴奋迷走神经和改变迷走神经中枢神经递质的表达。③短串脉冲刺激：为脉冲串刺激，每次刺激脉冲中包含（叠加）一定数量的高频脉冲波，由持续的短脉冲刺激（波宽<100μs）和高频（5 ~ 100Hz）组成，波形多为方波。

临床意义　①调控慢波活动：给予近端胃一定能量的电刺激可控制远端胃的慢波频率和幅度，改善异常慢波活动，恢复胃动力。长脉冲刺激的起搏作用明显，控制慢波的比例为 60% ~ 100%，短

脉冲刺激可增加慢波幅度，短串脉冲刺激可控制慢波。②影响胃平滑肌收缩：动物研究发现可增加胃收缩幅度、增加消化间期移动性复合运动Ⅲ相收缩。③加速胃排空：动物研究发现可缩短胃排空时间，增加胃收缩幅度。

（侯晓华）

xǐwèishù

洗胃术（gastric lavage）　口服（或）灌入胃腔内一定量的液体与胃内容物混合后呕出或吸出，旨在清除胃内未被吸收的毒物或清洁胃腔为胃部手术或检查作准备。对吞服有机磷、无机磷、生物碱、巴比妥类等急性中毒，洗胃是一项极为重要的抢救措施。洗胃方法有 3 种。

催吐洗胃术　简便易行，对口服毒物不久、意识清醒的急性中毒患者是有效的现场自救和互救措施。

适应证　①神志清楚、呕吐反射正常可合作者。②口服毒物时间较短者。③中毒现场无抢救设备时。

禁忌证　①意识障碍者，抽搐、惊厥未控制。②不合作者。③服腐蚀性毒物及石油制品等急性中毒者。④合并上消化道出血、主动脉瘤及食管静脉曲张者。⑤孕妇与老年人。

操作方法　患者取坐位，嘱其口服洗胃液 400 ~ 700ml 至饱胀感，以压舌板或筷子（纱布包裹）刺激患者咽后壁引起反射性呕吐，呕出洗胃液或胃内容物。如此反复多次。

注意事项　①催吐后酌情施行插胃管洗胃。②避免误吸。③饮入量与吐出量应大致相等。

胃管洗胃术　将胃管自鼻或口插入胃内，吸出毒物后注入洗胃液，将胃内容物吸出，以期清

除毒物。这是对口服毒物患者最常用的方法，服毒物 6 小时以内者效果好，部分服毒物超过 6 小时者也有效。

适应证 ①催吐洗胃法无效，或有意识障碍、不合作者。②需留取胃液标本送毒物分析者。③完全或不完全性幽门梗阻者。④急性、慢性胃扩张者。

禁忌证 ①强酸、强碱及其他对消化道有明显腐蚀作用的毒物中毒。②伴上消化道出血、食管静脉曲张、主动脉瘤及严重心脏疾病等患者。③中毒诱发惊厥未控制者。④呕吐反射亢进，插胃管易发生误吸的乙醇中毒者。

操作方法 ①患者取坐位或半坐位，中毒较重者取左侧卧位。取下活动义齿，右手将消毒的胃管缓缓插入胃内。对昏迷患者应轻抬其头部使咽喉部弧度增大。切忌动作粗暴，切忌误入气管。②将漏斗放置低于胃的位置，挤压橡皮球抽尽胃内容物。③抬举漏斗高过头部，将 300～500ml 洗胃液慢慢倒入漏斗，利用虹吸作用排出胃内灌洗液。如此往复，直至洗出液澄清无味为止。洗胃完毕，可根据患者病情向胃管内注入解毒剂、药用炭、导泻药等，反折胃管后迅速拔出，以防管内液体误入气管。

常用洗胃液：①温水或生理盐水。②碳酸氢钠溶液。③高锰酸钾溶液。④茶水。洗胃液的温度一般为 35℃～38℃，温度过高会扩张血管，加速血液循环，促使毒物吸收。

注意事项 ①洗胃过程中应随时观察患者生命体征的变化。②保持每次灌入量与吸出量的基本平衡。③呼吸、心脏骤停者应心肺复苏后洗胃。④呼吸道分泌物过多者应先吸痰后洗胃。

剖腹胃造口洗胃术 仅用于急性重度中毒深昏迷、多次插胃管失败者。

（白文元）

wèi-cháng jiǎnyāshù

胃肠减压术 （gastrointestinal decompression） 利用负压吸引原理将胃肠道积聚的气体和液体吸出的治疗方法。旨在降低胃肠道内压力，改善胃肠壁的血液循环，局限炎症，促进伤口愈合和胃肠功能恢复。

适应证 ①急性胃扩张、胃及十二指肠穿孔。②外科术后、感染、外伤等所致动力性肠梗阻。③麻痹性肠梗阻。④机械性肠梗阻。⑤术前准备。

禁忌证 ①食管狭窄、重度食管静脉曲张。②严重心肺功能不全、支气管哮喘。③食管和胃腐蚀性损伤。

治疗方法 ①取坐位或斜坡位，胃管末端夹闭，持胃管前段经鼻插入，至咽部时嘱患者头部稍前倾并做吞咽动作，同时将胃管送下。②用注射器抽净胃内容物，接胃肠减压器，无减压器者可用注射器每半小时抽吸一次。

注意事项 ①若恶心严重，嘱患者深呼吸，待平稳后继续插入。②出现呛咳、呼吸不畅者，考虑胃管是否误入气管，应拔出重插。③若未抽出胃液，应检查胃管是否在鼻咽部盘曲，若未盘曲可注入少量盐水冲洗，观察胃管是否通畅，或注入少量空气，并同时于上腹部听诊可否闻及气过水声，以证实胃管已插入胃内。④停止负压吸引后再拔出胃管，以免损伤消化道黏膜。

（王兴鹏）

shí'èrzhǐchángyè yǐnliúshù

十二指肠液引流术 （duodenal drainage） 用十二指肠引流管将

十二指肠液及胆汁引流出体外的检查方法。

适应证 ①诊断胆管慢性炎症、结石、寄生虫病（华支睾吸虫、蓝氏贾第鞭毛虫）等有困难者。②测定十二指肠液内的胰酶水平，了解胰腺功能。③严重胆管感染、不能耐受手术、需进行十二指肠液引流治疗者。④协助治疗胆囊、胆管慢性炎症。

禁忌证 ①食管静脉曲张、食管狭窄、食管肿瘤者。②胃大出血停止不到 2 周者。③严重心脏病、高血压、心力衰竭、动脉硬化和主动脉瘤者。④休克状态、妊娠晚期、身体衰弱者。

检查方法 ①术前禁食 12 小时，多在晨间进行。②将消毒的十二指肠引流管经口插入胃内，抽出全部胃内容物后注入温水 50ml。③患者右侧卧位，臀部垫高，每 1～2 分钟咽下引流管约 1cm，速度不可过快，以免引流管头端在胃内迂回。④引流管第二标记处（55～60cm）到达切牙后，间断抽取少量液体，依据液体性质判断引流管头端的位置。若呈淡黄色、较清澈、黏稠、酚红试验为红色，提示已进入十二指肠内；若为黄色则示仍在胃内。⑤引流管第三标记处（75cm）到达切牙时，管外端置于床面之下，液体自然流出，此液称 D 液（十二指肠液）。⑥D 液引流完毕，缓慢注入温热的 33% 硫酸镁液 50ml，夹闭 5～10 分钟后用注射器轻轻抽吸，液体可自行缓慢流出，首先流出的硫酸镁液弃去。橙黄或淡黄色液体（A 胆液）接入 A 标本瓶，一般为 10～15ml；棕褐或棕黄色液体（B 胆液）接入 B 标本瓶，一般为 30～60ml；金黄色稀薄液体（C 胆液）接入 C 标本瓶，3 瓶标本及时送检。⑦需细菌培养时，应准备无菌培养瓶3支，留取 A、B、C 胆液各 1ml，立即送检，全程注意无菌操作。

（王兴鹏）

Àodíkuòyuējī yālì cèdìng

奥迪括约肌压力测定 （sphincter of Oddi manometry，SOM）

测压导管置于奥迪括约肌处，通过测定其压力变化研究奥迪括约肌运动功能的方法。

适应证　疑诊奥迪括约肌功能障碍者。

禁忌证　同内镜逆行性胆胰管造影，包括上消化道狭窄梗阻者、内镜不可能抵达十二指肠降段者、心肺功能不全者、急性胰腺炎或慢性胰腺炎急性发作者。

检查方法　术前常规做碘过敏试验、查血淀粉酶水平和白细胞计数、分类。术前 6 小时禁食，24 小时停服全部药物，抑酸、胃肠动力、镇痛和麻醉药等至少停服 3 天。术前禁用影响奥迪括约肌运动功能的药物，术中可静脉用异丙酚麻醉或地西泮镇静。

嘱患者先取左侧卧位，手臂置于背侧，或直接俯卧位。十二指肠镜插至十二指肠降段后拉直镜身，插入测压导管，60%～75% 可一次性插管成功，伴十二指肠乳头旁憩室者较困难。测压导管插管失败者，可先插入造影导管进行造影，再经造影导管插入直径为 0.018F 的导丝，退出造影导管后经导丝插入带导丝侧孔的测压导管。①水灌注测压：测压导管顶端进入奥迪括约肌后，可在内镜下观察导管顶端的刻度，继续插入导管，直至所有刻度均进入奥迪括约肌，待测压图形稳定后用定点牵拉法检测，即按每次外拽 1～2mm 速度向外牵拉导管，每点检测至少 30 秒，直至导管完全退出奥迪括约肌。②袖套式测

压：内镜下将袖套感受器置于奥迪括约肌处，待测压图形稳定后检测。需重复检测至少 3 次。奥迪括约肌测压需用十二指肠内压作参照，常在内镜外附一单通道测压导管持续记录，或测压导管进入或退出奥迪括约肌时分别记录。

SOM 检查指标：①十二指肠内压：十二指肠腔相对于大气的压力。②管腔内压：胆管或胰管相对于十二指肠的压力。③奥迪括约肌基础压：压力感受器位于奥迪括约肌处所测压力，计算方法为两次基础收缩间平坦期相对于十二指肠的压力。④奥迪括约肌时相性收缩幅度：基础压基础上收缩起点至最高峰幅度。⑤奥迪括约肌时相性收缩频率：奥迪括约肌每分钟时相性收缩次数。⑥奥迪括约肌时相性收缩间期：奥迪括约肌时相性收缩的起止时间。⑦奥迪括约肌时相性收缩传播方式：分为顺行性、自发性和逆行性 3 种。测压资料由专人分析，以减少系统误差。

结果判定　SOM 正常值多取自临床疑有肝、胆、胰疾病，经辅助检查无异常者，他们可能有奥迪括约肌运动功能障碍，故其测压结果代表正常值不够准确。1990 年 Guelrud 等测定 50 例健康志愿者奥迪括约肌压力（表 1），将平均值加 3 个标准差为标准，作为正常值（表 2）。

下列因素可影响测压结果，分析时应排除：①腹压：深呼吸、咳嗽、呃逆及疼痛刺激可致腹肌收缩，引起腹压变化，并传至十二指肠、胆管、胰管，被测压导管感知造成假象。术中应标记腹压变化的因素，并在分析资料时排除。②灌注系统误差：测压时必须先排出测压导管内气体，压

表 1　50 例健康志愿者奥迪括约肌测压结果

指标	范围	平均值
基础压（mmHg）	4～30	14.8±6.3
收缩幅度（mmHg）	76～180	119.7±32.6
收缩间期（s）	2～7	4.7±1.0
收缩频率（次/分）	3～10	5.7±1.2
传播方式（%）		
顺行性	0～100	35
自发性	0～100	53
逆行性	0～40	11

表 2　奥迪括约肌测压正常值

指标	正常值
基础压（mmHg）	≤35（4.7kPa）
收缩幅度（mmHg）	≤220（29.3kPa）
收缩间期（s）	≤8
收缩频率（次/分）	≤10
逆行性收缩（%）	≤50

力泵漏气、导管阻塞等亦可降低测压仪的敏感性。③测压导管位置：测压导管应位于括约肌中央，并沿胆管或胰管方向走行。插管不当可致测压导管楔入，紧贴管壁的测压通道，易显示异常增高的图形，呈平台样改变。此时可转动测压导管，放松抬钳器。测压导管移位亦可致测压结果改变，测压过程中应密切观察导管位置，并加以标记。基础收缩间期＜3 秒、频率＞13 次/分常为人为误差。

临床意义　SOM 是诊断奥迪括约肌功能障碍最有价值的方法，

其分为：①奥迪括约肌狭窄：奥迪括约肌基础压≥40mmHg。②奥迪括约肌运动功能紊乱：奥迪括约肌时相性收缩频率≥7次/分、间歇性奥迪括约肌基础压力升高、奥迪括约肌逆行收缩≥50%或对缩胆囊素8肽呈矛盾反应（静注缩胆囊素后奥迪括约肌基础压升高，基础收缩频率增加）。

术后处理及并发症 术后患者应卧床休息，禁食1天，术后3小时及次日晨查血淀粉酶，单纯淀粉酶水平升高且无症状者，可在第2~3天复查淀粉酶。术后低脂饮食2天，应用抗生素3天防治感染。

急性胰腺炎是最主要并发症，其发生率高于内镜逆行性胆胰管造影，特别是有胰腺炎病史或行胰管测压者。SOM术后胰腺炎以轻、中度为主，其发生与以下因素有关：插管或高压灌注所致机械损伤、造影剂所致化学损伤、胰酶自身消化、细菌感染、低渗灌注对管壁内皮细胞损害及有慢性胰腺炎病史等，以插管所致机械损伤导致乳头插管困难影响最大，长时间插管致乳头水肿者不易再行测压检查。

（邹多武）

guànchángshù

灌肠术（enema） 将一定量的液体由肛门经直肠灌入结肠，帮助患者清洁肠道、排便、排气，或由肠道给药以达到诊断和治疗目的。按灌肠的目的可分为不保留灌肠和保留灌肠。

不保留灌肠 分为大量不保留灌肠和小量不保留灌肠。

大量不保留灌肠 通过清洁肠道刺激肠管蠕动，排出肠道内积存的粪便，为肠道手术和检查做准备。用品：①治疗盘。②灌肠液：常用生理盐水或0.1%~

0.2%肥皂水，每次液量成人500~1000ml，小儿100~500ml。③便盆、围屏、输液架。方法：患者左侧卧，膝胸位，肛门括约肌失去控制能力者取仰卧位。将肛管轻旋插入肛门并固定，液体缓慢灌入肠内。若患者感觉腹胀或有便意，应将灌肠筒适当放低，并嘱张口深呼吸，以减轻腹压。液体将流完时夹紧并拔出橡胶管，嘱患者平卧并保留5~10分钟后排便。观察大便情况，必要时留取标本送验。

应注意：①动作要轻柔，以防肛门损伤。②对心脑血管疾病患者及老人、小儿、孕妇，压力要低，速度要慢，并注意病情变化，以免发生意外。③肝性脑病患者禁用肥皂水灌肠，伤寒患者选用等渗盐水，灌肠液面不得高于肛门30cm，液量不得超过500ml。④急腹症、消化道出血者不宜灌肠。一次性灌肠肛管管径粗、质地硬、出口孔径大、进液速度快，对肠道刺激性大，拔管后或在操作中患者即出现便意，快速排出灌肠液。老年患者易出现肛门括约肌松弛失控，小儿患者不易配合，不能完全达到灌肠的目的。选用与肛管相似的14号吸痰管替代肛管，效果良好。

小量不保留灌肠 无明显不良反应，克服了大量不保留灌肠法患者迫不及待要排便的缺点，适用于各年龄段的便秘患者，特别是老年体弱者、小儿及孕妇等。用品：①治疗盘。②灌肠液：常用灌肠液包括50%硫酸镁30ml、甘油60ml、水90ml，或水和甘油各60~90ml。方法：与大量不保留灌肠相似。

保留灌肠 用品：筒式灌肠器、治疗盘。方法：①嘱患者排便或给予排便性灌肠1次。②根

据病情决定卧位，慢性菌痢者取左侧卧位，阿米巴痢疾者取右侧卧位，臀部抬高10cm。③液量在200ml以内用漏斗或注射器缓慢灌入，200ml以上者用开放输液吊瓶缓慢滴入。④拔管后嘱患者平卧，尽量忍耐，不要解出，保留1小时以上。

应注意：①同小量不保留灌肠，肛管宜细，灌肠液按医嘱配制，液量一般不超过200ml。②肠道疾病患者宜在晚间睡眠前灌入。

清洁灌肠 为清洁肠道而反复进行的大量不保留灌肠。应注意：①对老年、体弱患者灌肠压力要低，应密切观察病情。②每次大量清洁灌肠时，注意观察和记录灌入量与排出量，防止水中毒。③清洁灌肠患者宜取右侧卧位，便于灌肠液到达结肠深部。每次灌入后嘱患者尽量保留，以达软化粪便冲洗肠道的作用。

（白文元）

chángnèi yíngyǎng

肠内营养（enteral nutrition，EN）经口服或管饲途径提供医用各种营养素的方法。EN在近半个世纪有较多发展，制剂种类已经能够满足临床应用的需要，导管的质量和肠内营养输入泵的技术不断改进和提高。若胃肠道功能允许，营养支持应首选EN。

EN较肠外营养有其优点：①可改善和维持肠道黏膜细胞结构与功能的完整性，维持肠道机械和免疫屏障功能，减少细菌移位。②营养物质经门静脉系统吸收输送至肝脏，使代谢更加符合生理过程，有利于蛋白质的合成。③维持消化液和胃肠激素的分泌，促进胆囊收缩、胃肠蠕动，减少肝胆并发症的发生。④营养成分更全面，有报告认为，长时间应用EN，在同样能量和氮水平情况

下，患者体重增长和氮平衡稍优于肠外营养。⑤可促进肠蠕动的恢复。⑥合理应用的技术操作与监测比较简单，费用较低。但对重症监护治疗病房患者，根据2014年发表的大样本随机对照临床研究，尚不能证明其临床结局优于肠外营养支持疗法。

适应证 ①有营养风险患者，其消化道功能大部分存在时，推荐使用肠内营养支持。②按疾病来分层，经口摄食不足或存在禁忌者，如口咽部或食管肿瘤术后、恶性肿瘤及其放、化疗期间、神经性厌食、中枢神经系统疾病（如知觉丧失、脑血管意外或咽反射消失不能吞咽者），以及急性胰腺炎、短肠综合征、低位胃肠道瘘、炎症性肠病等胃肠道疾病。③肠道检查准备、术前肠道准备、围术期营养支持。④先天性氨基酸代谢缺陷性疾病患者需用特殊氨基酸配方的肠内营养制剂。

禁忌证 ①血流动力学不稳定者。②持续恶心或呕吐者。③不能耐受的腹痛或腹泻者。④接近完全性机械性肠梗阻或胃肠蠕动严重减慢者。⑤上消化道出血、重症急性胰腺炎急性期、弥漫性腹膜炎者。⑥严重吸收不良综合征者。

制剂种类 按氮源可分为3大类：氨基酸型、短肽型和整蛋白质型，前两类又称要素型，后一类又称非要素型。按疾病的特殊代谢需求又可分为平衡型和疾病适用型，后者包括糖尿病型、肿瘤适用型、高能量高蛋白质型、免疫增强型、肾病型和肺病型等。此外，有模块型制剂，如氨基酸-短肽-整蛋白质模块、糖类制剂模块、长链脂肪乳-中链脂肪乳制剂模块、维生素制剂模块等，应用时按需要临时配置。在目前内、外科临床实践中，极少需要使用。

氨基酸型 国内外常用的均为低脂肪型制剂，不需消化液或极少消化液便可吸收利用，可减少对消化液分泌的刺激，且无渣，一般用于胰腺炎恢复期、短肠综合征、炎症性肠病患者。

短肽型 所含蛋白质为蛋白质水解物，可经小肠黏膜刷状缘的肽酶水解后吸收入血，易被机体利用，一般用于有部分胃肠道功能者。

整蛋白质型 通常有2种：一种为牛奶来源配方，氮源为全奶、脱脂奶或酪蛋白，蛋白质生理价值高，有的含有乳糖，不宜用于乳糖不耐受者；也有去乳糖制剂；另一种制剂的氮源为可溶性酪蛋白盐、大豆蛋白质分离物或鸡蛋清固体，不含乳糖，适用于乳糖不耐受者。此类制剂可刺激消化液分泌，需经过机体的消化吸收才能被利用，因此适用于胃肠道功能基本正常者。

制剂选择 应按患者年龄、胃肠道功能、脂肪吸收状况、乳糖耐受情况及疾病情况等选择。胃肠道功能正常者应选用整蛋白质制剂；胃肠道功能低下者如胰腺炎、短肠综合征、炎症性肠病等应选用氨基酸型或短肽型制剂；脂肪吸收不良试探应用含中链脂肪乳的制剂。另外，谷氨酰胺、精氨酸、ω-3脂肪酸等强化对肠内营养，对外科手术后患者有一定疗效。

管饲方法 管饲输入途径包括鼻胃、鼻十二指肠、鼻空肠、胃造口、空肠造口、咽造口、食管造口。临床上应根据患者的意愿、预测结局、胃肠道功能和动力状况、是否存在误吸风险及预计喂养时间长短来选择管饲的方式。

短期肠内营养（<4周）一般选择鼻胃管，若患者存在鼻腔损伤或明显的鼻腔畸形，可经口置入胃管。胃出口梗阻、胃轻瘫、胰腺炎和已知反流或误吸风险较高的患者更适合小肠途径喂养。长期肠内营养（>4周）可考虑胃造口或空肠造口，可通过内镜、X线引导下介入或外科方式置入胃管或十二指肠管。管饲肠内营养支持有以下3种方式：①间歇投给：将100~200ml营养液通过注射器以患者可耐受的速度注入营养管，例如15分钟，每4小时1次。并发症比较多，住院重症患者不宜使用。②间歇重力滴注：将营养液置于输液容器内，经输液管道与消化道入径管相连，每次100~200ml，45~60分钟缓慢滴注，每4小时1次。住院重症患者不推荐使用。③连续滴注：通过重力滴注或肠内营养输入泵连续18~24小时输注。小肠喂养时必须采取此种方式，以避免腹痛、肠腔扩张和倾倒综合征的发生。重病患者应采用连续滴注方式。连续滴注法可以同样营养液的费用，获得比较好的临床效果。

因消化道内的压力有高低变化，不同于静脉压力相对稳定，故推荐用肠内营养输入泵，有利于明显减少并发症和提高患者的耐受性。

并发症及防治

机械性并发症 ①喂养管放置不当：尤其是昏迷患者，15%可能误插入支气管，偶见颅骨损伤者可误插入颅腔。②置管后损伤：经鼻置管多引起鼻咽部不适，营养管局部对黏膜的压迫可引起鼻腔溃疡、脓肿、鼻窦炎和中耳炎，因此细管常需每4~6周更换，并可换另一个鼻孔插入。食管损伤包括食管炎、食管溃疡、食管-气管瘘，长期损伤可导致食管狭窄。经皮胃造口术或空肠造口术置入营养管时，可出现腹壁或腹膜内出血、肠穿孔、局部感染、管周渗漏、营养管移位、营养管破裂、胃-结肠瘘、腹膜炎、败血症、坏死性筋膜炎等。胃造瘘营养管可因胃黏膜过度生长而导致梗阻。③营养管堵塞：较常见，尤其是应用可减少呼吸道并发症的细孔径营养管者，服药前后不予冲洗也是常见原因。推荐使用流动性好的工业化生产的高质量肠内营养制剂。连续肠内营养时，每4~8小时前后用20ml水冲洗营养管。目前的肠内营养输入泵常有定时自动冲洗营养管的功能。

胃肠相关并发症　①胃食管反流和误吸：较常见，仰卧位鼻胃管喂养、气管切开、意识不清、呕吐反射减弱者和间断输入营养液时较易发生。床头抬高30°~40°，经小肠营养及用肠内营养输入泵时可减少误吸的发生。胃潴留明显增加误吸风险，因此EN支持过程中应予以监测，若2次胃潴留量均>250ml，应暂停EN，亦可将营养管置入十二指肠悬韧带以下。②恶心、腹胀、腹痛、腹泻、便秘：也很常见。营养管喂养相关腹泻在内、外科患者中发生率为30%，而在重症监护治疗病房患者中的发生率可超过60%。常见原因有药物（包括抗生素）、不使用肠内营养输入泵导致速度过快、EN制剂细菌污染、乳糖酶缺乏、脂肪吸收不良、低蛋白血症等。若去除上述原因腹泻仍存在，则可能需要改用肠外营养。

代谢性并发症　①水电解质平衡问题：源于肠内营养液中钾和钠的含量较低，患者在长期应用后出现电解质不足。应监测血电解质，预防发生低钾血症，必要时做患者的钾平衡测试。②高血糖：应用肠内营养输入泵泵入正常肠内营养制剂者，很少发生高血糖。应用降糖药物的糖尿病患者，按糖尿病患者的常规处理。③再喂养综合征：现已极少发生。患者较长时间禁食或重症营养不足，EN喂养第1周少数患者可能出现。一旦开始肠内营养支持，合成代谢明显加快，循环中钾、镁、钙和磷水平骤然下降，患者可出现昏迷、循环和呼吸衰竭，甚至死亡。开始营养治疗前应纠正电解质紊乱，喂养能量从小剂量开始，逐渐增加，可预防此并发症。

（朱峰）

chángwài yíngyǎng

肠外营养（parenteral nutrition, PN）

通过静脉途径为患者提供营养补充、营养支持和营养治疗所需营养素的方法。所有营养物质均经静脉途径提供，称为全肠外营养（total parenteral nutrition, TPN）。为患者提供营养补充、营养支持，是提供不同临床需要的合适剂量。早年脂肪乳剂尚未普及应用，1952年法国外科医生Aubaniac用经锁骨下静脉插管入上腔静脉途径输入高渗糖。目前已不单独用高渗糖作为能量来源，很少用经锁骨下静脉插管入上腔静脉导管为静脉入径。

1967年美国外科医生Dudrick等报告用静脉营养为幼犬提供营养支持，不但能维持生命，而且可维持其生长和发育。1968年美国外科医生Wilmore等报道临床应用静脉营养可维持婴儿的生长和发育，引起美国外科界的高度关注。20世纪70年代初美国外科医生Scribner等提出静脉营养有"人工胃肠"功能的概念，此后美国、欧洲、中国和日本相继在临床应用静脉营养。90年代初美国《新英格兰医学杂志》发表随机对照临床研究，发现无营养不足患者给予PN支持并不能改善临床结局，提出营养支持需有适应证，美国肠外肠内营养学会以此作为制定临床指南的重要依据。约10年后，欧洲肠外肠内营养学会组成由Kondrup等专家参加的工作小组，根据已经发表的随机对照试验为主的循证医学研究报告，制定了营养风险筛查工具（NRS 2002）。若营养风险得分≥3分，需要为患者制订营养支持计划。

2006年中国肠外肠内营养学会应用中国调查研究确定体质指数18.5kg/m^{2}为正常值下限，推荐用欧洲肠外肠内营养学会的营养风险筛查工具（NRS 2002）筛查患者是否需营养支持。若对适应证有疑问，应增加营养评定。

适应证　①疾病：如胰腺炎并发肠梗阻，消化道瘘，短肠综合征，重症感染，烧伤，创伤。②围术期。③肿瘤治疗期间。④极低出生体重儿。⑤7天以上不能进食者。

禁忌证　①严重水电解质紊乱、酸碱失衡。②休克。③器官功能障碍终末期。④血流动力学不稳定者。

输注路径　包括周围静脉导管与中心静脉导管。中心静脉导管又可分为经外周穿刺置入中心静脉导管、直接经皮穿刺中心静脉置管、隧道式中心静脉导管和输液港。中心静脉置管常用的穿刺血管有锁骨下静脉、颈内静脉、颈外静脉、股静脉。选择输注路径时需考虑PN的渗透压、预计PN持续时间、既往静脉置管史、静脉走向、凝血功能、护理条件、潜在疾病等。短期（1~2周）营养支持或作为部分营养补充，或中心静脉置管和护理存在困难，可经外周静脉输注，输入营养液渗透压不应超过 900 mmol/L；长期、全量补充时应选择中心静脉路径。应用中心静脉导管可显著减少周围静脉穿刺次数，减少化学性静脉炎的发生，减轻患者痛苦，但并发症危险增加，因此需由经过专门培训的人员进行置管和维护，操作时必须严格遵守无菌术。不论采用何种中心静脉置管，PN 制剂应由专一的导管输注。隧道式中心静脉导管推荐用于预计 PN 持续时间超过 3 个月的患者。

制剂 主要包括葡萄糖、脂肪乳、氨基酸、维生素、无机盐和微量元素，前 3 种是主要的产热营养素。多腔袋类复方营养制剂能使各种营养成分长期稳定保存，需要时迅速配制成"全合一"营养液，具有减少污染和杂质、方便、减少医疗和护理差错的优点，缺点是无法个体化，成本较高。

葡萄糖 成人每天应至少给予 150g 葡萄糖以组织供能和维持蛋白质平衡。每克葡萄糖可提供 16.7 kJ 能量。因机体代谢、利用葡萄糖的能力有限，当供给过多或输入过快时，部分葡萄糖可转化为脂肪沉积于肝脏，导致脂肪肝。因此每天葡萄糖的供给量不宜超过 300~400g，占总能量的 50%~60%。

脂肪乳 可提供能量和必需脂肪酸，每克脂肪可提供 37.7kJ 热量，提供机体总能量的 20%~50%。严重凝血障碍或血甘油三酯>4.5mmol/L 者禁用。脂肪乳输注较快可出现发热、寒战、脸红、恶心、呕吐、呼吸困难等不良反应，因此输注速度应低于

4.18kJ/（kg·h）[0.11g/（kg·h）]。脂肪超量综合征表现为黄疸或无黄疸性肝大、脾大、凝血功能障碍、贫血等，因此应用脂肪乳时应监测血脂水平。临床常用的脂肪乳制剂有长链脂肪乳、物理混合中长链脂肪乳、结构中长链脂肪乳、橄榄油脂肪乳、鱼油脂肪乳等。长链脂肪乳由 12~18 个碳原子组成，亚油酸含量过高，抗氧化剂含量较低，因此脂质过氧化增加，创伤、感染等高代谢状态时可影响粒细胞活性，导致免疫功能受损。此外长链脂肪乳在肝线粒体的代谢过程需要肉毒碱的转运，严重肝功能障碍的患者脂肪乳代谢受损。中链甘油三酯由 6~12 个碳原子组成，水溶性优于长链脂肪乳，更易被脂肪酶水解，外周组织利用率高。中链甘油三酯可直接进入线粒体氧化分解，对肝功能无不良影响，并可改善机体对葡萄糖的利用。因此，物理混合或结构中长链脂肪乳均明显优于长链脂肪乳。橄榄油脂肪乳由 80% 橄榄油和 20% 大豆油组成，其优点为高不饱和脂肪酸、低饱和脂肪酸、富含天然抗氧化剂维生素 E 等。鱼油脂肪乳富含 ω-3 脂肪酸，可促进脂肪代谢、降低炎性反应及改善组织器官功能。

氨基酸 可合成蛋白质和其他生理活性物质，并提供能量。营养不良时机体存在不同程度的肌肉蛋白质分解和糖异生增加，因此给予合适的氨基酸溶液有利于机体利用外来氮源而保存体内蛋白质，改善分解代谢。普通氨基酸溶液含 40%~50% 必需氨基酸和 50%~60% 非必需氨基酸。富含支链氨基酸的氨基酸溶液适用于肝性脑病患者，以必需氨基酸为主的氨基酸溶液适用于肾功

能不全者。谷氨酰胺在营养治疗中非常重要，它是肠黏膜上皮细胞的主要能量来源，可帮助肝脏和肾脏清除代谢废物，是免疫细胞复制的必需原料，可增强机体免疫功能，增加蛋白质合成，防止或减少肌肉分解，促进伤口愈合，并可维持和支持谷胱甘肽的功能等多种作用。

维生素 机体维持正常代谢和功能所必需的一类小分子化合物，是人体必需的营养要素，常以辅酶或辅基的形式参与酶的功能。维生素摄入不足即可出现维生素缺乏病。

微量元素 一类极为重要的微量营养素，人体不能自身合成，是人体内活性成分（如酶、细胞色素、电子传递系统）的重要组成部分，发挥生化催化作用，参与许多重要的生理过程。按其生物学作用的不同，可分为必需、可能必需和非必需微量元素，已确定的必需微量元素有铁、铜、锌、锰、铬、钴、镍、锡等14种。

并发症 PN 属强制性营养治疗手段，不同于正常经口摄食时的生理过程，故较肠内营养费用高且更易出现各类并发症。

置管并发症 包括置管失败、气胸、空气栓塞、臂丛神经损伤、锁骨下动脉或颈动脉损伤、血胸、胸导管损伤、乳糜胸等。

输注路径相关并发症 血栓性静脉炎和导管闭塞是最常见的周围静脉输注路径相关并发症。导管闭塞的主要原因有导管扭曲、静脉腔内纤维蛋白堵塞、脂肪淤积、导管内血栓等。长期中心静脉置管也可出现导管相关血栓形成。感染是最常见的中心静脉输注路径相关并发症，发生率为 5~8/千导管日，增加了患者的病死率、死亡率和医疗费用。感染

部位可位于导管入口、输注路径及脓毒血症。最常见的病原菌为凝固酶阴性葡萄球菌、金黄色葡萄球菌和克雷伯菌。导管相关脓毒血症是威胁生命的严重并发症，出现此种并发症时建议更换导管并给予抗生素治疗。预防导管相关感染非常重要，包括置管时严格无菌操作、定期更换纱布敷料、培训置管及护理人员、氯己定消毒皮肤、避免经导管采血或输血等。

代谢性并发症　根据出现时间可分为急性并发症和慢性并发症。前者包括水电解质紊乱、高血糖、低血糖、高碳酸血症、高钙血症、低磷血症、肝脏脂肪变性等；后者包括：①PN相关性肝胆疾病：很常见，与大剂量应用脂肪乳剂和必需脂肪酸缺乏有关。胆汁淤积多见于婴儿，而肝脏脂肪变性常见于成人。接受PN的患者中20%~90%可出现肝功能异常，表现为转氨酶、碱性磷酸酶和胆红素升高，停用PN后通常可恢复正常。长期胆汁淤积可形成胆泥和胆石，严重者继发胆汁性肝纤维化和肝硬化。应用肠内营养是预防和治疗PN相关肝功能异常的最有效措施，应尽早应用肠内营养。②肠黏膜萎缩和肠道功能障碍：长期PN而无肠内营养，因肠道缺乏营养底物（谷氨酰胺）、食物刺激及激素分泌受损，可出现肠上皮绒毛萎缩，进而导致肠黏膜通透性增高，细菌移位增加，肠源性感染。③代谢性骨病：源于长期PN，主要由于钙磷代谢紊乱所致，表现为骨量减少、骨质疏松、骨痛等。④再喂养综合征。

代谢性并发症按营养素补充的量可分为营养素缺乏性并发症和营养素过度喂养并发症。前者有亚油酸、锌、铜、铬、硒和维生素缺乏，后者是一种代谢负担，持续过度喂养可导致器官功能障碍，输液量过多可致肺水肿、心力衰竭，脂肪过量可出现高甘油三酯血症，且可出现变态反应。

（朱峰）

zhícháng-gāngmén yālì cèdìng

直肠肛门压力测定（anorectal manometry）

量化和评估直肠肛门自制和排便功能的方法。直肠肛门生理功能：①维持自制：即节制排便。耻骨直肠肌和肛门内括约肌可维持一个长3~4cm的高压带，静息状态下与肛门外括约肌及盆底肌共同维持肛门直肠的结构和自制功能。腹压增加时，肛门外括约肌收缩，压力上升防止粪便外溢；直肠内粪便充盈，肠内压上升时，肛门内括约肌松弛，直肠蠕动性收缩排出粪便。②排便反射：直肠扩张刺激直肠壁内特异性受体，引起便意及无意识的反射活动，后者包括直肠肛门抑制反射及外括约肌协调性松弛，肛门直肠角变直，肛管开放，同时腹部肌肉收缩、膈肌下移等共同完成排便动作。直肠肛门组织结构或功能异常均可导致排便障碍或失禁。

适应证　①疑诊功能性直肠肛门病者。②疑诊直肠肛门动力障碍性疾病者，如先天性巨结肠。③疑诊中枢或周围神经系统功能障碍所致直肠肛门出口梗阻者。④功能性直肠肛门病药物或生物反馈治疗前后评价。⑤直肠肛门手术前后功能评估。

检查方法　术前3天禁服影响肠动力的药物，无需控制饮食和禁食，无需准备肠道。严重便秘者检查前2小时行清洁灌肠。测压系统包括测压导管、灌注系统、压力传感器和直肠扩张球囊及计算机处理系统。测压导管有小气囊导管、水灌注测压导管固态侧压导管。高分辨率肛门直肠测压系统尚可提供三维压力动力学图像。

临床意义　检测指标及其意义（表）。该试验可了解直肠肛门自制维持功能、排便神经反射完整性及直肠壁对扩张的敏感性，为直肠肛门功能性和动力障碍性疾病的诊断和治疗提供重要依据。

（罗金燕）

mànxìng biànmì de shēngwù fǎnkuì zhìliáo

慢性便秘的生物反馈治疗（biofeedback therapy for chronic constipation）

针对性训练盆底肌、腹肌及其协调性，改善异常排便动作、缓解便秘的心理治疗技术。该治疗始于20世纪60年

表　直肠肛门压力测定项目及意义

测定项目	意义
肛门括约肌静息压（松弛压）	评估肛门内括约肌和自制维持功能
最大自主收缩压	评估肛门外括约肌及盆底肌群
力排（应变压）	了解直肠括约肌协调性、顺应性及肌力
咳嗽试验	明确腹压增加时外括约肌反射性收缩功能
直肠肛门抑制反射	排便神经反射完整性
直肠感觉阈值	评估直肠壁对扩张敏感性
球囊逼出试验	评估直肠排出功能及盆底肌群功能
三维容积向量	检测肛门括约肌压力有无压力缺损及不对称三维立体构象

代，在行为疗法基础上发展起来。随着胃肠病学的发展和行为疗法在胃肠疾病中的应用，生物反馈技术已广泛用于功能性结直肠病。

原理　慢性便秘主要源于排便时盆底肌不协调运动和（或）结肠动力障碍。生物反馈治疗是用仪器记录人体正常情况下意识不到的、与心理生理活动有关的某些生物信息（如肌电活动、压力变化等），转换成可察觉到的"声、光信号"，以"可视、可听"的形式显示给患者，让其识别（看见或听到）自己异常的排便动作后，在电脑程序及治疗师指导下，学会有意识地控制自身异常的心理、生理活动，逐步纠正盆底肌和（或）腹肌的不协调运动，达到治疗便秘的目的（图）。

治疗方法　主要有压力介导的生物反馈和肌电图介导的生物反馈，两种方法疗效相似。

肌电图生物反馈是将腹前斜肌体表电极与肛管电极分别置于患者腹部体表和肛门外括约肌处，构成电流回路，患者在电脑显示屏上看见自己的肛门外括约肌和腹前斜肌的肌电活动，根据肌电情况为患者选择适当的生物反馈课程，指导患者认识其异常和正常的肌电信号，逐步学会排便时协调腹肌（用力）和肛门括约肌（放松）运动，缓解排便困难。按照个体化原则制订治疗周期和治疗次数，一般是医院内训练每周3~4次，每次1小时，每个疗程10~15次。治疗期间和治疗后均要求患者进行家庭训练（按照医院的训练模式），每天2~3次，每次约20分钟。

临床意义　①训练患者在排便时降低盆底肌/肛门括约肌张力，使盆底肌松弛、肛门放松和

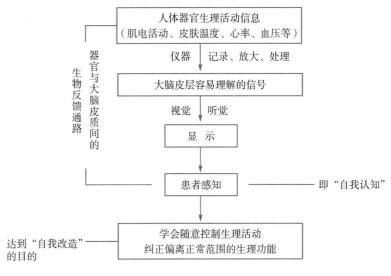

图　生物反馈治疗原理

直肠将粪便推进的动作协调一致，保证排便通畅，对功能性排便障碍不协调性排便的疗效最好，平均约为70%。②改善患者排便症状的同时提高生活质量和心理健康水平。

（林　琳）

fùqiāng chuāncìshù

腹腔穿刺术（abdominal paracentesis）　用穿刺针从腹前壁直接刺入腹膜腔的诊疗技术。是确定有无腹水及鉴别腹水性质的简易方法。分为诊断性和治疗性腹腔穿刺两种。

诊断性腹腔穿刺术　腹腔穿刺位置一般选无重要器官的左下腹部。腹壁分6层：①皮肤。②皮下组织：脐部以下分浅、深两层，浅层为脂肪组织，深层为富有弹力纤维的筋膜。③腹肌：腹前壁外侧部的肌肉由浅入

深为腹外斜肌、腹内斜肌和腹横肌，腹肌纤维互相交错。腹前壁内侧有纵行的腹直肌，由腹内斜肌为基础形成的腹直肌鞘包裹，两侧腹直肌鞘在中线相连形成白线。④腹横肌膜。⑤腹膜外脂肪。⑥腹膜（图1）。

适应证　①明确腹水原因。②确定有无腹腔感染。③判断有无合并自发性细菌性腹膜炎。

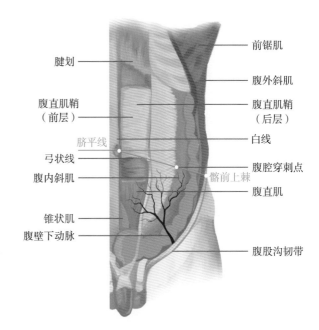

图1　左下腹部解剖模式图

④监测腹水变化。

禁忌证 ①疑诊肝包虫病者。②巨大卵巢囊肿者。③精神障碍不能配合者。

操作方法 嘱患者排空尿液，取仰卧位，腹水量少者取半卧或侧斜卧位。选定穿刺部位：①左下腹：髂前上棘与脐连线的中、外1/3交点叩诊浊音处，需避开瘢痕及腹壁曲张静脉部位。②腹中线：脐与耻骨间叩诊浊音界上缘的下方，此处无血管，需避开白线。有瘢痕或腹水量较少者穿刺点可移向叩诊浊音明显处或超声定位。穿刺点常规皮肤消毒，用0.5%利多卡因或2%普罗卡因局麻。腹腔穿刺针垂直或稍斜缓慢刺入腹腔（可有阻力消失感），腹水量大、腹压高者可用"Z"形进针法（图2）。穿刺成功后接注射器（治疗性腹腔穿刺接乳胶导管）抽取腹水，送常规、特殊化验或腹水培养，细胞学检查需100~200ml。治疗性穿刺放液后需加缚腹带。

并发症 ①腹水外漏：漏入皮内、皮下组织，引起腹壁或外生殖器水肿，常见于腹水量大、腹压高、腹壁张力大者，一般无严重后果。②出血：发生率低于

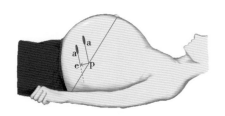

图2　腹腔穿刺术"Z"形进针示意图

注：将a针的针头，自选定穿刺点P刺入皮肤的皮下层，将皮肤连同针体自P点向尾侧移动1~2cm至e点，缓慢刺过深层腹壁进入腹腔

1%，需输血者为0.2%。③肠穿孔、腹膜炎：其发生率分别为0.6%和不足0.1%，多无明显症状。

治疗性腹腔穿刺术 包括排放腹水、腹水自身回输两种。前者用于感染性与癌性腹水；后者多用于无感染的肝硬化大量或顽固性腹水，以缓解压迫症状。昏迷、休克及严重电解质紊乱者禁忌。穿刺部位的选择、操作方法同诊断性腹腔穿刺术。排放腹水速度不宜过快，每排放1000ml腹水，应补充6~8g白蛋白。

(姚希贤)

gānzàng huózǔzhī chuāncìshù

肝脏活组织穿刺术（liver biopsy，LB） 通过穿刺取得肝活体组织进行病理学检查以判定肝病的性质、评估严重程度及疗效的特异方法。又称肝脏穿刺活检，简称肝活检。因肝病的概念和分类基于形态学特征，故此方法被认为是诊断的金标准。主要包括经皮肝脏活检术、经颈静脉肝脏活检术、经腹腔镜肝脏活检术及细针吸引肝脏活检术。

经皮肝脏活检术 用穿刺针依次穿经皮肤、皮下组织、肋间肌，最终穿入肝脏获取肝活组织标本的方法。1883年由德国Ehrlich为一名糖尿病患者首次成功实施。该法简便、易行，临床应用最广泛。穿刺针可分吸引针（Menghini针、Klatskin针及Jamshidi针）、切割针（Vim Silverman针和Tru-Cut针）及具有弹簧和扳机装置的穿刺针（Bard Magnum针）。用切割针获取的肝组织不会引起纤维组织断片，适用于疑诊肝硬化者。医生根据经验和临床情况可选择"盲"法或影像引导下穿刺。

适应证 见表。

表　经皮肝脏活检术的适应证

初次诊断
肝脏生化检测结果异常的评估
慢性乙型肝炎、丙型肝炎纤维化分期及炎症分级的评估
自身免疫性肝炎的评估
酒精性肝病严重程度的评估
非酒精性脂肪性肝病诊断与分期的评估
血色病的诊断及肝脏铁含量的定量检测
肝豆状核变性的诊断及肝脏铜含量的定量检测
药物性肝损伤类型及严重程度的评估
无典型影像学特征的肝脏占位
肝移植前供肝者肝脏的评估
无法解释的黄疸的评估
胆汁淤积性肝病的评估
不明原因发热的评估
多系统浸润性病变的诊断
疗效监测
慢性乙型、丙型肝炎抗病毒疗效的随访评估
自身免疫性肝炎病情活动的监测
肝移植后肝脏状态评估
急性排斥反应的诊断
慢性排斥反应的诊断
移植后淋巴增生性障碍的诊断
巨细胞病毒性肝炎的诊断
复发性乙型或丙型肝炎的诊断
肝纤维化及炎症程度监测的计划性活检

禁忌证 绝对禁忌证：①患者不配合。②有出血倾向者（凝血酶原时间与对照组相比≥3~5秒，血小板计数<50×10⁹/L，出血时间≥10分钟，术前7~10天服用非甾体抗炎药）。③疑诊血管瘤或其他血管性肿瘤者。④疑诊棘球蚴病者。⑤无法提供输血者。⑥叩诊或超声不能确定合适的活检部位者。

相对禁忌证：①病态性肥胖。②腹水。③血友病。④右胸膜腔或右膈下感染。

并发症 ①疼痛。②出血。③胆汁性腹膜炎。④菌血症、脓毒症和脓肿形成。⑤气胸和（或）胸腔积液。⑥动-静脉瘘。⑦皮下气肿。⑧麻醉不良反应。⑨穿刺针折断。⑩活检组织来自其他器

官，如肺、胆囊、肾脏、结肠等。60%的并发症出现于肝活检后6小时内，96%出现于肝活检后24小时内，其中出血最凶险。危险因素包括高龄、进针次数超过3次、肝硬化及肝癌患者。

经颈静脉肝脏活检术 经皮穿刺右侧颈内静脉，将导管置入右侧肝静脉，并用特殊的穿刺针穿入肝脏获取肝活组织标本的方法。1964年美国Dotter首次描述此方法，20世纪70年代开始用于临床。穿刺针可分吸引针（Menghini Cooks针）与切割针（Quick-core Tru-Cut针），后者可获得更满意的肝组织标本，被广泛采用。此活检法出血风险降低，对经皮肝脏活检术禁忌者是一种理想的替代和补充，成功率约97%，失败主要原因是肝静脉及颈静脉置管失败。

适应证 ①凝血障碍：凝血酶原时间与对照组相比>3秒和（或）血小板<60×10^9/L。②中至重度腹水。③需要辅助的血管操作，如肝脏及腔静脉测压、肝静脉造影、门静脉造影、经颈静脉肝内门-体静脉分流。④重度肥胖者。⑤肝脏硬化萎缩者。⑥疑诊血管瘤或肝性紫癜者。

并发症 此操作安全性较高，少数（6.6%）患者出现轻微并发症，如腹痛、亚临床肝包膜穿孔、发热、颈部血肿、颈部出血、室上性心律失常、颈部疼痛及肝小血肿等；极少数（0.6%）患者出现严重并发症，如腹腔内出血、肝巨大血肿、室性心律失常、气胸、下腔静脉穿孔、肾静脉穿孔及呼吸停止等。超声引导可减少血肿、误穿颈动脉及气胸等并发症。

经腹腔镜肝脏活检术 腹腔镜自腹壁插入腹腔对肝脏形态、表面病变等进行观察并直视穿刺获取肝脏活组织标本的微创检查方法。随着腹腔镜技术的不断进步，此操作在临床中逐步得到应用。成功率一般在95%以上。

适应证 ①肿瘤分期。②不明原因的腹水、腹膜感染及腹部包块的鉴别。③不能解释的肝和脾增大。

禁忌证 绝对禁忌证：①严重心肺功能障碍。②肠梗阻。③细菌性腹膜炎。相对禁忌证：①患者不配合。②严重凝血功能障碍。③病态性肥胖。④巨大腹壁疝。

并发症 严重并发症：内脏穿孔、肝穿刺后出血、胆道出血及脾撕裂伤；轻微并发症：腹水渗漏、腹壁血肿、发热、血管迷走神经反射、持续性腹痛及抽搐发作。

细针吸引肝脏活检术 1981年Isler首先报道用22G细针活检肝组织取得成功，细针活检技术突破了细胞学限制，提高到病理组织学诊断高度。此项操作通常在超声或CT引导下进行，活检针多用21G Sonopsy-CⅠ型针，诊断准确率80%~95%。适用于肝良恶性肿瘤的鉴别及有肝损伤病史者。因穿刺多有影像引导，且穿刺针细，停留时间短，故并发症极少。

肝脏活组织标本要求长1~3cm，直径1.2~2.0mm，至少包含6~8个门管区。因细胞富含线粒体而易自溶，肝脏活组织标本获取后应立即固定。最常用的固定液为10%中性甲醛溶液，固定液与标本体积比为（10~15）∶1。若需电子显微镜检查，可应用0.1mol/L（pH 7.4）的二甲砷酸钠缓冲液（或磷酸缓冲液）配制的2.5%戊二醛4℃固定；若需电子显微镜免疫细胞化学检查，应用多聚甲醛-戊二醛混合液或过碘酸-赖氨酸-多聚甲醛液固定。肝脏活组织标本常规检查用HE染色。常用的特殊染色中最主要的是结缔组织染色，包括网状纤维染色（浸银染色）、Masson三色染色、弹性纤维染色、PAS染色及苦味酸-天狼猩红染色等。免疫组织化学染色有助于检测肝内病毒抗原，如乙型肝炎病毒表面抗原与核心抗原、丙型肝炎病毒NS3与NS5、EB病毒及巨细胞病毒等。此外，免疫组织化学技术还可应用于细胞成分检查，如可用细胞角质蛋白CK7和CK19的单克隆抗体检查胆管，癌胚抗原的多克隆抗体检查毛细胆管等。

（江家骥）

xiāohuà nèijìng

消化内镜（gastrointestinal endoscope） 经消化道获取其直接图像或经附带超声及X线设备获取消化道及消化器官的超声或X线影像，以诊断和治疗消化系统疾病。按检查所用内镜属性分为胃镜、十二指肠镜、结肠镜、小肠镜、内镜超声、胶囊内镜、胆道镜和胰管镜；按检查部位和功能分为上消化道内镜、下消化道内镜、内镜逆行性胆胰管造影及内镜超声；按临床应用分为诊断性消化内镜和治疗性消化内镜。

消化内镜经过一个多世纪的发展，已经成为消化系统疾病的重要微创诊治措施。消化内镜对消化道早期肿瘤及胆管、胰腺疾病的诊断有重要作用：可直接观察消化道管壁结构改变；对微小黏膜病变可通过光学放大、镜下染色等显示病变细微结构改变；经附带激光共聚焦装置可获取消化道黏膜的显微结构而直接观察黏膜的病理变化；经附带超声扫查探头可诊断消化道管壁病变大小、组织来源、侵犯深度，同时可获得更加清晰的胆道、胰腺等消化器官的超声影像；借助 X 线造影可获得胆管、胰管的放射影像以诊断胆道、胰腺疾病。治疗方面：经消化内镜的工作钳道可插入各种治疗附件行内镜下微创治疗；对消化道出血可行内镜下注射止血、套扎止血、射频止血、止血夹夹闭止血等治疗；对消化道异物可在内镜直视下取出；对消化道早期癌可行内镜下切除；对晚期胰腺癌、胆管癌可行内镜下姑息治疗等。

(李兆申)

nèijìng xiāodú

内镜消毒 (endoscope reprocessing)

消化内镜的应用越来越广泛，但作为一种侵入性的诊疗方法，其可能传播感染的问题日益引起重视。1993 年美国消化内镜学会统计内镜相关感染的发生率是 1/180 万。2004 年中国卫生部公布了《内镜清洗消毒技术操作规范（2004 年版）》，中国内镜消毒工作走上了有法可依的正规化道路。

内镜相关的感染传播 内镜诊疗导致感染的主要危险因素：①清洗、消毒流程任意省略，内镜洗涤剂和消毒剂浓度及作用时间不足。②某些特殊腔道（十二指肠抬钳器孔道、注气注水孔）清洗不净。③腔道干燥不彻底。④消毒后漂洗时被水污染。⑤腔道内形成细菌生物膜。⑥内镜清洗消毒机无自身消毒功能，导致机器本身被污染。

消毒隔离制度与要求 按医疗设备使用中的感染风险，将其分为（Spaulding 分类）：①高危险类：进入正常无菌组织或血管系统的器械（如活检钳和乳头切开刀等），要求灭菌。②危险类：主要指接触完整黏膜但一般不穿透无菌组织的器械（如消化内镜），至少需高水平消毒，即破坏所有有活力的微生物和部分细菌芽胞。③普通类：通常不接触患者或仅接触完整皮肤（如听诊器或患者用手推车），可按低级消毒标准消毒。内镜及其附件使用后应立即清洗、消毒或灭菌，用计时器控制时间，禁止用非流动水清洗内镜。内镜室应做好内镜清洗消毒的登记工作，登记内容应包括患者姓名、使用内镜编号、清洗时间、消毒时间及操作人员姓名等。每天检测消毒剂浓度并登记。

内镜清洗消毒间设置 对内镜及附件的清洗消毒应在单独的清洗消毒间完成。房间应有足够面积、良好的通风设备、工作流程和工作台面、照明、充足的水电供应。洗消区域应有无菌水或至少达到饮用水标准的水源供应。

工作人员防护与培训 从事内镜诊疗和内镜清洗消毒工作的医务人员，应按标准预防要求做好个人防护。工作人员清洗消毒内镜时，应穿戴必要的防护用品（工作服、防渗透围裙、口罩、帽、手套）。医务人员应具备内镜清洗消毒的知识，接受相关医院感染管理知识培训，严格遵守有关规章制度。培训内容应包括：个人防护知识（包括清洗剂、消毒剂外溅时的应对防护知识）、国家关于血源性病原体职业暴露的相关规定、内镜及附件清洗消毒程序、内镜构造及保养知识、疾病的传播知识、安全工作环境的维护、高水平消毒剂的使用及医疗废物处理等。培训形式可采用理论授课与实践操作相结合的模式，应每年举行，并对相关从业人员进行资格认证，以确保内镜感染控制的有效性。培训单位是当地的内镜质量控制中心或相关学会。

附件清洗消毒灭菌要求 内镜附件必须一用一灭菌。灭菌前先将附件放入清水，刷洗钳瓣内面和关节处，仔细冲洗附件腔道，清洗并擦干后用多酶洗液浸泡，有些附件还需在超声清洗器内清洗 5~10 分钟，某些难以清洗消毒的附件如注射针、切开刀等，因其管腔很细，易残留血液或有机物，若为一次性使用物品应当一次性使用。压力蒸汽灭菌为内镜附件首选的灭菌方法，其次可用环氧乙烷、2% 碱性戊二醛（浸泡 10 小时）。弯盘、敷料缸等应用压力蒸汽灭菌，非一次性使用的口圈可用高水平化学消毒剂消毒或灭菌，消毒可用有效氯含量为 500mg/L 的含氯消毒剂，2000mg/L 的过氧乙酸浸泡消毒 30 分钟。消毒后用水彻底冲净残留消毒液，干燥备用。注水瓶及连接管应每天用高水平以上无腐蚀性化学消毒剂浸泡消毒，后用无菌水彻底冲净残留消毒液，干燥备用。注水瓶内的用水应为无菌水，每天更换。每天诊疗工作结束，必须清洗吸引瓶和吸引管后用含氯消毒剂或过氧乙酸消毒。所有内镜使用水槽，除传统的含氯消毒剂浸泡消毒外，还可用氧化表面快速喷雾消毒剂，对每个水槽进行快速消毒。

内镜的手工清洗消毒要求

预处理 非常重要，可防止内腔表面的有机物和无机碎屑干燥，且可去除大量微生物。消化内镜从患者体内拔出后，撤下光源前擦去外表面污物，将内镜前端置入装有清洁剂的容器，反复送气、送水，吸引 10~15 秒，取下内镜并装好防水盖，置入合适容器（可防止转运过程中的污染）送清洗消毒室。注意擦洗用纱布应一用一弃。

清洗消毒间内的处理

手工测漏 取下活检入口阀门、吸引器按钮和送气送水按钮。连接测漏装置并注入压力，将内镜前端浸入水中，同时向各个方向弯曲内镜前端，观察有无气泡冒出。

清洗 ①水洗：将内镜完全浸没在水中，流动水下彻底冲洗，反复擦洗镜身及操作部，彻底刷洗活检孔道和导光软管的吸引管道，刷洗时必须两头见刷头，并洗净刷头上的污物，反复刷洗至无可见碎屑及组织。反复刷洗取下的活检口阀门、吸引器按钮和送气送水按钮。安装全管道灌流器、管道插塞、防水帽和吸引器，用吸引器反复抽吸活检孔道，全管道灌流器接注射器，吸清水注入送气送水管道。以上操作也可由自动泵完成。十二指肠镜抬钳器孔道用注射器反复冲洗。水洗完成后擦干内镜外表面和附属件，管腔内注入空气排出多余水分。注意：所用纱布应一用一弃，管道刷应一用一消毒（高水平消毒）。②清洁剂清洗：将内镜全部浸没于清洁剂中，反复擦洗内镜外表面，接全管道灌流装置，用清洁剂液反复冲洗内镜所有腔道或手工完成该步骤。取下的活检口阀门、吸引器按钮和送气送水按钮也应用清洁剂刷洗或置于超声波清洗器中清洗。清洁剂分为含酶、非酶和抗微生物成分的清洁剂。尽量选择无泡清洁剂，并可有效松解黏附于内镜的有机和无机碎屑。含酶清洁剂无杀菌作用，需一用一换。酶作用的有效

温度一般高于室温（20℃ ~ 22℃）。

漂洗 用流动水彻底冲洗各管道、取下的各个部件及内镜外表面。各个腔道内注气排出多余水分，擦干内镜外表面。

消毒 内镜全部浸没于高水平消毒液，连接全管道灌流器，将消毒剂注入至内镜所有孔道并与之充分接触。液体消毒剂必须在规定的温度、浓度下与内镜作用一定时间，才能达到高水平消毒。每天监测消毒剂浓度并记录，超过使用期限的消毒剂不应再用。取出内镜前应用空气彻底吹洗所有内镜孔道。消毒剂：① 2%碱性戊二醛：最常用。胃镜、肠镜、十二指肠镜室温下浸泡至少 10 分钟，结核杆菌、其他分枝杆菌等特殊感染者用后内镜浸泡至少 45 分钟，需灭菌者浸泡 10 小时，当日不再继续使用者应浸泡 30 分钟。② 0.55%邻苯二甲醛：pH 3~9，稳定性好，达到高水平消毒需 5 分钟。但应注意：邻苯二甲醛可与氨基和巯基发生反应，可导致亚麻布、衣物、皮肤、器械、自动清洗设备等着色。③ 0.35%过氧乙酸：与戊二醛杀菌作用相同，5 分钟杀灭细菌和病毒（乙型肝炎病毒和人类免疫缺陷病毒），10 分钟可杀灭芽胞。可引起皮肤损害，最大缺点是有臭味，用清洗消毒机者可加入缓冲剂，防止其对金属的腐蚀作用。

终末漂洗 清洗消毒人员应更换手套将内镜从消毒槽取出，连接全管道灌流器，用无菌水及过滤水反复冲洗各孔道、内镜外表面及取下的活检口阀门、吸引器按钮和送气送水按钮，去除多余消毒剂。水过滤装置中的滤菌器应定时更换。

干燥 每次操作前及储存内镜前进行。用酒精冲洗所有管道，至管腔另一端可见酒精流出，然后用洁净空气吹洗所有孔道至完全干燥，擦干内镜外表面。取下清洗时的各种专用管道和按钮，换上诊疗用的各种附件备用。

储存 镜体应悬挂，弯角固定钮应置于自由位。取下所有活检入口阀门、吸引器按钮和送气送水按钮。储柜内表面或镜房墙壁内表面应光滑、无缝隙并便于清洁，每周清洁消毒一次。

内镜自动清洗消毒机 通过化学消毒方式清洗和消毒内镜的设备，基本要求如下：①可通过所有内镜腔道。②清洗剂和消毒剂循环后应接彻底冲洗循环和加压送气以去除所有残留液体。③机器必须具备自我消毒功能。④最好具备乙醇冲洗和送气压力干燥程序。⑤具有自带或外部的水过滤系统。⑥具有数据打印功能，客观记录操作过程。⑦最好具有持续泄漏测试系统。内镜进入消毒机前必须进行预清洗，洗去大部分内镜外表面和内腔面的组织、黏液及血液。注意：十二指肠镜的抬钳器管道很细，有些内镜自动清洗消毒机不能产生推动液体通过管腔所需的足够压力，此时需手工清洗。

质量控制 消毒后的内镜应每季度进行生物学监测并做好监测记录。对内镜所有孔道进行采样，合格标准为细菌总数<20CFU/件，不能检出致病菌。

（李兆申）

nèijìng guǎnlǐ

内镜管理（endoscope care and maintenance） 内镜室的基本设置及日常管理、消化内镜和附件的维修保养以及内镜室计算机网络系统的维护和管理。

内镜室设置 每个内镜室有其自身特点与风格，好的设计便于开展工作，提高效率，方便患者就诊。理论上无标准设计模式，故从设计和管理而言，内镜室仅是一种概念。教学医院的消化内镜室应包括患者接待（登记）室、候诊室、若干内镜检查室、一个面积较大的内镜特殊诊疗室（配置内镜超声及500mA以上的X线机供内镜超声下介入治疗）、危重患者术后监护室、内镜储藏室、器械准备及清洁消毒室、多媒体影像示教室、资料室储存室、仪器库房、医护人员办公室、更衣室、休息室、患者用卫生间。其面积大小视工作量多少而定。

操作间大小 面积有16m²、18m²、28m²多种，对内镜超声等特殊操作间、有教学任务的单位，其面积至少20m²。房间形状以长方形为佳（一般4.5m×6m），操作台沿其长轴摆放。

操作间的空间分布 任何内镜操作至少需2人，操作台应在房间的中间，以保证其四边均可进行操作，内镜医师与辅助人员各有特殊的活动区域，房间一侧应有工作人员读片、书写、查询报告的场所（图）。

操作间的常规配备 每个检查床附近墙上分别留置4个以上220V、15A的多功能型电源插座，检查床边与相应的电脑终端设有采集图像的视频线，与整个网络系统线路架设应与强电线路隔离。检查台旁配置两个吸引压力不应超过0.04MPa的管道，每个检查室至少配置一个氧气瓶。室内保持常年15℃~25℃恒温。

辅助设备及药物 危重患者及静脉麻醉者应做心电和血压监护。检查前、中、后的常用药物有咽喉部表浅麻醉剂、祛泡剂、解痉剂、镇静剂及内镜下止血用的硬化剂等。急救用药及人工呼吸机。

清洗消毒和准备间的设置 对单一操作间的内镜室，清洗消毒间只能是某一分区，规模性内镜室清洗消毒间单设，配置清洗消毒机器及洗消专业人员。

辅助用房 候诊室大小按工作量设计。应配备术前宣教设备。复苏室床位根据操作间规模，按一定比例配置。

内镜的维修与保养 终末消毒后应吹干内镜管道，卸下阀门后用酒精棉签拭净器械管道插口；送气、送水和吸引按钮清消、干燥后关节部滴少许硅油，安装在内镜上；操纵部及外壳用酒精纱布擦净，用擦镜纸涂少许硅蜡或镜头清洁剂。有抬钳器的内镜要特别注意抬钳器、抬举钢丝及管道的保养。十二指肠镜抬钳器注水口用管道清洗吸引软管（MB-19）注入95%乙醇的同时应注意活动抬钳器，必要时直接以95%乙醇冲洗抬钳器前端部。不常用的内镜应定期进行消毒与保养，重点检查镜面是否有污物或霉点，各牵引钢丝活动是否灵活，器械管道是否干燥。建立内镜维修登记册，发现问题及时修理。内镜保管方式有横卧与悬挂两种，尽量以拉直的状态进行保管。携带内镜外出应使用配套搬运箱，空运或长途运输OES系列内镜应将ETO帽（通气盖）安在通气接头上。

附件的维护与保养 光源、转换器、图片打印机、监视器、录像机等应放置在配套专用推车或平整坚固的工作台，其上禁放重物、避免阳光直射，尽量减少搬动，搬运时应防止剧烈震动。使用前注意电源电压是否相符，接地线是否牢靠，各部位连接转换线是否到位。附件的消毒与保养见内镜消毒。

内镜室计算机管理 电子内镜应用为内镜图文计算机管理创造了条件，因而各单位应争取实现内镜室图文无纸化，并应用内

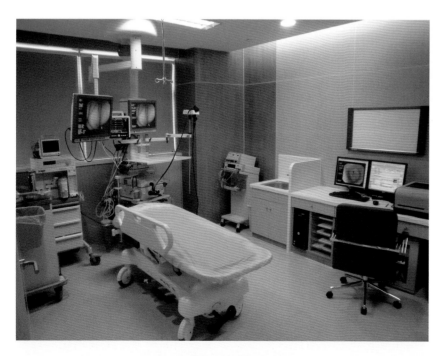

图 普通操作间的空间分配

镜图文资料计算机管理系统。依据使用单位不同，该系统有单机版和网络版两种，对内镜检查实现从预约、检查登记、检查结果、图像采集、数据保存一体化。

（李兆申）

wútòngkǔ nèijìngshù
无痛苦内镜术（anaesthetic endoscopy）

镇静或浅全身麻醉下进行的消化内镜检查或治疗技术。其优点有：①可避免局麻下内镜检查所致痛苦、不适，减轻精神创伤。②可避免因患者不耐受而中断检查，减少漏诊和误诊。③减轻机体应激反应，减少或避免心脑血管意外。

适应证 ①要求"无痛苦"下接受检查者。②不能耐受内镜检查所致应激反应者，如重度高血压、冠心病患者等。③不能配合者（如小儿）。

禁忌证 ①严重呼吸系统疾病或肺功能严重下降者。②过敏性哮喘者。③已知麻醉药物过敏者。

检查方法 麻醉前禁食6小时、禁水2小时，吞服祛泡剂，4%利多卡因咽部局麻，经鼻导管吸氧1~2L/min。

异丙酚静脉麻醉 ①人工异丙酚静脉推注法：静脉注射芬太尼后缓慢静脉注射异丙酚，患者入睡、睫毛反射消失、呼吸平稳后，插入内镜。胃镜检查多在1次给药后即可完成，如需进一步检查或治疗，可用微量注射泵静脉输注或人工静脉推注异丙酚维持麻醉。检查结束停止给药后约10分钟可清醒。②异丙酚靶控输注：根据异丙酚药代动力学模式制造的微电脑静脉输注系统（特制的静脉输注泵），可显示基于患者年龄、体重等计算的血药浓度，快速达到靶浓度，并按需调节，

预测减少任一浓度的时间，增加静脉给药的可控性。亦可在此基础上实行患者自控镇静。③吸入诱导、异丙酚维持法：适用于小儿，面罩吸入 O_2-N_2O-氟烷或七氟烷诱导后，用异丙酚维持深度镇静，防止肢体活动和咳嗽。

咪达唑仑麻醉（镇静） 芬太尼静脉推注后注射咪达唑仑。检查结束后静脉注射氟马西尼，若苏醒不完全可重复。

咪达唑仑清醒镇静 旨在以最小剂量的镇静药，达到轻度镇静与最舒适状态。小剂量咪达唑仑加用哌替啶可维持患者于清醒镇静状态，即意识水平处于轻度抑制状态，对生理反射和口头指令能够反应，可保持其呼吸道通畅，适用于无麻醉医师的场合。因个体差异很大，应备用呼吸急救技术以防镇静过度所致呼吸抑制，必要时可从更小剂量用药开始。

静脉麻醉诱导气管内插管全身麻醉 适用于长时间内镜检查与治疗者（如内镜逆行性胆胰管造影）。优点是可适时进行控制或辅助呼吸，保证充分的氧供和二氧化碳排出。缺点是需进行气管内插管，增加了气管插管与拔管过程。麻醉方法同常规全身麻醉，应用强效、短效的麻醉药和肌肉松弛药可尽早恢复其自主呼吸和上呼吸道反射。

氯胺酮静脉或肌内注射麻醉 适用于不合作的小儿。肌内注射氯胺酮的同时应用阿托品，避免氯胺酮所致的呼吸道及口腔内分泌物增多，一般可维持15~20分钟，必要时可静脉注射氯胺酮加深麻醉。

并发症 ①心率减慢、血压下降：数分钟后常可自行恢复，多无需特殊处理。严重心动过缓

者应立即静脉注射阿托品，无效者可重复追加1次。血压下降明显者在输液的基础上可静脉注射麻黄碱，严重低血压者可用多巴胺。心脏骤停者则应立即按心肺脑复苏处理。②上呼吸道梗阻：多见，可单手托下颌，一般不影响内镜检查，严重肥胖者可置入鼻咽通气道，经上述处理仍无缓解者应先退镜，置入口咽通气道或喉罩，待通气改善后再行内镜检查，必要时行气管插管，再全身麻醉检查。③呼吸抑制：轻度呼吸抑制、血氧饱和度（SpO_2）>95%者可严密观察下继续检查；呼吸暂停、SpO_2急剧下降、吸氧无法改善者应退镜，用面罩加压给氧、辅助呼吸，待自主呼吸恢复、SpO_2和呼气末二氧化碳分压恢复正常后再行检查。④误吸：少见，应尽快行气管内插管，吸净气管内误吸物，给氧、人工呼吸，并静脉注射抗生素和地塞米松，必要时予以支气管镜下盐水冲洗、吸引等处理。

（李兆申）

wèijìng
胃镜（gastroscope）

内镜从口插入经食管、胃至十二指肠以诊治上消化道病变的方法。直观方便，可在检查同时钳取活体组织，获得病理组织学诊断，是多种胃部疾病确诊的金标准。除常规胃镜检查，尚有电子染色胃镜、放大胃镜、超声胃镜、共聚焦激光显微胃镜等。

适应证 ①凡有上消化道症状（如咽下困难、胸骨后疼痛或烧心、上腹疼痛、上腹饱胀、食欲下降等）需明确病因者。②原因不明的上消化道出血。③疑有黏膜病变或肿瘤X线钡餐检查不能确诊者。④已确诊的上消化道病变（如胃炎、消化性溃疡等）

需内镜随访复查者。⑤药物治疗后的疗效观察或手术后需随访者。⑥需行内镜下治疗者（如内镜下取异物、内镜下止血、狭窄扩张、息肉切除等）。

禁忌证 ①严重心肺疾病者，如严重心律失常、重度心力衰竭、急性心肌梗死、呼吸衰竭、哮喘急性发作等。②休克、昏迷等危重状态。③上消化道急性穿孔者。④神志不清、严重精神失常致无法配合者。⑤严重或急性咽喉疾病致内镜无法插入者。⑥食管及胃的急性炎症，特别是腐蚀性炎症者。⑦主动脉瘤及严重颈胸椎畸形者。⑧患急性传染性肝炎或胃肠道传染病者应暂缓检查。

检查方法 检查前禁食至少6小时，检查前可口服二甲硅油等祛泡剂以确保检查视野清晰。常规胃镜检查前15分钟用2%～4%利多卡因或普鲁卡因喷雾或口含进行咽部局麻。无痛苦胃镜检查麻醉前禁食至少6小时，禁饮至少2小时（见无痛苦内镜术）。

患者取左侧卧位，头稍后仰，双腿屈曲，取出活动义齿，松解领口及腰带，轻咬口圈。内镜经口插入，边注气边进镜，距切牙约40 cm处可见贲门及其上方的齿状线，通过贲门后即进入胃腔，注气使胃体充分张开，调整旋转镜身，胃镜进入胃窦部。应保持幽门口在视野中央，推进内镜通过幽门即进入十二指肠球部，后向右旋转镜身，并调节方向钮向右上，即可越过上角，进入十二指肠降段。进镜过程通常仅做一般观察。退镜过程按十二指肠、幽门、胃窦、胃角、胃体、胃底、贲门、食管逆行顺序细致观察病灶形态、色泽、质地、范围等，注意胃壁蠕动情况，并详细记录，

同时留存照片、进行活检及细胞学取材。退镜过程中抽气，以减少被检者胀气等不适。

正常图像 ①正常食管黏膜一般呈淡红色，可见比较明显的毛细血管网，上段及下段血管均呈纵行，中段呈树枝状。食管胃连接部可见齿状线，即食管黏膜与胃黏膜交界处形成的分界线，可呈圆弧形、蝶形、锯齿形等（图a）。②正常胃黏膜呈橘红色，表面光滑，其上可见清透的黏液。正常胃窦黏膜表面光整，幽门通畅，开闭正常，可见蠕动波（图b）。胃角由小弯折叠而成，正常胃角黏膜表面光整，呈桥拱状（图c）。胃体腔下方大弯侧黏膜皱襞较粗，纵向行走呈脑回状（图d）。左侧卧位时，因胃底与胃体上部交界处位于胃内最低部位，此处可见液体潴留形成胃底黏液湖。正常情况下，仅在胃底部及贲门区可透见黏膜下血管（图e）。③正常十二指肠球部黏膜色泽比胃黏膜略淡，十二指肠绒毛呈细颗粒状（图f），有时可见黄绿色胆汁。正常十二指

肠降部色泽与球部相同，可见环形皱襞，可见黏膜呈细颗粒状（图g）。

并发症及处理 美国胃肠内镜协会统计20万例上消化道内镜检查，并发症发生率为0.13%，死亡率为4‰。①出血：国外报告发生率为0.03%～0.10%。主要原因是内镜损伤消化管黏膜；活检造成黏膜内血管损伤；被检查者剧烈恶心、呕吐导致黏膜撕裂；患者有门静脉高压食管胃静脉曲张，内镜检查时造成损伤、继发破裂或误做活检导致出血。②消化道穿孔：美国胃肠内镜协会统计发生率为0.03%，死亡率为1‰。最易穿孔的部位是下段食管和咽喉梨状窝。主要原因是被检查者配合欠佳，暴力操作，盲目插镜；食管贲门部有正常的生理性狭窄，侧视镜使用不当；颈椎前部骨赘、憩室及肿瘤致管腔狭窄，粗暴操作或强行通过；有溃疡、憩室、肿瘤等者注气过多。一旦穿孔可用金属夹钳夹封闭或手术治疗，避免感染、败血症及休克等。③咽喉部损伤：可有声

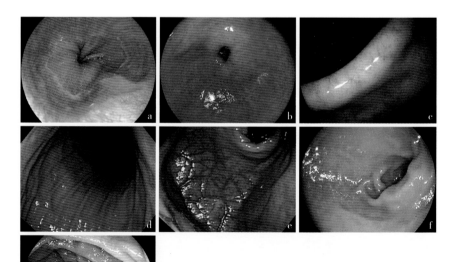

图　正常胃镜图像

注：a.正常食管（齿状线）；b.正常胃窦；c.正常胃角；d.正常胃体（大弯侧）；e.正常胃底；f.正常十二指肠球部；g.正常十二指肠降部

音嘶哑、咽部疼痛，严重者可出现感染、脓肿。主要原因是被检查者体位不正，颈部过度后仰造成颈椎前突，压迫咽部食管上部；被检查者过度紧张，配合欠佳，反复恶心呕吐；操作者插镜角度欠佳，操作粗暴。④感染：源于内镜操作本身或被污染的器械。⑤心肺并发症：有时被检查者可出现轻微心绞痛、心律失常等，一般无严重后果，但有时也可出现心肌梗死甚至心脏骤停。肺部并发症除误吸及低氧血症外，检查过程中因通气障碍也可发生高碳酸血症。极少数患者可出现呼吸暂停。部分患者因喉头或支气管痉挛可出现窒息、发绀，大多源于内镜插入气管。对某些有心肺基础疾病或情绪特别紧张焦虑者可予心电监护及血氧饱和度监测。⑥下颌关节脱臼：少见，可能源于安放口器时张口较大或操作中反复恶心，习惯性下颌关节脱臼者更易出现，一般无危险，手法复位即可。⑦麻醉并发症：同无痛苦内镜术。

（吴云林）

shí'èrzhǐchángjìng

十二指肠镜（duodenoscope）

用内镜诊治十二指肠、肝、胆及胰腺疾病的方法。电子十二指肠镜外观及结构类似电子胃镜，均由内镜、视频处理器和电视监视器组成，不同的是电子十二指肠镜为侧视镜，且比电子胃镜长。导像系统由微型图像传感器和电缆构成，图像清晰，色泽逼真，分辨率高，更经久耐用，是进行内镜逆行性胆胰管造影的专用内镜。其适应证、禁忌证及操作方法见内镜逆行性胆胰管造影。经十二指肠乳头生理解剖通道进行操作，是多数胆胰疾病首选的诊疗方法，包括胆胰管造影术、奥

迪括约肌切开术及扩张术、胆胰管结石碎石取石术、胆胰管狭窄扩张术、鼻胆管和鼻胰管引流术及胆胰管支架置入引流术等。

（张澍田）

nèijìng nìxíngxìng dǎn-yíguǎn zàoyǐng

内镜逆行性胆胰管造影（endoscopic retrograde cholangiopancreatography，ERCP）

将十二指肠镜插至十二指肠降部，经内镜活检孔道插入造影导管，通过十二指肠乳头开口进入胆管和（或）胰管，注入造影剂做X线下胆胰管造影或其他诊疗的操作。1968年首次报道。随着内镜设备的不断发展，ERCP技术逐渐完善、普及。1973年内镜下奥迪括约肌切开术问世，ERCP由单纯诊断技术转变为临床重要的治疗手段，并在世界范围内广泛应用。

适应证 ①疑诊胆管结石、肿瘤、炎症、寄生虫者。②不明原因的梗阻性黄疸。③不明原因的上腹痛疑诊胰胆疾病者。④疑诊复发性胰腺炎、胆源性胰腺炎、慢性胰腺炎及胰腺肿瘤者。⑤胆胰先天性畸形、胆胰管汇流异常者。⑥因胆胰疾病需收集胆汁、胰液或行奥迪括约肌测压者。⑦胆胰手术或外伤后胆瘘、胰瘘或胆胰管狭窄者。⑧胆囊切除、胆管手术后复发，奥迪括约肌功能紊乱者。⑨疑诊十二指肠乳头、壶腹部肿瘤者。⑩某些肝病。

禁忌证 ①有上消化道狭窄或梗阻，估计内镜不能抵达十二指肠降段者。②有胆管狭窄或梗阻且不具备胆道引流技术者。③危重急性肝胆感染及胰腺炎。④严重心肺功能不全者。

检查方法 术前禁食至少8小时。造影剂为无菌水溶性碘溶液（常用60%泛影葡胺），碘过

敏试验阳性者可用非离子型造影剂。术前常规静脉注丁溴东莨菪碱、地西泮及哌替啶。咽部麻醉同胃镜。通常用侧视镜，毕氏Ⅱ式胃大部切除术后者可用直视镜。

步骤：①患者通常取左侧卧位，左手臂置于背后，亦可取俯卧位。②内镜进入十二指肠：插入内镜至食管下端，细心旋转弯角钮向下观察贲门口，若无病变可顺利通过进入胃内。向前推进内镜，通过胃体至胃窦部并接近幽门，尽量抽吸胃内气体，待幽门开放时调整内镜向上，视野中观察到2/3幽门口的状态内镜即可通过幽门，进入十二指肠壶腹。③进入十二指肠降部：稍进镜并顺时针旋转镜身60°～90°，再将弯角钮向上，即通过十二指肠上角，到达十二指肠降部。将内镜向上勾住并顺时针旋转镜身，将胃内弯曲的镜身向外拉出，拉直镜身，此时内镜头端一般距切牙55～60cm，X线下可见内镜走行呈"倒7字"形。④寻找乳头及开口：沿纵行皱襞寻找主乳头，乳头形态大多呈乳头型，其次为半球型及扁平型，少数可有特殊变异。乳头上方有纵行口侧隆起，其表面有数条环形皱襞横跨而过，紧靠乳头上方的环形皱襞称缠头皱襞。乳头与口侧隆起总称十二指肠乳头部。乳头肛侧有1～3条略呈"八"字形走向的皱襞，称小带，这些纵行皱襞统称十二指肠纵皱襞，为寻找乳头的重要标志。⑤插管：先以造影剂排净导管内气体，力求深插管，避免胆胰管共同显影。导管从乳头开口11～12点钟处向上斜行插入易进入胆管；导管从乳头开口1点钟处与开口垂直方向插入易进入胰管。⑥造影与摄片：注入造影剂前先摄腹部平片作对照。注入已

稀释（15%泛影葡胺）造影剂，推注速度 0.2~0.6ml/s，压力不宜过大，以免胰管分支过度充盈引起腺泡显影或遮盖病变（如结石）。造影剂用量视造影目的而定。若有胆管梗阻性病变，应先抽出胆汁，再注入等量造影剂，以免胆管内压力过高。胰管无梗阻情况下造影剂排空通常1~2分钟，故胰管尾部充盈后应立即摄片，嘱患者屏气，尽量避免内镜遮挡胆胰管及病灶。造影剂在胆管滞留时间比胰管长，可在X线透视下胆总管、胆囊及肝内胆管显影后或病变显示最清楚时摄片。头低脚高位可清楚显示肝内胆管；右侧肝内胆管充盈欠佳时可改仰卧位；头高脚低位有利于显示胆总管下段及胆囊；对胆囊部位加压可显示胆囊小结石。⑦退镜：应边吸引边退镜，退至胃底时将残留胃内气液体尽量抽吸干净。⑧转动体位使病灶显示清楚再行摄片。

选择性插管造影困难可采取：①拉式切开刀插管：通过拉紧刀弓，改变角度争取插管成功。②导丝配合插管：适用于乳头开口较小或管道狭窄者。③副乳头插管：适用于经主乳头开口插管有困难且有极强胰管造影适应证者，如怀疑胰腺分裂症。④细尖状导管插管：适用于乳头开口较小或管道狭窄者，但易插入黏膜下致组织显影而影响诊断及治疗。⑤针状刀预切开：适用于插管十分困难且有极强 ERCP 适应证者，并发症发生率较高。

特殊情况下插管：①胃切除后：胃毕氏Ⅰ式吻合术后，若仅是切牙至十二指肠乳头距离缩短，且乳头在视野右侧，一般插管无困难。胃毕氏Ⅱ式吻合术后，因解剖位置的变化，ERCP 成功率仅

约50%。可选用前视胃镜或侧视十二指肠镜，取左侧卧位，于视野的 2~5 点钟位置寻找输入袢，逆行进镜，可见胆汁泡沫，达十二指肠盲端后，稍退镜即可见乳头，X线监视下可见内镜走行与正常相反。插管时内镜与乳头稍有距离便于掌握方向，也可借助导丝插管。②乳头成形术后：胆管-十二指肠吻合术后及乳头旁瘘管者可用带气囊导管造影，以避免因开口过大致造影剂外漏、胆管显影不佳。③乳头部病变：正常结构已破坏，应选乳头隆起及胆汁溢出处插管，宜先造影再取活检，防止出血影响视野。④乳头旁憩室：乳头位于憩室底部口缘处，应沿乳头系带寻找开口；乳头位于憩室内，插管有一定困难。⑤孕妇及小儿 ERCP：无极强适应证的孕妇不宜做，5 岁以下患儿应在全麻下进行，3 岁以下患儿需用特殊的小儿十二指肠镜，步骤应简化，摄片时用专用铅皮遮护生殖器，并用最低剂量的 X 线。

术后处理 ①应用广谱抗生素 2 天以预防胆管及胰管感染，对 ERCP 后胰腺炎高危人群应预防性给予制酸剂及抑制胰腺分泌药物。②禁食及卧床休息 2~3 天。③术后 3 小时与 24 小时查血清淀粉酶，升高者应复查，直至恢复正常。④观察有无发热、黄疸、急性腹痛等。

并发症 ①高淀粉酶血症及胰腺炎：最常见，前者可表现为无症状性血清淀粉酶升高，发生率为 20%~75%。若同时出现上腹痛及上腹部压痛，则为 ERCP 后胰腺炎，发生率为 1.9%~5.2%，多为轻型胰腺炎。②胆道感染：发生率为 0.33%~1.5%，发热、腹痛、黄疸或黄疸加深、

右上腹压痛，甚至中毒性休克及败血症。③肠穿孔：发生率为 0.1%，一般发生于内镜通过十二指肠壶腹时及用针状切开刀切开乳头时，一旦出现应手术处理。④出血：发生率<0.5%，见于剧烈恶心、呕吐致马洛里-魏斯综合征（Mallory-Weiss syndrome）者及乳头肌切开后，内科或内镜治疗多可痊愈。⑤其他：药物反应、心脑血管意外、心脏骤停等。

（张澍田）

zǐmǔjìng

子母镜 （"mother-baby" endoscope） 自母镜的工作通道插入子镜完成内镜下诊治消化疾病的方法。是在内镜逆行性胆胰管造影（endoscopic retrograde cholangiopancretography，ERCP）基础上发展起来的技术。母镜即十二指肠镜，子镜即胆道镜，按进镜途径分为经口胆道镜、经皮经肝胆道镜及经术后 T 管胆道镜（图）。1975 年首次报道经口胆胰管镜诊疗技术。20 世纪 90 年代电子胆道子镜问世，并出现单人操作的子镜装置，如 Spyglass 系统等，通过子镜可直视下进行活检、细胞刷检及内镜下治疗。

适应证 ①胆胰管良恶性狭窄的鉴别。②胆胰管结石内镜下治疗。

禁忌证 见内镜逆行性胆胰管造影。

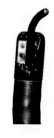

图 子母镜

检查方法 术前准备及母镜进镜步骤见内镜逆行性胆胰管造影。母镜在十二指肠降部处先将弯角钮强烈向上，钩住肠壁，退镜使母镜直线化，并做奥迪乳头肌切开术，以便子镜通过母镜钳道孔。子镜插入胆管类似 ERCP 插管技术。X 线透视下确定子镜位置，充分利用子镜弯角机构及送气、送水与吸引装置依次观察胆总管、肝内胆管、胆囊。避免过度注气、注水。内镜下取石方法有机械碎石或取石法、经激光碎石后取石及经液电冲击波碎石。术后处理及并发症见内镜逆行性胆胰管造影。

临床意义 ①不同于 ERCP，子母镜可直视下取得活组织检查，有助于胰胆疾病的诊断。②子镜直视下液电压碎石及激光碎石较为成熟，用于巨大胆总管结石、肝内胆管结石或胰管结石的碎石，成功率为 80%～100%。

（张澍田）

xiǎochángjìng

小肠镜（enteroscope） 用经口、经肛或经口和经肛对接方式进镜完成全小肠无盲区式检查以诊治小肠疾病的方法。由于小肠结构和排列方式的特殊性，常规消化道内镜无法抵达深部小肠完成相关的检查和治疗。20 世纪末前的小肠镜无法满足临床使用要求。2003 年日本内镜医师山本博德发明的双气囊电子小肠镜（double balloon enteroscopy，DBE）应用于临床，小肠镜首次顺利进入深部小肠。DBE 问世后单气囊电子小肠镜（single balloon enteroscopy，SBE）面世，与前者区别在于内镜头端无气囊。因 DBE 和 SBE 在操作原理上均需借助气囊完成推进过程，故统称为气囊辅助式小肠镜（balloon-assisted enteroscopy，BAE），已基本取代以前的各种小肠内镜，对黏膜为主和部分黏膜下病变有良好的诊断能力。

适应证 ①不明原因消化道出血。②疑诊小肠病变者。③不明原因腹痛。④胃肠道改道手术后出血、梗阻等。⑤普通全结肠镜无法完成的全结肠检查。⑥已确诊小肠疾病的随访。

禁忌证 ①重要器官功能严重异常者。②有高度麻醉风险者。③无法耐受内镜操作或无法配合者。④相关实验室检查提示有明显异常者，如中度以上贫血、出血和凝血功能异常、严重低蛋白血症、重度电解质紊乱等。⑤完全或不完全性小肠梗阻不能完成肠道准备者。⑥多次腹部手术合并严重肠粘连者。⑦中度以上食管胃静脉曲张者。⑧大量腹水者。⑨妊娠者。

检查方法 经口检查者术前可适度清肠并禁食 6～12 小时，经肛检查者术前 1～2 天流质饮食，检查前 12 小时用至少 3L 水冲服清肠药物。整套 DBE 由主机、气泵、内镜和外套管四部分组成。

DBE 操作步骤：①将外套管安装于内镜镜身，检查各气囊膨胀和导管连接情况。②内镜插入体内，将外套管沿内镜滑入体内并固定。③将内镜尽量前插，反复此动作，直至内镜前端进入小肠。④将内镜前端气囊充分充气，使其与小肠壁相对固定，并将外套管沿内镜前滑到相应刻度。⑤将外套管气囊充分充气，使其与肠壁固定。⑥缓慢向后退拉，直至后拉时有牵拉感，此过程可在 X 线下完成。⑦将内镜气囊放气，逐渐插入内镜，直至镜身全部进入套管。重复④～⑦步骤，使内镜和外套管逐步进入深部小肠。应记录进镜深度、黏膜表观、皱襞、绒毛形态、肠腔特征、肠道血管分布和特点、检出病变特征（部位、大小、形状、数量、质地、移动性等）、是否行黏膜标记及标记物和数量等。

判断内镜或病灶在小肠中的位置：①根据肠腔大小、黏膜形态初步判断：空肠肠腔大、黏膜皱襞隆起、间距短；回肠肠腔小（空肠直径的一半）、黏膜皱襞平坦、间距长，并可见树枝样血管和长条结节样淋巴滤泡（集合淋巴丛）。②根据每次内镜推进的实际有效进镜距离累加计算。③内镜下在病灶附近注射水溶性造影剂，推断病灶与标记性解剖结构的距离。④根据内镜进镜距离与某些解剖标记点的距离判断，如十二指肠悬韧带、回盲瓣、手术吻合口等。可在病变附近的黏膜下注射标记物（如墨汁）或病灶旁做钛夹定位，以便手术时辨认。

并发症 诊断性操作的发生率 1%～3%，主要为腹胀、腹痛、咽喉肿痛、黏膜损伤、消化道出血、急性胰腺炎、消化道穿孔、肠系膜根部组织撕裂等；治疗性操作的发生率 6%～8%，主要为消化道穿孔、出血、病灶处理不彻底。

临床意义 ①诊断小肠疾病：肿瘤，包括上皮性肿瘤、黏膜下肿瘤、血管和（或）淋巴管肿瘤（图 1）；炎症性病变，包括各种溃疡、糜烂和非特异性炎症改变等（图 2）；黏膜弥漫性病变；先天性结构异常；血管性病变（非肿瘤性血管病变）；肠道感染性病变；肠壁或腔外性病变导致的狭窄、梗阻和扭曲；囊肿性病变；腔内异物；瘘管；各种小肠套叠等。②治疗性操作：息肉切除术、

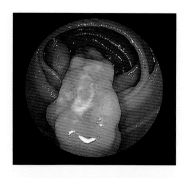

图 1 小肠长蒂腺瘤

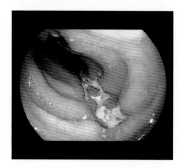

图 2 小肠克罗恩病

各种消化道出血的止血术（高频电凝术、氩离子束凝固术）、黏膜下注射术、气囊扩张术、金属支架放置术、取异物术及 BAE-ERCP。

注意事项 ①小肠镜进镜方式以旋转进镜为主，循腔进镜，应熟练运用滑镜技术。②利用钩拉技巧将内镜构建成同心圆结构，以利内镜进入深部小肠。③到达深部小肠出现内镜进镜效率降低时，应反复多次钩拉，改变肠管排列方式。④有腹部手术史者术前应了解手术方式，合理的腹部按压、改变体位可提高进镜效率。⑤了解病变的可能性质、做相关的筛选性检查，对选择进镜途径及提高病变检出率有重要价值。⑥操作时应避免过度注气。⑦退镜过程同样采用气囊轮流放气、充气方式，可避免内镜过快大段滑脱，减少疾病漏诊。

（钟 捷）

jiāonáng nèijìng

胶囊内镜（capsule endoscope, CE） 将微型摄像机和无线电发射器置于胶囊内，吞服后检查胃肠道病变的方法。特别对于不明原因的小肠出血具有诊断价值。胶囊内镜为人类提供了一种能直观、全面、准确、简便、安全、无创和无痛的检查小肠疾病的新方法。

适应证 ①不明原因的消化道出血及缺铁性贫血。②疑诊克罗恩病。③疑诊小肠肿瘤。④监控小肠息肉病综合征的发展。⑤疑似或难以控制的吸收不良综合征（如麦胶性肠病等）。⑥检测非甾体抗炎药相关性小肠黏膜损害。⑦临床上需排除小肠疾病者。

禁忌证 ①无法吞咽或拒绝吞服胶囊者。②临床表现或辅助检查疑诊或确诊胃肠道梗阻、狭窄及瘘管者。③植入心脏起搏器或其他电子仪器者。④孕妇。⑤某些胃肠道动力功能异常者、短肠综合征者及肠道改道者。

检查方法 CE 由胶囊内镜、数据记录仪套件和工作站组成（图 1）。Pillcam SB 胶囊内镜大小 11mm×26mm，重 3.7g，由互补金属氧化半导体摄像机、无线电发射器、6 个发光二极管及 2 个氧化银电池组成。其摄像视野角度约 140°，深度为 1~30mm，图像可放大 8 倍，最大分辨率为 0.1mm，可观察肠道绒毛结构。

吞服胶囊前患者一般禁食 12 小时，检查开始后 2 小时可饮水，4 小时后可进简餐。先将传感器贴于前腹部的对应部位，并连接硬盘记录仪。检查过程 CE 依靠肠道的蠕动向前运行，并以 2 帧/秒的速度拍摄。图像信号经无线发射器传送至阵列传感器，并储存于记录仪。CE 的摄像时间约 8 小时，电池能量耗尽后拍摄和传输过程自然终止，此时便可卸下传感器和记录仪，将记录仪中的图

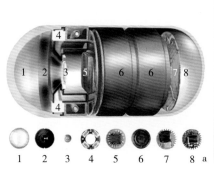

a Pillcam SB 胶囊

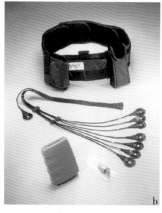

b 数据记录仪套件

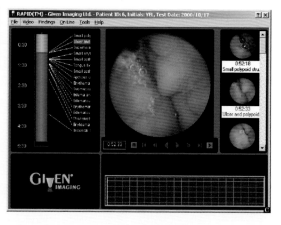

c 工作站及应用程序

图 1 Pillcam SB 胶囊内镜套件

注：a.Pillcam SB 胶囊；b.数据记录仪套件；c.工作站及应用程序

像下载到工作站后由专职医师进一步分析诊断。整个过程可获得约50 000幅图像资料，CE 通常于吞服 24~48 小时后随粪便排出。

临床意义

小肠 CE　小肠位于消化系统中段，因其解剖结构特殊，小肠疾病的诊断是一直困扰临床医生的一大难题，CE 填补了小肠无创性、可视化检查的空白，在临床应用中迅速发展，开创了消化系无线内镜诊断的新纪元（图2）。

不明原因消化道出血　是第一个被美国食品药品监督管理局认可的 CE 的适应证。CE 对不明原因消化道出血（obscure gastro-intestinal bleeding，OGIB）的总体诊断率为 50%~81%。对于行上、下消化道内镜检查阴性的 OGIB 者，CE 为首选检查，后续的治疗性检查包括推进式内镜、双气囊内镜、术中内镜等（图3）。

克罗恩病　CE 可用于小肠克罗恩病的早期诊断，监控疾病复发，明确病变范围和严重程度，评估治疗反应，以及明确未确定型结肠炎。此外，CE 结果有可能成为调整治疗方案的依据（图4）。在未成年患者 CE 潜在的最重要的适应证是临床高度怀疑克罗恩病，但回结肠镜检查、组织学检查和影像学检查阴性或可疑者。

小肠肿瘤　CE 问世前，人们普遍认为小肠肿瘤发病率极低，放射影像学研究资料显示其发现率仅 1%。CE 的使用，使小肠肿瘤的诊断率从原来 3% 增加至 6%~9%，许多 OGIB 患者行 CE 检查时发现肿瘤，其中50%~60% 为恶性，其预后取决于发现的早晚。所以 CE 适应证越宽，越可能提高小肠肿瘤的早期诊断率，从而改善其疗效及预后（图5）。

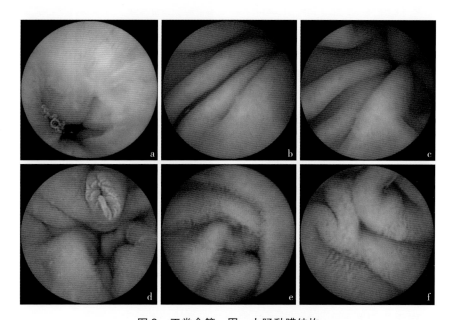

图2　正常食管、胃、小肠黏膜结构

注：a.正常食管与胃交界齿状线；b.正常胃体黏膜；c.正常胃窦及幽门口；d.正常十二指肠乳头开口；e.正常空肠绒毛结构；f.正常回肠绒毛

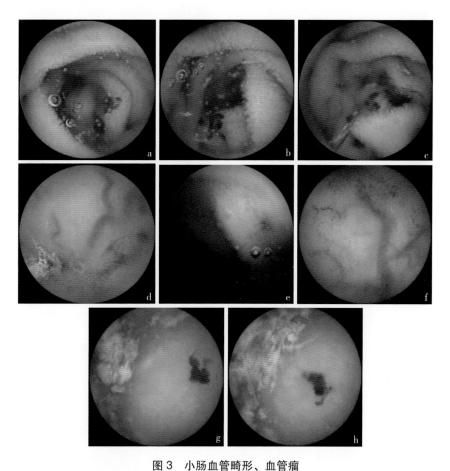

图3　小肠血管畸形、血管瘤

注：a~c.小肠血管异常伴活动性出血；d.小肠血管扩张，呈树枝样；e.小肠毛细血管扩张；f.小肠血管扩张，呈树枝样；g~h.小肠血管瘤

遗传性息肉病综合征 包括家族性腺瘤性息肉病（familial adenomatous polyposis，FAP）和波伊茨-耶格综合征（Peutz-Jeghers syndrome，PJS），易累及小肠。CE 对多数 FAP 和 PJS 患者监控将最终改变其治疗手段及预后，且有望取代小肠 X 线钡剂检查而成为遗传性息肉病的首选监控手段（图6）。

非甾体抗炎药相关性小肠黏膜损害 CE 检出非甾体抗炎药相关性小肠黏膜破损率为 55%，其病变发现率和累及范围均远超传统检查方法的结果及预期，最常见病变为口疮样病变、溃疡黏膜发红、斑点状黏膜出血、肠腔出血等（图7）。

CE 还有助于诊断其他少见小肠疾病，如蓝色橡皮疱样痣综合征、门静脉高压性肠病、小肠淋巴管扩张及原因不明的腹痛和腹泻等。

食管 CE 食管胶囊内镜是侵害最小的新技术，使用特殊双摄像头胶囊，每秒可获得 14～18 张图像，可最清晰观察到食管胃连接部，对诊断及监视巴雷特食管、胃食管反流性疾病具有高敏感性及准确性，但在性价比方面未显示其优越。

大肠 CE 2006 年推出针对结肠视角更宽的双摄像结肠胶囊内镜，Pillcam 结肠胶囊内镜，具有独特的随动变频拍摄功能，可根据其在肠道的蠕动状态调节拍摄频率。胶囊结肠镜能否用作结肠癌筛查尚有争论。

注意事项 ①使用非甾体抗炎药者 CE 检查前应停服至少 1 个月。②克罗恩病的诊断应结合临床表现，不能单靠镜下表现，应详尽了解患者的既往史和用药史。③有梗阻症状或有高度胶囊滞留

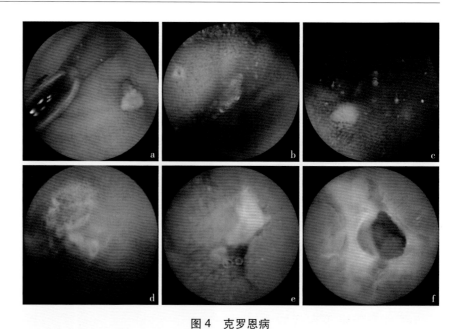

图4 克罗恩病

注：a～c.同一患者胃、小肠黏膜浅溃疡；d.小肠弥漫性浅溃疡；e、f.小肠巨大溃疡伴狭窄

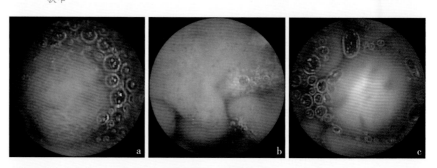

图5 小肠间质瘤

注：a～c.小肠黏膜下肿瘤，手术证实间质瘤

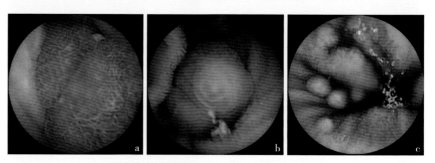

图6 波伊茨-耶格综合征

注：a、b 示小肠巨大息肉，呈紫色；c.空肠多发息肉

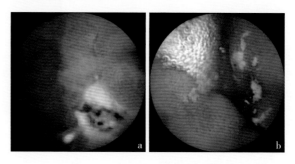

图7 非甾体抗炎药相关性溃疡

注：a.小肠巨大溃疡伴陈旧出血；b.小肠多发浅溃疡

风险者，检查前应行小肠影像学检查以除外肠梗阻。④胶囊内镜在清洁肠道极好的患者敏感性高于清洁肠道中等及差者。对胃排空时间长或小肠蠕动慢者，可用促胃肠动力药或肠道清洁药物，以提高全小肠和大肠检查的成功率。

（陆星华）

jízhěn nèijìngshù

急诊内镜术（emergency endoscopy）
用内镜紧急检查或治疗急性消化道出血、消化道异物、急性化脓性胆管炎等疾病的方法。一般在出现症状的 24 小时内进行。

急诊上消化道内镜术

适应证　急性上消化出血；上消化道异物等。

禁忌证　同胃镜。

操作方法　术前应评估检查的安全性和有效性。一般用咽部局麻，意识障碍或不能配合者需静脉麻醉。静脉曲张出血者应预防性应用抗生素。选用通道大、有副送水功能的内镜，备好注射针、止血夹、电凝设施、止血药物、组织黏合剂及套扎器等。应对食管、胃、十二指肠做详尽检查，通过不断冲洗以充分暴露黏膜。若胃底腔内有大量血块或食物残渣影响观察（图 1a），可越过胃底先检查胃角、胃窦、十二指肠，未发现可解释病情的病变，则应通过冲洗、清理胃底残渣和血块、改变体位等充分暴露胃底。胃腔内有大量血液、血块或其他内容物而未完成诊治者，应待出血停止后及时行第二次内镜检查。术中发现非静脉曲张出血，可通过局部喷洒或注射药物、电凝、止血夹（图 1b）等方法止血；胃底静脉曲张和各种疾病出血的治疗方法分别见内镜下食管胃静脉曲张治疗术、内镜下止血。不能排除恶性病变者应尽量做病理组织学检查。

并发症　①麻醉药物相关并发症：主要是心肺疾病，危险因素有年龄、基础肺部疾病、心肌缺血、贫血、肥胖等。麻醉药物过量可能引起低氧血症、气道梗阻、低通气、低血压、心律失常等。②内镜操作相关并发症：吸入性肺炎、窒息、穿孔、出血、感染等，穿孔一般少见，通常发生在食管，尤其有食管憩室、狭窄或行食管静脉曲张硬化剂治疗者。

注意事项　①休克患者经补充血容量，生命体征稳定后可行此检查。②术中观察患者的生命体征，胃腔液体过量者应及时吸引。③血小板<20×10⁹/L 者操作时应慎重。

急诊内镜逆行性胆胰管造影
80%急性胆管炎对保守、抗感染治疗有效，15%～20%经 24 小时保守治疗无效可能发展为化脓性者，需急诊逆行性胆胰管造影并行胆道减压，后者为首要目的。

适应证　①急性胆管炎患者腹痛持续不缓解，积极支持治疗血压仍不能维持，体温>39℃，有神志改变者。②急性胆源性胰腺炎合并胆管炎或结石嵌顿者。

禁忌证　同内镜逆行性胆胰管造影（endoscopic retrograde cholangiopancretography，ERCP）。

操作方法　一般用咽部局麻，不能配合者需静脉麻醉。具体步骤见 ERCP。胆管插管成功后，先将胆管内胆汁、脓液尽量抽出后再注射适量造影剂，以减少败血症的发生。若条件允许可行内镜下奥迪括约肌切开术（图 2），进一步取石和（或）放置引流管。引流管有鼻胆引流管和内支架：前者可冲洗，但易因不慎或不能配合而拔除，适用于胆汁较稠、碎石较多等需冲洗或病情较重生命体征不稳者；后者不易脱出，但不能冲洗，适用于老年人、神志不清者或结石较大、取石困难者，如患者条件允许二者可同时放置。

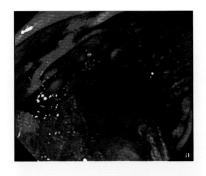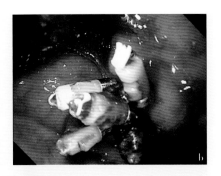

图 1　急诊上消化道内镜检查

注：a.胃底腔有大量血块影响观察，可越过胃底，先检查胃角、胃窦等；b.胃溃疡出血，钛夹止血后

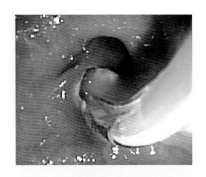

图 2　急诊内镜逆行性胆胰管造影术

注：十二指肠乳头切开术后可见大量脓液流出

并发症 同 ERCP、内镜下奥迪括约肌切开术。

注意事项 ①术前检查出凝血时间。②可疑胃内容物存在者应行气管插管，避免吸入性肺炎或窒息。③行抗凝治疗者应尽可能避免行内镜下奥迪括约肌切开术。

上消化道异物急诊内镜术 食管异物多见于 6 个月~3 岁儿童、老年人、精神异常者及犯人等。80% 以上异物很快进入胃、十二指肠，10%~20% 需通过内镜处理，需手术者不足 1%。异物长期留在食管可致食管狭窄、食管穿孔、食管-气管瘘、食管-胸膜瘘、吸入性肺炎，进入胃或小肠者可致肠穿孔、肠梗阻等。幼儿、精神异常者常不能自述有异物吞服史，通常出现并发症后方就诊。

适应证 ①食管或胃内尖锐呈多角形、长度 >5cm 的异物。②圆盘状电池。③有呼吸道压迫者。④食管几乎完全阻塞者。⑤有症状或体征提示炎症或肠梗阻者。

禁忌证 同内镜下异物取出术。

操作方法及并发症 同内镜下异物取出术。

急诊结肠镜术 疑诊下消化道出血者需通过急诊结肠镜检查尽快明确病变部位及原因，并行内镜下止血治疗，为外科手术治疗提供依据，可减少输血，缩短住院天数。因多数未经肠道准备，故视野不清为此检查缺点。

适应证 疑诊急性下消化道出血者。

禁忌证 同结肠镜。

操作方法 术前多不需肠道准备，因血液是导泻剂（图 3a）。行肠道准备者可灌肠或用电解质溶液导泻，应避免过量。具体操作见结肠镜。约 95% 可达盲肠，若诊断出血部位未见活动性出血，不能排除该部位近端有出血的可能，需根据病变情况选择内镜下治疗（图 3b）。

并发症 同结肠镜。

（杨爱明）

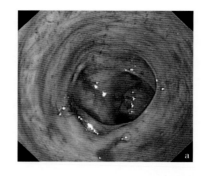
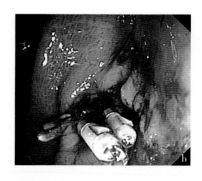

图3 急诊结肠镜检查
注：a.肠腔内大量血液引起排便，将肠腔内粪便带出，肠壁可很好暴露；b.结肠溃疡并出血，钛夹止血治疗后

jiéchángjìng

结肠镜（colonoscope） 将结肠镜从肛门插入逆行经大肠至末段回肠以诊治结直肠病变的方法。结肠镜的发展经历了硬式、光纤结肠镜及电子结肠镜 3 个阶段。广泛用于临床的是电子结肠镜，包括主机、显示器及结肠镜 3 部分，其中操作部由螺旋、送气送水钮、吸引钮及钳道口组成，结肠镜前端由物镜、送气送水喷嘴、光导纤维及钳子孔道出口组成。通过前端的电子摄像探头将结肠黏膜图像传输于电子计算机处理中心，后显示于监视器屏幕上。新研发的内镜新功能：①内镜副送水功能：可有效冲洗肠内残渣，提供清晰视野；可有效冲洗治疗所致出血，以迅速找到出血点并进行有效止血。②血管强调功能：有 BLV1、2、3 三档可选功能，可深层次再现黏膜、毛细血管和微小出血点，提高消化道早期病变的检出率（图）。③可扩展的电子分光色彩强调技术功能：即智能电子染色内镜术。

适应证 ①黏液便或血便者。②腹痛、腹泻反复发作者。③疑诊良、恶性大肠肿瘤者。④回盲部病变性质不明者。⑤原因不明的腹部包块，不能排除大肠及回肠末段病变者。⑥原因不明的低位肠梗阻。⑦肠息肉、炎症性肠病及结肠癌需明确病变范围者。⑧大肠息肉或早期大肠癌需经内

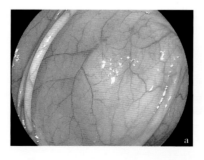
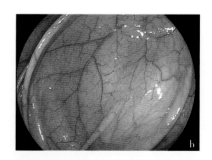

图 结肠镜血管强调功能开关图
注：a.BLV 开；b.BLV 关

镜切除者。⑨肠道多发性息肉需经内镜切除者。⑩大肠出血或狭窄需内镜下治疗者。⑪结肠癌、结肠息肉术后需随访者。

禁忌证 绝对禁忌证：①中毒性巨结肠。②消化道穿孔。但随着内镜下缝合技术的进展，对于某些即时的结肠穿孔，反而可通过结肠镜检查行内镜下缝合治疗。相对禁忌证：①有严重基础疾病者。②妊娠。③器官功能衰竭患者。④有精神症状等不能配合者。

操作方法 检查前 1 天避免食用富含纤维食物，便秘者提前数天少渣半流质饮食，检查前晚进流质，必要时可服用缓泻剂，当天提前 4 小时服用泻药，并饮水 1500～2000ml，直至排出物为清水样。常用泻药有酚酞、硫酸镁、复方聚乙二醇电解质液及磷酸钠盐口服溶液，磷酸钠盐口服溶液过量可导致高磷酸盐血症、低钙血症、低钾血症、高钠血症和脱水，因此老年人和肾功能不全者禁用。精神紧张、肠道痉挛性疼痛者可给予镇痛、镇静药。

操作方法有单人操作方法及双人操作方法，提倡前者。患者先取左侧卧位，做直肠指检，术者右手持镜，将涂有滑润油的肠镜先端斜插入肛门，左手持操纵部，观察肠腔及肠黏膜的同时沿肠腔向前缓慢循腔进镜，可随时退镜再找腔、再进镜，直至送达回肠末段。过程中可辅以体位变换和助手按压。必要时少量注气使肠腔张开。退镜时应仔细观察肠黏膜，通常退镜时间应大于 6 分钟，以保证结肠镜诊疗质量。操作中要严格遵循肠管缩短的 3 项基本技术：钩拉法缩短肠管，右旋缩短法及最适宜的给气量。从肛门送达回肠末段为完成全结

肠检查，某些患者不能完成全结肠检查，应用硬度可变式结肠镜和气囊辅助结肠镜可部分解决。

并发症 ①肠穿孔、出血。②肠壁、肠系膜撕裂。③脾破裂。④心脑血管意外。⑤药物过敏。⑥腹胀、腹痛。⑦各种感染。

临床意义 ①可发现大肠的各种病变，如黏膜充血、水肿、糜烂、溃疡、出血、憩室、大肠肿瘤（息肉、癌）、色素沉淀及血管曲张等。②辅以染色内镜配合放大内镜可对各种病变做初步定性分析，如对各种结肠肿物的腺管开口进行染色放大内镜检查，可将结肠肿物腺管开口类型分为 5 型，包括正常黏膜、炎性息肉、管状息肉、绒毛状息肉、癌。③可通过内镜的钳孔道送入活检钳取得组织进行病理学检查。④可对结肠息肉、出血、狭窄等病变行内镜下治疗。⑤可行内镜下黏膜切除术，这一微创治疗方法改善了大肠侧向发育型肿瘤和早期大肠癌患者的疗效和预后。

注意事项 ①有腹水、出血性疾病者，既往腹部手术、腹膜炎或腹部放射性治疗者，安装心脏起搏器行高频电切除息肉者均应慎重。②需做息肉切除术者，术前应行凝血酶原时间、血常规及心电图检查。③炎症性肠病及各种肠炎急性期不必勉强向纵深插入。④避开月经期。

（姜 泊）

fàngdà nèijìng

放大内镜 （magnification endoscope, ME）

普通电子内镜基础上增加变焦镜头，使黏膜组织光学放大 1.5～150.0 倍的消化内镜检查方法。通过 ME 观察消化道黏膜表面腺管开口、微血管及毛细血管等微细结构的改变，有利于预测黏膜病变的病理学性质、

判断病变浸润范围及提高活检准确性，在消化道疾病尤其是早期肿瘤诊断方面有独特优势。ME 还可与色素染色、电子染色、高分辨率等技术结合，提高诊断效率。

适应证 ①消化道黏膜病变良、恶性质的鉴别。②消化道癌前病变的内镜监测和随访。③内镜治疗前病变范围和浸润深度的判定。④幽门螺杆菌（*Helicobacter pylori*, *H. pylori*）感染、麦胶性肠病、胃食管反流病等黏膜疾病的辅助诊断。

禁忌证 同普通内镜，如严重心肺疾病、精神异常、消化道穿孔等。

检查方法 检查前用二甲硅油、α 糜蛋白酶或 N-乙酰半胱氨酸等清洁液清除黏膜表面的泡沫及黏液。肠道准备应严格，肠腔内小的粪块或食物残渣应用清水冲洗去除。必要时可加用东莨菪碱等解痉剂减少胃肠蠕动。放大内镜头端常安装软质塑料帽，塑料帽末端与镜头距离一般约 2mm，以保持高倍放大观察时的成像质量，减少蠕动干扰。

检查过程：①应用普通内镜模式进行全面观察，发现可疑病变后，对拟观察区域黏膜清洁冲洗，放大前可选用色素染色以增强显示效果。②将内镜头端尽量靠近所选择黏膜表面，通过内镜操作部的变焦旋钮调节至最适合焦距，以便清楚显示黏膜表面结构。③移动镜头和调节焦距，可获得病变黏膜表面的多角度形态，操作应轻柔，尽量避免镜头或塑料帽损伤黏膜面，以免引起出血影响观察。

临床意义

食管放大内镜 ①早期食管鳞癌：正常食管黏膜为鳞状上皮，无腺体开口，ME 可观察到食管黏

膜下层的血管纹理，特别是乳头内毛细血管袢（intrapapillary capillary loops，IPCL）。IPCL 为管径较细的环形结构，排列规则，正常间距约 100μm。食管不典型增生、鳞状细胞癌中 IPCL 可出现管径扩张、蛇形弯曲、形态不均一、出现新生血管等异常改变，使其与正常黏膜组织区分开，有助于判断病变性质和肿瘤浸润深度（图1）。②巴雷特食管：此病出现肠上皮化生和不典型增生者癌变危险性明显增加，常呈灶状分布，黏膜随机活检常难以准确检出病变，用 ME 有助于巴雷特食管的监测和随访，食管上皮小凹开口可呈圆点状、椭圆状、嵴状、绒毛状和不规则状等多种改变，其中嵴状和绒毛状改变对肠上皮化生的诊断价值较高，不规则小凹常提示不典型增生。通过放大内镜结合色素染色进行靶向活检，可提高肠上皮化生和不典型增生的检出率。

胃放大内镜 ①H. pylori 相关性胃炎：正常胃体黏膜胃小凹开口呈针孔样，毛细血管网呈蜂窝状，集合静脉则呈海星样外观。H. pylori 感染者胃体黏膜可出现胃小凹开口延长、毛细血管网不规则和集合静脉模糊消失等改变。②萎缩性胃炎和肠上皮化生：对胃炎组织类型的判断与病理结果间一致性较好。胃黏膜固有腺体萎缩表现为正常小凹结构和毛细血管网消失，仅见不规则排列的集合静脉。胃黏膜肠上皮化生的表现与巴雷特食管肠上皮化生类似，黏膜表面多呈嵴状或绒毛状改变。③早期胃癌：可表现为胃小凹细小化，甚至消失，腺管开口不规则，大小不等且排列紊乱，病灶表面正常毛细血管网消失，代之以形态不规则的新生血管（图2）。

十二指肠放大内镜 可观察到麦胶性肠病患者普通内镜无法识别的肠绒毛萎缩，并可对绒毛萎缩程度进行分级评价，可作为麦胶性肠病筛查和随访的辅助手段。

结肠放大内镜 在结肠病变中应用最早，诊断标准也相对比较统一。常用的 Kudo 分型将结肠黏膜隐窝开口分为 6 型（图3）：Ⅰ型开口呈圆形，为正常黏膜；Ⅱ型呈星状或乳头状，为增生性病变；ⅢS 型为较正常小的管状或圆形；ⅢL 型为较正常大的管状或圆形，为管状腺瘤或早期结肠癌；Ⅳ型呈分支或脑回状，为绒毛状腺瘤；Ⅴ型包括Ⅴa（不规则型）和Ⅴn（无结构型），为浸润癌。通过观察结直肠黏膜的隐窝开口形态，可区分病变的组织学类型，判断病变浸润深度。此外，对溃疡性结肠炎活动性的评价和病情缓解的预测也有一定价值。

（李延青）

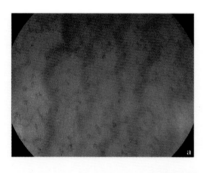
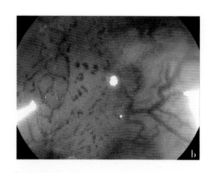

图 1　食管放大内镜

注：a.正常食管黏膜血管结构；b.食管鳞癌黏膜血管结构

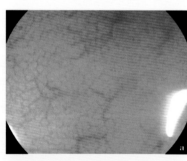
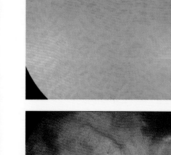
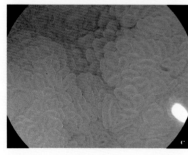
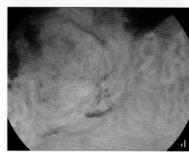

图 2　胃放大内镜

注：a. 正常胃体黏膜；b.正常胃窦黏膜；c.胃黏膜肠上皮化生；d.早期胃癌

tèshūguāng nèijìng

特殊光内镜（specific optical endoscope）　内镜成像过程中利用光波与消化道黏膜组织相互作用时的物理特性进行特殊光学处理的检查方法。可提高内镜图像对病变

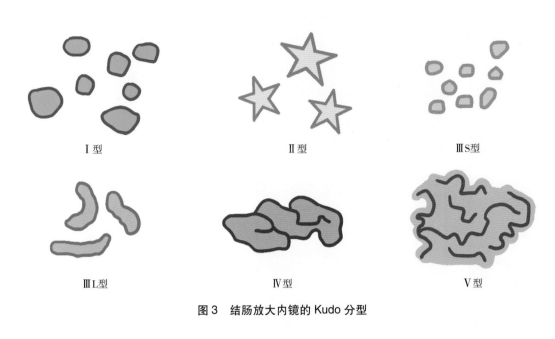

I 型   II 型   IIIS 型

IIIL 型   IV 型   V 型

图 3　结肠放大内镜的 Kudo 分型

光光谱窄而得名。普通电子内镜采用广光谱的红绿蓝滤光片处理照明光，基本覆盖了可见光 400～800nm 的波长范围，与普通照明光类似，可展现黏膜的自然原色，但对黏膜表面毛细血管及微血管的强调效果不明显。Evis Lucera 系列窄带成像（narrow band imaging，NBI）中心波长为 415nm、445nm、500nm，Evis Exera 系列为 415nm、540nm。不同波长的光线具有不同的黏膜穿透性，415nm 波长主要用于观察消化道黏膜表面，540nm 波长则用于观察黏膜内略深的部分。血红蛋白是吸收可见光的主要物质，尤其对蓝绿光的吸收率很高。NBI 以波长较短的蓝光为主，可被血红蛋白选择性吸收，对黏膜表面的毛细血管网和细微结构的形态学成像良好，血管系统与周围组织的对比明显增强，一定程度上与染色内镜显示效果类似（图）。

适应证及禁忌证同特殊光内镜。其外形和常规操作与普通内镜无显著差别，操作过程中通过内镜控制手柄上的转换按钮，可随时完成 NBI 图像与常规白光图像间的切换，便于对病变部位反复对比观察。

注意事项：①窄带处理后的照明光与白光照明系统相比缺少部分波段的信息，故 NBI 图像亮度比白光图像低。②NBI 图像的色彩上与传统染色图像间存在差异，消化道胆汁及肠腔中的粪便常显示为红色，易误判为出血、息

的显示效果，加强正常黏膜与病变黏膜间的对比，突出显示黏膜表面及内部细微结构。分为：①面成像增强技术：视野与普通电子内镜类似，可观察较大范围内消化道黏膜的变化，选取可疑病变区域，结合点成像增强技术对病灶进行重点观察，并选取最具代表性的活检部位，以提高诊断准确性。②点成像增强技术：可显示普通内镜无法观察到的黏膜细微结构，大多具有较高的放大倍数和一定的成像深度，可对病变进行精细观察，部分技术可显示细胞及亚细胞结构（表）。

适应证　①消化道微小病灶的早期发现与鉴别诊断。②癌前疾病和癌前病变的监测随访。③与放大内镜联合观察病变细微结构，预测病理学结果和肿瘤浸润深度。④内镜治疗前病灶的定位。⑤结合特异性的荧光标志物进行分子成像等。

禁忌证　多数同普通内镜检查，其中吲哚青绿或碘过敏史者禁用红外线荧光内镜检查，荧光素钠过敏者禁用共聚焦内镜检查。

表　特殊光内镜分类

面成像增强技术
电子染色内镜
窄带成像内镜
智能电子分光内镜
高清智能电子染色内镜
自发荧光内镜
红外线荧光内镜
点成像增强技术
共聚焦激光显微内镜
细胞学内镜
光学相干断层成像内镜
散射光分光内镜

临床意义　可克服普通消化内镜的不足，提高诊断水平。例如，普通消化内镜对早期病变及微小、平坦型病变易漏诊，对肠上皮化生、黏膜上皮内瘤变、十二指肠绒毛萎缩等局灶分布病变的诊断及活检准确性较低。

（李延青）

zhǎidài nèijìngshù

窄带内镜术（narrow band imaging endoscopy）　通过安装特殊窄带滤光片改变入射光波长，以蓝绿窄带光波作为照明光源的检查方法。因照明光波长比通常白

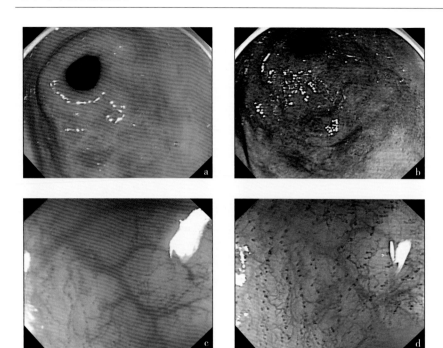

图　NBI 内镜

注：a.白光模式胃窦图像；b.NBI 模式胃窦图像；c.白光放大食管黏膜；d.NBI 放大食管黏膜，IPCL 显示更清楚

肉或血管发育异常，观察前应充分冲洗黏膜。③NBI 模式应在白光内镜观察后使用，不宜持续开启。

（李延青）

zhìnéng diànzǐ rǎnsè nèijìngshù

智能电子染色内镜术（intelligent color enhancement endoscopy）通过彩色电荷耦合元件和智能分析软件的"后处理"将多个光谱重建合成图像的消化内镜检查方法。又称富士能智能电子分光内镜（Fujinon intelligent color enhancement，FICE）或多带成像内镜术。智能电子染色（intelligent color enhancement，ICE）采用普通白光照明，不同于窄带内镜通过额外配置窄带滤光片实现照明光窄带处理的"前处理"方式。ICE 可在 400~695nm 间以 5nm 为间隔任意选择波长，最多可有 60 种波长组合，不同组合在显示不同黏膜组织时各有优势，如红绿蓝通道组合 520nm、500nm、

405nm 更利于显示微血管形态。ICE 技术可提高病灶表面腺凹和微血管与周围组织结构间的对比度，有助于提高表浅病灶的检出率（图）。在发现黏膜微小病变、早期胃肠肿瘤、诊断巴雷特食管及复杂胃食管反流病、炎症性肠病的随访筛查等方面均有优势。

适应证和禁忌证同特殊光内镜。检查方法类似窄带消化内镜，不同模式可通过位于内镜操作部的按键进行快速切换。较长波长组合产生的画面较明亮，更适合远距离观察；近距离观察时使用 B 通道波长较短的光波组合更为理想。

（李延青）

yíngguāng nèijìngshù

荧光内镜术（autofluorescence endoscopy）将激发光经导光束照射胃肠道黏膜诱发自体荧光，根据病变自体荧光的变化进行诊断的方法。短波长光（如紫光）照射可诱发人体组织产生自体荧光，胃肠道内源性荧光团由胶原、还原型烟酰胺腺嘌呤二核苷酸、黄素腺嘌呤二核苷酸及卟啉等荧光物质组成。诱发自体荧光时，由两个附带有不同通光波长滤色片的高灵敏度单色影像传感器（照相机）分别捕捉绿色和红色荧光图像，前者采集波长为 490~560nm，后者采集波长为 630~750nm，由计算机计算两个图像对应各点的荧光强度比值，并将其转换为相应颜色（伪彩色）显示自体荧光图像。胃和大肠黏膜出现癌前病变或早期癌时，使用荧光比值成像技术采集荧光，捕捉红色图像与绿色图像，送至图像处理中心进行处理和合成，并按癌变组织和正常组织不同光谱特征分别赋予不同伪彩色，制成以

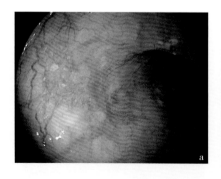
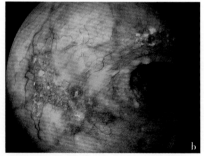

图　智能电子染色消化内镜检查

注：a.白光模式图像；b.FICE 模式图像

红色指示癌变部位、以绿色指示正常部位的伪彩色图像，借助不同颜色发现可疑病灶。此法临床应用尚不成熟。

方法：注水清除覆盖在黏膜上的黏液，以免影响荧光检测。操作基本同常规内镜检查。自体荧光图像与白光图像可同屏实时显示，便于对照观察。将紫光经内镜引入照射病灶，在紫光诱导下肿瘤组织产生较强的红色荧光和很弱的绿色荧光，正常组织则产生极弱的红色荧光和很强的绿色荧光（图1）。其临床意义是可引导在红色部位取活检标本，提高早期癌和不典型增生的诊断率（图2）。

（萧树东）

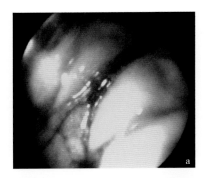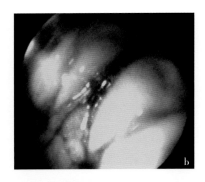

图 1　正常胃黏膜荧光内镜下表现

注：a.白光照射正常胃黏膜；b.紫光照射正常胃黏膜显示绿色荧光

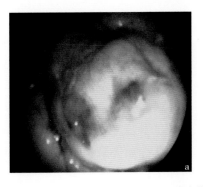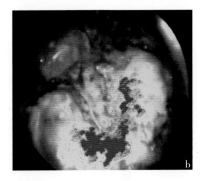

图 2　肿瘤荧光内镜下表现

注：a.白光照射肿瘤的图像；b.紫光照射肿瘤显示红色荧光

hóngwàixiàn nèijìngshù

红外线内镜术（infrared endoscopy，IRE）

普通内镜基础上附加红外滤光器以产生近红外线作为入射光源的检查方法。红外线是波长700nm～300μm的电磁波，属不可见光，其中波长700～1000nm的近红外线不易被组织吸收，穿透性强，血管中的血红蛋白对其吸收作用比周围组织强，反射光线被高敏感电荷耦合元件（charge-coupled device，CCD）接收，使黏膜及黏膜下的血管显像，联合静脉使用吲哚青绿（indocyanine green，ICG）作为造影剂可增强血管显示效果。早期IRE只能产生单一波长的近红外线和单色图像，血管因吸收红外线而呈黑色。为减少ICG用量和改善成像效果，出现了红外线荧光内镜，即在768nm波长的近红外光激发下，低浓度ICG可释放807nm波长的荧光，该内镜系统通过2个不同的CCD同时检测可见光和近红外光，内镜图像和荧光信号进行叠加可得到具有双信号结果的图像。

IRE适用于消化道肿瘤浸润深度的预测、食管静脉曲张的早期诊断、内镜下切除治疗时辅助寻找出血点和结合荧光标记物进行分子成像等。有ICG过敏史或碘过敏史（ICG含碘）者禁忌，孕妇和哺乳期妇女慎用。检查前去除黏膜表面黏液，先用普通白光模式观察，静脉注射ICG后再通过位于内镜操作部的按键切换至红外线模式观察。ICG>0.5 mg/kg时不良反应发生率增高，一旦发生过敏性休克应迅速采取急救措施。

（李延青）

gòngjùjiāo nèijìngshù

共聚焦内镜术（confocal laser endomicroscopy，CLE）

共聚焦显微镜与传统内镜结合逐层获得消化道黏膜层高度放大的横切面图像的消化内镜检查方法。又称共聚焦激光显微内镜。放大近1000倍的图像可显示黏膜组织内微血管、细胞及亚细胞结构（图），实现在体组织病理学诊断，避免重复内镜检查和多次随机活检的并发症。

CLE可分为：①整合式：共聚焦显微镜被整合入内镜头端，成为一条专用的共聚焦内镜。其扫描速度为0.8帧/秒（1024×1024像素）或1.6帧/秒（1024×512像素），视野为475μm×475μm，每次扫描的光学层面厚度为7μm，侧向分辨率为0.7μm，自黏膜表面至黏膜下的扫描深度可在0～250μm间调节，共聚焦图像可与白光内镜图像同时生成。②微探头式：以小探头形式通过内镜活检孔道插入，可与其他内镜结合使用，扫描速度为12帧/秒，侧面分辨率为2.5μm，扫描深度不能调节。

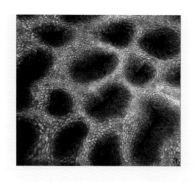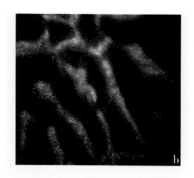

图 共聚焦内镜图像

注：a.正常胃体；b.正常胃窦

CLE 检查需用荧光造影剂，主要有荧光素钠、吖啶黄、四环素和甲酚紫，可全身应用（如荧光素钠），也可局部应用（如吖啶黄或甲酚紫），10% 荧光素钠最常用。荧光素钠过敏者禁忌。首先行常规白光内镜检查，选定观察区域后冲洗以清除泡沫和黏液，静脉注射 10% 荧光素钠和（或）局部喷洒 0.05% 吖啶黄。启动 CLE 系统，将观察部位置于视窗左下角，用蓝色激光作引导，将内镜头端轻轻垂直置于黏膜表面，必要时可轻吸观察部位，以减少移动导致的伪影。聚焦平面的位置由操作部按钮控制。"光学活检"的部位位于吸引后产生的"息肉"左侧 5mm 处，因此活检也应在此进行。

CLE 主要用于巴雷特食管及瘤变、幽门螺杆菌相关性胃炎、胃癌前病变及早期胃癌、胃肠道息肉、麦胶性肠病、炎症性肠病及早期结直肠癌在体实时诊断与鉴别诊断等。微探头式 CLE 的应用领域更可延展至包括胆胰管、小肠在内的全消化道。此外，结合特异性荧光造影剂，CLE 还可进行在体分子成像。

（李延青）

xìbāo nèijìngshù

细胞内镜术 （endocytoscopy, EC）

借助焦距固定、有高度放大功能的物镜实时观察消化道黏膜浅层横切面细胞结构的消化内镜检查方法。又称细胞学内镜术。由接触式光学显微镜发展而来。结合亚甲蓝、甲酚紫等染色剂对黏膜进行活体染色，可增加细胞间对比，有利于内镜下病变性质的实时诊断，增加活检的准确性，减少活检并发症。EC 分为：①整合式：显微镜融合于内镜头端，放大倍数为 580 倍（视野 $400\mu m \times 400\mu m$），还有常规放大内镜功能。②探头式：直径为 3.2mm，可通过治疗性内镜的活检通道，放大倍数为 570 倍（视野 $300\mu m \times 300\mu m$）或 1400 倍（视野 $120\mu m \times 120\mu m$）。

常用染色剂有 0.5% 亚甲蓝、0.25% 甲苯胺蓝及 0.05% 甲酚紫。亚甲蓝和甲苯胺蓝可被细胞核吸收使胞核呈蓝色，亚甲蓝可单用，也可与甲酚紫合用，以更接近 HE 染色的效果。

检查前用 N-乙酰半胱氨酸等黏液溶解剂清洁黏膜表面。先行常规白光内镜检查，对拟观察区域黏膜喷洒染色剂，多余染色剂用清水去除，若操作时间延长（>5 分钟）还可追加染色。整合式 EC 观察时将内镜头端直接与消化道黏膜相接触，探头式 EC 操作前在内镜头端安装透明帽，通过适当吸引与黏膜充分接触，以增加操作稳定性，减少运动伪影。根据细胞核密度、大小、核质比、染色深度及细胞排列方式等特征进行诊断，对可疑部位行靶向活检。EC 主要用于消化道上皮内瘤变及早期肿瘤高危人群的筛查、消化道息肉性质的鉴别诊断、麦胶性肠病及阿米巴结肠炎等的诊断。

（李延青）

sèsù nèijìngshù

色素内镜术 （chromoendoscopy）

辅用活体染色剂的内镜检查方法。又称染色内镜术。可增加病变黏膜与正常黏膜的对比度，使病灶形态、范围显示更清晰，提高内镜下肉眼识别能力。技术相对简单，无需特殊设备，应用范围也从最初的胃黏膜染色扩展至食管、胃、小肠和大肠，可联合放大消化内镜观察，提高诊断能力。

染色剂 根据其作用机制主要分为对比类、吸收类、反应类等。理想的染色剂应无毒、可形成鲜明的色彩对比、对黏膜有良好的亲和性、可如实反映黏膜微细变化、价廉且容易获得。

对比类染色剂 染料物理沉积于黏膜腺窝开口及异常凹陷处，可显示黏膜的细微凹凸改变及其立体结构，不被黏膜吸收，也不与之发生反应，若视野不清或染色效果不佳可冲洗后重新染色。靛胭脂最常用，内镜下显示为深蓝色（图 1），常用浓度为 0.2%～1.0%。术前应用黏液清除剂，喷洒后可立即观察。适用于发现普通内镜难以检出的早期恶性肿瘤、内镜治疗前的病灶定位及观察溃疡愈合状态等。

吸收类染色剂 染料可被胃肠道黏膜上皮细胞摄取吸收而显色，根据表面黏膜的相应着色特征提高内镜的诊断能力。常用染色剂：①复方碘溶液：又称卢戈液。正常食管鳞状上皮富含糖原，碘与之发生反应，黏膜染为棕褐色，食管炎症、不典型增生及早期食管癌等细胞糖原含量减少，病灶黏膜染色性减低后呈浅染区或不染区（图2）。常用浓度为1%~3%，术前不需应用黏液清除剂，直接喷洒黏膜，1分钟后观察。适用于食管鳞状上皮不典型增生、食管鳞状细胞癌、巴雷特食管（Barrett esophagus，BE）及

食管炎的诊断。碘过敏者禁用。副作用有胸痛、烧心、咽部不适、恶心等，表面应用10%硫代硫酸钠有助于缓解症状。②亚甲蓝：曾称美蓝。上消化道正常鳞状上皮和胃黏膜上皮不吸收亚甲蓝，肠上皮化生、不典型增生及癌组织黏膜可出现不同程度的亚甲蓝着色（图3），下消化道含柱状上皮的小肠及结肠黏膜吸收亚甲蓝染为蓝色，炎症、不典型增生及癌等可出现黏膜失染或染色不均。常用浓度为0.5%，术前应用黏液

清除剂，喷洒染色1~2分钟，充分冲洗后观察。适用于BE、食管癌、胃肠上皮化生、不典型增生、胃癌、十二指肠胃化生的诊断及溃疡性结肠炎的随访。③甲苯胺蓝：将恶性肿瘤细胞核染为蓝色，可能与有丝分裂活性增强及核质比增加有关。常用浓度为1%~2%，副作用有恶心、呕吐、烦躁、粒细胞减少等。适用于恶性肿瘤的诊断。炎症糜烂及纤维化病变也可着色，可能造成假阳性。④甲酚紫：可被异常的大肠黏膜及BE腺癌吸收，将腺凹开口周围染为紫色。常用浓度为0.05%~0.20%，染色方法与亚甲蓝染色法类似。常与靛胭脂联合使用，先由靛胭脂染色勾勒病灶轮廓，再用甲酚紫染色显示腺体开口，以便在放大内镜下观察。此外，甲酚紫还可作为表面喷洒的荧光造影剂用于共聚焦内镜检查，有利于显示黏膜上皮细胞核。适用于BE及相关瘤变、结肠瘤变的诊断。⑤乙酸：又称醋酸（pH 4.8），最早用于阴道镜诊断宫颈鳞柱交界处的异型增生性病变。乙酸染色后可稀释破坏表面黏液层，通过细胞膜进入胞质后引起细胞角蛋白可逆性聚合，透光性下降，呈现白化效应，黏膜表面形态结构立体感增强，作用可持续1~2分钟。常用浓度为1.5%~3.0%，染色前不需黏液清除剂，直接黏膜喷洒染色后用少量清水冲洗。常结合放大内镜引导靶向活检，被称为增强放大内镜。适用于BE、早期胃癌及结肠息肉的诊断。

反应类染色剂　因与胃黏膜表面pH不同，染料与黏膜表面分泌物发生化学反应而变色。①刚果红：为pH指示剂，pH<3.0时胃黏膜表面形成蓝黑色或黑色的

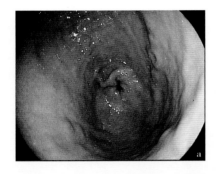
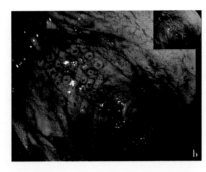

图1　正常胃黏膜靛胭脂染色

注：a.染色前；b.染色后

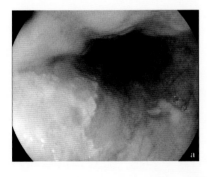
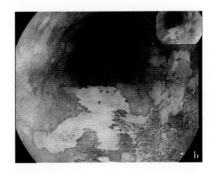

图2　早期食管癌碘染色

注：a.染色前；b.染色后

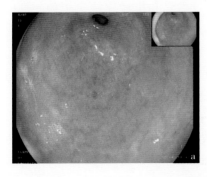
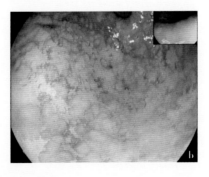

图3　胃黏膜亚甲蓝染色

注：a.染色前；b.冲洗后见广泛染色区，病理证实为肠上皮化生

带状变色区，范围与胃底腺分布一致。刚果红与亚甲蓝联合应用可更全面反应黏膜颜色变化。早期胃癌常表现为刚果红和亚甲蓝均不染色的褪色区。常用浓度为 0.3% ~ 0.5%，将 0.3% 刚果红和 5% 碳酸氢钠混合溶液对全胃黏膜喷洒，后肌内注射五肽促胃液素促进胃液分泌，数分钟后观察黏膜着色情况。适用于萎缩性胃炎、胃黏膜异位、早期胃癌的诊断及迷走神经切除术的疗效判断。对五肽促胃液素过敏及近期有消化性溃疡活动性出血者禁用五肽促胃液素。②酚红：碱性条件下由黄色变为红色，幽门螺杆菌产生的尿素酶可分解尿素产生氨，胃内 pH 上升致酚红变色。检查前一天服用质子泵抑制剂抑制胃酸分泌。术前应用黏液清除剂，0.1% 酚红和 5% 尿素混合液均匀喷洒至胃黏膜表面，2 ~ 3 分钟后观察，黏膜由黄色变为红色的部位即为幽门螺杆菌所在部位。胆汁反流可造成假阳性。

染色技术

联合染色法　两种染料联合应用可更全面、清晰反应黏膜颜色变化。①亚甲蓝-复方碘联合染色：先喷洒 0.5% 亚甲蓝溶液，作用 1 分钟后清水冲洗，用 1% ~ 3% 碘液复染。食管癌被亚甲蓝染成蓝色，复方碘液不染色，有助于判断食管鳞癌的浸润范围。食管炎性病变则亚甲蓝和碘均不染色。②亚甲蓝-靛胭脂联合染色：将亚甲蓝和靛胭脂的混合液喷洒至黏膜表面，可更清楚显示微小病灶。③亚甲蓝-刚果红联合染色：先喷洒亚甲蓝溶液，待染色消退后再喷洒 0.3% 刚果红和 5% 碳酸氢钠混合液。刚果红将泌酸区染成蓝黑色，亚甲蓝将肠上皮化生区染成蓝色，双重染色后出现白色褪色区提示早期胃癌的可能。

标记染色法　将染料注入胃肠道黏膜下层，使之染色，以便随访时定位或指导手术中辨别寻找病变部位。短期标记可选亚甲蓝，染色持续时间约 1 周，长期标记选印度墨汁，可持续数年。适用于内镜治疗或外科手术治疗前的病灶标记及癌前病变随访中的定位。印度墨汁性质稳定，使用安全，但可出现胃疏松结缔组织炎、黏膜下脂肪液化等并发症。

荧光染色法　荧光及光敏染色属广义色素内镜范畴，染料本身不能直接被肉眼识别，需借助专用设备观察，包括血卟啉、吲哚青绿、荧光素钠、吖啶黄等。血卟啉、吲哚青绿等荧光色素在黏膜癌变处有集中倾向，经相应光照射激发后可在病灶部位产生具有特征性的荧光。适用于早期恶性肿瘤的诊断及黏膜血流量测定等。

检查方法　受检者术前口服或内镜直视下灌注 10% N-乙酰半胱氨酸、α 糜蛋白酶等黏液清除剂，用量取决于观察区域的面积。结肠镜检查前需经严格的肠道准备，注意将病变附近的潴留液吸尽。染色剂的导入方式包括口服法或直视喷洒法，后者应用较多，染料喷洒更均匀的同时减少用量。先行常规内镜检查选定染色部位，处理黏膜表面的气泡及黏液，经活检通道插入喷洒管，以超出内镜头端 2 ~ 3cm 为宜，选择适当的染料经喷洒管导入，边喷洒边旋转镜身，使之均匀分布于黏膜表面，待充分反应后观察。亚甲蓝等吸收类染色剂在染色 1 ~ 2 分钟后用水冲洗多余染料，观察效果更佳。

临床意义　在识别黏膜微小及平坦病变、引导活检、判断病变的浸润深度及辅助内镜治疗等方面发挥重要作用，弥补普通内镜的不足。

（李延青）

nèijìng chāoshēng

内镜超声（endoscopic ultrasono-graph，EUS）　将微型超声探头安装在内镜顶端，借内镜直接观察消化管黏膜表面及其病变，借超声扫描获得消化管管壁各层次的组织学特征、腔内病变及周围相邻重要器官的超声影像的检查方法。在消化管管腔内进行超声扫描可明显缩短超声探头与靶器官间的距离，避免腹壁脂肪、肠腔气体和骨骼系统对超声波的影响和干扰，超声探头频率一般高于体外 B 超，分辨率显著提高，位于腹腔深部的胆总管末端和胰头部的病变也可清晰显示。因此，内镜超声不仅具备内镜和超声双重功能，而且弥补了两者的不足，提高了内镜和超声的诊断能力和水平。

根据超声扫描方向与内镜镜轴的相互关系，内镜超声分为：①横扫内镜超声：又称线阵型扫描内镜超声，超声扫描方向与内镜镜轴平行，利用一组沿内镜长轴方向排列的换能器电子触发进行线型扫描。②环扫内镜超声：又称扇形扫描内镜超声，超声扫描方向与内镜镜轴垂直，有电子触发式和机械旋转式 2 种。机械旋转式环扫内镜超声是利用直流电机驱动旋转位于内镜顶端的超声换能器或声学反射镜以获得与内镜镜轴垂直的超声扫描图像，应用最广泛。

术前准备　与普通内镜检查基本相同。因内镜超声的视野较窄，宜先用普通细径内镜对上消化道进行全面观察，明确病变部位和性质后再做内镜超声检查。

患者一般取左侧卧位，应用水充盈法观察胃窦时个别可取俯卧位或半坐位，观察胰头时个别可取右侧卧位，胰体尾部扫描一般均取左侧卧位。

扫描方式 ①直接法：内镜超声顶端的超声探头直接接触消化道黏膜进行扫描。②水囊法：内镜顶端超声探头周围固定一橡皮水囊，通过内镜超声的固定管道孔向水囊内注入脱气水 3~5ml，适用于食管、十二指肠球部和降部的超声扫描。③脱气水充盈法：通过内镜超声的固定管道孔向胃腔内注入脱气水 300~600ml 使之膨胀，超声探头完全浸入水中，适用于观察胃壁的各层结构及其邻近器官的检查，如肝、胆、胰、脾及门静脉等。

为获得不同部位及不同切面的图像，可通过以下方式控制探头进行扫描：①调节内镜的角度旋钮改变内镜头端和超声探头的方向，此法最常用和有效，可获得横切、纵切和矢状 3 个断面的扫描图像。②旋转内镜超声镜身的长轴。③进镜或退镜改变超声探头的深度和位置。④改变患者体位。

食管内镜超声检查 通常用直接扫描或水囊法，前者可观察食管周围的邻近器官及食管壁的粗大曲张静脉，但食管壁的各层结构因焦距不合难以辨认；后者可清晰观察食管管壁的 5 层结构及食管壁内较小的曲张静脉。无论应用哪种方法，检查前应吸尽食管内空气。

正常结构 食管壁显示为 5 层结构。第 1 层高回声带及第 2 层低回声带相当于界面波、食管黏膜上皮、固有膜及黏膜肌层，但食管黏膜肌层通常不及胃壁的相应层次显示清晰；第 3 层高回声带相当于黏膜下层；第 4 层低回声带相当于固有肌层；第 5 层高回声带相当于界面波及外膜层。

临床意义 ①判断食管癌的浸润深度及外科手术切除的可能性：通常显示为不规则的低回声肿块，通过对比周围正常黏膜的层次，可判断其在食管壁内的浸润深度及向纵隔内其他重要器官破坏和侵犯的程度，如是否侵及心包、主动脉、气管及支气管分支等，以及病变周围或主动脉周围是否有肿大淋巴结等。②确诊黏膜下肿瘤：最常见为食管黏膜下平滑肌瘤，表现为边界清晰的低回声肿块，肿瘤内有坏死者可出现无回声，有大血管者可出现无回声结构，有时可辨认其起源系来自黏膜肌层或固有肌层。③辨认食管壁各层次的曲张静脉及随访观察硬化剂治疗的疗效。④诊断纵隔肿物。

胃内镜超声检查 通常用水囊法或脱气水充盈法，疑诊胃癌者应用后者，可清晰显示胃壁第 1、2 层，有利于早期胃癌的诊断。基本上可分 3 处进行：①胃窦：可分为幽门前区和胃窦中部，前者可观察幽门和胃窦的胃壁，后者可观察胃窦小弯、胃角和胃体下部的胃壁。于幽门前区将内镜超声的顶端向上屈曲倒转可对胰腺头部进行水平横切，可获得胰头、胆总管、门静脉、下腔静脉及胆囊图像。②胃体：为重要检查部位，可扫描出胰腺体部影像，顺时针转镜同时逐渐退镜可追踪脾静脉影像直达脾肾角，左肾静脉为观察胰腺尾部的标志。③胃底：可扫描出肝左叶、脾和膈肌，平行移动探头尚可追踪肝静脉、下腔静脉、肝动脉、脾动脉及腹腔动脉等。

正常结构 胃壁显示为 5 层结构。第 1 层高回声带相当于黏膜层及在黏膜表面产生的界面波；第 2 层低回声带相当于黏膜肌层；第 3 层高回声带相当于黏膜下层；第 4 层低回声带相当于固有肌层；第 5 层高回声带相当于浆膜层及浆膜外组织中产生的界面波，浆膜外脂肪组织的高回声可能延续至第 5 层，致该层难以辨认。胃壁各层组织之间也存在界面波。黏膜与黏膜下层间的界面波包含在黏膜下层的高回声带中；黏膜下层与固有肌层间的界面波也延续至黏膜下层的高回声带中，但这些界面波均很难辨认。因此，在超声图像中第 3 层高回声带比实际的黏膜下层粗厚，而第 4 层低回声带比实际的固有肌层薄。第 4 层低回声带中可能出现 1~2 条线状高回声带，它相当于固有肌层中内环外纵肌之间或内斜、中环、外纵肌之间存在的结缔组织及其界面波。因此，整个胃壁有时可能出现 5 层以上构造，但在实际临床工作中通常只能辨认 5 层。正常胃壁厚度 $3.7 \pm 0.5mm$，胃体与胃窦壁的厚度略有差异。蠕动波的出现可增加胃壁厚度，幽门区的固有肌层比胃体和胃窦部的相应层次厚。

临床意义 ①诊断胃溃疡：可显示出溃疡病变与黏膜层、黏膜下层、固有肌层及浆膜层的相互关系，判断溃疡深度（正确率为 90%）、评估治愈的难易性及预测复发的可能性。②诊断胃黏膜下肿瘤：可准确与胃壁外压性隆起鉴别，判断大小、起源部位和发育形式，并根据超声回波的特征评估组织学特点及良恶性。黏膜下囊肿呈均匀的无回声；脂肪瘤表现为弥漫性高回声；异位胰腺表现为低回声伴点状高回声。③鉴别胃平滑肌瘤和胃平滑肌肉瘤：肿物大小、形状规整性及肿瘤表面有无溃疡等可作为二者鉴别要点，前者可表现为边界清晰均匀一致的低回声或均匀一致的低回声中有少量高回声部分（源于平滑肌瘤组织出现小玻璃样变）；后者除有上述两种表现外，尚可有均匀一致的低回声中混有明显的无回声部分（源于平滑肌肉瘤组织中出现液化性坏死），属特征性影像。④诊断胃癌：判断肿瘤浸润深度、与周围重要器官是否粘连及有无肿大淋巴结等。内镜超声鉴别诊断早期胃癌和进展期胃癌的正确率可达90%，判断癌肿与胃壁各具体层次关系的正确率为70%~80%。

早期胃癌的内镜超声表现：①隆起型黏膜癌除隆起病变外，尚可见第1层及第2层结构紊乱，但第3层仍保持规整和连续性（图1）；黏膜下层癌除上述表现外，尚可见癌肿浸润引起的第3层不规整及狭窄，但无中断现象；癌肿浸润达固有肌层即可见第3层中断，此时已达进展期胃癌阶段。②凹陷型可见第1层高回声带不规则，界面波的回声水平变弱；第2层低回声部分缺损；第3层全层增厚，高回声带不规则中断；第4层壁增厚，主要位于溃疡中心部；第5层高回声带不规则。因此，不合并溃疡或瘢痕的黏膜癌主要表现为第1层高回声带不规整和减弱及第2层低回声带缺损，黏膜下层癌第3层高回声带因出现部分低回声而表现为狭窄。

注意事项　①早期胃癌因常合并消化性溃疡，且受溃疡愈合后纤维化和瘢痕的影响，内镜超声判断通常超过癌肿实际浸润深度，即判断过深，但隆起型病变的判定不受影响。②合并良性溃疡致第3层中断像，其末端光滑且逐渐变细，有向黏膜缺损部集中的倾向。③黏膜下层癌致第3层中断像表现为突然中断，末端肥大或不规整，提示有癌细胞浸润。

进展期胃癌的内镜超声表现：①癌肿病变呈低回声，其强度略高于胃壁第4层，低于第3层，与周围正常层次对照时可见病变处相应层次破坏，尤其是呈现高回声的第3层和第5层可见中断或断裂，根据层次的破坏和存留情况即可诊断病变的浸润深度。②Borrmann Ⅳ型浸润型胃癌表现为胃壁全层明显增厚，平均约13.8mm，部分病例可辨认出5层结构，其中第3层呈现比正常胃

黏膜下层的回声低，第4层低回声带混有散在的高回声斑点，源于纤维结缔组织混入疏松黏膜下组织或固有肌层。部分病例仅见3层结构，黏膜层及黏膜肌层已破坏脱落，最表面的即为黏膜下层。

十二指肠球部内镜超声检查　通常将水充盈法和脱气水充盈法相结合。邻近幽门后方边缘的球部病变有时不易在球内显示，可在幽门前方扫描。

正常结构　十二指肠球部肠壁显示5层结构：第1层高回声，第2层低回声，第3层高回声，第4层低回声，第5层高回声。因十二指肠腺Brunner腺体（主要位于黏膜下层，部分位于黏膜固有层，可分泌多量黏液）的存在超声扫描时5层结构通常不易清晰显示，其中第1~3层多表现为一层高回声带。

临床意义　可判断十二指肠球部溃疡的深度及是否为难治性溃疡，溃疡底部出现低回声团块通常提示溃疡不易愈合和瘢痕化。

胰腺内镜超声检查　检查胰腺的标准部位：①十二指肠乳头下方和乳头部：前者可扫描腹主动脉、下腔静脉和右肾影像，后者可扫描乳头、胰腺头体部、胆总管、门静脉、主动脉和下腔静脉影像。在这两个部位内镜纵轴位于十二指肠降部肠腔内，主要为横切扫描，但因患者体位及肠管扭曲的影响，实际上得到的是斜切扫描。②十二指肠球部：主要为纵切扫描，可显示胆囊、肝脏、门静脉、胆总管及胰腺头体部。观察胰腺头部以十二指肠乳头部和球部两种位置较理想。③胃腔：于胃窦部行纵切扫描可见肝脏、胰腺头部及脾静脉，进一步将内镜向上方拉，使顶端与小弯平行，横切扫描显示肝门、

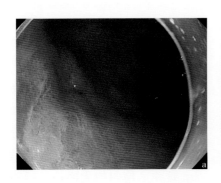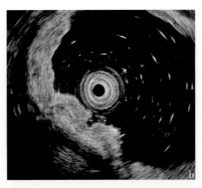

图1　早期胃癌

注：a.普通内镜表现；b.内镜超声表现

门静脉、胆总管、肝动脉、脾、左肾、结肠脾曲、胰尾等，其中脾动脉、脾静脉和左肾可作为辨认胰腺的标志。

正常结构 表现为均匀同质性结构，边缘光滑规整，主胰管表现为无回声的细管腔，管壁回声较周围胰实质强。

临床意义 ①胰腺癌：通常表现为低回声实质性肿块，内部可见不规整斑点，呈圆形或结节状，边缘粗糙，典型病变其边缘呈火焰状，与体外超声相比，内镜超声更易显示病变轮廓、边缘凹凸不规整性及病变内部超声回波的不规整性。浸润周围大血管者表现为血管边缘粗糙及被肿瘤压迫等现象（图2）。②慢性胰腺炎：胰腺实质表现为结构不规则，腺体增大，周围实质内可出现局灶性低回声区，直径5～8mm，其中可见高回声纤维索条。胰管可表现增粗，管腔不规则，管壁回声增强，管壁增厚，严重者主胰管可出现狭窄和扩张，管腔内出现结石及蛋白栓等回声增强的团块及主胰管或分支破裂、囊肿形成等。

胆管内镜超声检查 通常用水囊法，观察十二指肠乳头癌浸润肠壁深度时可并用脱气水充盈法。为了获得胆管系统满意的超声扫描图像，必须将内镜超声的顶端插入十二指肠降部直达十二指肠乳头，并将内镜的镜身完全拉直。这样既便于术者旋转镜身获得良好的超声定位，又可使传导直流电机转动的钢丝保持伸直位，使其旋转光滑获得清晰的图像。

正常结构 胆囊壁可显示3层结构。第1层高回声相当于界面波及胆囊的黏膜层；第2层低回声相当于固有肌层及肌层周围的结缔组织；第3层高回声相当于浆膜下层的脂肪组织，不同个体浆膜下脂肪组织含量不同，此层高回声带的厚度也不同。

临床意义 ①十二指肠乳头癌：一般体外超声、CT及X线血管造影的诊断准确率不到50%，有效诊断方法为内镜逆行性胆胰管造影和内镜超声。前者仅可发现肿瘤部位、形态及大小，内镜超声除此以外尚可观察肿瘤向十二指肠壁、胆总管、主胰管及胰实质的浸润状况，并发现有无周围肿大的淋巴结。内镜超声扫描也表现为乳头部肿块，其回声高低与瘤体大小有关，瘤体<20mm者常表现为比胰腺组织略高的回声，>20mm者则表现为低回声肿块。②胆管癌：一般体外超声可清晰显示肝内胆管及近侧胆总管的异常和病变，但很难获得满意的远侧胆总管图像。内镜超声因距离靶器官近，同时超声频率高，可清晰显示胆总管末端异常（图3）。③鉴别胆囊隆起性病变

的性质：主要有胆固醇性息肉（又称假性息肉）、腺瘤性息肉（真性息肉）及胆囊癌。其中胆固醇性息肉最常见，内镜超声表现：常为多发，多<10mm；与胆囊壁及肝实质相比显示为高回声，但无声影；隆起的基底常有变细的颈部；病变内部结构呈颗粒状。腺瘤性息肉表现为实质性回波，内有无声区或低回声区。早期胆囊癌多为隆起性病变，表现为实质性回波，与一般腺瘤性息肉较难鉴别，但多数病变直径>12mm，部分病变呈平坦型，诊断更为困难；晚期胆囊癌可通过内镜超声观察浸润深度及肝脏、胆总管等受累情况。

（张齐联）

sānwéi nèijìng chāoshēngshù

三维内镜超声术 （three-dimensional endoscopic ultrasonography）

通过各种消化内镜将超声探头引导至检查部位以一定方式进行扫查，将采集到的全部二维图像信息按原空间位置精确存于储存器，通过三维超声图像重建系统处理二维图像信息，运用剖切迹线对重建结构进行定向剖切和局部旋转切割，以显示结构内部的超声影像学技术。除常规二维内镜超声提供的断层切面，尚可提供所探查器官结构的立体形态，并可全方位观察，所建图像清晰、直观、立体感强，有助于了解病灶的空间位置及与周围结构的关系。三维内镜超声（three-dimensional endoscopic ultrasonography，3D-EUS）和三维腔内超声（three-dimensional intraductal ultrasonography，3D-IDUS）技术应用于多种空腔器官的临床影像诊断领域，以消化道、胆管和胰管应用最多。

适应证 ①判断消化系肿瘤

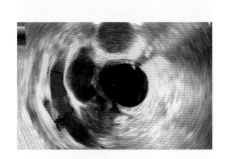

图2 胰头占位内镜超声表现

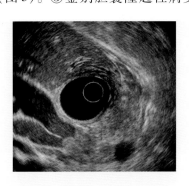

图3 胆管癌内镜超声表现

的侵犯深度。②确定消化道黏膜下肿瘤的起源与性质。③测量消化道黏膜下肿瘤的大小及体积。④判断食管静脉曲张程度与栓塞疗效。⑤大肠和直肠良恶性病变的诊断。

禁忌证 绝对禁忌证：①严重心肺疾病无法耐受内镜检查者。②疑有休克、消化道穿孔者。③患有精神疾病不能配合内镜检查者。④消化道急性炎症，尤其腐蚀性炎症者。⑤明显的胸、腹主动脉瘤及脑卒中者。⑥腹膜炎、可疑结直肠穿孔、严重急性憩室炎、重型溃疡性结肠炎。

相对禁忌证：①心肺功能不全者。②消化道出血血压波动较大或偏低者。③重度高血压血压偏高者。④严重出血倾向、血红蛋白低于50g/L或凝血酶原时间延长1.5秒以上者。⑤重度脊柱畸形或巨大消化道憩室者。⑥结肠镜检查尚有结肠梗阻、近期心肌梗死或肺栓塞者。⑦胶囊内镜检查尚有孕妇、心脏起搏器或除颤器植入者、弥漫性克罗恩病、盆腔或腹部术后有慢性肠梗阻症状、盆腔或腹部放疗后（明确消化道已开放者除外）、消化道严重粘连（明确消化道已开放者除外）。

检查方法 超声探头扫查方式分为平行扫查、扇形扫查和旋转扫查。3D-EUS和3D-IDUS仪器的基本构造为3D处理系统和专用探头，主要以旋转扫查方式为主。图像采集时应注意：①三维超声成像是以采集到的二维超声图像为基础重建，故采集的各帧二维超声图像清晰是三维超声重建成功的关键之一。②采集过程中心轴不能偏移，即有良好的中心重合性，以保证重建后的三维超声图像不扭曲、不偏移，尽可能真实地反映器官的形态和周围关系。③操作者尽量匀速平行扫查，一般为0.5cm/s。通过三维超声成像系统对采集的全部二维图像信息进行降噪、边缘增强和空间伪像消除，并对每两帧图像间的空间间隙插补像素，后汇总所有信息，按照时间顺序，建立起某一扫查区域内的体元模型。成像系统在两帧图像之间插补的体元像素的灰度值通常是相邻两像素的灰度均值。经过处理后的图像，从任何角度对体元模型进行切割均能显示清晰的二维超声图像。图像采集方式不同，经过处理后可显示不同形状的体元模型，平行扫查形成长方体数据库，扇形扫查形成金字塔形，旋转扫查形成圆台或圆柱形。

临床意义 ①食管癌：可清晰显示食管癌纵向浸润及肿瘤与纵隔等邻近器官的空间关系，并可测量肿瘤三维体积，有助于肿瘤术前分期诊断（图1）。②食管间质瘤：可清晰显示食管各层结构，在矢状切面和冠状切面的三维图像上更易识别病变是否起源于固有肌层，有助于食管平滑肌瘤和食管癌的鉴别（图2、图3）。③食管静脉曲张：在3D-IDUS下可分为4型：Ⅰ型，贲门流入不伴食管周围静脉曲张；Ⅱ型，贲门流入伴食管周围静脉曲张；Ⅲ型，奇静脉-穿支静脉模式；Ⅳ型，复杂模式。④贲门失弛缓症：内镜超声显示第4层结构增厚，对于此病的诊断价值尚有争议，多普勒超声可更直观显示固有肌层的结构（图4）。⑤胃癌：可清楚显示肿瘤的立体结构、体积及侵犯的层次。⑥胃黏膜下肿瘤：可清晰显示胃黏膜下肿瘤的立体形态及病变范围，特别是通过立体表面成像技术处理，可观察到肿物表面的浆膜层形态，对分析浆膜层光滑平整或毛糙不平十分有益，为判断病变有无侵犯浆膜层提供可靠信息。⑦异位胰腺：先天发育时残留在胰腺外（多为消化道壁）的胰腺组织，多见于胃窦大弯或后壁，多发生于黏膜下层。内镜下可见隆起性病变表面上特征性凹陷，3D-EUS下多为

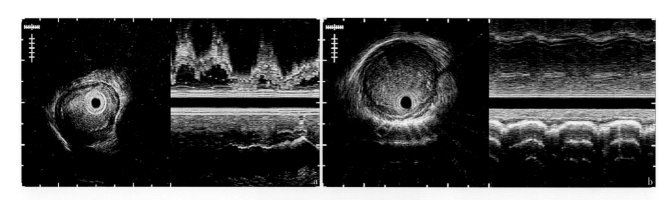

图1 食管癌的多普勒超声图像

注：a.多普勒示肿瘤部分侵犯外膜；b.多普勒示肿瘤侵犯黏膜下层

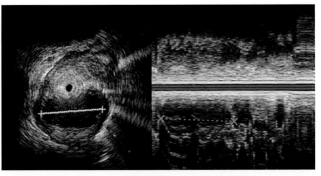
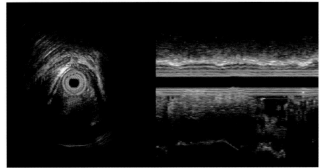

图2　食管间质瘤的多普勒超声图像

注：多普勒示肿瘤呈柱形低回声区，起源于黏膜肌层

图3　食管脂肪瘤的多普勒超声图像

注：多普勒显示椭圆形肿瘤呈不规则形高回声区，
起源于黏膜下层

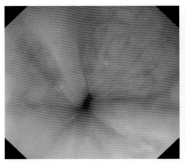
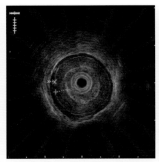
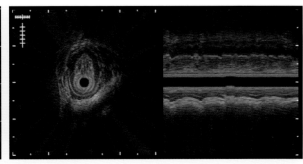

图4　贲门失弛缓症的多普勒超声图像

中等回声或混合回声，DPR有助于观察腺管开口。⑧十二指肠黏膜下肿瘤：十二指肠管腔相对狭小，3D-IDUS可清楚显示十二指肠壁5层结构，清楚显示肿瘤起源及肿瘤与周围组织的空间关系。⑨直肠癌：3D-IDUS可提供直肠癌的术前分期更详细可靠的诊断依据，有助于制订更有效的治疗策略。⑩肛门肿瘤：3D-IDUS通过横断面、冠状面及矢状面三维图像重建可清楚显示肛管癌浸润深度及纵轴浸润长度，较易发现肛门直肠周围肿大淋巴结，可测量肿瘤体积，有助于肛管癌诊断分期。⑪肛瘘：3D-IDUS可确定肛瘘内口位置，显示肛瘘走行及其与肛门括约肌关系，确定肛瘘类型，是肛瘘术前有重要价值的检查之一。⑫直肠黏膜下肿瘤：3D-IDUS可清晰显示直肠黏膜下肿瘤的立体形态及体积。此外，3D-IDUS对炎症性肠病的诊断也有一定价值。

（金震东）

zòngzhóu nèijìng chāoshēngshù

纵轴内镜超声术（longitudinal endoscopic ultrasonography）超声扫描平面与内镜长轴平行的检查方法。按其前端的超声探头构造可分为电子线阵式内镜超声和机械纵轴扫描内镜超声两大类。前者具有后者无法比拟的超声图像质量，且可提供彩色多普勒血流图、功率图和脉冲多普勒功能，可有效避免误伤血管，穿刺活检和治疗更安全。纵轴内镜超声对消化道管壁及其周围器官疾病的诊断有较大价值。

适应证　①判断上消化道恶性肿瘤的侵犯深度、淋巴结和周围器官有无转移。②胰腺疾病的诊断。③黏膜下肿瘤、腔外压迫。④胆管外胆管疾病。⑤壶腹癌的分期。⑥贲门失弛缓症的诊断及鉴别。⑦巨大胃黏膜皱襞的鉴别。⑧胃腔内静脉曲张、静脉瘤的评价。⑨食管周围肿瘤、胃周围器官和腹腔病变内镜超声引导下细针穿刺吸取细胞学检查。⑩各种需纵轴内镜超声介入治疗的疾病。

禁忌证　绝对禁忌证：①严重心肺疾患：如重度心功能不全、重度高血压、严重肺功能不全和急性肺炎。②食管化学性、腐蚀性损伤的急性期。③不能良好合作者：如严重精神病患者。

相对禁忌证：①一般心肺疾病。②急性上呼吸道感染。③严重的食管静脉曲张。④透壁性溃疡。⑤食管畸形、脊柱及胸廓畸形。⑥有出血倾向者。以内镜超声引导下穿刺为目的者应属绝对禁忌。

检查方法 患者左侧卧位或俯卧位。内镜前端涂水以润滑，禁用硅油或耦合剂，以免影响内镜视野。检查特殊部位有时需特定的操作方法，并通过水囊法或水充盈法观察病变。

经食管纵轴内镜超声 内镜超声插至食管下1/3处，此时探头一般在患者左侧，可将水囊内注水约5ml，适当抽出食管腔内气体，向左向右旋转镜身找到胸主动脉，从胸主动脉处向右旋转镜身，可相继观察到左肺、左心房、右肺、奇静脉和脊椎，若反方向旋转，上述结构以相反顺序出现，这些都是重要的定位标志。从胸主动脉向左旋转约45°，可显示奇静脉影像，呈细的、长轴切面的无回声结构，与食管壁毗邻。沿奇静脉向头侧扫查可显示奇静脉经奇静脉弓汇入上腔静脉。从胸主动脉向左旋转，使探头沿食管右侧壁从后方移向前方，显示搏动的左心房、二尖瓣及左心室，进一步右旋并稍退镜，可显示左心室流出道及运动的主动脉瓣。继续退镜可显示隆突下区域，此处左心房或上肺静脉的头侧可显示右肺动脉为一类圆形切面。这一区域是进行隆突下淋巴结细针穿刺的重要部位。轻转动镜身可观察到右肺动脉与肺动脉主干延续，走行与升主动脉交叉，并与右心室流出道相延续。气管隆嵴本身为气体回声，在气管隆嵴下区向左右转镜45°可分别显示左、右主支气管，超声图像上为一条亮线，其旁边显示双侧肺门的肺动静脉。左肺门显示左肺动脉，向后退镜可同时显示左肺动脉和另一个较大的圆形的无回声结构——主动脉弓，肺动脉与主动脉间的软组织区称主动脉-肺动脉窗

（AP窗），是另一个重要的纵隔淋巴结细针穿刺区域。进一步退镜并稍左右转镜可显示主动脉弓向上的一个分支——左颈总动脉及其深侧的左头臂静脉，转动镜身也可显示另一分支——左锁骨下动脉，退镜可观察血管向上延伸至颈总动脉和颈内静脉，转动镜身可显示甲状腺。探头于食管下段近贲门处于左心房切面向右转镜身，在左心房右侧的深部可见上、下腔静脉汇入右心房。胸导管较细小，位于胸主动脉和奇静脉间，纵轴切面下显示较困难，拟行胸导管穿刺造影者必须准确定位。

经胃十二指肠的纵轴内镜超声 可显示腹部器官和血管结构。因胃腔大，胃十二指肠的形态和与周围器官的相对位置关系变化较大，经胃十二指肠的内镜超声远比经食管的内镜超声复杂。在贲门部位从降主动脉方向旋转约180°可显示3条肝静脉汇流入下腔静脉。沿降主动脉向下推进内镜至贲门远侧数厘米，左右转镜可显示腹腔干。腹腔干一般以45°角从主动脉发出，有时其远侧发出的肠系膜上动脉也可在同一声像图上显示。腹腔干周围是食管癌、胃癌、胰腺癌分期的重要检查区域，也是腹腔神经丛阻滞术的重要定位标志。显示腹腔干后转动镜身并沿血管走行扫查，可分别显示腹腔干与肝总动脉、脾动脉延续，有时可见胃左动脉。

显示壶腹 探头应插至十二指肠降部乳头远侧并拉直镜身，抽空腔内气体，水囊部分充水约5ml，保证水囊与黏膜接触良好。此处主要解剖标志有下腔静脉、腹主动脉及右肾。探头于不同位置显示血管的影像变化很大。通常下腔静脉比腹主动脉更接近于

探头（在声像图的上方），除非内镜进至十二指肠水平部，且探头转向患者右后方，此时腹主动脉可能紧邻十二指肠壁。用彩色血流图和多普勒频谱可区分两个血管，腹主动脉发出右肾动脉自下腔静脉后方穿过，也有助于鉴别二者。沿右肾动脉扫查可见右肾动脉进入右肾。探头于右肾上极左旋内镜可扫查右肾上腺切面。

探头置于十二指肠降部内镜可观察到十二指肠乳头，超声可显示壶腹，其超声影像为一低回声漏斗形结构，有时可见胆管或胰管汇入壶腹。对梗阻性黄疸者应仔细检查壶腹和胆管。正常壶腹直径通常<10mm，对低回声区较大，且回声不均、边缘不整者应注意有无壶腹部肿瘤。若内镜下乳头形态学改变明显，可直接钳取活组织检查。若乳头表面无明显异常，可行内镜超声引导下细针穿刺检查。

显示胰腺 在十二指肠降部，胰头部距探头很近，呈均质较细光点，比肝脏回声稍高。有时胰腺腹侧组织和背侧组织回声有差异，局部组织回声偏低，易误诊为肿瘤。从降部退镜并转动镜身，可显示部分胰头、胆管和胰管。有时胆管和胰管显示为长轴切面并呈平行走行，有时则显示为横切面，即两个类圆形的无回声区。通常胆管比胰管更接近于探头，即同一声像图中胆管位置比胰管高。显示胆总管远端后，左旋内镜可跟踪扫查胆总管胰段和十二指肠后段。退镜使探头在十二指肠降部近端或球部可观察胰头，在球部或胃窦可观察胰颈。缩小水囊使探头从球部更容易退至胃窦，并可防止退镜时撕伤黏膜。在球部近端或胃窦远端，于胰颈深部可见门静脉和肠系膜上动脉，

一般还可见脾静脉和肠系膜上静脉的合流处。显示胰颈和胰体可先将探头退至近贲门位置，找到腹主动脉，向前推进内镜确定腹腔干发出位置，从腹腔干位置向前推进1~3cm，可找到肠系膜上动脉以30°角从主动脉发出，在腹腔干和肠系膜上动脉间可见到胰体部切面。此位置胰管显示为小圆形无回声区，周围可见脾静脉和脾动脉影像，一般脾动脉应比脾静脉更接近腹侧和头侧（声像图的后上方），且脾动脉比脾静脉细、曲折，脾动脉呈圆形，而脾静脉多呈椭圆形。

在胃体或胃窦显示胰颈后，推进内镜可显示胰腺后方肠系膜上动脉的长轴切面。在肠系膜上动脉为长轴切面时，将镜身稍向左旋可显示脾静脉汇入门静脉。在门静脉合流处（即脾静脉和肠系膜上静脉合流至门静脉处）可见脾静脉的切面和显示为长轴切面的门静脉和肠系膜上静脉。退镜可沿门静脉扫查入肝门。在胃体部可见门静脉系统的合流处，一般肠系膜上静脉应在合流处远侧，而门静脉在头侧。门静脉、肠系膜上静脉、二者汇合处及肠系膜上动脉均是识别胰腺癌侵犯血管的重点检查区域。

应用线阵式探头内镜超声，在胃体部显示门静脉合流处后，经过调整可观察到肠系膜上静脉贯穿胰腺组织，此时在肠系膜上静脉前方为胰颈部，后方为钩突。轻压大螺旋，向左旋转内镜，可观察到肠系膜上静脉在视野中消失，此时观察到的胰腺组织为胰头，有时可显示主胰管的长轴切面，体型消瘦者可显示胰管一直延伸至壶腹。应用线阵式内镜超声可在胃体部扫查全部胰腺。将探头置于胃体部可显示胰腺体部

及脾动、静脉，后向右逐渐旋转镜身，探头逐渐指向患者左侧，沿脾动静脉扫查直至脾门部。此过程可观察肾静脉切面，左肾切面，胰尾与脾相邻，脾动静脉出入脾门，在转镜过程中可显示全部胰体、胰尾组织。

通常以"切香肠"方式扫查胰腺横断面，首先在胃体部扫查胰头、胰颈、胰体和胰尾，然后从十二指肠降部扫查壶腹周围，再从十二指肠球部及胃窦扫查胰头作为补充。疑诊胰腺多发肿瘤者常需以"劈劈柴"的方式扫查胰腺长轴切面，可通过于上消化道远端拉直镜身或在胃体部调整内镜超声小螺旋使探头指向胰尾的途径实现，有助于避免将多个肿瘤误认为单个肿瘤。对十二指肠梗阻镜身不能通过者，线阵式内镜超声探头在胃体部扫查胰腺为纵切面，可左右旋转探头调整切面以完整扫查胰腺，环扫式内镜超声在胃体部扫查胰腺为横切面，探头上下调节切面较困难，若不在十二指肠扫查胰头有漏诊的可能。

显示门静脉系统 不仅有助于诊断门静脉系统本身的疾病，判断肿瘤是否侵犯血管和有无门静脉高压等，而且也是观察其他器官的重要定位标志，尤其对肿瘤范围较广、解剖关系变化较大者，找到定位标志是确诊的前提。

在胃体部找到脾静脉，沿脾静脉走行左旋镜身，可找到脾静脉汇入门静脉处，也可在肝尾状叶与肝左叶间找到门静脉再向前推进至门静脉系统血管汇合处。肠系膜上静脉、下静脉和脾静脉合流的解剖变异较多，大致分为：①"斤"字形结构：通常在胰腺体后方可见肠系膜下静脉汇入脾静脉，脾静脉在胰颈部后方与肠

系膜上静脉汇入门静脉。②"K"字形结构：在胰腺颈部后方可见肠系膜下静脉汇入肠系膜上静脉，后肠系膜上静脉再与脾静脉汇合。③"个"字形结构：可见肠系膜上、下静脉和脾静脉一起汇合入门静脉。一般在距第一肝门1~2cm处测量门静脉宽度，门静脉主干内径宽度10~12mm。胃左静脉合流入门静脉系统有三种解剖变异，通常胃左静脉汇入门静脉，少数汇入脾静脉，汇入门静脉和脾静脉汇合处者极少见。在胃体部找到门静脉，其长轴切面两侧可分别见到胆总管和肝动脉，沿肝动脉扫查可见其与腹腔干相连。门静脉后方的胆管向下进入胰腺，穿过胰腺进入十二指肠壶腹。肝固有动脉、门静脉和胆管一起进入肝门，进入肝门的门静脉通常与肝静脉或下腔静脉走行垂直。

虽体表超声和CT检查对肝脏占位性病变的诊断价值优于内镜超声，但行消化道内镜超声亦应仔细观察肝脏，尤其注意消化道肿瘤有无肝左叶、尾叶的转移灶。若内镜超声发现肝脏可疑病灶应行细针穿刺，对疾病的治疗有重要指导意义。超声探头在胃体胃底部可观察肝左叶，一般在贲门部将镜身略向左转可显示肝脏及肝静脉和下腔静脉的合流处，即第二肝门，观察此处对巴德-基亚里综合征（Budd-Chiari syndrome）的诊断有一定意义。

显示脾脏 探头置于胃近端大弯侧显示胰尾末端的同时，尚可见细腻、回声均匀的脾脏组织。在脾脏内侧和胰尾后方可见左肾影像，它为长椭圆形，周边实质呈低回声，而中央可见集合系统的高回声。调整角度可观察到从腹主动脉发出的肾动脉，肾动脉与肾静脉伴行，在脾静脉后方进

入左肾门。在左肾头侧可见左侧肾上腺，呈很小的"海鸥样"结构。找到腹腔干后右转镜身并稍退，亦可显示左肾上腺。脾动脉和脾静脉介于肾上腺和胰尾部之间，这两根血管有时是鉴别胰腺肿瘤和肾上腺肿瘤的重要依据。

显示肝外胆管系统 内镜超声能稳定、清晰的显示肝外胆管系统，尤其对远端胆总管结石和远端胆管癌有较高诊断价值。显示胆总管的最佳方法是首先将探头置于十二指肠乳头水平，胆总管胰段可在声像图上显示为长轴切面，并与胰管毗邻，分别汇入乳头。退镜并稍转动镜身可显示胆总管其余部分。退镜至十二指肠降部近端和十二指肠球远端可显示胰腺外胆管和其深侧的门静脉，此时稍退镜并左旋镜身可沿胆总管走行扫查至肝门部。因胆总管十二指肠后段距探头较近，通常可行内镜超声引导下胆总管穿刺，注入造影剂，以解决内镜逆行性胆胰管造影（endoscopic retrograde cholangiopancreatography，ERCP）插管不能成功而磁共振胆胰管成像（magnetic resonance cholangiopancreatography，MRCP）不能确诊的病例，即内镜超声引导下穿刺胆胰管造影术。在此区域

胆总管或胰腺与十二指肠壁间常可见胃十二指肠动脉。若区分胆总管、胰管和血管有困难，可借助彩色多普勒功能。肝外胆管近端与门静脉腹侧伴行，其内径小于同水平门静脉内径的1/3；远端于胰头后方（胰腺段）、下腔静脉前方下行，在胆总管全长的最宽处测量胆总管的宽度，其内径一般<7mm。正常胆总管内径随年龄增加，老年人可达10mm。对体型消瘦者可在胃体部观察到大部分胆管，在门静脉后方可见到胆管，有时也可观察到胆总管贯穿胰腺至十二指肠。

显示胆囊 一般应将探头置于胃窦或十二指肠球部。在十二指肠球部显示胰头或胰颈后旋镜身约180°或在胃窦近幽门部将镜身转向前壁侧，均可显示胆囊。有些患者退镜至胃体亦可显示胆囊。有时胆囊压迫胃十二指肠，常规内镜易误诊为黏膜下肿物，而内镜超声很容易鉴别。

经直肠的纵轴内镜超声 进镜至乙状结肠，髂内血管和髂骨影像是乙状结肠至骨盆左侧的标志。内镜退至直肠，膀胱位于直肠前方，是重要的定位标志。男性患者膀胱下方、直肠前方为前列腺，左右旋转内镜可见膀胱与

直肠间的精囊腺，再向下，直肠前方为尿道膜部，左右旋转内镜可见肛提肌。女性患者膀胱和直肠间是子宫，从子宫切面向两侧转镜可观察两侧卵巢。退镜至直肠中下段，位于直肠前方为阴道和尿道。退镜至肛管水平，可观察肛门内括约肌和外括约肌，前者显示为直肠壁内一层很厚的肌层。直肠外侧肛提肌与直肠纵行肌相沿续。肛门外侧自上而下，有肛门深、浅、皮下外括约肌。

临床意义

消化道肿瘤 不仅可观察食管癌、胃癌、直肠癌、胃淋巴瘤等的侵犯深度，还可判断是否有淋巴结及周围器官转移，对制订正确的治疗方案有重要意义。

胰腺病变 纵轴内镜超声探头可与胰腺组织邻近，对胰腺显示无盲区，且因电子线阵式内镜超声探头采用较高的探头超声频率，声像图分辨率高，对胰腺微小病变的显示优于各种其他检查（图1）。可观察胰腺癌是否侵犯肠系膜血管、腹腔干及其分支、门静脉系统及周围器官，对胰腺癌进行分期，了解胰腺癌手术切除的可能性，对选择治疗方案有重大意义。胰腺神经内分泌肿瘤大多数临床症状突出而病灶较小，

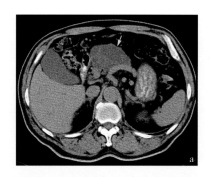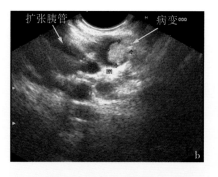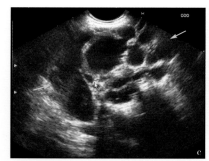

图1 胰腺占位性病变纵轴内镜超声检查

注：a.CT提示：胰腺颈部多房性占位，大小约7.6cm×5.6cm×6.0cm，考虑囊腺瘤，不除外胰腺导管内乳头状黏液瘤；b、c 纵轴内镜超声检查见：胰头区胰管明显扩张，呈多腔囊性改变，胰腺头部区域囊腔内可见一处乳头状结构，超声切面大小约11mm×10mm

对肿瘤定位较难，纵轴内镜超声检查对其有良好的显示能力。对胰腺性质不明的占位性病变行穿刺吸取细胞学检查，有助于确定病变的性质。

黏膜下肿瘤 种类较多，明确其起源和性质是选择治疗方案的重要依据。内镜超声检查是鉴别消化道黏膜下肿瘤和腔外压迫的首选检查方法。纵轴内镜超声检查尤其适用于胃、十二指肠及直肠黏膜下肿瘤的诊断。对黏膜下肿瘤行内镜超声引导下细针穿刺吸取细胞学检查有助于判断肿瘤的来源和性质。

肝胆疾病 因受肠道气体干扰体表超声对远端胆总管显示不佳，现有 ERCP 和 MRCP 等检查，有时因插管不成功或显影不良，诊断仍有一定困难。纵轴内镜超声检查可排除十二指肠气体干扰，对胆总管管壁结构的显示效果好，对肝外胆管癌分期的意义已得到普遍认可。尚可识别胆总管微小结石，可作为腹部超声、ERCP、MRCP 的补充检查。为确定病变性质、了解胆总管狭窄程度，可对病变行穿刺活检，对胆总管行穿刺造影。

壶腹癌分期 纵轴内镜超声检查借侧视内镜视野可清楚观察十二指肠乳头大小、形态，超声视野观察壶腹部结构，对壶腹癌分期有重要意义。

贲门失弛缓症 纵轴内镜超声检查对贲门失弛缓症的诊断价值争议较大，但可用于其与非功能性疾病（假性贲门失弛缓症）的鉴别。

胃黏膜皱襞增厚 纵轴内镜超声检查对浸润型胃癌（Borrmann Ⅳ型胃癌）、淋巴瘤、巨大肥厚性胃炎（图2）及其他胃壁增厚疾病的鉴别有重要意义。

胃腔血管性病变 胃腔内静脉曲张、静脉瘤在内镜超声下有特征性表现，可防止误诊、误治。尚可测定奇静脉血流量，具有一定科研价值。

食管周围的中后纵隔病变 纵轴内镜超声检查对其显示效果极佳，可显示肿瘤部位、形态、大小及与周围器官的关系，并可在超声引导下做穿刺活检，可避免不必要的痛苦和风险。对纵隔淋巴瘤和肺癌分期的意义尚不明确。

内镜引导下穿刺检查 线阵式内镜超声引导下对胃周围的腹腔病变和左侧肾上腺、胰腺、部分肝脏病变行细胞学检查，可判断病变性质和来源。

内镜引导下治疗 线阵式内镜超声引导下穿刺引流和细针注射技术，可应用于多种疾病的治疗，如胰腺假性囊肿穿刺内引流、贲门失弛缓症下食管括约肌注射肉毒素、腹腔神经丛阻滞和针对晚期肿瘤的局部注射等。

（孙思予）

huánsǎo nèijìng chāoshēngshù

环扫内镜超声术（circular scanning endoscopic ultrasonography）

超声扫描平面与内镜长轴垂直的检查方法。可对消化道管壁及周围器官或结构进行 360° 的环形扫描。较纵轴内镜超声扫描范围广，更易掌握，探头较小，扫描距离远，应用最为广泛。

适应证 ①消化道黏膜下肿瘤的鉴别诊断。②消化道癌（如食管癌、胃癌、结肠癌等）的术前分期。③胰胆系统肿瘤，特别是小肿瘤的诊断。④慢性胰腺炎的诊断。

禁忌证 同纵轴内镜超声术。

临床意义

黏膜下肿瘤 内镜超声下消化道壁分为5层（与其解剖结构相对应），可轻易分辨壁内肿瘤的生长层次，5层结构中任一层次的中断及异常变化可判断肿瘤浸润深度。内镜超声可通过肿瘤起源层次、大小、回声特点等初步判定肿瘤性质，亦可鉴别消化道的隆起是否源于壁外压迫，包括正常结构外压或壁外肿瘤外压（图1~图4）。

食管癌、胃癌、结肠癌的术前分期 内镜超声可较准确诊断消化道早期癌，为其内镜下切除提供依据。可对进展期消化道癌进行较准确的术前 TNM 分期，以便制订手术方案或行术前新辅助放、化疗（图5、图6）。内镜超

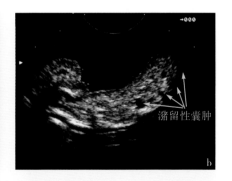

图2 巨大肥厚性胃炎纵轴内镜超声检查

注：a、b超声视野显示胃壁增厚明显，最厚处达16mm。主要为超声第3层（相当于黏膜下层）增厚，内部回声较高，可见较多无回声结构（潴留性囊肿），超声第4层结构不增厚，胃壁超声5层结构均完整，经病理证实为巨大肥厚性胃炎

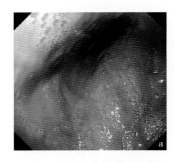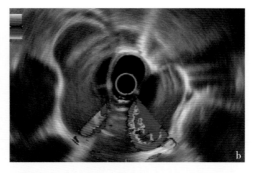

图1　食管外压性隆起环扫内镜超声检查

注：a.胃镜下见食管外压性隆起，呈球状；b.内镜超声下见隆起源于主动脉外压

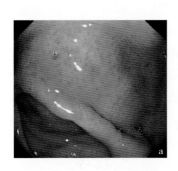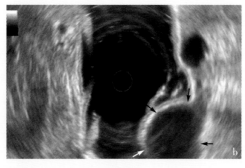

图2　胃底外压性隆起环扫内镜超声检查

注：a.胃镜下见胃底半球状隆起，表面黏膜光滑；b.内镜超声下见左肝囊肿压迫胃壁，胃壁层次清晰

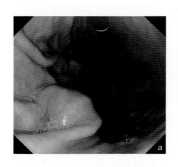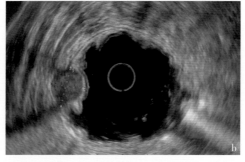

图3　胃体隆起环扫内镜超声检查

注：a.胃镜下见胃体球形隆起，表面黏膜光滑，可见桥形皱襞；b.内镜超声下见起源于胃壁固有肌层的低回声占位，边界清晰，诊断胃壁间质瘤

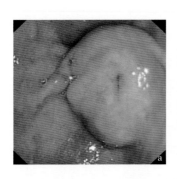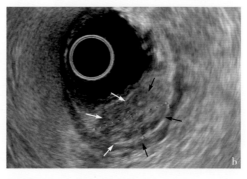

图4　胃窦隆起环扫内镜超声检查

注：a.胃镜下见胃窦大弯黏膜半球形隆起，表面光滑，中心有凹陷开口；b.超声胃镜下呈中等回声，内回声呈颗粒状，边界清晰，位于胃壁黏膜下层，诊断胃窦异位胰腺

声对于肿瘤浸润深度（T分期）和壁外淋巴结肿大（N分期）的诊断较准确，远处转移（M分期）的诊断不如B超或CT。

胰腺、胆管肿瘤　内镜超声可紧贴胃壁或十二指肠壁进行扫描，与胰腺、胆管仅一壁之隔，可清晰显示全部胰腺组织、胆管全长及胆囊，对于发现胰腺小肿瘤、胆管末端肿瘤或十二指肠乳头部肿瘤具有重要作用（图7～图9）。内镜超声诊断胰腺、胆管肿瘤浸润大血管或周围重要器官的可靠性较高，可避免不必要的开腹手术探查。

慢性胰腺炎　现有实验室或影像学检查均难以诊断早期胰腺炎，尚无慢性胰腺炎诊断的金标准。内镜超声诊断慢性胰腺炎敏感性较高，可清晰显示胰腺实质结构和胰管的细微改变，如胰腺实质内高回声，腺体呈小叶样结构、囊性变、钙化，可见胰管扩张、分支及胰管结石等（图10）。

（年卫东）

yí-dǎnguǎnnèi nèijìng chāoshēngshù

胰胆管内内镜超声术（intraductal ultrasonography of the pancreato-biliary duct）　将微超声探头置入胆管或胰管内扫查诊断胆胰疾病的方法。微超声探头的频率为12～30MHz，分辨率高，可发现管壁上皮内癌等浅表病变，但是腔内超声（intraductal ultrasonography，IDUS）需在内镜逆行性胆胰管造影（endoscopic retrograde cholangiopancreatography，ERCP）基础上进行，操作有一定难度，微超声探头较易损坏，且高频超声穿透力弱，较难显示病变与胆管或胰腺周围结构的关系，从而限制了其广泛应用。

适应证　①胰胆管狭窄的鉴别。②判断壶腹癌、胆管癌及胰

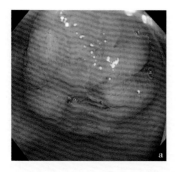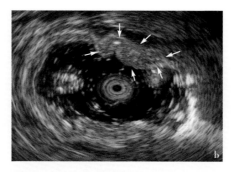

图5　胃窦早期癌环扫内镜超声检查

注：a.胃镜下见胃窦小弯黏膜扁平状隆起，表面充血，中心稍凹陷；b.内镜超声下见
　　局部黏膜层增厚，黏膜下层完整无浸润

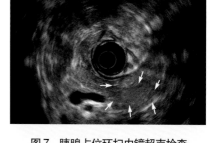

图7　胰腺占位环扫内镜超声检查

注：胰腺体部低回声占位，边界清
　　晰，最大径1cm

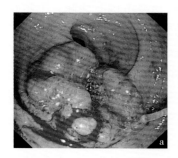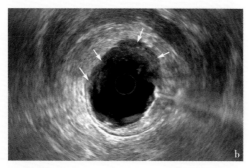

图6　直肠癌环扫内镜超声检查

注：a.肠镜下见直肠内菜花样肿瘤，中心溃疡形成；b.内镜超声下见肿瘤呈低回声，
　　浸润肠壁全层

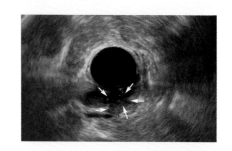

图8　胆管癌环扫内镜超声检查

注：胆总管末端低回声占位，边界
　　不清，形状不规则，最大径
　　<2cm，诊断胆管癌

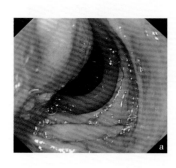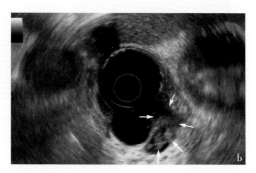

图9　壶腹周围癌环扫内镜超声检查

注：a.胃镜下见十二指肠乳头肿大，表面充血；b.内镜超声下见十二指肠壶腹部低回
　　声占位，形状不规则，浸润胆管末端及胰管，致胆管、胰管扩张

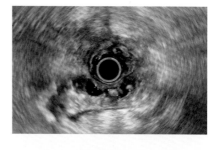

**图10　慢性胰腺炎环扫内镜
超声检查**

注：内镜超声下见胰腺回声不均匀，
　　实质内点状高回声，呈小叶样
　　结构，胰管扩张，胰管内多发
　　高回声结节。诊断慢性胰腺炎
　　伴胰管多发结石

腺癌的进展程度。③ERCP有可疑发现，CT、内镜超声（endoscopic ultrasonography，EUS）正常需进一步检查者。④疑诊早期胆管癌、胰腺癌。

禁忌证　绝对禁忌证：①心肺功能严重障碍者。②胆道感染伴中毒性休克者。③神志不清无法配合者。相对禁忌证：有出血倾向及碘过敏者。

检查方法　所用内镜为十二指肠镜，微型超声探头直径为1.7～3.4mm，长约2000mm，工作频率一般为7.5～30.0MHz，声束与导管长轴垂直为10°角发射和接收，超声扫描方式为B型，360°环形机械扫描，轴向分辨率0.1mm，穿透深度2～3cm。胰管内微型超声的探头选择应比胆管内更细，以外径2mm的无囊型微型超声探头最理想。患者禁食8

小时以上，术前行咽部麻醉，服用袪泡剂，并经静脉或肌内注射地西泮类镇静剂和解痉剂。IDUS检查探头置于胆管或胰管内均可，若胆管扩张明显，在胆管内行IDUS较容易；胰体尾癌者仅可在胰管内行IDUS。两者操作方法相似，现以胆管内超声检查为例。①将十二指肠镜插至十二指肠乳头部，先行胆管造影。②插管成功后置入导丝，将微超声探头沿导丝经活检钳道插入胆管，轻调抬钳器，缓慢向胆管内插入，以免用力过度损坏超声探头。③X线透视下将探头缓慢插至胆管病变部位，胆管严重狭窄者可先行扩张，再插入探头。行胰管IDUS时需先将导丝通过狭窄处，最好置于胰尾，再循导丝插入探头，应尽量减少探头在胰管内滞留时间，以免诱发急性胰腺炎。

临床意义

正常影像　①胰腺实质：呈细网状，分布均匀。②主胰管：胰管主要由黏膜及结缔组织构成，不同频率的IDUS对胰管层次的显示率不同。30MHz IDUS的正常主胰管超声图像82.1%为3层结构，由内向外依次为高回声-低回声-高回声，其组织学组成为黏膜、结缔组织和实质细胞，17.9%呈一高回声层。20MHz IDUS显示的主胰管53.6%呈一高回声层，17.9%呈如30MHz的3层图像，28.5%不成像（图1）。③胆总管：探头位于胰腺头部胰管内可显示胆总管胰段，探头位于胆管者，30MHz常可显示3层结构，20MHz常为一高回声层（图2）。④血管：探头位于胰腺体部和尾部可显示脾静脉。30MHz IDUS 7.2%完全成像，82.1%部分成像，10.7%不成像；20MHz IDUS 100%完全横扫成像。有时可显示

门静脉、肠系膜上静脉或下腔静脉。

胰腺癌的诊断　30MHz IDUS的超声图像可分为：Ⅰ型：多见，低回声病灶外伴高回声区，正常胰腺实质网状图像消失，多为分化良好的管状腺癌（图3）；Ⅱ型：较少，胰管内病灶为高回声，胰实质正常网状图像存在，多为管内乳头状腺癌。胰管内乳头状癌20MHz IDUS超声图像分为：胰管壁增厚，壁内结节状回声；混合性团块影，胰管壁中断。IDUS诊断胰腺癌敏感性和特异性较高。

胆管癌的诊断　可显示胆管不规则增厚，低回声浸润，壁外淋巴结肿大，对肝门部胆管癌的显示优于EUS，尤其可发现早期胆管癌（图4）。IDUS诊断胆管癌的敏感性和特异性较高，可将肿瘤分为3型：①早期胆管癌，

肿瘤局限于低回声层，胆管壁呈高、低回声层，界限清晰。②肿瘤及浆膜下脂肪组织呈高回声，胆管壁高、低回声带界限及其外高回声带不规则，呈"驼峰样"。③肿瘤突破外侧高回声带，形如葵花，高回声带消失。

十二指肠乳头癌或壶腹癌的诊断　可显示乳头正常结构消失，为低回声病灶取代（图5）。EUS可清晰显示十二指肠乳头癌或壶腹癌的病变范围及与胰管、胆管的关系，其诊断价值优于IDUS。

胆胰管狭窄的鉴别　IDUS可显示胆管壁的3层结构，因此对胆管狭窄性质的判断有价值。通常胆管壁增厚，胆管外层高回声杂乱、断裂，胆管癌可能性大（图6）；胆管壁增厚，管腔狭窄伴壁内回声不均，以良性狭窄居多。

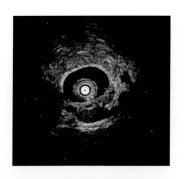

图1　IDUS 显示正常胰腺影像

注：探头位于胆总管的胰段，下方为胰管，两者之间为正常胰腺组织

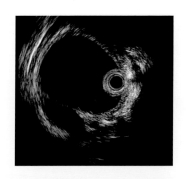

图2　IDUS 显示正常胆总管影像

注：探头位于胆总管内，显示正常胆管壁为三层结构

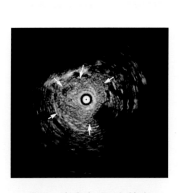

图3　胰腺癌 IDUS 检查

注：胰管 IDUS 显示胰实质内不规则低回声病灶

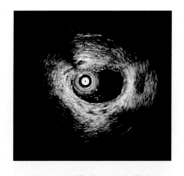

图4　胆管癌 IDUS 检查

注：胆管壁结构破坏，低回声侵犯至浆膜，但病变较局限

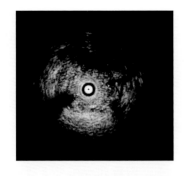

图5　十二指肠乳头癌IDUS检查

注：正常乳头结构为明显增厚的低
回声病灶取代

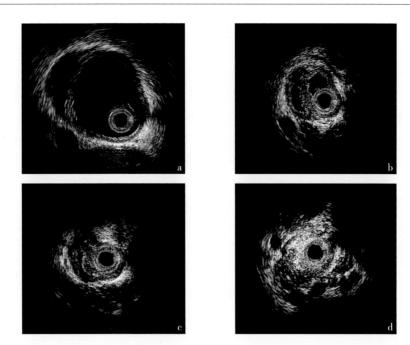

图6　胆总管癌的 IDUS 检查

注：a.近端胆总管扩张；b.癌组织浸润胆总管；c.胆总管狭窄；d.胆总管梗阻

　　胰管狭窄尤其主胰管狭窄主要源于胰腺肿瘤和慢性胰腺炎，前者 IDUS 图像为胰管狭小、胰管周围低回声区伴一狭窄的高回声带，后者胰管狭窄程度轻于前者，胰管周围有环状无回声带，其外仍呈网状结构。IDUS 敏感性与 ERCP 和 EUS 相近，特异性高于后者。某些慢性胰腺炎小叶间纤维化致胰管狭窄者，EUS、CT 和 ERCP 常难以诊断，而 IDUS 则多可准确诊断。

　　对胰腺肿瘤浸润范围的诊断一定程度上取决于 IDUS 探头直径和频率，频率越高则超声波穿透组织的深度就越小。30MHz 的 IDUS 显示直径 1cm 的病灶优于 20MHz 者。IDUS 可诊断胰腺恶性肿瘤的胰十二指肠部淋巴结转移，其诊断的正确率为 66.7%，特异性为 91.3%。对侵犯范围较大的肿瘤可用 7.5MHz 的 IDUS，肿瘤分期诊断用 10MHz 以上的 IDUS 为佳。

　　术后处理　禁食 24 小时，适当补液，必要时给予抗生素预防感染。术后腹痛，但血、尿淀粉酶正常者可对症处理。

　　并发症及处理　很少，一般与 ERCP 操作有关。主要是急性胰腺炎，术后若出现腹痛，且血、尿淀粉酶水平升高应疑诊，可给

予抑制胰酶活力及胰腺分泌药物，呕吐明显者可行胃肠减压。

（金震东）

nèijìng chāoshēng yǐndǎoxià chuāncìshù
内镜超声引导下穿刺术 （endoscopic ultrasonography-guided puncture）内镜超声引导下对胃肠道或周围组织器官进行穿刺的技术。可获取细胞或组织行病理学检查，并可将药物或器械导入目标器官或组织进行治疗。包括内镜超声引导下针吸细胞学检查和内镜超声引导下治疗技术，后者又称介入内镜超声技术。

　　内镜超声引导下针吸细胞学检查　内镜超声引导下将穿刺针导入目标器官或组织，通过负压吸引吸取细胞或组织做病理学检查。因超声探头与病灶间距离缩短，该技术可穿刺体表超声不能显示的病灶，并发症少，且不易导致肿瘤种植。

　　适应证　①消化道黏膜下肿瘤，尤其是恶性或潜在恶性的间质瘤。②来源性质不明的纵隔占位性病变。③肺内结节伴纵隔淋

巴结肿大。④胰腺囊性或囊实性病变。⑤肿大淋巴结。⑥邻近胃肠道如肾上腺、胆囊、前列腺、脾等组织器官病变。

　　禁忌证　①严重凝血机制障碍者。②重度营养不良、低蛋白血症者。③通过调整方向和穿刺点均不能避开穿刺路径上的血管者。

　　检查方法　停用阿司匹林、氯吡格雷等抗血小板药物至少 1 周，无法停用抗凝剂者可用肝素替代。术前禁食水 6 小时以上，口含局部麻醉药物，也可用地西泮或丙泊酚镇静。选择超声扫描的方向与镜身平行的内镜超声，包括电子线阵式内镜超声和改良的扇形内镜超声，后者通过旋转超声镜面使得超声扫描的方向与镜身平行，不具备多普勒功能，无法显示血流，因此对区分血管与否较为困难。穿刺针包括普通穿刺针和切割式针。①进镜到达目的位置后进行超声检查，充分了解病变大小、形态、边界、供血情况及周围血管。②选择穿刺

点应避开血管，穿刺路径尽可能短，穿刺方向与镜身尽量避免出现切线位。③尽量拉直镜身，置入穿刺针，调整穿刺针长度到用抬举钳抬举时刚好可看到穿刺针头端，调整进针长度至目标位置。④取出针芯，持续负压吸引，可反复穿插，并可通过抬举钳或旋转镜身从不同角度穿刺病变（图1）。⑤获得标本可用涂片或液基细胞学方法固定，组织条可放入福尔马林液固定。

并发症　发生率低。①穿孔：多发生于消化道狭窄者。②出血。③胰腺炎。

内镜超声引导下治疗术　此类技术发展快，不断有新技术出现。内镜超声引导下胰腺假性囊肿穿刺引流术、内镜超声引导下

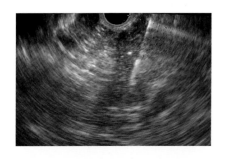

图1　内镜超声引导下针吸细胞学检查

注：胰头部肿大，呈低回声，且回声不均匀，穿刺针进入病变，行针吸细胞学检查

腹腔神经丛阻滞术、内镜超声引导下胆胰管造影术、内镜超声引导下药物置入术等已用于临床。

内镜超声引导下胰腺假性囊肿穿刺引流术　1992年首次报告。

适应证　胰腺假性囊肿致胃肠道梗阻、短时间内囊肿增大、囊肿合并感染者等需紧急处理；病变持续6周未吸收且直径>6cm者可择期处理。

禁忌证　①严重凝血机制障碍者。②合并假性动脉瘤者。③调整方向和穿刺点均不能避开穿刺路径上血管者。

操作方法　术前常规预防性使用抗生素。气管插管麻醉。进镜达胃腔或十二指肠后行超声检查。选择穿刺点，使穿刺针与囊肿囊壁尽量呈90°，超声引导下穿刺囊肿（图2a），退出导丝，留取囊液行淀粉酶、CEA、CA19-9、细胞学检查及细菌培养等，通过导丝用囊肿切开刀、针形刀等扩大穿刺点，用柱状球囊扩张器扩张，通常扩张直径可达1cm，通过导丝放入1个或多个支架（图2b），囊肿合并感染者应置入鼻囊肿引流管进行冲洗。术后抗感染7天，定期随诊，部分患者囊肿可消失，支架自行排出。

并发症及处理　发生率不高。①出血：操作前用彩色多普勒功

能检查血管可避免。止血可通过动脉栓塞或外科手术。②囊肿感染：可留置鼻囊肿引流管冲洗并抗感染治疗。③穿孔：源于穿刺后未能充分引流，若充分引流可有效避免。

内镜超声引导下腹腔神经丛阻滞术　内镜超声引导下将药物注射于腹腔神经节区域以破坏腹腔干周围神经节。

适应证　①晚期胰腺癌浸润所致腹痛。②慢性胰腺炎所致腹痛。

禁忌证　①严重凝血机制障碍。②调整方向和穿刺点均不能避开穿刺路径上血管者。

操作方法　术前准备见内镜超声引导下细针吸取细胞学检查。输液防止低血压。进镜至贲门下，经超声找到腹主动脉、腹腔干，分辨率高的超声可显示神经节，穿刺点可选腹腔干根部、神经节（图3）或腹腔干两侧，应避开血管，注射药物可用无水乙醇或氟羟泼尼松龙，止痛作用持久，合用2%利多卡因注射液或0.5%丁哌卡因注射液可减轻注射药物所致疼痛。术中应监测血压。

并发症及处理　①直立性低血压：术后观察2小时。②腹泻：短时间内可自愈。③腹痛等。

内镜超声引导下胆胰管造影

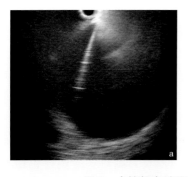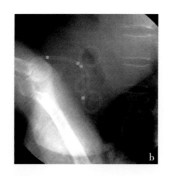

图2　内镜超声引导下胰腺假性囊肿穿刺术

注：a.胰尾部无回声病变，用19G穿刺针行超声引导下囊肿穿刺；b.通过导丝，在假性囊肿内置入2个双猪尾支架

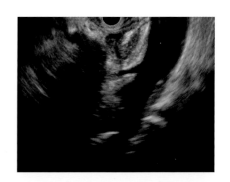

图3　内镜超声引导下穿刺腹腔干根部并注射药物进行神经丛阻滞

及介入治疗术 内镜超声引导下通过对胰管、胆管进行穿刺造影和进一步介入治疗的技术。

适应证 内镜逆行性胆胰管造影（endoscopic retrograde cholangiopancreatography，ERCP）插管失败或正常解剖结构改变不能通过ERCP完成的胆胰管梗阻者。

禁忌证 ①严重凝血机制障碍。②调整方向和穿刺点均不能避开穿刺路径上血管者。

操作方法 术前准备见内镜超声引导下细针吸取细胞学检查。路径包括：①经胃胆管穿刺：进镜至胃腔后行超声检查，显示扩张的左侧肝内胆管，选择距离最近，避开血管，经胃壁穿刺进入左肝内胆管后造影显示扩张胆管和狭窄部位，通过穿刺针置入导丝，局部扩张后经胃壁于左肝内胆管置入支架，或将导丝前端通过狭窄段、十二指肠乳头进入十二指肠，更换十二指肠镜后经活检管道取出导丝，后步骤同ERCP。②经胃胰管穿刺：内镜超声进镜至胃腔后行超声检查，显示扩张胰管，选择距离最近，避开血管，经胃壁穿刺进入胰管后，造影显示扩张胰管和狭窄部位，通过穿刺针置入导丝，局部扩张后经胃壁于胰管内置入支架，或将导丝前端通过狭窄段、十二指肠乳头进入十二指肠，更换十二指肠镜后经活检管道取出导丝，后步骤同ERCP。③经十二指肠胆管穿刺：内镜超声进镜至十二指肠腔后行超声检查，显示扩张胆总管，选择距离最近，避开血管，经十二指肠壁穿刺进入胆总管后，造影显示扩张胆总管和狭窄部位，通过穿刺针置入导丝，局部扩张后经十二指肠壁于胆总管置入支架，或将导丝前端通过狭窄段、十二指肠乳头进入十二指肠，更

换十二指肠镜后经活检管道取出导丝，后步骤同ERCP。

并发症及处理 ①穿孔、胆漏、胰漏：通常源于穿刺后胆管或胰管内液体未能有效引流，可选内镜超声引导下穿刺、经皮穿刺或外科手术等。②出血：胃肠道一侧者可通过内镜电凝或钛夹等方法止血，胆管或胰腺侧者可观察或行动脉栓塞治疗。

内镜超声引导下药物等置入术 内镜超声引导下将药物、放射粒子等注入目标器官，包括胰腺放射粒子和病毒置入、药物注射、贲门失弛缓症贲门括约肌神经毒注射术等。其他同内镜超声引导下腹腔神经丛阻滞术。

（杨爱明）

nèijìngxià huójiǎnshù

内镜下活检术（biopsy via endoscopy）

通过消化内镜取活组织检查。消化内镜检查的重点是发现病灶并作出相应诊断。因内镜下肉眼形态判断与疾病本质间存在一定的不一致性，故必须经病理学检查确认。

适应证 ①消化道肿瘤的确诊：判定组织学类型、浸润范围等。②良、恶性疾病的鉴别诊断。③消化道良性病变病理诊断：如溃疡的炎症、萎缩、肠上皮化生、低级别病变等。④幽门螺杆菌的诊断。

禁忌证 ①有出血倾向者。②门静脉高压者形似肿块状的胃静脉曲张。③毛细血管扩张症。④出血后裸露血管残端。⑤口服抗凝药或抗血小板药物未停药者（停药3~7天后可行此检查）。

取材方法 为获取正确的病理学诊断，选择在适当部位行活检取材最重要。根据病灶形态不同，采用不同的取材方法。隆起型病灶应在头端及基部的不同方

位取材；溃疡凹陷型病灶在环堤边缘尤其应包括内侧部深取、多取活组织（图）。疑为肿瘤者，癌与非癌的交界处最适宜，标本中癌与非癌组织均取到最理想。避免在溃疡中央取材，因后者常为坏死组织，且易诱发出血和穿孔。不同部位取材应置于不同试管，并贴上相应部位的标签。经内镜大块切除标本（内镜下黏膜切除术和内镜下黏膜剥离术）应展平、用钉固定后置入盛有固定液的器皿中送检。

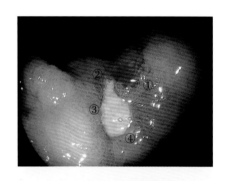

图 胃溃疡的钳取顺序

注：活检应取材于溃疡的边缘。考虑活检后血流的方向，应从胃的后壁、口侧开始（图中①~④），其中第一块活检的取材部位选择尤应慎重

并发症及处理 ①出血和穿孔：发生率低，前者源于深取、重复取或误取到血管，后者可为即时或迟发性穿孔，应紧急处理。②疼痛、糜烂、溃疡形成，或发热、菌血症等，常可自愈，必要时对症处理。

（吴云林）

nèijìngxià xìbāo shuāqǔshù

内镜下细胞刷取术（endoscopic brush cytology）

内镜直视下用细胞刷在病灶表面反复刷动获取病变细胞的检查方法。可在较大范围内刷取表面黏膜细胞，与活检病理学检查互为补充，可降低漏诊率，对疾病诊断特别是肿瘤的

初筛亦有较大价值。

适应证 ①食管下段至贲门结合部病变：该处发病率高，且管腔远比胃腔小。②活检困难或不可能活检的管腔狭窄者。③活检阴性的溃疡及浅表弥漫性病变。④内镜直视下诊断恶性肿瘤，因病灶面积大、易出血、溃疡深等暂不做病理活检者。⑤胆胰管良性和恶性狭窄、疑诊胰腺肿瘤（特别对早期仅局限于胰管的小胰腺癌）、梗阻性黄疸等的诊断和鉴别诊断。

禁忌证 ①有出血倾向者。②全身衰竭或心、肺、肝、肾等重要器官功能失代偿者。③有明确内镜逆行性胆胰管造影（endoscopic retrograde cholangiopancreatography，ERCP）和内镜超声检查禁忌证者。④急性胰腺炎、慢性胰腺炎急性发作期者。

操作方法

消化道细胞刷取术　取下内镜活检孔道上的常规橡胶活检阀门，换上细胞刷阀门，将细胞刷通过活检钳道缓慢送至病灶表面，轻轻反复刷拭，同时捻转细胞刷滑杆，以改变与病变的接触面，使刷头各面均能沾上细胞，避免用力过大擦伤黏膜。对病灶区的糜烂面、出血灶及活检后的创面等部位刷检可提高阳性率。内镜不能通过狭窄部位者可将细胞刷伸进狭窄的腔内反复刷动。刷毕，抽拉细胞刷至内镜头端的活检钳道出口处，随内镜一起退出。伸出刷头，在载玻片上涂片。若刷头上血性黏液较多，可用棉花签吸去后再行涂片。涂片时应同时转动刷头方向以保证各面细胞均匀涂至玻片上，一般涂片 4~6 张，不待涂片干燥即置于 95%乙醇固定后及时送检。

胆胰管细胞刷取术　常规行 ERCP，了解狭窄程度及范围后置入亲水导丝，沿导丝推入细胞刷外套管后置入细胞刷，于病变处快速反复刷动后将细胞刷退到导管内。刷取的细胞立即置载玻片上，涂片 4~6 张，置于 95%乙醇固定后及时送检。

术后处理 普通内镜下细胞刷取术后一般禁食 4 小时后方可进食冷流质。麻醉状态下行细胞刷取术后 24 小时应有专人护理，并避免驾车及从事危险性操作。胆胰管刷取术后应卧床休息，4~6 小时及翌晨查血清淀粉酶。第 2 天常规检查血白细胞计数与分类，监测血压、脉搏及全身状况，禁食 1~2 天，逐渐恢复流质及半流质饮食。

（吴云林）

内镜下止血（endoscopic hemostasis）

通过消化内镜进行消化道出血的止血方法。消化道出血临床常见，除补充血容量等一般急救措施外，关键是尽快止血。其措施有药物治疗、三腔双囊管压迫止血、内镜下止血。内镜下止血快速、安全、有效、创伤小，是消化道出血的首选治疗方法，应用广泛，使死亡率大幅下降。方法有局部喷洒止血药物法、内镜下局部注射法、止血夹法、结扎法、热凝固法、高频电凝法、激光照射法、微波治疗法、冷冻止血法、氩离子束凝固术（氩气刀）治疗等。其中激光、热凝、注射及止血夹等方法疗效相似。多种内镜下止血方法联合应用，主要有局部喷洒药物加注射药物治疗，高频电凝加局部药物注射、注射硬化剂或套扎术等，不但可提高即刻止血效果，还可降低远期复发出血率。

（张澍田）

内镜下药物喷洒止血术（endoscopic spraying of hemostatic drugs）

内镜下局部喷洒药物的止血方法。

适应证 ①黏膜糜烂渗血。②肿瘤破溃出血。③出血面积较大但量不大者。

操作方法 术前准备同普通内镜检查。术前肌内注射地西泮、山莨菪碱，大出血伴休克者应先输血、输液纠正休克，血压稳定后再做内镜治疗。内镜检查发现出血灶后，从活检管道插入喷洒导管或塑料导管，距离病灶 1~2cm 处对准出血灶直接喷洒止血药物，若出血灶模糊或视野不清，可先用冰盐水去甲肾上腺素溶液冲洗，待视野清晰后喷洒有效止血药物直至显性出血停止。

常用药物 ①冰盐水去甲肾上腺素溶液：可强烈收缩胃内血管，使血流量明显减少。浓度 80mg/L，一般喷洒剂量 100~200ml。该药对胃内血管有强烈收缩作用，对控制局部黏膜创面渗血效果较好。该药在肝脏灭活，无全身影响。②孟氏溶液：即碱式硫酸铁溶液，系硫酸亚铁经硫酸和硝酸处理后加热制成，是一种强烈的表面收敛剂，遇血后凝固，在出血创面形成一层棕黑色、黏附在表面的收敛膜。浓度 5%~10%，一般喷洒剂量 5~10ml。主要用于溃疡边缘渗血、出血、糜烂性胃炎、息肉摘除术后表面渗血等，对动脉喷射性出血效果差。该药可强烈收缩胃肠道平滑肌，剂量过大可致剧烈腹痛和呕吐，个别患者有食管和喉头痉挛，致胃镜拔出困难，应慎用。③凝血酶：可促进血液在表面凝固。应新鲜配制，用 pH 7.6 的磷酸缓冲液稀释，浓度以 400U/20ml 为宜，内镜下喷洒后可再口服凝血酶。该法优点为高效，无不良反应。缺点为血块易于早期剥离，有再出血可能，必要时可联合其他内镜下止血治疗。④巴曲酶：由巴西蛇毒液分离精制而成，含两种促血液凝固的酶，一种具有类凝血激酶样作用，另一种具有部分类凝血酶样作用，尚有局部血小板激活作用，在出血部位激发白色血栓形成而止血。通常用生理盐水稀释后局部喷洒，对局部创面止血较好。

(张澍田)

nèijìngxià zhǐxiějiā zhǐxiěshù

内镜下止血夹止血术（endo-scopic clips hemostasis）

用软硬适中的金属夹对肉眼可见的出血性血管和病灶直接夹闭的止血方法。其止血原理与外科血管缝合或结扎相似，属机械方法，不引起黏膜组织的凝固、变性、坏死。具有损伤小、止血速度快、再出血发生率低、并发症少、疗效确切等优点，已成为急性消化道出血非手术治疗最有效、最有临床应用价值的方法。

适应证 ①较大血管活动性出血。②消化性溃疡、马洛里-魏斯综合征（Mallory-Weiss syndrome）、血管畸形、息肉切除术后、消化道活检后等所致出血。③局灶性非静脉曲张性消化道出血，如食管癌、胃癌、结肠癌及局灶性血管畸形。④标记早期胃癌边界和部位。⑤闭合内镜下黏膜切除术所致黏膜缺损。

禁忌证 静脉曲张性消化道出血。

操作方法 安装金属夹后收至管鞘内。经内镜钳道将推送管送出内镜前端，推出并张开金属夹，对准病灶出血处，轻按并稍加压后收紧并断离金属夹，金属夹即将病灶连同附近组织夹紧，阻断血流达到止血目的。经内镜钳道插入喷洒导管，对准病灶喷洒冰盐水去甲肾上腺素，确认金属夹钳夹位置是否准确。金属夹止血治疗后，局部组织经炎症过程形成肉芽肿，自行脱落并经消化道排出体外。

注意事项 ①溃疡出血时应夹边缘，以免穿孔。②贲门、贲门下、十二指肠球后壁处止血夹难以直角对准出血血管，可致放置失败。③准确释放金属夹是成功的关键。

(张澍田)

nèijìngxià diànníngshù

内镜下电凝术（endoscopic co-agulation）

内镜下用凝固电流止血的方法。原理为凝固电流使探头接触部位产生热量，组织水肿压迫血管，血管腔变小或闭塞，形成血栓而止血。该法简单、安全、经济。

适应证 ①喷射状出血、活动性渗血或有半球形血管显露的出血，如消化性溃疡、息肉或黏膜下肿物电切除术后创面渗血。②息肉电切除术后边缘残留病变和小息肉的电凝灭活。

禁忌证 安装心脏起搏器者。

操作方法 常规内镜检查。冲洗、清洁病变部位，充分吸除病变部位及其附近的液体，暴露出血灶（尤其是血管）。根据电流回路途径，电凝器分单极、双极或多极。单极电凝器需在患者小腿部固定电极板。经内镜治疗通道插入已与高频电发生器相连接的电凝器，将电凝探头垂直对准出血灶，在其中央部位轻压探头，适量注水，选择合适的凝固电流强度，电凝器探头接触靶组织的瞬间通电，至电凝部位组织发白。撤离电凝探头，再以注水孔对准病灶适量注水，观察止血是否可靠，若经多方电凝止血效果不佳应考虑配合其他止血治疗措施。应用双极或多极电凝者于术中及术后可通过其孔道冲洗创面及协助电极与粘连的组织分离，也可通过喷入生理盐水肾上腺素液而加强止血效果。

并发症 ①再出血。②穿孔。③肢体电极板处皮肤灼伤。

注意事项 ①应控制电流强度及电凝时间，避免过分电凝致组织损伤面过大、过深，并发再出血或穿孔。②高频电凝固的组织细胞间连接脆弱，坏死组织易于脱落，可致短期再出血。③应先停止通电，带孔电极冲水后再撤离电凝探头，因用力牵拉探头易带下焦痂组织可致再出血。④应注意保持极板与患者肢体皮肤紧密接触。

(张澍田)

nèijìngxià jīguāng zhǐxiěshù

内镜下激光止血术（endosco-pic laser hemostasis）

利用激光凝固作用止血的方法。原理：①光能转为热能，使细胞水分蒸发，蛋白凝固、变性，胶原纤维挛缩，小血管收缩闭合，导致机械性小血管闭塞或小血管内膜血栓形成。②激光的压力和冲击效应。已很少应用。

适应证 急性非静脉曲张性上消化道出血。

禁忌证 同胃镜。

操作方法 术前补充血容量，休克者待血压回升后进行。插入胃镜后，给予去甲肾上腺素冰盐水充分冲洗、吸引，确定出血部位后经活检孔道插入石英光纤，导出激光（功率50W，脉冲和间歇时间为0.5~1.0秒），距病变部位0.5~2.0cm照射。溃疡出血者照射溃疡边缘及出血部位；裸露血管出血者，先照射血管周围组织，后照射血管本身；肿瘤组织出血者，应凝固肿瘤组织表面所有渗血部位及边缘组织。治疗后观察2~5分钟，若无活动性出血即可退镜。术后留置胃管，48小时内间断抽吸，仍有活动性出血者可行第2次治疗。术后禁食72小时，给予抑酸剂及胃黏膜保护剂治疗7~10天。

注意事项 ①除出血部位外，尚应凝固出血部位旁2~3mm范围的组织。②激光照射时间<2秒，照射局部组织凝固发白即可，以免致激光性溃疡、穿孔等并发症。

(张澍田)

nèijìngxià wēibō zhǐxiěshù

内镜下微波止血术（endoscopic microwave hemostasis）

利用微波对局部辐射加热的止血方法。此法仅使表层黏膜凝固，不损伤肌层，短时间即可完成止血，操作简便，定位准确，微波辐射器的同轴电缆不易折断，对人体无害。

适应证 ①消化性溃疡出血。②息肉或黏膜下肿物电切除术后创面渗血。

操作方法 术前常规输液补充血容量，用生理盐水洗胃。内镜下暴露出血灶，视野不清时用生理盐水喷洗。根据不同情况选择同轴电缆尖形电极或圆柱形电极，同轴电缆与病灶恰当接触，糜烂性病变可行平扫式治疗，血管破裂出血则直接于出血点行点状烧灼，或用尖形电极直接刺入黏膜行固化治疗。治疗仪参数时间4~8秒，功率30~70 mW。

注意事项 ①术后留置胃管，仍有活动性出血者行第2次治疗。②术后给予抑酸剂及胃黏膜保护剂。

(张澍田)

nèijìngxià shèpín zhìliáo

内镜下射频治疗（endoscopic radiofrequency therapy）

利用射频电容场止血的方法。原理是组织细胞在射频电容场的作用下失去活性，形成血栓，组织蛋白变性，起到止血、剥离和凝固作用。射频使细胞离子震荡产生热能，一般在50℃~80℃，无组织粘连、痂面萎缩、打火和导线发烫等现象，无炭化烟雾、灼伤及穿孔等不良反应，对神经肌肉组织无兴奋作用，且不会产生对人体有害的辐射。目前很少用于临床。

适应证 ①消化道肿瘤性病变。②消化道出血性病变。③消化道良恶性狭窄及堵塞支架再通。④巴雷特食管。

操作方法 小腿覆盖用生理盐水浸湿的纱布，在其表面固定电极回路板，连接射频治疗电极，治疗功率预调为26W，可根据病变情况调整，一般为22~28W。内镜下确定活动性出血灶，选择输出功率3~5档，工作时间定为3~5秒，经内镜活检孔插入治疗电极，其电极伸出胃镜2~3cm，电极固定在出血部位后通电，采用点射或压射等方法止血。可重复通电直至形成白色或暗色的凝固结痂，出血停止。术后禁食48小时，常规静脉输液及抑酸治疗。

(张澍田)

nèijìngxià lěngdòng zhìliáo

内镜下冷冻治疗（endoscopic cryotherapy）

利用超低温消除病变或止血的方法。原理是喷射冷冻剂导致局部温度急速下降（约超过-80℃），黏膜表层组织破坏，血管内皮损伤、血小板聚集及血管微血栓形成。该法仅损伤黏膜层，较安全，对不平整或大的病变优于氩离子束凝固术或电凝术，但低温可能致内镜镜头模糊，与喷洒管直接接触可能拔管困难。

适应证 ①消化道早期癌。②消化道出血性病变，尤其是黏膜弥漫性出血。③巴雷特食管。

操作方法 冷冻剂主要有液氮和液态二氧化碳2种。冷冻喷射导管经标准胃镜或结肠镜的钳道进入消化道管腔，确定出血部位，喷射导管距病变5~10mm，喷射冷冻剂，直至病变部位变白。上消化道内镜头端安置透明帽有助于该操作。

(张澍田)

nèijìngxià yàlízǐshù nínggùshù

内镜下氩离子束凝固术（endoscopic argon plasma coagulation）

借助氩离子束的电传导将高频电能量传递至目标组织的治疗方法。是高频电凝固技术的改良，对目标组织进行非电极接触式治疗，可避免导管头粘连及凝固治疗后结痂；可在短时间内有效制止大面积出血；高频电流随氩离子束自动流向尚未凝固或未完全凝固的创面，呈连续性凝固，可避免过度电凝；组织损伤深度<3mm，不易致器官穿孔；氩气为保护性惰性气体，对机体无毒无害；无炭化现象，利于伤口愈合；无汽化现象，降低消化道穿孔风险；烟雾较少，可保持较清晰治疗视野。

适应证 ①肿瘤性病变：消化道微小或扁平生长的肿物，肿物高频电圈套切除术后残余组织，向腔内生长的肿物，早期癌肿。②出血性病变：溃疡及糜烂，血管畸形及肿瘤溃烂，尤其是大面积渗血性病变。③良恶性狭窄及堵塞支架的再通。④巴雷特食管。

禁忌证 ①内镜下高频电治疗禁忌者，如安装心脏起搏器者。②食管静脉曲张等血管性病变或出血速度较快的病变。③无法充分暴露视野的出血性病变。

操作方法 选择合适的导管连接到氩离子凝固器，将电极板置于患者股、小腿或臀部，确保充分接触，根据需要选择初步的氩气流量与高频电功率参数，治疗过程中可进一步调整。将导管插入内镜钳道至伸出内镜头端，在内镜直视下对病变部位进行每次数秒的间歇性凝固治疗，也可启动仪器的安全保护模式（自动停止功能）。

并发症 ①穿孔。②黏膜下气肿。

注意事项 过深或接近穿透的溃疡应慎用此法。

（张澍田）

nèijìngxià shíguǎn-wèi jìngmài qūzhāng zhìliáo

内镜下食管胃静脉曲张治疗

（endoscopic therapy for esophageal and gastric varices） 经内镜用药物或套扎方法治疗食管胃静脉曲张。食管胃静脉曲张是肝硬化所致门静脉高压的主要临床表现之一。约 40% 肝硬化患者出现食管胃静脉曲张，其中 50%～60% 并发大出血，病情凶险、病死率 40% 以上。消化内镜技术不仅可用于食管胃静脉曲张及其出血的诊断，更大的价值在于治疗，经内镜注射硬化剂、栓塞药、套扎及联合治疗，效果确切、安全、简便、并发症少，是治疗食管胃静脉曲张出血的主要方法（见内镜下套扎术、内镜下硬化术、内镜下栓塞术）。

食管静脉曲张的内镜分级诊断标准：方法不一，中华消化内镜学会制定的分型方法应用最多。按食管静脉曲张的形态及出血的危险程度分为：①轻度（G1）：食管静脉曲张呈直线形或略有迂曲，无红色征。②中度（G2）：食管静脉曲张呈直线形或略有迂曲，有红色征或食管静脉曲张呈蛇形迂曲隆起，无红色征。③重度（G3）：食管静脉曲张呈蛇形迂曲隆起，有红色征或不论是否有红色征，食管静脉曲张呈串珠状、节结状或瘤状。

胃静脉曲张的内镜分类诊断标准：尚无统一意见，其中 Sarin 分类法使用最广泛。Sarin 分类法：①胃食管静脉曲张（gastroesophageal varices，GOV）：按其所在位置可分为 GOV1 型（食管静脉曲张跨过食管胃连接部，沿胃小弯侧向下延伸 2～5cm，曲张静脉相对较直）和 GOV2 型（食管静脉曲张跨过食管胃连接部向胃底部延伸，曲张静脉较长并迂曲）。②孤立性胃静脉曲张（isolated gastric varices，IGV）：包括 IGV1 型（曲张静脉位于胃底部，无食管静脉曲张）和 IGV2 型（无食管静脉曲张，曲张静脉可位于胃体、胃窦或十二指肠，即所谓"异位曲张静脉"）。

适应证 ①急性食管胃静脉曲张破裂出血。②重度食管胃静脉曲张出血且全身状况不能耐受外科手术者。③外科手术（如门静脉分流术或脾切除术）后静脉曲张再发或再出血者。④有出血倾向者的预防性治疗。

禁忌证 ①有上消化道内镜检查禁忌证者。②出血性休克未纠正者。③肝性脑病≥Ⅱ期。④伴严重肝肾功能障碍、大量腹水者。

方案选择 主要依据中华医学会消化内镜分会食管胃静脉曲张学组制定的"消化道静脉曲张及出血的内镜诊断和治疗规范试行方案（2009 年）"中 L（位置）D（直径）Rf（危险因素）分型。

疗效和并发症 ①硬化剂治疗疗效确切，急诊止血率为74%～98%。重复硬化剂治疗可有效预防静脉曲张和再出血。多采用 5% 鱼肝油酸钠，止血效果较好，不良反应较少，并发症有糜烂溃疡形成、出血、食管狭窄、溶血反应，严重可能导致食管穿孔、纵隔炎、脓胸等。②套扎术较硬化剂治疗更为迅速和明显，因仅能套扎黏膜及黏膜下层的曲张静脉，多并发浅表糜烂或溃疡，食管狭窄、食管穿孔等并发症明显低于硬化剂治疗。③栓塞药（组织黏合剂）注射治疗初期止血率可达90%以上，主要并发症为异位栓塞，偶有肠系膜静脉、门静脉或肺静脉栓塞，近期排胶出血、感染等。④结合各种治疗方法的利弊，临床医师们提出了以上方法的改良和联合，其中套扎联合硬化注射治疗越来愈多用于食管胃静脉曲张及出血治疗，在提高止血率和降低再出血率方面优于单一治疗。

（冀　明）

nèijìngxià tàozhāshù

内镜下套扎术 （endoscopic varix ligation） 用弹性橡胶圈结扎曲张静脉致其缺血、坏死以止血和预防再出血的方法。1986 年首次报道，比内镜下硬化术（endoscopic injection for sclerotherapy，EIS）安全有效，简单易行，浸润性并发症少且轻，无注射针孔出血和静脉壁撕裂等风险。

适应证 ①未经 EIS 治疗的食管静脉曲张者。②余同 EIS。

禁忌证 ①对乳胶过敏者。②食管狭窄、扭曲、憩室者。③胃底静脉曲张出血者。④过于粗大或矮小的食管静脉曲张。⑤余同 EIS。

操作方法 术前准备同普通胃镜检查。安装套扎器（分单次和连续套扎器）后进镜了解食管静脉曲张的范围和程度，因视野减少约1/3，更应仔细观察。进镜至齿状线上2~3cm处，充分显露欲套扎的曲张静脉，将塑料帽全方位与之接触，持续负压吸引将曲张静脉吸入塑料帽内，视野变成一片红色后即开始顺时针旋转手动控件的旋钮，听到"咔哒"声表明皮圈已弹出并套扎在该曲张静脉上，即完成一次套扎，自食管下段向上套扎曲张静脉，完成所有需套扎的曲张静脉后退出（图）。根据需要可退镜重新安装新的多环套扎器再行套扎。套扎治疗后应休息12~14天再行第2次套扎，直至曲张静脉消失。第1次治疗后3~4个月应复查，若有复发可再予以套扎或硬化剂治疗直至曲张静脉消失。

注意事项 ①套扎点避免在一个平面上，以免多个被套扎的息肉状曲张静脉堵塞食管引起吞咽困难。②套扎治疗过程中突发出血，应尽量套扎出血血管，若快速出血致视野不清，无法清除辨认出血者宜立即退镜，改用栓塞或硬化剂治疗。

术后处理 卧床24~48小时，密切监测生命体征，观察患者神志、排便，有无恶心、呕吐、呕吐物的量、质和颜色。术后24小时禁食水，3天进食温凉流质，4~7天进食半流质。忌烟酒。可预防性应用止血药物（静脉给予H_2受体阻断剂或质子泵抑制剂）、黏膜保护剂。常规抗生素治疗3天。对常见的胸骨后疼痛不适、咽喉痛可用含片，必需时行雾化吸入，重者可给予小剂量镇静剂。

并发症及处理 ①食管狭窄：多发生于套扎2~4次后，可适当应用解痉药，严重者用内镜下扩张。②早期再发出血：可能源于

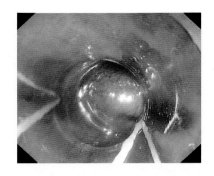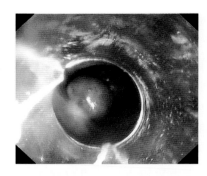

图 内镜下套扎术

橡皮"O"形圈小、吸引力大、结扎紧，造成被结扎静脉球机械切割或在被结扎的静脉继发血栓形成前过早腐烂脱落；或被结扎的静脉球较小，"O"形圈滑脱；或静脉过于粗大，直径超过套扎器圈柱的直径，套扎时未能结扎整条静脉完全阻断血流。因此，应正确使用套扎器，探讨套扎橡皮"O"形圈的直径；套扎时吸引力应适当；套扎部位最好在食管下段，避开糜烂点和贲门区；过粗的静脉不宜套扎。③食管溃疡：发生率较EIS低，溃疡形成一般2~3周后可自愈。④吞咽困难：发生率约10%，多为一过性，持续时间常不超过24小时，无需特殊处理。

（冀 明）

nèijìngxià yìnghuàshù

内镜下硬化术（endoscopic injection sclerotherapy，EIS） 内镜下注射硬化剂治疗急性曲张静脉出血及预防再出血的方法。硬化剂注射入静脉内损伤血管内皮，局部形成无菌性炎症，白细胞浸润，形成血栓性静脉炎，血栓机化致曲张静脉闭塞。上述病理变化的时间与曲张静脉的粗细、血流速度、硬化剂种类及用量等相关。常用硬化剂有5%鱼肝油酸钠、无水乙醇、0.5%~1.0%乙氧硬化醇、5%油酸氨基乙醇及1.0%~1.5%十四烷基黄酸钠等，

其中乙氧硬化醇不良反应较小。EIS是治疗食管静脉曲张出血的一线疗法，疗效与生长抑素及其类似物相似。EIS对曲张静脉根除率为80%~93%，复发率为19%~50%。EIS对肝功能Child-Pugh A和B级患者的静脉曲张疗效明确，但对C级患者疗效较差。

适应证 ①食管静脉曲张出血：有出血史者预防再出血（二级预防），或重度无出血史者预防初次出血（一级预防），有经验的医疗单位可进行。②胃曲张静脉出血：呈喷射状、有血囊、纤维素样渗出或其附近有糜烂或溃疡等又无组织黏合剂栓塞条件者。

禁忌证 同内镜下食管胃静脉曲张治疗。

操作方法 术前常规应用抑酸、止血、降低门静脉压及对症支持治疗。口含利多卡因胶浆，常规胃镜观察静脉曲张的位置、程度等，并确定注射部位。经内镜活检钳道送入针头可伸缩的注射针，将硬化剂注入曲张静脉内。取正在出血的曲张静脉附近处静脉内注射。对未找到活动出血或仅有出血征象者，选择自食管胃连接部稍上方的曲张静脉处，向上至齿状线上方约5cm静脉内注射。通常每次在1~4条食管下段静脉内注射1~4个点，每点注射硬化剂一般6~15ml，总量在30ml内较安全，最多40ml。注射完后

内镜观察，确保无活动出血时退镜。EIS 可重复进行，每次间隔时间约 1 周，直至静脉曲张消失或基本消失。第一疗程一般需 3~5 次 EIS。疗程结束后 1 个月复查胃镜。每隔 3 个月复查第 2、3 次胃镜。6~12 个月后再次复查胃镜。发现静脉再生，必要时行追加治疗。

术后处理 卧床，禁食 6~8 小时后可进流质饮食，加强对症支持治疗，常规应用抑酸治疗，适当应用抗菌药物预防感染，必要时应用降低门静脉压力药物。严密观察出血、穿孔、发热、败血症及异位栓塞等并发症征象。

并发症及处理 ①食管并发症：常见有溃疡、出血、穿孔、食管狭窄及运动功能障碍等。食管溃疡多源于硬化剂注入血管外致局部组织坏死，溃疡形成，可给予质子泵抑制剂。溃疡较深者可能导致再出血和食管狭窄。食管穿孔多因注射针刺入过深，硬化剂注入黏膜下、肌层甚至食管壁外，导致溃疡过深引起食管穿孔，故应注意硬化剂的注射深度。治疗后常伴食管运动功能紊乱，可增加胃食管反流病的发生率。②局部并发症：纵隔炎、胸腔积液等，与局部炎症反应有关。③全身并发症：疼痛、发热及暂时性吞咽困难较常见。败血症、吸入性肺炎、自发性细菌性腹膜炎及门静脉血栓形成较少见。菌血症较常见，术后可用抗菌药物预防感染。

（冀 明）

nèijìngxià shuānsèshù

内镜下栓塞术（endoscopic embolization）
内镜下注射组织黏合剂治疗胃静脉曲张的方法。胃静脉曲张出血是内科常见急症，病死率高，此法不仅可控制急性活动性出血，还可使曲张静脉消失，防止再出血，是治疗胃静脉曲张出血的首选内镜治疗方法。常用组织黏合剂的化学成分是氰基丙烯酸盐，它与血液接触后在 0.05 秒内发生聚合反应，形成固体，堵塞曲张静脉以止血。组织黏合剂不同于硬化剂，它不能被人体吸收，一定时间内形成的固体黏合剂可在血管最薄弱处穿破血管，排入胃腔（俗称排胶），使血管完全塌陷、闭塞、消失，从而达到治疗胃静脉曲张的目的。

适应证 ①急性胃静脉曲张出血。②胃静脉曲张有红色征或表面糜烂且有出血史（二级预防）。③急性食管静脉曲张出血的临时止血。

禁忌证 多层螺旋 CT 门静脉血管成像显示有胃-肾分流者，余同内镜下食管胃静脉曲张治疗。

操作方法 术前常规应用抑酸、止血及降低门静脉压及对症支持等治疗，确保生命体征稳定。多采用"三明治夹心"法。进镜前于内镜活检孔道和注射针内注射碘油，防止组织黏合剂流入钳道和堵塞导管及针头。常规胃镜观察胃底静脉曲张的位置、程度等，并确定注射部位。通过内镜活检钳道将注射针刺入目标静脉，先后快速注入组织黏合剂和碘油各 1~2 ml，将注射针内组织黏合剂完全推入曲张静脉，防止其堵塞（图）。观察注射部位的静脉有无再出血，若出血仍明显，可依上述步骤在原注射点附近补充注射。根据静脉曲张的程度和数量，每次注射 1~4 点，至整个曲张静脉变硬。碘过敏者可用 50% 葡萄糖溶液替代碘油。

术后处理 ①摄 X 线片观察局部形成的固化团块、静脉封堵情况及有无异位栓塞。②术后卧床，避免用力，保持排便通畅，减少咳嗽、屏气等增加腹压的动作。③禁食 6~8 小时后可进流质饮食。④加强支持治疗，术后常规应用质子泵抑制剂及胃黏膜保护剂，适当应用抗菌药预防感染，必要时应用降低门静脉压力药物。⑤密切观察患者有无头晕、胸闷、气促等。监测血压、脉搏及血红蛋白水平，观察有无出血、发热及败血症等并发症。⑥治疗后 1 周、1 个月、3 个月及 6 个月复查胃镜，若仍存在胃静脉曲张可重复治疗，直至胃静脉闭塞。

并发症及处理 ①术中出血：多源于组织黏合剂注射剂量不足或治疗过程中注射针阻塞，前者拔针后可见针孔喷血，应在出血点附近静脉内快速追加注射黏合剂。后者重在预防，要求内镜操作及配合人员训练有素，需以最快速度注射和拔针，注射点视野

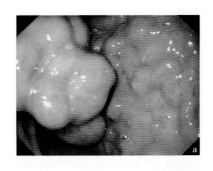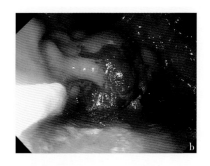

图 内镜下胃底曲张静脉栓塞术

注：a.胃底曲张静脉团；b.栓塞胃底曲张静脉

应清晰，针头距活检孔道开口约1cm为佳。②异位栓塞：最常见，包括肺、脾及胰腺栓塞，其中肺栓塞的发生率约4.3%。应快速、足量注射，尽量完全闭塞血管，避免黏合剂和碘油外流。小的肺栓塞一般无明显症状，不需特殊处理。③排胶再出血：组织黏合剂是一种异物，作为异物被人体自然排斥至胃腔。若静脉腔完全闭塞前大块固化组织黏合剂排出则可引发再出血。多为1周到半年内发生，发生率约10%。早期再出血的机制尚不清楚，可能与组织黏合剂注射量不足、患者免疫力过强及胃内炎症渗出等有关，足量组织黏合剂注射、术后常规应用质子泵抑制剂可能减少此并发症。④疼痛及感染：疼痛可给予镇痛对症处理。发热、感染等可适当应用抗菌药物。

（冀　明）

xuèguǎn zàoyǐng jièrù zhìliáo xiāohuàdào chūxiě

血管造影介入治疗消化道出血

（angiographic intervention for gastrointestinal bleeding）　通过血管造影术治疗消化道出血。内镜检查未发现的出血灶或药物治疗止血无效的消化道出血可用此法。与开腹探查比较，此法风险小，患者耐受性好，止血靶点更精准。

消化道动脉性出血

适应证　胃肠黏膜下小动脉血管壁发育缺陷〔如迪厄拉富瓦病变（Dieulafoy lesion）〕、消化性溃疡、恶性肿瘤、创伤及外科术后等。

禁忌证　①肾功能不全。②造影剂过敏。

操作方法　动脉内栓塞止血是主要方法。其机制是阻断出血动脉，降低远端血管压力，血流减慢，促进血小板在破裂口局部聚集，进而形成血栓封闭裂口。选择性经腹腔干、肠系膜上动脉和肠系膜下动脉行数字减影血管造影（digital subtraction angiography，DSA），准确定位出血部位并行栓塞治疗。完整的血管造影序列包括动脉血流、实质染色、静脉回流。出血的直接征象为造影剂外溢、局部聚集。随造影时间延长，外溢的造影剂向周围肠管扩散，可勾勒出胃肠道的轮廓。少量造影剂外溢表现为局部点状影，有时可显示溃疡龛影或结肠憩室。出血的间接征象为原发病的血管造影表现，如局部血管密集、粗细不均，小静脉及毛细血管迂曲、紊乱，肿瘤染色等。常用血管内栓塞材料包括明胶海绵、弹簧圈和聚乙烯醇颗粒。导管超选到位后注入合适的栓塞材料所获得的止血效果与外科手术血管夹闭相当。

并发症　胃肠道有丰富的侧支动脉血供，栓塞治疗后一般不会出现明显的缺血或梗死。缺血性病变主要源于栓塞区域过大，一般通过微导管栓塞可减少发生。

注意事项　①出血速度达0.5ml/min方可显示造影剂外溢，出血缓慢或暂停者难以准确定位诊断。若在保持生命体征相对平稳的前提下，血管造影前半小时停用缩血管药物，可提高血管造影的阳性率。②造影导管应尽量靠近出血部位，造影未见异常者可参照内镜提供的信息进行治疗或预防性栓塞。③栓塞治疗后应用质子泵抑制剂，可增进血小板聚集，促进和维持止血。

消化道静脉性出血

适应证　食管胃静脉曲张出血者。

禁忌证　①肝功能分级为Child-Pugh C 级者。②感染未控制者。③分流道上有肿瘤及扩张胆道者。④心肾功能不全者。⑤造影剂过敏者。

操作方法　包括经颈静脉肝内门-体分流术（transjugular intrahepatic portosystemic shunt，TIPS）、胃食管曲张静脉栓塞术（adjunctive embolotherapy of gastroesophageal collateral vessels，AEGCV）、部分脾动脉栓塞术（partial splenic embolization，PSE）和经皮球囊阻塞逆行曲张静脉栓塞术（balloon-occluded retrograde transvenous obliteration，BORTO）等，上述技术集穿刺、腔道成形、支架置入、栓塞等精准技术于一体，可同时完成门静脉系统测压、分流、断流、限流等操作，理论上可达到门静脉高压外科手术欲达到但常难以达到的治疗目的。TIPS 是在影像指导下穿刺并建立门静脉至肝静脉的人工血流通道，使部分门静脉血流通过分流道支架汇流入下腔静脉，从而降低了门静脉压力。AEGCV 是经门静脉系统向胃冠状静脉等曲张静脉注入栓塞材料，达到精准而不损伤胃食管黏膜的断流效果。PSE 则是经股动脉、腹主动脉向脾动脉分支注入栓塞材料，减少进入门静脉系统的血流量，达到限流的目的，同时可缓解脾功能亢进。BORTO 适用于严重门静脉血栓或门静脉海绵样变而难以行 TIPS 及 AEGCV 者，或同时存在脾-肾分流或胃-肾分流者。因有80%~85%胃静脉曲张的血液流入胃-肾分流静脉，BORTO 经右颈内静脉或右股静脉插入球囊导管，经左肾上腺静脉进入胃-肾静脉分流血管，充盈球囊嵌入相应位置，行逆行性血管造影显示胃曲张静脉，并通过球囊导管逆行注入硬化剂。

并发症及处理　①分流道再

狭窄：覆聚四氟乙烯膜的支架 3 年通畅率>70%，再狭窄率明显低于裸支架。TIPS 术后予以适当抗凝治疗和对支架再狭窄的及时介入处理，有助于维持其长期通畅。②肝性脑病：多发生于术后半年内，发生率与术前肝功状态呈明显正相关，常见诱因为感染、排便不畅、药物性肝病、进食过多蛋白等。因多数患者肝性脑病呈良性过程，去除诱因后多可恢复，预后良好。③异位栓塞：即非靶血管误栓，多源于栓塞剂反流至邻近血管或随血流冲至远处，微导管超选择插管可避免。

注意事项　①分流道直径与分流道再狭窄呈负相关，与肝性脑病呈正相关。一般分流道直径 8～10mm 较适宜。②TIPS 术后结合综合性内科治疗，对其远期疗效及减少并发症甚为重要。

（唐承薇）

nèijìngxià niánmó qiēchúshù

内镜下黏膜切除术（endoscopic mucosal resection，EMR）

内镜下将病变黏膜完整切除的微创技术。曾称剥脱活检术。是结合内镜下息肉切除术和内镜黏膜下注射术发展而来的治疗手段。旨在大块切除部分黏膜，深度可达黏膜下组织，可诊治黏膜病变。

适应证　①消化道扁平息肉、癌前病变、早期癌及部分源于黏膜下层和黏膜肌层的肿瘤。②消化道黏膜病变常规活检未确诊者。

禁忌证　①内镜检查有禁忌者。②内镜下病变有明确黏膜下浸润征象者。③病变直径超过安全范围者。④凝血功能障碍、血液病、口服抗凝或抗血小板药物者。

操作方法　胃肠道准备同普通胃肠镜检查。肠蠕动活跃者可用解痉剂。常规内镜超声检查确定病变深度及有无淋巴结转移，卢戈液或靛胭脂溶液染色确定病变范围。

黏膜下注射切除法　用内镜注射针在病灶基部边缘黏膜下分点注射高渗生理盐水或肾上腺素盐水（1∶10 000），使之与黏膜下层分离并充分隆起，应用高频圈套器切除病变黏膜，网篮回收标本送病理检查（图 a、图 b）。

透明帽法　内镜头端安装与之匹配的透明塑料帽，圈套器置于透明帽前端凹槽内，透明帽对准所切除病变，将其吸引至透明帽内，收紧圈套器电切病变黏膜。电切前稍放松圈套器，使可能吸引的固有肌层复位，减少穿孔。透明帽的端面设计成不同角度的斜面状，以适应不同部位、大小病变的切除。

套扎器法　内镜头端安装的套扎器对准所切除病变，用橡皮圈套扎病变呈亚蒂样息肉，电切包括橡皮圈在内的病变（图 c、图 d）。该法操作简便，切割过程中视野清晰、凝固完全，易于掌握切除深浅度，局部损伤轻微，术后出血等并发症少，且切除成功率不受病变部位影响，也可用尼龙绳代替套扎。

分片切除法　适用于病灶较大不能一次圈套切除或凹陷性病变注射后隆起不明显者。可先切除主要病灶，后切除周围小病灶（图 e、图 f）。

并发症及处理　①出血：明确出血点可用氩气刀、热活检钳、注射硬化剂或金属止血夹止血。②穿孔：一般较小，并发腹膜炎症状较轻，术后禁食、半卧位、抗感染，多数可通过金属止血夹夹闭裂口修补。若上述治疗无效或发生迟发性穿孔，则需尽快手术。

术后随访　旨在早期发现肿瘤复发和其他部位的再发。随访时间为术后 1 个月、6 个月、12 个月，以后每年复查 1 次，2 年内未见局部复发者可认为治愈。若复发病变仍局限于黏膜层，则可再次行 EMR 治疗；若病变浸润至黏膜下层，则应外科手术根治切除。

（姚礼庆）

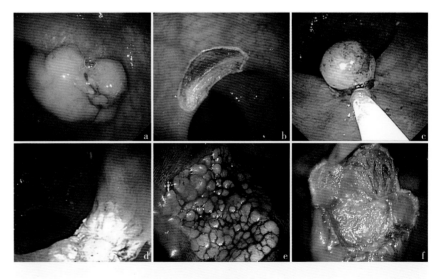

图　EMR 操作步骤

注：a.黏膜下注射；b.病变切除后创面；c.橡皮圈套扎后电切；d.电切后创面；e.结肠侧向发育型肿瘤；f.分片电切除后创面

nèijìngxià niánmó bōlíshù

内镜下黏膜剥离术（endoscopic submucosal dissection，ESD）

内镜下将病变黏膜从黏膜下层完整剥离的微创技术。20世纪90年代末由日本首创并应用于临床，是内镜诊治学技术发展的里程碑，是消化道早期肿瘤诊治的主要内镜微创技术之一。可一次性完整切除较大面积的表浅病变为ESD的独特优势，但技术要求高，难度大，穿孔、出血等发生率较高，手术时间亦较长。

适应证 ①早期食管癌：病变侵及m1~m2；占全周2/3以下，3/4周为相对适应证；可疑侵及m3~sm者，为明确诊断切除可大于3/4周，但可致食管狭窄。②早期胃癌：无溃疡的分化型黏膜内癌，大小不限；直径<3cm的溃疡型分化型黏膜内癌；直径<3cm的溃疡型sm浸润分化型腺癌；直径<2cm的无溃疡低分化型黏膜内癌。③间质瘤：病变局限于黏膜层，直径<2cm，内部结构无钙化及囊泡形成，无恶变。④结肠早期肿瘤：基本同早期胃癌。

禁忌证 同内镜下黏膜切除术。

操作方法 常用器械：①切开、剥离器械：针形电刀、IT刀、钩形刀、扁平电刀、三角形电刀和海博刀。②止血专用器械：止血钳、钛夹、热活检钳及氩气刀等。③透明帽：置于内镜前端，用于顶开剥离黏膜。常用黏膜下注射剂有生理盐水、葡萄糖溶液、甘油果糖靛胭脂、生理盐水或甘油稀释的透明质酸盐等。ESD过程中通常将几种溶剂按比例混合，并加入肾上腺素，以取得最佳止血和隆起效果。

步骤：①确定病变范围和深度：对病变进行染色、放大内镜和内镜超声检查。②标记：应用针形电刀或氩气刀于病灶边缘外0.5~1.0cm处进行电凝标记。③黏膜下注射：于病灶边缘标记点外侧进行多点黏膜下注射，直至病灶明显隆起。④预切开：用电刀沿病灶边缘标记点切开黏膜。⑤剥离病变：沿预切开处对病变黏膜下层进行剥离。⑥创面处理：用电凝或钛夹，应重视小血管的处理。⑦回收并处理切除标本：展平整片标本，检查所做标记是否均在标本上，标记近端或远端，福尔马林固定后送检。准确评价病理组织学特点，判断有无淋巴管及血管内癌栓，以确定随访方案和是否需外科治疗（图1）。

并发症及处理 ①出血：最常见。用冰生理盐水冲洗创面，明确出血点后可直接电凝出血点，应用热活检钳钳夹或氩气刀等止血，不成功者可用止血夹夹闭血管。②穿孔：不常见。一般较小，术中可及时发现，应用止血夹可夹闭穿孔，术后应禁食、静脉应用抗生素，一般可避免外科修补手术（图2）。③其他：包括腹痛、狭窄、感染等。腹痛主要源于治疗时形成的溃疡，可给予质子泵抑制剂和胃黏膜保护剂。

（冀 明）

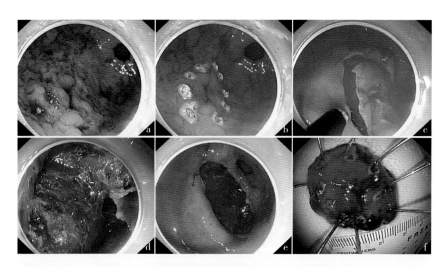

图1 ESD操作步骤

注：a.染色、放大；b.电凝标记；c.病灶边缘标记点切开黏膜；d.进行剥离；e.剥离后黏膜创面；f.标本处理

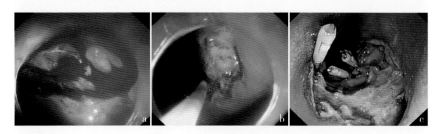

图2 ESD并发症的处理

注：a.创面出血；b.氩气刀电凝止血；c.创面可疑穿孔钛夹夹闭

jīng kǒu nèijìngxià jīqiēkāishù

经口内镜下肌切开术（peroral endoscopic myotomy，POEM）

通过经口的内镜，在食管黏膜层与固有肌层间建立一条隧道，通过该隧道切开下食管括约肌的手术。属于隧道技术，2010年Inoue首次临床运用POEM治疗贲门失弛缓症。令狐恩强在中国首

次临床利用隧道技术切除食管黏膜病变，之后该技术发展至可治疗固有肌层病变。国内外已较广泛地开展了关于POEM的临床治疗和研究，POEM治疗贲门失弛缓症的有效率一般均在90%以上，严重的手术并发症报道较少。

适应证 ①贲门失弛缓症。②其他食管动力障碍疾病，如弥漫性食管痉挛和胡桃夹食管。

禁忌证 ①患有活动性食管炎，肝硬化和（或）食管静脉曲张，以及严重贫血、感染、电解质紊乱未纠正者。②严重心、肺、肾等重要器官功能不全，严重凝血功能障碍，以及无法耐受手术者。③有高度麻醉风险者。

相对适应证：首次POEM及Heller肌切开术后复发。

操作方法 术前应行食管钡餐、胃镜和食管压力测定，对病情严重程度进行症状Eckard评估和内镜下形态学评估。

POEM的手术操作步骤可分为：①隧道入口的切开：隧道入口可采取横行开口、纵行开口或倒"T"形开口。横行开口法气体相关并发症发生率较低，倒"T"形开口综合横开口与纵开口的优点，进镜快，封闭开口耗时短。②隧道的建立：采用内镜下黏膜下剥离术。隧道长度一般从食管中段的切口延伸至食管胃连接部（esophagogastric junction，EGJ）远端2~3cm处。肌切开长度一般为3~7cm，肌切开的范围应达到EGJ远端下2cm以上，以保证充分离断下食管括约肌。③肌层的切开：主要有单纯内环肌层切开、渐进全层肌切开和肌层全层切开，上述切开方式均安全。④隧道入口的闭合：采用内镜下止血夹由远及近纵行封闭开口。纵行隧道入口闭合相对容易；横开口稍有难度，从横开口的下缘中央开始向口侧封口，行纵行缝合；倒"T"形开口类似纵行开口缝合法（图）。

并发症及处理 ①积气相关不良事件：较常见，包括皮下气肿、纵隔气肿、腹腔积气和气胸。轻者保守治疗多可治愈。腹腔积气可直接穿刺排气，气胸量>20%或有明显呼吸困难等症状者，需行胸腔穿刺抽气，极少需闭式引流。②穿孔：多发生于EGJ，发生率为6.3%~20.0%，可采用止血夹或生物蛋白胶喷洒封闭。③出血：术中少量出血，内镜下电凝术可有效止血。迟发性出血发生率0.8%，可予内镜下止血。④术后胃食管反流：多数症状较轻，发生率15%~60%，选用合理的肌切开方式可使其显著降低，口服常规剂量质子泵抑制剂可明显缓解。⑤术后感染：预防主要依靠术前预防性抗生素使用、良好的术前准备、术中精准操作和术后的规范恢复程序。⑥隧道内瘘：较罕见，需切开黏膜进行引流。

临床意义 POEM治疗贲门失弛缓症短期疗效确切，创伤小、可控性强，术后恢复更快，可作为符合适应证患者的首选治疗。

（令狐恩强）

nèijìngxià xīròu qiēchúshù
内镜下息肉切除术（endoscopic polypectomy） 消化内镜下用高频电切除治疗消化道息肉的技术。是消化道息肉的首选治疗方法，安全、简单、有效，可避免外科手术。

适应证 ①带蒂息肉。②直径<2cm的无蒂息肉。③散在、数目较少的多发性息肉。

禁忌证 ①有内镜检查禁忌者。②直径>2cm的无蒂息肉。③密集分布、数目较多的多发性息肉，如家族性腺瘤性息肉病。④内镜下息肉形态为进展期癌。⑤凝血功能障碍、血液病、口服抗凝或抗血小板凝聚药物未处理者。

操作方法 胃镜下治疗需禁食水6~8小时，肠镜下治疗前需口服复方聚乙二醇电解质溶液等进行充分肠道准备。常规内镜检查明确息肉位置、大小及形态等（图a）。电切息肉前应调整好视野，充分暴露息肉，牵拉息肉使其离开胃肠壁，避免电切时灼伤胃肠黏膜（图b）。①有蒂息肉：较小的有蒂息肉可直接电切；蒂部较短者圈套应尽量靠近息肉侧，以防穿孔；蒂部较长者应保留

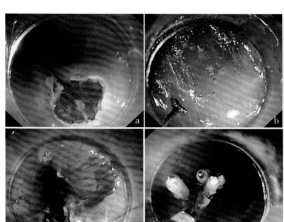
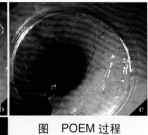

图 POEM过程

注：a.在食管黏膜建立倒"T"形开口；b.黏膜下剥离建立隧道；c.隧道建立完成；d.肌切开完成；e.钛夹夹闭隧道入口

0.5~1.0cm长的蒂部，保证有充分电凝止血的同时预防穿孔；蒂部粗短者可先用尼龙绳圈套结扎或金属夹夹闭阻断息肉蒂部血供，后在结扎点上方行电切，以防出血（图c~图f）。②无蒂息肉：应在息肉基底部的稍上方行圈套电切，切忌圈套太深或将息肉周围的正常黏膜套入。亦可先行黏膜下注射后电切，即在息肉基底部注射生理盐水，形成液体垫使息肉隆起，此法较安全。较大息肉可采用分块电切的方法，一次治疗不能完全切除者可采用分期分块电切，间隔时间一般为3~4周。切除息肉应全部取出送病理组织学检查，进一步明确息肉的性质及基底切缘的完整性，为下一步治疗及随访提供客观依据。息肉回收方法包括吸引法、网篮法等。

并发症及处理 ①出血：分为即时性出血和迟发性出血，多数可通过内镜下止血治疗。②穿孔：术中小穿孔可通过金属夹夹闭，密切观察体温及腹部体征，必要时手术治疗；迟发性穿孔危害较大，应及时手术治疗。

术后处理 ①休息2周，避免重体力活动或剧烈活动，饮食以少渣食物或软食为主，避免刺激性食物和烟酒等。②上消化道息肉切除后应口服抑酸剂及胃黏膜保护剂2周，下消化道息肉切除后应保持排便通畅，有便秘者口服缓泻剂。③术后若出现腹痛、呕血、黑粪或便血等应及时就诊。④术后1~2年随访1次内镜检查，高危人群可适当缩短复查间隔时间。⑤息肉头端有恶变者，若病理证实分化较好，切除创面无肿瘤残留及血管淋巴管浸润，可认为内镜下已治愈，按标准的结直肠癌术后随访方案进行随访；若分化较差，建议追加外科手术治疗。

（姚礼庆）

nèijìngxià zhījià zhìrùshù

内镜下支架置入术（endoscopic stenting）

内镜下利用消化道支架重建消化道通畅功能的技术。最常用于食管癌性梗阻、幽门及十二指肠恶性梗阻、大肠癌性梗阻、胆胰管狭窄、胆胰内引流、吻合口瘘等治疗。

食管支架置入术

适应证 ①无法切除的原发性、复发性食管癌性狭窄。②无法耐受手术的晚期食管癌性狭窄。③食管外恶性组织浸润或压迫食管所致狭窄。④食管良性狭窄。⑤食管-气管瘘。⑥术后吻合口瘘。

禁忌证 ①有内镜检查禁忌者。②重度门静脉高压性食管静脉曲张或有严重出血倾向者。③不愿接受支架置入者。

操作方法 术前行上消化道钡餐检查、胃镜及病理检查，明确狭窄部位、长度、程度及性质。术前禁食6~8小时，梗阻严重者需延长禁食时间，必要时放置胃管吸引。根据病情需要选择不同支架，食管良性狭窄应选择可回收支架，食管癌性狭窄一般选用普通带膜支架，食管-气管瘘应选择大口径覆膜支架。

行胃镜检查，找到狭窄口，将导引钢丝自胃镜活检钳道插入，通过狭窄部位到达胃腔，经导引钢丝置入造影管，注入造影剂，观察狭窄部位、形态及长度，并在体表相应位置做标记，后缓慢退镜，留置引导钢丝。沿导丝插入支架置入器，支架位于病灶中央，两端各超过2cm，缓慢释放支架，拔除置入器（图1）。再次进镜观察支架位置，若支架置入

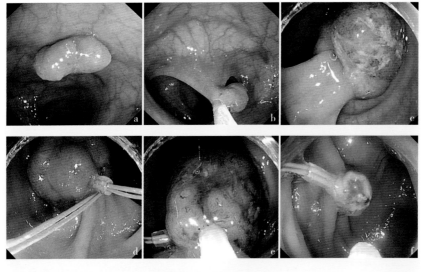

图　内镜下息肉切除术

注：a.结肠亚蒂息肉；b.圈套器电切；c.粗蒂息肉；d.尼龙绳套扎；e.尼龙绳套扎上方电切；f.息肉残端

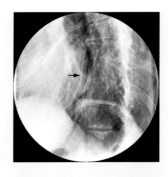

图1　X线示食管支架位置佳

位置不满意，可用异物钳调整支架位置。也可同时将胃镜插入到狭窄上端，在胃镜直视下释放支架。

并发症 常见有胸骨后疼痛、出血、感染、误吸、支架移位、支架堵塞等。

注意事项 术后可给予抗感染、抑酸、补液等治疗，术后早期进食流质，少食多餐，避免进食干硬瘦肉食物，以防支架堵塞和移位。置入镍钛合金支架者不应进食过冷食物，以防支架变形移位。

胃流出道支架置入术

适应证 ①无法切除的胃出口、十二指肠原发或复发肿瘤所致恶性狭窄和胃部分切除术后输出襻出口恶性狭窄。②无法耐受手术的晚期胃流出道癌性狭窄。③胃出口、十二指肠腔外恶性组织浸润或压迫所致狭窄：如其他部位恶性肿瘤淋巴结转移压迫胃出口、胰腺癌压迫十二指肠等。

禁忌证 ①有内镜检查禁忌者。②上消化道穿孔者。③明确有腹腔广泛转移、多发性狭窄或狭窄部位过长、估计1~2个支架无法缓解者。④重度门静脉高压性食管胃静脉曲张或有严重出血倾向者。⑤不愿接受支架置入者。

操作方法 术前行上消化道稀钡餐或泛影葡胺检查、胃镜及病理检查，明确狭窄部位、长度、程度及性质。术前禁食至少24小时，梗阻严重者需放置胃管引流。常规内镜检查找到狭窄口，X线透视下将导丝经内镜钳道插入狭窄远端，沿导丝插入造影管，注入水溶性造影剂如泛影葡胺，观察狭窄病变的部位、形态和长度。①经内镜钳道释放法（through the scope，TTS）：使用大钳道（≥4.2mm）治疗型内镜，内镜直视下通过导丝将支架推送系统自内镜钳道插入狭窄部，内镜确认狭窄近端的位置，后在X线透视下借助金属标志物或造影情况确认远端位置，支架两端均超出狭窄段2cm后即可在内镜直视下释放支架。②非TTS法：内镜退出时，保持导丝深插位置，在X线透视下，通过导丝将支架推送系统插入狭窄部，再沿支架推送系统插入内镜，在内镜监视下释放支架。支架释放过程及方法同TTS方式。支架释放后，均在内镜和X线透视下，了解支架的位置及开放程度，若支架的长度或位置未达到预期要求，及时通过内镜校正。

并发症及处理 ①出血：消化道出血一般均可通过保守治疗而痊愈。②穿孔：需急诊手术治疗。③支架阻塞：源于食物嵌顿、肉芽或肿瘤组织增生及支架移位，前者只需用探条或扩张管疏通即可，后者可放置第2根支架治疗。④支架移位。

结直肠支架置入术

适应证 ①无法切除的原发性、复发性结直肠癌性狭窄。②不能耐受手术的晚期结直肠癌性狭窄。③急性结直肠癌梗阻者。④子宫癌、前列腺癌及其他盆腔占位无法手术切除，肿块压迫肠腔致梗阻者。⑤结直肠癌合并肠瘘。⑥拒绝肠造口，同意或要求支架治疗者。

禁忌证 ①疑有消化道穿孔者。②明确有腹腔广泛转移、多发性狭窄或狭窄部位过长、估计1~2个支架无法缓解者。③各种良性疾病（溃疡型结肠炎、肠结核、外伤、克罗恩病、先天性巨结肠等）所致结直肠梗阻。④肠粘连、扭曲、良性病变压迫等所致结直肠狭窄。⑤术后吻合口狭窄（除外吻合口复发伴远处转移无法手术切除者）。

操作方法 术前禁食、胃肠减压，开通静脉通路，监测生命体征。不完全梗阻者术前可予低压灌肠2~3次，完全梗阻者不需任何肠道准备。结肠镜检查至梗阻部位，X线透视下将斑马导丝通过狭窄段插入至大肠近段，尽可能深插，避免支架置入时导丝弹出。沿导丝插入造影管，注入造影剂泛影葡胺，观察狭窄位置、形态及长度等。选择合适的金属支架，长度为狭窄段长度加长约4cm。TTS法可在狭窄部位的远端用金属夹做内标记，后通过导丝将支架推送系统插入狭窄部位远端，内镜直视及X线透视下释放金属支架。非TTS法需将软导丝在X线透视下尽可能深插，后用塑料套管更换硬质导丝，以提高推送系统插入狭窄部的成功率及降低穿孔的发生率。X线透视下通过导丝将支架推送系统插入狭窄部，也可同时沿支架推送系统插入内镜，以便在内镜直视下释放支架。X线透视下借助金属夹及造影情况确认支架两端均超出狭窄段后，即可在X线透视及内镜直视下释放支架（图2）。支架释放时需在内镜和X线结合下及时了解支架的位置及远端开放程度，支架释放前可推进或拉出支架释放系统，及时校正支架位置。

并发症及处理 主要与支架

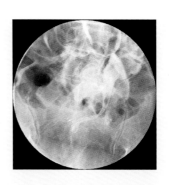

图2 X线示结肠支架位置佳

释放系统、类型、直径、导丝硬度、病变部位的形态和长度及肠道蠕动等因素有关。根据病变的具体情况，术前选取合适的支架可减少并发症的发生。①出血：最常见。通常源于支架压迫肿瘤，一般无需特殊处理，极少需外科干预。②穿孔：最严重。通常与导丝反复插入及操作者经验欠缺有关，也可源于支架硬度过大或支架移位等。一旦发现应尽早外科手术治疗。③支架阻塞：源于粪块嵌顿、肉芽或肿瘤组织增生。④支架移位。

胆管支架置入术 又称经胆管支架引流术。

适应证 ①恶性梗阻性黄疸：术前减黄及晚期患者的姑息性治疗。②良性胆管狭窄：炎性狭窄、手术损伤所致狭窄及肝移植术后的胆管狭窄等。③胆管结石：如急性胆管炎不适合取石的临时引流、高危手术患者、巨大结石内镜取石碎石不成功者。④术后胆漏。

禁忌证 ①内镜逆行性胆胰管造影（endoscopic retrograde cholangiopancreatography，ERCP）禁忌者。②重度门静脉高压性食管静脉曲张伴严重出血倾向者。③肝门部胆管肿瘤及肝内多级分支胆管梗阻，引流效果差，应慎用。

操作方法 术前常规行磁共振胆胰管成像检查，明确狭窄部位、长度及形状等。检测血小板计数、凝血酶原时间或国际标准化比值。有以下情况之一者，应预防性应用抗生素：①胆管感染。②肝门部肿瘤。③器官移植后应用免疫抑制者。④胰腺假性囊肿。⑤原发性硬化性胆管炎。留置大口径的静脉通路以利给药，给予适当镇静，鼻管持续吸氧，实时监测心电、血压、脉搏及血氧饱

和度等。

患者常规取俯卧位或部分左倾俯卧位，特殊情况下可左侧卧位或仰卧位。常规行 ERCP，插入导丝通过病变位置，应尽量抽出淤滞的胆汁。注射适量造影剂，明确胆管狭窄部位、形态、长度及胆管结石的数量、大小等。根据狭窄的性质选择合适的支架，一般支架长度应超过狭窄段 2cm 以上，支架远端应留在乳头开口处 0.5～1.0cm，若为高位胆管狭窄，支架远端可置于胆管内，以支架中点对应狭窄段中点为准。若狭窄明显，应先用扩张导管进行扩张，以便支架顺利通过狭窄部位。将装有支架的推送器沿导丝送入胆管通过狭窄部位，在内镜和 X 线透视双重辅助下缓慢释放支架，随时调整支架深度，以达最佳位置。尽量吸引胆汁及造影剂，确认支架引流通畅后退镜。拍 X 线片，观察胆管内支架的位置及扩张情况（图 3）。肝门区狭窄者可同时放置两根以上的支架，应遵循"先塑料，后金属"的原则。

并发症及处理 ①胆管感染：最常见，主要源于支架引流不通畅或胆系引流不完全。若抗感染治疗效果差，应再次内镜下调整引流部位或更换鼻胆管引流。②胰腺炎或高淀粉酶血症：较常见，诊断标准为 ERCP 术后腹痛

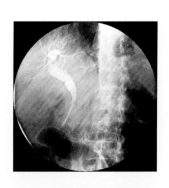

图 3 X 线示胆管内塑料支架位置佳

持续 24 小时以上，血淀粉酶超过正常值上限 3 倍以上。可给予治疗胰腺炎的药物，密切观察病情变化，重症胰腺炎保守治疗无效者，应手术干预。胰腺炎高危患者（如胰管反复显影、有胰腺炎病史或预切开者），可预防性放置胰管塑料支架。③穿孔：少见，主要源于操作不当，少数为支架脱落致肠壁损伤。④出血：少见，主要为奥迪括约肌切开或长期服用抗凝药物者，止血、抑酸等治疗多可控制，必要时行内镜下止血。⑤支架阻塞：可由肿瘤组织长入、超出支架、坏死组织阻塞、胆泥淤积等引起。塑料支架可予以更换，金属支架可在支架腔内置入塑料支架或另一根金属支架。⑥覆膜支架可发生移位或滑脱。

胰管支架置入术

适应证 ①胰管良性狭窄。②胰腺分裂症。③胰腺及壶腹部等恶性肿瘤所致胰管狭窄。④胰腺假性囊肿。⑤胰漏。⑥慢性胰腺炎合并胰管结石。⑦胰源性腹水。⑧预防 ERCP 术后胰腺炎。

禁忌证 ①有 ERCP 禁忌者。②急性胰腺炎或慢性胰腺炎发作期。

操作方法 术前准备同胆管支架置入术。选择性胰管插管造影，了解胰管狭窄部位、形态和长度等。根据 ERCP 影像选择合适的胰管支架。胰管开口或胰管狭窄明显者可行胰管括约肌切开及胰管气囊或探条扩张。X 线透视下和内镜直视下沿导丝将胰管支架推送器顺利置入，确定支架到达最佳位置后退出导丝及推送管，尽量吸引胰液及造影剂，确认引流通畅后退镜。X 线摄片确认支架位置。

并发症及处理 ①高淀粉酶血症及 ERCP 术后胰腺炎：最常

见，处理见胆管支架置入。②支架移位：少见，可内镜下用取石网篮、圈套器或气囊等取出支架，必要时手术治疗。③支架堵塞：较常见，可取出并更换支架。④出血、穿孔：少见，处理见胆管支架置入术。

（姚礼庆）

nèijìngxià dǎnguǎn yǐnliúshù
内镜下胆管引流术（endoscopic bile duct drainage）

利用消化内镜进行胆管引流的方法。分为外引流和内引流，前者又称经内镜鼻胆管引流术（endoscopic nasobiliary drainage，ENBD），后者又称为经胆管支架引流术（endoscopic retrograde biliary drainage，ERBD）。按所用引流材料不同，分为塑料胆道支架引流和金属胆道支架引流。各种方法可联合应用。

适应证 ENBD适应证：①急性梗阻性化脓性胆管炎。②内镜逆行性胆胰管造影（endoscopic retrograde cholangiopancreatography，ERCP）术后胆管炎的预防。③急性胆源性胰腺炎。④肿瘤所致胆管梗阻。⑤胆道外科手术前减黄治疗。⑥创伤性或医源性胆道损伤、狭窄或胆瘘。⑦急性化脓性胆囊炎。⑧胆管结石的溶石治疗。⑨胆管癌的腔内放化疗。⑩体外震波碎石等。

ERBD适应证：①肿瘤所致梗阻性黄疸减黄治疗。②胆道外科手术前减黄治疗。③良性胆道狭窄。④创伤性或医源性胆道损伤、狭窄或胆瘘。⑤胆管巨大结石或铸型结石内镜取石困难或不成功者。⑥胆管结石不宜行内镜下奥迪括约肌切开术、柱状球囊扩张取石者。

禁忌证 ENBD禁忌证：①有ERCP禁忌证者。②重度食管胃静脉曲张伴出血倾向者。③重度胃食管反流病不能耐受者。ERBD禁忌证：同ERCP。

操作方法 术前准备同常规ERCP。可用标准侧视镜或治疗侧视镜，毕氏Ⅱ式术后患者可用直视镜。胆管深插管成功后，造影明确胆管解剖结构，病变部位及累及范围，胆管结石的形态、大小和数量等。

拟置鼻胆管者，将导引导丝送至拟引流胆管，若近端合并胆管狭窄，根据需要选用探条逐级扩张胆管狭窄处，狭窄改善后沿导丝置入鼻胆管，其前端带侧孔段应位于拟引流胆管内，抽吸时可吸尽引流胆管内造影剂为宜；若合并化脓性胆管炎，给予庆大霉素生理盐水冲洗鼻胆管；若合并胆瘘，应将鼻胆管带侧孔前端越过瘘口部位。透视下边退镜边缓慢推送鼻胆管，保持引流胆管内鼻胆管位置固定不移动，直至内镜退出口腔，固定口唇边鼻胆管，将鼻胆管体外侧自内镜钳道中拉出，利用口鼻交换导管将鼻胆管自鼻腔引出固定，外接引流袋。

拟置胆管支架者，将导引导丝送至拟引流胆管，或越过狭窄段胆管及瘘口、嵌顿结石等，测量狭窄段、瘘口或结石上缘至乳头开口距离作为选择引流支架长度的依据，狭窄较重者用探条逐级扩张胆管狭窄处，探条通过困难时也可利用前端带螺纹的Soehendra取架器以旋转前进的方式扩张狭窄处，后送入探条和球囊逐级扩张狭窄段胆管，利用支架推送器将支架推入拟引流胆管，支架前端越过狭窄段胆管或瘘口、嵌顿结石后用注射器抽吸胆汁或造影剂，观察所引流胆管内造影剂排空顺利后释放内支架。狭窄位于肝门部并累及多个分支胆管者，仅引流30%分支胆管不能完

全解决黄疸、皮肤瘙痒、肝功能异常等问题，需同时行多个分支支架引流，方法同单支架引流。导引导丝超选肝内分支成功后，通过扩张改善通路，再置入相应支架。

自膨式金属内支架释放时应缓慢退出外套管，使支架膨胀后固定支撑于狭窄段胆管，余操作与塑料内支架置放过程大致相同。

注意事项 ①鼻胆管堵塞或移位：堵塞常见于长时间带管者，可用注射器注水或导丝通畅，无法改善者需重置。鼻胆管部分或全部脱出者需重置。鼻胆管向胆管深部移位时可在X线透视下缓慢回拉鼻胆管体外部分，观察鼻胆管前端位置适合后重新固定体外端。②支架堵塞或移位：塑料支架堵塞可在十二指肠镜下用导丝通畅支架管腔，移位需重置支架，可用圈套装置、异物钳或Soehendra取架器等设备取出支架。自膨式金属支架管腔内堵塞胆泥或癌栓可用取石网篮或球囊胆管清理，非覆膜自膨式金属支架管腔内组织增生堵塞可在原支架内再置入自膨式金属支架或塑料支架。③术后胰腺炎、出血、穿孔：处理原则同内镜下奥迪括约肌切开术和内镜下奥迪括约肌扩张术。

（麻树人）

nèijìngxià Àodíkuòyuējī qiēkāishù
内镜下奥迪括约肌切开术（endoscopic sphincterotomy for sphincter of Oddi）

内镜下用高频电刀切开部分或全部奥迪括约肌以通畅胆道通路、方便器械进出、缓解狭窄或治疗相关疾病的方法。又称内镜下十二指肠乳头括约肌切开术（endoscopic sphincteropapillotomy，EST）。为胆胰管腔内治疗提供了基本条件，是多

数内镜逆行性胆胰管造影治疗的第一步。

适应证 ①急性梗阻性化脓性胆管炎、胆源性胰腺炎、奥迪括约肌功能障碍、胆总管末段良性狭窄或胰腺分裂需内镜下治疗者。②肝内外胆管结石、胆道蛔虫病内镜下治疗需预切开者。③经口胆道镜或胆胰管腔内超声检查、胆胰管深插管困难、胆胰管支架置入术需预切开者。④十二指肠壶腹内占位性病变需取活检者。

禁忌证 ①严重凝血功能障碍者。②重度营养不良、重度低蛋白血症者。③不能耐受内镜逆行性胆胰管造影检查和治疗者。

操作方法 停用阿司匹林、氯吡格雷等抗凝剂至少1周，无法停药者可用低分子肝素等替代。余术前准备基本同内镜逆行性胆胰管造影。胆管深插管成功后，送入导丝至胆管或胰管较深位置，以保证切开刀位于胆管或胰管。透视下注射造影剂，明确胆胰管解剖结构、走向及病变情况等。应保证切开刀的 1/3～1/2 刀丝位于乳头内，行胆管括约肌切开者应在乳头上部 11～12 点钟方向黏膜切开，行胰管括约肌切开者则应在乳头上部 12～1 点钟方向黏膜切开。切开过程中不断调整方向，保持切线尽量位于胆管或胰管的轴向，切开速度应缓慢匀速，切开胆管括约肌长度需根据结石大小、胆管粗细和乳头隆起部分长度综合决定，切开胰管括约肌长度根据胰管治疗需要而定，以"够用"为原则。无较大结石或不需进出较粗器械者一般仅做小切开。胆管括约肌切开完成后，可将切开刀送入胆管，绷紧刀弓向胆管外逐渐退出，并做进出试验，以了解切口大小，并观察有无活动性出血、胆汁流出是否通畅等。

乳头开口较小，胆管深插管困难无法送入弓形切开刀者，可先用针形切开刀沿乳头开口行乳头背侧小切开，称针状刀乳头预切开，可扩大乳头开口，为胆管深插管提供条件。毕氏Ⅱ式胃大部切除术者可先于胆总管内置入塑料内支架作标志，再沿支架走行应用针状切开刀于乳头外黏膜自乳头开口向乳头背侧切开。

特殊情况处理 ①乳头旁憩室：乳头旁有憩室常牵拉导致乳头偏位，使乳头开口方向及胆管或胰管轴向发生变化，胆管或胰管深插管成功后应仔细辨认胆管轴向，送入弓形刀，沿胆道或胰管轴向切开，切开尽可能不要过大，切忌触碰损伤憩室边缘的正常黏膜，以免发生穿孔。②结石嵌顿：嵌顿结石外露于乳头开口较大时，可利用针状刀沿乳头背侧自乳头开口切缘向乳头隆起根部切开，切至开口足够大时，嵌顿结石会自行脱入十二指肠腔内；嵌顿结石外露部分较小时，可利用弓形切开刀，沿导丝自结石边缘深插入胆管，再行内镜下奥迪括约肌切开取石；嵌顿结石藏于壶腹内时，需按正常胆管深插管后行内镜下奥迪括约肌切开术。③原发性胆总管-十二指肠瘘：瘘口位置较低时，可自瘘口深插管入胆管，再行内镜下奥迪括约肌切开术，也可自乳头开口深插管入胆管后行此手术，切至瘘口再向乳头隆起根部适当切开；瘘口位置较高靠近乳头隆起根部时，不宜再经瘘口行内镜下奥迪括约肌切开术，可通过瘘口行柱状气囊扩张达到改善通路的目的，也可自乳头开口切至瘘口后再行柱状气囊扩张术。

并发症及处理 ①出血：发生率为2%～3%，包括术中出血

和迟发性出血。术中少许出血可自行停止，活动性出血不止或术后出血者需行内镜下止血治疗。②穿孔：发生率为1%，源于切开长度超过胆总管十二指肠段或损伤乳头旁憩室边缘。穿孔较小者可留置鼻胆引流管，禁食、水并观察。穿孔较大或非乳头周围穿孔者，无腹膜刺激征，仅有后腹膜或后纵隔积气、颈部皮下气肿者，可内科保守治疗；有明显腹膜刺激征者应及时外科手术。③术后胰腺炎：发生率为1%～6%，常源于反复胰管插管或切开时凝固电流过大损伤胰管开口。术中置入胰管塑料内支架引流可减少其发生。按急性胰腺炎内科保守治疗多可治愈。

(麻树人)

nèijìngxià Àodíkuòyuējī kuòzhāngshù

内镜下奥迪括约肌扩张术（endoscopic balloon dilatation of sphincter of Oddi）

内镜下用柱状球囊扩张奥迪括约肌以通畅胆管入口、方便器械进出、缓解狭窄或治疗相关疾病的方法。又称内镜下十二指肠乳头括约肌扩张术（endoscopic papillo-sphincter balloon dilatation，EPBD）。

适应证 ①肝内外胆管结石或胆道蛔虫病，有明确内镜下奥迪括约肌切开术禁忌证、年龄较轻需保留奥迪括约肌功能、毕氏Ⅱ式胃大部切除术后或应用抗凝药（如阿司匹林、氯吡格雷、华法林等）无法停药者。②奥迪括约肌功能不良者。③十二指肠乳头开口或胆管下段良性狭窄者。④内镜下奥迪括约肌切开术无法完全达到器械进出目的者。

禁忌证 ①胆管内径正常者（≤0.7cm）。②不能耐受内镜逆行性胆胰管造影检查治疗者。

操作方法 术前准备同内镜

下奥迪括约肌切开术。胆管深插管成功后，送入导丝达肝门部，透视下注射造影剂，明确胆管解剖结构、走行方向及是否有胆管结石（或蛔虫）、结石大小和数量等。留置导丝，退出切开刀或导管，沿导丝送入柱状扩张球囊，根据胆总管扩张程度选择球囊，球囊外径应小于胆管内径，球囊体部应完全送出内镜钳道，保持球囊前1/2至4/5位于乳头开口。注气过程应在内镜下及透视观察下进行，至无腰线后锁死三通管，扩张时间1~2分钟。扩张后观察有无活动性出血、胆汁流出是否通畅等。结石较多或较大需反复进出器械或操作时间较长者可重复该手术。

并发症及处理　①术后胰腺炎：源于扩张球囊机械性刺激奥迪括约肌或压迫胰管开口致胰液引流不畅，扩张前内镜下奥迪括约肌切开术行小切开暴露胰管开口可预防。术后禁食、水，给予减少胰腺分泌等药物治疗。②出血：源于扩张后十二指肠乳头周围组织撕裂出血，多可自行停止。出血量较大者可用内镜下止血治疗。③穿孔：极少，扩张球囊直径大于胆总管内径或导丝误引导球囊至低位汇合的胆囊管者易发生，处理原则同内镜下奥迪括约肌切开术。

（麻树人）

shí'èrzhǐchángjìngxià dǎnguǎn jiéshí qǔshíshù

十二指肠镜下胆管结石取石术

（duodenoscopic removal of bile duct stones）　十二指肠镜下利用网篮、球囊等器械将胆管内结石拉出胆管的方法。

适应证　①胆总管结石和肝总管结石。②部分肝内胆管结石。③胆管蛔虫病或蛔虫残体。④部分胆囊管结石或胆囊内结石。

禁忌证　①肝内胆管结石位置较深，取石器械无法到达者。②大部分胆囊管及胆囊内结石，取石器械无法进出者。③米里奇综合征（Mirizzi syndrome）合并胆瘘者。④其他不能耐受内镜逆行性胆胰管造影检查治疗者。

操作方法　禁食水超过6小时，建立静脉通路，吸氧，监测血压、脉搏及血氧饱和度，肌内注射丁溴东莨菪碱、盐酸消旋山莨菪碱或阿托品，不应用静脉麻醉者可同时给予地西泮、异丙嗪及盐酸哌替啶，于臀部或下肢粘贴好负极板，皮肤干燥者可用盐水纱布湿润。

患者取左侧位或俯卧位，用标准侧视镜或治疗用侧视镜，毕氏Ⅱ式胃大部切除术后患者可用直视镜。胆管深插管成功后，送入导丝至肝门部，透视下注射造影剂（碘过敏试验阳性者可用非离子型造影剂），明确胆管解剖结构、胆管走行方向（胆管轴向）及是否有胆管结石（或蛔虫）、结石的大小和数量等。常规行奥迪括约肌切开术和（或）柱状球囊扩张术扩大胆管出口。胆管结石较小时（最大径≤1cm），可直接选用取石网篮或球囊导管将结石拉出胆管；结石较多时，应遵循"先下后上、先外后里"的原则，先将靠近胆管开口的结石取出后再依次取靠上、靠里的结石；结石较大时，可用机械碎石网篮、激光或液电碎石等方法碎石，后用取石网篮或取石球囊分次将结石拉出胆管；十二指肠乳头、胆总管末端或壶腹内嵌顿结石可用针形切开刀行十二指肠乳头预切开后自行排出胆管，或利用取石网篮或球囊导管将结石拉出胆管；胆管蛔虫残体取出方法同胆管结

石；胆管活体蛔虫可用取石网篮套取蛔虫后拉出胆管或直接拉出体外。

取肝内胆管结石时，可将导丝超选入有结石的肝内胆管远端，沿导丝送入取石球囊，囊体越过结石，球囊注气后向肝外胆管拉结石，同时向肝内胆管注入造影剂。结石过大者送入机械碎石器网篮碎石，再用取石网篮及球囊取净结石。合并肝内胆管近端狭窄者，先沿导丝送入胆管柱状扩张球囊，根据狭窄程度和胆管的扩张程度选择球囊直径，前端越过肝内胆管狭窄段，球囊主体跨越狭窄段，行狭窄段胆管扩张后迅速送入取石网篮或球囊导管取石。取石网篮较易插入右侧肝内胆管，左侧较难。取石网篮套取结石或取石球囊注气后准备拉出胆管时，需弯曲十二指肠镜前端使镜头尽量靠近胆管出口，并将取石网篮或球囊导管体部经内镜钳道拉紧，后适当右旋并深插镜身，使取石网篮或球囊导管顺利沿胆管轴向滑出胆管。

米里奇综合征或胆囊管结石较小且胆囊近端较宽时可用球囊导管沿导丝进入胆囊管，越过结石后球囊注气将结石拉入胆总管内再行取石。胆囊内泥沙样结石且胆囊管较宽者，可用鼻胆引流管沿导丝送入胆囊，用生理盐水灌洗胆囊后吸出。

注意事项　①网篮套取结石后嵌顿于胆总管下段或十二指肠乳头开口：多见于胆总管末端狭窄者，可将网篮推回胆总管，松开网篮后深插至肝门部，迫使网篮变形后缓慢收紧网篮，使结石从网篮内滑脱。结石嵌顿紧密无法推回胆总管者，可将网篮手柄部剪断，退出内镜后重新进镜，若结石部分已显露于十二指肠腔，

可用针状切开刀行内镜下奥迪括约肌切开术以扩大切口，再将结石拉出胆管，若结石未暴露于十二指肠腔，则用取石球囊于结石下端注气后将结石推回胆总管内，再行机械碎石后取石。②术后胰腺炎、出血、穿孔：处理原则同内镜下奥迪括约肌切开术和内镜下奥迪括约肌扩张术。

（麻树人）

shí'èrzhǐchángjìngxià dǎnguǎn jiéshí suìshíshù

十二指肠镜下胆管结石碎石术

（duodenoscopic lithotripsy of bile duct stones） 十二指肠镜下将较大胆管结石或嵌顿结石碎解后用取石网篮或球囊导管分次将其拉出胆管的方法。有机械网篮碎石、液电碎石、激光碎石或子母镜下激光碎石。

适应证 ①肝外胆管较大结石：包括胆总管结石和肝总管结石，不能整块取出者。②肝外胆管嵌顿结石，取石器械无法到达结石上方或无法套取结石者。③肝内外胆管结石合并胆总管胰腺段或胆总管末端狭窄无法通过内镜下奥迪括约肌切开术、经胆管支架引流术等技术得到改善者。④肝内外胆管铸型结石。

禁忌证 同十二指肠镜下胆管结石取石术。

操作方法 术前准备见十二指肠镜下胆管结石取石术。患者取左侧位或俯卧位，用标准侧视镜或治疗用侧视镜，毕氏Ⅱ式胃大部切除术后患者可用直视镜，直视下激光或液电碎石时需备经口胆管镜。胆管深插管成功后，送入导丝达肝门部，透视下注射造影剂，明确胆管解剖结构、胆管走行方向（胆管轴向）及是否有胆管结石（或蛔虫）、结石的大小和数量等。常规行内镜下奥迪

括约肌切开术和（或）柱状球囊扩张术扩大胆管出口。肝内胆管结石合并近端胆管狭窄者也需通过探条、柱状球囊逐级扩张技术改善胆管通过性。

机械碎石 用机械碎石网篮进入胆管越过结石，释放网篮，通过调整镜身和抖动网篮，使网篮完整套取结石，后收紧塑料网篮外套管（部分机械碎石网篮无塑料外套管），再缓慢收紧金属外套管，旋转机械手柄，使网篮逐渐向金属外套管内收缩变小，勒碎结石（一次性碎石器无中间塑料套管，可直接收紧金属外套管后碎石）后用取石网篮或取石球囊分次将结石拉出胆管。结石相对较大网篮无法完整套取结石时，可套取部分结石，碎石后使之逐渐变小，直至可完整套取结石后再行上述碎石治疗。肝内胆管碎石时，可将导丝超选入有结石的肝内胆管远端，沿导丝送入机械碎石器网篮碎石，用取石网篮及球囊取尽结石。合并肝内胆管近端狭窄者，先沿导丝送入胆管柱状扩张气囊，前端越过肝内胆管狭窄段，气囊主体跨越狭窄段，行狭窄段胆管扩张后再行碎石取石。肝内胆管超选技巧和器械进出方法见十二指肠镜下胆管结石取石术。

注意事项：①尽量保持网篮体部在胆总管胰腺段以上，避免术后胰腺炎或胰腺炎加重。②结石相对较硬者，不宜一味盲目旋转手柄，应在不断收紧碎石过程中适当松弛网篮，避免网篮钢缆绷断或发生结石嵌顿。

激光或液电碎石 激光和液电发生器通过光导纤维或电极将激光或液电传送至结石或结石周围液体，直接将结石击碎或通过振动将结石碎解。适用于结石过

大或胆管铸型结石，碎石网篮无法套取或结石质地过硬，普通机械碎石方法无法碎解结石者。激光碎石技术宜在经口胆管镜直视下进行，可确保光导纤维正对结石体部。新型双频钬激光发生器可不经口胆管镜直视下碎石，利用球囊导管带光导纤维进入胆管后，球囊注气，保持光导纤维在胆总管中轴线上，送出光导纤维前端露出球囊导管 3~5mm 靠近结石，切忌过度送入球囊导致光导纤维前端接触胆管壁。透视下触发激光踏板，观察结石裂解进程，结石碎解成小块后用机械碎石网篮辅助碎石。液电碎石应在胆管子镜直视下尽可能使电极接触结石体部，碎石过程中不断调整电极位置，待结石碎解后用取石球囊或球囊导管分次将结石拉出胆管。

特殊情况处理 ①结石嵌顿：结石嵌顿于碎石网篮内多发生于结石质地较硬、机械碎石无法将结石碎解时，需即刻回旋碎石手柄，深插网篮至肝门部，松开碎石网篮，致网篮前端抵住胆管壁，依靠网篮扭曲变形释放结石，后更换激光或液电碎石方法将结石碎解。结石嵌顿于碎石网篮内无法释放时，需剪断网篮手柄部，退镜保持结石和网篮在胆管内，重新插入内镜，送入切开刀常规行内镜下奥迪括约肌切开术扩大切开或柱状球囊扩张术后取石。结石嵌顿于十二指肠乳头，可用针状切开刀直接行乳头扩大切口。若切开不能进一步扩大，则退出内镜及碎石网篮外套管，循网篮裸露钢丝套入 Soehendra 应急机械碎石器的金属套管，前端抵住后收紧的网篮，钢丝游离末端与应急碎石器的手柄部分相连，透视下缓慢旋转碎石器手柄，网篮逐渐缩小直至结石碎裂，拔出应急

碎石器，重新插入内镜以常规方法取石。若乳头切开和机械碎石均未奏效或评估进一步内镜下处理有困难者，可行外科手术治疗。②术后胰腺炎、出血、穿孔：处理原则同内镜下奥迪括约肌切开术。

（麻树人）

nèijìngxià kuòzhāngshù

内镜下扩张术（endoscopic dilation）

用机械方法扩大狭窄的消化管腔使内容物通过的技术。分为：①探条扩张：多用于食管狭窄，扩张效果好，一般经 1~2 次扩张可获得满意效果。缺点是非直视下扩张，容易导致穿孔等并发症。②球囊扩张：可用于任何部位的消化道狭窄病变。其导管由高弹性橡胶制成，具有高强度扩张和回缩功能，支撑力强，有弹性，扩张时球囊可产生放射状扩张力作用于狭窄部位，而非纵向撕脱力，不易损伤消化道，并可在内镜直视下进行。缺点是效果不如探条扩张明显，需反复多次扩张。

适应证 ①消化道炎性狭窄。②消化道术后吻合口狭窄。③不能切除的晚期消化道肿瘤经扩张后放置金属支架。④贲门失弛缓症。⑤消化道瘢痕性狭窄。⑥消化道发育异常。

禁忌证 ①狭窄部位炎症较重伴发热、腹痛者。②有瘘管和深部溃疡、狭窄部有较大憩室者。③狭窄过长者。④内镜检查无法达到狭窄部位或视野不清者。⑤有内镜检查禁忌者。⑥患者一般情况差，无法耐受手术者。

操作方法 术前了解狭窄的病因、部位、形态及长度等，对有手术史者应了解手术方式及术后病理，常规行消化道钡餐、内镜及病理学检查。术前禁食、胃肠减压，开通静脉通路，监测生命体征，给予地西泮镇静和山莨菪碱解痉。

探条扩张法 内镜下找到狭窄部位，将导丝经活检孔道插至狭窄部位的远端，在 X 线下定位，明确狭窄部位后退出内镜保留导丝，将适当的中空扩张探条涂上润滑油穿入导丝内，沿导丝缓慢推进扩张探条，直至探条通过狭窄部位，保留探条 2~3 分钟，退出探条，保留导丝在原位置。依次增加扩张探条的直径，逐渐扩开狭窄部位。扩张完毕，将探条连同导丝一并退出。再次进镜明确内镜是否可顺利通过狭窄段，观察狭窄部位是否有活动性出血或穿孔等并发症，排除肿瘤。通常 2~4 周后可重复扩张1次。

球囊扩张法 可根据病情需要采用不同的压力和球囊直径。根据不同部位的需要，球囊直径也有所区别，食管球囊为 8~15mm，贲门球囊为 20~35mm，大肠球囊为15~20mm。内镜下找到狭窄口（图 1），经活检孔道插入注水管，注入水溶性造影剂泛影葡胺，观察狭窄部位的大小、形态、长度。食管及结肠的低位狭窄可在内镜直视下扩张，高位狭窄必须在 X 线透视下进行。将导丝经内镜活检孔道插至狭窄部位远端，球囊涂上石蜡油，经导丝置入狭窄部，使球囊中部位于狭窄最细处（图 2），用压力泵缓慢注入造影剂或无菌生理盐水。保持扩张 2~5 分钟，重复扩张 2~3 次，扩张效果会更好。释放球囊，将球囊导管退回内镜活检孔内。若扩张有效，内镜即可顺利通过狭窄部位。狭窄部的消化道黏膜因扩张后轻微撕裂而有少许渗血者不需处理，出血明显者可局部喷洒止血药物。采用吻合器的手术术后吻合口狭窄者，行球囊扩张时勿将球囊导管前后移位，防止损坏球囊导管。

并发症及处理 ①出血：源于狭窄段过度扩张致消化道黏膜撕裂或技术操作不熟练致消化道黏膜擦伤，尤其是有出血倾向者。明确出血点可用局部喷洒止血药物、氩离子束凝固、热活检钳钳夹出血点电凝止血、硬化剂注射或金属止血夹夹闭出血点（图 3）。

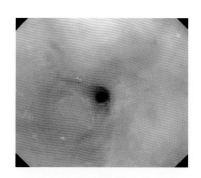

图 1 食管癌术后吻合口狭窄

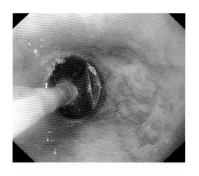

图 2 内镜下球囊扩张

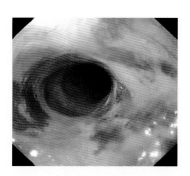

图 3 内镜下扩张治疗后食管黏膜少量渗血

②穿孔：术前未做胃肠道准备者一旦穿孔需立即手术治疗。良好的视野是预防消化道穿孔的有效措施，可用生理盐水冲洗，有食管内食糜、异物者可用网篮取出，待狭窄部位显露清楚后再行扩张（图4）。严格掌握内镜扩张治疗的适应证和禁忌证，避免使用过量镇静剂。

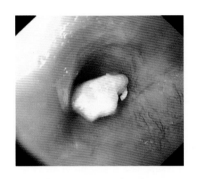

图4 食管内食糜梗阻

（姚礼庆）

nèijìngxià xiāohuàdào yìwù qǔchūshù

内镜下消化道异物取出术（endoscopic removal of foreign bodies from digestive tract）

经内镜取出消化道异物。消化道异物常发生于老年人及儿童，较大的锐利异物可致消化道梗阻及黏膜损伤，甚至出血、穿孔及急性腹膜炎，有毒异物吸收后会导致死亡。自从纤维内镜问世以来，上消化道异物的诊断率显著提高，且95%可经内镜成功取出，多数患者可免除外科手术。但内镜下取异物操作要求较高，若适应证掌握不妥或处理不当，一旦出现并发症极为凶险。

消化道异物的处理原则：①急诊内镜取异物：凡误吞、有意吞入异物，确定无穿孔者，均应做急诊内镜检查，并积极试取，尤其是较大而锐利、不规则硬性及有毒异物，一般不易自行排出，且久留易致消化道损伤和中毒等。

纽扣电池也应紧急取出，因时间过长电池外壳破裂，致大量碱性溶液泄漏，造成消化道损害甚至穿孔。②择期内镜取异物：适用于小而光滑，估计可自行排出且不会引起严重后果的异物，不能自行排出者择期内镜取出。对于吻合口残留的缝线、吻合钉患者，必要时可经内镜拆除。③口服药物溶解异物：对于小的植物性、动物性及药物性胃内结块，可先给患者口服药物溶解（如α糜蛋白酶、胰酶片、食醋等），使结块自行消化溶解，药物治疗无效者择期行内镜下取石或碎石。

适应证 上消化道内自然排出有困难的任何异物，尤其锐利及有毒性异物。

禁忌证 ①估计异物已全部或部分穿出消化道外。②估计不能通过贲门取出的胃内巨大异物（如胃石）。③对内镜检查有禁忌者。④吞入毒品小包者。⑤>2.5cm的锐利异物及不规则形状异物。⑥硬质异物长度>20cm，并有嵌顿者。⑦刀片、玻璃及带支架义齿。

操作方法 吞入金属性异物者应拍颈部及胸部正侧位片、腹部平片，确定异物的位置、性质、形状、大小及有无穿孔，切勿行吞钡检查，以免影响视野，延误取异物时机。患者禁食6~8小时。术前准备同常规内镜检查，给予地西泮和丁溴东莨菪碱。儿童、精神失常、检查不配合者，异物直径>2.5cm、发生嵌顿、锐利、直径大于所用内镜外径或多件者，可用静脉麻醉。

各种胃镜均可使用，以前视镜较方便，十二指肠降段的异物用十二指肠镜为宜。最好选择外径较粗的内镜，以防止异物损伤食管黏膜。儿童消化道异物应用

外径较细的内镜，如小儿胃镜。异物取出有困难需要两种器件协助时，可用双孔手术胃镜。钳取器械的选择主要取决于异物的性质和形状，也可自制器械，如胃内特大的碎石器及橡胶保护套等（图1）。钳取器械在插入前应先在体外进行模拟试验。

长条形异物取出方法 体温表、牙刷、竹筷、硅胶管、药匙、汤勺、钢笔等可用圈套器取出。外径较细、表面光滑的棒状物，用三爪钳、鼠齿钳、鳄嘴钳、"V"字钳、扁平钳钳取较方便。异物一端直径大而锐利，另一端小而光滑，光滑的一端常先吞入，进入胃腔后光滑端常在远侧，取出时宜先将光滑端引出，故需将异物在胃内调转方向。此类异物取出的关键是圈套套取的位置应在一端，初次套取时，若圈套器位于长条形异物中部，则需移动其至距端部<1cm处，避免通过贲门及咽喉部时发生困难（图2）。

薄片状圆形金属异物取出方法 如各种硬币，一般用活检钳或异物抓取较方便（图3）。小的金属异物可用磁棒吸住后随内镜退出。

球形异物取出方法 如果核、胃石、玻璃球、纽扣电池等，此类异物表面光滑，钳取、套取均

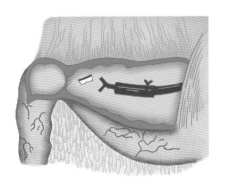

图1 橡胶保护套

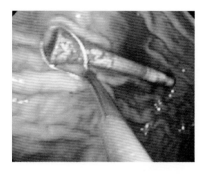 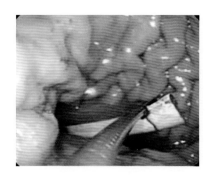

图2　长条形异物的套取

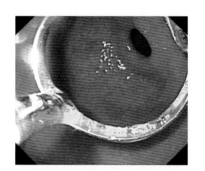

图3　钳取戒指异物

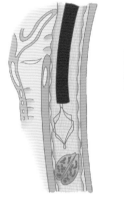 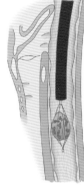

图4　圆球形异物套取

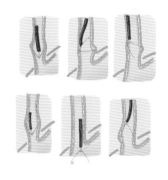 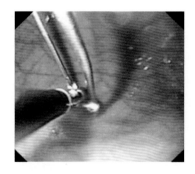

图5　安全别针取出法

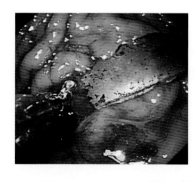 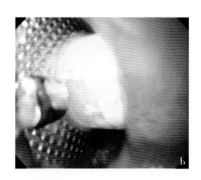

图6　尖锐异物的抓取法

注：a.为锐利异物；b.取出过程中用塑料管保护食管黏膜

较困难，用篮型取石器或网兜型取物器较适宜（图4）。

锐利异物取出方法　如张开型别针、缝针、刀片等。张开型别针内镜取出原则为变开口向上为开口向下，后连同内镜一起退回（图5）。缝针、刀片等需在内镜头部固定一个橡皮保护套管，插入胃镜后，张开异物钳夹住异物一端，使异物长轴与食管平行，提起抓取钳，使之进入橡皮保护套管内，缓慢退镜（图6）。对张开型安全别针，带有钢丝的义齿也可用这种改良的胃镜试取。

食物团块及胃内巨大结石取出方法　食管内的食物团块应让患者呕出或设法让食物团块进入胃内，以免引起窒息。对食管完全性阻塞或食管原有病变的患者通常需内镜取出，可采用内镜下钳咬将食物咬碎，然后用圈套器或三爪钳取出。胃内直径>4cm的结石难以在内镜下直接取出时，可通过内镜用活检钳直接捣碎后成糊状物随胃肠道蠕动自然排出体外。较硬难以击碎的结石，可用圈套器分割成约2cm的结石，也可用机械碎石器绞碎，或用特制的碎石圈套先将大结石逐块粉碎。

义齿取出方法　义齿是老年人常见食管及胃内异物。取有钢丝义齿应先插入套管，以保护咽部黏膜。最好用双孔道内镜，分别用圈套器或异物钳夹住义齿钢丝，平稳退至套管内（图7）。

食管支架取出方法　食管支架移位或掉入胃内时，应视为"异物"取出。可回收支架可用专用取出器械（钩），钩住一端尼龙绳，收紧后取出；螺旋或记忆合金支架，喝冰冻水后一端拉出；一般支架可用双孔道内镜在套管配合下取出（图8）。

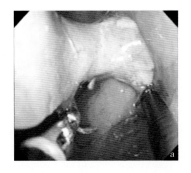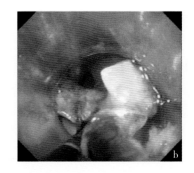

图7　义齿取出

注：a.双孔道内镜钳夹；b.套管内取出

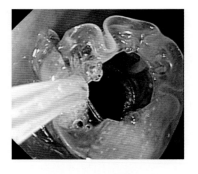

图8　食管支架取出

吻合口及胃内缝线和吻合钉残留取出方法　①剪刀拆除法：较常用，适用于手术时间不长、线结比较牢固、周围炎症不严重者。嘱患者屏住呼吸，用剪刀剪断线结头，后用活检钳或拆线器夹住线的结头，上拉提出，用力适中，切勿暴力，以免强行牵拉引起组织撕裂伤。②拆线器、活检钳拔除法：适用于间断缝合、术后时间较长、丝质缝线周围黏膜有溃烂者，用拆线器或活检钳夹住线结上拉，并将整个线结全部拉出。

并发症及处理　①消化道黏膜损伤及出血：多见于较大且锐利的异物。应禁食，给予制酸剂及胃黏膜保护剂。一般数日内可痊愈。出血较多者应行内镜下止血，有穿孔者应紧急外科手术治疗。②消化道化脓性炎症及溃疡：异物吞下或取出过程中若有黏膜损伤，可发生急性炎症、糜烂及溃疡，胃肠道细菌趁机而入，引起化脓性炎症。患者出现高热、剧烈疼痛等症状。应禁食、抑酸及减少消化液分泌，给予足量广谱抗生素及支持疗法，必要时行外科手术治疗。③窒息及吸入性肺炎：常见于吞入特大异物及全麻下取异物的婴幼儿，一旦发生应紧急处理抢救。

(李兆申)

jīng pí nèijìngxià wèi-kōngcháng zàolòushù

经皮内镜下胃-空肠造瘘术

（percutaneous endoscopic gastro-jejunostomy）　内镜引导下经腹壁穿刺在胃或空肠内置管重建消化道营养通路的技术。包括经皮内镜胃造瘘术（percutaneous endoscopic gastrostomy，PEG）及经皮内镜空肠造瘘术（percutaneous endoscopic jejunostomy，PEJ）。PEG于1980年首次应用于临床，与传统外科手术相比，操作简便、创伤小、并发症少，较鼻胃管留置时间明显延长，营养制剂的选择更广泛，造瘘管可固定于腹壁，更好保持患者的外表尊严。PEG和PEJ有利于改善患者营养状态，提高生活质量。PEJ的缺点是空肠营养管较细长，易发生阻塞或折返胃内。

适应证　经口进食困难或摄入不足，胃肠功能正常，需长期营养支持者。①神经系统疾病致长期丧失吞咽功能或吞咽困难者，如脑血管意外、外伤、重症肌无力、咽麻痹、多发性硬化、神经性厌食等。②口咽部、食管恶性肿瘤致梗阻、食管穿孔、食管-气管瘘。③改善囊性纤维化、短肠综合征、烧伤等经口营养摄入不足患者的营养状态。④严重胆外瘘需回输胆汁以助消化者。⑤幽门梗阻、恶性肿瘤致肠梗阻等的引流。

禁忌证　绝对禁忌证：①难以纠正的凝血机制障碍或血小板减少。②完全性口咽或食管梗阻、败血症、器官穿孔等。

相对禁忌证：①腹水。②影响手术操作的胃前壁病变。③门静脉高压所致腹壁静脉曲张。④胃次全切除术后等。

操作方法

PEG操作方法　包括拉出法、推入法及直接置管法，不同方法基本原理相似，其中拉出法最主要。术前准备基本同胃镜检查，术前禁食8小时以上，给予镇静及镇痛剂，应用抗生素预防感染。①患者取仰卧位或左侧卧位，床头抬高约30°以防分泌物误吸。②内镜直视下经食管插入至胃腔，常规检查后，若开始为左侧卧位则转为仰卧位。③注气使胃腔充分膨胀，使胃壁和腹壁紧贴，关闭室内灯光，助手通过腹壁寻找内镜透光点并垂直指压定位，内镜下可见胃壁压迹。④选择穿刺部位，一般位于左上腹，以胃体前壁为佳。⑤造瘘部位局麻，穿透腹壁至胃腔，做一约1cm切口，将套管针垂直腹壁穿入胃腔，拔除针芯，经外套管置入导丝进入胃内，再经胃镜活检通道插入圈套器，将导丝套紧，连同内镜一起退出口腔。⑥放置造瘘管：拉出法所用导丝为末端呈环状的丝线，助手退出腹壁穿刺针外套管，保留导丝，从口腔中引出的导丝与造瘘管腹壁端连接，再从腹壁向外牵拉导丝使造瘘管经口腔、食管及胃腔后逆行拔出腹腔至腹壁外。推入法所用导丝为金属丝，将导丝拉直后引进胃造瘘管，一边沿导丝向胃内推进造瘘管，一边将腹壁的套管针向前推进以便与造瘘管的锥形部分接触，以便将其拉出腹壁。⑦再次进镜，观察造瘘管情况，确认造瘘管蘑菇头与胃壁紧密接触后退镜。⑧腹壁局部消毒，固定造瘘管，使其与腹壁保持轻度紧张状态。造瘘管留取 13～15cm，连接调节开关及接头（图1）。

术后禁食24小时，之后逐渐增加喂饲量，每次管饲后应冲洗导管，保证导管畅通。术后每天局部消毒至造瘘口形成，适当固定瘘管，松动可致胃内容物侵蚀窦道，过紧可致腹壁或胃壁受压，循环不良坏死。

PEJ 操作方法　属于间接空肠造瘘，完成 PEG 后通过 PEG 管置入空肠营养管，在胃镜辅助下，利用持物钳抓住营养管，通过幽门将其送入空肠上段，或通过 PEG 管首先插入导丝，经胃镜通过持物钳夹住导丝，通过幽门将导丝插入十二指肠悬韧带远端，后沿导丝置入空肠营养管至十二指肠降部，抽出导丝，保持空肠营养管位置不变，必要时可注入造影剂，X 线下确定营养管是否通畅和放置到位（图2）。

并发症及处理　PEG 并发症的发生率为 8%～30%，严重并发症为 1%～4%。包括：①切口周围感染：细菌常来源于消化道，多数不需拔除造瘘管，可给予局部换药及抗生素治疗。②腹膜炎：主要源于胃壁未与腹壁紧密接触，致胃内容物漏入腹腔。轻者更换造瘘管或调整瘘管松紧度，同时应用抗生素，严重者可手术治疗。③出血：可能与穿刺点损伤胃壁

血管有关，可通过短期拉紧造瘘管或内镜下止血。④包埋综合征：发生率为 1.5%～1.9%，因固定瘘管时腹壁与胃壁间接触过于紧密，导致胃黏膜缺血坏死，内侧垫片从胃腔移行至胃壁内，被新生胃黏膜所覆盖。可在造瘘管和腹壁间留约 0.5cm 的空隙，以减少内垫片对胃黏膜的压力。⑤胃-结肠瘘：源于穿刺针刺入结肠，小的瘘管拔除造瘘管后可自愈，大者需手术治疗。⑥吸入性肺炎：常源于食管反流导致误吸，注营养液时应抬高床头、避免输注过快、将造瘘管头端放入空肠可减少反流。发生吸入性肺炎应积极抗感染治疗。⑦营养管堵塞：常继发于药物或食物输注后，可采取按揉营养管、注射器反复抽注、应用酶液灌注等方法，若不成功可更换营养管。

（李延青）

wèiniǔzhuǎn jīng nèijìng zhuǎnfùshù

胃扭转经内镜转复术（endoscopic reduction of gastric volvulus）通过内镜技术将扭转的胃复位的方法。可避免急诊手术。随着内镜器械和操作技巧的进步，内镜下复转成功率也逐步提高。

适应证　①早期胃肠扭转，无穿孔及腹膜炎征象，全身情况尚好，无严重脱水、低血压休克等严重中毒症状者。②慢性胃扭转经保守治疗无效者。③内镜下见胃壁黏膜血液循环尚好，胃壁蠕动存在，黏膜水肿不明显，无变紫及出血等。④年老、体弱但无绞窄者也可试用。

禁忌证　①有内镜检查禁忌证者。②有胃壁坏死、穿孔或腹膜炎征象者。③全身情况差，伴严重中毒症状者。④内镜复位后仍复发者。

操作方法　术前了解患者一

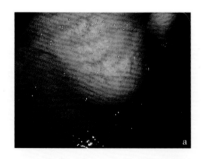
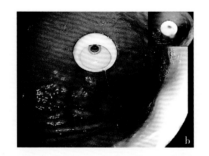

图 1　PEG 操作

注：a.腹壁垂直指压定位，内镜下见胃壁压迹；b.造瘘完成，PEG 管蘑菇头与胃壁紧密接触

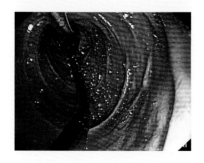
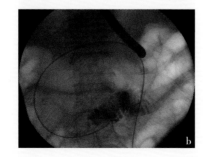

图 2　PEJ 操作

注：a.持物钳辅助下将空肠营养管送至十二指肠降部；b.X 线下确定营养管放置到位

般情况及全身重要器官功能，有无外科手术史。术前准备同普通胃镜检查。①充气法：胃镜达贲门后缓慢注气，循腔渐进。若胃腔内潴留液较多，应尽量吸尽后再行大量充气，辅以腹部按摩，边注气边观察，若胃腔突然扩大，患者一过性腹痛，震动镜身后内镜顺利到达幽门，即说明复位成功。若不能复位，可吸净胃内部分气体，退镜至贲门口，重新进镜采取少量注气，反复进退，或吸引与注气交替进行，配合患者转动体位，可复位成功。②内镜旋转法：若充气法不能复位，将胃镜送至胃窦部，反复抽、注气，使黏膜皱襞扭转角变钝，同时逆胃扭转相反方向旋转、勾拉，可重复上述操作。刺激胃的顺向蠕动，同时按胃扭转相反方向转动镜身并不断拉直镜身，部分患者需转动体位，操作者也需同时转动体位，使镜身成为外力导入胃腔的"杠杆"，仍不能转复者可按上述方法重新进行。

并发症 同肠扭转经内镜转复术。

注意事项 ①操作过程中手法要轻，技术要熟练，应循腔进镜。②复位成功后患者症状可明显减轻，术后 1~2 天可出现少量黑粪，必要时可用抑酸剂。③复位后患者腹部加压，流质饮食 3 天。④胃周围韧带松弛、幽门或十二指肠梗阻、食管裂孔疝及饱餐可致复发，应解除上述诱因。⑤少数扭转严重或反复复位后仍复发者应外科手术治疗。

（姚礼庆）

chángniǔzhuǎn jīng nèijìng zhuǎnfùshù

肠扭转经内镜转复术（endoscopic reduction of intestinal volvulus） 通过内镜技术将扭转的肠复位的方法。可避免急诊手术。

随着内镜器械和操作技巧的进步，内镜下复转成功率逐步提高。肠扭转的好发部位是小肠、乙状结肠和盲肠。饱餐后体力劳动或剧烈运动是常见诱因。主要临床表现为腹痛、腹胀和呕吐等，为闭袢型肠梗阻，是机械性肠梗阻中最危险的类型。肠扭转所致完全性肠梗阻一般于 24 小时内行内镜复位，不完全性肠梗阻可观察 2~3 天，若梗阻不能解除，可在内镜下进行复位。

适应证 ①早期肠扭转（发病<48 小时），无肠绞窄、肠系膜坏死、肠穿孔及腹膜炎征象，全身情况尚好，无严重脱水、低血压休克等严重中毒症状者。②伴肠管扩张及未做肠道准备的年老体弱患者。③慢性肠扭转经保守治疗无效，并排除肠道器质性病变者。④内镜下见梗阻段肠黏膜血液循环尚好，肠壁蠕动存在，黏膜水肿不明显，无变紫及出血。⑤年老、体弱发病超过 48 小时无绞窄者。

禁忌证 ①有内镜检查禁忌者。②有肠坏死或腹膜炎征象者。③全身情况差，伴严重中毒症状者。

操作方法 成人术前用 1000~2000ml 生理盐水清洁灌肠，给予地西泮和山莨菪碱，必要时加用哌替啶。小儿行氯胺酮全麻并行清洁灌肠。

患者取左侧卧位，尽量少充气，缓慢循腔进镜结合滑进，将肠镜插至扭转部位，内镜下见肠黏膜呈螺旋状集中（图 a），X 线透视下可见扭转远端明显胀气，观察肠壁若无肠黏膜变紫和出血，可反复抽气和注气，同时进退镜身以松动扭转部肠管，调节镜头沿扭曲缝隙和弯曲走向，边注气边推进镜头。患者若无明显腹痛，尤其在滑镜时，表示进镜方向和力量较合适。肠管收缩时镜头钩住肠壁，向螺旋形相反方向旋转镜身 180°~360°，并缓慢拉直及抖动镜身，嘱助手协助患者转换体位。若患者无剧烈疼痛，可如此反复进退数次，扭曲及梗阻解除后闭锁处松弛宽大（图 b），可见大量肠内容物涌出，或腹痛、腹胀明显减轻。

并发症及处理 ①穿孔：一般源于暴力操作，需外科手术治疗。②肠道坏死、败血症：源于操作者未严格掌握适应证，延迟手术干预时间，重者可致败血症、感染性休克等。

注意事项 ①应循腔进镜，用镜头推送、钩拉肠壁或旋转镜头，合理掌握用力强度，切忌使用暴力。②镜头推送或钩拉肠壁复位有一定难度时，可配合手法按摩，镜头钩住肠壁旋转时，助手可协助患者同时转动体位。

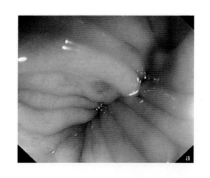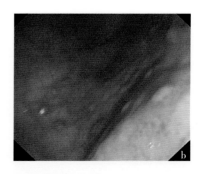

图 乙状结肠扭转内镜转复术

注：a.乙状结肠扭转；b.乙状结肠扭转解除后

③操作过程中患者突感腹痛、腹胀或症状加重，或发现梗阻局部有黏膜变紫和（或）坏死，应立即中止，并抽出肠内气体以防穿孔。④复位成功后24小时应卧床休息，严密观察症状、生命体征和腹部体征，3天内忌剧烈运动以防再扭转。⑤复位后给予抗感染治疗，同时纠正水、电解质代谢紊乱，适当应用抗胆碱药物，解除胃肠道平滑肌痉挛，减少胃肠蠕动，避免复发。⑥复位过程中疑有穿孔或复转后再次出现腹胀者，应及早手术治疗。

（姚礼庆）

jīng zìrán qiāngdào nèijìng shǒushù

经自然腔道内镜手术（natural orifice translumenal endoscopic surgery，NOTES）　经口腔、肛门、尿道及阴道置入软性内镜，穿刺空腔器官及阴道后壁等至腹膜腔，完成诊断及治疗的手术。又称无瘢痕手术。NOTES具有创伤小、疼痛轻、体表无瘢痕及恢复快等优点。NOTES的动物实验包括腹腔探查、胃-肠及肠-肠吻合、阑尾切除、胆囊切除、肾切除、脾切除、胰腺尾部切除、纵隔探查、胸腺切除、心包膜开窗、脊柱手术等。临床应用始于2007年，包括肝囊肿开窗术、胆囊切除术、阑尾切除术、异位妊娠切除术等，迄今世界上临床病例已超过2000例。中国NOTES动物实验研究始于2007年，临床应用超过100例。与传统外科手术相比，NOTES仍处于研究阶段。

（李兆申）

fùqiāngjìng

腹腔镜（peritoneoscope）　经腹壁插入内镜诊治腹腔内器官的病变。中国自20世纪60年代开展，当时以肝病诊断及原因不明的腹痛、腹水为主要对象。随着影像学的发展，腹腔镜检查日渐减少，但其他影像学检查仍难以取代，且治疗方面发展迅速，已占据普通外科微创手术的主要地位。

适应证　①肝病：慢性乙型和丙型肝炎后肝硬化、酒精性肝病、自身免疫性肝炎、原发性胆汁性肝硬化、脂肪肝、含铁血黄素沉着症、肝豆状核变性、杜宾-约翰逊综合征（Dubin-Johnson syndrome）及肝淀粉样变等弥漫性肝病，原发性肝癌、肝血管瘤、肝囊肿等局限性肝病。②胆囊疾病。③脾大。④腹部包块。⑤原因不明的腹水。⑥消化道肿瘤：有无浸润浆膜面及肝转移。⑦腹膜疾病：结核性腹膜炎、癌性腹膜炎。⑧腹部外伤、急腹症等。⑨经腹腔镜乙醇注射、微波及射频等治疗。⑩妇科疾病。⑪全身性疾病：有无白血病、淋巴瘤等腹腔器官的浸润。

禁忌证　①心肺功能不全。②明显出血倾向。③膈疝。④腹腔内广泛粘连。⑤腹腔内化脓性疾病。

操作方法　全部使用电子腹腔镜，其原理同电子消化内镜，分为：①标准腹腔镜：外径10mm。②细径腹腔镜：外径有3mm、3.5mm及5mm，前端可弯曲4个方向，观察范围更广，特别是肝膈面。细径腹腔镜可病房床边检查，比标准腹腔镜创伤性更小或短时留观即可，穿刺处无需缝合（腹水者除外）。③色素腹腔镜：与软式消化内镜喷洒目的相似，可在肝表面喷洒靛胭脂或亚甲蓝，用0.5%普鲁卡因稀释1~2倍，可减少对肝表面腹膜的刺激。慢性肝炎向肝硬化进展时出现斑纹状凹陷，肝小灶坏死时也可出现小的凹陷，病变再进展则呈现结节状，每个结节边界清晰，对确定肝硬化、瘢痕肝、马铃薯肝有很大意义。④超声腹腔镜：可在肝表面直接探扫，有利于发现肝深在部位的局限性病变，超声图像更清晰，活检及治疗更准确。

检查前日赛洛卡因皮试，睡前服镇静药。检查当日早半流食，中午禁食，高压灌肠，检查前30分钟肌内注射阿托品和盐酸哌替啶。①患者取平卧位，按腹部外科手术范围要求消毒。②开放静脉通路。③人工气腹是决定手术成败的关键，确保注入腹腔，一般约2000ml，肝浊音界消失提示气腹分布均匀。④局麻下切开脐下缘皮肤1cm，腹部有手术瘢痕者应距此3~5cm，防止局部粘连，用血管钳在皮肤下行分离至腹膜，插入外套管。⑤插镜观察、照相及活检。⑥退镜并放净腹内气体，拔出外套管。⑦切口缝合或黏合胶黏合。

术后处理：①每小时测血压、脉搏、呼吸，共3次。②5小时后可进食和自由活动。③给予抗生素3天预防感染。④7天后拆线或留观1天出院。

并发症及处理　①气腹并发症：小量皮下气肿及网膜气肿不需处理；气胸及纵隔气肿者呼吸困难，应立即终止操作，并给予相应处理。②肠穿孔：立即终止检查，外科处理。③刺入粘连腔内：慎重穿破无血管部观察，切勿穿断血管，以免出血。④肝活检并发症：穿破肝内动脉出血，可沿穿刺活检处注入明胶海绵充填止血。⑤外套管损伤肝脏出血：持续出血者应外科手术。

（于中麟）

shíguǎn-wèiniánmó yìwèi

食管胃黏膜异位（heteroectopic gastric mucosa of the esophagus，HGME）　胃黏膜出现于食管上段

并引起临床症状的疾病。常发生于颈段食管，多位于上食管括约肌下方，又称食管入口斑。正常食管黏膜为鳞状上皮覆盖，在食管胃连接部与胃黏膜的柱状上皮相连，二者连接处即所谓齿状线或Z线。在两种情况下食管鳞状上皮可有柱状上皮存在，一为巴雷特食管的形成，另一为HGME。HGME与巴雷特食管均为食管的鳞状上皮被柱状上皮所取代，易混淆，但二者明显不同：①解剖位置：HGME发生于食管上段，巴雷特食管则发生于食管下段。②组织学：HGME多为胃底腺型，少有肠上皮化生腺体，巴雷特食管则可含杯状细胞和绒毛结构的不完全型肠上皮化生腺体。

胃黏膜异位（heteroectopic gastric mucosa，HGM）可发生在消化道的多个部位，如舌、十二指肠、回肠及直肠等，因这些异位的胃黏膜可分泌胃酸和某些胃肠激素，有形成溃疡、出血、狭窄等并发症的可能。国外报道其发病率为5%～10%，中国报道为0.1%～1.0%。其发病与年龄、性别无关。

病因及发病机制 尚不完全清楚。①胚胎发育异常：胚胎发育过程中，起初胎儿食管为柱状上皮，一般至胚胎6个月完成食管黏膜鳞状上皮化。食管黏膜鳞状上皮化由食管中部同时向口侧和肛侧伸展，若分化不完全，即造成柱状上皮残留。②后天食管黏膜损伤：如创伤、反流、感染等因素损伤食管鳞状上皮，异位胃黏膜继发性增生以修复损伤。

病理 HGME的柱状上皮比正常胃黏膜薄，一般呈萎缩状。组织学上可分为胃底型和胃窦型，前者多见，含较多壁细胞；后者缺乏主细胞和壁细胞。少数HGM呈移行细胞型，即胃底型和胃窦型细胞混合存在。HGME黏膜可有不同程度的慢性炎症，可见中性粒细胞、淋巴细胞和浆细胞浸润，周边鳞状上皮多伴轻至中度的慢性炎症。其他少见的病理表现为肠上皮化生、糜烂或溃疡、腺管囊性扩张、壁细胞胞质水肿等。

HGME又可分为正常、线型和结节型。线型表现完好的胃底腺细胞结构，结节型则表现为黏膜腺体的结节样增生，可为移行细胞型，亦可为胃窦细胞型，二者可同时存在于同一患者中。根据症状、体征以及病理改变将HGME分为5型：Ⅰ型无症状、无并发症及病理形态改变；Ⅱ型有症状，但无病理形态改变；Ⅲ型既有症状，又有病理形态改变和良性并发症如食管狭窄、食管蹼和瘘；Ⅳ型仅见于极少患者，形成上皮内肿瘤；Ⅴ型为进一步发展为食管上段浸润性腺癌患者。

因幽门螺杆菌（helicobacter pylori，H. pylori）对胃黏膜有特殊的亲和力，故HGME中常有H. pylori感染，检出率为3%～73%。HGME中H. pylori的定植密度与胃内H. pylori的密度密切相关，但HGM黏膜H. pylori感染的意义尚不清楚。

临床表现 无特异性。多数患者无症状或症状轻微，个别尸检才发现此病。少数可有胸骨后烧灼感或疼痛、吞咽困难或吞咽痛、咽部异物感。极少数有食管外症状，如声音嘶哑和咳嗽等，类似胃食管反流病的症状。面积大的HGME更易引起症状，可能源于其含壁细胞多，泌酸更多。儿童患者易有呼吸道症状。HGME的主要并发症有局部溃疡形成、出血、食管-气管瘘、食管狭窄、食管环或蹼形成、外突性憩室等。极少患者可发生增生性息肉或演变成腺癌。

诊断与鉴别诊断 诊断主要依靠内镜检查并取活检组织经病理检查证实。

内镜检查 内镜下HGME常表现为直径<2cm的圆形或椭圆形斑块（图），多发生于食管右壁及后壁。多为单发，也有双发或多发者。黏膜扁平或稍隆起，亦可稍凹陷，与某些岛型的巴雷特黏膜相似。为柱状上皮特有的橘红色，与周边鳞状上皮对比明显。炎症程度较重者，黏膜充血可致HGME的界限不清。色素内镜有助于诊断，卢戈液可使周边鳞状上皮着色而HGME的柱状上皮不

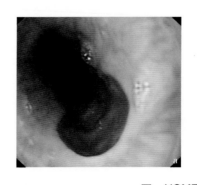
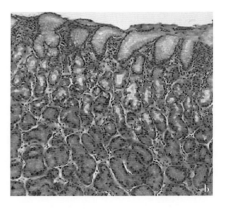

图　HGME内镜及病理检查
注：a.内镜下见食管上段岛状胃黏膜；b.活检病理证实为胃体腺黏膜

着色，使之区别病变与周围鳞状上皮。

内镜检查技巧和重视程度对 HGME 的检出率起决定作用，原因有：①退镜时没能细致观察该区域。②上食管括约肌的反复收缩不易观察。③进镜时胃镜插入太快，未能行仔细观察。④退镜至该部位时患者耐受性差致检查者不能很好窥视、摄片和活检。为提高检出率，在常规内镜检查中，应缓慢退镜至食管上段，嘱患者行连续吞咽动作，同时少量注气，注意观察该段食管全周黏膜的颜色改变，若有异常，局部取多块组织，送病理检查以确诊。

食管 pH 监测 可了解 HGME 是否存在过度酸反流。HGME 局部 pH 通常 <4，而远端食管的 pH 可不受影响，这与 HGME 分泌的酸被唾液中和有关。

治疗 对无症状者通常不需特殊处理。对有吞咽疼痛、胸骨后疼痛等反流症状者，可用 H_2 受体阻断剂、质子泵抑制剂等抑酸治疗。对有食管狭窄、食管环和食管蹼等形成者可行内镜下扩张治疗。对伴不典型增生、黏膜内癌变者可根据情况行电凝和黏膜切除。对侵犯黏膜层以下者可行手术切除。

预后 HGME 发生恶变者甚少，非食管腺癌的重要癌前病变。癌变患者多为男性，与年龄、肿瘤大小、大体形态、分化程度及浸润程度等均无关。对此类患者可做一般监视和随访，无不典型增生者可每 2~3 年随访 1 次。

（房殿春）

fǔshíxìng shíguǎnyán

腐蚀性食管炎（corrosive esophagitis） 强酸、强碱类腐蚀剂严重损伤食管所致的急性炎症。发生在成人常为自杀性服用腐蚀剂，

发生于儿童则多系误服。各类清洁剂所含氢氧化钠（钾）、次氯酸钠、氨、高锰酸钾，以及用盛饮料或酒类容器存放强酸、碱而被误服也可灼伤食管。

病因及发病机制 碱性腐蚀剂有强烈的吸水性，强碱可与脂肪起皂化作用并溶解蛋白质，引起食管黏膜肿胀、坏死和溃疡，甚至穿孔。强酸引起食管黏膜的凝固性坏死，不易损害食管壁的深层，但较易引起胃、十二指肠的损害。

临床表现 口腔、咽喉及胸骨后烧灼感或剧痛，反射性呕吐，常伴咽下困难及吞咽痛，严重者可出现高热、呕血、休克等。若喉头水肿可出现呼吸困难。急性期约持续 1 周。此后，吞咽痛及梗阻逐步减轻，2~3 周开始瘢痕形成，出现食管梗阻症状，并渐趋严重，严重者唾液也难以吞咽。营养缺乏可致消瘦、贫血。

诊断 主要依靠病史和症状。体检时首先发现咽颊部损伤。根据损伤程度和腐蚀剂的剂量和性状及吞咽是否困难判断有无食管损伤。X 线钡餐或碘油对比造影检查可确定食管狭窄部位和程度，但不易发现浅表和微小黏膜异常，作为早期诊断已被内镜检查取代。胸腹部 X 线平片有助于诊断食管或胃穿孔、肺炎及胸腔积液等。内镜检查需有经验的医师谨慎操作，宜在 12~24 小时内进行，评估损伤范围和程度及对食管损伤程度分级，是制订治疗方案的依据。分级标准：0 级：正常；1 级：黏膜水肿和充血；2A 级：浅表溃疡、出血、渗出；2B 级：深层溃疡；3A 级：小面积坏死；3B 级：大面积坏死。休克、穿孔、呼吸窘迫、严重的口咽或声门水肿和坏死是胃镜检查的禁忌证。吞食

腐蚀剂 5 天后食管壁变薄，穿孔危险增加，不宜做内镜检查。

治疗 原则为镇静、镇痛、抗感染，防止严重并发症。

早期治疗 是防止后期并发症的关键。若无食管或胃穿孔可予以温水漱口；若能吞咽可给予鸡蛋清、牛奶等保护食管黏膜。1 级或 2A 级患者根据喉部水肿情况等决定是否进流食。无法经口进食者，应注意水和电解质平衡及肠外营养支持。2B 级或更严重损伤者应住重症监护病房，尤其对如纵隔炎、腹膜炎、呼吸窘迫或休克等严重并发症者，应严密监视及包括手术在内的积极处置。静脉应用质子泵抑制剂抑制胃酸防止应激性溃疡，并静脉给予有效的镇痛药，力争降低晚期食管狭窄风险。

后期治疗 有 1/3 的 2B 级或 3 级损伤者发生食管狭窄。损伤最初 2 周最易穿孔，不宜做食管扩张术，宜在 3~6 周进行，多在 X 线引导下经导丝用探条扩张，或内镜下用水囊扩张法，早期给予压力宜小，一般每周扩张不超过 2 次。目标是使食管腔扩张至 1.5cm，完全缓解吞咽困难。若数次扩张后效果不明显，应尽早手术处理。

（白文元）

zhēnjūnxìng shíguǎnyán

真菌性食管炎（fungal esophagitis） 真菌感染损伤食管黏膜所致的疾病。随着糖皮质激素、免疫抑制剂、抗生素及抑酸剂的广泛应用，器官移植、介入治疗和肿瘤化疗等技术的推广及人类免疫缺陷病毒感染增多，真菌感染呈逐年增多，发病年龄趋于年轻化。以白色念珠菌为多见。

病因及发病机制 真菌在自然界中分布广泛，但对人类致病

的不足百种，致食管炎的更是极少数。真菌属条件致病菌，存在于许多人的皮肤、黏膜。机体抵抗力减弱或菌群失调可致感染，食管是较常侵犯的器官。易发因素有：①长期应用抗菌药物：破坏菌群平衡，抑制免疫功能，食管黏膜屏障作用减弱。②应用非甾体抗炎药：如阿司匹林可抑制前列腺素 E 的合成，消化道黏膜保护功能下降，黏膜易于受损。③糖尿病患者：免疫功能减低，抗体和补体产生减少，各种吞噬细胞活性降低。④应用糖皮质激素：促进蛋白质分解、抑制蛋白质合成，造成负氮平衡，黏膜代谢不良，屏障作用受损，并抑制中性粒细胞活性，干扰体液免疫，使机体抗感染能力下降。⑤过量饮酒、吸烟、生活不规律等不良习惯。⑥恶性肿瘤：机体的细胞免疫和体液免疫功能下降，化疗或放疗加重机体免疫功能的降低。⑦老年人：免疫功能及抗感染能力均下降。⑧罹患其他疾病：恶性肿瘤、获得性免疫缺陷综合征、胃十二指肠疾病、反流性食管炎等。

临床表现　症状轻重与炎症发生的缓急和程度有关。主要表现为吞咽疼痛，吞咽不畅，胸骨后不适及烧灼感，咽部不适，呈慢性经过。有的伴厌食、呕血。婴儿常伴口腔鹅口疮，成年人念珠菌性食管炎可在无念珠菌性口炎的情况下发生。无食管症状者约占 45.3%，很少在胃镜检查前考虑诊断。并发症可有食管狭窄、真菌团引起梗阻、上消化道出血、食管穿孔、食管-气管瘘、真菌扩散及继发性细菌感染致败血症。

诊断　早期症状不典型，容易延误诊治。免疫机制受损者有疼痛性吞咽困难，应高度怀疑食管真菌感染。口腔检查发现黏膜上有典型真菌口腔炎的白色小点。胃镜检查有重要诊断价值，特征性表现为食管黏膜附着豆渣样白苔。轻者仅有散在点状白苔，苔下黏膜微红，去苔后食管黏膜有充血性红斑，脆性增加，有糜烂、浅溃疡等改变，多见于食管的上中段（图）；重者白苔呈大片状甚至融合成全周，苔厚，去苔后黏膜呈糜烂、溃疡并伴出血，多见于食管的中下段。白苔涂片镜下可见大量真菌菌丝和孢子者可确诊。Kodsi 等对内镜下念珠菌性食管炎表现分为 4 级。1 级：少数隆起白斑，直径<2mm，伴充血，无糜烂、溃疡；2 级：多个隆起白斑，直径>2mm，伴有充血，无糜烂、溃疡；3 级：白苔融合成线状或出现结节状隆起斑块，伴糜烂、溃疡；4 级：3 级表现加上黏膜脆，伴管腔狭窄。

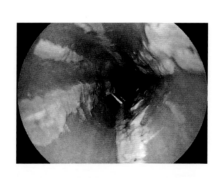

图　真菌性食管炎内镜下表现

鉴别诊断　①食管静脉曲张：合并真菌感染者胃镜下可见食管腔灰蓝色串珠状、蚯蚓状或团块状曲张静脉，食管黏膜表面可覆散在白斑。②食管癌。③食管其他病变：如化脓性食管炎、疱疹病毒性食管炎、食管结核等。

治疗　①全身性治疗：积极去除潜在病因，如停用糖皮质激素、抗生素及免疫抑制药物；改善患者营养状况，提高免疫功能。

常用抗真菌药物有制霉菌素、克霉唑、酮康唑、氟康唑和伊曲康唑等，治疗期间需密切观察胃肠道和肝脏的不良反应。②手术治疗：常规方法是行食管扩张术，狭窄严重者需手术处理。

预后　合理的抗真菌治疗常可取得良好效果，但对抗生素治疗原发感染的同时继发的真菌感染，临床处理较困难，疗效常不佳。

预防　切忌滥用抗生素，慎用免疫抑制剂，防止菌群失调。

（白文元）

bìngdúxìng shíguǎnyán

病毒性食管炎（viral esophagitis）病毒感染损伤食管鳞状上皮所致的疾病。最常见于免疫功能低下者。约 10% 肝、肾移植术后受体有病毒性食管炎。单纯疱疹病毒（herpes simplex virus，HSV）、巨细胞病毒（cytomegalovirus，CMV）感染最常见，也可见人类免疫缺陷病毒（human immunodeficiency virus，HIV）感染，水痘-带状疱疹病毒感染较少见。常见疾病类型包括 HSV 食管炎、CMV 食管炎和 HIV 相关食管炎。

病因及发病机制　HSV 食管炎多在免疫功能低下或缺陷患者中发病，由口咽疱疹病毒感染直接扩展，或 HSV 复活并沿迷走神经扩散至食管黏膜。CMV 食管炎仅发生于免疫功能低下者，且多数在感染 HIV 基础上发病。随着高效抗反转录病毒治疗，艾滋病患者 CMV 食管炎和其他感染性食管炎发病率下降。此病在实体器官移植患者中增多，因常规早期抗 CMV 预防性治疗，患者常延迟发病。最初表现为正常黏膜出现匐行溃疡，溃疡可能融合呈大溃疡，尤其多见于食管远端。病毒侵犯黏膜下层的纤维细胞和血管内皮细胞，而不侵犯黏膜上皮细胞。CMV 相关食管炎多见于艾滋病患者，尤其是 CD4$^+$T 细胞<100 个/μl 者。艾滋病有食管溃疡者合并此病多达 40%。

临床表现 HSV 食管炎多为口腔溃疡、热水疱或皮肤病灶。吞咽疼痛、拒绝饮水，随病情加重可出现吞咽困难，严重者可出血及恶心、呕吐、发热、寒战和白细胞计数轻度增加等。持续感染可使剥脱的食管黏膜重叠细菌感染，也可并发 HSV 肺炎。免疫功能正常者，HSV 感染可呈现发热、吞咽疼痛、急性发作的胸骨后疼痛及体重下降，口咽部病变通常不存在。CMV 食管炎临床表现主要为吞咽疼痛、胸骨后疼痛、恶心和呕吐，可有呕血。

HIV 相关食管炎的临床表现同一般病毒性食管炎。此外，可伴急性食管溃疡综合征，属自限性疾病，表现为口腔溃疡和斑丘疹样皮疹，多见于男性同性恋者，HIV 抗体阳性，CD4$^+$T 细胞多<100 个/μl，CD4$^+$/CD8$^+$ 比值倒置。电子显微镜检查受损组织可见反转录病毒颗粒。少数感染者无症状。

诊断与鉴别诊断

HSV 食管炎　钡餐检查常见上段或中段食管黏膜多发表浅溃疡，环以水肿黏膜晕，可成片与正常黏膜间隔分布，严重者导致广泛溃疡和斑块形成。内镜检查可见食管黏膜水疱和小而分散的钻孔样浅表溃疡，红斑样基底，伴或不伴纤维性渗出物，有的形成小片状白色假膜，可累及远端食管。疾病后期，溃疡扩大并融合形成弥漫性糜烂性食管炎，黏膜脆性增加。溃疡边缘细胞学涂片显示黏膜细胞呈气球样改变，细胞核呈毛玻璃样改变，有细胞

核内嗜酸包涵体，常规染色见巨细胞形成。根据散在、多发浅表溃疡、周围黏膜相对正常，无明显斑片状等 X 线表现可诊断为 HSV 食管炎；上述 X 线表现有助于与念珠菌食管炎鉴别。若 X 线表现不能确诊，或对治疗反应不佳，应行内镜检查。药物所致食管炎和克罗恩病也可导致食管中段或上段小且浅表溃疡，需根据病史鉴别。钡餐检查不能发现早期病变，也不能准确鉴别此病和其他类型的感染，尤其是白色念珠菌食管炎，内镜与气钡对比食管造影均不可靠，经内镜获得食管分泌物做病毒培养和细胞学检查是最佳诊断依据。

CMV 食管炎　钡餐检查典型表现为单个或多个巨型、扁平溃疡，有小卫星溃疡。溃疡呈卵形、细长或菱形，边缘围绕水肿的黏膜。溃疡小而表浅时，单纯钡餐检查此病与 HSV 食管炎难以鉴别。对于艾滋病患者，发现食管单个或多个巨型的溃疡应当考虑艾滋病合并 CMV 食管炎，但巨型食管溃疡也可能由 HIV 感染直接造成。内镜检查有助于鉴别 CMV 食管炎与 HIV 相关食管炎。巨型食管溃疡的其他病因包括鼻饲、内镜硬化剂疗法等所致腐蚀性损伤及口服药物。诊断依靠内镜检查和溃疡中心的病理活检，黏膜刷检对诊断无帮助，常规组织学检查显示在大的纤维细胞和血管内皮细胞核和胞质有小的包涵体。CMV DNA 原位杂交有助于早期诊断。

HIV 相关食管炎　钡餐检查显示单个或多个巨型、表浅的溃疡（直径>1cm），周围有小卫星溃疡，溃疡周围有可透过射线的水肿带。仅根据临床症状和放射影像检查，多数 HIV 溃疡和 CMV

溃疡难以区分，需用内镜排除 CMV 食管炎。

治疗 HSV 食管炎常用阿昔洛韦，若合并反流性食管炎，病情可恶化。CMV 食管炎给予更昔洛韦，直至痊愈。HIV 相关食管炎的治疗采用标准抗 HIV 病毒治疗，即高效联合抗反转录病毒治疗。

预防 严重免疫功能低下或缺陷者可用阿昔洛韦预防。

（陆　伟）

yàowùxìng shíguǎnyán
药物性食管炎（drug-induced esophagitis）

药物损伤食管黏膜所致的疾病。又称食管药物性损伤。

常见药物是抗生素、阿司匹林等非甾体抗炎药、铁剂、泼尼松、氯化钾及奎尼丁等。发病与下列因素有关：①食管动力和结构异常：包括食管动力障碍，如贲门失弛缓症、痉挛、胡桃夹食管等；左心房增大、纵隔肿瘤等压迫食管，致药物停留在食管腔内的时间延长。②药物的化学性质、物理溶解度及与食管黏膜接触时间可影响药物毒性，某些药物或高浓度药物滞留于食管，易腐蚀、破坏食管黏膜屏障。③胃食管反流：某些药物可降低下食管括约肌压力，致胃内酸性液体反流至食管。④服药方式：服药后立即卧床或送服药物时饮水太少甚至不饮水者，易致药物在食管滞留。⑤药物的剂型、形状和大小：小、重、椭圆药片比大、轻、圆形药片易吞服。

临床表现为吞咽疼痛、吞咽困难和胸骨后痛，常在服药后数小时、数天甚至数周出现，疼痛常呈持续性，进食后加重，可向颈、背、上肢放射，伴咽喉部异物感及紧缩感。严重者出现呕吐，有时伴低热、呕血与黑粪，罕见

有食管穿孔、纵隔脓肿而致死亡者。症状可随着时间延长而加重，处理不及时者可发生食管溃疡，时间较久可致食管狭窄。氯化钾所致者以溃疡居多，少有狭窄、穿孔、出血等。

病史对诊断最重要。内镜检查可见食管黏膜有散在片状红斑和溃疡，并有不同程度的渗出。有时可见食管腔内仍有药物残渣。活检可见黏膜炎症和退行性增生。食管造影可见溃疡龛影和溃疡周边黏膜水肿形成的晕轮，双重对比造影可见食管黏膜微小改变，严重者可有食管狭窄。鉴别诊断应排除反流性食管炎、巴雷特食管及其他疾病。

若早期诊断合理治疗，常可治愈。措施包括：①立即停止应用损伤食管黏膜药物，如必须应用可考虑肠外给药或同服黏膜保护剂。②口服或静脉给予制酸剂或 H_2 受体阻断剂如雷尼替丁等，严重者可给予质子泵抑制剂，如雷贝拉唑（舒泰得），同时静脉输液，补充营养及维持水、电解质平衡。③对已发生食管狭窄者可行食管扩张术。④有出血、穿孔及真菌感染者可采取相应治疗。

（白文元）

fàngshèxìng shíguǎnyán

放射性食管炎（radiation esophagitis）

放射线所致食管炎性损伤性疾病。常发生于食管癌、肺癌及纵隔等胸部恶性肿瘤的放射治疗（放疗）过程中或之后，也可发生于口咽部恶性肿瘤的放疗。因放射线本身的电离作用可使食管上皮细胞损伤、坏死。随着放射线剂量增大，食管损伤可加重。急性放射性食管炎大多发生在放疗开始后 1~4 周。

放射性食管损伤有两种表现形式，即早期的急性放射性食管

炎和后期的放射性食管损伤。急性放射性食管炎是胸部肿瘤放疗中常见的急性反应，特别在超分割放疗或加速超分割放疗中的发生率更高，70%~80% 的患者出现 RTOG Ⅱ 级（美国放射治疗肿瘤协作组分级标准）以上的食管炎。发生在放疗后 3 个月或以后，多数为晚期变化，多数是神经和平滑肌损伤，可发生食管放射性溃烂、出血及瘢痕形成狭窄，甚至导致梗阻或食管穿孔。

主要表现为吞咽困难、吞咽疼痛或胸骨后疼痛，一般较轻。严重者可出现胸骨后剧痛、发热、呛咳、呼吸困难、呕吐或呕血等，应警惕食管穿孔或食管-气管瘘。

根据患者的放疗病史及症状，此病诊断并不困难。有症状者，食管 X 线钡餐检查可见食管蠕动波减弱、食管溃疡等，晚期则可见食管狭窄。食管镜检查可见不同程度的食管炎症表现。血常规化验检查白细胞计数可降低。此病应与化脓性食管炎、食管结核、真菌性食管炎及病毒性食管炎鉴别。

治疗旨在缓解症状，减少与避免严重并发症，提高患者的生活质量。①一般治疗：应予以高热量、高蛋白质、富含维生素、易消化的流食或软食，避免酸、辣等刺激性食物。疑有食管穿孔者需禁食、输液和抗感染。②对症治疗：可给予黏膜保护剂或表面麻醉剂，适当使用镇吐、止血与镇静药物。③抑制胃酸防治酸反流：合理选择 H_2 受体阻断剂或质子泵抑制剂。④应用糖皮质激素：大剂量放疗可致肾上腺皮质功能衰竭，应用糖皮质激素可减轻放射性损伤，缩短其病程，但需并用抗生素预防感染。⑤营养支持治疗：适用于症状严重、不能进食者，可经鼻饲或静脉给予

营养支持。⑥必要时暂停放疗或延长放疗间歇期。

（白文元）

shìsuānxìng lìxìbāoxìng shíguǎnyán

嗜酸性粒细胞性食管炎（eosinophilic esophagitis）

无特殊病因而以嗜酸性粒细胞浸润食管黏膜为特征的慢性疾病。此病无寄生虫感染、炎症性肠病、嗜酸性粒细胞增多症、骨髓增生病、动脉周围炎、变应性脉管炎、硬皮病、药物损伤和药物过敏等存在的证据。

病因及发病机制迄今未明，可能与过敏反应有关。嗜酸性粒细胞通过特异性嗜酸性粒细胞衍生颗粒蛋白（嗜酸性粒细胞阳离子蛋白、嗜酸性粒细胞衍生神经毒素、嗜酸性粒细胞过氧化物酶和主要碱性蛋白）介导炎症反应，并触发肥大细胞脱粒和释放细胞因子（IL-1、IL-3、IL-4、IL-5、IL-13、转化生长因子）、化学增活素、脂类介质和神经递质等损伤食管。

主要临床表现：①食管症状：多数成年患者出现对固体食物吞咽困难，常致较长时间的食物嵌塞。少数有胸骨后或上腹痛，与吞咽动作无关，可自发出现或由乙醇或酸性饮料诱发。部分有反酸、烧心等，酷似胃食管反流病，但用质子泵抑制剂治疗无明显效果。②食管外症状：约 68% 患者伴鼻炎、支气管哮喘和特应性皮炎。

约 50% 患者外周血嗜酸性粒细胞轻度增多。60%~70% 的成年患者总 IgE 水平升高。X 线钡餐和内镜可见食管狭窄、溃疡形成、丘疹（颜色发白代表嗜酸性脓肿）及息肉。约 2/3 患者可有食管沟槽形成、食管的气管样表现以及"皱纹纸样"黏膜。

诊断依据：①存在吞咽困难，食物嵌塞，胸骨后痛、反酸、烧心等。②内镜活检见：食管嗜酸性粒细胞浸润（>20/HP）。③无胃肠及其他器官或组织嗜酸性粒细胞浸润的证据，如嗜酸性粒细胞性胃肠炎、寄生虫感染、炎症性肠病、嗜酸性粒细胞增多症、骨髓增生病、动脉周围炎、变应性脉管炎、硬皮病、药物损伤和药物过敏等，并排除胃食管反流病。

治疗应避免有明确或可疑变应原的食物。药物治疗：①糖皮质激素：可用泼尼松。氟替卡松或布地奈德等局部用药已用于临床，但可诱发食管念珠菌病和疱疹性食管炎。②抗组胺药：酮替芬可减少组织嗜酸性粒细胞浸润，改善症状。③质子泵抑制剂：旨在抑酸。有食管狭窄者可行食管扩张治疗以缓解症状。

（林三仁）

shíguǎn méidú

食管梅毒（esophageal syphilis）

梅毒螺旋体感染累及食管所致慢性传染病。多属于梅毒三期，极罕见。

食管梅毒可为先天性母体胎盘传染，也可为后天性接种传播。主要系食管黏膜下层树胶样肿浸润形成单发或多发的黏膜下梅毒瘤，或造成食管壁动脉周围炎。上述病变破溃后发生糜烂、溃疡，可致管腔瘢痕性狭窄，甚至造成食管-气管瘘或食管-支气管瘘。梅毒亦可引起纵隔淋巴结炎，肿大淋巴结压迫食管可产生梗阻症状。病变主要在食管上段或中段。病理检查可见血管周围有圆细胞浸润和动脉内膜改变。

吞咽困难最常见，多为无痛性，病程长，进展缓慢，可伴胸骨后压迫感。因摄入不足可致体重下降、脱水、贫血、恶病质。

并发食管-气管瘘或食管-支气管瘘者，通常发生进食时呛咳。也可有食管炎和食管梗阻的相关表现。

诊断主要依据：①患者本人或母亲有梅毒感染史，有全身梅毒表现。②长期无痛性吞咽困难，伴不同程度胸骨后压迫感。③上消化道造影可见食管壁僵硬，管腔狭窄或梗阻；胸部CT示压迫部位的肿大淋巴结。④消化内镜可见食管炎症改变，黏膜水肿、糜烂和溃疡，有纵行脱皮，甚至上皮完全脱落，有时可见白色斑块及少数增厚的遗留上皮；梅毒瘤病变处黏膜可呈光滑、灰色的圆形隆起；管腔严重狭窄致内镜不能通过。⑤病理检查可见血管周围圆细胞浸润及动脉内膜炎。⑥梅毒血清学检查呈阳性反应。⑦抗梅毒治疗后病变缩小或消失则更有助于确诊。

此病应与化脓性食管炎、食管结核、真菌性食管炎、病毒性食管炎、食管癌等鉴别。

此病对抗梅毒治疗反应良好，青霉素类仍为首选。食管瘢痕性狭窄需内镜或X线下扩张治疗，若扩张效果不佳，需行外科手术治疗。对食管-气管瘘或食管-支气管瘘者，若无肺部并发症抗梅毒治疗亦可愈合；若有肺部并发症或药物治疗无效，需行手术治疗。

提倡安全性生活，使用安全套是基本预防措施。梅毒患者应定期检查，患艾滋病及其他性病者应做梅毒血清学检查。

（陆　伟）

shíguǎn jiéhé

食管结核（esophageal tuberculosis）

结核分枝杆菌侵及食管壁所致的炎性肉芽肿性疾病。临床少见。死于结核尸检病例中，食管结核仅占0.15%。此病分为：①原发性：指结核杆菌直接侵入食管黏膜，病变部位以食管为主。痰菌阳性的空洞型肺结核患者，即使大量结核杆菌经食管吞入消化道，也很少并发食管结核，可能与食管黏膜对结核杆菌有较强的抵御能力有关。②继发性：常源于食管周围及纵隔淋巴结结核直接或间接侵入食管壁。

病因及发病机制　结核病是人体与结核杆菌相互作用的结果，仅在侵入人体的细菌多、细菌毒力大而机体抵抗力下降时发生。食管结核多在原有疾病和治疗基础上感染结核杆菌所致，如糖尿病、恶性肿瘤、获得性免疫缺陷综合征等，及化疗、长期服用免疫抑制剂、器官移植术后。

食管结核几乎均发生于晚期肺结核、喉结核、纵隔或骨结核患者，食管受累有以下途径：①吞咽带菌痰液：特别是有营养不良、肿瘤，以及食物长期停滞在食管形成停滞性食管炎或有真菌感染（念珠菌性食管炎）。②咽喉结核向下扩展侵入食管。③食管邻近淋巴结结核破溃，脊椎结核直接蔓延。④远离器官结核的血源性播散。⑤逆行淋巴蔓延：正常食管淋巴引流至气管周围和支气管周围的淋巴结，这些淋巴结发生结核，结核杆菌可通过淋巴管逆流至食管。

病理　此病好发于食管中、上段，且多在气管分叉水平以上，发生于下段者仅占12%，可能因气管分叉处淋巴结密集，且与食管相邻。食管结核的病理类型分3种：①溃疡型：最常见，可单发或多发，大小不一。食管在结核菌感染初期出现食管黏膜下层和浅肌层结核性肉芽肿，形成结核结节。随病程进展，结节内出现干酪样坏死、破溃，形成溃疡。②增生型：又分狭窄型和肉芽肿型。病变位于黏膜深层及肌层内，呈团块状增厚，黏膜完整。增生组织有时可呈假瘤样肿块突入食管腔，导致管腔狭窄。③颗粒型：最少见，常见于重症及全身性系统性疾病，表现为食管黏膜及黏膜下层可见许多灰白色小结节，即大量粟粒性肉芽肿，有时也可形成溃疡。

临床表现　与病理类型有关。溃疡型：突出症状是疼痛，位于咽喉和胸骨后，多呈持续性，吞咽时加重，可有畏食、体重减轻；增生型：主要是进行性吞咽困难；颗粒型：症状取决于疾病严重程度，轻者可无症状，重者可出现吞咽困难。

诊断　需结合病史、临床表现、实验室检查、影像学及内镜检查，后两者是主要手段。患肺结核、脊椎结核、咽喉结核或纵隔淋巴结结核者，出现吞咽困难或进食时胸骨后疼痛，应疑诊此病，试行抗结核治疗3个月。若病变部位组织活检抗酸染色找到抗酸杆菌可确诊。

胸部CT检查　隆突下、气管旁、支气管旁及食管旁淋巴结肿大，食管腔不规则狭窄、管壁增厚及小溃疡。管壁内有干酪性坏死者可显示小的坏死腔。食管穿孔者可见纵隔积液、脓肿形成及食管与气管间的瘘道，并可见纵隔内游离气体、食管周围积液与软组织肿胀等。CT检查可了解病变范围、肺部及纵隔淋巴结情况，减少诊断与治疗的盲目性，降低手术探查率。

内镜检查　表现多样，可有溃疡、隆起和狭窄。溃疡常表浅，大小不一，单发或多发，基底呈灰白色，周围黏膜有黄色小结节，活检组织病理学检查可见干酪样肉芽肿，但因取材有限影响确诊，

偶可找到抗酸杆菌，重复多次内镜活检可提高诊断阳性率，但也有连续5次内镜活检仍阴性，最终行手术确诊者。内镜检查最重要的是排除恶性病变。内镜超声主要表现为食管壁内不均质或均质性的低回声病变，间杂钙化或纤维化。若纵隔淋巴结压迫食管壁，可行内镜超声引导下淋巴结穿刺确诊。

实验室检查　结核菌素试验及结核感染T细胞斑点试验阳性有助于食管结核诊断。免疫学检查有助于排除免疫性疾病。

鉴别诊断　食管结核诊断的误诊率达62.5%，最易混淆的疾病是食管癌和贝赫切特综合征。对结核高发区或免疫缺陷者出现吞咽困难，需考虑食管结核，患者年龄较轻，吞咽困难进展缓慢。食管癌患者年龄较大，表现为进行性吞咽困难，胃镜检查、结核菌素试验、血清抗结核抗体检测、结核感染T细胞斑点试验、胸部CT检查有助于鉴别。

治疗　首选正规抗结核药物治疗，疗效好，一般不需手术治疗。对于严重的增生型食管结核伴食管瘢痕性狭窄者，可在抗结核治疗的同时行食管扩张治疗。对于非手术治疗难以缓解的食管梗阻应手术治疗。

（陆星华）

shíguǎn niánmó pòsǔn yǔ bōtuō

食管黏膜破损与剥脱（esophageal mucosal damage and stripping）　进食仓促或干硬食物致食管表层黏膜下血肿，表层与固有层部分或全部分离形成管型脱落，可随吐出物及血液等吐出口外的疾病。曾称食管管型、表层脱落性食管炎等。属少见病。健康中青年多见，男女均可发病。

病因及发病机制　迄今不明。

常无明确基础疾病，有的患者与进食过快、进食过热或者干硬、大块食物及鱼刺等导致食管黏膜损伤有关，或者饮酒、饮食中呛咳、异物刺激、频繁呕吐等诱因发病，但不排除在某些病理状态的基础上（如肾病、妊娠、使用激素等）诱发。食管下段有炎性病变或食管黏膜表层与固有层结合较松弛者可能更易于发病。研究者认为，此病与食管下段的高压区有关，因该段的压力作用使食管管腔的部分气体挤入部分损伤分离的黏膜下层，若伴剧烈呕吐，在相关气流力学因素的影响下，促成黏膜表层剥离面均匀而迅速地扩散至食管全长，形成完整的食管管型，并随呕吐而吐出。食管管型在结构上仅有上皮层，剥离面为黏膜表皮下层，为正常食管黏膜和鳞状上皮结构，因此可迅速恢复，不导致食管狭窄。显微镜下观察其组织细胞学变化发现，食管上皮细胞原浆淡染，细胞边界不清，核多为圆形，有的细胞呈退行性改变，有的毛细血管上皮细胞增生。

临床表现　临床特征：①主要见于青壮年健康人群，少数慢性病患者可发生。②多数有诱因，以进食煎、炸、干、硬、烫等食物或进食过快或饮用热饮料、热酒多见，但有时正常进食或某些导致反复呕吐的因素也可诱发。③多有先兆症状，如突发咽喉部不适或胸骨后疼痛，恶心、呕吐与呕血，出血多为少至中等量鲜血，很少引起休克。④以呕出"食管管型"为典型症状，呈管状黏膜或片状膜状物，常在诱因发生后数小时内呕出，管型长短不一，长者可为食管全长。

辅助检查　①上消化道内镜和食管钡餐检查：内镜检查可见

食管黏膜下暗紫红色柱状物突入食管腔，表层腐烂、坏死、片状黏膜剥脱、缺失伴创面出血或黏膜血肿，食管黏膜可长短不等的部分或全部剥脱，剥脱处有糜烂渗血及浅表溃疡，膜状物残留。有的以食管黏膜下血肿为主，食管上、中、下各段均可受累，以中段受累最多见。食管钡餐或碘剂造影检查可见食管上、中、下段或局部黏膜不规则、管腔狭窄、不连续等改变，并可观察有无食管穿孔。②CT检查：可见食管壁局限性增厚，食管腔呈偏心性不规则狭窄、黏膜下气体聚集现象和血样密度的占位性病变。③病理组织学检查：食管剥脱管状物多数为正常食管黏膜及表层复层鳞状上皮或非炎性退变性食管黏膜，少数有急性或慢性炎症，基底细胞层的细胞胞质水肿性空泡形成，核固缩。基底细胞异常致上皮大疱形成，使上皮和下面组织之间内聚力消失，管型剥离。

诊断与鉴别诊断 诊断可依据：①有常见诱发因素，如仓促进食、吞食干硬食物等。②起病急，突发吞咽困难或疼痛，有呕血或排柏油样便，呕吐管型黏膜为主要特征。③急诊胃镜下食管黏膜下血肿或大小不等的片状黏膜剥脱、缺失伴创面出血；CT检查见食管壁局限性增厚，食管腔呈偏心性不规则狭窄、黏膜下气体聚集现象和血样密度的占位性病变。

此病需与主动脉夹层动脉瘤、马洛里-魏斯综合征（Mallory-Weiss syndrome）、自发性食管破裂及急性心肌梗死鉴别。

治疗 旨在改善症状、促使食管黏膜尽早修复及防止食管穿孔等。治疗原则是禁食、抑酸、镇痛、静脉营养、应用黏膜保护

剂及有效的止血和抗感染治疗。呕血者给予抑酸药和止血药，如质子泵抑制剂、凝血酶等，对呕血较多者必要时输血。注意防治感染，特别是误吸致肺炎者应合理使用抗生素。禁食1周后可进流食，之后可逐渐恢复正常饮食。食管穿孔者需手术治疗。

预防 避免诱发因素，对有基础疾病、应用阿司匹林的老年人等，应合理治疗，避免或防止频繁呕吐。

预后 仅个别患者死于反复出血，多数预后良好。此病一般恢复迅速，不留瘢痕，不导致食管狭窄，且很少复发。

（白文元）

shíguǎn hēisèsù chénzhuózhèng

食管黑色素沉着症 （hyperpigmentation disorder of esophagus）

食管黏膜黑色素沉积。是一种少见的良性病变。此病在西方国家极为罕见，来自法国、荷兰和英国共5例。印度报告21例，日本6例，中国新疆3例。随着上消化道内镜诊疗技术的广泛应用，此病通常是经内镜检查偶然发现。

病因及自然过程尚不清楚，可有慢性食管炎和反应性上皮改变，如棘层和基底细胞不典型增生，现已证实为伤害性刺激后皮肤黑色素细胞数量增加，此种反应模式亦适用于食管。因胆汁及胃酸对食管的刺激，学者们假设此病可能系胃食管反流病的结果，但有待进一步研究。

临床可无特异症状。病变通常位于在食管中下段。内镜下特点是圆形、线性或椭圆形深褐色、不规则色素沉着。组织学特征为食管鳞状上皮基底层的黑色素细胞增殖，固有层通常有散在黑色素细胞。鉴别诊断主要包括黑色素细胞痣和恶性黑色素瘤，后者

内镜下表现为息肉样肿物，组织学主要由非典型上皮或梭形细胞组成，缺乏非典型的黑色素细胞是排除黑色素瘤的重要特征。此外，内镜下鉴别诊断还包括炭黑尘肺、含铁血黄素沉着症、染料摄入和脂褐素沉积（假黑变病），通过组织学检查可进一步鉴别。

尚无此病恶变的证据，故不需任何治疗或随访。

（白文元）

shíguǎnhuán

食管环 （esophageal ring）

食管-胃黏膜交界处的同心环或隔膜样狭窄。又称Schatzki环。多见于40岁以上的男性，有临床症状者不到1/3的患者。

此病多源于食管发育不良。按其病理形态食管环可分黏膜环（B环）和肌环（A环）两种。前者常见，其核心部分由结缔组织、黏膜肌层和血管组成；后者少见，发生于儿童，由增厚的环肌束组成。

典型表现为间歇发作的吞咽困难，常在急食或进食硬质食物时发生，伴胸骨后和剑突下食物滞留感。多数患者常在拔牙后食物咀嚼不良诱发。此病常合并滑动型食管裂孔疝，易伴发糜烂性食管炎。

诊断主要依靠内镜和影像学检查。内镜检查：充分注气使食管下段完全膨胀，食管环则清晰可见（图），内镜下活检以除外食管炎、食管癌等疾病。X线检查比内镜更易发现食管环。患者采取侧卧位作Valsalva动作时摄片，可使食管环上下的食管腔扩张，易于显示食管环，从而定位、测量环的直径。其特征与下食管蹼相反，在环的近端呈双凹面，远端与胃相邻。此病需与食管肌肉收缩、炎症狭窄和食管癌鉴别。

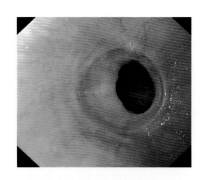

图 食管环内镜下表现

患者应注意细嚼食物，避免义齿安装不佳诱发症状。症状明显者可用探条或气囊扩张疗法，无效者可手术治疗。伴胃食管反流症状者应加用抑酸剂。

（冀 明）

shíguǎnpǔ

食管蹼（esophageal web）

向食管腔内突出的黏膜或膜样结构。可见于食管的任何部位。按所处位置分为上、中、下食管蹼。上食管蹼系食管黏膜形成的蹼状隔膜，有其独特的解剖和性别特征，90%为女性，发病年龄多在 30～50 岁，主要分布在北半球，若有缺铁性吞咽困难，称普卢默-文森综合征（Plummer-Vinson syndrome）或佩特森-凯利综合征（Paterson-Kelley syndrome），多数学者认为是缺铁造成食管上皮层改变而出现吞咽困难，铁剂治疗可缓解。中食管蹼是正常或炎性上皮组成的黏膜隔膜，较罕见，男女均可发病，成人多于婴幼儿，多数无症状。下食管蹼是一种厚 1～2mm 的黏膜隔膜，常位于食管鳞-柱状上皮交界处上方 2cm，表面覆盖一层可呈角化的鳞状上皮，黏膜下有少许炎症细胞。

病因及发病机制 病因尚未确定。可能是胚胎期食管发育过程中形成空泡，空泡融合不全，遗留部分或完全的黏膜环状隔膜；也有人认为源于食管发育过程中取代绒毛柱状细胞的鳞状上皮过度生长。食管肌环是因胚胎期的食管肌层形成过程中，中胚叶成分过度增生致食管狭窄。也可能与缺铁性贫血有关。

临床表现 上食管蹼患者进流质饮食一般无症状，多数在进食硬食时出现，主要表现为间歇性吞咽困难，食物滞留上胸部感，普卢默-文森综合征常有消瘦，面色苍白，时而发红，舌质红而光滑，舌乳头消失，多数缺齿或完全无牙、口角皲裂、反甲、脾大甚至巨脾。中食管蹼多数无症状，婴儿可有间歇性呕吐或突发食管梗阻，成年人表现为吞咽食物团时发生间歇性咽下困难，有食物停滞在胸骨后的感觉。下食管蹼主要表现为间歇性吞咽困难。缓慢进食时，有食团堵塞食管不能咽下感，患者常试图吐出食物或饮水送咽食团。

诊断 根据病史、体征、X 线及内镜检查可确诊。若疑有上食管蹼需依靠 X 线检查。上食管侧位前壁可发现偏心性、不足 2mm 厚的蹼。1 个以上者罕见。内镜检查见蹼是一光滑、有色、有偏心开口的隔膜状孔，位于环咽肌水平以下，有的薄膜状蹼未能发现，必要时需内镜下活检除外炎症狭窄或癌性狭窄。普卢默-文森综合征患者 30%～50% 并发恶性贫血、萎缩性胃炎、黏液性水肿，部分患者血中可检出甲状腺或胃壁细胞抗体，易与其他蹼、环鉴别。中食管蹼有时仅于 X 线检查时发现一层薄（1～2mm）的钡剂充盈缺损，在蹼的上下方食管呈同等程度扩张。下食管蹼的 X 线特征是蹼的近端（头端）呈食管对称性膨大，远端呈现双凹面，患者取侧卧位做 Valsalva 动作时摄片易于显示。

治疗 养成正确的进食方法，进食时细嚼慢咽，避免紧张、激动。普卢默-文森综合征首要措施是给予铁剂治疗贫血。待血红蛋白浓度上升后，吞咽困难可消失。少数大而厚的食管蹼，单纯补铁吞咽困难不缓解者，可用内镜电灼或扩张治疗。中食管蹼预后较好，常不需治疗，一旦发生症状可用探条扩张、内镜下取出食管嵌塞食团或内镜下切除蹼。下食管蹼一旦出现急性食管梗阻，紧急内镜下取出或将食团推下即可解除，必要时扩张疗法有效。若环形纤维环致轮状狭窄，可外科切除。

（冀 明）

shíguǎn xiázhǎi

食管狭窄（esophageal stricture）

任何原因造成的食管腔病理性狭窄。一般分为先天性和后天性两种。

病因及发病机制 ①先天性发育异常：如食管蹼、食管环、先天性食管闭锁等。②炎性狭窄：如反流性食管炎、感染性食管炎、腐蚀性食管炎等。③肿瘤性狭窄：如食管癌、贲门癌、食管黏膜下肿瘤等。④术后吻合口狭窄。⑤化学烧伤：如误服强酸、强碱等。⑥食管动力性障碍：如贲门失弛缓症、进行性食管硬化、弥漫性食管痉挛等。⑦外压性狭窄：如纵隔肿瘤、主动脉瘤等。⑧食管异物等。

临床表现 吞咽困难，轻者不能进固体食物，重者进流质饮食也困难，可伴反复呕吐。长期进食困难者可致营养不良、脱水等。此外，可伴相关疾病的临床表现。

诊断 主要依靠临床表现、食管钡餐检查及胃镜检查等。钡餐检查可明确食管狭窄的部位、程度及长度。内镜检查可了解狭窄部位的形态学特点，结合活检组织学结果可判断狭窄的性质（图）。钡餐造影及胃镜检查结合，对食管狭窄的鉴别诊断有重大价值。CT、内镜超声检查对食管黏膜下肿瘤、外压性食管狭窄有一定诊断价值。

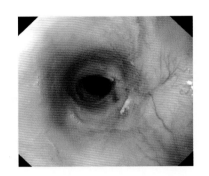

图　食管良性狭窄内镜下表现

治疗　①去除病因：为首要措施，方法因病因而异。②一般治疗：进食明显梗阻者应进流质、半流质或少渣饮食，少食多餐，避免过冷或过热食物；胃食管反流者应戒除引起反流的诱因，如吸烟、饮酒等，避免睡前进食，睡前可抬高床头；伴营养不良者应加强全身支持治疗。③药物治疗：对反流性食管炎者，可用抑酸剂和黏膜保护剂如维 U 颠茄铝镁片（瑞阳苏达），以及胃肠动力药物；对贲门失弛缓症者，用钙离子通道阻滞剂和硝酸酯类药物降低下食管括约肌压力；对无法手术的食管癌或贲门癌患者，可行放化疗，控制肿瘤发展，缓解症状。④手术治疗：反流性食管炎的手术治疗包括各种抗反流手术；食管严重狭窄扩张无效者需切除病变，方法有食管狭窄部切除术或食管与胃旁路吻合术替代食管。⑤内镜治疗：探条扩张或气囊扩张术，若效果较差，对良性病变可放置可回收金属支架；对恶性病变可放置永久性金属支架。贲门失弛缓症者行经口内镜下肌切开术，效果良好。

（姚礼庆）

xiāntiānxìng shíguǎn xiázhǎi
先天性食管狭窄 （congenital esophageal stenosis，CES）

食管壁发育异常所致狭窄。常发生食管不完全性梗阻。一般分 3 型：肌层肥厚型、气管迷入型和蹼型。前两型多发生在食管中下段，气管迷入型系食管壁内有异位的气管软骨和黏液腺体，源于气管和食管分离过程中食管壁内迷入气管、支气管、软骨等组织。蹼型多发生在食管中上段。CES发病率为 0.2/万~0.4/万。病变段通常较短并有软骨组织（气管、支气管残余组织）。

临床多表现为生后几天至十几天或进食固体食物时出现吞咽困难、吸入性肺炎等。

消化道造影检查的特征性表现：狭窄段位于食管下段距贲门5cm 内，管腔粗细不等，呈向心性狭窄；狭窄段上方多扩张；狭窄段食管无蠕动，造影剂通过时狭窄段不扩张，解痉药无效；狭窄段多不见纵行黏膜影；约 1/3病例可见食管壁内分支特异征象；个别可见"沙钟样"征象。

此病需用手术治疗。上段狭窄多为膜状，狭窄长度<2cm，膜式狭窄、气管软骨异位行纵切横

缝效果好，肌层肥厚行狭窄段切除端端吻合是基本方法；术后 1个月预防性扩张疗效满意。有报告采用气囊扩张效果满意（图），或配合内镜下激光治疗。CES 病变段不仅累及食管黏膜，食管壁结构也改变，弹性减弱，故多需反复扩张，且有并发胸痛、食管撕裂出血、穿孔等的危险。中下段病变应首选切除病变段，病变<3cm者行切除吻合，>3cm常需行食管替代手术同时行抗反流手术。

（令狐恩强）

shíguǎn yìngpíbìng
食管硬皮病（scleroderma esophagus）

硬皮病累及食管肌层致食管动力学异常。硬皮病患者同时存在钙沉积症（calcinosis，C）、雷诺现象（Raynaud phenomenon，R）、食管功能障碍（esophagus dysmotality，E）、指端硬化（sclerodactyly，S）、毛细血管扩张（telangiectasis，T）等临床表现时，称 CREST 综合征。食管远端运动障碍是硬皮病内脏受累的最常见症状，约 42%的硬皮病患者有食管受累的临床症状，66.9%的患者有食管 X 线异常改变。硬皮病男女发病比为 1∶3，可发生于任何年龄，局限性者（局限于皮肤的特征性改变）发病年龄多在 11~40 岁，系统性者（累及多系统）在 21~50 岁。

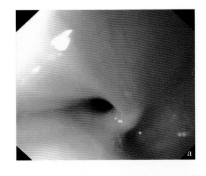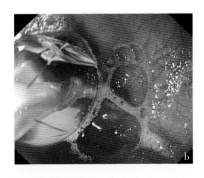

图　先天性食管狭窄内镜下治疗
注：a.食管腔呈扭曲样狭窄；b.内镜下气囊扩张

硬皮病属结缔组织病，病变累及食管可致食管平滑肌痉挛、缺血及平滑肌萎缩和远端2/3食管纤维化，食管体平滑肌部分蠕动停止及下食管括约肌张力下降，食管清除食物能力降低及下食管括约肌闭合不良。发病机制学说有自身免疫异常、胶原合成异常及血管损害等。

临床表现为进行性吞咽困难、烧心，多伴呕吐，胸骨后或上腹部饱胀感等。因严重的胃食管反流，17%～29%硬皮病患者可并发食管炎和食管狭窄。

此病需首先确诊硬皮病，后结合典型食管症状及相关食管检查可确诊。①食管压力测定呈现"三低现象"：食管体部中下段蠕动消失、下食管括约肌压力下降、食管收缩幅度降低。②食管pH监测证实有病理性反流。③内镜检查有食管炎，并除外其他食管病。此病需与食管结核、真菌性食管炎、病毒性食管炎、食管癌等鉴别。

患者应戒烟戒酒，注意保暖，避免感染、精神刺激及使用非甾体抗炎药。内科治疗应规律应用糖皮质激素及免疫抑制剂，可间断按疗程应用活血、改善循环及抗纤维化治疗，并对症给予缓解反流症状药物（如质子泵抑制剂）及促动力药物。加用免疫抑制剂可提高疗效和减少糖皮质激素用量。伴食管狭窄者必要时可行食管扩张术。症状严重者可行外科手术，如抗反流手术、食管替代术等，但尚存在争议。

此病首次确诊后的10年生存率为65%，病情缓解与加重常交替进行。妊娠期病情可缓解呈静止状态，产后病情可再度进展。男性及肾、心、肺受累者预后差。

（张　军）

shíguǎn kuìyáng

食管溃疡（esophageal ulcer）

食管黏膜破损深达黏膜下层或肌层的疾病。通常伴炎性变化，表面覆厚苔。

病因　可分为良性和恶性。良性溃疡见于：①胃酸反流至食管：长期的反流性食管炎易引起食管溃疡（图1），反复溃疡可造成食管纤维化及狭窄。②放射性治疗（图2）：通常总剂量65～70Gy，可在放疗中和放疗结束时出现，放疗后半年内发生率为79.17%，半年以上者发生率为20.83%。③炎症性肠病：克罗恩病（图3）。④药物：因服用抗生素（如多西环素）或非甾体抗炎药后马上卧床，或服药后未配以足量温水送服，致药物滞留食管引起。⑤免疫力低下：糖尿病患者最常见的病原体为白色念珠菌及疱疹病毒。⑥食管裂孔疝。⑦免疫性疾病。恶性溃疡见于食管癌

和食管肉瘤等。

临床表现　为持续性胸背痛或下咽痛。良性溃疡所致胸痛多数较剧烈，但溃疡本身并非深大，禁食、抗炎治疗有效。肿瘤复发形成的恶性溃疡，其胸背痛一般较轻。免疫性疾病（如贝赫切特综合征）除食管溃疡外，常伴口腔溃疡及外生殖器溃疡。

诊断与鉴别诊断　诊断依据：①实验室检查：红细胞沉降率、C反应蛋白、血常规及免疫学检查，有利于排除免疫性疾病所致食管溃疡。②胸部CT：可观察纵隔淋巴结有无肿大，有利于食管结核的诊断。③上消化道钡餐造影：良性溃疡局限在食管一侧壁，溃疡对侧的食管壁显示光整，溃疡的上下缘与正常食管分界线明显。恶性溃疡常有明显的龛影，溃疡对侧的食管壁不光整，其上下缘与正常食管无明显分界线。④内镜检查：可见病变部位充血、水肿、糜烂、溃疡，表面覆盖坏死物。病变部位活检行病理组织学检查有望确诊，但有一定的局限性，直视下有时会将炎性反应、水肿造成的黏膜改变及放疗所致某些食管壁改变误诊为肿瘤复发，或因放疗区食管狭窄致食管镜不能达溃疡区，或活检取不到可疑组织，应先行保守治疗。若症状减轻，溃疡缩小或愈合则考虑为

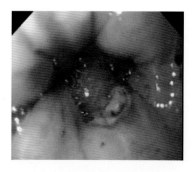

图1　反流性食管炎所致食管溃疡内镜下表现

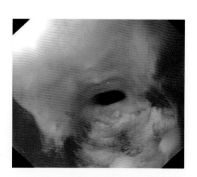

图2　肿瘤放疗后食管溃疡内镜下表现

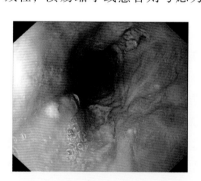

图3　克罗恩病所致食管溃疡内镜下表现

良性溃疡。

治疗 恶性食管溃疡治疗，见食管癌与食管肉瘤。良性食管溃疡进行病因治疗，如临床诊断免疫性疾病所致的食管溃疡，治疗原发病；放射性食管溃疡，给予质子泵抑制剂及抗炎药物；药物所致食管溃疡，改服药时间为卧床前2小时，并配以足量的温水送服。

（陆星华）

shíguǎn chuānkǒng

食管穿孔（esophageal perforation） 创伤和（或）食管自身病变致食管小的穿破。可致食管周围组织严重感染，未及时发现或处理不当后果严重。

病因 医源性占58.1%，异物占7.0%，创伤占15.8%，自发性19.1%。食管穿孔可破入单侧或双侧胸膜腔，致胸膜腔感染。有时胃内容物逸入纵隔，向上、下蔓延，形成纵隔气肿、颈部气肿、纵隔炎或纵隔脓肿。

临床表现 呕吐、胸痛和皮下气肿为此病三联征，但40%患者缺乏典型症状。约75%患者上腹痛，可放射至胸背部，常伴呼吸困难，有时出现发绀。查体可有腹肌紧张，颈部及上胸部皮下据雪感。约20%可闻及类似心包摩擦音的嘎吱声，称为Hanlmell征，是纵隔积气心脏搏动挤压时产生。急性纵隔炎症及胸膜腔感染可出现发热、气促、脉快、躁动不安甚至休克。

诊断与鉴别诊断 ①早期血白细胞计数不增高，晚期可增高。②胸部透视：侧位可见纵隔气肿及颈部皮下气肿影，口服造影剂泛影葡胺，分别左、右和平卧位3种体位造影，可增加瘘口显示机会，确诊率为90%~95%。昏迷、不能吞咽和容易误吸者，可放置鼻胃管，向食管腔内滴入泛影葡胺，以助确诊。③CT：显示纵隔气肿和胸腔积液，食管旁脓腔及纵隔污染的范围，对治疗效果的判断也有价值。④胸腔穿刺术：简单易行，既是诊断方法，也是急救方法，可缓解张力性气胸。若抽出物为血性酸味液体或食物渣滓，则可确诊。抽出胸腔积液常浑浊或脓性，呈酸性，淀粉酶水平明显升高，而后淀粉酶升高不明显，可与急性胰腺炎鉴别。穿刺前10分钟口服亚甲蓝加温水，若胸腔积液出现蓝色也可确诊。⑤内镜检查：急性期应尽量避免，以防操作时致病变变大，同时内镜充气可加重胸腔、纵隔污染和皮下气肿。

此病应与急性消化道溃疡、急性胆囊炎、急性胰腺炎等鉴别。

治疗 疗效与诊断早晚、穿孔大小、进入胸腔胃内容物的数量和污染程度等相关。①保守治疗：清除脓毒病灶、营养支持（肠外营养或通过造瘘行肠内营养）、胸腔引流、广谱抗生素、胃肠减压。应密切观察患者，定期复查X线检查，及时行经皮胸腔及纵隔引流。②外科治疗：包括手术引流、T形管引流、穿孔修补及食管切除。晚期病例初期为引流、支持疗法，后期再根据病情行延期修补及食管重建。

预后 保守治疗患者生存率67%~100%，食管愈合率96%。首次修补在穿孔后24小时者死亡率高于早期修补（6~24小时）及立即修补者。

（陆星华）

shíguǎn-qìguǎnlòu

食管-气管瘘（tracheoesophageal fistula） 各种原因所致食管与气管间由瘘道相连通。

约半数先天性食管-气管瘘（图）患者伴心血管系统、泌尿生殖系统和肺发育不全等先天性畸形。后天性食管-气管瘘源于创伤性和医源性，前者包括刀、子弹等造成的贯通伤及车祸、挤压或打击等造成的胸部钝器伤。因食管损伤常为复合伤，多伴肋骨骨折、血气胸等，食管-气管瘘的症状很少立即发生。约1/2患者于伤后3~5天出现症状，最多者达2周以上，故部分病例未能早期诊断。医源性食管-气管瘘可因长期气管插管呼吸支持造成，发生率约1‰，并随插管时间延长而增高，插管7天者为18%，30天者为65%。原因为气囊压力过大，气管黏膜及软骨长期受压发生压迫性坏死，初始为溃疡，进而软骨断裂、感染，穿破气管膜部，与食管壁形成瘘。此外，食管癌穿破气管者也属常见。

临床表现多为进食后呛咳，有的患者可咳出食物残渣或吞服的药片，长期反复下呼吸道感染，偶见咯血。气管内插管所致者表现为经口饮水引起剧烈呛咳，或随呼吸胃管内有气泡逸出，下咽部可闻及气泡音。

诊断依据：①食管造影：诊断的金标准，可见造影剂（76%泛影葡胺）由食管流入呼吸道内。②胸腹部CT：高度怀疑食管穿孔而食管造影阴性、病情危重不宜行食管造影或穿孔难以定位者，

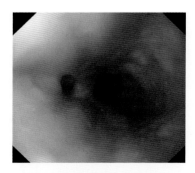

图 先天性食管-气管瘘的内镜下表现

建议做胸腹部 CT 检查。③内镜检查：可见食管内瘘孔及气泡，经瘘孔插管造影证实，对诊断的敏感性为 100%，特异性为 92%，且可行食管支架置入术治疗。

治疗应个体化。穿孔未造成严重并发症者，可在食管内置入覆膜型自膨式金属支架，疗效等同外科手术；根据病情做瘘管修补、切除和（或）食管重建，并行短期胃造瘘术以利进食和防止吸入性肺炎；若穿孔伴气液体进入纵隔，形成脓胸、肺气肿、菌血症等，应及早行外科手术。

(陆星华)

zìfāxìng shíguǎn pòliè

自发性食管破裂 （spontaneous esophageal rupture）

食管腔内压力骤增致紧邻于横膈之上的食管左侧壁全层的纵行撕裂。又称布尔哈弗综合征（Boerhaave syndrome）。起病急，进展迅速，若延误诊断，可出现纵隔脓肿，全身中毒症状严重，病死率高。因多发生于下胸段食管，液气胸引起呼吸困难较常见，其次为发热、上腹痛、皮下气肿等。多见于青年男性。

病因及发病机制 ①呕吐时腹内压力突然增高，挤压胃部使食管内压力骤升，环咽肌产生反应性痉挛呈收缩状态，致食管内压冲击力增加，食管下段薄弱部位破裂穿孔。②原有食管疾病如食管狭窄、食管蹼、食管肿瘤、贲门失弛缓症和门静脉高压联合断流术后等，易发生此病。③食管壁血管神经营养不良产生局部软弱易致穿孔。

此病主要见于醉酒者发生剧烈呕吐时，可能是酒醉状态神志模糊，呕吐动作不协调，上食管括约肌不放松或痉挛，食管内压力骤增而致。因下食管左侧后壁肌层最薄，支持力最弱，故易在此破裂。

临床表现 具有呕吐、胸痛、皮下气肿，食管破裂的三大症状，是一种致命性疾病。常发生在暴饮暴食、醉酒后的剧烈呕吐。食管破裂后，有强烈刺激作用的胃内容物及带各种细菌的口腔分泌物迅速进入纵隔引起严重的纵隔感染，并穿破胸膜进入胸膜腔形成单侧或双侧液气胸。

诊断 ①剧烈呕吐时突发胸背或上腹部剧痛。②站立位胸片检查可见纵隔积气或增宽，单侧或双侧液气胸征象。③胸腔穿刺抽出咖啡样液体或浑浊带酸味液体，淀粉酶水平增高及 pH<6 有助于诊断。④口服药用炭或亚甲蓝胸腔穿刺液染色。⑤食管造影可见造影剂自破裂处外溢至胸腔。⑥必要时行食管镜检查确诊。

治疗 早期诊断是治疗成败的关键，特别是发病后 24 小时内。应尽快做胸腔闭式引流，引流出胸腔内胃内容物及渗液，减少毒素吸收，改善呼吸困难。及时纠正休克，胃肠减压不作为术前必需，可由麻醉师手术中协助完成。此病确诊后应立即开胸探查，修补食管穿孔，旨在清除、引流胸腔积脓，修补食管裂口。一般在 48 小时内者均可做一期缝合修补，超过 48 小时合并纵隔脓肿者则行脓肿引流。术后给予大剂量广谱抗生素、静脉高营养及抗休克治疗。

预后 此病预后较差，延误诊断而失去手术时机是死亡率高的主要原因。

(令狐恩强)

wèi-shíguǎn fǎnliúbìng

胃食管反流病 （gastroesophageal reflux disease，GERD）

胃十二指肠内容物反流至食管，引起反流、烧心等症状或食管损伤抑或咽喉和气管等食管外表现的慢性疾病。GERD 分为非糜烂性反流病（non-erosive reflux disease，NERD）、反流性食管炎（reflux esophagitis，RE）及巴雷特食管（Barrett esophagus，BE），三者可能是独立类型。GERD 在西方国家常见，美国人群中约 7% 每天有烧心。1997 年中国北京、上海 18~70 岁的人群随机抽样调查显示 GERD 患病率为 5.77%。NERD 最常见，其次为 RE。中国的 BE 少于西方国家。

病因及发病机制 GERD 的发病有多因素参与。

抗反流屏障减弱 ①食管胃连接部（esophagogastric junction，EGJ）的结构功能降低：包括下食管括约肌（lower esophageal sphincter，LES）压力低下、出现一过性下食管括约肌松弛（transient lower esophageal sphincter relaxation，TLESR）及 EGJ 的组织结构异常，如食管裂孔疝、腹压增高等。②食管清除能力降低：食管黏膜暴露于反流物时间延长，卧位时更显著。③胃排空延缓及近端胃扩张：加重反流，近端胃扩张使 LES 腹段变短，降低 LES 的屏障作用。④食管壁组织对反流物刺激的抵抗下降。

反流物对黏膜的刺激和损伤 胃酸、胃蛋白酶以及胆盐、胰酶等反流物刺激并损伤食管黏膜。胃酸和胃蛋白酶损害食管黏膜作用最强，胆盐、胰酶则增加食管黏膜的通透性，加重胃酸、胃蛋白酶对食管黏膜的损害作用。

此外，自主神经功能异常可降低食管清除功能和胃排空功能。GERD 患者常有焦虑、抑郁、强迫症等。负性生活事件等应激对部分 GEDR 发病有一定影响。心理因素和食管内感觉神经末梢受到酸的刺激，引发内脏高敏感性，激活免疫和内分泌系统异常机制。脑-肠轴在心理因素和 GERD 发病之间起桥梁作用。

危险因素包括不良饮食和生活习惯，肥胖，饱餐后卧床，腹压增加，如屏气、咳嗽、弯腰、妊娠等，以及应用某些降低 LES 压力的药物。唾液分泌减少可降低食管的化学清除作用。

上述因素导致以下病理生理改变：①食管动力障碍：表现为 LES 压力降低，餐后频繁出现 TLESR，食管体部蠕动收缩压降低、无效收缩率增加及上食管括约肌功能减弱。②幽门功能不全引发胃十二指肠反流。③内脏高敏感性。

临床表现 ①反流症状：如反酸、反食、嗳气，有时反流胆汁，饱餐后易出现，LES 压力低下者卧位、弯腰可加重。②反流物引起的食管和食管外刺激表现：如烧心、胸痛等，严重时可引起吞咽疼痛，少数患者有吞咽哽噎感。可有咳嗽、喘息、咽喉炎、口腔溃疡、鼻窦炎等食管外刺激表现。③并发症：过多的反流引起黏膜破损，可导致食管出血、继发贫血，食管狭窄，出现吞咽困难。④重叠症状：部分患者有消化不良、便秘、肠易激综合征等。⑤焦虑抑郁状态：患者常担心疾病进展和并发癌症。

诊断与鉴别诊断 有典型反流症状或反流物刺激症状临床上可诊断，但诊断 RE 需有内镜检查显示远端食管黏膜破损的表现，诊断 BE 需有食管下段被覆柱状上皮病理活检的证据。症状不典型且内镜检查无 RE 者，需辅以食管 pH 监测、阻抗监测等胃食管反流检查。

此病应与其他病因引起的食管炎（如感染性食管炎、药物性食管炎、硬皮病伴食管炎等）、消化性溃疡伴反流、各种原因的消化不良、胆道疾病及食管动力性疾病等鉴别。以胸痛为主者应与心源性、非心源性胸痛的各种疾病鉴别，必要时行消化道钡餐造影等影像学检查及食管压力测定等。

治疗 旨在缓解症状、治愈 RE 和防止复发。治疗原则是增强抗反流屏障，减轻反流物的刺激和增强食管黏膜的抵抗力。

一般治疗 向患者强调不良饮食和生活习惯对发生和加重反流的影响。停用或慎用某些引起或加重反流的药物，如硝酸甘油、钙离子通道阻滞剂、茶碱等。肥胖者应控制体重。抬高床头（不是枕头），避免餐后立即卧床和睡前进食。调整患者的心理状态和对疾病的认知。

药物治疗 选用直接减轻反流物刺激作用的药物，如抗酸剂、抑酸剂、胆汁吸附剂、黏膜保护剂及促动力剂等。①强化治疗：若反流相关症状明显，应予以双剂量的质子泵抑制剂。H_2 受体阻断剂为抑酸剂，抑酸强度低于质子泵抑制剂。必要时加用胆汁吸附剂。促动力剂可加快胃排空功能，伴消化不良症状者可加用。疗程 8～12 周。②维持治疗：因停药后症状和 RE 容易复发，部分重度 RE 患者，常需强化治疗后进行长期维持治疗。可根据个人病情变化采用连续治疗、间断治疗和按需治疗不同方式。对疗效欠佳且伴焦虑抑郁者可加用抗焦虑抑郁药物，如 5-羟色胺受体再摄取抑制剂。

非药物治疗 包括内镜治疗及手术治疗，均可增强 EGJ 的抗

反流屏障、减少反流。生物反馈治疗可增强 EGJ 的抗反流作用，但远期疗效尚待观察。

（柯美云）

fēimílànxìng fǎnliúbìng

非糜烂性反流病 （non-erosive reflux disease，NERD） 胃十二指肠内容物反流至食管，引起反流、烧心等，但无食管黏膜破损或巴雷特食管表现的疾病。

NERD 患者食管动力功能损伤较轻，病理性胃食管反流较少，理论上反流症状和刺激症状均应较轻，但实际上一些患者症状较重，且明显影响生活质量，可能与下述机制有关：①内脏高敏感性：少量反流物攻击食管体部可引起明显的刺激症状，患者常有精神心理因素。②食管黏膜屏障功能障碍：食管黏膜上皮细胞间隙增宽，反流物通过增宽的细胞间隙作用于黏膜神经末梢。③食管纵肌持续收缩。此病的诊断和治疗等见胃食管反流病。

（柯美云）

fǎnliúxìng shíguǎnyán

反流性食管炎 （reflux esophagitis，RE） 胃十二指肠内容物反流至食管，引起反酸、烧心等及远端食管黏膜破损的疾病。RE 患者明显少于非糜烂性反流病患者，两者之比为 1:（4～5）。中国 70%～80% 的 RE 为轻度病变。临床表现见胃食管反流病。RE 的反流症状可能明显，但反流物刺激的强弱与食管黏膜损伤的程度不一定成正比，甚至有的 LA-D 级患者还可能缺乏烧心、胸痛等症状。典型症状结合内镜下显示远端食管黏膜破损的表现可诊断 RE。根据内镜下食管黏膜破损的长度和范围，1996 年 RE 洛杉矶分级（简称 LA 分级）将 RE 分为 4 级（图）：①A 级：黏膜破损长度<0.5cm。②B

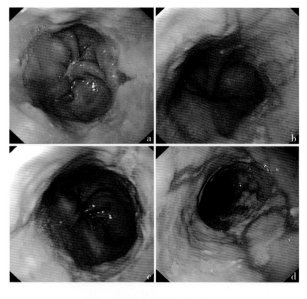

图　反流性食管炎 LA 分级

注：a.A 级：食管后壁齿状线上的糜烂，其长度<0.5cm；b.B 级：食管右侧壁齿状线上见一条长度>0.5cm 的糜烂；c.C 级：食管远端后壁、左右壁均见糜烂，并有融合现象，但不超过环周的 75%；d.D 级：食管远端后壁、左右壁大片糜烂和溃疡，部分累及前壁，超过环周的 75%

级：黏膜破损长度≥0.5cm。③C级：黏膜破损有融合现象，但未达食管环周的 75%。④D 级：黏膜破损范围≥食管环周的 75%。RE 的治疗见胃食管反流病。RE 伴大食管裂孔疝者可手术修补疝，并行抗反流手术，但术前需评估，手术效果与术者的经验有关。

（柯美云）

Bāléitè shíguǎn

巴雷特食管（Barrett esophagus，BE）

食管下段的复层鳞状上皮被化生的柱状上皮取代的病理现象。可通过化生－不典型增生－肿瘤的顺序导致食管腺癌的发生，根据 Meta 分析资料，年癌变率为 0.39%。常规胃镜检查检出率为 1.4%，常规尸检中发现 12% 有 BE 上皮，而在有胃食管反流症状患者中内镜检出率为 5%～15%。BE 多发生于中老年人，中国半数以上的患者年龄约 40 岁，欧美国家确诊年龄多约 60 岁。男女发病比例约为 2∶1。

病因及发病机制　尚不清楚，可能与以下因素有关：①胃食管反流：是 BE 发生的重要机制之一，凡引起胃食管反流的疾病均可导致 BE。②不良的饮食习惯、吸烟、饮酒：与 BE 的发生也有一定关系。③肥胖：肥胖患者常有食管裂孔疝，肥胖所致腹压升高可加大胃食管压力差梯度，肥胖者常出现迷走神经功能紊乱，引起胆汁和胰酶分泌增多，使反流物更具损伤性，加重对食管黏膜的损害。④药物：降低下食管括约肌压力的肌松弛药，如硝酸甘油、抗胆碱能药、β肾上腺素激动剂、氨茶碱和苯二氮䓬类镇静药等，在 BE 的发病中也起一定作用。⑤幽门螺杆菌：对 BE 的发生和发展有预防作用，根除后反流症状加重。⑥遗传因素。

病理

BE 的组织分型　组织结构表现为异质性，形态上既不同于胃的柱状上皮，也不同于肠的吸收上皮。由 3 种不同类型的上皮所组成：①胃底型：含有小凹和胃底腺，以壁细胞和主细胞为特征，并具分泌胃酸及胃蛋白酶的功能。与胃黏膜相比，腺体稀少且短缩，分布在 BE 的远端近贲门处。②贲门型：以贲门黏液腺为特征，小凹及腺体表面由分泌黏液的细胞覆盖，其中不含主细胞和壁细胞。③特殊肠上皮化生型：具有不完全型肠化生上皮的特点，行使类似小肠黏膜的功能。腺上皮细胞由黏液细胞和杯状细胞组成，杯状细胞是其特征性细胞。AB（pH 2.5）或硫酸黏液组化染色有助于识别 BE。检测 Cdx-2、黏蛋白和骨形成蛋白 4 的表达有助识别特殊肠上皮化生。

BE 上皮不典型增生　食管腺癌的重要癌前病变。不典型增生是指上皮结构的异常和细胞核的异常，分为 2 级：①低度不典型增生：组织结构正常，以细胞核的异型性为主，核呈杆状，增大浓染，复层排列，排列拥挤，可见有丝分裂，但高度不超过细胞的 1/2。腺上皮细胞的黏蛋白分泌减少，可见萎缩的杯状细胞。②高度不典型增生：细胞和组织结构的异型性更显著，胞核复层，占据整个上皮细胞的胞质，上皮细胞极性消失。腺管延长、扭曲、大小不一，可有分枝出芽、腺管共壁及背靠背现象，有的出现筛状腺体结构改变。有丝分裂多见，黏液产生缺失或减少。

临床表现　多无症状，症状主要源于反流性食管炎及其伴随病变。烧心和（或）反酸最常见，其次为胸骨后疼痛和上腹痛。可有食管狭窄，突出表现为吞咽困难，狭窄部位多在鳞状上皮和柱状上皮交界处。吞咽困难常发生于长期烧心者，主要表现为进食固体食物时推进速度减慢。无食欲缺乏，体重减轻少见。部分患者可有食管外表现，如胸痛、支气管哮喘、支气管炎、肺纤维化、吸入性肺炎、癔球症、喉炎及牙病等。应该注意的是，经胃镜检出的 BE 患者中约 1/4 的病例并无反流症状。

并发症　①食管腺癌：危险

因素有男性，尤其是吸烟和饮酒者；伴肠上皮化生 BE；高度不典型增生；合并硬皮病；抗反流手术后再次食管狭窄或反流未能控制者。长段 BE 比短段 BE 更易发生不典型增生和癌变。BE 腺癌的诊断依据：确诊为原发性食管腺癌；有较长的 BE 病史；具备确切的组织学形态；找到 BE 从不典型增生发展到原位癌和浸润癌的过渡形态。②出血：见于 BE 并发糜烂、溃疡、癌变或伴食管裂孔疝者，一般出血量较少。③穿孔：少数 BE 可致食管下段穿孔，形成纵隔脓肿或食管瘘。④食管狭窄：源于溃疡或癌变。

诊断与鉴别诊断 内镜检查是发现 BE 的重要方法，同时应结合组织学检查。进行 BE 的内镜诊断，首先应熟悉内镜下食管下段的几个常用特征性标志：①鳞-柱状上皮交界处（squama columnar junction，SCJ）：食管远端鳞状上皮在食管胃连接部移行为柱状上皮，鳞状上皮呈灰红色，柱状上皮呈橘红色，此处构成齿状线，亦即 Z 线。②食管胃连接部（esophagogastric junction，EGJ）：为管状食管与囊状胃的交界，其内镜下定位的标志为食管下端纵行栅栏样血管末梢或最小充气状态下胃黏膜皱襞的近侧缘。③胃黏膜皱襞的最近端：位于或接近于膈裂孔水平，与 EGJ 的位置一致。④栅状血管：内镜检查过程中少量充气，可清晰地观察到食管下段呈直线排列的黏膜血管，形似栅栏。正常情况下，因其在 SCJ 水平向黏膜下移行而突然消失，故内镜下栅状血管末梢代表了正常的 EGJ 和 SCJ 的水平。正常情况下，SCJ、EGJ 和胃黏膜皱襞的近侧端基本位于同一水平。BE 在内镜下的典型表现为 EGJ 近端出现橘红色柱状上皮，即 SCJ 与 EGJ 分离。EGJ 的位置判断不正确不但会造成 BE 的诊断过度或不足，还会直接影响 BE 的内镜分型。

内镜下 EGJ 近端出现橘红色柱状上皮，经活检病理检查为柱状上皮即可诊断为 BE，应注明是否存在肠上皮化生。内镜下活检的准确程度直接影响 BE 的诊断。规范的方法和步骤是在病变部位每隔 2cm 环周取材 4 块。用大活检钳沿整个 BE 病变每隔 1cm 环周各取材 4 块，可明显提高 BE 的检出率，但仍有 20% 的肠上皮化生病例漏诊。

BE 内镜下按化生柱状上皮的长度分为：①长段 BE：化生的柱状上皮累及食管全周，且其长度≥3cm。②短段 BE：化生的柱状上皮未累及食管全周，或虽累及全周，但长度<3cm。

BE 内镜下按化生上皮形态分为：①全周型：BE 黏膜向食管近侧延伸，累及全周。②岛型：齿状线以上出现斑片状红色黏膜。③舌型：与齿状线相连，伸向食管呈半岛状。按布拉格 C&M 分类法分类：C 代表全周型化生黏膜的长度；M 代表化生黏膜的最大长度。如 C4-M7 表示食管圆周段柱状上皮为 4cm，非圆周段或舌状延伸段在 EGJ 上方 7cm。此分级对长度>1cm 化生黏膜有较高的敏感性，而对<1cm 者则敏感性较差。

色素放大内镜对指导 BE 活检有重要意义。放大内镜下呈绒毛状的黏膜几乎均有肠上皮化生。亚甲蓝染色有助于诊断病变及判断肠上皮化生的范围。放大内镜与色素内镜结合可更有效地提高短段 BE 中肠上皮化生的检出率。窄带内镜不需前述的染色即可达到同样的增强效果。共聚焦内镜和细胞内镜可从细胞水平观察病变的变化，但不能代替病理检查。

BE 应与单纯胃食管反流病、食管裂孔疝、贲门失弛缓症、食管硬皮病和食管腺癌等鉴别，主要依靠其特异的临床表现、内镜检查和黏膜活检。

治疗 原则是控制胃食管反流、消除症状，预防和治疗并发症，包括不典型增生和癌变。

内科治疗 适用于 BE 伴食管炎、溃疡或食管狭窄，以及难治性溃疡而未能手术者。①一般治疗：调整生活方式：如戒烟，抬高床头 15~20cm，控制睡眠时间，超重者应减肥，避免使用降低下食管括约肌压力的食物和药物等。②药物治疗：抑酸剂是治疗反流症状的主要药物，质子泵抑制剂优于 H_2 受体阻断剂，推荐大剂量应用，尚无确凿证据表明质子泵抑制剂可逆转柱状上皮化生。促动力药、黏膜保护剂等对控制症状和治疗反流性食管炎亦有一定疗效。

内镜治疗 广泛用于处理 BE 伴不典型增生或局限于黏膜层的癌变，方法包括激光、多极电凝、热探头、氩离子束凝固、光动力、冷冻、内镜下黏膜切除等。

外科治疗 抗反流手术一般选择 Nissen 胃底折叠术，可减少反流性食管炎、溃疡、狭窄、出血等并发症，并可阻止食管柱状上皮向近侧发展，但它既不能使食管柱状上皮恢复为鳞状上皮，也不能阻止 BE 食管不典型增生及食管腺癌的发生。对已发生腺癌者应手术切除。

预防 阿司匹林和非甾体抗炎药可非选择性地抑制环氧合酶，从而降低食管腺癌发生率。大剂量质子泵抑制剂联合环氧合酶-2

抑制剂可有效减少细胞增殖。彻底抑酸亦有潜在副作用，如细菌过度繁殖和高促胃液素血症，这些因素有可能增加肿瘤发生的风险。

尚无永久消除 BE 上皮和减少 BE 癌变的方法，对 BE 行内镜监测和随访非常必要。对不伴不典型增生者应每 2 年复查 1 次，若 2 次复查后未检出不典型增生和早期癌，复查间隔改为 3 年；对伴轻度不典型增生者，第 1 年应每 6 个月复查 1 次，若不典型增生无进展，可每年复查 1 次；对重度不典型增生的 BE 建议行内镜下或手术治疗。

（房殿春）

shíguǎn-bēnmén guānbì bùquán

食管贲门关闭不全 （cardioesopha-geal incompetence）

神经、体液及肌肉调节失衡，食管下端和胃贲门部缺乏肌张力致胃内容物反流的疾病。可引起食管炎症和其他系统的并发症。现多认为其为胃食管反流病的病因之一。

食管贲门关闭不全常见于反流性食管炎、食管裂孔疝、巴雷特食管人群，且关闭不全程度与酸反流程度明显相关。病因尚不完全清楚，可能与下食管括约肌压力（lower esophageal sphincter pressure，LESP）低下、食管胃连接部解剖结构改变、胃扩张等机制有关。正常的贲门功能由 LESP 及下食管括约肌长度（lower esophageal sphincter length，LESL）决定。LESP 正常值为 10~30mmHg，可作为阻止反流的一道屏障，LESP 降低而腹压增高，可致贲门关闭不全引起反流。此外，当贲门周径增宽时可能需更长的括约肌（或更高的压力）维持贲门正常功能，否则也易引起贲门关闭不全。

主要表现为反流、烧心、嗳气等胃食管反流症状，常在弯腰或卧位时发生，也可因反流致肺部、咽喉部等出现食管外症状。部分患者在内镜检查过程中并未发现食管炎、巴雷特食管、食管裂孔疝等临床表现，但贲门明显松弛，较少有反流症状，主要症状为上腹隐痛、上腹胀或上腹不适等消化不良症状。

此病诊断标准尚未达成共识，主要依靠食管压力测定，其标准为：① LESP ≤ 6mmHg。② LESL ≤2cm。③腹段 LESL ≤1cm。胃镜检查有助于诊断，翻转镜身观察贲门胃底时，可见镜身与贲门接触不紧密。影像学上多认为贲门增宽>2cm 为异常，易造成贲门关闭不全。

此病需与心绞痛、食管癌、贲门癌、消化性溃疡、胆道疾病鉴别。

治疗见胃食管反流病。原则是缓解症状、愈合炎症、治疗并发症，包括饮食与生活习惯的调整、药物治疗等。

（张　军）

shíguǎn lièkǒngshàn

食管裂孔疝 （hiatus hernia，HH）

膈食管裂孔松弛扩大致腹腔内组织或器官（主要是胃）通过膈食管裂孔进入胸腔的疾病。占膈疝的 90% 以上。发病率因各国诊断标准和检查技术不同而异，亚洲国家发病率低于欧美国家。中国因消化道症状就诊的患者中此病占 5%~20%，近年有增加趋势。50 岁以上多见，且随年龄增长发病率增加。

病因及发病机制　正常情况食管下段由膈食管包绕，分别由上、下膈食管韧带和胃膈韧带固定于膈食管裂孔处。先天性 HH 主要源于发育异常，如右膈脚部分或完全缺失，使食管裂孔松弛增大，有些伴短食管。后天性 HH 则源于随年龄增大，食管裂孔周围组织和膈食管膜弹力组织萎缩，使膈食管裂孔松弛增宽，同时食管周围韧带松弛，其固定食管下段和贲门的能力减退，使食管和胃在腹压增高时突入胸腔。此外，胸腹部创伤、手术可致食管裂孔增大而发病。妊娠、肥胖、大量腹水、腹腔内巨大肿瘤、慢性便秘、剧烈咳嗽、过饱进食及长期负重弯腰等均可诱发此病。按食管胃连接部（esophagogastric junction，EGJ）所在位置，HH 分为滑动型裂孔疝、食管旁疝和混合型裂孔疝（图）。

滑动型裂孔疝　占 75%~90%。表现为食管腹段、EGJ 和部分胃经增宽的膈食管裂孔疝入

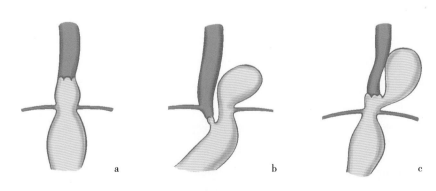

图　食管裂孔疝分型

注：a.滑动型裂孔疝；b.食管旁疝；c.混合型裂孔疝

胸腔，裂孔较大时结肠、大网膜也可疝入，多于平卧位出现，站立位消失。疝入胸腔，使得食管-胃夹角（His 角）由正常的锐角变为钝角，且下食管括约肌（lower esophageal sphincter，LES）功能受到一定影响，以致抗反流屏障功能减弱，可出现病理性胃食管反流。

食管旁疝 占 5%～10%。由于膈食管裂孔左前缘薄弱或缺损，部分胃从食管左前方疝入胸腔，有时伴结肠、大网膜疝入。此型 EGJ 和贲门仍位于膈下正常位置，LES 功能无异常并保持良好的抗反流作用，少发生胃食管反流，但可发生胃腔阻塞，疝囊内食物及胃酸引流不畅，疝内胃黏膜血流障碍，最终导致溃疡、出血、嵌顿、绞窄、坏死或穿孔等严重后果。

混合型裂孔疝 约占 5%。指以上两型同时存在，常为膈食管裂孔过大的后果。

临床表现 呈多样性，且症状轻重与 HH 的严重程度不完全一致，临床上易误诊和漏诊。滑动型裂孔疝患者常症状轻微或无症状，仅在内镜检查或 X 线钡餐检查时偶尔发现，有症状者则以胃食管反流症状为主；食管旁疝主要为机械性影响，主要表现为疝囊压迫症状，患者可多年耐受；混合型疝则兼有前两型表现。

胃食管反流症状 主要表现为反酸、烧心、胸骨后或剑突下疼痛，可伴上腹部饱胀、嗳气、恶心、呕吐等，平卧、弯腰、低头、咳嗽、饱食可诱发或加重，站立、散步、呕吐食物、嗳气后症状可减轻，有的可在 1 小时内自行缓解。

疝囊压迫症状 疝囊较大者压迫食管、心、肺、纵隔，引起吞咽困难、胸闷、气短、心悸、心律不齐、发绀等。

并发症 ①反流性食管炎、巴雷特食管、食管溃疡和食管狭窄。②上消化道出血。③疝囊扭转、嵌顿、绞窄或穿孔。④食管癌。⑤食管冠状动脉综合征。⑥吸入性肺炎、支气管哮喘。

诊断与鉴别诊断 患者若有反酸、烧心、胸骨后疼痛、吞咽困难等，且与体位明显相关，尤其是老年人、肥胖者应疑诊此病，确诊需行 X 线钡餐造影或内镜检查。

X 线钡餐造影检查 滑动型裂孔疝的直接征象：①膈上疝囊。②膈上食管胃环（B 环），疝囊壁上出现深浅不一的对称性或单侧性切迹，系 EGJ 暂时收缩所形成，表明该部移至膈上。③疝囊内出现迂曲、粗大或呈颗粒状的胃黏膜皱襞影。④LES（A 环）上升或收缩，疝囊顶端出现一较宽切迹，系上升的 LES 环状收缩所形成。出现上述一种 X 线征象即可诊断为滑动型裂孔疝。间接征象：①膈食管裂孔增宽（>2cm）。②His 角变钝。③有胃食管反流及反流性食管炎征象。④胃底贲门区黏膜呈幕状牵引。食管旁疝表现为疝入的疝囊位于下段食管旁，呈盲袋状，常压迫食管下段造成狭窄，贲门仍位于膈下。混合型裂孔疝兼有上述两型的 X 线表现。

内镜检查 是诊断此病的重要方法。可观察 EGJ 的位置、裂孔疝的大小、有无反流性食管炎及其他并发症。通常在进镜时观察是否存在 HH。

滑动型裂孔疝内镜下表现：①齿状线上移。②内镜下可见膈食管裂孔压迹松弛扩大，且齿状线与食管裂孔压迹的间距增加。正常情况下，卧位时齿状线与膈食管裂孔水平一致或在其水平之下。有裂孔疝者膈食管裂孔仍在原位，而齿状线上移，两者间形成一袋状增宽的疝囊，其内是橘红色的胃黏膜，疝囊长度即齿状线至膈食管裂孔压迹间的距离，为一绝对值，不受任何因素影响，是诊断 HH 的重要依据。③食管腔内可见潴留液。④胃底变浅或消失，His 角变钝或拉直。⑤翻转内镜观察可见贲门唇与镜身接触不严密或呈圆形扩大，这是滑动型裂孔疝的另一重要指征。食管旁疝内镜下表现：齿状线无上移，翻转镜身于食管裂孔旁可见疝囊凸入胸腔，疝囊内可见清晰的胃黏膜皱襞。混合型裂孔疝内镜表现兼有以上两型的特点。

食管压力测定及食管 pH 监测 可作为辅助检查。前者可见 HH 特有的双峰性高压带、LES 上移、LES 压力下降的异常图形，后者可发现胃食管反流。

此病需与巴雷特食管、消化性溃疡、贲门癌、胃癌、胆石症、心绞痛、心肌梗死等鉴别。

治疗 内科保守治疗为主，旨在防治胃食管反流、促进食管胃排空、保护食管黏膜、提高生活质量。无症状者一般无需治疗，仅少数需外科手术治疗。

一般治疗 改善生活方式，少量多餐、避免饱胀、避免进食刺激性食物。餐后散步，不宜立即平卧。积极治疗引起腹压增高的因素，如便秘、咳嗽、肥胖等。

药物治疗 H_2 受体阻断剂、质子泵抑制剂可有效控制反流。促动力剂如莫沙必利、多潘立酮等，可促进胃排空、缩短食物在胃内的停留时间，从而减轻反流物对食管黏膜的损伤。食管黏膜保护剂，如氢氧化铝凝胶，可防止黏膜进一步损伤、促进自身修复。

外科治疗 旨在恢复食管和胃的正常位置，回复疝内容物，修复膈食管裂孔，恢复抗反流屏障，防治反流，兼治并发症。适应证：①合并严重食管炎、食管溃疡并出血、食管狭窄行扩张治疗无效、可疑恶变、反复发作的吸入性肺炎。②食管旁疝、混合型疝及巨大型滑动疝症状重者。③疝内容物出现溃疡、出血、嵌顿、绞窄或穿孔。④长期内科治疗无效。

手术方式有：①传统抗反流手术：如典型的 Nissen 术、Hill 术、短松式 Nissen 术、Belsey Ⅳ 术等，疗效较可靠。②腹腔镜食管裂孔疝修补术、胃底折叠术：相对传统手术方式，具有创伤小、恢复快、疗效好、并发症发生率低等优点，其手术适应证可相对放宽。

（张 军）

shíguǎn-wèi hé xiǎocháng qìshì
食管胃和小肠憩室（diverticula of the esophagus, stomach and small intestine） 胃肠道管壁局部向肠腔外突出所形成的囊袋状物。按其结构特点分为真性憩室和假性憩室，前者憩室壁具有胃肠管壁的全层结构，后者仅具有相应部位管壁的黏膜和黏膜下层。西方国家发病率较高，可能与其饮食习惯有关。消化管憩室可发生于胃肠道的任何部位，但更多见于结肠，其次为小肠、食管和胃。除胃憩室外，其他部位憩室的患病率均随年龄而增加，60 岁以上的老年人占全部憩室患病率的半数。

病因及发病机制 真性憩室多系胃肠道管壁周围病变牵拉形成，假性憩室的形成与先天性局部肌肉薄弱，老年人组织弹力、韧性减低和长期管腔压力过高有关。下咽部的 Zenker 憩室系因吞咽时下咽部和上食管括约肌功能不协调，导致局部压力过大，使该处黏膜和黏膜下结构突出于薄弱的肌层组织以外，形成假性憩室。食管中段憩室多因食管周围炎性瘢痕收缩、牵拉所致，为真性憩室。食管下段憩室位于膈上，常因贲门括约肌失弛缓、食管蠕动不协调，导致管腔内压力升高而形成憩室。有 70% 的胃憩室发生于贲门下 2cm 处的胃后壁，多为先天性；15% 的胃憩室发生于幽门前区，多为炎症或手术造成。小肠憩室常发生于十二指肠（75% 在十二指肠乳头附近），多为后天获得性。极少的腔内型憩室（Windsock 憩室）系先天性憩室。空肠憩室多位于空肠近段，为后天性；位于回肠末段的憩室为真性憩室，如梅克尔憩室，属先天性真憩室。

临床表现 憩室所在部位不同，其临床表现不同：①下咽部的 Zenker 憩室可有吞咽困难、食物反流、吞咽噪声、口臭和误吸等症状，憩室较大者可出现颈部肿块，因食物潴留于憩室，患者常习惯于进食后以压托颈部或咳嗽等方式排空憩室内容物。反复的憩室炎有形成食管-气管瘘的可能，极少发生癌变。②食管中段憩室的憩室口较大，极少发生炎症，常无特殊症状。食管下段憩室可有进食后下胸部哽噎、胸痛和反流，憩室常合并反流性食管炎和憩室炎，甚至癌变。③贲门下的胃憩室常无症状，部分患者可有上腹部疼痛、烧灼感，发生憩室炎者可有出血和穿孔等。④十二指肠憩室多发生在十二指肠乳头附近，影响胆汁引流，常合并胆管炎症和结石。空肠和回肠的憩室多数无症状，发生憩室炎者可有腹痛、腹胀，也可合并出血、穿孔和肠梗阻。有症状的小肠憩室内常伴异位的胃黏膜或胰腺组织，憩室出血是消化道出血的重要原因之一。

诊断与鉴别诊断 X 线钡餐检查是诊断食管、胃和小肠憩室的最佳方法。应注意 Zenker 憩室在透视下吞咽时的钡剂影像。各类憩室的内镜下表现（图 1～图 3）。憩室部位较高者，内镜检查很难发现，一般不用此法确诊。憩室口较大者，常难在内镜直视

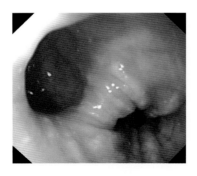

图 1 食管憩室

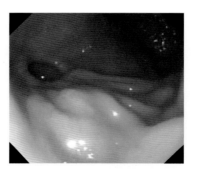

图 2 胃底憩室

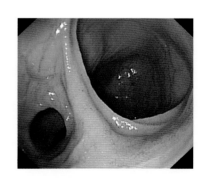

图 3 小肠憩室

下确定，且内镜下易将憩室误认为管腔，内镜直接进入可能发生穿孔。^{99m}Tc核素扫描适用于不易接受钡餐和内镜检查者，可用于儿童患者的诊断。胃贲门憩室应与胃溃疡和食管裂孔疝鉴别。

治疗 无症状憩室多不需特殊治疗。伴轻度憩室炎者应予抗生素治疗，也可给予体位引流，排空憩室内容物。小肠憩室常发生异位胃黏膜，质子泵抑制剂对憩室炎或憩室出血有一定治疗效果。合并憩室出血者也可用内镜下止血治疗，如黏膜下注射、局部喷洒凝血酶、电凝、氩离子束及止血夹等。内科治疗不愈者可手术治疗。

预后 无并发症者可终生无症状。憩室病（如憩室炎、憩室出血）若及时治疗多数可治愈。约1/3患者术后复发，多为男性和老年人。因憩室并发症死亡者约为3%。

（李世荣）

shàngxiāohuàdào yìwù

上消化道异物（foreign bodies in upper digestive tract）
误吞或故意吞入消化道的各种物体。进食的某种食物、药品，不能被消化也不能及时通过幽门，在胃内潴留或聚结而成团块；消化道手术后残留的缝线及吻合钉，不慎遗留在消化道内的各种引流管及器械；贲门及幽门部病变而不能正常通过的食物团块。

病因 ①无意吞服：如各种儿童玩具、硬币、纽扣、钥匙及成人用饰品（戒指、耳环及发夹）、果核等小物品，在口中意外滑入食管。成人义齿也易脱落入食管。②故意吞服：常见于罪犯和精神失常者，吞服的异物多种多样，如碎玻璃、钢笔、牙刷柄、体温表、餐具及其他金属异物。

③虐待狂式：强迫或诱骗他人吞服异物。④医源性：消化道手术后不慎将残留缝线及吻合钉、引流管及器械遗留在消化道内。⑤植物性、动物性及药物性结块。植物性结块：最常见是胃柿石，尚有黑枣、椰子、海带及果核等。动物性结块：吞下较多的头发、兽毛，瘦肉、脂肪酸及羊脂等也可形成胃内结块。药物性结块：长期服用含钙、铋的药物，中药残渣及药丸，X线造影用的钡剂。⑥其他：因贲门部及幽门部病变致食物团块不能正常通过的食物性异物，肠蛔虫逆入胃内形成的蛔虫团，胆囊-胃瘘后胆结石移行至胃而成的胃内结石。

分类 按异物来源分类：①外源性异物：如硬币、别针、发夹、缝针、纽扣电池、金戒指等金属性异物，以及鱼骨、塑料玩具、食物块、橡胶管等非金属性异物。②内源性异物：胃内蛔虫团，胆道排出的结石以及植物性结块，如胃柿石（图）。

按异物形态分类：①长条形异物：如竹筷、铁钩、体温表、牙刷、铅笔、铁丝等。②圆形异物：如硬币、金戒指、纽扣、玻璃球、果核、瓶盖、纽扣电池等。③不规则形异物：如眼镜架、义齿、牙托、玩具等。④尖锐异物：如金属针、刀片、玻璃、铁夹子等。

按异物滞留部分分类：①食管异物。②贲门口异物。③胃内异物。④十二指肠异物。

异物对人体的影响 主要取决于异物的性质、有无毒性、形状、大小、异物滞留的部位及时间。小而光滑的异物可不产生任何症状，均可经胃肠道顺利排出体外，而较大的锐利异物可致梗阻、损伤消化道黏膜，甚至出血、穿孔及急性腹膜炎。食管内异物50%~80%嵌顿在颈部狭窄处，较大异物嵌顿于环咽肌水平，可能导致呼吸困难，甚至窒息、死亡。食管上胸段异物次之，发生在下食管者最少。吞服异物后即可感

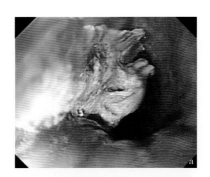
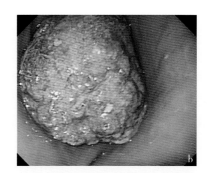
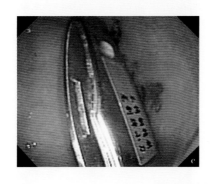
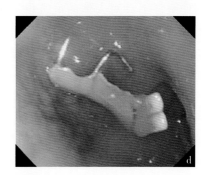

图 上消化道各类异物

注：a.食管内鸭骨；b.胃内植物性柿石；c.胃内金属刀；d.十二指肠内义齿

到嵌顿或停留部位的不适、疼痛，尤其做吞咽动作时明显，有持续性异物感或血性唾液，进食哽噎；儿童表现为吵闹、拒食、唾液分泌增加、吞咽时不适或疼痛，可出现呕吐。尖锐异物损伤食管患者出现剧烈疼痛，不敢做吞咽动作；光滑异物疼痛较轻，甚至无任何感觉。硬质较大的异物在食管内滞留时间过长（>24 小时），有造成食管壁受压、穿孔，甚至主动脉-食管瘘的危险。胃内异物可致上腹部隐痛，若异物刺入胃壁，可有剧烈疼痛，尤其在进食后、行走或颠簸时。大异物可致幽门梗阻，有毒的重金属异物可致中毒。绝大多数胃内结块患者有上腹部饱胀、嗳气、食欲下降、呕吐，久之引起胃黏膜糜烂、溃疡形成及出血，甚至癌变。吻合口残留缝线及吻合口钉可形成异物刺激和细菌感染，导致吻合口黏膜充血、水肿、糜烂及溃疡出血，甚至线结周围脓肿或假性息肉形成。纽扣电池体积小、表面光滑极易被低龄儿童误吞。纽扣电池有 3 种，即三氧化锰、氧化银和氧化汞电池，均含有碱性电解液，多是浓度为 26%～45% 氢氧化钾或氢氧化钠，吞入后，消化液破坏电池外壳引起碱性物质泄漏，直接腐蚀损害消化道黏膜，引起消化道穿孔。另外，用消化道作贩毒工具对人体的危害也不可忽视。贩毒者将可卡因装入安全套吞入胃内混过海关，包装破溃可引起中毒死亡。

诊断 主要根据病史、临床表现和 X 线透视或钡餐检查及内镜检查。成人误服或故意吞服异物病史，包括时间、异物的名称都较清楚。儿童病史的采集有时较困难。对疑有胃石等植物性异物者，应询问进食柿子、黑枣等

特殊食物史。对疑有吻合缝线及吻合钉残留者，应问明手术时间、手术方式及吻合方法。查体包括有无颈部压痛，或摇晃头部时有无疼痛，嘱患者做吞咽动作时观察有无突然停顿或痛苦表情，胃肠道异物患者应仔细检查腹部形状，有无压痛、包块等。此外，还应仔细观察有无食管穿孔、胃肠穿孔、窦道、局部感染、皮下气肿、气胸、出血等局部并发症所致的相应体征。对疑金属性异物或不透 X 线的异物，需做 X 线透视或颈部、胸部的正侧位片及腹部平片。对怀疑吞入可卡因贩毒者，可予以 X 线透视检查及直肠检查，但应小心谨慎，以防弄破包装。内镜检查诊断的同时可进行治疗，特别是在 X 线下不显影的异物。内镜检查还可发现患者的原发病，如食管良、恶性狭窄，吻合口狭窄，幽门梗阻等，为选择治疗方案提供依据。

治疗 见内镜下消化道异物取出术。

（李兆申）

Mǎluòlǐ-Wèisī zōnghézhēng

马洛里-魏斯综合征（Mallory-Weiss syndrome，MWS）

剧烈呕吐使胃内压力骤增，胃壁强力收缩但贲门不扩张造成食管贲门连接处黏膜撕裂出血。Mallory 和 Weiss 于 1929 年首先报道，占上消化道出血的 3%～15%，多数为

自限性，若累及小动脉可引起出血。

组织学上贲门及附近黏膜较薄弱，黏膜肌层伸展性较差，周围缺乏支持组织，胃内压力骤增时容易撕裂。此征主要病理表现为食管胃连接部、食管远端黏膜和下层纵行裂伤。食管黏膜下层与胃贲门部有丰富的血管丛，撕裂血管多为黏膜下横行动脉，易造成大出血，严重者可致休克和死亡。

胃镜检查是确诊此征的最有效手段，24～48 小时内检查是最佳时期。胃镜下发现：撕裂多为单处，少数为多处；大部分位于右侧壁，其次位于前壁；一般长 0.3～2.0cm，宽度 0.2～0.3cm。裂伤出血分为：活动性动脉性喷血、活动性血管渗血（图 1）、血管显露、裂伤处黏附有新鲜血痂及单纯性裂伤。

内镜下注射硬化剂和热凝治疗非静脉曲张性上消化道出血已广泛应用于临床，但两种治疗方法均可引起组织坏死及穿孔。注射硬化剂对 MWS 出血有效，但食管穿孔发生率达 8%。内镜下金属夹止血是一种机械止血法，将出血血管与周围组织一并夹紧阻断血流，达到止血目的，即时止血成功率达 100%，明显高于热凝和注射硬化剂，主要适用于血管直径 2～3mm 的病灶出血（图 2）。

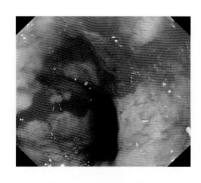

图 1 MWS 内镜下表现

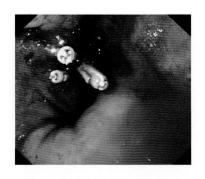

图 2 MWS 内镜下金属夹止血

约2周金属夹自行脱落经消化道排出。对大出血而内镜治疗失败者可急诊手术。

（令狐恩强）

食管囊肿 *shíguǎn nángzhǒng*（esophageal cyst）

食管空泡性或潴留性囊性肿物。较少见。属食管良性肿瘤，分为先天性和后天性两种。绝大多数位于食管壁内，可产生压迫周围器官的相应症状。

食管囊肿多数属先天性，胚胎时期形成消化道的空泡未能与正常消化道相融合而发生。囊内壁最多见的是假复层柱状上皮，其次是胃黏膜上皮，鳞状上皮最少。位于食管壁内的囊肿为扩开的肌纤维覆盖，不与肌层或黏膜紧密相连。后天性食管囊肿极少见，主要源于食管腺体受阻形成潴留性囊肿。

临床表现取决于病变的位置、大小、结构、范围及囊肿内壁上皮细胞类型。在婴幼儿，囊肿可压迫邻近组织发生咳嗽、呼吸困难、喘息等不同程度的呼吸道症状，若囊肿内为胃黏膜，可发生消化性溃疡而腐蚀气管或支气管造成咯血。成年人食管囊肿一般体积小，直径为1~2cm，主要表现为吞咽困难、反流、恶心、呕吐及胸痛等。突然剧痛发作提示囊肿内出血。若囊肿逐渐增大并压迫气管或支气管，患者可有气管梗阻的表现。

此病可通过内镜、X线钡餐造影及CT或磁共振成像等检查确诊。内镜检查可见食管内圆形或椭圆形黏膜下隆起，表面黏膜光滑或呈透明感，活检钳推之可见肿块在黏膜内上下滑动，质地软（图）。X线钡餐造影与平滑肌瘤表现相似，呈光滑的充盈缺损，但其上下缘与正常食管间常形成

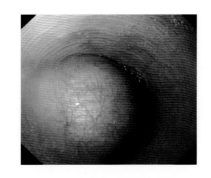

图　食管囊肿内镜下表现

钝角斜坡，不似平滑肌瘤与食管的阴影呈锐角。CT或磁共振成像可显示病变的囊性性质。内镜超声检查可显示囊肿的大小、低回声壁增强及其组织层次，而且根据其超声结构可准确地提示食管黏膜下肿瘤的病因。通过内镜及内镜超声检查，可与其他食管黏膜下肿瘤鉴别。

此病的治疗取决于病变的大小、位置和病变对食管及邻近结构的损害程度。有症状或巨大囊肿应予手术或经胸腔镜摘除。壁间囊肿可从食管肌层摘除，解剖清楚，一般较容易，且不损伤黏膜或过多损伤肌层。成人中囊肿小且无症状者无需手术。婴儿食管囊肿常与食管、气管、支气管及主动脉之间的关系密切，完整切除病变风险较大，技术上也有困难，术中损伤周围重要器官将造成严重后果，可做部分摘除、囊内壁上皮或黏膜剥离术。此病预后良好。

（姚礼庆）

食管黏膜下良性肿瘤 *shíguǎn niánmóxià liángxìng zhǒngliú*（benign submucosal tumors of the esophagus）

发生于食管黏膜下的良性肿瘤的统称。以平滑肌瘤最多见，其次有间质瘤（见食管间质瘤）、纤维瘤、脂肪瘤等。此条目主要介绍食管平滑肌瘤、纤维瘤与脂肪瘤。食管平滑肌瘤在尸检中的

患病率约为1/1100，男女之比约2.6∶1，好发年龄为21~60岁。纤维瘤和脂肪瘤则较罕见。

病理　食管平滑肌瘤起源于食管固有肌层，多数位于食管壁内，个别凸入管腔，食管中、下段多见，一般为单发，少数多发。病理检查可见镜下瘤细胞核数目稀少，呈梭形交叉束状排列；胞质极为丰富，呈纤维状或斑块状，嗜伊红染色，间质可有钙化。免疫组织化学检查CD117和CD34均阴性，平滑肌抗体和结蛋白弥漫强阳性有助于平滑肌瘤的诊断。食管脂肪瘤起源于中胚层，包膜完整。食管纤维瘤起源于食管肌层，多位于食管下段，肿瘤体硬，呈膨胀性生长，有包膜。

临床表现　瘤体较小者一般无明显症状。瘤体>3cm者可出现吞咽困难及胸骨后不适等。少数因瘤体较大压迫周围器官产生相应症状，如压迫气管可出现呼吸困难。部分患者伴消化功能紊乱，表现为反酸、嗳气、腹胀等。若肿瘤表面黏膜出现糜烂、溃疡，可致呕血及黑粪等。

诊断　主要依靠内镜和X线钡餐造影，确诊需做病理组织学检查。①胃镜：此类食管良性肿瘤管壁无明显僵硬表现。肿瘤呈半球形、椭圆形，也可呈不规则形状。若同时存在多个肌瘤可致整个食管壁增厚。肿瘤一般质韧，有完整包膜，表面光滑，可随吞咽上下滑动。疑诊平滑肌瘤者一般不主张行活检，源于黏膜下病变活检较难取得病理组织，有时黏膜破坏后尚可发生黏膜下感染，黏膜愈合过程中形成瘢痕，手术治疗易造成黏膜撕破，增加手术困难及术后并发症。②内镜超声：可判断病灶来源及性质，诊断食管平滑肌瘤的准确率为97%~

100%。食管良性肿瘤多表现为边界清晰的低回声占位性病变，位于黏膜下层或固有肌层。食管平滑肌瘤表现为均质的低回声，边缘光滑。脂肪瘤主要表现为黏膜下层边界清晰的高回声占位。③X线钡餐检查：食管平滑肌瘤可见圆形或椭圆形的充盈缺损，边缘光滑锐利，与正常食管分界清楚，充盈缺损上下端与正常食管交界角因肿瘤突入管腔多少而呈锐角或轻度钝角，蠕动基本正常，肿瘤处黏膜皱襞消失，故该处钡剂成一薄层，较周围少，形成"瀑布征"或"涂抹征"。其他食管黏膜下良性肿瘤的钡餐表现与前者酷似，黏膜皱襞无明显破坏，食管扩张度良好，管壁柔软。影像学检查有时难以鉴别为何种良性肿瘤。

鉴别诊断 食管平滑肌瘤应与纵隔肿瘤、食管癌、纵隔淋巴结肿大、炎性包块、平滑肌肉瘤、食管间质瘤、自主神经瘤等鉴别。较大的食管平滑肌瘤应与食管癌鉴别，CT和内镜超声检查有助于二者鉴别。内镜超声下间质瘤主要表现为肌层局限性低回声，边缘较清晰，可混有少量高回声（可能与玻璃样变有关），内镜超声引导下细针穿刺有助于诊断。免疫组化 α-SMA、SMA、结蛋白阳性有助于平滑肌瘤的诊断，S-100强阳性则有助于诊断食管自主神经瘤，间质瘤多为CD117等阳性。

治疗 瘤体较小（1~2cm）及年老体弱不宜手术者可随访复查，其余应尽量采取手术治疗，具体依据病变类型及大小。瘤体较小、表面黏膜光整、无溃疡糜烂者，可行内镜下单纯肿瘤切除术。外科手术适用于：①直径>3cm者。②疑有癌变者。③伴大

片黏膜破损者。④肿瘤与黏膜广泛粘连者。方法视肿瘤大小、形状、部位、黏膜固定及周围组织粘连情况而定。

预后 手术切除完整者一般效果满意，并发症少，术后复发罕见，但需定期随访。

（吴云林）

shíguǎn jiānzhìliú

食管间质瘤（esophageal stromal tumor）

原发于食管内除平滑肌瘤和神经源性肿瘤之外的一类具有多分化潜能的间叶源性肿瘤。多认为该肿瘤起源于间质细胞中具有调节内脏运动功能的Cajal细胞。好发于食管中下段，大小不一，小病灶多无任何症状，大病灶可以出现梗阻感或吞咽困难，部分类似于胃食管反流。发病率<5%。90%的间质瘤好发于40~79岁，中位发病年龄为60岁，男性比女性多见。

病因及发病机制 Hirota等首次报道间质瘤中存在c-kit基因变异，该基因位于染色体4q11-21，编码产物为CD117，相对分子量为145 000，是跨膜酪氨酸激酶受体，其配体为造血干细胞生长因子，CD117与配体结合后激活酪氨酸激酶，通过信号转导活化细胞内转录因子从而调节细胞生长、分化和增生。c-kit基因突变导致酪氨酸激酶非配体激活，使细胞异常生长。CD117的功能获得性突变在间质瘤中可达到90%，最常见的是c-kit基因第11个外显子的突变（57%~71%）。可见CD117信号转导异常是间质瘤发病的核心环节。血小板源性生长因子受体（platelet derived growth factor receptor，PDGFR）-α 基因定位于人染色体4q11-21，与c-kit基因紧密连锁、结构相似且功能相近。PDGFR-α 基因突变常见于

外显子12和9，突变率可达7.1%~72.0%。

病理 间质瘤有两种基本的组织学结构，梭型细胞型和上皮样细胞型，两种细胞常出现在一个肿瘤中。不同部位的间质瘤所含的细胞型不同，食管的间质瘤多为梭形细胞型，瘤细胞排列结构多样。肝脏是恶性间质瘤最常见的远处转移部位，肿瘤较少转移至区域淋巴结、骨和肺。

临床表现 与肿瘤大小、部位、生长方式有关。约半数无症状，多在内镜检查中偶然被发现。主要表现有不同程度的胸骨后钝痛、压迫感和间歇性吞咽困难，或伴咳嗽。少数可有恶心、呕吐、呃逆，瘤体表面黏膜糜烂、坏死，形成溃疡时可发生出血。瘤体增大过程中若向消化道管腔内突出、浸润，则可表现为溃疡或出血等。

诊断 内镜检查是诊断的主要方法，特别是对腔内生长的间质瘤，可见黏膜下肿块呈球形或半球形隆起，边界清晰，表面光滑，表面黏膜色泽正常，可有顶部中心呈溃疡样凹陷，覆白苔及血痂，触之易出血，基底宽，用活检钳推碰肿块质硬，可见肿块在黏膜下移动。内镜超声对间质瘤敏感，可检测出直径<1cm的肿瘤，并可较准确地与其他黏膜下病变进行鉴别（图）。间质瘤为黏膜下肿块，内镜下活检取材不易成功，可通过内镜超声引导下细针抽吸活检。CT和磁共振成像可直接显示肿瘤大小、形态、密度、内部结构和边界及对邻近组织的侵犯情况，并可观察其他部位的转移灶，利于分期、鉴别与诊断。PET-CT可对间质瘤分期、监测治疗及观察肿瘤内代谢情况，为临床诊治提供依据。免疫组化对诊

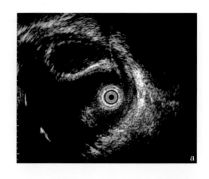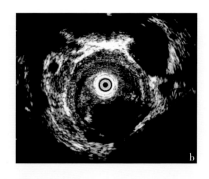

图　食管间质瘤内镜超声下表现

注：a.食管中段间质瘤；b.食管下段间质瘤

断具有重要作用，绝大多数间质瘤的CD117为高表达，阳性率为85%～100%。一般以胞质染色为主，可显示斑点样的"高尔基体"形式。多用CD117与间质瘤的另一种抗原CD34联合检测，CD34在间质瘤的阳性率为50%～80%，平滑肌瘤和神经鞘瘤则不表达CD34。

判断良恶性主要依据肿瘤大小、核分裂象数目、肿瘤细胞密集程度、有无邻近器官的侵犯及远处转移、有无出血坏死或黏膜侵犯等。肿瘤大小、核分裂数是影响间质瘤复发和危险程度的主要因素。Fletcher等提出按肿瘤直径和有丝分裂指数（mitotic index，MI）间质瘤恶性度可分4级：①极低度危险性：肿瘤直径<2cm，MI<5/50HP。②低度危险性：肿瘤直径为2～5cm，MI<5/50HP。③中度危险性：肿瘤直径<5cm，MI为6～10/50HP或肿瘤直径5～10cm，MI<5/50HP。④高度危险性：肿瘤直径>5cm，MI>5/50HP。

Jewi等将间质瘤分为良性、潜在恶性和恶性。恶性指标：①远处转移（需组织学证实）。②浸润邻近器官。潜在恶性指标：①肿瘤坏死明显。②核异型大。③细胞密度大。④镜下可见黏膜固有层或血管浸润。良性为无恶性指标；潜在恶性为仅具备一项潜在恶性指标；恶性为具备一项肯定恶性指标或两项以上潜在恶性指标。

Suster提出间质瘤形态学恶性指标：①肿瘤>5cm，浸润邻近器官。②瘤体内出现坏死。③核质比增高。④核分裂象>1/10HP。⑤肿瘤浸润被覆盖的黏膜。具有上述两项以上者为恶性，具有一项者为潜在恶性。

鉴别诊断　①平滑肌瘤与平滑肌肉瘤：平滑肌瘤的组织学形态：瘤细胞稀疏，呈长梭形，胞质明显嗜酸性。平滑肌肉瘤的细胞形态变化很大，从类似平滑肌细胞的高分化肉瘤到多形性恶性纤维组织细胞瘤的多种形态均可看到。平滑肌瘤及平滑肌肉瘤免疫组化绝大多数都为CD117、CD34阴性，SMA、Actin、MSA强阳性，表现为胞质阳性。Desmin部分阳性。②神经鞘瘤、神经纤维瘤、恶性周围神经鞘瘤：食管神经源性肿瘤极少见。神经鞘瘤镜下可见瘤细胞呈梭形或上皮样，瘤细胞排列成栅栏状，核常有轻度不典型，瘤组织内可见一些淋巴细胞、肥大细胞和吞噬脂质细胞，较多的淋巴细胞浸润肿瘤边缘，有时伴生发中心形成。免疫组化S-100蛋白、Leu-7呈弥漫性强阳性，而CD117、CD34、Desmin、Actin及MSA均为阴性。

③其他：淋巴瘤和食管外肿瘤压迫管腔。

治疗　恶性或直径>3cm的病灶，争取手术彻底切除或姑息切除原发灶。复发转移不能切除者用药物治疗。

手术治疗　手术切除是食管间质瘤的首选治疗方法。对肿块体积较小，倾向为良性的可行内镜下切除术（如内镜下黏膜剥离术等），但需考虑到所有的间质瘤均有恶性潜能，切除不充分有复发和转移的危险。首次完整彻底切除肿瘤是提高疗效的关键。手术切除的范围要广，对倾向为良性者手术切缘距肿瘤边缘2cm足够；对倾向为高度恶性者，应行根治性切除术。

药物治疗　常规放疗、化疗无效。甲磺酸伊马替尼（格列卫）是姑息治疗的最佳选择。该药口服后吸收迅速，生物利用度高，可明显抑制c-kit酪氨酸激酶的活性，阻断c-kit向下信号传导，抑制间质瘤细胞增殖，促进细胞凋亡和（或）细胞死亡。还用于术前和术后辅助治疗。对伊马替尼耐药者，可用新的多靶点酪氨酸激酶抑制剂舒尼替尼。

预后　食管间质瘤的生物学行为难以预测。现已知的与预后有关的因素有：①年龄及性别：年轻男性患者预后差。②肿瘤大小与核分裂象：肿瘤越大，核分裂象越多，预后越差。③基因突变：有c-kit基因突变者比无突变者预后差。④免疫组化表达：波形蛋白阳性表达的预后较差，血管内皮生长因子、增殖标志PCNA和Ki-67表达率高者预后差。⑤恶性度：低度恶性者有50%复发，60%转移；高度恶性者有83%复发，全部发生转移。

（吴云林）

shíguǎn rǔtóuliúbìng

食管乳头瘤病（esophageal papilloma）

源于食管鳞状上皮的息肉样肿瘤。该病在临床上少见且缺乏特异性症状，通常行常规内镜检查时偶然发现。病变可发生在食管任何部位，以食管中下段居多。其组织学特征为鳞状上皮乳头状增生，其核心为含小血管的结缔组织，表面被覆鳞状上皮。男性多于女性，内镜检出率为 0.01%~0.04%。

发病机制仍未阐明。①可能与食管下段胃食管反流或损伤造成黏膜激惹有关。②可能为人乳头瘤病毒（human papilloma virus，HPV）感染。有学者在此病患者中发现 HPV，但对两者的相关性无一致看法。

内镜表现多为单个无蒂的疣状突起，表面呈絮状或细颗粒状，如水中观察物体的感觉，多为乳白色或灰白色，边界清晰。内镜下应与食管糖原性棘皮病和疣状鳞癌鉴别。内镜超声下表现为起源于第 1 层高回声带（相当于黏膜层）的均匀等回声，边界清晰，向腔内突出。部分起源于第 1 层的非均匀高回声具有与息肉和炎性增生相似的声像图特征，易与息肉相混淆。直径多<5mm。多数病变不引起症状，大的病灶可致吞咽困难。

食管乳头状瘤是否为癌前病变及鉴别诊断的不确定因素，建议行内镜下切除，根据肿块大小可选择高频电极、微波、激光、氩气刀等方法。尚无有效的药物治疗。因食管乳头状瘤病变较小，取活检后病变可消失；大的病变可行内镜下黏膜切除术。

此病多数预后良好，经内镜治疗后罕见复发或癌变。

（吴云林）

shíguǎn xīròu

食管息肉（esophageal polyp）

隆起于食管黏膜表面的肿物。好发于颈段食管的黏膜层或黏膜下层组织。其发病率居食管良性肿瘤的第二位。男性多于女性。男性多发生于 50 岁以上，而女性多在 30 岁以下。

按息肉的构成成分，一般由纤维血管组织构成，表面覆盖食管的鳞状上皮组织，并有炎症细胞浸润。若息肉内有明显的嗜酸性粒细胞浸润，则诊断为嗜酸性粒细胞性肉芽肿；若息肉的构成成分以纤维组织、脂肪组织或平滑肌组织为主，则为间质瘤；若息肉内有腺样成分，则为错构瘤。

食管息肉生长缓慢，主要症状为吞咽困难，其严重程度与食管管腔的梗阻程度有关。其他常见症状有进食后呕吐、胃食管反流、体重减轻或消瘦，部分病例有胸骨后疼痛不适。若息肉很大，可压迫气管，引起咳嗽和呼吸困难。若息肉表面形成溃疡，则可引起呕血或黑粪。个别患者可有剧烈胸痛，类似心绞痛。

食管息肉的诊断主要依据为内镜检查和 X 线钡餐造影。内镜下食管息肉多为圆形、半球形，可为扁平状、分叶状、乳头状或蕈伞状。其表面黏膜多光滑，有时呈颗粒样，或有糜烂。可为广基、亚蒂或有蒂，按山田分型分为 4 型，分别为广基、无蒂、亚蒂和长蒂型。内镜下息肉活检病理学检查有助于诊断及鉴别诊断。X 线钡餐造影检查对各类食管息肉有重要诊断价值，但较小的食管息肉在钡餐检查时常可漏诊，且该检查无法明确食管息肉的病理诊断，故常需与内镜及活检病理学检查相结合。

食管息肉需与食管囊肿、动脉-食管瘘及食管良恶性肿瘤鉴别。良性息肉样病变境界清楚且表面光滑，而恶性息肉或食管息肉恶变时表面呈颗粒样或有溃烂。放大内镜观察上皮结构及黏膜血管改变有助于鉴别诊断。内镜下活检有助于明确食管息肉的诊断。

食管息肉大多可经内镜下切除，方法包括圈套器切除术、尼龙绳结扎术、内镜下黏膜切除术、内镜下黏膜剥离术或者氩离子束凝固术等。对于巨大的食管息肉可行外科手术治疗。食管息肉的内镜下治疗或者手术治疗临床效果良好，术后应定期随访复查。

（吴云林）

shíguǎn'ái

食管癌（esophageal cancer）

起源于食管上皮组织的恶性肿瘤。食管癌分布于世界各地，但在不同国家和一个国家的不同地区，发病率相差悬殊，鳞癌较腺癌多见。鳞癌高发区包括南非、土耳其东部、印度、伊朗北部及中国北方。2004 年至 2005 年中国第三次食管癌死因调查结果显示：全国样本地区的食管癌死亡率为 15.21/10 万，高发区 78.32/10 万。男性发病率较女性高 2~3 倍。西方国家食管鳞癌的发病率较低，美国 60% 以上的食管癌为腺癌。

病因及发病机制 饮食中缺少新鲜水果和蔬菜及食用较多淀粉、腌肉和腌（熏）鱼均是已知的高危因素。其他可能的饮食危险因素包括咀嚼槟榔和饮用热茶。中国北方高发区居民的食物及饮用水中亚硝胺及 N-亚硝基化合物等致癌物含量较高。高发区土壤中钼含量极低与鳞癌的发生亦相关。烟草及饮酒是西方国家鳞癌发生的最重要的危险因素，既吸烟又饮酒者风险更高。烟草和酒精中存在亚硝胺、多环烃等多种致癌物质。酗酒者并存的营养不良和免疫缺陷增加了患病风险。饮用烈性酒者较饮葡萄酒和啤酒者风险更高。食管腺癌好发于远端食管及食管胃连接部，其主要危险因素是胃食管反流和巴雷特食管。此病癌变不同阶段的分子生物学变化不同，分子遗传学机制尚未充分阐明。

病理 大体形态分为 4 型：①隐伏型：食管黏膜仅有轻度充血或黏膜粗糙，肉眼不易辨认，喷洒卢戈液可提高肉眼识别率。②糜烂型：黏膜表面有浅溃疡，形状、大小不一，边缘分界清晰，形如地图，有时呈轻微隆起。③斑块型：黏膜表面稍隆起，高低不平，病变大小范围不一，有时侵犯食管全周。镜检癌上皮显著增厚，癌组织分化不一，较前两型进展慢，原位癌占 1/3，早期浸润癌占 2/3。④乳头型：肿瘤形成明显的硬结，呈乳头状或短蒂的息肉状，向腔内凸出，癌组织分化较好，是早期癌最晚的类型。

组织学形态分为：①鳞状细胞癌：食管鳞状细胞浸润癌均伴不同程度的角化，癌细胞分化好，上皮内癌角化现象少见。②腺癌（包括腺棘癌）：若腺癌起始于食管壁的固有腺体（导管或腺泡），则肿瘤可首先在黏膜内形成结节样肿块，使被覆于瘤体表面的黏膜上皮变薄与苍白。若腺癌起始于异位（先天性或后天性）胃黏膜，则肿瘤可呈息肉状或乳头状。③未分化癌：少见，癌细胞较小，多数为圆形，也有不规则或细长形者，胞质较小。

转移途径 ①直接扩散：因缺少浆膜覆盖，食管癌很容易扩散并侵袭颈部和胸部。②淋巴转移：早期淋巴转移很常见，主要通过食管黏膜下层密集的淋巴管网。通常食管近段肿瘤更易侵犯颈部淋巴结，远段肿瘤更易侵犯腹腔淋巴结，但任何部位的肿瘤均可累及颈部及纵隔淋巴结。淋巴转移程度主要取决于浸润深度，局限于黏膜层内的肿瘤淋巴结转移率低于 5%，而穿透至黏膜下层者风险则增高，为 15% ~ 50%。③血行转移：主要受累器官为肺、肝、肾上腺、肾、胰腺、腹膜、骨及脑。

临床表现 早期无症状或无特异症状。管腔狭窄 50% ~ 75% 者可有吞咽困难（图 1），此症状出现前常有食欲减退及消瘦。溃疡型肿瘤可出现吞咽疼痛。与吞咽无关的持续性胸骨后疼痛及后

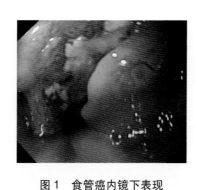

图 1 食管癌内镜下表现

注：食管下段可见菜花样隆起，溃疡型进展期癌。活检显示重度不典型增生，癌变。手术证实侵及食管壁全层伴淋巴结转移

背痛常提示食管-气管瘘，见于 5%~10% 的患者，提示预后较差，中位生存期仅为 1.5 ~ 4.0 个月。呕血不常见，少见的主动脉-食管瘘可致大出血。肿瘤累及左侧喉返神经可致声音嘶哑。查体早期无异常，进展期可见消瘦与脱水。颈部查体可发现颈部或锁骨上淋巴结肿大。鳞癌患者应仔细检查口腔及咽部，以除外伴发的头颈部恶性肿瘤。误吸或并发食管-气管瘘者可有肺炎体征。肝受累可出现肝大及黄疸，提示疾病已至终末期。

诊断 ①气钡双重对比造影：诊断早期食管癌敏感性低。②内镜检查联合活检：诊断食管癌的金标准。早期癌可表现为黏膜轻微不规则、红斑、色泽苍白、血管纹理变化、凹陷、隆起或溃疡（图 2a）。黏膜染色可提高早期癌的诊断率。卢戈液可与食管鳞状上皮细胞中的糖原起反应，产生均一的棕褐色，炎症、不典型增生及恶性细胞缺乏糖原，因此着色浅或不着色。勾画出异常黏膜边界，对上述区域进行活检可显著提高重度不典型增生及早期癌的检出率（图 2b）。活检样本应从溃疡边缘取，避开坏死组织，至少取 6 块。欲行内镜下黏膜剥离术（endoscopic submucosal dis-

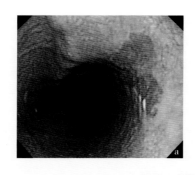
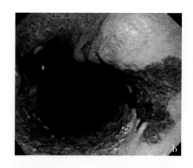

图 2 食管癌内镜下表现

注：a.食管后壁可见异常红斑；b.窄带成像技术染色、活检，手术显示：重度不典型增生，癌变

section，ESD）或内镜下黏膜切除术（endoscopic mucosal resection，EMR）者，应仅取1~2块组织。20%~40%的患者因食管恶性狭窄致胃镜无法通过病变部位，可用细胞刷检或鼻胃镜通过狭窄部位活检，或行食管扩张治疗后立即活检以确诊。

临床病理分期 1987年国际抗癌联盟提出食管癌TNM临床病理分期（表1），适合于手术切除并外科标本经病理检查后的病例，对食管癌选择治疗方案、判断疗效和预后具有重要参考意义。CT和内镜超声可提示区域淋巴结转移，但不精确，因此还不完全适合应用，但食管切除的情况可除外。

治疗

内镜下治疗 有EMR、ESD

表1 食管癌TNM分期

分期	情况
0期	$T_{is}\ N_0\ M_0$
I期	$T_1\ N_0\ M_0$
IIA期	$T_2\ N_0\ M_0$
	$T_3\ N_0\ M_0$
IIB期	$T_1\ N_1\ M_0$
	$T_2\ N_1\ M_0$
III期	$T_3\ N_1\ M_0$
	$T_4\ N_1\ M_0$
IVA期	任何T任何N M_1
	任何T任何N M_{1a}
IVB期	任何T任何N M_{1b}

注：T代表原发肿瘤；T_X：原发肿瘤不能确定；T_0：无原发肿瘤；T_{is}：原位癌；T_1：肿瘤浸润至固有膜或黏膜下层；T_2：肿瘤侵及肌层；T_3：肿瘤侵及食管纤维膜；T_4：肿瘤侵及邻近器官。N代表淋巴结；N_x：区域内淋巴结不能测定；N_0：无淋巴结转移；N_1：区域淋巴结转移。M代表远处转移；M_x：远处转移不能测定；M_0：无远处转移；M_1：有远处转移

两种技术用于治疗早期食管癌（表2）。隆起型病变最适合行ESD，溃疡型或凹陷型行ESD则有一定困难，因该病变有向深层发展趋势，有时病变难以完全剥离。早期食管癌ESD切除率及5年生存率高于EMR，但并发症发生率ESD高于EMR。ESD出血率14%，穿孔率1%；EMR出血率2%，穿孔率1%。为降低EMR复发率，病变<1.5cm，应用EMR。因未彻底切除的部位可能导致复发，故1.5cm<病变<3cm者宜采用ESD，虽出血率高，但电凝或止血夹止血效果较好。病变>4cm者，常浸润较深，有高度转移的可能，需做ESD后进行放、化疗，或者放、化疗后做ESD。

表2 EMR与ESD应用的适应证

情况	EMR	ESD
病变大小	<1.5cm	>1.5cm
病变类型	扁平、隆起病变	扁平病变
肿瘤组织学	分化良好	分化良好
有无淋巴、血管侵犯	无	无

手术治疗 旨在尽可能达到R0切除（显微镜下达到完全切除）。R0切除后5年存活率为15%~20%，中位生存期约18个月。食管癌研究的主要进展之一就是手术相关的死亡率明显降低，这主要源于术前分期水平、患者选择、手术相关的支持疗法的进展。手术策略的选择包括术前分期、根治性切除和姑息性治疗。术前明确不能完全根治或晚期患者，尽量避免姑息切除，采取非手术的综合治疗模式。术前辅助治疗结合手术与单纯手术相比，对生存期无明显影响。

长期生存取决于患者初诊时的分期。I、II和III期患者有潜在切除的可能。进一步术前分期（包括内镜超声、正电子发射体层显像和分子生物学检查）可改善手术患者的选择条件和提高总生存率。选择手术患者包括评估一般情况及是否伴其他器质性疾病。若患者伴其他器质性疾病，包括严重心脏病和肺部疾病，一般认为无手术指征，应行姑息介入治疗，通常患者可受益更多。多数早期患者可耐受手术。

放疗 单纯放疗适用于：①颈段、胸上段食管癌，此类患者手术难度大，并发症多，疗效不满意。②有手术禁忌证但病变时间不长，尚可耐受放疗者。放疗和手术综合治疗可提高手术切除率及远期生存率。通常术前放疗后3~4周再行手术。对术中切除不完全的残留癌组织处做金属标记，一般在术后3~6周开始放疗。

化疗 采用化疗与手术治疗相结合或与放疗、中医中药相结合的综合治疗，有时可提高疗效，或缓解症状，延长存活期。应定期检查血常规和肝肾功能，并注意药物不良反应。

（陆星华）

shíguǎn ròuliú

食管肉瘤（esophageal sarcoma）源于食管间叶组织的恶性肿瘤。约占消化道肉瘤的8%，食管恶性肿瘤的0.5%~2.8%。根据组织学特点，食管肉瘤包括平滑肌肉瘤、纤维肉瘤、横纹肌肉瘤、骨肉瘤和免疫缺陷患者的卡波西肉瘤，其中纤维肉瘤最多见。大体分型：息肉型和溃疡型（浸润型），前者多见，其瘤体积大，突向食管腔，症状出现早，切除率高。吸烟、饮酒、咀嚼槟榔、有乳腺癌化疗

史及头颈部癌病史为此病的高危因素。

此病以食管下段最多见，中段次之，上段少见。病变组织多呈息肉状，食管表面常被覆萎缩的鳞状上皮。瘤蒂与食管壁相连，瘤组织主要位于黏膜息肉状肿物中，有的侵袭黏膜下层及肌层。瘤组织在食管壁内呈浸润性生长，食管壁明显增厚。平滑肌肉瘤质地坚实，纤维肉瘤和横纹肌肉瘤则稍软，表面可有假包膜。镜检平滑肌肉瘤组织呈束状或条索状，由纵横交错的平滑肌母细胞组成，胞质丰富，淡染伊红色，细胞核呈棒状，有一定异型性，一般分化较好，核分裂象少量，少有淋巴结转移。横纹肌肉瘤病理分为多形性滤泡型、腺泡型和胚胎型3种。多形性滤泡型好发于老年人，腺泡型多见于青年人，胚胎型以婴幼儿为主。

临床主要表现为吞咽困难、胸骨后疼痛、呕吐、消化不良等，淋巴结转移及远处转移率高。

食管镜检查可见腔内肿物，有或无蒂，黏膜糜烂、粗糙、质脆、触之易出血。内镜下活检是确诊的主要依据。内镜超声显示为不均匀低回声，内部由多囊组成，提示肿瘤局部出血及坏死。内镜超声预示病变浸润深度的正确率为80%～90%，淋巴结受累范围的正确率为70%～80%。对于有蒂的息肉型病变，若肉眼观察无浸润、术前X线检查食管黏膜无破坏，且食管蠕动良好，可局部切除，术后行包括区域淋巴结在内的放疗，以提高长期生存率。若难与食管癌鉴别，应按食管癌的切除范围处理。若怀疑合并食管癌，则应扩大切除范围，术后辅以放疗。食管肉瘤手术切除率远较食管癌高。晚期患者可采取放疗和化疗。病灶大小与预后无关，但有胸内淋巴结转移者预后差。

（陆星华）

shíguǎn èxìng hēisèsùliú

食管恶性黑色素瘤（esophageal malignant melanoma）

源于神经外胚层的食管内黑色素母细胞的肿瘤。属少见病。

据病变发生的部位及性状，临床症状各不相同，表现为胸骨后不适、隐痛、哽噎或异物感、黑粪等。病变累及范围扩大时可出现进食或饮水后呕吐等梗阻症状。

食管钡餐及胸部CT检查对此病有重要诊断价值。内镜直视下检查及活检病理学检查可确诊。病变部位以食管中下段居多，常单发。病灶常为隆起息肉状、结节分叶状或匍匐隆起状，大小不一，突入食管腔，表面灰黑或棕黑色，多为广基息肉状，亦可有蒂，时伴糜烂、溃疡或充血样改变（图）。组织学特征为瘤细胞内含特殊染色证实的黑色素颗粒；黑色素细胞到高度不典型增生的黑色素细胞组成的基底层。黏膜下交界处大量瘤细胞向四周扩展。钡餐检查提示食管内充盈缺损。

治疗主要为外科手术切除，切除范围宜广，以免残留癌细胞。内镜下切除术缺乏大宗资料支持。手术结果表明多数患者手术时已有区域淋巴结转移，平均术后存活约1年。放疗有一定效果。

（吴云林）

bēnmén'ái

贲门癌（cardiac cancer）

食管胃交界线下约2cm范围内的腺癌。属特殊类型的胃癌，应与食管下段癌区分。2000年世界卫生组织将贲门癌称为食管－胃交界腺癌。中国贲门癌的死亡率和发病率在各类恶性肿瘤中位居前列。大组统计分析显示，贲门癌的发病率约为食管癌的一半，为胃癌的16.1%～41.5%。流行病学和人群

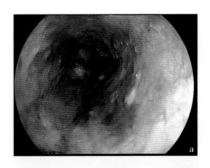
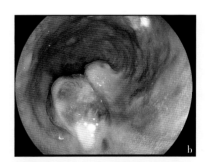
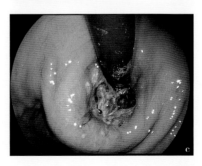
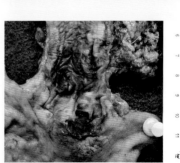

图　食管恶性黑色素瘤

注：a.食管下端黏膜呈边界清晰的广泛黑褐色改变；b.食管胃连接部可见两处广基息肉样病变，表面亦呈黑褐色；c.内镜反转观察，贲门四周可见巨大溃疡形成，表面覆有污秽苔；d.手术切除标本示食管下端至胃贲门部广泛浸润

研究提示，贲门癌的诱发因素、病理特征及临床特征与胃远侧部位肿瘤明显不同。幽门螺杆菌感染与胃远侧部位肿瘤发生关系密切，饮酒和吸烟等则是贲门癌发病的重要因素。

病因及发病机制 贲门癌与以下因素有关：①食用亚硝胺化合物含量高的某些食物、蔬菜和饮用水的人群发病率高。②经常食用霉变食物可诱发贲门癌或鳞癌，霉菌与亚硝胺有促癌的协同作用。③人体外环境中微量元素钼、铜、锌、镍的含量低容易诱发。④热、辣、粗、硬食物，吸烟、饮酒及营养缺失等与发病有关。⑤遗传易感性。⑥反流性食管炎、贲门失弛缓症、贲门黏膜上皮增生等食管慢性炎症。

研究认为，贲门癌起源于贲门腺的颈部干细胞，后者有多方向分化潜能，可形成具有贲门或腺上皮特点的腺癌。不典型增生是贲门癌的癌前病变，也是与贲门癌发病有关的溃疡、息肉、萎缩性胃炎共有的关键病理过程。若它们发生不典型增生，可能癌变，其中结肠型化生多数具有不典型增生的性质。

病理 大体分型（Borrmann 分型）包括：Ⅰ型：隆起型；Ⅱ型：局限溃疡型；Ⅲ型：浸润溃疡型；Ⅳ型：弥漫浸润型。组织病理类型如下：乳头状腺癌、管状腺癌、黏液腺癌、印戒细胞癌、小细胞癌、鳞癌和未分化癌。贲门癌组织病理学类型与胃癌相似，多是各种类型的腺癌（小细胞癌、腺鳞癌少见，鳞癌罕见），食管癌则绝大多数是鳞癌（腺癌比例<3%）。

临床表现 初期症状出现的情况有两种。若病变位于食管下段，贲门逐渐狭窄，出现与食管癌酷似的症状；若发生于胃底侧，初期可能无自觉症状，易延误诊治。随着病变发展患者进食时有异物感、哽噎感、吞咽困难及疼痛不适。症状时有时无，轻重不同。另一始发症状是呕血或柏油便，可伴休克、重度贫血。

早期症状 一般持续3个月以上。①胸骨后不适或疼痛，间歇性或快速进食时加重。②吞咽食物时异物感，咽食尤其是干硬食物经过病变区可能有一种异物感，症状轻微并呈间歇性发生，且常固定在一个部位。③吞咽时食团停滞或顿挫感，吞咽食物时似在某个部位一时停滞顿挫，病变发展后才逐渐明显。④胸部胀闷或紧缩感，且常伴咽喉部干燥感。⑤间歇性上腹部饱胀不适，进干食时明显。

中晚期症状 中期症状介于早期症状和晚期症状之间，呈进行性发展。常见症状吞咽困难、呕吐、疼痛和体重减轻。晚期可有贫血、低蛋白血症、消瘦及恶病质。若出现腹部包块、肝大、腹水及盆腔肿物，可有上腹和腰背持续性隐痛，说明已有腹腔器官转移，无手术治疗机会。

并发症 多数是肿瘤侵犯食管的并发症及其压迫症状。肿瘤侵及相邻器官可发生食管-气管瘘、纵隔脓肿、肺炎、肺脓肿及主动脉穿孔大出血等。转移淋巴结压迫气管可引起呼吸困难，压迫喉返神经引起声音嘶哑，压迫膈神经引起膈肌矛盾运动。

诊断与鉴别诊断 诊断主要依靠X线钡餐造影、上消化道内镜、腹部B超和CT检查，前2项是贲门癌重要检查方法。X线钡餐造影检查早期表现为细微的黏膜改变，可发现龛影及不很明显的充盈缺损；晚期显示病变很明确，包括软组织影、充盈缺损、黏膜破坏、龛影、下段食管浸润（如环形狭窄、管壁僵硬、贲门通道扭曲狭窄）及胃底部和胃体上部浸润（如胃底变形或缩小、胃壁僵硬）。内镜检查可了解病变部位、长度、食管狭窄程度。若一次活检组织病理学不能确诊，应在短期内再次活检，以免延误诊治。

此病需与贲门失弛缓症、食管下段慢性炎症致狭窄及贲门部平滑肌肿瘤和贲门息肉等疾病鉴别。

治疗

手术治疗 是公认的首选方法。适应证：①X线钡餐造影、内镜检查活检及病理细胞学已确诊者。②腹部超声、CT检查或腹腔镜检查除外淋巴结及腹腔器官转移者。③患者一般情况尚好，无重大心、肺或其他器官严重合并症者。

内镜治疗 术前需内镜超声确定肿瘤侵犯深度。对病灶局限于食管黏膜层和黏膜下层、无淋巴结和远处器官转移的早期癌或重度不典型增生，癌肿直径<1cm，病变局限且边界清晰者，可行内镜下黏膜切除术和内镜黏膜下剥离术。尚有氩离子束凝固术、激光、电凝、热探头、射频消融、冷冻及光动力疗法等。

射频消融可用于治疗早期贲门癌、癌性狭窄及支架置入术后再梗阻，其疗效快捷、安全、可靠。对贲门癌晚期已发生转移伴其他器官疾病或受全身情况等限制无法手术者，行内镜下扩张治疗改善梗阻是一种有效的姑息性治疗手段，适用于各种类型的食管狭窄。对伴严重狭窄、食管-气管瘘不能手术者，内镜下放置金属支架可显著缓解症状，提高生活质量，不足之处是支架可能移位，少数患者尤其是化疗者可并发出血。

放疗和化疗 贲门癌对放疗敏感性较食管癌差，化疗效果也甚微。单纯放疗很少，多与手术治疗或化疗相结合。术前放疗可提高切除率，术后放疗对淋巴结转移或远处转移者可提高生存率。放疗和化疗相结合对不能手术的晚期患者，也可获得较满意的疗效。放疗剂量和范围根据病理情况而定；化疗多以联合化疗为主，敏感药物有氟尿嘧啶、表柔比星、丝裂霉素和铂类。

免疫治疗 ①过继性免疫治疗：可输注大量抗肿瘤效应的免疫细胞。LAK 细胞和白介素 2 在临床应用较广。②非特异性生物反应调节治疗：通过增强机体总体免疫功能达到治疗目的。临床常用的有卡介苗、香菇多糖等。干扰素 γ、肿瘤坏死因子 α 等也取得一定疗效。

(白文元)

huányànjī shīchíhuǎnzhèng

环咽肌失弛缓症（cricopharyngeal achalasia） 环咽肌痉挛或不能协调序贯松弛致食物无法从口腔下咽至上段食管的综合征。又称环咽肌功能障碍。为环咽肌常见疾病。

环咽肌的运动神经细胞体位于延髓疑核内，运动神经包含在迷走神经内。副交感纤维来自迷走神经背侧运动核的细胞体，通过喉返神经到达环咽肌，使其产生张力性收缩。正常情况下环咽肌保持连续张力性收缩状态，防止腹压增高时食物反流至咽部及吸气时空气进入胃部。环咽肌开放过程是由一系列连续、复杂的动作组成。环咽肌功能紊乱所致吞咽困难以吞咽后环咽肌不能松弛，或不能以协调方式顺序松弛为病理特征。病因包括中枢性和外周性神经系统疾病，以及代谢性、肌源性、心因性疾病及其他未知原因。

患者觉咽喉部有块状物，或食物黏着于食管内，吞咽困难发生在甲状软骨和胸骨上凹间，伴喉部梗阻感。可有咳嗽及饮水呛咳，常有口、鼻反流等。其严重后果是因食物误吸入肺，导致反复感染，热量摄入减少可出现体重减轻、营养不良等。进食后出现窒息常是老年人突然死亡的原因之一。

临床诊断时应详细询问患者病史并进行全面体检，以排除器质性疾病。条件许可时应进行多阶段多体位透视和电视扫描检查、放射性核素排空试验、运动功能检测及内镜检查，其中电视透视吞咽功能检查被称为金标准，可为诊断提供有效证据。

此症的病因多样，治疗应对症进行。常规治疗包括药物治疗、功能训练、摄食训练、扩张治疗及局部肉毒素注射，辅以神经肌肉低频电刺激。脑卒中、放射性脑病等神经源性病因所致的环咽肌痉挛症，治疗首选局部导管球囊扩张术，临床上多采用分级多次球囊导管扩张术，扩张无效者可行环咽肌切断术，必要时行外科环咽肌切开术。

此病预后与病因及基础疾病有关。

(张 军)

mímànxìng shíguǎn jìngluán

弥漫性食管痉挛（diffuse eso-phageal spasm，DES） 食管中下段同步、高幅度、不协调收缩所致的疾病。可发生于任何年龄，以 50 岁以上者较多见。发病率不详。

病因及发病机制 迄今不明。其可能的发病机制如下：①食管肌间神经丛神经元功能障碍：临床和实验室检查提示，病变非肌源性，也非自主神经元的数目变化，可能源于自主神经功能的改变。正常食管蠕动通过兴奋性神经元和抑制性神经元的共同调节。DES 患者自主神经功能的改变可能是抑制性神经元功能障碍，也可能是兴奋性神经敏感增加。②心理因素：DES 患者常伴焦虑、抑郁或有精神创伤史，情绪激动时易发病。但精神心理因素是促进异常收缩产生，还是改变患者感觉阈或以其他的方式影响尚不能肯定。③感觉异常：与正常人相比，DES 患者诱发胸痛等症状所需刺激较小，提示患者感觉阈降低。测定患者食管气囊扩张的脑诱发电位，发现患者脑诱发电位的幅度和质量较低，提示感觉异常与中枢神经对内脏感受信息的处理异常有关。④其他：胃食管反流、食管黏膜刺激、炎症和衰老等因素也是可能诱因。

临床表现 ①间歇性胸痛：发生率80%~90%。是最常见的首发症状，多为间歇性胸骨后疼痛，反复发作，呈绞窄样，可向后背、颈部和左手臂放射。疼痛为闷痛、隐痛或酷似心绞痛，严重时应用麻醉药或硝酸甘油可缓解。胸痛与进食生冷、硬食物和吞咽等有关，与体力活动无关。②吞咽困难：发生率30%~60%。常与胸痛同时存在，也可单独发生。常呈间歇发作，进食液体和固体时均可发生，但不妨碍进食，常无进行性加重，多无体重减轻。③反食：较少见。反流物多是刚咽下的食物，常无酸味。④其他：可出现咽下疼痛和反流。严重影响进食时可出现体重减轻，营养不良。反食明显可引起误吸，导致吸入性肺炎等。可伴心律失常，即所谓食管性晕厥，源于食团扩张痉挛性食管致血管迷走反射，产生窦性心动过缓或结性节律。体格检查多无阳性体征。

诊断 与吞咽有关的胸痛、间歇性的吞咽困难者应疑诊此病。X线造影食管呈串珠状、螺旋状狭窄；食管压力测定可见到宽大畸形的收缩波，30%以上的吞咽后出现同步收缩，间歇正常蠕动性收缩。结合典型症状、食管钡餐造影和（或）食管压力测定的特征性表现可确诊DES。

部分DES的诊断较困难。有时食管钡剂造影和测压检查的表现缺乏一致性。DES为反复间断发作性疾病，发作期诊断率较高。DES与食管其他动力障碍性疾病可相互转化，对可疑患者应进行随访观察。

鉴别诊断 ①贲门失弛缓症：是下食管括约肌（lower esophageal sphincter，LES）抑制性神经元变性和（或）迷走神经抑制性纤维受损，导致LES松弛障碍性疾病，表现为吞咽困难、反食、胸痛等。钡餐检查可见食管下端呈"鸟嘴样"改变，食管体部扩张、延长或迂曲，蠕动消失。食管压力测定显示吞咽后LES松弛障碍，LES压力升高；食管体部无蠕动收缩，或呈小波幅的重复性和（或）同步收缩。②胡桃夹食管：此症原因不明，表现为慢性、反复性和间断性发作性胸痛，吞咽困难不明显，X线检查缺乏特征性改变。食管压力测定可见食管下段呈高幅度蠕动性收缩，平均波幅>180mmHg，持续时间≥6秒。LES压力和功能无异常。药物激发试验阳性。③老年性食管：发生于中老年人中的非特异性食

管运动功能紊乱。其临床表现轻微或无明显症状，食管压力测定可发现吞咽后收缩改变多样化：原发性和继发性蠕动减少；非传导性的重复收缩；波幅可为低幅或高幅；多伴上食管括约肌和LES的压力和功能等改变。④继发性食管痉挛：胃食管反流病、食管炎和肿瘤浸润等因素可致食管下段痉挛，虽食管压力测定可见宽大畸形的收缩波，但患者常有原发病的表现，易与DES鉴别。反复胸痛还应与心源性胸痛鉴别。

治疗 无症状者无需治疗。严重者可影响患者生活质量。适当给予心理调适，嘱其不吃过冷、过热食品。治疗上选择不良反应少的药物。症状顽固，药物无效时再选择介入治疗或外科手术治疗。

药物治疗 常用药物：①钙离子通道阻滞剂：可减低食管收缩幅度和收缩频率，如硝苯地平、地尔硫䓬等。也可选用高选择性胃肠钙离子通道阻滞剂，如匹维溴铵、奥替溴铵、马来酸曲美布丁等，疗效较肯定。②硝酸酯类药物：可舒张血管和食管平滑肌，特别是在急性胸痛发作时可明显缓解症状，口含硝酸甘油或硝酸异山梨酯，部分患者有效。③抗抑郁焦虑药：适用于伴抑郁或焦虑患者，如5-羟色胺再摄取抑制剂。

非手术治疗 包括内镜探条或气囊扩张术，探条扩张可缓解吞咽困难症状，探条扩张无效者用气囊扩张，疗效不如贲门失弛缓症好，有时需多次扩张。用肉毒素封闭受体，可减少神经末梢乙酰胆碱的释放。经胃镜在LES上方注射，出现症状后可重复注射。

手术治疗 适用于症状严重、

胸痛或吞咽困难经药物、非手术治疗无效者，可用食管肌纵切开术。

预后 DES多为良性疾病，一般不影响寿命。

（张 军）

hútáojiā shíguǎn

胡桃夹食管（nutcracker esophagus，NE） 食管下1/3段高振幅蠕动收缩伴收缩时间延长的食管动力紊乱性疾病。是非心源性胸痛中最常见的食管疾病之一。40～50岁以上者多见，男女发病比例为1:2。

病因及发病机制 病因不明。发病机制可能与以下因素有关：①胃食管反流：食管源性胸痛的病因分为胃食管反流及动力障碍，但临床上有动力障碍者多伴胃食管反流。患者食管酸灌注试验阳性，表明NE可能与胃食管反流有关。此病可能是胃食管反流病或其他动力障碍性疾病的早期表现，甚至是一种"亚型"，但具体机制尚不明确。②痛阈降低：非心源性胸痛与痛阈降低有关，而与食管收缩、管壁紧张度及管壁阻力无关。NE患者诱发胸痛症状所需的刺激比正常人小，提示疼痛可能与食管下段对痛觉刺激敏感或痛阈降低有关。③精神心理因素：患者多伴压抑、焦虑、恐惧等精神心理方面的表现。患者受到应激刺激时，食管下端收缩波幅增高，并出现焦虑等反应，以女性多见。精神疾病患者通常有食管异常运动，其收缩波幅、持续时间、第三收缩波出现百分率均升高，提示精神心理因素与食管运动异常有关。④其他：胆囊运动障碍、食管炎症等可能与NE的发病有关。

临床表现 ①胸痛：最常见，发生率约90%。精神心理因素或

进食刺激性食物可诱发，表现为慢性、复发性胸痛，呈钝痛、剧痛或绞窄样，位于胸骨后或剑突下，可放射至上腹部、颈部及左臂，疼痛可持续数分钟至几个小时，硝酸盐制剂、钙离子通道阻滞剂可改善症状。②吞咽困难：发生率约70%。常与胸痛发作有关，多为间断性，吞咽固体食物较液体食物时明显。③烧心：发生率约70%。表现为胸骨后烧灼样疼痛或不适，可能与胃食管反流及食管黏膜敏感性增加有关，其中胃酸反流可能起重要作用。④其他：吞咽困难影响进食，可出现体重减轻、营养不良等。此外，患者多伴精神心理障碍，可表现为焦虑、强迫、抑郁、症状躯体化等。

诊断 有胸痛、吞咽困难等典型症状，食管压力测定可见食管下段平均收缩波幅>180mmHg，伴收缩持续时间≥6秒。无症状期间食管压力测定可正常。据此可确诊。食管内镜及影像学检查可无食管结构异常，但对除外食管器质性疾病有重要意义。酸灌注或滕喜龙激发试验阳性有助于诊断此病。食管压力测定显示疼痛与收缩波幅改变同时发生，是最可靠的诊断依据。

鉴别诊断 ①弥漫性食管痉挛：病因不明，表现为间歇性胸痛、吞咽困难。X线钡餐造影食管呈串珠样狭窄。食管压力测定可见宽大畸形的收缩波。②贲门失弛缓症：表现为吞咽困难、胸痛、反流等。钡餐检查可见食管显著扩张，下端狭窄呈光滑鸟嘴状。食管压力测定显示食管体部非蠕动性收缩，下食管括约肌不完全松弛，基础压升高。③胃食管反流病：表现为烧心、反酸、胸痛、吞咽困难等食管症状及咽

喉炎、慢性咳嗽等食管外症状。内镜下可见不同程度的食管黏膜破损。食管pH监测可提示食管内有过度酸暴露。④食管癌：表现为进行性吞咽困难。内镜下显示食管黏膜糜烂、溃疡，可见新生物，管腔狭小。X线钡餐造影可见管腔不规则狭窄、充盈缺损、管壁蠕动消失、黏膜紊乱及软组织影。

治疗 首选药物治疗，同时辅以精神心理疗法。药物治疗无效者可手术治疗。

药物治疗 ①钙离子通道阻滞剂：可降低食管下段蠕动收缩波幅及持续时间，常用药物硝苯地平、地尔硫革等。硝苯地平可使患者食管下段压力下降50%、蠕动收缩波幅降低25%。地尔硫革可降低蠕动波幅，明显缓解胸痛、吞咽困难等症状。②硝酸酯制剂：可松弛血管及食管平滑肌，减低食管收缩波幅，缩短持续时间。常用药物硝酸甘油，可明显缓解症状。③抑酸剂：适用于反流症状明显者，质子泵抑制剂或H₂受体阻断剂可明显缓解症状，且无明显不良反应，如口服奥美拉唑。

精神心理治疗 食管动力障碍多伴精神心理因素，除外心源性胸痛并确认食管动力障碍所致症状后，应向患者阐明该病良性疾病的本质，减轻患者心理负担，对患者有一定的治疗价值。抗抑郁药物曲唑酮可选择性抑制中枢及周围神经系统5-羟色胺再摄取，有明显的镇静作用，可改善非特异性食管动力紊乱所致症状。抗焦虑药物阿普唑仑联用解除平滑肌痉挛药物疗效强于单用后者。

手术治疗 气囊或探条扩张术可机械性破坏食管胃连接部肌纤维，明显缓解疼痛及吞咽困难。

有时需多次扩张。保守治疗无效者可行贲门括约肌切开术，70%~90%患者症状可缓解。

预后 此病多为良性过程，一般不影响寿命，但对患者生活质量有一定影响。

（张 军）

bēnmén shīchíhuǎnzhèng

贲门失弛缓症（achalasia）

吞咽时下食管括约肌松弛障碍，导致食管功能性梗阻。属食管动力障碍性疾病。"chalasia"源于希腊语，为松弛之意，"achalasia"则指消化道平滑肌失松弛。发病年龄多在30~40岁，5%的患者在成年前发病，男女发病率接近。

病因及发病机制 下食管括约肌（lower esophageal sphincter, LES）松弛与肠神经系统和中枢神经系统有关，LES的神经多数受肠抑制性运动神经元支配，释放血管活性肠肽和一氧化氮等抑制性神经递质，抑制括约肌收缩，使其呈松弛开放状态。此症存在平滑肌抑制性运动神经元缺损，致吞咽时LES松弛障碍。

临床表现 ①吞咽困难：吞咽时胸骨后可有滞留感或堵塞感，进食时间延长，常需饮水以助进食。症状较轻时进餐尚顺利，不影响进食量；重时进干食、流食均较困难，与他人共餐或情绪紧张时常加重。食管扩张明显者食管腔内常存留大量食物和黏液，吞咽困难反而减轻。②反食：为咽下的食物，常伴黏液，严重者进食时或餐后频有反食，食管内食物长期潴留常有异臭。夜间反食可出现睡眠中突发食物呛鼻，急速坐起，影响患者睡眠。严重者体重下降明显，可出现营养不良。③胸痛：见于半数患者，常发生在进餐或冷饮后，饮热水常使之减轻，多数为钝痛或隐痛，

少数为痉挛样痛,可放射至胸骨后、颈部、口腔等。可能的原因包括食物潴留扩张食管,LES 压明显升高,食管体部出现高幅同步性收缩和伴发食管炎。④呼吸道症状:夜间有反流者常伴咳嗽、咳痰、气促及睡眠有鼾声等。⑤焦虑抑郁状态:患者常对进食时吞咽困难感到尴尬,担心聚餐,希望独处,性格常较孤僻。⑥并发症:长期食管腔内食物潴留引起食物发酵,继发真菌性食管炎,或药片刺激引起食管炎。病程 10 年以上,食管明显扩张、严重潴留者,需警惕并发食管癌。

诊断 临床表现结合影像学检查可诊断。钡餐造影显示食管不同程度的扩张,远端变细,呈鸟嘴样,钡剂不易通过,黏膜光滑、无损害,可见食管腔内潴留物和液体(图)。食管内结石形成者可见食管远端充盈缺损,随体位移动。少数远端食管变形不对称,有憩室样改变。食管重度扩

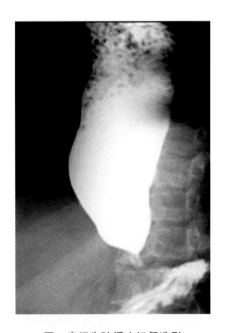

图 贲门失弛缓症钡餐造影

注:食管明显扩张,其远端变细,光滑、对称,呈鸟嘴样,钡剂不易通过。食管腔内除大量钡剂外,可见较多潴留物

张时,胸片可显示纵隔增宽,出现液平面。食管压力测定可显示其特征性改变:吞咽时 LES 松弛障碍,常伴 LES 压升高,食管体部蠕动收缩消失,出现重复收缩或同步收缩,食管内压高于胃内压。高分辨食管测压方法可清楚显示不同类型贲门失弛缓症的特征。内镜检查示贲门区持续关闭,推送内镜时有阻力,但不难进入胃腔;食管扩张,有潴留物和液体,或伴结石形成,食管黏膜呈点状腐乳样突起,有时融合成斑片状,常为合并真菌感染的表现,涂片和送病理活检可确诊。

鉴别诊断 此症需与贲门癌、胃食管反流病及弥漫性食管痉挛和胡桃夹食管等其他食管动力障碍性疾病鉴别。肿瘤、感染等也可引起平滑肌抑制性运动神经元缺损,如食管恶性肿瘤细胞可浸润食管肌层神经丛,损害节后 LES 的神经支配,或肿瘤环绕远段压迫食管,出现类似此症表现。淀粉样变性、锥虫病、慢性特发性假性肠梗阻、迷走神经切断术后、多发性内分泌肿瘤等也可有类似此症表现,通过病史、消化道钡餐造影或内镜检查可区分,必要时需做食管压力测定。

治疗 此症尚无根治方法。治疗原则是解除吞咽时 LES 松弛障碍,使食团容易通过。①一般治疗:嘱患者减缓进食速度,餐前饮温水、进餐中送水和餐后继续饮温水,以助食物进入胃内,减少食管潴留,避免进不易消化、刺激性食物。调适患者心理状态。②药物治疗:硝酸酯类药物、钙离子通道阻滞剂、抗胆碱能药物均可松弛 LES。③球囊扩张治疗:适用于药物疗效不佳,吞咽困难、反食明显,尤其是夜间反食、呛咳者。④肉毒素注射:可抑制

LES 区的兴奋性神经元,降低 LES 区张力,但有复发可能。⑤手术治疗:经胸腔镜或腹腔镜行 Heller 手术可缓解症状。自 2010 年发展了经口内镜下肌切开术,这一技术是在食管黏膜层与固有肌层间建立隧道,通过该隧道切开下食管括约肌的手术。术后患者能有效地缓解吞咽困难、反食症状。但部分病例容易发生反流性食管炎。其远期疗效有待评估。

(柯美云)

gōngnéngxìng shāoxīn
功能性烧心(functional heartburn, FH) 缺乏与症状相关的胃食管反流事件及动力障碍性或组织结构性疾病证据的胸骨后灼热或不适。尚无确切的流行病学资料。西方国家社区人群每周有 1 次烧心症状的比例为 15%~20%,中国南方地区的报道为 6.2%。随着胃食管反流及食管压力检测技术的进步,如食管腔内多通道阻抗及高精度食管压力测定技术的临床应用,可以检测到更多的与症状相关的反流事件或食管动力障碍,FH 在烧心患者中的比例逐渐下降。

病因及发病机制 内脏高敏感性是 FH 的病理生理基础。有证据表明,FH 患者对食管腔内化学性(Bernstein 试验)及机械性刺激(球囊扩张)高敏感。心理因素可能影响此病患者的症状感受,烧心症状与胃食管反流无相关性者,焦虑与抑郁评分比症状与反流相关者高。

临床表现 胸骨后烧灼样不适或疼痛。

诊断与鉴别诊断 根据罗马 III 功能性胃肠病诊断标准,FH 诊断必须符合下列条件:①胸骨后烧灼样不适或烧灼样疼痛。②无胃食管反流导致该症状的证据。

③无食管动力障碍的病理学证据。上述症状在诊断前至少已出现 6 个月，且近 3 个月符合以上全部诊断标准。

诊断此病需排除其他可能引起烧心症状的器质性原因。对以烧心为主诉者，若同时存在报警征象，如吞咽困难、消瘦、发热、贫血、呕血或黑粪，或首次出现症状的年龄在 40 岁以上，应先行胃镜检查，排除糜烂性食管炎及其他上消化道器质性病变。中国是胃癌及食管癌高发区，幽门螺杆菌感染相关性消化性溃疡发病率也高。有学者认为，对既往未做过胃镜检查的初诊患者，不管是否存在报警征象，先行胃镜检查可发现或排除以烧心为表现的器质性病变。对胃镜检查阴性者，可行食管 pH 监测，此病患者无异常食管酸暴露，症状指数阴性。质子泵抑制剂（proton pump inhibitor, PPI）试验性治疗是常用的临床诊断方法，此病患者 PPI 标准疗程治疗后症状不改善或改善程度在 50% 以下。食管联合多通道腔内阻抗-pH 监测可反映有无胃食管反流、反流物的性质（液体、固体、气体或混合反流）、反流物的酸碱度及反流事件与症状的关系，通常用于 PPI 治疗效果不佳者。此病患者不能检测到异常反流及与症状相关的生理性反流。

治疗　尚无对照临床试验证明任何一种干预治疗对此病有效。抑酸治疗效果通常不理想，大剂量 PPI 对食管酸敏感者的症状缓解可能有一定作用。对有心理异常或内脏高敏感者可试用小剂量三环类抗抑郁药或 5-羟色胺再摄取抑制剂。心理治疗如行为调整及放松治疗也可能有效。

（陈旻湖）

shíguǎnyuánxìng gōngnéngxìng xiōngtòng

食管源性功能性胸痛（functional chest pain of esophageal origin）　排除心源性及食管其他疾病的发作性胸骨后疼痛。常与其他功能性胃肠病症状重叠，伴精神心理障碍，使患者临床症状加重。

病因及发病机制　尚未完全明确，与生理及心理因素均有关。

生理特征　食管感觉异常和动力改变在食管源性功能性胸痛患者中常见，且前者比后者的相关性强。①感觉特征：用球囊扩张刺激诱发患者胸痛出现所充气容量小于健康人群，机械敏感性还可预测对酸等其他刺激的敏感性。不论酸敏感与症状间是否相关，胸痛患者对球囊扩张敏感是生理特征之一。食管远端酸灌注可减低胸痛患者食管点刺激诱发疼痛的阈值。因此，在易感人群中，酸可能是致敏因素，使食管对其他刺激出现高敏性。另外，生理性的吞咽或呃逆致自发性食管扩张也可能与食管高敏感性有关。②中枢信号处理：对胸痛患者进行球囊扩张试验，同样程度充气可使患者产生强烈的感觉而对照组不能诱发胸痛，而两组的大脑诱发电位相同，因此认为到达患者大脑的信息是正常的，而在中枢整合过程中出现了异常。患者对食管刺激感知的增加源于皮质对内脏感知传入信号的处理过程强化，而非传入通路中出现高敏反应。对于易感者，食管受机械刺激或电刺激诱发胸痛伴中枢信号处理过程的异常放大或改变。③食管动力：不明原因胸痛患者在测压时存在食管动力异常，但所致胸痛不足 15%，纠正动力异常的措施（平滑肌解痉剂）无明显减轻胸痛的作用。应用腔内

超声检测到患者胸痛发作前远端食管壁增厚，提示食管运动异常与高敏性有一定相关性，动力异常可能是疼痛发生的机制之一。

心理特征　不明原因胸痛患者中，精神心理障碍常见。就诊的非心源性胸痛患者中，约 60% 患者存在焦虑、抑郁或躯体障碍等。因胸痛而就诊者中 25% 存在惊恐发作。心理障碍与临床症状存在一定联系。精神心理障碍参与症状的发生机制或加重症状严重程度，心理评估比食管动力学改变能更好地预测患者对疼痛的感知。心理认知因素参与中枢对内脏刺激的感知过程，功能性胸痛患者的心理指标与食管感觉和张力存在相关性。急性应激事件可诱发食管痉挛性动力障碍，反映食管对刺激敏感性相应增强。因此，精神心理障碍在产生躯体症状中具有潜在作用。

临床表现　主要表现为反复发作的胸骨后或胸骨下非烧灼样疼痛或不适感，可自发产生或由进食、体位、体力活动等多种因素诱发，可伴多种食管相关症状如烧心、嗳气、吞咽困难、咽喉异物感及其他胃肠道症状。患者常反复就诊，但常规检查不能发现明确的器质性病变。患者因恐病心理而伴失眠、焦虑、抑郁甚至惊恐发作等多种精神心理障碍，病程长者可有消瘦、食欲缺乏、营养不良。

诊断与鉴别诊断　此病属于排除性诊断。首先是排除心源性因素。结合患者年龄、病程、家族史、危险因素及临床症状等多方面因素考虑，必要时行心血管方面检查，如心电图、运动试验及冠状动脉造影等。食管源性功能性胸痛的罗马 Ⅲ 标准（2006年）：①胸骨后非烧灼样疼痛或非

烧灼样不适。②无胃食管反流导致该症状的依据。③无组织病理学依据的食管动力障碍。诊断前症状出现至少 6 个月，近 3 个月符合以上诊断标准。

判断胸痛是否与胃食管反流病相关也很重要。内镜下发现反流性食管炎的患者比例不足 1/3，对内镜阴性者应进一步检查。食管 pH 监测结合症状分析，可较准确反映反流事件与胸痛的关系，诊断的敏感性为 77% ~ 100%，特异性为 85% ~ 100%，但因其为侵入性，普及受限。质子泵抑制剂（proton pump inhibitors，PPI）试验是临床应用广泛而且实用的诊断方法，在诊断的同时启动了治疗。奥美拉唑试验在烧心患者中对胃食管反流病诊断的敏感性及特异性分别为 80.0% 和 57.1%。PPI 试验患者多服用标准剂量 PPI，治疗的最后 1 周症状完全消失或每周仅有一次轻度症状为试验阳性，胃食管反流病的诊断成立。

对贲门失弛缓症、硬皮病累及食管等有组织病理学异常的食管动力障碍疾病，可行食管压力测定、食管钡餐等检查鉴别。

治疗　治疗功能性胸痛患者前应仔细排除心源性和胃食管反流病。若暂不进行有创性检查，可按胃食管反流病予以 PPI 试验性治疗。排除器质性疾病后，主要采取对症治疗。①改善症状：钙离子通道阻滞剂改善功能性胸痛症状的作用有限。茶碱可阻断腺苷介导的疼痛发生，改善患者痛觉。心理药物治疗及行为干预治疗效果较好，还有催眠、生物反馈治疗等。②抗焦虑药和抗抑郁药：作用机制尚未完全清楚，可能是通过中枢或外周机制改善患者疼痛、调节自主神经反射，抑制皮质中枢的激活等，可用小

剂量三环类抗抑郁药及 5-羟色胺再摄取抑制剂等。

（陈旻湖）

gōngnéngxìng tūnyàn kùnnán

功能性吞咽困难（functional dysphagia）　食物通过食管时感觉黏着、停滞或疼痛但无组织结构和生物化学异常的食管功能障碍性疾病。

病因及发病机制　病因不明，可能与下列因素有关：①食管动力异常：同时做食管压力测定和钡餐透视，可见部分患者食管弥漫性同步收缩（传播速度>8cm/s），伴钡剂清除能力下降。食管无效蠕动可能是间歇性功能性吞咽困难的重要病理基础。②食管感觉异常：与正常人比较，此病食管对扩张刺激的敏感性增强，食管感觉异常可能是影响食管动力异常的原因之一。③心理因素：患者常伴焦虑、抑郁，或有精神创伤史，情绪激动时易发生吞咽困难。

临床表现　发病初期进流质食物即可出现吞咽困难，可自行减轻或缓解。与病因明确的吞咽困难患者比较，焦虑、抑郁和身体不适症状更常见。

常见临床类型：①弥漫性食管痉挛：多见于中老年人，尤其是神经质的女性。中国较少见。病变常累及下 2/3 食管，食管胃连接部功能正常。胸痛是最常见的首发症状，多为间歇性胸骨后疼痛，反复发作，酷似心绞痛。可有咽下疼痛。吞咽困难多呈间歇发作，无进行性加重，常与胸痛并存。反流较少出现。因迷走神经反射患者可出现心动过缓、头晕、出汗，甚至晕厥。胸部 X 线检查可见食管呈串珠状、螺旋状同轴性狭窄。食管压力测定可见宽大畸形的收缩波，30% 以上患者吞咽后出现同步收缩，而间

歇期呈正常蠕动性收缩。②下食管括约肌高压症：与贲门失弛缓症及弥漫性食管痉挛酷似，主要表现为间歇性吞咽后胸骨下部疼痛，并向背部放射，下食管括约肌压力升高。③胡桃夹食管：又称症状性食管蠕动异常，是食管源性胸痛的最常见病因。临床表现为慢性、间歇性胸痛，部分患者伴吞咽困难，常因精神刺激、抑郁和焦虑诱发。食管压力测定可见食管下段高振幅蠕动收缩或伴收缩时间延长。④精神性贲门失弛缓症：多见于神经质的青年人。表现与贲门失弛缓症相似，但疼痛较重，类似弥漫性食管痉挛。X 线检查可见第三收缩波和鸟嘴状贲门，但少有食管扩张。食管镜检查无异常发现。

诊断与鉴别诊断　无特异性诊断指标，确定诊断必须符合以下所有条件：①固体和（或）液体食物黏附、留存或通过时食管感觉异常。②无胃食管反流引起症状的证据。③无组织病理学异常的食管动力障碍。诊断前症状出现至少 6 个月，近 3 个月症状符合以上标准。临床主要通过 X 线检查、内镜检查、食管压力测定和食管 pH 监测、组织活检等方法，排除贲门失弛缓症、梗阻性吞咽困难及继发性食管动力障碍等，才可确诊。

此病需与以下疾病鉴别：①贲门失弛缓症。②梗阻性吞咽困难。③继发性食管动力障碍，包括结缔组织病、神经系统病变、传染性疾病及中毒。④癔症。

治疗　需向患者耐心解释其可能的诱发因素，嘱其仔细咀嚼食物，调整可能存在的心理异常。功能性吞咽困难可自行缓解，故对症状较轻者应避免过度治疗，嘱其避免冷的食物刺激，缓慢进

餐，避免精神紧张及焦虑，必要时可给予镇静剂。对症状较重者可给抗反流药物治疗。对无反流、无食管炎证据或治疗无效者应停用抗反流药物。还可试用平滑肌松弛剂、抗胆碱类和抗焦虑或抑郁药物。对食管排空延长者，可行食管球囊扩张或肉毒素局部注射治疗。

（张 军）

yìqiúzhèng
癔球症（globus）

以咽部异物感、喉部哽噎感、食团滞留感或局部发紧感为特征的食管功能性疾病。又称咽异感症、咽球综合征、咽喉神经症等。中医又称"梅核气"。该病常见，健康人群中患病率为 7% ~ 46%。好发于中年人，就诊患者多为女性。

口咽部感觉神经丰富、感觉敏感，确切的病理机制尚不明确，多种局部因素和全身疾病均可引起此症。邻近组织、咽部或食管结构异常或动力紊乱，胃食管反流病是癔球症最可能的病因；食管感觉和动力异常、胃黏膜食管异位、精神心理因素与此症有一定关系，各种生活事件可能是癔球症产生和加重的辅助因素。

此症表现为非疼痛性咽部异物感，进食常可缓解，呈发作性或持续性。

诊断主要依靠临床病史。罗马Ⅲ功能性胃肠病诊断标准必须包括以下所有条件：①持续性或间断性咽喉部哽噎感或异物感。②餐间出现症状。③无胃食管反流引起该症状的证据。④无吞咽困难或吞咽痛。⑤无存在病理改变的食管动力障碍性疾病。诊断前症状出现至少 6 个月，近 3 个月符合以上诊断标准。

应排除器质性疾病继发的此症表现，如食管憩室、贲门痉挛、早期食管癌等食管疾病；鼻咽等邻近组织的病变；消化性溃疡、胆石症等消化系统其他疾病。另外，围绝经期综合征、变态反应、维生素缺乏、烟酒及粉尘的刺激和肠寄生虫等也可引起咽部异物感。

鉴别诊断应排除吞咽困难与吞咽疼痛。常规咽喉镜检查尚存争议，必要时可在颈部体格检查后行咽喉镜检查以排除器质性病变，尤其对具有吞咽困难、吞咽疼痛、体重减轻及声音嘶哑等报警征象者。

治疗主要以解释病情和安慰治疗为主。调整患者精神心理状态，关心患者痛苦，耐心倾听患者诉说，了解患者心理活动，寻找并解释可能诱因。嘱患者避免用力和（或）频繁的吞咽动作。此症缺乏有效的药物治疗，抗反流药物不能减轻症状，抗抑郁药物的疗效也尚无定论，可选择中医中药治疗。症状继发于其他疾病者，应积极治疗原发病。

此症自然病程良性，症状可长期存在。

（张 军）

yōuménluógǎnjūn xiāngguānxìng jíbìng
幽门螺杆菌相关性疾病（Helicobacter pylori-associated diseases）

幽门螺杆菌是定植于人类胃黏膜的一种弯曲杆菌，其毒力及致病性强，与多种临床疾病相关。1982 年澳大利亚病理科医生 Warren 和 Marshall 在慢性活动性胃炎患者胃镜活检标本中分离出幽门螺杆菌（Helicobacter pylori，H. pylori），并发现其与胃黏膜炎症密切相关，首先在医学杂志《柳叶刀》中报道。H. pylori 的发现是医学史上的一件大事，也是人们对许多临床疾病特别是对上胃肠道疾病重新认识的里程碑。两位发现者荣获 2005 年度诺贝尔生理学和医学奖。中国是 H. pylori 高感染率国家，感染率为 40% ~ 90%，各地差异很大。自然环境中人是唯一传染源。通过口-口途径传播，粪-口传播是通过被污染的水源。人群不分民族、性别、年龄，均是易感者。

H. pylori 致病因子及发病机制　H. pylori 是革兰阴性杆菌，呈 S 形或 L 形，长 1.5 ~ 5.0μm，宽 0.3 ~ 1.0μm，电镜下可见菌体表面光滑，一端有 2 ~ 6 条带鞘鞭毛，鞭毛顶端膨大呈球形，H. pylori 依靠鞭毛运动。因其黏附特性而定植于胃黏膜小凹及其邻近表面上皮而繁殖（图 1）。

H. pylori 致病因子分 4 类：①与 H. pylori 定植有关的因子。②以损伤胃黏膜为主的因子。③与炎症和免疫损伤有关的因子。④其他因子。其中尿素酶在 H.

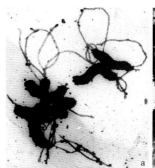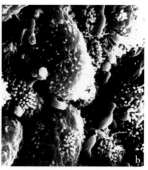

图 1　H. pylori 电镜下图像

注：a. 从十二指肠溃疡病患者的胃黏膜中分离，呈 S 形或 L 形，菌体光滑，可见单极 4 ~ 6 根鞭毛（×6700）；b. 从十二指肠溃疡患者的胃黏膜中分离，可见上皮细胞间沟中有大量 H. pylori（×8000）。

pylori 的致病机制中起十分重要的作用。H. pylori 产生的空泡细胞毒素（VacA）及细胞毒素相关蛋白（CagA）是其重要致病因子。

H. pylori 致病机制：①H. pylori 定植。②毒素所致胃黏膜损害。③宿主的免疫应答介导的胃黏膜损伤。④H. pylori 感染后促胃液素和生长抑素调节失衡致胃酸分泌异常等。

全球 H. pylori 感染率>50%，但多数感染者不发病，只有少数在经历较长的时间后发展为不同的临床疾病，主要由以下因素决定：①个体差异。②菌株差异。③环境差异。④处在 H. pylori 感染过程中的不同阶段。H. pylori 感染与上胃肠道疾病的关系及可能发生的疾病（图2）。

H. pylori 感染与临床疾病

现已确认，H. pylori 与 4 种上胃肠道疾病密切相关：①慢性胃炎。②消化性溃疡。③胃癌。④胃黏膜相关淋巴组织淋巴瘤。除此之外，H. pylori 感染可能与某些上胃肠外疾病的发病相关，报道较多的是动脉粥样硬化、心脑血管疾病、血液系统疾病和皮肤病等。

H. pylori 感染与慢性胃炎 慢性胃炎患者 H. pylori 的感染率超过 95%，并随年龄增加而增高。H. pylori 可引起 3 种类型的慢性胃炎：①浅表性胃炎。②弥漫性胃窦炎。③多灶性萎缩性胃炎。持续感染 H. pylori 患者可从浅表性胃炎发展成萎缩性胃炎、肠上皮化生和不典型增生。而萎缩性胃炎、肠上皮化生和不典型增生，均属于癌前病变。重度 H. pylori 相关性胃炎与非贲门部胃腺癌密切相关。H. pylori 是慢性活动性胃炎的重要病因，其证据符合 Koch 定律，即病原体存在于患者体内，其存在部位与病变部位一致，清除病原体病变好转，该病原体在动物体内可诱发与人相似的疾病。

H. pylori 感染与胃癌 1994 年世界卫生组织所属国际癌肿研究机构将 H. pylori 列入胃癌的 I 类致癌因子，这是根据流行病学资料及对胃癌发生过程中演变规律的认识所取得的共识。流行病学支持 H. pylori 感染致胃癌的主要证据是：①H. pylori 感染率与胃癌发生率呈明显正相关，感染者比非感染者患胃癌的风险增加。②胃癌高发区也是 H. pylori 感染的高发区，H. pylori 感染率由低到高的地区也是胃癌发病率由低到高的地区。③H. pylori 主要定居于胃窦，与胃癌的好发部位一致。H. pylori 致胃癌的发生是一个漫长的过程：H. pylori 感染首先引起胃黏膜的炎症改变，长期慢性炎症导致胃黏膜向胃癌方向演化。H. pylori 感染与肠型胃癌和弥漫性胃癌均相关，但与前者关系更密切。H. pylori 只是作为多种致癌因子之一作用于这一过程的某一阶段。H. pylori 感染致癌变也在蒙古沙鼠的实验中得到证实。该动物感染 H. pylori 1.0~1.5 年后成功诱发胃癌，也是经过了炎症细胞浸润→萎缩性胃炎→肠上皮化生→不典型增生→胃癌的演化过程。

H. pylori 感染与消化性溃疡 发现 H. pylori 并证明其致病作用前，胃酸理论在消化性溃疡病的发病机制中占主导地位。但应用抑酸药物只能使溃疡暂时愈合，一旦停止治疗溃疡很快复发。H. pylori 是公认的消化性溃疡病的重要致病因素。根除 H. pylori 后可显著降低溃疡的复发率而达到治愈消化性溃疡病的目的。H. pylori

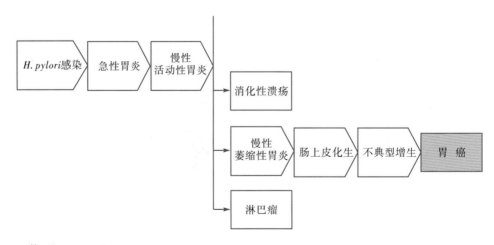

图2 H. pylori 与上胃肠道疾病的关系及其感染的可能结局

感染还是顽固性溃疡的重要原因，根除 *H. pylori* 可加速其愈合。有 5%~10% 的消化性溃疡未合并 *H. pylori* 感染，与长期服用阿司匹林或非甾体抗炎药损坏胃黏膜屏障有关。因此，消化性溃疡的治疗策略应包括：①抑制胃酸。②根除 *H. pylori*。③保护胃黏膜。

H. pylori 感染与胃黏膜相关淋巴组织淋巴瘤　正常胃黏膜缺少淋巴组织，感染 *H. pylori* 后胃黏膜组织中有淋巴滤泡形成，黏膜相关淋巴组织（mucosa associated lymphoid tissue, MALT）在胃内聚积，所以这种淋巴瘤是"获得性 MALT 淋巴瘤"。无特异性临床表现，内镜下显示胃黏膜充血或糜烂，少有肿瘤增生样改变。病理组织学特点为：在包绕反应性非肿瘤性淋巴滤泡的边缘带中有淋巴样瘤样组织浸润，并侵入胃腺，形成特征性的淋巴上皮损伤。*H. pylori* 在 MALT 淋巴瘤中感染率为 85%~90%，根除 *H. pylori* 后早期胃 MALT 淋巴瘤可缩小或消失，这为胃 MALT 淋巴瘤致病机制及治疗的研究提供了可靠依据。

H. pylori 感染与心脑血管疾病　研究发现，CagA 阳性 *H. pylori* 毒株与心脑血管疾病发生有关，CagA 阳性 *H. pylori* 感染是动脉粥样硬化发生的独立危险因子之一。其可能机制：①*H. pylori* 持续感染导致炎性因子激活和释放。②细菌内毒素的作用。③C 反应蛋白水平升高。④*H. pylori* 菌体热休克蛋白 60/65 的抗原抗体反应等。研究发现 *H. pylori* 感染者血清甘油三酯含量升高，高密度脂蛋白降低，内皮素、同型半胱氨酸、C 反应蛋白、纤维蛋白原水平升高，伴氧自由基产生增加、血小板激活和聚集增加，并在冠状动脉和颈动脉粥样硬化

斑块中检测到 *H. pylori* DNA 片段。

H. pylori 感染与血液系统疾病　研究证实，*H. pylori* 感染与不明原因的缺铁性贫血相关，儿童尤为明显。对某些难治性贫血患者根除 *H. pylori* 而无需补充铁剂，其效果优于单纯补铁治疗。其致病机制可能与细菌定植胃内导致胃体炎症而影响铁的吸收，细菌生长利用血清铁和消耗血浆转铁蛋白有关。

研究发现，部分特发性血小板减少性紫癜（idiopathic throm-bocytopenic purpura, ITP）与 *H. pylori* 感染有关，从患者血清可检到特异性血小板抗体。*H. pylori* 与 ITP 关系不十分明确，可能与细菌感染导致的交叉免疫反应有关。欧洲 Maastrecht III 和中国第三次全国幽门螺杆菌问题共识中已明确将不明原因的难治性贫血和 ITP 列入 *H. pylori* 根除适应证。

H. pylori 感染与口腔疾病　*H. pylori* 感染与牙周疾病相关。有报道从唾液、牙菌斑中检到 *H. pylori*，同样形态的 *H. pylori* 存在于胃黏膜和牙菌斑，牙菌斑中 *H. pylori* 与牙周炎患者牙周袋的深度及炎症状况密切相关，在炎症、中等深度的牙周袋处 *H. pylori* 检出率较高，提示口腔可能是 *H. pylori* 第二居留地，也是其根除失败或再感染的重要原因。

H. pylori 感染与其他疾病　①原发硬化性胆管炎和原发性胆汁性肝硬化患者 *H. pylori* 感染率高于对照组，从患者胆囊、胆汁及肝组织检到 *H. pylori* 抗原、菌体蛋白成分或 DNA 片段，提示 *H. pylori* 可能参与胆石的形成。②*H. pylori* 感染可能通过增加促胃液素分泌影响胰腺生理功能，慢性胰腺炎患者的胆汁和胆囊组织中均

有 *H. pylori* 存在，被归类为特发性胰腺炎的病因之一。③*H. pylori* 感染可能与甲状腺炎、糖尿病、儿童和胎儿发育生长迟缓相关。④*H. pylori* 感染可能与多种皮肤病，包括慢性荨麻疹、表皮瘙痒、多形性红斑及酒渣鼻等有关，根除 *H. pylori* 后可改善其症状。

H. pylori 感染的诊断　可分为两大类：①侵入性检查：依赖胃镜取胃黏膜活组织，做细菌培养、病理组织学检查及快速尿素酶试验等。②非侵入性检查：包括血清学、放射性核素标记的尿素呼气试验、粪便抗原检测、口腔唾液 *H. pylori* 检测及聚合酶链反应检测等。*H. pylori* 感染的诊断方法及注意事项已达成共识，详见幽门螺杆菌检测。

H. pylori 感染的治疗　尚无理想治疗方案。临床治疗中存在以下问题：①谁该治疗。②如何治疗。③如何避免或克服 *H. pylori* 的耐药性。中国已发布 4 次关于 *H. pylori* 感染处理中若干问题的共识意见，即 1999 年海南共识、2003 年桐城共识、2007 年庐山共识及 2012 年井冈山共识。目前推荐 2012 年井冈山共识（表）。

H. pylori 根除治疗方案　常用抗菌药物为甲硝唑、克拉霉素、阿莫西林，其次呋喃唑酮及左氧氟沙星等。

首次治疗：①质子泵抑制剂（proton pump inhibitor, PPI）+两种抗菌药的三联 7 天疗法仍为首选。常用抗菌药物为：甲硝唑（M）、克拉霉素（L）和阿莫西林（A）。②甲硝唑耐药率≤40% 时首选 PPI+M+C/A。③克拉霉素耐药率≤15% 时首选 PPI+C+A/M。④为提高 *H. pylori* 根除率及避免继发耐药，初始治疗也可用四联疗法（PPI+铋剂+两种抗菌药物）。

表 2012 年井冈山共识的
H. pylori 根除适应证

阳性疾病	必须	支持
消化性溃疡	√	
胃黏膜相关淋巴组织淋巴瘤	√	
慢性胃炎伴胃黏膜萎缩、糜烂		√
慢性胃炎伴消化不良症状		√
早期胃癌术后		√
计划长期使用非甾体抗炎药		√
胃癌家族史		√
不明原因缺铁性贫血		√
特发性血小板减少性紫癜		√
其他相关性胃病（如淋巴细胞性胃炎、增生性胃息肉以及巨大肥厚性胃炎）		√
个人要求治疗		√

⑤对甲硝唑和克拉霉素耐药者可用呋喃唑酮、四环素或喹诺酮类药（如左氧氟沙星）作为初次治疗方案。⑥H. pylori 根除治疗前至少 2 周禁用对 H. pylori 有抑制作用的药物，如 PPI、H_2 受体阻断剂和铋剂，以免影响疗效。⑦各方案均为 2 次/天，疗程 7 天或 10 天（对耐药严重地区可延长至 14 天，但不要超过 14 天）。以上药物均给予标准剂量。

H. pylori 根除失败的补救治疗：四联疗法仍为首选。较大剂量甲硝唑可克服其耐药，呋喃唑酮、四环素耐药率低，疗效较好，且两者价格均较便宜，但应注意药物的不良反应。

避免或克服 H. pylori 的耐药性 H. pylori 对抗菌药物耐药将严重影响其根除率，应选用正规、有效的治疗方案，严格掌握 H.

pylori 根除适应证，由专科医生根据患者具体情况进行个体化治疗。

H. pylori 感染的预防 养成良好卫生习惯、改善生活环境是防止感染的重要手段。

（胡伏莲）

jíxìng wèiyán

急性胃炎（acute gastritis） 各种病因所致胃黏膜急性炎症。起病急，有上腹部症状。临床上按病因及病理变化分为急性单纯性胃炎、急性糜烂性胃炎、特殊病因引起的急性胃炎（如急性腐蚀性胃炎、急性感染性胃炎、蜂窝织炎性胃炎等），以细菌（包括幽门螺杆菌）及其毒素引起的急性单纯性胃炎最常见。

病因可分为外源性和内源性两类。凡致病因子从口入胃者称外源性病因，包括生物性因素（如细菌、毒素及病毒感染）、物理化学性因素（如乙醇、药物、强酸、强碱及机械损伤）等；凡有害因子由机体内部产生者，称内源性病因，包括全身感染性疾病（败血症、脓毒血症等）、尿毒症等严重疾病、应激、缺血和淤血性损伤等。在各种致病因子的刺激下，胃黏膜的损伤因子和防御因子之间的平衡遭到破坏。胃黏膜屏障受损，胃腔中的 H^+ 反渗，黏膜中肥大细胞释放组胺，引起血管充血、黏膜水肿和刺激壁细胞分泌盐酸。致病因素导致前列腺素等扩血管物质减少、小血管痉挛和血栓栓塞，引起局部缺血缺氧导致上皮损伤，若损害腺颈部细胞，胃黏膜的修复受阻、更新减少，容易发生糜烂。此病一般呈弥漫性病变，组织学特征为胃黏膜固有层见到以中性粒细胞为主的炎症细胞浸润。

临床表现与病因有关，轻重不等，但均急性起病。轻者仅有

上腹痛、饱胀、恶心、呕吐等，常见于不洁食物引起的急性单纯性胃炎，可伴急性肠炎，过程短暂。急性应激和服用非甾体抗炎药易引起呕血、黑粪，急性腐蚀性胃炎或急性化脓性胃炎可有剧烈上腹痛、脱水、酸中毒和休克。

根据病史及临床表现，应考虑此病。急诊内镜检查见胃黏膜广泛充血、水肿、糜烂和浅溃疡即可确诊，但急性腐蚀性胃炎或怀疑急性化脓性胃炎应慎重行此检查。以腹痛为主要症状者应与急性胰腺炎、胆囊炎和阑尾炎鉴别；对高龄伴高血压、糖尿病者，应注意与急性心肌梗死鉴别。

治疗主要包括去除病因和治疗原发病、抑酸、保护胃黏膜和对症处理。一般不必抗菌治疗，严重细菌感染者可用抗生素。

多数预后良好，急性单纯性胃炎有自限性，一般不留后遗病变，但急性腐蚀性胃炎后期可出现消化道狭窄。预防措施主要为注意饮食卫生、慎用非甾体抗炎药。

（吕农华）

jíxìng mílànxìng wèiyán

急性糜烂性胃炎（acute erosive gastritis） 以胃黏膜多发性糜烂为特征的急性胃炎。曾称急性胃黏膜病变、急性出血性胃炎或急性糜烂出血性胃炎。常由服用非甾体抗炎药、乙醇和应激等因素引起。此病较常见，近年来有上升趋势，老年和男性多见，与季节变化无明显关系。常伴呕血、黑粪，是上消化道出血的常见病因之一。

病因及发病机制 尚未完全阐明，一般认为和下列因素有关。

外源性因素 常见的为非甾体抗炎药，如阿司匹林、保泰松、吲哚美辛等；糖皮质激素、某些

抗肿瘤药、抗生素、铁剂和口服氯化钾及乙醇等也可引起此病。胃黏膜屏障系由覆盖胃黏膜的柱状上皮细胞层及薄层黏液所构成，细胞表面有脂蛋白层，非甾体抗炎药等可损伤胃黏膜上皮的脂蛋白层，导致黏膜通透性增加。胃液中的 H^+ 反渗，使黏膜内肥大细胞释放组胺类物质，引起血管充血，黏膜水肿，导致胃黏膜糜烂、出血，这种损伤作用随胃内 pH 升高而减弱。非甾体抗炎药还通过抑制环氧合酶，阻断局部内源性前列腺素的合成，阻碍胃黏膜的修复。糖皮质激素还可增加胃酸和胃蛋白酶的分泌，减少胃黏液分泌，减慢胃黏膜上皮细胞的更新速度而加重此病。

内源性因素 包括严重创伤和烧伤、大手术后、败血症、颅内病变、多器官功能障碍综合征、休克、恶性肿瘤、过度紧张、劳累等各种情况引起的应激。一般认为，应激状态下胃黏膜微循环障碍造成黏膜缺血、缺氧是发病的关键环节。机体在应激状态下，去甲肾上腺素、肾上腺素分泌增多，内脏血管收缩，胃黏膜血流量减少；迷走神经兴奋时，黏膜下动-静脉短路开放，加重胃黏膜缺血缺氧，引起能量代谢障碍，胃黏膜受损和修复能力下降；胃黏膜缺血时，不能清除逆向弥散的 H^+，刺激肥大细胞释放组胺，加之肾上腺皮质激素分泌增多，促进胃蛋白酶及胃酸的分泌，加重了胃黏膜的损害；应激状态下，胃黏膜局部代谢障碍，前列腺素合成减少，黏液分泌减少，削弱了胃黏膜的屏障功能。此外，胃肠运动功能减弱和幽门功能失调导致胆汁和胰液反流，也参与胃黏膜屏障的破坏。以上因素综合作用，胃黏膜出现糜烂、出血或浅溃疡形成。

临床表现 轻者可表现为上腹隐痛、烧灼感、腹胀、恶心、反酸等症状，或为原发病症状掩盖而无症状，仅在胃镜检查时发现胃黏膜糜烂、出血和粪便隐血阳性。重者起病急骤，突发上消化道出血，部分患者出血量大，可有晕厥、心悸、烦躁、血压下降等失血性休克表现。若呕血及黑粪，容易发现此病；若有发病诱因，暂无呕血或黑粪，但有周围循环灌注不足和贫血的全身症状，也应注意此病出血的可能。

诊断与鉴别诊断 若患者有服用易损伤胃黏膜的药物史、酗酒或有创伤、大手术、重要器官衰竭等应激病史，并有上消化道出血，应考虑此病可能，行急诊胃镜检查可确诊。因病变愈合快，应尽早做胃镜检查，一般主张在出血后的 24～48 小时内进行。胃镜下的病变特征为胃黏膜弥漫性或局限性多发性糜烂、出血灶和浅表溃疡，病变痊愈后通常不留瘢痕。X 线钡餐检查难以发现表浅的急性胃黏膜病变，且不适用于急性活动性出血患者，诊断此病价值不大。放射性核素检查显像及选择性动脉造影虽可确定出血部位，但出血间歇时则为阴性，不宜常规检查。

此病需与引起上消化道出血的其他疾病，包括消化性溃疡、食管胃静脉曲张破裂、胃癌、马洛里-魏斯综合征（Mallory-Weiss syndrome）等鉴别。

治疗 ①一般治疗：去除发病诱因，积极治疗原发病。休息，禁食或流质饮食，观察患者生命体征的变化。②抑制胃酸分泌：减少胃酸分泌，防止 H^+ 的逆弥散，防治胃黏膜损伤。常用药物有 H_2 受体阻断剂（西咪替丁、雷尼替丁、法莫替丁等）和作用更强的质子泵抑制剂（奥美拉唑、兰索拉唑、雷贝拉唑或埃索美拉唑等）。③保护胃黏膜：胃黏膜保护剂可增强胃黏膜屏障功能，减轻胃黏膜损害，病情轻者可单纯给予胃黏膜保护剂，常用药物有铝制剂（硫糖铝、铝碳酸镁等）、替普瑞酮、瑞巴派特等，米索前列醇适用于非甾体抗炎药引起者。④治疗上消化道出血：此病可并发急性上消化道出血，部分病例出血量大，病情凶险，需积极抢救治疗。

预后 病因能去除者预后较好，反复出血和大量出血需手术治疗者预后差。

预防 积极治疗原发病、戒酒、尽量避免或减少使用对胃黏膜有损害的药物。呼吸衰竭需机械通气，肾衰竭、颅脑损伤或手术、严重烧伤等重症患者用抑酸剂；对高龄、有溃疡病史、使用非甾体抗炎药的高危患者，可给予质子泵抑制剂和米索前列醇预防。

（吕农华）

jíxìng fǔshíxìng wèiyán

急性腐蚀性胃炎（acute corro-sive gastritis） 吞服强酸、强碱等腐蚀剂所致的胃壁急性损伤。腐蚀剂的性质、量及吞服时胃内容物量是决定胃壁损伤程度的主要因素，轻者可仅有黏膜充血、水肿和糜烂，重者可有急性溃疡、胃壁坏死或穿孔。胃内容物可稀释腐蚀剂而起一定保护作用。强酸与组织接触后，可溶解或凝固蛋白质，使细胞发生凝固性坏死，病变边界清楚，可形成焦痂，从而阻止损伤向深层发展。空腹吞服强酸时胃窦和幽门常遭到严重损伤，坏死组织脱落可造成继发性胃穿孔。强碱可迅速吸收组织内的水分，并与组织蛋白质结合成胶冻样的碱性蛋白质，使组织细胞发生液化坏死，常导致胃壁全层损伤，坏死组织液化后易引起穿孔。后期两者均可致消化道瘢痕形成和瘢痕收缩，引起胃出入口等部位的狭窄、梗阻。

吞服腐蚀剂后，即刻损伤口咽和食管黏膜，引起口腔、咽喉、胸骨后烧灼感和剧烈疼痛，可伴吞咽困难和呼吸困难。胃黏膜受损出现上腹痛、恶心、呕吐，严重者可有胃穿孔，引起急性腹膜炎和休克。组织坏死或继发感染可致发热和外周血白细胞数增多。观察口唇黏膜颜色有助于识别腐蚀剂种类，如硫酸灼伤可致黑色痂，盐酸致灰棕色痂，硝酸致深黄色痂，强碱则致透明性水肿。早期以症状和体征评估腐蚀性损伤的严重程度不可靠，部分患者吞服腐蚀剂后 2 周仍可能发生穿孔，数周至数月后可出现消化道狭窄和梗阻。

根据病史和临床表现，此病诊断不难，但应重点询问腐蚀剂的种类、吞服量和吞服时间。胸、腹部 X 线检查有助于判定是否合并食管或胃穿孔。急性期不宜行内镜和上消化道钡餐检查，以防穿孔。

早期需积极抢救，应禁食，静脉使用抑酸剂、输液和抗休克。吞服强酸或强碱者，一般忌洗胃，禁催吐及使用中和剂，因酸碱中和反应可产热，加重组织损伤。可口服牛乳、蛋清或植物油。抗菌药物预防和治疗继发感染。食管或胃穿孔，应及时行手术治疗。若有上消化道狭窄梗阻，可行内镜下扩张、支架置入或手术治疗。

(吕农华)

jíxìng gǎnrǎnxìng wèiyán

急性感染性胃炎（acute infectious gastritis） 细菌、病毒或真菌等感染所致急性胃黏膜炎症。儿童与成人均可发生，前者相对多见。

幽门螺杆菌（*Helicobacter pylori*，*H. pylori*）感染是此病的重要病因之一，但临床上遇到的 *H. pylori* 感染的急性胃炎较少，源于感染早期患者无症状，或出现消化不良症状时未及时确诊。其他细菌，如肺炎球菌、链球菌、沙门菌、金黄色葡萄球菌等，也可由身体其他部位的感染灶通过血循环或淋巴播散到达胃黏膜引起急性炎症。在免疫力低下的患者，巨细胞病毒、疱疹病毒和肠道病毒感染也可引起此病。病理表现为胃黏膜充血、水肿，严重者广泛糜烂、出血，显微镜下可见到细菌和中性粒细胞浸润，黏膜下层水肿，血栓形成和黏膜坏死。巨细胞病毒感染引起者，在肿大的上皮细胞、间质细胞和内皮细胞内可见包涵体，胃黏膜皱襞增粗变厚。感染控制后，胃黏膜炎症可消失，不遗留组织学上的改变。

临床表现有上腹疼痛、饱胀、恶心、呕吐、腹泻、食欲减退和伴原发性疾病的系统性感染症状，病情严重者可有发热、呕血或黑粪、水电解质紊乱、酸碱失衡和休克。*H. pylori* 感染引起者可无症状或症状轻微。体格检查可有体温升高，上腹压痛和其他部位感染的相应体征。血常规可见白细胞数增多，中性粒细胞或淋巴细胞比例上升。合并全身感染者血培养细菌可阳性。X 线钡餐检查可见胃黏膜增粗，局部激惹；胃镜检查见胃黏膜充血、水肿、糜烂和多发性浅溃疡。

对免疫力低下或有系统性感染及有前述临床表现者，结合内镜和病理检查，可作出诊断。若胃黏膜中有细菌和病毒感染的依据，可确诊。此病需与其他类型急性胃炎、消化性溃疡、急性胆囊炎、急性胰腺炎等鉴别。

治疗：①一般处理：应卧床休息，进易消化的流质饮食，病情严重者可进行胃肠外营养支持治疗，酌情使用胃黏膜保护剂。②纠正水和电解质平衡失调。③根据病原体种类，给予抗感染治疗。

轻者可自然痊愈，重者并发消化道出血。并发胃穿孔者少见。有效控制感染后病情可很快缓解。

(吕农华)

fēngwōzhīyánxìng wèiyán

蜂窝织炎性胃炎（phlegmonous gastritis） 细菌侵入胃壁后的严重化脓性感染。又称急性化脓性胃炎。是少见的重症胃炎，病死率高，男性多见。免疫力低下、高龄、酗酒为高危因素，行内镜下黏膜切除术或胃息肉切除术等为医源性高危因素。

常见的致病菌为 α 溶血性链球菌，其次为金黄色葡萄球菌、大肠埃希菌及肺炎球菌等。细菌主要通过血液循环或淋巴播散侵入胃壁，常继发于其他部位的感染病灶，如败血症、细菌性心内膜炎、骨髓炎等；细菌也可通过受损害的胃黏膜直接侵入胃壁，常见于胃溃疡、胃内异物创伤或手术等。胃酸分泌低下致胃内杀菌能力减弱和胃黏膜防御再生能力下降是此病的诱因。化脓性细菌侵入胃壁后，经黏膜下层扩散，引起急性化脓性炎症，可遍及全胃，但很少超过贲门或幽门，最常见于胃远端的1/2，胃壁可呈弥漫脓性蜂窝织炎或形成局限的胃壁脓肿，切开胃壁可见有脓液流出。黏膜下层见大量中性粒细胞浸润，有出血、坏死及血栓形成，严重化脓性炎症时可穿透固有肌层波及浆膜层，发展至穿孔。

发病凶险，突然出现上腹部疼痛，可进行性加重。常伴寒战、高热、恶心、呕吐、上腹部肌紧张和明显压痛。严重病例早期即出现周围循环衰竭。随病情发展，可见呕吐脓性物和坏死的胃黏膜组织，出现呕血、黑粪、腹膜炎体征和休克，可并发胃穿孔、弥漫性腹膜炎、血栓性门静脉炎及肝脓肿。

此病缺乏特异性的症状和体征，诊断较困难，重要的是提高警惕性。患者出现上腹部剧痛、发热、恶心、呕吐、存在其他部位感染灶且并发急性腹膜炎，有血白细胞数增多，腹部 X 线平片见胃腔大量积气、B 超或 CT 检查见胃壁增厚等表现，应怀疑此病。若伴呕吐脓性物或坏死的胃黏膜组织，则可诊断。为避免穿孔，有急腹症体征者不宜行 X 线钡餐或胃镜检查。需与消化性溃疡穿孔、急性胰腺炎及急性胆囊炎等疾病鉴别。

需及早给予治疗，应静脉使用大剂量抗生素控制感染，纠正休克，行全胃肠外营养和维持水电解质和酸碱平衡，可选用胃黏膜保护剂。并发胃穿孔或腹膜炎经抗生素等药物治疗无效者，应及时行手术治疗。

此病预后差，死亡率高，提高对此病的重视及早期诊治是降低死亡率的关键。

（吕农华）

mànxìng wèiyán

慢性胃炎（chronic gastritis） 以淋巴细胞、浆细胞浸润为特征的胃黏膜慢性炎症。是一种慢性常见病。人群中患病率达 50% 以上。发病率随年龄而增加。

分类 慢性胃炎的分类方法很多。过去曾按 Schindler（1947年）根据内镜与组织病理学所见，将胃炎分为：①慢性浅表性胃炎。②慢性萎缩性胃炎。③慢性肥厚性胃炎（胃黏膜皱襞肥厚）。其中慢性萎缩性胃炎又分为 A、B 两型。A 型：炎症主要在胃体部，壁细胞抗体阳性，与自身免疫有关，较少癌变（见 A 型萎缩性胃炎）。B 型：胃窦炎症重于胃体部，临床上多见，壁细胞抗体阴性，恶变率低于 1%。

1990 年第九次世界胃肠病学大会提出悉尼分类法，由组织学和内镜两部分组成。组织学以病变部位为核心，确定 3 种基本诊断：①急性胃炎。②慢性胃炎。③特殊类型的胃炎；而以病因学和相关病原为前缀，形态学描述为后缀，并对炎症活动性、肠上皮化生（简称肠化）、腺体萎缩及幽门螺杆菌（Helicobacter pylori, H. pylori）感染分别给予程度分级。

内镜部分以肉眼所见的描述为主，并区分病变程度；内镜下的诊断分 7 种：①红斑渗出性胃炎。②平坦糜烂性胃炎。③隆起糜烂性胃炎。④萎缩性胃炎。⑤出血性胃炎。⑥反流性胃炎。⑦皱襞增生性胃炎。悉尼分类解决了内镜诊断和组织学诊断有时不一致的矛盾，在组织形态学上突出了炎症、活动性和 H. pylori 感染等在慢性胃炎中的地位，但胃癌癌前病变的不典型增生却未被列入。该分类未被世界广泛应用，仍在不断地变化。

中国慢性胃炎的分型标准经历了多次演变：①1983 年重庆会议的标准。②2000 年中华医学会消化病学分会井冈山会议的标准。③2003 年消化内镜学分会在大连制定慢性胃炎内镜肉眼分型标准（表）。④2006 年中华医学会消化病学分会在悉尼分类的基础上

表 中华医学会消化内镜学分会大连会议（2003 年）慢性胃炎分型标准

内镜分型	内镜特征	分级标准
浅表性胃炎	红斑：与周围黏膜比较，有明显的红斑	Ⅰ级：分散或间断线状 Ⅱ级：密集斑点或连续线状 Ⅲ级：广泛融合
糜烂性胃炎	糜烂（平坦/隆起、疣状）黏膜破损浅，周围黏膜平坦或隆起	Ⅰ级：单发 Ⅱ级：多发局部<5 个 Ⅲ级：多发广泛>6 个
出血性胃炎	黏膜内出血：黏膜内点状、片状出血、不隆起的红色、暗红色出血斑点（伴/不伴渗血，新鲜/陈旧）	Ⅰ级：局部 Ⅱ级：多部位 Ⅲ级：弥漫
萎缩性胃炎	黏膜萎缩，黏膜呈颗粒状、皱襞变平、血管透见、可有灰色肠上皮化生结节	Ⅰ级：细颗粒，血管部分透见，单发灰色肠上皮化生结节 Ⅱ级：中等大颗粒，血管连续均匀透见，多发灰色肠上皮化生结节 Ⅲ级：粗大颗粒，皱襞消失，血管达表层，弥漫灰色肠上皮化生结节

将慢性胃炎分为非萎缩性胃炎、萎缩性胃炎和特殊类型胃炎3大类。特殊类型胃炎包括化学性（胆汁反流性、药物性）、淋巴细胞性、嗜酸性粒细胞性、放射性、非感染性肉芽肿性和其他感染性胃炎。

中华医学会消化病分会2006年的分型和消化内镜学分会2003年对慢性胃炎的分型标准在中国均被广泛应用，后者侧重于内镜下肉眼所见特征。

病因及发病机制 与多种因素有关：①*H. pylori*感染：研究认为慢性胃炎，特别是慢性活动性胃炎，主要由*H. pylori*感染引起。40~60岁感染率最高。*H. pylori*黏附在胃黏膜上，产生多种酶及代谢产物，如尿素酶及其产物氨、过氧化物歧化酶、蛋白溶解酶等，均可造成胃黏膜损伤，形成胃炎。②自身免疫因素，见A型萎缩性胃炎。③幽门括约肌功能失调，十二指肠液、胆汁反流，心力衰竭或门静脉高压时胃长期淤血和缺氧，可削弱胃黏膜屏障，引起炎症。④外源性因素，如长期吸烟、摄食粗糙或刺激性食物、酗酒、高盐饮食、服用非甾体抗炎药等，均可致胃黏膜损伤，炎症持续不愈。

病理 慢性胃炎的病理组织学特征是：炎症、萎缩（黏膜内固有腺体的数量减少、黏膜变薄）、肠化和异型增生等，见慢性萎缩性胃炎。胃黏膜固有层若出现中性粒细胞浸润，提示活动性炎症的存在，与*H. pylori*感染有密切关系，根除*H. pylori*后可较快消失。

临床表现 缺乏特异性，症状轻重与黏膜病变程度不一致。常见症状是上腹疼痛和饱胀，可因进冷、硬、辛辣或其他刺激性食物而加重。可有食欲缺乏、恶心和暖气。A型萎缩性胃炎有时还出现贫血、消瘦、舌炎和腹泻，合并糜烂者可有上消化道出血。上腹部可有轻压痛。

诊断与鉴别诊断 诊断主要依靠内镜检查和直视下胃黏膜活组织检查，按悉尼分类标准应取5个点的活检。病理报告要有活检材料的组织学变化，以便临床医师结合内镜所见作出正确诊断。各型慢性胃炎的内镜表现：①浅表性胃炎：胃黏膜斑点、片状充血或线样充血，病变好发于胃窦部（图a）。②出血性胃炎：胃黏膜内有红色或暗红色出血斑点（图b）。③糜烂性胃炎：胃黏膜内平坦的斑点状浅破损或糜烂，周边黏膜充血发红（图c）。④萎缩性胃炎：正常橘红色黏膜代之以灰白色，色调不均匀；黏膜皱襞变细，甚至平坦，黏膜下血管显露（图d）。

实验室检查无特异性指标。胃酸分泌、胃蛋白酶原、血清促胃液素及维生素B_{12}的测定等，在萎缩性胃炎中有一定参考意义。

此病需与消化性溃疡、胃癌、胃黏膜相关淋巴组织淋巴瘤、功能性消化不良、胃食管反流病，以及慢性肝病及胆囊疾病鉴别。

治疗

去除病因 彻底治疗急性胃炎、口腔及咽部感染灶，避免刺激性食物或长期服用易致胃黏膜损伤的药物，戒烟酒。

药物治疗 ①根除*H. pylori*感染（见幽门螺杆菌相关性疾病），有助于活动性胃炎的恢复，部分患者的症状得到改善，并可在一定程度上预防胃黏膜萎缩、肠上皮化生的发生和发展。②抑酸剂：H_2受体阻断剂对胃酸增多有反酸、上腹部烧灼感的胃炎患者有效。③针对胆汁反流性胃炎或服用非甾体抗炎药等所致胃炎，可用铝碳酸镁与胃黏膜保护剂；促胃肠动力药可加速胃排空，抑制胃和十二指肠逆蠕动。

预后 一般预后良好。若病情迁延可能进展成萎缩性胃炎，伴中、重度肠上皮化生（特别是大肠型和不完全型）或中度以上不典型增生病变，应高度警惕胃癌的发生，需定期复查和随诊。

(于中麟)

mànxìng fēiwěisuōxìng wèiyán

慢性非萎缩性胃炎（chronic non-atrophic gastritis） 不伴萎缩和肠上皮化生的胃黏膜慢性炎症。与伴萎缩和肠上皮化生的慢性萎缩性胃炎相对应，慢性非萎缩性胃炎和萎缩性胃炎是慢性胃

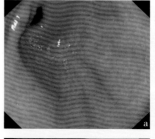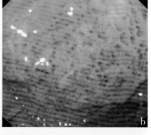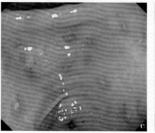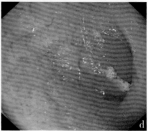

图 慢性胃炎内镜下表现

注：a.浅表性胃炎；b.出血性胃炎；c.糜烂性胃炎；d.萎缩性胃炎

炎发展的两个不同阶段，后者由前者发展而来，但前者不一定发展为后者。慢性非萎缩性胃炎约占慢性胃炎的70%。

病因及发病机制 ①幽门螺杆菌（Helicobacter pylori，H. pylori）感染：80%~95%的慢性活动性胃炎患者胃黏膜中有 H. pylori 感染；根除 H. pylori 可使胃黏膜炎症消退；在志愿者和动物模型中已证实幽门螺杆菌感染可引起胃炎。其机制是 H. pylori 尿素酶分解尿素产生的氨及其他毒素直接损伤胃黏膜上皮细胞，以及宿主免疫应答介导的胃黏膜损伤等（见幽门螺杆菌相关性疾病）。长期感染（10~25年）后，部分患者可发生胃黏膜萎缩和肠上皮化生。②十二指肠液反流：幽门括约肌功能不全，胆汁、胰液和肠液反流入胃，削弱胃黏膜屏障功能，胃黏膜受消化液的作用，产生炎症、糜烂、出血和黏膜上皮化生。③胃黏膜损伤因子：一些外源性因素，如长期摄食粗糙或刺激性食物、酗酒、高盐饮食、长期服用非甾体抗炎药等药物，可损伤胃黏膜，造成炎症持续不愈。④慢性右心衰竭或肝硬化等所致的门静脉高压可引起胃黏膜淤血缺氧。⑤吸烟也可影响幽门括约肌功能，引起反流。这些因素可各自作用或协同 H. pylori 感染起作用。

临床表现 70%~80%的患者可无任何症状。有症状者主要表现为非特异性消化不良，如上腹不适、疼痛、烧灼感、饱胀、早饱等，症状无明显规律性，进食可加重或减轻。还可有食欲缺乏、嗳气、反酸、恶心。症状与病理学分级无明显相关性，无症状者可存在明显慢性非萎缩性胃炎，有症状者也可能源于其他疾病。

胃黏膜有显著糜烂者可有上消化道少量出血。慢性非萎缩性胃炎的体征多不明显，有时可有上腹部轻压痛。

诊断与鉴别诊断 因其症状、体征缺乏特异性，其确诊以及与其他胃、食管疾病（消化性溃疡、反流性食管炎、胃癌等）和慢性萎缩性胃炎的鉴别主要依赖内镜和胃黏膜活检组织学检查，后者的诊断价值更大。

内镜检查 内镜下基本表现为呈点状、片状和（或）条状分布的红斑，黏膜粗糙不平，可有出血点或出血斑、黏膜水肿、渗出等。内镜观察要描述病变分布范围（胃窦、胃体或全胃）。

病理组织学检查 可观察到 H. pylori、炎症、小凹上皮增生和淋巴滤泡。H. pylori、炎症及其活动性参照直观模拟评分标准分成轻度、中度和重度3级。①H. pylori：主要见于黏液层和胃黏膜上皮表面或小凹间，也可见于十二指肠的胃化生黏膜，在胃内分布不均匀，一般胃窦密度比胃体高，其数量与炎症细胞浸润程度成正比。②炎症：黏膜层有以淋巴细胞、浆细胞为主的慢性炎症细胞浸润；黏膜固有膜层如有中性粒细胞浸润（有时形成小凹微脓肿）提示存在慢性活动性炎症，为 H. pylori 感染存在的敏感指标，H. pylori 根除后很快消失。③其他：小凹上皮增生、淋巴细胞聚集等，H. pylori 根除后需1年以上方可消退。

此病需与功能性消化不良鉴别，特别伴 H. pylori 感染者，可先根除 H. pylori 观其疗效；若疗效不佳，应考虑功能性消化不良，并探讨患者有无附加精神心理因素。

治疗 尽可能针对病因，遵循个体化原则，以期缓解症状和改善胃黏膜组织学。

消除或削弱攻击因子 ①根除 H. pylori：适用于 H. pylori 阳性者，方案见幽门螺杆菌相关性疾病。②抑酸或抗酸治疗：适用于有胃黏膜糜烂或伴反酸、上腹饥饿性疼痛、上腹部烧灼感等症状者，选用抗酸剂、H_2 受体阻断剂或质子泵抑制剂。③针对胆汁反流、服用非甾体抗炎药等做相应治疗和处理：动力促进剂多潘立酮、莫沙必利、伊托必利等可消除或减少胆汁反流，米索前列醇、质子泵抑制剂可减轻非甾体抗炎药对胃黏膜的损害。

其他措施 ①增强胃黏膜防御：适用于有胃黏膜糜烂或症状明显者，药物包括胶体铋、铝碳酸镁制剂、硫糖铝、瑞巴派特、替普瑞酮、吉法酯、依卡倍特等。②动力促进剂：适用于以上腹饱胀、早饱等症状为主者。③中医中药：辨证施治，可与西药联合应用。④抗抑郁药、镇静药：适用于睡眠差、有明显精神因素者。

预后 绝大多数慢性非萎缩性胃炎是 H. pylori 相关性胃炎，H. pylori 自发清除少见，因此慢性非萎缩性胃炎可持续存在，但多数患者并无症状。10%~20%的患者可发展为慢性萎缩性胃炎；10%~15%患者可发生消化性溃疡，主要是十二指肠溃疡。

（刘文忠）

mànxìng wěisuōxìng wèiyán

慢性萎缩性胃炎（chronic atrophic gastritis） 以胃黏膜萎缩和（或）肠上皮化生为特征的慢性胃炎。可分为多灶性和自身免疫性，后一型又称 A 型萎缩性胃炎。中国人少见。本条目所述为多灶性萎缩性胃炎。

此病由慢性非萎缩性胃炎缓

慢发展而来，需 10～15 年或更长。并非所有的慢性非萎缩性胃炎均会发展成此病。世界范围的对比研究发现，幽门螺杆菌（Helicobacter pylori，H. pylori）相关性胃炎胃黏膜萎缩和肠上皮化生的发生率在不同国家或同一国家不同地区之间存在很大差异，大体上与他们的胃癌发病率差异相平行。例如，泰国胃癌发病率很低，虽然人群中 H. pylori 感染率高于或等于日本，但 H. pylori 感染者中胃黏膜萎缩或肠上皮化生发生率也低。日本是胃癌高发国家，H. pylori 感染者中胃黏膜萎缩或肠上皮化生的发生率也高。中国胃癌高、低发地区的人群之间也存在类似情况。H. pylori 感染后胃黏膜萎缩或肠上皮化生的发生是 H. pylori（毒力差异）、宿主（遗传）和环境因素三者协同作用的结果，这与 H. pylori 感染和胃癌发生的情况相类似。慢性萎缩性胃炎的患病率约占慢性胃炎的 15%～25%，老年人患病率高。

病因及发病机制 病因与慢性非萎缩性胃炎基本相同，但病因的作用时间更长，可能有环境因素和宿主因素的协同参与。①H. pylori 感染：早期根除 H. pylori 可预防胃黏膜萎缩、肠上皮化生，但可否逆转上述病变尚有争议。需要指出的是，H. pylori 定植于胃型上皮，随着胃黏膜肠上皮化生程度加重，胃黏膜 H. pylori 检出率反而降低。②自身免疫机制和遗传因素：见 A 型萎缩性胃炎。③胃黏膜屏障功能减弱：幽门括约肌功能不全，十二指肠液、胆汁、胰液反流入胃，削弱胃黏膜屏障，使胃黏膜受到消化液的作用，产生炎症、糜烂、出血和黏膜上皮化生等病变。吸烟

也可影响幽门括约肌功能，引起反流。④胃黏膜损伤因子的作用：外源性因素，如长期摄食粗糙或刺激性食物、酗酒、高盐饮食、长期服用非甾体抗炎药等，可长期反复损伤胃黏膜，造成炎症不愈。⑤其他因素：慢性右心衰竭或肝硬化等所致门静脉高压可引起胃黏膜淤血缺氧。这些因素可各自作用或协同 H. pylori 感染起作用。

临床表现 同慢性非萎缩性胃炎。

诊断与鉴别诊断 鉴于多数慢性胃炎患者无任何症状，有症状也缺乏特异性，且缺乏特异体征，根据症状和体征难以诊断，其诊断以及与其他胃、食管疾病（如消化性溃疡、反流性食管炎、胃癌等）和慢性非萎缩性胃炎的鉴别主要依赖内镜检查和胃黏膜病理组织学检查，尤其是后者的诊断价值更大。

内镜检查 内镜下慢性萎缩性胃炎有 2 种类型，即单纯萎缩性胃炎和萎缩性胃炎伴增生。单纯萎缩性胃炎主要表现为黏膜红白相间，以白为主，皱襞变平甚至消失，血管显露；萎缩性胃炎伴增生主要表现为黏膜呈颗粒或结节状。内镜观察要描述病变分布范围（胃窦、胃体或全胃）。

病理组织学检查 是确诊慢性萎缩性胃炎的依据，特征性改变是胃黏膜存在萎缩和（或）肠上皮化生，参照直观模拟评分标准，分成轻度、中度和重度 3 级。①萎缩：胃黏膜萎缩在病理学上指胃固有腺体（幽门腺或泌酸腺）数量减少。组织学上有两种类型，即非化生性萎缩和化生性萎缩。后一型萎缩系胃固有腺体被肠上皮化生或假幽门化生腺体所替代，胃黏膜腺体不减少或反而增加，

内镜下胃黏膜呈颗粒或结节状。②化生：有肠上皮化生和假幽门腺化生 2 种类型。前者指肠腺样腺体替代了胃固有腺体；后者指胃体泌酸腺的颈黏液细胞增生，形成幽门腺样腺体，它与幽门腺在组织学上一般难以区别，需根据活检部位判断。一般胃黏膜化生指肠上皮化生。根据肠上皮化生细胞黏液的性质、有无潘氏细胞和出现的酶种类，可将其分成若干亚型：小肠型和大肠型，完全型和不完全型。大肠型或不完全型肠上皮化生与胃癌关系更密切，但近来认为肠上皮化生的范围大小可能比分型更有意义，范围广者发生胃癌的危险性增加。③不典型增生或上皮内瘤变：不典型增生和上皮内瘤变是同义词，前者分为轻度、中度和重度，后者分为低级别和高级别。不典型增生是细胞在再生过程中过度生长和丧失正常分化，在结构和功能上偏离正常轨道，形态学上出现细胞异型性和腺体结构紊乱。不典型增生是胃癌的癌前病变，中、重度萎缩性胃炎伴不典型增生的概率增加。

实验室和辅助检查 ①胃液分析：萎缩主要在胃窦时，胃酸可正常或稍降低；A 型萎缩性胃炎因胃体广泛萎缩，故胃酸减少，重度萎缩者可无胃酸。②血清促胃液素 G17、胃蛋白酶原 Ⅰ 和 Ⅱ 测定：有助于判断萎缩是否存在及其分布部位和程度。胃体萎缩者血清促胃液素 G17 水平显著升高，胃蛋白酶原 Ⅰ 和（或）胃蛋白酶原 Ⅰ/Ⅱ 比值下降；胃窦萎缩者血清促胃液素 G17 水平下降，胃蛋白酶原 Ⅰ 和胃蛋白酶原 Ⅰ/Ⅱ 比值正常；全胃萎缩者则两者均低。③怀疑 A 型萎缩性胃炎者可检测相关自身抗体，行血清维生

素 B_{12} 浓度和维生素 B_{12} 吸收试验见 A 型萎缩性胃炎。

治疗 基本同慢性非萎缩性胃炎。维生素 B_{12} 适用于 A 型萎缩性胃炎有恶性贫血者。维生素 C、维生素 E、β 胡萝卜素和微量元素硒等抗氧化剂可清除 *H. pylori* 感染炎症所产生的氧自由基和抑制胃内亚硝胺化合物的形成，对预防胃癌有一定作用。

预后 少数慢性萎缩性胃炎经长期演变可发展为胃癌，中-重度萎缩性胃炎发生胃癌的危险性为 0.2%～0.5%/年。因此慢性萎缩性胃炎要定期随访复查胃镜。若无不典型增生，复查的间隔时间一般为 1～2 年。根除 *H. pylori*、补充抗氧化剂等综合治疗可在一定程度上预防胃黏膜萎缩、肠上皮化生的发展。约 5% *H. pylori* 相关性萎缩性胃炎可发生消化性溃疡，主要是胃溃疡。

（刘文忠）

A xíng wěisuōxìng wèiyán

A 型萎缩性胃炎（atrophic gastritis，type A）

自身免疫所致胃体胃炎。又称慢性 A 型胃炎。中国人患此病者并不罕见，多见于 60 岁以上老年人。

20 世纪 80 年代，发现幽门螺杆菌感染在自身免疫性胃炎的发生、发展中起重要作用。幽门螺杆菌诱导自身反应性 T 细胞，并通过分子模拟机制参与胃的自身免疫。

除贫血外，常无胃部不适症状。外周血三系细胞均减少，但骨髓象示巨幼红细胞显著增生。胃镜与组织病理学显示胃窦黏膜正常，而胃体泌酸黏膜萎缩，血清可出现壁细胞和内因子自身抗体。无胃酸分泌及内因子分泌。因缺乏内因子，影响维生素 B_{12} 在肠道的吸收，一旦体内维生素 B_{12}

耗尽便出现恶性贫血（巨幼红细胞性贫血）。由于骨髓内巨幼红细胞易破坏，血清非结合胆红素可轻度增高，临床上巩膜轻度黄染。有些患者出现肢体感觉异常、下肢深感觉缺失、共济失调和痉挛性瘫痪等神经系统症状，常就诊于神经科，被诊断为亚急性脊髓联合变性。病变主要累及脊髓后索、锥体束和周围神经，也可累及大脑白质。

下列指标有助于此病诊断：①壁细胞抗体和内因子抗体阳性。②无胃酸分泌：皮下注射五肽促胃液素后，胃液 pH 仍为 7。③胃镜与组织病理学检查提示胃窦黏膜基本正常，而胃体部萎缩明显。④血清胃蛋白酶原（pepsinogen，PG）Ⅰ 含量明显下降，若胃窦幽门腺向胃体延伸而出现假幽门腺化生，PG Ⅱ 含量也随之升高，导致 PG Ⅰ 和 PG Ⅰ/PG Ⅱ 比值均明显降低。⑤空腹血清促胃液素常 > 500ng/L（正常 <100ng/L）。⑥血清维生素 B_{12} 含量 <200ng/L 肯定为维生素 B_{12} 缺乏（正常值 300～860ng/L）。⑦维生素 B_{12} 吸收试验：检测维生素 B_{12} 在末段回肠吸收的情况。若吸收不良，则在口服维生素 B_{12} 的同时加服内因子，维生素 B_{12} 的吸收可恢复正常。

此病可应用维生素 B_{12} 替代治疗。隐性恶性贫血患者亦应定期给予维生素 B_{12} 治疗，预防恶性贫血和神经系统病变的发生。慢性 A 型胃炎合并恶性贫血者发生胃癌较多，应定期随访。

（萧树东）

jiéjiéxìng wèiyán

结节性胃炎（granular gastritis）

内镜下呈均匀一致隆起小结节的慢性胃炎。曾称鸡皮样胃炎。1962 年竹本在胃照相机上发现了一种均匀大小的结节，并命名为

鸡皮状胃炎。1972 年成为内镜诊断用词。尚无统一定义，悉尼分类中虽有结节所见的分类，但胃炎分类中却未见此命名。

此病与幽门螺杆菌（Helicobacter pylori，*H. pylori*）感染有关。一般认为 *H. pylori* 感染引起淋巴滤泡增生，此病变为小儿和年轻女性 *H. pylori* 感染的特征性改变。内镜下结节呈密集性分布（图），好发于胃窦至胃体，癌变率较高。

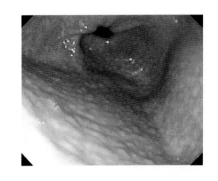

图 结节性胃炎内镜下表现

临床以上腹疼痛为主，可合并消化性溃疡、胃癌、胃黏膜相关淋巴组织淋巴瘤。根除 *H. pylori* 治疗可能有效。

此病为胃癌的高危因素，*H. pylori* 感染较重，淋巴滤泡增生明显，机体对 *H. pylori* 反应大，且多为弥漫型胃炎，故易发生未分化型胃癌。

（于中麟）

dǎnzhī fǎnliúxìng wèiyán

胆汁反流性胃炎（bile reflux gastritis）

由胆囊排入十二指肠的胆汁与其他肠液混合，经幽门反流至胃，作用于胃黏膜产生的炎症性病变。临床上较常见，表现为上腹痛、上腹烧灼感、恶心及呕吐等消化不良症状。该病多发生于毕氏Ⅱ式胃大部切除术后，亦可发生于幽门功能障碍及慢性胆管疾病，发生于非手术原因者

称原发性胆汁反流性胃炎，发生于胃切除术后者称继发性胆汁反流性胃炎。

病因及发病机制

原发性胆汁反流性胃炎 生理性十二指肠-胃反流可见于正常人，由于反流入胃的胆汁很快被清除，故不易造成胃黏膜损害，若存在胃-十二指肠运动功能障碍，则会发生病理性十二指肠-胃反流，造成胃黏膜损伤，导致胆汁反流性胃炎。胃排空延迟、幽门压力降低或幽门关闭不全、胃-幽门-十二指肠协调运动障碍，均可导致胆汁由十二指肠反流入胃，并在胃内停留不易清除，使十二指肠反流物与胃黏膜接触时间延长，最终引起胆汁反流性胃炎。

继发性胆汁反流性胃炎 胃切除术后，尤其毕氏Ⅱ式胃大部切除术后，因幽门缺失及残胃排空功能障碍，胆汁可大量反流入胃。此外，胆囊切除术后或胆囊内充满结石时，因胆囊储存胆汁功能障碍，非消化期奥迪括约肌紧张性缺失，空腹时胆汁易进入十二指肠，发生病理性胆汁反流，导致胃黏膜炎症。

自主神经功能紊乱、过度吸烟、饮酒、情绪波动、生活规律变化等，可引起某些与胃窦-幽门-十二指肠协调运动有关的胃肠激素，如缩胆囊素、生长抑素、血管活性肠肽、促胰液素、促胃液素、促胃动素、铃蟾肽和P物质等分泌紊乱，亦可导致十二指肠-胃反流的发生。

此病的确切机制尚不十分清楚。正常情况下，胆固醇在肝脏内形成初级胆汁酸，为非结合胆汁酸（主要为胆酸和鹅脱氧胆酸），与甘氨酸或牛磺酸结合后形成结合胆汁酸，其钠盐和钾盐为胆盐。初级胆汁酸进入肠腔后，在肠内细菌的作用下形成次级胆汁酸（主要为脱氧胆酸和石胆酸），它对胃黏膜的损害强于初级胆汁酸，其中以石胆酸的作用最强。十二指肠反流液中的胆汁酸是引起胃黏膜损伤的主要成分，对胃黏膜屏障具有明显的破坏作用。此外，胆汁酸及胆盐的去垢作用，还可减弱胃黏液的屏障功能，使 H^+ 反弥散功能减弱。结合胆汁酸及非结合胆汁酸在酸性（pH 2~5）及中性环境（pH 7）时，以亲脂性非离子的形式，进入胃黏膜上皮细胞，在细胞内聚集、离子化，导致细胞膜通透性增加、细胞间紧密连接受损、细胞损伤乃至坏死。其中结合胆汁酸在胃内损伤作用较强，以牛磺胆汁酸作用最强，可使细胞内线粒体去极化，降低其功能。胆汁酸还可使胃黏膜肥大细胞密度增加，脱颗粒及组胺含量增高，促进细胞产生白三烯 C_4、C_5 等，损伤胃黏膜。胆汁中卵磷脂可被转化成溶血性卵磷脂，损伤胃黏膜。此外，十二指肠反流物胰液中的胰蛋白酶、脂肪酶及磷脂酶 A_2 等，亦对胃黏膜有损伤作用。

临床表现 以消化不良症状为主，主要表现为上腹痛、上腹烧灼感、恶心及呕吐等。部分患者可伴腹胀、早饱、嗳气及食欲缺乏。少数患者可伴胸骨后疼痛、烧心。严重者可见消瘦、贫血、胃酸缺乏等。若发生胃黏膜糜烂，则粪便隐血试验可阳性，甚至黑粪。

诊断与鉴别诊断 ①上腹痛及胆汁性呕吐，伴消化不良症状。②有胃部切除术、胆囊切除术、胆石症等手术史。③内镜下胃黏液湖可见黄色或黄绿色胆汁，胃黏膜见有胆栓附壁、黏膜充血、黏膜质地变脆或糜烂。幽门功能失调者内镜下可见胆汁经幽门口向胃内反流，有胃手术史者可见大量呈泡沫状胆汁间歇性经吻合口向残胃反流。内镜下胆汁反流的程度可分为 3 度：Ⅰ度：少量黄色泡沫间断经幽门口涌出或（和）黏液湖呈淡黄色；Ⅱ度：黄色泡沫经幽门口涌出或（和）黏液湖呈黄绿色；Ⅲ度：黄色液体经幽门口频繁涌出或（和）持续性喷射出，胃内布满黄绿色黏液物。病理组织学积分法依据胃小凹增生、固有层充血水肿和黏膜肌层增生、黏膜表面血管扩张与充血判定，总积分 0~15 分，积分>9 有诊断价值。④放射性核素检查：静脉注射 ^{99m}Tc-亚氨二乙酸，通过肝摄取和排泌入十二指肠的核素闪烁图判断是否存在十二指肠-胃反流。⑤胃内 24 小时胆红素监测：应用便携式分光光度仪 Bilitec 2000 行胃内 24 小时胆红素监测，波长 470nm、吸收值>0.14 有助于诊断。⑥胃灌注试验：胃内灌注碱性溶液出现上腹痛、伴或不伴恶心者均列为灌注试验阳性。

此病应与非甾体抗炎药、乙醇、幽门螺杆菌等所致的胃炎鉴别。需仔细询问病史，进行相关检查。病原体检查、内镜及病理学检查、胃内 24 小时胆红素监测、^{99m}Tc-亚氨二乙酸核素显像检查等，有助于鉴别诊断。

治疗

促动力药物 ①多潘立酮：为多巴胺受体阻滞剂，可增加胃排空、协调胃窦-幽门-十二指肠运动，并有抑制呕吐作用。②莫沙必利：为选择性 5-羟色胺受体 4 激动剂，可通过兴奋胃肠道胆碱能中间神经元及肌间神经丛的 5-羟色胺 4 受体，增加乙酰胆碱的释放，促进胃及十二指肠排空，增强胃-幽门-十二指肠运动的协调性，减少十二指肠-胃反流。③伊托必利：通过阻断多巴胺受体，刺激内源性乙酰胆碱的释放及抑制乙酰胆碱酯酶活性、减少乙酰胆碱水解的双重作用，显著增强胃排空，促进胃肠动力。

结合胆汁酸药物 ①铝碳酸镁：可在胃内崩解后释放活性成分铝碳酸镁，形成层状网络晶格结构，沉积在食管、胃及十二指肠黏膜表面，形成保护层，兼有抗酸和结合胆汁酸的双重作用，减轻胆汁对胃的损伤，增强胃黏膜保护因子的作用。铝碳酸镁可在酸性环境下结合胃内胆汁酸，结合的胆酸进入肠内碱性环境后释放胆酸，不影响胆酸的肠-肝循环。咀嚼后或含化后口服。②硫糖铝：是一种胃黏膜保护剂，酸性条件下黏附到损伤黏膜外露的蛋白质上，形成保护膜，防止胃酸、胃蛋白酶和胆汁酸对胃黏膜的损伤，并有吸附胆盐的作用。片剂应嚼成糊状后温水餐前送服。③考来烯胺：为高分子量季铵类阴离子交换树脂，可与胃肠内胆汁酸结合，阻碍其重吸收，络合反流至胃的胆汁酸，减少其对胃黏膜的损害。长期服用可引起低胆固醇血症、脂溶性维生素缺乏和高氯性酸中毒。④熊去氧胆酸：可抑制胆酸的合成，减少其对胃黏膜的损伤。需睡前服用。

抑酸剂 胆汁酸在酸性环境中对胃黏膜的损伤作用较强，故可选用 H_2 受体阻断剂，如西咪替丁、雷尼替丁、法莫替丁、尼扎替丁及罗沙替丁，亦可选择质子泵抑制剂，如奥美拉唑、兰索拉唑、泮托拉唑、雷贝拉唑及埃索美拉唑治疗。

(李 岩)

cánwèiyán

残胃炎（residual gastritis） 胃大部切除术后的残胃及其吻合口黏膜发生的慢性炎症。是胃大部切除术后常见的中远期并发症。毕氏Ⅱ式胃大部切除术后残胃炎的发生率高于毕氏Ⅰ式术后，前者术后1年的发病率约为96.2%，后者约为69.0%，手术10年后残胃黏膜活检76%~85%有萎缩和（或）肠上皮化生。此病的发生主要由十二指肠胃反流（碱性反流）所致，一般以吻合口的病变最显著。单纯由反流液（胆汁、胰液）所致的残胃炎属于化学性（反应性）胃病范畴，其胃黏膜组织学特点是：小凹上皮显著增生，细胞质黏蛋白缺失，固有膜平滑肌纤维增生和血管扩张，无明显炎症细胞浸润。

病因及发病机制 多认为与下列因素有关。

胆汁、胰液反流 是此病的主要病因。胃大部切除术后，幽门括约肌功能丧失，胃肠动力学发生改变，防御十二指肠-胃反流的机制失常，从而使胆汁、胰液反流入胃的机会明显增多。反流入胃的胆酸系溶脂性物质，可溶解黏膜细胞的脂蛋白层，破坏胃黏膜屏障功能，导致氢离子逆弥散进入黏膜，刺激肥大细胞释放组胺、5-羟色胺等血管活性物质，从而使胃黏膜发生充血、水肿、糜烂和出血。反流胰液中的磷脂酶A可促使胆汁中的卵磷脂变成溶血卵磷脂，后者可进一步加重胃黏膜损伤。

幽门螺杆菌和其他细菌感染 幽门螺杆菌（*Helicobacter pylori*，*H. pylori*）是胃炎的重要致病因素，虽然手术后残胃内的微环境发生改变，反流入胃内的胆汁不利于 *H. pylori* 的生长，但 *H.*

pylori 感染率仍可达19%~67%。*H. pylori* 感染诱发的炎症、免疫反应可损伤残胃黏膜。在 *H. pylori* 阳性患者中，残胃黏膜炎症显著，萎缩和肠上皮化生的发生率和严重程度均显著高于 *H. pylori* 阴性者。*H. pylori* 和十二指肠胃反流液对残胃黏膜的损害有协同作用。此外，残胃中的低酸环境使其他需氧和厌氧菌易于生长，细菌可直接损伤胃黏膜，或通过产生胆酸分解物或亚硝胺等物质间接损伤胃黏膜。

促胃液素分泌减少 促胃液素主要由胃窦黏膜G细胞产生，有刺激胃黏膜细胞增殖的作用。胃部分切除术后，促胃液素分泌减少，残胃黏膜细胞缺乏营养因子，削弱防御机制，因而易发生此病。

手术损伤 吻合口缝合不平整、胃黏膜纠集成较大皱襞（皱襞间易积聚胃内容物）、吻合口缝线残留长期刺激等因素也参与引发此病。

临床表现 症状多于胃切除术后数月至数年内发生，80%~90%的患者表现为中上腹持续性胀痛或烧灼感，餐后稍加重，服用抑酸剂效果差，有反流性食管炎者可出现胸骨后烧灼痛，可伴恶心，呕吐胆汁，呕吐物可含未完全消化食物，多发生于夜间或清晨，呕吐后症状多无明显缓解。少数患者可出现黑粪或呕血，后期可伴消瘦、舌炎、贫血等慢性萎缩性胃炎的表现。患者多无明显体征，有时可有上腹部压痛或其他合并症的体征。

诊断与鉴别诊断 有胃大部切除手术史的患者出现上腹胀痛、烧心、呕吐胆汁等症状时，应考虑此病。胃镜检查可见残胃内有明显的胆汁反流，更常见于毕氏

Ⅱ式术后者，残胃黏膜充血、水肿、糜烂、出血，或黏膜变薄、黏膜下血管网透见，胃黏膜活检有胃炎的组织学改变，可诊断残胃炎。胃镜和组织学检查所见与临床症状的有无和严重程度缺乏相关性。下列辅助检查有助于评估十二指肠胃反流：①^{99m}Tc-亚氨二乙酸闪烁扫描：静脉注射标有放射性核素^{99m}Tc-亚氨二乙酸液体，然后用胃闪烁照相的方法，可估计禁食和进食后十二指肠胃反流量和残胃清除反流的能力，结果较准确。②空腹胃液胆酸测定：有症状者胆酸多在$120\mu mol/h$以上。

需与以下疾病鉴别：①输入袢综合征：是指在胃毕氏Ⅱ式手术后，输入袢内的胆汁、胰液等十二指肠内容物难以排空，进食后消化液分泌增加，输入袢蠕动增强，为克服梗阻，内容物逆流至胃内并发生呕吐。典型临床症状是餐后半小时感右上腹胀痛，恶心，继而呕吐大量胆汁，其内很少混有食物，呕吐后症状可骤然缓解，这与残胃炎者呕吐胆汁不同。慢性梗阻者可出现输入袢扩张，右上腹可触及包块，X线检查提示输入袢梗阻。②吻合口溃疡：可在胃-空肠吻合术后不久或数年后发生，多见于吻合口的空肠侧，多呈阵发性中上腹疼痛，夜间易发作，进食或用抑酸剂可缓解，胃镜检查和组织活检提示良性溃疡。③残胃癌：指胃良性病变做胃大部切除术5年后残胃发生癌变，可在残胃炎基础上发生，若胃大部切除术后10年以上出现上腹胀痛、食欲减退、消瘦，粪便隐血试验阳性，应警惕此病，行胃镜检查和组织活检可确诊。

治疗 非手术治疗可改善部分患者症状。对长期内科治疗无效的碱性反流症状患者可手术治疗，但应慎重对待。

一般治疗 适当休息，低脂饮食，避免服用刺激性食物和暴饮暴食，采用少食多餐的方法以利于胃排空。吸烟促进十二指肠胃反流，应戒除。

防止反流 常用药物有甲氧氯普胺、多潘立酮、莫沙比利和伊托必利，此类药可调整残胃十二指肠运动、促进胃排空，从而减少胆汁、胰液反流，减少十二指肠反流物与胃黏膜接触时间。

根除 H. pylori 治疗 H. pylori 是胃炎的主要病因，可加重十二指肠-胃反流液对胃黏膜的损害，根除 H. pylori 后胃黏膜炎症可明显改善，一定程度上防止胃黏膜萎缩或肠上皮化生的发生、发展。因此，H. pylori 阳性的残胃炎必须根除 H. pylori。见幽门螺杆菌相关性疾病。

防止胆酸损害和保护胃黏膜 服用熊去氧胆酸可改变胆汁中的胆汁酸成分，降低对胃黏膜毒性较大的去氧胆酸和石胆酸的浓度，从而减轻胆酸对胃黏膜损害。考来烯胺、铝碳酸镁等可结合或吸附胆酸，减轻胆酸对胃黏膜损害。胃黏膜保护剂如硫糖铝、替普瑞酮等可保护胃黏膜，减轻胆酸对胃黏膜损害。

抑制胃酸 残胃炎尤其伴胃黏膜萎缩者胃酸分泌减少，胆酸在酸性环境下对胃黏膜的损伤作用更强，有胃黏膜糜烂或有反酸、上腹饥饿痛者可适度抑酸治疗。常用药物有H_2受体阻断剂，如西咪替丁、雷尼替丁、法莫替丁等，或短期应用作用更强的质子泵抑制剂，如奥美拉唑、兰索拉唑、雷贝拉唑或埃索美拉唑等。

外科治疗 适用于药物治疗无效的碱性反流，症状持续1年以上影响日常生活和工作的重症病例。手术方式主要有两种：①将毕氏Ⅱ式手术改为毕氏Ⅰ式，约50%的患者症状可改善。②Roux-en-Y胃-空肠吻合术，被认为是最有效的手术方式，有效率可达85%，但手术本身和术后解剖结构改变可发生并发症。

预后 多数患者经治疗后症状逐步改善，但部分患者的残胃黏膜仍可发生萎缩、肠上皮化生和不典型增生。良性胃病手术后的残胃本身被认为是一种胃癌前病变，残胃炎是其基础病变。约10%患者可发生单发或多发性增生性息肉，手术10年后的残胃黏膜活检有76%~85%发生萎缩，10~15年后0.6%~10.5%的患者发生癌变。癌变常发生在吻合口附近。毕氏Ⅱ式术后的残胃癌发生率高于毕氏Ⅰ式术后。定期复查胃镜和对吻合口附近多处活检行病理学检查是早期发现残胃黏膜癌变的有效手段。

（王崇文）

jùdà féihòuxìng wèiyán

巨大肥厚性胃炎 （giant hypertrophic gastritis）

胃黏膜过度增生致胃壁广泛增厚的胃炎。又称梅内特里耶病（Ménétrier disease）。曾称肥厚增生性胃炎、巨大皱襞肥厚等。1888年由 Ménétrier 首次提出，至1977年共报道16例，中国仅有散在个案报道。任何年龄均可发病，男性多于女性，病程2个月至22年不等，平均2年。

病因 仍不明确，可能与下列因素有关：①幽门螺杆菌（Helicobacter pylori，H. pylori）感染：此病 H. pylori 感染的阳性率可达75%，根治性治疗后症状可缓解，部分可治愈。②病毒感染：如儿童巨细胞病毒感染。③胃黏液细胞中转化生长因子α水平增加：在胃黏液细胞上，转化生长因子α与表皮生长因子受体结合，胃黏液生成增加，细胞更新加速，并抑制胃酸分泌。④血管内皮生长因子：可能与此病低蛋白血症有关。

病理 显微镜下所见主要是表层上皮的增生，使腺窝明显的延长和屈曲。皱襞明显增生，黏膜向上发生叠褶并将黏膜肌及血管也同时带入。两皱襞间的基底黏膜可正常也可能变薄。胃底腺长而直。壁细胞外观正常分布在某些区域，其他部位可见腺囊性扩张，并有多数分泌黏液的细胞。在整个黏膜中黏液细胞约占1/3。严重者腺管全部变成腺窝，可穿透黏膜肌而至黏膜下层。固有层及黏膜肌层内淋巴细胞浸润，嗜酸性粒细胞增多非常突出。黏膜肌肥厚，固有肌层也可纤维化及水肿。黏膜下水肿，血管增多。

临床表现 无特异性，可有上腹痛、呕吐、腹泻、乏力、贫血、水肿等症状。

诊断 胃镜和上消化道造影检查是主要诊断方法。胃镜主要表现为胃底、胃体部黏膜皱襞粗大，呈脑回状，充气后不消失，表面充血糜烂或溃疡，可呈大小不等的结节状或息肉状，伴大量黏液（图1）。内镜超声表现为黏膜层明显增厚（图2）。上消化道造影显示胃黏膜明显增粗、紊乱、迂曲，蠕动减慢，但胃壁柔软，可见充盈缺损或龛影。实验室检查表现为低蛋白血症（总蛋白、白蛋白均降低），原因包括：①电镜检查发现胃上皮细胞之间紧密连接明显增宽，是蛋白漏出的主要原因。②胃黏膜糜烂或溃疡导致蛋白质经炎性渗出物丢失。胃液分析呈低酸或无酸。确诊此病需做病理检查。常规内镜下活检所取组织浅小，影响诊断，应行黏膜大活检以提高确诊率。组织学改变为黏膜层增厚，黏液细胞增多，胃小凹增生延长、迂曲，伴囊样扩张、腺体萎缩。胃黏膜皱襞粗大、低蛋白血症和组织学表现胃小凹上皮增生是此病的特征性表现，出现上述三联征即可诊断。

鉴别诊断 ①正常变异：胃黏膜皱襞宽度<1cm，黏膜纹理排列整齐、均匀一致，一般为正常变异。②淋巴瘤（广泛型）：呈多发半球状充盈缺损，同时出现"指压痕"征。胃淋巴瘤胃镜下以弥漫浸润型多见，胃壁增厚，胃腔狭窄，皱襞粗大，组织脆弱、易出血，多发糜烂或溃疡，溃疡深大、覆污秽苔，组织学检查可明确诊断。③浸润型胃癌（皮革胃）：表现为胃黏膜皱襞粗大，可有不规则浅溃疡，胃壁僵硬、蠕动消失，胃腔明显缩小、充气不能撑开，活检阳性率低。④佐林格-埃利森综合征（Zollinger-Ellison syndrome）：促胃液素瘤所致，胃黏膜皱襞粗大、肥厚，伴顽固性溃疡，组织学为胃腺体增生、主细胞和壁细胞增多，引起高胃酸分泌。⑤卡纳达-克朗凯特综合征（Canada-Cronkhite syndrome）：表现为腹泻、消瘦、毛发脱落、指（趾）甲萎缩、皮肤色素沉着、胃肠道多发息肉等，较易鉴别。

治疗 尚无统一的最佳治疗措施。①巨细胞病毒和 *H. pylori* 检查阳性者予以根治，巨大黏膜可消失，伴巨细胞病毒感染的儿童更昔洛韦可能有效。②抗胃酸分泌的药物：常用质子泵抑制剂或 H_2 受体阻断剂，并监视患者症状、体征的减轻（如水肿）及血清白蛋白的水平。③生长抑素类似物：奥曲肽可下调表皮生长因子受体信号，改善症状。④单克隆抗体和表皮生长因子受体：用于治疗难治性巨大肥厚性胃炎，可显著改善患者生活质量及生物化学测定（胃酸），部分病例可几乎完全逆转形态学改变。⑤胃切除术：用于保守治疗无效者，可

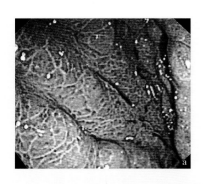 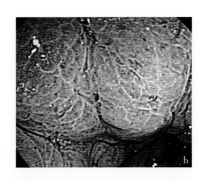

图1 巨大肥厚性胃炎胃镜下表现

注：a.胃体大弯侧黏膜皱襞增粗，表面充血，充气后不消失；b.胃底小弯及前壁黏膜可见巨大皱襞

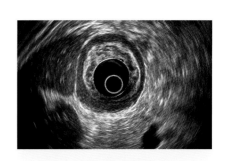

图2 巨大肥厚性胃炎内镜超声下表现

注：黏膜层明显增厚

选全胃切除术，相对近端胃切除术，其可减少外科并发症及改善生活质量。

预后 此病预后良好，轻者不需特殊治疗，因有癌变可能，需定期随访。

（陆星华）

mànxìng línbāxìbāoxìng wèiyán

慢性淋巴细胞性胃炎

（chronic lymphocytic gastritis） 胃黏膜上皮内有显著成熟淋巴细胞浸润的特殊类型的慢性胃炎。较少见。

病因未明。①免疫因素：环境和（或）抗原持续刺激胃黏膜，逐步发展为胃反应性淋巴细胞增生。此病见于1/3的麦胶性肠病患者，可能与麦胶抗原的持续刺激等有关。②幽门螺杆菌感染：多数幽门螺杆菌阳性者成功根除该菌后胃炎显著改善。

临床表现无特异性。常见症状似消化性溃疡，如上腹痛、恶心、呕吐等。少见症状包括呕血、黑粪、蛋白丢失引起的水肿等。与麦胶性肠病相关者病变部位常位于胃窦部，与幽门螺杆菌感染相关者则常位于胃体部。胃镜下所见与普通胃炎类似。严重者可表现为胃黏膜皱襞粗大、增厚，伴糜烂、结节或溃疡形成。因病变表浅，通过活检较易诊断。疑有巨大肥厚性胃炎或胃恶性肿瘤者，需对病变部位做深部活检或应用内镜超声判断病变层次以指导活检。

病理学检查对此病的诊断有重要意义。其特征性的病理改变为大量成熟的淋巴细胞浸润于胃表面上皮和胃小凹上皮。上皮内淋巴细胞增加，常伴固有膜显著中性粒细胞、嗜酸性粒细胞和浆细胞浸润，活动性和局灶性糜烂，可并发胃上皮萎缩、肠上皮化生和不典型增生。诊断标准是上皮内淋巴细胞数>25个/100个上皮细胞，以T淋巴细胞为主，约90%为$CD8^+$的抑制细胞。

合并幽门螺杆菌感染或麦胶性肠病者应根除幽门螺杆菌或针对麦胶性肠病进行治疗。无合并症者治疗同普通胃炎，质子泵抑制剂常用于该病的治疗。

（周丽雅）

fēizāitǐ kàngyányào xiāngguānxìng wèibìng

非甾体抗炎药相关性胃病

（non-steroidal anti-inflammatory drug-associated gastric disease） 应用非甾体抗炎药所致急、慢性胃黏膜损伤。包括糜烂、消化性溃疡及其并发出血和穿孔。非甾体抗炎药（non-steroidal anti-inflammatory drug，NSAID）导致溃疡的发生率在15%~30%，胃溃疡发生率高于十二指肠溃疡。

病因及发病机制 NSAID可引起全胃肠道损伤，损伤部位可能因人而异，但机制类似。主要是NSAID抑制环氧合酶（cyclo-oxygenae，COX）的作用。COX有两种异构体，COX-1和COX-2。COX-1存在于人体的大部分组织，包括胃。COX-2主要存在于炎症组织。花生四烯酸在COX-2的作用下生成血栓素，在COX-1的作用下生成前列腺素（prostaglandin，PG）。血栓素是引起炎症反应的重要物质。PG是胃黏膜的重要保护因子，可使胃肠道黏膜上皮细胞分泌碳酸氢根离子以中和氢离子，增加上皮细胞表面疏水性磷脂颗粒的含量，增加黏膜血流量。NSAID抑制PG的生成，改变胃肠道黏膜的微循环，导致黏膜损伤；抑制一氧化氮及直接刺激胃肠道黏膜，减少黏膜血流量、抗血小板聚集效应等也造成黏膜损伤。

并非所有患者使用NSAID都有相同的风险。以下因素可增加NSAID所致胃黏膜损伤的风险：①合用阿司匹林。②合用糖皮质激素或其他抗凝药（如华法林）：华法林和NSAID均有抗血小板作用，二者合用增加消化道出血风险。NSAID与糖皮质激素合用与单用NSAID相比，严重消化道不良事件发生率增加1倍，死亡率增加9倍。③年龄：60岁以上者更易发生胃黏膜损伤。④其他：合并其他基础疾病、有消化性溃疡病史、大剂量或多种NSAID同时应用、长时间使用NSAID、幽门螺杆菌（Helicobacter pylori，H. pylori）感染也是危险因素之一。

临床表现 ①消化不良：上腹痛、饱胀、嗳气、恶心、呕吐等，为非特异性，有无症状及症状的严重程度与内镜所见病变程度及严重并发症间无明确关系。②消化性溃疡及其并发症：部分患者表现为上腹痛。与其他原因所致消化性溃疡相比，NSAID所致消化性溃疡常无明显上腹痛，且上腹痛无明显规律性及节律性。消化性溃疡若并发出血，患者亦表现为呕血、黑粪，出血量大者可有心悸、头晕、黑蒙、晕厥等，严重者出现休克。并发消化道穿孔者可表现为突发剧烈腹痛。

诊断与鉴别诊断 内镜检查是诊断NSAID相关性胃病的主要手段。胃镜下表现：NSAID所致胃炎以黏膜弥漫性出血点、出血斑及表浅糜烂为主，多分布在近幽门、胃窦和胃底部，表现为形态多样、大小不等、多发性、浅表性溃疡。

治疗 ①对因处理：停用或慎用NSAID，若必须用应选择对胃黏膜损伤小的药物和剂型，减少剂量和用药时间。忌用多种

NSAID。避免 NSAID 与糖皮质激素或其他抗凝药合用。②药物治疗：主要包括米索前列醇及抑制胃酸分泌药。米索前列醇类可预防溃疡发生、促进溃疡愈合，疗效与剂量呈正相关。抑制胃酸分泌药物为 H₂ 受体阻断剂和质子泵抑制剂（proton pump inhibitor，PPI）。常用的 H₂ 受体阻断剂包括西咪替丁、雷尼替丁和法莫替丁，可预防 NSAID 所致十二指肠溃疡的发生，但不能明显降低胃溃疡的风险。常用的 PPI 有奥美拉唑、潘妥拉唑、兰索拉唑、埃索美拉唑、雷贝拉唑。

预防 H. pylori 感染以及 NSAID 是消化性溃疡发生的两个重要独立危险因素。单纯根除 H. pylori 不足以预防 NSAID 相关溃疡。使用 NSAID 前根除 H. pylori 可降低 NSAID 溃疡的发生率，使用 NSAID 过程中根除 H. pylori 不能加速 NSAID 溃疡的愈合。PPI 可有效预防内镜下溃疡的发生，副作用较少，多数患者可耐受，被认为是预防与治疗 NSAID 相关性胃病的最佳选择。建议对有危险因素者应用 NSAID 药物的同时合并应用 PPI，以减少 NSAID 对胃黏膜的损伤。埃索美拉唑和兰索拉唑已被美国食品药品监督管理局批准分别进行 NSAID 相关性胃病的一级预防和二级预防。

（周丽雅）

ròuyázhǒngxìng wèiyán

肉芽肿性胃炎（granulomatous gastritis，GG）

胃黏膜有肉芽肿形成的胃炎。是特殊类型的胃炎。按病因分为感染性、非感染性和特发性肉芽肿性胃炎，其中特发性肉芽肿性胃炎原因未明。属少见病，占内镜活检标本的 0.08%~0.35%。男女发病率无明显差异，好发年龄平均 40 岁。

病因及发病机制尚未完全清楚，常见病因：①克罗恩病：西方国家大部分患者继发于克罗恩病，多为分布在胃窦的单个小结节，位于黏膜表层，主要由上皮样细胞构成，较少合并幽门螺杆菌（Helicobacter pylori，H. pylori）感染。②播散性结节病：分布于胃窦的多个直径较大的肉芽肿。③异物反应：表现为小的肉芽肿，主要由淋巴细胞和巨噬细胞构成。④肿瘤：如胃腺瘤、胃腺癌、食管腺癌、胃黏膜相关淋巴组织淋巴瘤等。⑤感染：如结核杆菌、梅毒螺旋体、真菌等感染。⑥其他：如惠普尔病、巨大肥厚性胃炎等。

肉芽肿样改变多发生于胃窦，其次见于胃体和胃底；大部分为单个肉芽肿，6 个以上的少见；肉芽肿的大小不等，多为 0.1~0.4mm；细胞成分主要为上皮样细胞、淋巴细胞和巨噬细胞，其周围伴慢性炎症，个别可有急性炎症改变。特发性肉芽肿性胃炎可能与 H. pylori 感染有关，为发生于胃窦的小肉芽肿，主要由淋巴细胞和巨噬细胞构成，可伴慢性萎缩性胃炎和 H. pylori 感染。

此病除全身系统性疾病表现外，主要胃肠道症状有上腹不适、疼痛、恶心、呕吐、体重减轻、腹泻、乏力、消化道出血和贫血等。

胃镜检查可见胃窦黏膜结节状、铺路石样、糜烂和溃疡，胃腔狭窄。胃黏膜活检可见肉芽肿样改变，伴慢性萎缩性胃炎，可合并 H. pylori 感染，有时可发现特异性病变，通过特殊染色，进一步明确结核、真菌等病原体。胃肠 X 线钡餐检查可见胃黏膜皱襞粗大肥厚，黏膜面可有浅表小溃疡，或伴深溃疡；胃壁增厚，胃窦部狭窄，并显示僵硬；有时可类似假性淋巴瘤 X 线征象。胃液分析常有胃酸减少或缺乏。

诊断与鉴别诊断应结合临床、内镜下表现、病理及实验室检查。

应针对不同病因进行个体化治疗，常可使病情缓解、胃黏膜肉芽肿消退。若为孤立性或特发性肉芽肿性胃炎，可行 H. pylori 根除治疗。随访资料表明，根除 H. pylori 后可使肉芽肿性胃炎消退。

（房殿春）

shìsuānxìng lìxìbāoxìng wèiyán

嗜酸性粒细胞性胃炎（eosino-philic gastritis）

无特殊病因而以胃壁嗜酸性粒细胞浸润为特征的胃炎。此病无寄生虫感染、炎症性肠病、嗜酸性粒细胞增多症、骨髓增生病、动脉周围炎、变应性脉管炎、硬皮病、药物损伤和药物过敏等存在的证据。为嗜酸性粒细胞性胃肠炎的一部分。

病因及发病机制未明。部分患者有变态反应病史和（或）对某些食物耐受不良，糖皮质激素、抗组胺药及肥大细胞膜稳定剂治疗有效，因此可能与某些内源性或外源性物质引起机体的超敏反应（又称变态反应）有关。

其临床表现取决于嗜酸性粒细胞浸润的部位和深度。①黏膜型：可出现呕吐、腹痛，合并肠黏膜弥漫受累时可出现体重减轻及因吸收不良和蛋白丢失所致儿童发育停滞。②肌层型：可导致胃出口梗阻症状。③浆膜型：可有腹胀、腹水。胃透壁性病变有时可致急性胃穿孔。

半数以上患者外周血嗜酸性粒细胞增多，但有些病例该计数正常，故嗜酸性粒细胞增多并非诊断的必备条件。上消化道造影可见胃窦黏膜呈不规则的花边状，黏膜皱襞增厚、黏膜结节样增生及胃窦部僵硬，胃出口梗阻者可见"线样征"。CT可见胃结节状、不规则的皱襞和胃壁增厚。胃镜检查可见受累黏膜充血水肿、白色斑点、局灶糜烂溃疡、皱襞增厚及黏膜质脆，偶见局部息肉样或肿物样隆起，幽门前区肌层浸润者可导致幽门狭窄。

诊断根据：①存在胃肠道症状。②胃镜检查显示病变处黏膜充血水肿、黏膜质脆和（或）局灶糜烂或溃疡，个别病例皱襞增厚、局部黏膜隆起或幽门狭窄。③活检病理显示胃至少有一个或一个以上部位嗜酸性粒细胞浸润（>20/HP）。④无胃外器官嗜酸性粒细胞浸润。⑤除外寄生虫感染及其他引起胃嗜酸性粒细胞浸润的疾病。

饮食上应避免已知或可疑致过敏食物。药物治疗可用糖皮质激素，无效或出现严重不良反应者可用色甘酸钠，亦可用抗组胺药。存在胃出口梗阻且不能除外恶性疾病者可行手术治疗。

此病虽可反复发作，但长期随访未见恶变，若及时治疗，预后良好。

(林三仁)

xiāohuàxìng kuìyáng
消化性溃疡（peptic ulcer，PU）

各种致病因子的作用下，黏膜发生的炎症与坏死性病变深达或穿透黏膜肌层。常发生在与胃酸接触的消化道黏膜，以胃、十二指肠最常见。PU的总发病率为6%~10%，青壮年居多，老年患者并非少见。男性多于女性。十二指肠溃疡比胃溃疡多见。胃手术后吻合口溃疡多见于吻合口空肠侧。十二指肠溃疡主要见于球部；约5%位于球部以下部位，距幽门3cm以外，称为球后溃疡。

胃或球部的前后壁同时存在溃疡者，称对吻溃疡。胃和十二指肠均有溃疡者，称复合性溃疡。PU绝大多数是单个，少数有2~3个溃疡，后者称多发性溃疡。溃疡直径>2cm者，称巨大溃疡。此外，PU也可见于食管下段、空肠梅克尔憩室等部位。

病因及发病机制 此病由损害因素与防御因素间平衡失调所致。损害因素包括幽门螺杆菌（Helicobacter pylori，H. pylori）感染、胃酸和胃蛋白酶的作用、非甾体抗炎药（non-steroidal anti-inflammatory drug，NSAID）、应激等。防御因素包括胃黏液、黏膜屏障、黏膜血流量、前列腺素和表皮生长因子等。尽管H. pylori在发病机制中占重要地位，但1910年由Schwartz提出的"无酸无溃疡"这一传统理念仍有意义。PU属于酸相关性疾病。①H. pylori相关性溃疡：见幽门螺杆菌相关性疾病。②NSAID相关性溃疡：NSAID包括多种解热镇痛药，它通过抑制环氧合酶而减少前列腺素的生成，后者具有保护胃肠道黏膜的作用，进而导致黏膜易受损害而发生溃疡。③其他因素：包括胃排空异常、遗传因素、精神心理因素及伴其他系统慢性疾病等。吸烟不利于消化性溃疡的愈合，食物和饮料的物理性（过热、粗糙等）或化学性（过酸、辛辣、酒精等）刺激亦可损害黏膜屏障。非H. pylori感染、非NSAID的PU约占全部患者的4%。

临床表现 上腹疼痛为主要症状，其特点为慢性疼痛，呈周期性和节律性发作，有自然缓解和反复发作的倾向。周期性指症状持续数日或数周后缓解，常复发，晚秋至春季多见，可由精神紧张、饮食和服药不当等因素诱发。节律性指疼痛的发生和缓解与进食时间有关。十二指肠溃疡疼痛多在空腹或夜间出现，持续至进餐或服药后减轻。腹痛的性质和程度，与患者病情和个体差异有关。10%~20%的患者既往可无腹痛症状，而以并发症为首发表现。老年NSAID相关性溃疡患者中30%~50%可无腹痛，而表现为消化道出血，或在其他检查时发现。复合性溃疡并发幽门梗阻和出血的发生率较高。此病体征较少，缓解期多无明显阳性体征。

应激性溃疡指在严重烧伤、颅脑外伤、脑肿瘤、颅内神经外科手术和其他中枢神经系统疾病、严重外伤和大手术、严重的急性或慢性内科疾病等应激情况下，胃和十二指肠的急性溃疡。

并发症 ①出血：是常见的并发症，表现为呕血与黑粪，出血后患者腹痛减轻，应争取在出血后24小时内行急诊内镜检查，确诊率可达90%以上。②穿孔：溃疡穿透浆膜层致急性穿孔，出现突然剧烈腹痛，导致腹膜炎；若溃疡穿透与邻近器官发生组织粘连，则称为穿透性溃疡或溃疡慢性穿孔。③幽门梗阻：源于溃疡周围组织充血、水肿引起幽门痉挛或瘢痕狭窄，呕吐是主要症状，呕吐物含宿食是典型表现。④癌变：胃溃疡癌变不超过2%，十二指肠溃疡并不引起癌变。

诊断 根据典型病史可拟诊为PU。确诊应根据内镜检查，并注意与胃癌或其他疾病鉴别。内镜检查不仅可直接观察病变的部位和形态，还可在直视下活检行病理组织学和H. pylori检查，是确诊的主要手段。内镜检查可见典型的溃疡呈圆形或卵圆形，溃疡基底光滑、清洁，表面覆灰白或灰黄色纤维渗出物。根据病变形态，可分为活动期（A 期）、愈合期（H 期）和瘢痕期（S 期）。X 线钡餐检查对 PU 的诊断效果不及内镜检查。

治疗

一般治疗　注意生活饮食规律，避免辛辣、浓茶、咖啡、饮酒等，避免过度劳累和精神紧张，戒烟，慎用 NSAID 和糖皮质激素等药物。

药物治疗　分两类，即减少损害因素的药物和增强防御功能的药物。前者主要包括抑制胃酸分泌及根除 H. pylori 的药物；后者主要是胃黏膜保护剂。

抑制胃酸分泌的药物　抑酸治疗旨在缓解疼痛症状，促进溃疡愈合，防止并发症。①质子泵抑制剂：为首选药物。奥美拉唑第一个用于临床，其后有兰索拉唑、潘妥拉唑、雷贝拉唑、埃索美拉唑等。抑酸作用可持续 18～24 小时。②H_2 受体阻断剂：可竞争性拮抗组胺的促胃液分泌作用，第一代药物为西咪替丁，其后依次为雷尼替丁、法莫替丁、尼扎替丁及罗沙替丁等。

根除 H. pylori 的药物　无论是初发性还是复发性，均应根除 H. pylori 治疗。见幽门螺杆菌相关性疾病。

胃黏膜保护剂　有助于溃疡愈合，提高溃疡愈合质量。胃黏膜保护剂种类较多，常用的有铝碳酸镁、硫糖铝、吉法酯和铋剂等。

NSAID 相关性溃疡症状轻者，只需停药或减少剂量溃疡即可愈合。若不能停用 NSAID，应选用质子泵抑制剂。用 NSAID 前行根除 H. pylori 治疗，可有效防止溃疡及其并发症的发生。

外科治疗　随着药物治疗的进展，此病治愈率大幅提高，根除 H. pylori 的治疗亦可降低溃疡复发率。因此，外科治疗仅用于并发消化道大出血、溃疡穿孔和瘢痕性幽门梗阻等。

（房静远）

wèikuìyáng

胃溃疡（gastric ulcer，GU）　各种致病因子的作用下，黏膜发生的炎症与坏死性病变深达或穿透胃黏膜肌层。最常见部位是胃小弯的最低处，即胃角。其次是胃的幽门区，临床上常称为胃窦部。高位胃体和胃底部的消化性溃疡较少见。贲门和裂孔疝部位的 GU 虽少见，但易有并发症。GU 的最大径一般不超过 2cm；>2cm 者称为巨大溃疡。

病因及发病机制　GU 的病理生理与十二指肠溃疡的共同之处是均有幽门螺杆菌（Helicobacter pylori，H. pylori）感染、胃酸和胃蛋白酶的作用、黏膜屏障受损。不同的是 GU 患者常有较重的胃体和胃窦炎，可伴肠腺化生和（或）胃酸分泌减少。

H. pylori 感染　GU 患者 H. pylori 感染率为 70%～80%，见十二指肠溃疡。

非甾体抗炎药　H. pylori 阴性的消化性溃疡，多数源于非甾体抗炎药（non-steroidal anti-inflammatory drug，NSAID），称为 NSAID 相关性溃疡，其易患因素包括有消化性溃疡史、高胃酸分泌量、H. pylori 感染、年龄较大和同时应用类固醇类药物等。NSAID 亦可引起食管下端溃疡或胃和十二指肠复合性溃疡，可能与机体应激状态有关。

NSAID 在 GU 发病中起重要作用，其多为弱有机酸，抑制环氧合酶（cyclo-oxygenase，COX），使花生四烯酸合成的前列腺素（prostaglandin，PG）减少。PG 保护消化道黏膜，减轻酒精、胆盐、酸、高渗和高温液体的损伤。PG 增加碳酸氢盐和黏液的分泌，增加消化道黏膜的血流量，加速细胞增殖，刺激离子转运，增加 ATP 和黏膜表面活性磷脂的生成，保持溶酶体和细胞膜的稳定。其中维持消化道黏膜血流量最重要。人体的 COX 有两种同工酶，即 COX-1 和 COX-2。COX-1 是正常人体的结构酶，在大多数组织中均存在，包括胃肠道黏膜。通过 COX-1 合成的前列腺素对胃肠道黏膜细胞起保护和调节作用。COX-2 是可诱导的酶，正常情况下多数组织中测不出。应激时，在炎症细胞因子或细菌内毒素作用下，炎症部位合成 COX-2 增多。COX-1 合成基础生理需要的 PG，而 COX-2 参与应激和炎症或其他病理情况时的 PG 合成。NSAID 对胃黏膜尚有局部损害作用。NSAID 在胃内的酸性环境中呈脂溶性，不会离子化；服药后短时间即可渗入胃黏膜细胞的胞质，使黏膜对 Na^+ 和 H^+ 的通透性增加，导致胃黏膜细胞的线粒体损害。即使小剂量的阿司匹林（10mg/d）长期服用也可导致胃黏膜 PG 水平降低和黏膜损害。NSAID 还可引起胃黏膜的黏液分泌和血流量减少，削弱胃黏膜屏障。

此外，GU 患者中非 H. pylori 感染非 NSAID 相关性溃疡的构成比报道不多，发生机制较复杂。包括基础疾病（如肝硬化、尿毒症和代谢性酸中毒等）、其他病原体（如巨细胞病毒、单纯疱疹病毒等）、非 NSAID 药物（如糖皮质激素、氯化钾、免疫抑制剂吗替麦考酚酯等）等。可卡因和苯丙胺可收缩胃黏膜血管导致溃疡或增加溃疡穿孔风险。吸烟不是 GU 发病的始动因素，但与消化性溃疡的发病和治疗效果有关。

临床表现 有很大变异，腹痛症状的节律性和周期性不如十二指肠溃疡患者明显。NSAID 相关性 GU 患者约半数无腹痛，年龄较大，因关节疾病或心脑血管疾病长期服药，多以消化道出血或穿孔为首发表现，其临床表现与胃镜表现常不一致，胃镜检查时最常见的是黏膜浅表性糜烂和点状黏膜内出血。10%～25% 的服药者有 <5mm 的溃疡，多见于胃窦部，溃疡周围的纤维化很轻，患者多无症状。临床出现消化性溃疡症状，包括腹痛、出血、穿孔、梗阻，仅占服药者的 1%～2%。

诊断与鉴别诊断 内镜和黏膜活检是关键性诊断手段。鉴别诊断的重点是肝、胆和胰疾病。心脏疾病也可表现为上腹不适，如下壁心肌梗死。GU 的并发症以出血和穿孔常见，幽门梗阻较少。关于 GU 恶变，有两种不同观点：一种认为属于 GU 并发症，另一观点认为初始即是恶性疾病而只是以后才确诊为胃癌。对有胃癌易患因素和报警征象者，应及早做胃镜检查并取多块黏膜活检（4～6 块）以鉴别。

治疗 原则同消化性溃疡。

降低胃内酸浓度 抗酸治疗的重要性，对胃溃疡不如对十二指肠溃疡重要，但仍需要应用质子泵抑制剂或 H_2 受体阻断剂（见十二指肠溃疡）。上述药物对 GU 疗效不如十二指肠溃疡显著。

根除 H. pylori 治疗方案同十二指肠溃疡。

合理应用 NSAID 类药物和选择性 COX-2 抑制剂 NSAID 相关 GU 比相关十二指肠溃疡多见，故治疗时需慎重对待是否继续应用

NSAID 类药物。若停用 NSAID 不会严重影响全身情况，则尽可能停用。若不宜完全停用 NSAID，可改用选择性 COX-2 抑制剂，后者对 COX-1 的抑制作用较小，可维持生理性 PG 的功能，胃肠道的不良反应减少，常用药物为塞来昔布。

改善胃黏膜屏障功能 比治疗十二指肠溃疡更重要。米索前列醇和谷氨酰胺等对 PG 合成减少有辅助性治疗效果。胃黏膜保护剂有铝碳酸镁、吉法酯（惠加强 G）、替普瑞酮、瑞巴派特、硫糖铝、铋剂、麦滋林-S 等。上述药物化学结构和疗效均不同，多数是增加胃黏膜中的 PG 含量和改善局部黏膜的血流量，不能独立促进溃疡愈合，仅起辅助作用。若患者有胃动力障碍，可加用改善胃动力的药物作为辅助治疗。

药物维持治疗 曾是预防 GU 复发的重要措施之一，但根除 *H. pylori* 的预防效果应更好。药物维持治疗用于：①有复发史的 *H. pylori* 阴性溃疡。②根除 *H. pylori* 后仍复发的溃疡。③*H. pylori* 难以根除的溃疡患者。④需长期服用 NSAID 的高龄患者。维持治疗可用半量、间歇疗法或出现症状时自己服药疗法等不同方案。

外科手术 仅限于治疗 GU 并发症，即药物治疗无效的消化道大出血、穿孔、幽门梗阻和高度疑有癌变者。

预防 对计划用 NSAID 较长期治疗者，先查 *H. pylori*，若阳性则进行根除 *H. pylori* 治疗，可减少 NSAID 相关溃疡的发生。

（房静远）

shí'èrzhǐcháng kuìyáng

十二指肠溃疡（duodenal ulcer, DU）

各种致病因子的作用下，黏膜发生的炎症与坏死性病变深

达或穿透十二指肠黏膜肌层。是最常见的消化性溃疡。十二指肠球部肠壁较薄且黏膜无环形皱襞，是最常发生溃疡的部位，占 DU 的 95%。球部以下的十二指肠溃疡称为球后溃疡，占约 5%。DU 直径通常 <1cm。多见于青壮年男性。近 20～30 年老年十二指肠溃疡患者发病明显增多。

病因及发病机制 发病机制与胃溃疡不完全相同。患者的胃内壁细胞数量增多，胃酸分泌量也增多，但每位患者分泌胃酸的具体数值与正常人有较大重叠，故对临床诊断无重要意义。其次，患者的小肠黏膜在受胃酸和食糜刺激后，反馈生成的抑制促胃液素分泌的其他胃肠激素（包括促胰液素、缩胆囊素、肠抑胃肽、血管活性肽和生长抑素等）减少，使促胃液素分泌不被抑制，致胃酸分泌量在餐后继续增多，对十二指肠黏膜产生消化性损害。

幽门螺杆菌（Helicobacter pylori，*H. pylori*）在 DU 的发生中起重要作用。DU 患者的 *H. pylori* 的检出率可高达 95%～100%（胃溃疡患者为 70%～80%）。无 *H. pylori* 感染的 DU 少见。胃和十二指肠溃疡患者的 *H. pylori* 均含有空泡细胞毒素（VacA），导致 DU 的 *H. pylori* 多数尚有细胞毒素相关蛋白（CagA），可见 CagA 与 DU 发生有关。部分 DU 患者在根除 *H. pylori* 后胃酸分泌减少。研究表明，DU 是 *H. pylori* 相关性和酸相关性溃疡。但在感染 *H. pylori* 的人群中，仅约 10% 发生消化性溃疡，具体机制尚未完全阐明。非甾体抗炎药（non-steroidal anti-inflammatory drug，NSAID）诱发的消化性溃疡中 DU 比胃溃疡少得多。

H. pylori 感染后十二指肠黏

膜上皮发生胃腺化生，80%患者合成黏液和碳酸氢盐减少，使黏膜对胃酸和胃蛋白酶的保护屏障削弱。根除 H. pylori 后碳酸氢盐合成恢复。胃酸分泌量增高的 DU 患者中，H. pylori 引起的胃和十二指肠黏膜炎症轻度或中度；而在胃溃疡患者中，H. pylori 引起的胃黏膜炎症常重度，并与萎缩性胃炎甚至胃癌的发生相关。此外，遗传、吸烟等因素也起一定作用。

临床表现 上腹痛呈现较明显的节律性和周期性。腹痛常出现在夜间 11 时到凌晨 2 时之间，即胃酸分泌增多并空腹时，进食后缓解，喜多次进食。腹痛全年均可发生，以早春和晚秋多见，有自然发作和缓解的周期性。

DU 并发症有出血、穿孔和幽门梗阻。后壁球部溃疡易出血，或向胰腺、结肠或肝等器官穿透，发生粘连，引起腹痛加重，并向背部放射。深凹的 DU 穿透愈合后，可形成纤维瘢痕，出现局部畸形，导致球部假憩室、幽门狭窄和梗阻。

诊断与鉴别诊断 临床症状和体检结果可提示诊断，确诊需根据内镜或 X 线钡餐检查。①内镜检查：是最实用、诊断效果最好的方法，直视下可观察溃疡的大小、数量、形态和临床分期。溃疡基底光滑，周围黏膜充血，溃疡本身被覆灰白色或灰黄色苔膜，深达黏膜肌层，也可能达到固有肌层，周围有炎性水肿。溃疡的胃镜下表现分为活动期（A 期）、愈合期（H 期）和瘢痕期（S 期）。各期又可分为 1 和 2 两个亚期。溃疡的活动分期对临床治疗和预后判断有参考价值。此外，内镜检查可同时进行 H. pylori 检测和活检取黏膜组织作出病理

诊断，对鉴别诊断亦有重要意义。②X 线钡餐检查：在 X 线侧面图像上龛影是溃疡存在的直接征象，从正面观可表现为浓钡点。溃疡愈合和瘢痕收缩可致球部变形，X 线检查时呈球部变形，属溃疡的间接征象，但难以显示溃疡是否活动或仅是瘢痕。此检查对诊断球部以下的 DU 较为重要。自内镜检查普及后，直视观察和组织活检的鉴别诊断效果更好，X 线检查对 DU 的诊断和鉴别作用已不大。

DU 应与十二指肠原发性良性或恶性肿瘤鉴别，包括腺癌和淋巴瘤，多数表现为肿块，很少表现为溃疡，仅在胰腺癌侵入十二指肠时出现黏膜溃疡。常规治疗后症状仍存在者，应及时内镜随访以与其他疾病鉴别。

治疗 包括降低胃内酸度、根除 H. pylori 和保护胃黏膜。

降低胃内酸度 主要药物有：①质子泵抑制剂（proton pump inhibitor，PPI）：可抑制胃黏膜中壁细胞的 H^+/K^+-ATP 酶，减少 H^+ 和 K^+ 离子的交换，降低胃腔内酸度至 pH>6，促进溃疡愈合。常用有奥美拉唑、兰索拉唑、潘妥拉唑、雷贝拉唑和埃索美拉唑等。PPI 治疗 DU 通常约 4 周可达到溃疡愈合的目的，消除腹痛症状仅需 1~3 天。②H_2 受体阻断剂：组胺可刺激胃酸分泌，该类药物则抑制胃酸分泌。常用药物有西咪替丁、雷尼替丁、法莫替丁和尼扎替丁等，其愈合溃疡速度、缓解症状和安全性相似。夜间单一剂量给药可有效地抑制夜间胃酸分泌，并对白天的胃酸分泌影响很小，不妨碍蛋白质、铁和钙等生理性重要物质的消化和吸收，有利于保持胃腔内正常的微生态环境。H_2 受体阻断剂治疗 DU 的

效果不及 PPI，但费用相对低廉。③铝碳酸镁：抑制胃酸的同时有保护胃黏膜的作用，应用较广。④抗胆碱能药：如颠茄和阿托品等，具有减少胃酸和胃蛋白酶分泌的作用，减轻疼痛，且减慢胃壁蠕动和胃的排空，但可增加食物在胃窦部停留时间而刺激促胃液素的释放，对消化性溃疡治疗不利，且有多种全身性副作用，不宜单独用于治疗 DU。

根除 H. pylori PPI 配合抗菌药物用于根除 H. pylori。治疗方案常包括一种 PPI、两种抗菌药物和（或）一种铋剂称为三联或四联疗法。铋剂具有局部活性，使胃腔表面的细菌发生结构变性，并抑制 H. pylori 分泌的尿素酶，在根除 H. pylori 的治疗中，与 PPI 和抗菌药物起协同作用。常用铋剂是胶体枸橼酸铋。根除 H. pylori 方案中所用的抗菌药物有阿莫西林、甲硝唑、克拉霉素、氧氟沙星、替硝唑等。也可选用呋喃唑酮和四环素等。H. pylori 无 β 内酰胺酶，故根除 H. pylori 不宜应用针对 β 内酰胺酶的抗菌药物，如舒巴坦钠和第三代头孢类抗生素。根除 H. pylori 后 DU 的复发率显著降至 5% 以下，不需维持治疗。

胃黏膜保护剂 见胃溃疡。

手术治疗 仅限于消化道大出血、穿孔和幽门梗阻等并发症患者。

预防 H. pylori 感染在 DU 的发病机制中起关键作用，预防宜从改善饮食和卫生条件，减少 H. pylori 感染着手。

（房静远）

fùhéxìng wèi-shí'èrzhǐcháng kuìyáng

复合性胃十二指肠溃疡（combined gastric and duodenal ulcers） 胃和十二指肠同时存在的

黏膜炎症与坏死性病变深达或穿透黏膜肌层。消化道中两个以上器官发生消化性溃疡，如食管下端和胃肠吻合口等部位的消化性溃疡少见，通常临床上所说的复合性溃疡亦多指此病。此病占消化性溃疡患者的 6%~7%。年龄低于 30 岁的消化性溃疡中，此病仅占 1%；而在 30 岁以上者中约占 16%。

此病的发生可能与遗传基因中的胃蛋白酶原 C 相关。十二指肠溃疡合并胃的不同部位（胃角、胃体、胃窦）溃疡者中，胃蛋白酶原 C 的等位基因表达频率不同。

临床表现无特异性，常与十二指肠溃疡相似或伴变异。男性患者较多，吸烟者占 20%。多数患者先有十二指肠溃疡，后出现胃溃疡。该过程可能反映幽门螺杆菌感染后，先是胃炎较轻，胃酸分泌增多形成十二指肠溃疡。随后胃炎加重，又出现胃溃疡。所以此病患者的症状较重，出血（发生率为 40%~50%）和幽门梗阻并发症较多。此病发生胃癌的危险并无增多。

治疗原则同十二指肠球后溃疡。

（房静远）

yōuménguǎn kuìyáng
幽门管溃疡（pyloric channel ulcer） 胃出口处的黏膜炎症与坏死性病变深达或穿透黏膜肌层。又称幽门前溃疡。占消化性溃疡的 4%~5%，胃溃疡的 15%。男性约占 84%。

从胃小弯最低点的胃角切迹到幽门，解剖上称为胃的幽门部，临床上常称为胃窦。在胃窦部的大弯侧，有不很明显的浅沟，称为中间沟。中间沟将胃的幽门部（即胃窦部）分为两个部分。靠左的称为幽门窦；靠右侧更为狭窄

的、连接幽门括约肌的部分称为幽门管。幽门管长 2~3cm。十二指肠溃疡、幽门管溃疡和十二指肠-幽门管复合性溃疡，可看作是幽门旁的同类型而有所区别的三个消化性溃疡病种。

患者中 O 型血人员较多，这与十二指肠球后溃疡相似。幽门管溃疡也可由非甾体抗炎药引起。其解剖学上属胃溃疡，而病理生理和临床表现则与十二指肠球部溃疡相似。表现为胃酸分泌增多导致较重的上腹痛，其周期性和节律性不如球部溃疡明显，可在进食后不久发生，患者常因此畏食。因幽门管的黏膜炎症和水肿，形成幽门相对狭窄，患者常有呕吐。进食少加之呕吐，患者常消瘦。幽门管处的胃固有肌层较厚，溃疡穿孔少见。若发生溃疡出血则较难止血。多数幽门管溃疡患者的胃酸分泌量大于正常人和其他胃溃疡患者，但不能根据胃酸分泌量作出诊断。主要诊断方法为内镜和 X 线钡餐检查。偶有胃溃疡与十二指肠粘连并穿透，形成瘘管和双通道，钡餐检查时像双幽门管。

既往认为，幽门管溃疡治疗效果差、复发多，常需手术治疗且用迷走神经切断术等治疗后复发率较高。根除幽门螺杆菌结合质子泵抑制剂和改善黏膜屏障的药物治疗，可提高疗效，需外科治疗者减少。具体药物治疗方案同十二指肠溃疡和胃溃疡。维持治疗宜用质子泵抑制剂，因 H_2 受体阻断剂治疗的复发率较高。

（房静远）

shí'èrzhǐcháng qiúhòu kuìyáng
十二指肠球后溃疡（postbulbar duodenal ulcer） 十二指肠球部后的降部、水平部及胰管和胆总管的开口处的黏膜炎症与坏

死性病变深达或穿透黏膜肌层。十二指肠分为 4 部，即上部、降部、水平部和升部。上部为球部，是十二指肠溃疡好发部位，升部很短（2.5cm）。相似的发病机制甚至可引起空肠的消化性溃疡。此病约占十二指肠溃疡的 5%；部分学者认为球后溃疡易漏诊，实际比例可能在 10% 以上。平均年龄约 60 岁，比一般的消化性溃疡患者约大 10 岁，男性占 60%~90%。

十二指肠球后溃疡直径多 >1cm，曾报道平均直径为 1.6cm、深度为 5mm，提示损害因素较重。即使局部防御屏障较好的肠段，也可出现大的黏膜溃疡。损害因素中最主要的是高胃酸分泌状态，幽门螺杆菌（Helicobacter pylori, H. pylori）感染和非甾体抗炎药在其发病机制中不占主要地位。麦胶性肠病患者较多见，可能与十二指肠黏膜的绒毛萎缩有关。

临床上常见右上腹痛，伴恶心或呕吐。少数患者的剧烈腹痛与急性胰腺炎或胆囊疾病相似。60% 患者有腹泻，有时表现为脂肪泻。腹泻的发生机制是大量酸性的胃液使胰腺分泌的消化酶（包括脂肪酶）的作用减弱。半数患者有瘢痕挛缩所致肠腔狭窄，但少有肠道梗阻的临床表现。70%~86% 患者有消化道出血。该段十二指肠位于腹膜后，深的溃疡可向胰腺或小网膜穿透和粘连而引起类似急性胰腺炎的剧烈腹痛，但通常不产生弥漫性腹膜炎。

X 线钡餐检查是诊断此病的重要方法。溃疡多位于十二指肠后壁和内侧壁，对侧肠壁有痉挛和水肿，使肠段形成弓形弯曲，溃疡龛影难以看到，造成漏诊。加用小剂量（0.1mg）胰高血糖素静脉注射，减少肠蠕动，有利

于观察溃疡的龛影。胃镜检查时应警惕球后溃疡的可能，不能满足于只观察到十二指肠球部。胃镜直视下所见球后溃疡的形态与球部溃疡相似，即深达黏膜肌层的缺损，被覆灰白色苔膜，但球后溃疡常比球部溃疡更大、更深。

应与胆道和胰腺疾病鉴别，还需注意促胃液素瘤或 G 细胞增生所致佐林格－埃利森综合征（Zollinger-Ellison syndrome）。血促胃液素浓度测定和影像学检查有助于鉴别。

治疗原则同十二指肠溃疡。降低胃酸分泌，加倍剂量应用质子泵抑制剂。*H. pylori* 感染者应根除。

（房静远）

lǎonián xiāohuàxìng kuìyáng

老年消化性溃疡（peptic ulcer disease in the elderly） 发生在 65 岁以上人群的胃、十二指肠黏膜炎症与坏死性病变深达或穿透黏膜肌层。其临床表现不典型、病程迁延、复发率高、并发症多且严重、伴随疾病多，死亡率高。

病因及发病机制 消化性溃疡主要源于胃黏膜的损害因素与防御因素之间失衡。损害因素包括幽门螺杆菌感染、非甾体抗炎药（non-steroidal anti-inflammatory drug，NSAID）等药物的使用、应激、胃酸和胃蛋白酶的作用等。防御因素则包括胃黏液、黏膜血流、碳酸氢盐、前列腺素和表皮生长因子等。

老年消化性溃疡的主要病因包括：①幽门螺杆菌（*Helicobacter pylori*，*H. pylori*）感染：*H. pylori* 是定植于胃黏膜上皮表面的一种微需氧革兰阴性菌，在全球自然人群中的感染率超过 50%，约 70% 的老年消化性溃疡患者 *H. pylori* 阳性。该菌可产生多种毒素和破坏胃十二指肠黏膜屏障的酶，使机体产生炎症和免疫反应，损伤黏膜屏障，导致诸如消化性溃疡的疾病。②使用 NSAID：统计表明，约 25% 的老年十二指肠溃疡和 40% 的老年胃溃疡与 NSAID 使用相关。该类药主要通过抑制环氧合酶而减少具有胃肠道黏膜保护作用的前列腺素的生成，使黏膜受损而发生溃疡。③其他药物：糖皮质激素、抗血小板药物、抗凝药物（如华法林、二膦酸盐、选择性 5-羟色胺再摄取抑制剂）等均为老年消化性溃疡的危险因素。④原因不明确：20%~25% 的患者无明确病因，可能与高龄、吸烟、饮酒等所致胃排空减慢、黏膜血流减慢、胃黏液和碳酸氢盐分泌减少、黏膜上皮细胞更新减缓等有关。⑤合并其他疾病：包括导致高胃酸分泌的促胃液素瘤、发生于胃十二指肠的克罗恩病、嗜酸性粒细胞性胃肠炎、胃大部切除术后的吻合口溃疡等。

临床表现 上腹疼痛是消化性溃疡的主要症状，其特点为慢性疼痛，可呈周期性和节律性，有自然缓解和反复发作的倾向。但仅约 1/3 患者有典型的上腹疼痛，而 2/3 患者症状不典型或无症状；部分病例以出血、穿孔等为首发症状。老年人胃神经末梢感觉迟钝，溃疡症状通常表现为模糊的上腹隐痛或不适感，疼痛的周期性与节律性不明显，易误诊为消化不良；常因心脑血管疾病或风湿病而使用 NSAID 或糖皮质激素等药物，溃疡疼痛症状易被掩盖；全身组织器官的退行性病变及多种其他疾病的合并存在，使得溃疡疼痛易与其他疾病导致的疼痛混淆。

并发症：①出血：老年人溃疡出血率高，出血部位以胃溃疡多见，可能与其合并动脉硬化、胃体部大溃疡较多有关。此外，因老年人心肺代偿功能及对出血的耐受性均差，易出现周围循环衰竭。②穿孔：老年人消化性溃疡穿孔临床表现和体征常不典型，体征与病情严重程度常不相称。③幽门梗阻：源于溃疡周围组织的炎性充血、水肿或瘢痕狭窄。呕吐可引起脱水、低钾低钠血症和代谢性碱中毒。④癌变：老年人巨大胃溃疡较多、伴萎缩性胃炎和肠上皮化生多见，癌变发生率较青壮年高。

诊断 根据病史、临床表现及辅助检查。①胃镜检查：是确诊消化性溃疡首选检查方法。胃镜检查不仅可对胃十二指肠黏膜直接观察，还可在直视下取活检组织做病理学检查及 *H. pylori* 检测，其对消化性溃疡的诊断及胃良、恶性溃疡鉴别诊断的准确性高于 X 线钡餐检查。对于溃疡导致的活动性上消化道出血必要时还可在内镜下行止血治疗。②X线钡餐检查：适用于有胃镜检查禁忌证或不愿接受胃镜检查的高龄患者，活动性上消化道出血者禁忌。溃疡的 X 线征象有直接和间接两种，龛影是直接征象，对溃疡有确诊价值，但在溃疡较小或较浅时此检查可能漏诊。③*H. pylori* 检测：是消化性溃疡诊断的常规检查项目，包括侵入性和非侵入性两类方法。前者是通过胃镜取胃黏膜组织做快速尿素酶试验、胃黏膜组织切片染色镜检、细菌培养等。非侵入性检测方法不依赖于内镜检查，包括[13]C-或[14]C-尿素呼气试验、粪便 *H. pylori* 抗原检测、血清 *H. pylori* 抗体检测。各种方法均有其应用条件及局限性，实际应用时可根据目的、条件及患者情况选择。

治疗

一般治疗 注意生活及饮食规律，避免辛辣刺激性食物及过度劳累、精神紧张。对于需长期使用 NSAID、糖皮质激素、抗血小板药物、抗凝药物等治疗的老年患者，应做溃疡风险评估，并采取相应预防措施。

药物治疗 包括抑胃酸分泌药和胃黏膜保护剂两大类，可缓解症状和促进溃疡愈合，并常与根除 H. pylori 治疗配合使用。抑胃酸分泌药包括质子泵抑制剂（proton pump inhibitor，PPI）（如奥美拉唑、兰索拉唑、潘妥拉唑、雷贝拉唑、埃索美拉唑）和 H₂ 受体阻断剂（如西咪替丁、雷尼替丁、法莫替丁、尼扎替丁等）。PPI 是治疗消化性溃疡的首选药物。胃黏膜保护剂有助于提高溃疡愈合质量，常用的有替普瑞酮、瑞巴派特、吉法酯等。铝碳酸镁兼有中和胃酸及胃黏膜保护剂作用。铋剂如果胶铋、枸橼酸铋钾，保护胃黏膜的同时有明显抑制 H. pylori 的作用，多用于根除 H. pylori 治疗的联合用药方案。

幽门螺杆菌相关性溃疡的治疗 H. pylori 阳性的消化性溃疡，无论初发还是复发，都应根除 H. pylori。推荐以 PPI 为基础加上 2 种抗生素的联合治疗方案。常用抗菌药物为阿莫西林和克拉霉素等，无效者可选择 PPI＋铋剂＋2 种抗生素的四联疗法。H. pylori 根除疗程一般为 7 ~ 14 天，治疗结束后需继续给予一个常规疗程的抗溃疡治疗，这对于有并发症或溃疡面积大的老年患者尤为必要。

NSAID 相关性溃疡的治疗及预防 对 NSAID 所致消化性溃疡，若情况允许应停用 NSAID，并予常规剂量和疗程的 PPI 治疗；不能停用阿司匹林或 NSAID 者，溃疡愈合后还要长程维持 PPI 治疗以防溃疡复发；若合并 H. pylori 感染，必须根除 H. pylori。对高危患者，包括高龄、既往有溃疡病史、同时使用糖皮质激素、抗血小板药物、抗凝药物者，应常规使用 PPI 预防溃疡发生。

外科治疗 适用于溃疡导致上消化道大出血内科治疗无效、溃疡穿孔、瘢痕性幽门梗阻、胃溃疡癌变者。因老年患者心肺功能差、伴随疾病多，对手术的耐受性较差，手术死亡率比青壮年高。

（陈旻湖）

yìngjīxìng kuìyáng

应激性溃疡（stress ulcers，SU）

严重创伤、大面积烧伤、大手术、颅内病变、严重感染、休克、败血症及多器官功能障碍综合征等应激状态下并发的急性胃黏膜糜烂、溃疡。又称应激性胃黏膜损伤。占上消化道出血的 22% ~ 30%，仅次于消化性溃疡。原发病重者 SU 的发生率高，病情重，死亡率高。

病因及发病机制 ①交感-肾上腺髓质系统兴奋：儿茶酚胺增多致胃黏膜小血管强烈收缩，微循环障碍，血液灌流量减少，黏膜缺血缺氧，上皮细胞代谢障碍，碳酸氢盐及黏液产生减少，黏膜屏障损害，胃内 H⁺ 反弥散入黏膜组织，导致黏膜损伤。胃运动减弱，幽门功能紊乱，十二指肠内容物和胆汁反流入胃，胆盐可抑制碳酸氢盐分泌并溶解胃黏液，间接抑制黏液合成，加重对胃黏膜屏障的破坏，使溃疡更易发生。②迷走神经兴奋：动-静脉短路开放致黏膜缺血缺氧，黏膜上皮损伤。胃酸分泌增加，H⁺ 反弥散入黏膜组织中，导致黏膜损伤。③前列腺素水平降低：前列腺素可保护胃黏膜，促进胃黏液和碳酸氢盐的分泌，还可抑制胃酸分泌及促进上皮细胞更新。④糖皮质激素增多：抑制黏液的合成和分泌，胃黏膜细胞蛋白质合成减少，分解增加，细胞更新减慢，黏膜屏障功能降低。胃酸分泌亢进，黏膜侵袭因素增强。⑤酸中毒：可致胃黏膜细胞中的碳酸氢根减少，降低黏膜对 H⁺ 的缓冲能力。⑥超氧离子：儿茶酚胺可激活并产生大量活性氧，如 O_2^-、OH^-、H_2O_2 等，它们可与血小板活化因子、白三烯和血栓素等相互作用，参与多种原因所致应激性溃疡的发病过程。同时，因超氧离子氧化性极强，使膜脂质过氧化，破坏细胞完整性，减少核酸合成，上皮细胞更新速率减慢，加重胃黏膜损伤。⑦胃肠运动功能减弱及幽门功能失调：导致胆汁和胰液反流而造成胃黏膜屏障破坏。

Cushing 溃疡是中枢神经系统病变所致的应激性溃疡，其发病机制与颅脑损伤后引起的应激状态导致神经内分泌失调、胃黏膜供血不足及胃黏膜保护因素与损伤因素失衡等有关。Curling 溃疡是严重烧伤所致的应激性溃疡，其发病机制是大面积烧伤后大量血浆渗出，血容量降低，体内血液重新分布，胃肠黏膜微循环障碍，导致胃黏膜屏障受损而发生应激性溃疡。此外，应激状态下神经内分泌失调等亦是其主要发病机制。

临床表现 SU 多于原发病后 5 ~ 10 天出现，少数可延至 2 周。Cushing 溃疡多于颅脑损伤后 1 ~ 2 周内发生，Curling 溃疡多于重度烧伤数小时后出现。多无明显前驱症状，主要表现为反复呕血和（或）便血，甚至出现周围循环衰竭，可伴腹痛、腹胀、恶心、呕吐，少数可因穿孔而出现急腹症。

诊断 有应激状态病史，呕血、黑粪、不明原因血红蛋白浓度下降，合并急腹症者应高度疑诊 SU。胃镜检查是确诊 SU 主要手段，应在出血后 24～48 小时内行急诊胃镜检查，可见多发糜烂或浅表性溃疡、点状或片状出血灶，以胃底及胃体多见，少数可累及食管、十二指肠及空肠。按时间顺序，可将内镜下 SU 的表现分为缺血苍白型、充血水肿型、出血糜烂型、表浅溃疡型和坏死剥脱型 5 种类型，各型在内镜检查时可同时存在，通常以某型损害为主。

Cushing 溃疡胃镜表现为黏膜局灶性表浅溃疡，局部可有点状、片状或条索状出血，或呈大小不等的淤点及淤斑，胃和食管多见。Curling 溃疡胃镜下表现与其他类型的应激性溃疡酷似，全消化道均有显著病变，病变形态多样，黏膜广泛充血水肿，黏膜下出血，兼浅表溃疡，呈多样性，病程后期胃黏膜病变处可见大量细菌繁殖，化脓性感染或胃液污秽。

治疗 应在积极治疗原发病的同时给予以下措施。①药物治疗：抑酸药物主要包括质子泵抑制剂和 H_2 受体阻断剂。前者抑酸作用强，常用药物包括奥美拉唑、兰索拉唑、泮托拉唑、埃索美拉唑和雷贝拉唑等；后者包括法莫替丁、雷尼替丁和西咪替丁等。胃黏膜保护剂如铝碳酸镁、硫糖铝等可增强胃黏膜的防护作用。前列腺素 E_2 可改善胃黏膜血流，并抑制胃酸分泌。②内镜下治疗：适用于内镜见活动性出血者，如局部喷洒止血药物、高频电、激

光、微波、热探头及氩离子束凝固术等。③手术治疗：适用于消化道大出血经快速输血而血压仍不能维持者，或持续少量出血或间断出血，24～48 小时输血量达 2000ml 以上者，但手术死亡率高，术后并发症多。

预防 良好的预防措施可显著降低 SU 的发病率。首先应积极治疗造成应激状态的原发病。对 SU 的高危人群，如严重颅脑创伤、烧伤、大手术患者，有休克或严重全身感染者，并发多器官功能障碍综合征、重度肝胆病患者，器官移植术后，合并凝血机制障碍者，特别是高龄免疫力低下者有上述情况时，应考虑 SU 的可能，给予必要检查，以早期诊断。必要时给予质子泵抑制剂或 H_2 受体阻断剂等抑酸药物。亦可同时应用胃黏膜保护药等。

（李　岩）

wěnhékǒu kuìyáng

吻合口溃疡（stomal ulcer） 胃切除术后发生在吻合口及其附近的由胃酸和（或）胃蛋白酶所致的溃疡。又称边缘溃疡。溃疡多位于吻合口空肠侧，其发生率与手术方式及原发病有关。行迷走神经切断和胃窦切除术或胃大部切除术者为 1%～4%，行迷走神经干切断术加引流术后者为 10%；胃溃疡术后者为 2%，十二指肠溃疡术者为 3%～10%，常在术后 2～3 年发生，男性多于女性。

最主要的病因是初次手术方法不当，包括迷走神经切断不完全、胃切除不足、胃窦残留、毕氏Ⅱ式术后输入袢过长、幽门成形术或胃肠吻合术后胃窦引流不佳、吻合口缝线残留。促胃液素瘤致胃酸分泌增高也是此病发生的原因之一，且早期不易识别，应提高警惕。长期服用非甾体抗

炎药（non-steroidal anti-inflammatory drug，NSAID）、糖皮质激素、利血平等药物也易诱发溃疡的复发。幽门螺杆菌感染、吸烟是诱发因素。

常见症状为腹痛，以中上腹为主，可有节律性痛和夜间痛，可向背部放射，服用抗酸剂后可缓解。可伴上腹部烧灼感、恶心、呕吐和食欲缺乏。约 1/3 的患者有黑粪或粪便隐血阳性，少数病例可无其他症状而仅表现为出血。穿孔的发生率低于 5%，若发生慢性穿孔，可形成胃-空肠-结肠瘘，有严重腹泻、消瘦、水电解质紊乱、呕吐粪渣和营养不良表现。源于 NSAID 者并发穿孔、梗阻和出血的概率增高。

胃切除术后 2～3 年发生中上腹痛，有黑粪或粪便隐血阳性，提示有此病可能，可行下列检查以确诊：①胃镜检查：可直接观察溃疡的大小、形态、数目及部位，并做病理学和幽门螺杆菌检查，是确诊此病最有价值的方法。②X 线钡餐造影：对胃-空肠-结肠瘘的诊断价值大。③血清促胃液素测定：显著升高应考虑有促胃液素瘤。此病需与胆汁反流性胃炎、残胃癌、促胃液素瘤等鉴别。

治疗主要是使用质子泵抑制剂或 H_2 受体阻断剂，但停药后易复发，宜长期维持。幽门螺杆菌阳性者应予根除。有大出血、穿孔、梗阻等并发症或药物治疗 3 个月无效者，疑为恶性溃疡、促胃液素瘤者可行手术治疗。长期服用 NSAID 者预后差，可反复发作和出现并发症。

（王崇文）

wèishízhèng

胃石症（gastric bezoar） 摄入既不能被消化又不能及时通过幽

门的物质，在胃内滞留并聚集成块。按成分可分为植物性胃石、动物性胃石、药物性胃石、混合性胃石等类型，以植物性胃石最常见。

病因及发病机制 胃石形成因素：①摄入物难消化或易在高酸环境下凝结成块：大量食入柿子、黑枣，因其富含鞣质、树胶、果胶，在胃酸作用下鞣质与蛋白质结合成鞣酸蛋白，后者与果胶、树胶及纤维素黏合在一起而形成胃石。如反复吞入毛发，不被消化，互相交织缠绕形成发球难以排出，最终形成毛石。再如服入钙剂、钡剂、铋剂以及某些中药，在胃里沉淀或与食物混合结块而形成药物性胃石。②胃肠动力减弱、胃运动功能紊乱：如低体重新生儿胃运动功能弱，喂食高浓度奶后可在胃内形成乳酸胃石；胃大部切除术、迷走神经切断术、糖尿病胃轻瘫的患者，常伴胃肠动力障碍，易致胃内容物形成胃石。

临床表现 患者可无症状，或有上腹不适、食欲缺乏、口臭、恶心、呕吐或腹胀、腹痛等。病程在 6 个月以内为急性，常见于空腹摄入大量柿子、山楂者。病程超过 6 个月为慢性，患者常不能提供明确的特殊物质摄入史。30%病例查体可触及上腹部滑行性包块，一般无明显压痛。常见并发症是慢性出血性胃炎和胃溃疡，严重者可合并胃出血、幽门梗阻，偶有大出血、穿孔或胃石进入肠道引起肠梗阻。

诊断 有特殊进食史并出现反复上腹痛、呕吐、黑粪等，应考虑此症，可经胃镜及 X 线检查而确诊。B 超检查对诊断有一定帮助。

治疗 ①药物治疗：植物性胃石可口服碳酸氢钠、胃蛋白酶、α 糜蛋白酶、果胶酶等松软、溶解胃石，给予多潘立酮、莫沙必利等胃动力药促其自然排出。合并胃炎、溃疡病者，应给予胃黏膜保护剂及抑酸药物等。②胃镜下碎石和取石：治疗胃石的首选方法，包括内镜下取石用圈套器、网篮等直接取出较小胃石；内镜下机械碎石术即用活检钳、异物钳、圈套器、网篮等方法将胃石碎裂，使其排出；内镜下微波、激光、液电等碎石术临床上常将上述方法综合应用，并辅以通便、促胃肠动力药物助胃石排出。对于毛发胃石，碎裂后必须完全取出，以防再次成石或排出过程中导致肠道梗阻。③手术治疗：胃结石巨大、坚硬难溶或难碎，药物和内镜处理无效，或并发较严重胃溃疡、出血、穿孔或梗阻者，应及时手术取石。

预防 避免空腹进食大量柿子、黑枣等，克服嚼食毛发怪癖，积极治疗胃肠动力障碍性疾病是预防此症的有效方法。

(智发朝)

yōumén gěngzǔ

幽门梗阻 (pyloric obstruction)

胃幽门部位因先天性幽门肥厚或溃疡、癌瘤致食物和胃液通过障碍。又称幽门狭窄、胃出口梗阻。

病因及发病机制 幽门是上消化道较窄的部位，正常直径约 1.5cm，故易发生梗阻。胃内容物在胃内大量潴留，导致胃腔扩大、胃壁肌层肥厚及胃黏膜层的炎症、水肿和糜烂。按梗阻程度分为：①不完全性梗阻：幽门附近有溃疡或炎性病灶，刺激幽门括约肌，引起其痉挛或幽门区水肿。②完全性梗阻：溃疡愈合后形成的瘢痕组织或胃部手术后发生的粘连牵拉，或因肿瘤组织侵犯幽门部，造成幽门区狭窄而出现的梗阻。

按原因分为：①良性梗阻：最常见于消化性溃疡，尤其是十二指肠球部溃疡，据统计消化性溃疡患者中约 5%并发幽门梗阻，可发生在疾病的活动期或晚期。其他良性梗阻原因包括胃及十二指肠球部的息肉、结核或克罗恩病、先天性肥厚性幽门狭窄、先天性幽门前瓣膜、Bouveret 综合征、胰腺假性囊肿、异位胰腺、胃石症、腐蚀性狭窄、手术后狭窄等。②恶性梗阻：最常见于胰腺癌，10%~20%的胰腺癌并发幽门梗阻。其他恶性梗阻原因包括壶腹部肿瘤、胆管癌、胃癌及胃出口处转移癌等。

临床表现 ①呕吐：是最主要的临床表现，日夜均可发生，梗阻程度愈重，呕吐量愈大，次数愈多。呕吐物含有宿食，有酸腐味，但一般无胆汁。②胃潴留：不完全性幽门梗阻常表现出典型的胃潴留症状，包括上腹饱胀不适、嗳气、食欲减退等。③营养障碍：若病情慢性化如恶性梗阻可出现营养障碍，包括体重减轻、贫血及低蛋白血症。④腹痛：多由原发疾病引起，如消化性溃疡、胰腺癌等。随胃潴留加重，可出现弥漫性上腹部胀痛，呕吐后上腹胀痛可获暂时缓解。⑤水电解质失衡：源于长期不能正常进食，频繁呕吐。大量 H^+ 和 Cl^- 随胃液吐出，血液中 Cl^- 浓度降低，HCO_3^- 浓度增加，造成低氯性代谢性碱中毒。频繁呕吐 K^+ 大量丢失，加之不能正常进食 K^+ 不能得到补充，肾脏又代偿性的排 K^+ 增多，可致低钾血症。临床表现有脱水、口渴、少尿，碱中毒时出现手足麻、四肢搐搦等，可伴低钾综合征如肌无力、心律失常甚至昏迷。可见脱水征、上腹部膨隆及压痛、蠕动波、振水音等。若见到胃形，且有自左向右的胃蠕动波增强，多提示幽门梗阻。

诊断 此症根据病史、典型症状及X线和胃镜等检查结果诊断。但应明确梗阻原因。

实验室检查 血清电解质检查及血气分析可见低氯低钾性碱中毒。非蛋白氮或尿素氮因尿少亦可高于正常。血常规等检查可见因营养障碍所致轻度贫血及低蛋白血症。若严重贫血，粪便隐血试验阳性应考虑恶性溃疡的可能。良性溃疡胃液酸度较高，一般在50~100mmol/h。若胃液酸度较低，应进一步做脱落细胞学检查或胃镜活检排除肿瘤。

盐水负荷试验 抽尽胃液后，注入生理盐水750ml，30分钟后再抽出胃内盐水，若达400ml以上，可诊断幽门梗阻。

影像学检查 ①腹部X线平片：可见胀大的胃泡。欲做上消化道造影者可先行胃肠减压吸尽胃内容物。若为痉挛等因素所致不完全性梗阻，可在观察过程中见到幽门松弛时胃内容物暂时排出现象（图1），一般在注射阿托品后亦可观察到幽门松弛，易于鉴别。水肿、瘢痕挛缩或粘连等因素所致幽门梗阻，则难以观察到幽门松弛现象。经内科治疗后再做造影，若梗阻情况好转，则可能有水肿因素存在。此外，观察到溃疡龛影或十二指肠壶腹部变形，对鉴别良、恶性梗阻也有一定意义。成人先天性肥厚性幽门狭窄钡餐检查可见幽门管细小而外形光滑，十二指肠球底部有凹形阴影。②超声及CT检查：可明确幽门、十二指肠壶腹部及周围胰、肝、胆情况，对癌性梗阻有诊断意义。

内镜检查 可确诊梗阻，明确梗阻病因。可观察到幽门痉挛、黏膜水肿或脱垂及瘢痕性狭窄等变化，以及溃疡大小、位置与形态。对可疑恶性梗阻者，通过活体组织检查可确诊（图2）。

鉴别诊断 ①十二指肠壶腹部以下的梗阻性病变：如十二指肠肿瘤、环状胰腺、十二指肠淤滞症。②功能性幽门梗阻：胃部或其他腹部手术、中枢神经系统疾病、糖尿病所致神经病变、迷走神经切断术，以及尿毒症、酸中毒、低钾血症、低钙血症、全身或腹腔内感染、抗精神病药物和抗胆碱能药物等都可致幽门梗阻。

治疗 一经确诊均应禁食、胃肠减压。①内科治疗：纠正水、电解质代谢紊乱可立即给予生理盐水静脉滴注，尿量增加后补钾。营养状况较差者尚应补充足够的热量。病情较重且营养状况很差者应给予全胃肠外营养。②外科治疗：经短期内科治疗无效，或诊断为恶性梗阻者，需外科手术治疗。良性病变所致梗阻行内镜下球囊扩张术、胃大部切除术或迷走神经切断术。对胰腺癌、胃癌或壶腹部肿瘤等恶性病变所致梗阻手术切除原发病灶。诊断时无手术指征者予金属内支架置入缓解梗阻症状。

预后 良性梗阻者经外科手术解除后，多数可获得满意效果。肿瘤所致恶性梗阻，其预后与原发疾病有关，多较差。

（房殿春）

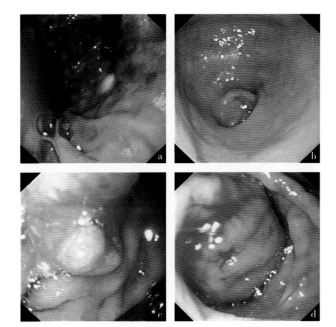

图2 内镜检查见可疑恶性梗阻

注：a.胃内见潴留液；b.幽门可见梗阻；c、d示十二指肠球部见疑似腺癌，经病理检查确诊

xiāntiānxìng féihòuxìng yōumén xiázhǎi

先天性肥厚性幽门狭窄（congenital hypertrophic pyloric stenosis） 胚胎时期发生的幽门肥厚所致幽门狭窄。均致幽门梗阻。是新生儿期常见疾病，占消化道畸形的第三位，发病率因地区、种

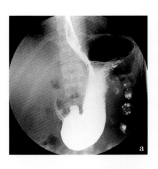
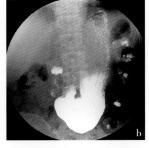

图1 X线钡餐造影示不完全性幽门梗阻

注：a.提示幽门梗阻；b.1.5小时后胃内大量钡剂潴留

族和国家而异。欧美国家为 2.5‰~8.8‰，中国约为3‰。男女之比（4~5）:1，甚至高达9:1。多见于第一胎，占总病例数的 40%~60%。

病因及发病机制 尚不清楚。主要病理改变是幽门肌层肥厚，尤以环肌为著，但亦同样表现在纵肌和弹力纤维。幽门部呈橄榄形，质硬有弹性。肿块表面覆有腹膜且较光滑。组织学检查可见肌层增生、肥厚，肌纤维排列紊乱，黏膜水肿、充血。因幽门梗阻，近侧胃扩张，胃壁增厚，黏膜皱襞增多且水肿，加之胃内容物滞留，常致黏膜炎症和糜烂，甚至溃疡。

临床表现 ①呕吐：最初仅是溢奶，之后呈喷射性呕吐。呕吐物为黏液或乳汁，胃内潴留时间较长者可吐出凝乳，不含胆汁。少数病婴呕吐物含新鲜或咖啡色血液。未成熟儿的症状常不典型。因呕吐加剧，奶和水摄入不足，体重可迅速下降，尿量明显减少，数日排便1次，量少质硬，被称为饥饿性粪便。②其他：因营养不良、脱水、消瘦，皮肤松弛有皱纹，皮下脂肪减少，精神抑郁呈苦恼面容。发病初期呕吐丧失大量胃酸，可引起碱中毒，呼吸变浅而慢，伴喉痉挛及手足搐搦；其后脱水严重，肾功能降低，酸性代谢产物潴留，碱性物质被中和，不再有碱中毒。腹部检查可见胃型及蠕动波，其波形出现于左肋缘下，缓慢越过上腹部，呈1~2个波浪前进，最后消失于脐上右侧。

诊断 主要依据典型的临床表现，上腹部胃蠕动波、幽门包块和喷射性呕吐，以幽门包块最可靠。上消化道钡餐检查呈"线样征"、"双管征"或"鸟嘴征"

也可确诊。此症应与喂养不当、感染、肺炎和先天性心脏病、颅内压增高性中枢神经系统疾病、进展性肾脏疾病、感染性胃肠炎、肠梗阻、内分泌疾病、胃食管反流病及食管裂孔疝等鉴别。

治疗 ①外科治疗：幽门肌切开术，疗程短，效果好。术前应纠正水电解质失衡，改善营养不良。第2天可进食，由糖水过渡到奶，由少至多递增。②内科治疗：细心喂养，隔2~3小时喂食1次，定时温盐水洗胃，进食前15分钟服用阿托品类解痉剂。

（白文元）

chéngrén féihòuxìng yōumén xiázhǎi

成人肥厚性幽门狭窄 （adult hypertrophic pyloric stenosis） 成人期出现的幽门环形肌肥厚所致的幽门管狭窄。临床少见。多与先天性肥厚性幽门狭窄相关。男女发病率比约为 3:1，30~60岁多见。

病因尚不十分清楚。分为原发性与继发性，前者极少见，多为先天性肥厚性幽门狭窄的延续，婴儿期无症状，成年后出现；后者多伴胃溃疡、十二指肠球部溃疡、癌症病史或术后粘连及胃结石，与幽门括约肌长期痉挛有关。

临床表现与幽门管狭窄的程度及病程长短有关。多自婴儿期即有周期性呕吐，成年期开始出现上腹不适及消化不良，多在进食后加重，伴呕吐，中老年患者可伴上消化道出血。体征少见，很少触及肥厚的幽门管，严重者可有幽门梗阻的体征。

此病诊断较困难。胃镜检查及X线钡餐造影可帮助诊断。确诊依靠病理组织学检查。胃镜可见胃炎改变，幽门前区溃疡，出现梗阻时幽门明显狭窄，边缘光滑。X线钡餐造影显示幽门管狭

长，中段的一侧或两侧有小三角形袋状凸起，局部加压后可消失。管腔黏膜皱襞一般呈纵行排列，有时也较弯曲呈不规则形态。十二指肠球部基底出现新月形凹痕，源于部分肥厚幽门套入。

需与幽门痉挛、十二指肠梗阻、贲门失弛缓症、胃扭转及其他非梗阻性呕吐鉴别。

症状不明显或呈间歇发作者可先予保守治疗，如给抗分泌药等。大部分病例需手术探查确定诊断并治疗。幽门肌切开手术难度大且效果不确定，局限性胃切除后再行胃-空肠或胃-十二指肠吻合术可能是一种较适宜方法。

（白文元）

wèiniánmó tuōchuízhèng

胃黏膜脱垂症 （gastric mucosal prolapse） 异常松弛的胃黏膜逆行突入食管腔或通过幽门管脱入十二指肠球部。临床上以后者多见。多见于30~60岁男性。

病因及发病机制 可分为原发性和继发性。原发性为高度活动的胃皱襞及先天性胃皱襞肥大。继发性又可分为良性和恶性：良性如急、慢性胃炎，溃疡病及充血性心力衰竭或低蛋白血症所引起的黏膜下水肿，恶性如淋巴细胞性白血病。①胃窦部炎症：黏膜变松弛，黏膜下层水肿、增生、肥厚形成冗长胃的黏膜皱襞，若伴胃蠕动增强则黏膜皱襞易被送入幽门。②黏膜肌层功能不良：胃窦收缩不能保持胃窦黏膜的正常纵形皱襞，反卷成环形，被收缩的胃窦推送入幽门。③恶性病变浸润黏膜：黏膜增生冗长，作为异物被增强的胃蠕动挤出幽门管。④胃解剖异常：胃窦存在黏膜隔，阻止黏膜的逆行蠕动。⑤其他：精神紧张、烟酒、咖啡、理化等因素也可引起胃剧烈蠕动。

临床表现 轻症者可无任何症状或仅有腹胀、嗳气等。胃黏膜脱入幽门而不能立即复位者，可出现中上腹隐痛、烧灼痛甚至绞痛，并可向后背部放射，常伴恶心、呕吐。少数患者有上消化道出血或幽门梗阻。症状常在右侧卧位发生，且与进食关系明显。脱垂的黏膜阻塞幽门管发生嵌顿或绞窄者，上腹部可触及柔软、有压痛包块，并出现幽门梗阻症状。

诊断与鉴别诊断 此症无特异性临床表现，易延误诊治。内镜检查诊断价值有限。X线胃肠钡餐检查可确诊。X线表现可呈多样性，取决于脱垂黏膜的程度和轻重。少量脱垂者仅见幽门管有条形黏膜皱襞，远端稍越过幽门环进入球底，一般在较强蠕动下易出现。

需与消化性溃疡、慢性胃炎、有蒂胃息肉脱入幽门管、幽门肌肥大和胃癌等鉴别。

治疗 ①一般治疗：少食多餐，戒烟酒，避免刺激性食物。避免右侧卧位。根据患者情况适当给予镇静药和抗胆碱能类药物。有幽门梗阻者应禁食、胃肠减压、补液、纠正水电解质紊乱。胃炎、胃溃疡或上消化道出血者予相应治疗。②内镜下治疗：对脱垂黏膜所致的幽门部分梗阻，微波治疗的总有效率为85.7%，尚有高频电刀切除法。对严重胃黏膜脱垂经综合治疗无效影响生活质量者，在内镜直视下，经活检孔将圈套器对准幽门管内或附近脱垂黏膜远侧端，张开圈套套住脱垂皱襞使被套黏膜高出套环0.5~0.7cm，防止被套组织与其他部位接触，收紧套环使被套组织呈暗红色，通电进行电切。切忌用力过猛以免被机械性切断。因胃窦黏膜血管丰富，术后应严密观察，警惕上消化道出血等并发症。③手术治疗：适用于严重及反复发作的上消化道出血、幽门梗阻伴持续性呕吐或剧烈上腹疼痛经内科治疗无效及怀疑癌变者，以胃远端切除术及胃-十二指肠吻合术效果最好。

（白文元）

jíxìng wèikuòzhāng

急性胃扩张（acute gastric dilatation） 短期内胃内大量气体和液体积聚导致胃和十二指肠上段高度扩张。通常是内外科严重疾病或麻醉手术的并发症。可发生于任何年龄段，以21~40岁男性多见。

病因及发病机制 病因分为：①机械性：幽门或十二指肠的机械性梗阻性病变，如十二指肠淤滞症、十二指肠肿瘤、异物等，幽门及十二指肠附近的病变压迫胃流出道，如环状胰腺、胰头部肿瘤、脊柱畸形等。②麻痹性：见于暴饮暴食、糖尿病神经病变、严重感染、尿毒症、应用抗胆碱药物、水电解质代谢紊乱、创伤、手术、麻醉等。③原因不明性。

此病的发生是一个连续过程，胃及十二指肠受到各种病因刺激后自主神经反射性抑制，平滑肌张力减低、运动减弱、排空延缓，胃腔内的液体和气体逐渐增加，压力增高，扩张的胃压迫十二指肠，并将小肠及系膜挤向盆腔，使肠系膜上动脉和肠系膜拉紧，压迫十二指肠水平部，致胃十二指肠内容物进一步潴留，加重胃扩张。胃壁因过度扩张而变薄，胃腔内压力增高可影响胃壁的血供，导致胃黏膜糜烂、出血，严重者胃壁坏死和穿孔。因大量呕吐、禁食和胃肠减压引流，可致严重的水电解质紊乱、酸碱失衡和周围循环衰竭。

临床表现 患者常有腹胀、上腹或脐周持续性胀痛、恶心和呕吐，呕吐物为混浊的棕绿色或淡咖啡色液体。腹部检查可有上腹部不对称性膨隆，轻度压痛，常有振水音。病情加重者可出现脱水、血压下降和休克，偶并发胃壁坏死、穿孔、急性腹膜炎和吸入性肺炎等。实验室检查可发现低血钾、低血氯和碱中毒等。立位腹部X线检查可见左上腹巨大胃泡影、宽大的气液平面、左侧膈肌明显抬高。腹部超声检查可见胃腔明显扩大，胃壁变薄，胃内多量液体潴留。

诊断与鉴别诊断 诊断根据病史、临床表现、实验室检查和腹部X线征象。需与幽门梗阻、机械性肠梗阻、弥漫性腹膜炎、胃扭转、急性胃炎等鉴别。

治疗 应禁食，持续胃肠减压，纠正水电解质紊乱和酸碱失衡。全身情况稳定、症状缓解3~5天后可开始少量流质饮食。手术适应证：①饱餐后严重胃扩张，胃内容物无法吸出者。②内科治疗8~12小时症状无明显缓解或加重者。③并发胃穿孔或胃十二指肠大出血者。④机械性梗阻持续存在无法解除者。⑤胃功能长期不能恢复，营养难以维持者。

预后 此病病情发展快，若不及时诊治，死亡率达20%，伴休克、胃穿孔及弥漫性腹膜炎者死亡率达60%。腹部大手术后放置胃管，持续胃肠减压，早期变换体位，注意水电解质平衡，可显著降低发病率和病死率。

（厉有名）

wèixiàchuí

胃下垂（gastroptosis） 站立时胃下缘达盆腔，胃小弯弧线最低点低于髂嵴连线水平。通常是内脏下垂的一部分。

胃的两端相对固定，主要靠贲门部和胃膈韧带、胃肝韧带、胃脾韧带、胃结肠韧带的固定，以及十二指肠空肠弯在后腹壁的固定。因此，除两端外，正常胃体可在一定范围内上下、左右或前后移动。胃壁的张力可分为高张力型、正常张力型、低张力型和无张力型，低张力型和无张力型易发生胃下垂。此病多见于瘦长体型和慢性消耗性疾病或久卧少动者，前者腹壁脂肪薄弱，悬吊固定内脏的组织韧带张力低，常伴全身内脏下垂，后者源于腹肌张力下降、膈肌悬吊力不足和胃肝韧带松弛。

轻者可无症状，下垂明显者可有上腹饱胀不适、上腹隐痛、嗳气、恶心、食欲减退等，常于餐后出现或加重，可伴其他内脏下垂，部分患者因病程较长可出现失眠、心悸、头晕、抑郁等神经精神症状。

诊断主要依靠 X 线钡餐造影检查，可见胃小弯弧线最低点低于髂嵴连线，胃呈鱼钩型，张力减小，蠕动减弱，钡剂排空延迟。餐后腹部超声检查可测出胃下缘移入盆腔。胃镜检查有助于鉴别诊断。

轻度胃下垂一般不需治疗；中重度患者可少食多餐，餐后避免运动，可平卧片刻，增加能量与营养摄入，加强锻炼，增强腹肌张力，症状明显者可用促胃动力药辅以胃托治疗。此病预后较好。

（厉有名）

wèichuānkǒng

胃穿孔（gastric perforation）

胃部病变向深度发展，向腹腔穿破。常见于 30～60 岁人群。吸烟、饮酒、过饱及长期应用糖皮质激素者可诱发胃穿孔。胃溃疡（尤其巨大溃疡）和应激性溃疡为常见病因，其次为胃癌，有时为外伤性穿孔所致。穿孔多位于胃小弯前壁，单发者多，约 70% 的穿孔直径为 0.3～0.5cm，>1.0cm 者占 5%～10%。

急性胃穿孔时，胃壁变薄，加之胃腔内压力突然增加，高度酸性胃内容物溢入腹腔，引起化学性腹膜炎，继之细菌生长繁殖，4～6 小时后形成弥漫性细菌性腹膜炎。若穿孔较小或迅速被封闭，腹腔漏入量较少，炎症多局限；若穿孔后与大、小网膜或附近器官粘连，可与穿孔周围形成脓肿；慢性或亚急性穿孔前，溃疡底部与肝、胆、胰、结肠等邻近器官发生粘连者，多形成穿透性溃疡。

主要表现为突发性剧烈上腹痛伴恶心、呕吐，疼痛很快扩散到全腹，通常有肩背痛、休克及肠麻痹表现。有时消化液沿右结肠旁沟流至右下腹引起右下腹痛。穿孔 2～6 小时后，腹腔内渗液被消化液稀释，腹痛缓解，此后发展为细菌性腹膜炎，症状又加重。患者表情痛苦，强迫体位，呼吸表浅，腹肌紧张呈"板状腹"，全腹有压痛、反跳痛，以上腹部明显。胃内气体进入腹腔出现"气腹征"，肝浊音界缩小或消失，可出现移动性浊音，肠鸣音减弱或消失。体温多升高，脉快，重者发生感染中毒性休克。慢性穿孔者，有上腹部深压痛并可触及包块。中老年人及少数穿孔较小、内容物渗出不多者临床表现通常不典型。

根据消化性溃疡、胃癌病史、上腹部剧痛、发热、白细胞和中性粒细胞数增多、急性腹膜炎体征，一般可确诊。膈下发现游离气体，腹腔穿刺抽取混浊液体尤其混有食物残渣、胆汁，镜检见大量白细胞、脓细胞者可诊断。

需与下列疾病鉴别：①急性胰腺炎：腹痛多位于左上腹部放射至左肩背部，无"气腹征"，腹壁非板状强直，B 超见胰腺肿大。②急性阑尾炎穿孔：腹部压痛在麦氏点，胃穿孔以上腹部明显，多有"气腹征"和休克表现。③其他：心肌梗死、肠系膜血栓形成、腹主动脉夹层内膜断裂、输尿管结石及自发性食管破裂等。

此病多需手术治疗，对年轻、空腹较小穿孔、渗出量不多、病情不重或已有局限趋向者可先行内科治疗：①无休克者取半卧位，禁食，持续胃肠减压。②广谱抗生素抗感染。③静脉使用质子泵抑制剂控制胃酸。④纠正水、电解质和酸碱失衡，抗休克。若治疗 6 小时症状无明显改善或"气腹征"更明显，应立即手术。根据病情选择穿孔修补术、胃大部切除或胃穿孔修补术+胃迷走神经切断术。

（姚希贤）

wèiniǔzhuǎn

胃扭转（gastric volvulus）

胃正常位置固定机制障碍或其邻近器官病变使胃全部或部分沿不同轴向扭转。临床上少见。按病程分为急性胃扭转和慢性胃扭转，前者发展迅速，不易诊断，常延误治疗；后者症状不典型，多在 X 线钡餐胃肠道检查时意外发现。按胃旋转的轴分为：①横轴型（系膜轴型）：即胃绕肠系膜轴旋转、折叠。②纵轴型（器官轴型）：即胃绕贲门至幽门的连线向上、向前旋转，最常见，常与膈肌缺损合并存在，多见于急性胃扭转。③混合轴型：罕见。

病因及发病机制 正常胃的下端被十二指肠固定，其形态由胃脾韧带、胃十二指肠韧带、胃膈韧带和胃肝韧带维持。胃周韧带松弛是此病的主要原因，食管裂孔旁疝、膈肌损伤、膈肌膨隆、胃肿瘤、膈神经损伤致膈肌麻痹、腹腔增大器官的压迫以及腹腔内粘连等诱因与胃周悬韧带松弛合并存在导致胃扭转。急性胃扩张、剧烈呕吐和胃的逆蠕动等常是促发急性胃扭转的诱因。新生儿胃扭转是一种先天性畸形，可能是小肠旋转不良，使胃脾韧带或胃结肠韧带松弛而致胃固定不良。多数可随婴儿生长发育而自行矫正。

临床表现 取决于病程及扭转的范围和程度。

急性胃扭转 起病突然，发展迅速，主要表现为上腹部疼痛，牵涉至背部或下胸部，有时可误诊为心肌梗死。查体可见上腹膨隆而下腹平坦。若胃血液循环无障碍，全身变化不大。上腹局限性膨胀伴疼痛、频繁干呕和胃管不能插入胃内为典型的 Brochardt 三联征，此三联征在扭转程度较轻时不出现。

慢性胃扭转 可无任何症状，仅在钡餐或胃镜检查时发现。有时可有上腹部隐痛、烧灼感、饱胀不适，多于餐后诱发。腹痛发作时上腹可触及张力性包块，左侧卧位可减轻。慢性胃扭转可有多次反复的急性发作史，此时临床表现同急性胃扭转。

诊断与鉴别诊断 诊断主要依靠临床表现和 X 线、内镜检查。急性者有 Brochardt 三联征，慢性者临床表现无特异性。若用胃管插入证实，需缓慢操作，以免食管、胃壁损伤或穿孔。上述检查无法确诊者需剖腹探查。

X 线检查 是诊断此病的重要方法。①横轴型胃扭转：胃窦部翻至左侧并抬高，致胃大弯翻向右，胃小弯翻向左，可见两个有液平面的胃腔，幽门和贲门在相近平面，胃黏膜皱襞呈十字交叉状，胃食管前庭段下移并拉长。②纵轴型胃扭转：胃大、小弯倒置，胃底液平面不与胃体相连，胃体变形、幽门向下，胃黏膜皱襞可呈扭曲走行。钡餐检查还可能发现食管裂孔疝、胃溃疡等病变。钡灌肠可见横结肠向上移位。

内镜检查 ①横轴型胃扭转：胃底体部有较多滞留液，进镜达胃体时见大弯侧黏膜皱襞走行中断，胃黏膜皱襞突然呈顺钟向或逆钟向螺旋状扭转，找到胃角后发现大小弯位置颠倒，内镜通过困难。②纵轴型胃扭转：胃镜进入贲门时可见齿状线有扭曲征象，贲门口充血水肿，有点状出血，进镜可有阻力，胃黏膜皱襞呈顺钟向旋涡状扭转，几乎找不到胃腔，胃大弯翻至上方，胃小弯至下方。二者都表现为胃腔狭窄，胃角变形或消失，胃黏膜弥漫性充血水肿。

应与以下疾病进行鉴别：①急性胃扩张。②高位小肠梗阻。③消化性溃疡或胃癌所致幽门梗阻。④食管裂孔疝。⑤其他：慢性胆囊炎、心肌梗死、粘连性肠梗阻等。

治疗

急性胃扭转 处理原则是迅速诊断和及时内镜或手术治疗。①一般治疗：禁食，给予抗炎、抑酸等补液治疗，纠正水电解质紊乱。②胃肠减压：急性胃扭转因贲门梗阻通常胃肠减压非常困难，但切忌盲目插入，必要时可在 X 线引导下置入含造影剂的胃管，若可成功插入胃管，吸出胃内气体和液体，待急性症状缓解和进一步检查后再考虑下一步治疗。③内镜下治疗：见胃扭转经内镜转复术。通过胃镜注气使扭转的胃复位，循腔进镜，确定胃扭转的类型、部位、方向、程度，依据类型采取不同方法复位。④手术治疗：旨在复位、固定、消除诱因和预防复发，若术中发现胃壁梗死，则需根据胃壁缺血程度行胃部分切除或全胃切除术。术中查找扭转原因，若有膈疝、粘连、溃疡或肿瘤等基础疾病，可采取相应手术方式。

慢性胃扭转 若患者临床表现轻，辅助检查仅为轻度胃扭转，无需特殊治疗。若症状较重，多先用内科治疗，部分病例可自动复位，部分病例可在内镜下复位。手术治疗适用于经内科保守治疗无效或反复发作者，旨在缓解慢性复发性症状，防止急性发作或并发症。术中查找扭转原因，并根据不同基础疾病采取相应手术方式。

预后 经手术或非手术治疗，绝大部分可痊愈，极少数患者因诊断过晚导致严重并发症而死亡。临床医师应提高对此病的认识，早期确诊，及时治疗。

（姚礼庆）

wèilòu

胃瘘（gastric fistula） 胃与邻近器官或腹壁间发生非生理性交通。在消化道瘘中发生率较低，90%的胃瘘源于手术。消化液的丢失和腐蚀可导致水电解质失调、酸碱失衡、感染、营养不良等，严重者可危及生命。

此病分为：①胃外瘘：胃壁与腹壁交通，多源于创伤及手术，原因包括手术中胃壁损伤、胃残端与肠管吻合不当、内脏血供障碍、局部感染脓肿形成且引流不畅等。②胃内瘘：胃壁与周围器官交通。既可源于胃及其邻近器官的肿瘤、溃疡、外伤和炎症等的病变，称自发性胃内瘘。也可因手术失误或吻合口溃疡穿透胃壁，称继发性胃内瘘。

常见类型：①胃-结肠瘘：良性原因见于胃溃疡、溃疡性结肠炎、放射性肠炎、腹腔脓肿、胰腺内脓肿等；恶性原因见于胃和结肠癌肿浸润。②胃-十二指肠瘘：良性原因多见于消化性溃疡的炎性粘连、穿孔，少数为克罗恩病所致；恶性原因多见于胃癌浸润。③胃-空肠-结肠瘘：多因手术后胃-空肠吻合口溃疡穿透所致，可有腹泻、呕吐粪汁样物、体重下降等。④胸-胃瘘：少见，多发生于食管癌术后，可出现胸闷、呼吸困难、液气胸等。⑤胃-胆囊瘘和胃-胆管瘘：极少见，胆结石是最常见的原因，高龄者、女性多发，表现为反复发作性右上腹痛，伴严重的胃肠道症状。⑥胃-小肠瘘：由良、恶性病变自发形成，较少见，多数为手术失误所致。

消化道X线钡餐造影、瘘管外口X线碘造影、胃镜、胸腹部CT等检查，可帮助诊断。非手术因素引起的胃及十二指肠内瘘，诊断比较困难，常在诊断其他疾病时，或外科手术时意外发现。

治疗需禁食、禁水，持续胃肠减压，通畅引流，给予肠外营养以保证营养和液体的供给。应尽早给予肠内营养和抗感染治疗，亦可选择生长抑素及生长激素治疗。经上述处理后部分可自愈。手术治疗旨在清理病灶、修补瘘口、通畅引流，必要时可行胃-空肠造瘘。

（陆　伟）

wèichóngfù jīxíng

胃重复畸形（gastric duplication） 重复的胃呈囊状或管状空腔状。又称胃重复症或重复胃。多附着于胃的一侧，与胃有共同的壁和通管，内层黏膜为胃黏膜或邻近消化道的黏膜，周围可有异位的胰腺组织。是胃出口梗阻的原因之一，占消化道重复畸形的3.8%～5.0%。1岁以内女婴多见。

其病因不明。主要学说有：①胚胎期脊索与原肠分离时发生粘连，形成消化道时发生憩室样突起。②胚胎期憩室样外袋退化不完全、残留。③原肠腔化再疏通障碍，形成囊肿型重复畸形。

病理特点：①常见于胃大弯，幽门处罕见。②有黏膜层、黏膜下层和肌层，其中肌层发育良好，黏膜与邻近消化道基本相同，黏膜为胃黏膜或胰腺者易引起溃疡、出血、穿孔。③至少一处与胃共享胃壁及血液供应。④多与胃不相通。⑤常伴其他消化道重复畸形及脊柱畸形。

症状的轻重取决于发生部位、形态、大小、有无并发症及合并其他畸形等。发生于胃大弯者多无症状，近幽门者易引起幽门狭窄，导致呕吐。尚有食欲减退、上腹不适、钝痛、贫血、体重下降和营养不良等。囊肿黏膜有异位胃黏膜或胰腺者可致溃疡，引起腹痛、呕血、黑粪、穿孔及腹膜炎，上腹部可触及囊性或实性肿物。若有异位胰腺的导管与重复胃相通，表现为反复发作的胰腺炎。成年人有癌变风险。

1岁以内婴儿，尤其女婴，出现上腹肿物伴呕吐、呕血或黑粪，应考虑此病。X线钡餐造影可见肿物向胃腔突出或压迫胃，钡剂可进入畸形囊腔。腹部B超检查可见液性包块及囊壁蠕动，与胃不相通者可见涡流或逆流，与肠管相通者腔内液体不随体位改变。胃镜检查可发现突入胃窦或幽门的囊性肿物。CT、磁共振成像有诊断意义，并有助于与先天性肥厚性幽门狭窄鉴别。此外，应注意有无其他重复畸形及脊柱异常。

确诊后应手术治疗。较小囊肿可行单纯囊肿切除；与消化道有共同肌层及血供者需切除畸形病变、局部胃或肠壁，再行相应的吻合术；对于合并异位胰腺、重复胃与异位胰腺导管甚至与正常胰腺导管相通者，应切除异位胰腺，并在近正常胰腺外切断其通道，防止胰腺炎复发。成年人应同时切除囊肿及周围组织。

（陆　伟）

xiāntiānxìng xiǎowèi

先天性小胃（congenital microgastria） 罕见的先天性胃发育畸形。1894年由Dide首次报道，多合并其他系统畸形。因营养不良严重或伴多发畸形，患儿的存活率低。

发病机制尚不清楚。在胚胎发育的第4或第5周，胃下降、旋转发育过程的停滞可能导致发病。因胃和脾均由胚胎胃背侧系膜分化而来，故该病极少独立存在，多合并无脾症等。无遗传学异常和家族性发病的证据。

症状的轻重取决于胃停止发育的时间。因胃容量减少，出生即可出现进食后频繁呕吐。食管下端扩张可致胃食管反流、误吸及吸入性肺炎。进食量减少、胃酸与内因子缺乏，可导致严重营养不良、缺铁性及巨幼红细胞性贫血。胃排空过快可出现腹泻、倾倒综合征。

此病多伴其他器官联合畸形，如无脾症、桡尺骨发育不良、手指缺如、十二指肠闭锁、先天性巨结肠、肛门闭锁、肠旋转不良、肝对称分布、部分内脏转位、肺结构异常及先天性心脏病等。

诊断主要依据临床表现和影像学检查。生后频繁呕吐的患儿，消化道 X 线钡餐检查可见：①胃呈小囊或细管状，胃小弯、胃大弯、胃底、胃体和胃窦之间分辨不清。②胃多位于中线矢状面，为早期胚胎发育时胃的位置。③食管中、下段代偿性扩张，括约肌发育不良及胃食管反流等。虽胃的解剖结构发育停止，但仍存在正常的组织学结构，其黏膜细胞分化正常。

畸形程度较轻的患儿可少量、多次、持续经鼻胃管给予营养，维持生长发育，但仍有营养不良和发育滞后。1980 年 Neifeld 等首次用空肠建立 Hunt-Lawrence 囊袋增加胃容量，利用肠管的逆向蠕动延缓排空时间，预防反流和倾倒综合征，可明显改善患儿营养状态。因缺乏正常胃的消化功能，难以达到正常营养状态，尚需长期服用维生素 B_{12}。

（陆 伟）

xiāntiānxìng wèibì jīcéng quēsǔn
先天性胃壁肌层缺损（congenital defects of gastric musculature）

胚胎发育障碍或其他原因所致的胃壁肌层缺损。属少见病。新生儿或早产儿多发，死亡率35%～72%。

确切病因和发病机制未明，有两种观点：①胚胎时期胃壁肌层发育障碍：胚胎时期始于食管下段的胃环肌在向胃底及大弯侧斜肌、纵肌发育过程中出现异常，如发育不全或过慢、贲门及胃大弯部异常扩张致肌层断裂。②胃壁局限性缺血：围生期新生儿若发生窒息、缺氧，血液重新分配以保证重要器官血供，致胃肠血供减少，胃壁易发生缺血性坏死。各种引起胃内压增高的因素，如

新生儿缺氧应用面罩加压给氧、大量吞咽空气、胃排空延迟、急性呕吐及哺乳等，均可诱发胃腔内压力快速上升，胃壁过度伸展致肌层缺损处发生自发性穿孔。

此病发生穿孔前可无明显症状，一旦穿孔（一般出生后 3～5 天）可出现严重腹胀，患儿可有呕吐、哭闹、拒奶等，伴腹肌紧张、肠鸣音减弱、移动性浊音阳性、肝浊音界消失等。腹压增高压迫肺部可出现气促、呼吸困难。未能及时诊治者病情易迅速恶化，出现休克。

穿孔前诊断较难，若发生自发性穿孔，则可根据相关表现结合 X 线检查确诊。立位或卧位腹部平片可见气腹、气液腹、胃泡消失等征象，并需排除胃溃疡、幽门或十二指肠闭锁、医源性损伤等所致胃穿孔。B 超检查可探及失去正常层次的缺损胃壁，在穿孔前提示诊断。腹腔穿刺可辅助诊断，并可减轻腹胀、改善呼吸和减少毒素吸收。手术切除病变胃壁组织，行病理组织学检查可确诊。怀疑胃穿孔者禁忌各种消化道造影。

此病一经确诊，应立即手术治疗。术前禁食、胃肠减压、补液、应用抗生素等，改善呼吸和纠正中毒性休克。手术切除病变胃壁组织，缝合正常胃壁，必要时（大片肌层缺损和坏死）行部分或全胃切除术。

（李延青）

yōumén gémó
幽门隔膜（pyloric diaphragm）
胚胎发育异常，幽门部被膜状组织封闭，导致完全性或不全性幽门闭锁。与胃窦型隔膜同属胃隔膜，属罕见病，儿童和成人均可发生，发病率约1/10 万。按形态学的不同分为无孔隔膜和有孔隔

膜，前者完全封闭，导致完全性幽门闭锁，多见于新生儿；后者中央有裂孔，可导致幽门不完全性闭锁。

确切病因及发病机制不明。可能与以下因素有关：①胚胎发育早期原肠再通障碍。②内胚层局部组织过度增生。③遗传因素。

临床表现因类型不同而异。①无孔幽门隔膜：新生儿表现为完全性幽门梗阻，出生后即可发生无胆汁喷射性呕吐，喂奶后加重，无胎便排出，上腹部明显膨隆，可见胃蠕动波，中下腹平坦或凹陷呈舟状腹。②有孔幽门隔膜：梗阻症状的严重程度因孔径大小不同而异，可出现于不同年龄段，呕吐常因进食诱发，呕吐后缓解，呈间歇性发作。多伴营养不良、体重下降，严重者可并发脱水或低钾低氯性碱中毒。

诊断需结合患者病史、临床表现、X 线、超声及胃镜检查等。X 线钡餐检查无孔幽门隔膜者可显示胃部明显扩张，幽门呈圆弧状，肠腔内无气体；有孔幽门隔膜者可显示中央裂孔处钡剂通过延迟及全胃排空延迟，与先天性肥厚性幽门狭窄不易鉴别。超声检查显示胃窦分节，胃镜检查可直视幽门隔膜，并可协助排除 X 线检查的假阳性。

首选手术治疗。术前需行胃肠减压，纠正水电解质失衡，稳定生命体征。手术方式可选择隔膜切除加幽门成形术，治愈率高。

（李延青）

yōumén bìsuǒ
幽门闭锁（pyloric atresia）
胚胎发育异常致新生儿幽门完全或不全闭塞的先天性疾病。属罕见病，发病率约 1/10 万。常合并其他先天性疾病，并有家族遗传倾向。按形态学发生的不同可分为：

①隔膜型：最常见，分为完全性和不完全性，后者中央有裂孔。②实质型：幽门部缺乏正常胃壁组织，可呈实心状、条索状或完全断离。③盲端型：远近两端完全离断呈盲端，中间由发育不良的纤维索带相连。

确切病因及发病机制不明，可能与以下因素有关：①胚胎发育早期前肠空化障碍。②胚胎某一时间血管发育异常致局部缺血，引起胃坏死。③胎儿宫内患先天性大疱性表皮松解症，导致胃黏膜受损形成瘢痕。

临床表现为幽门梗阻。①完全性幽门闭锁：患儿出生后即可表现为喷射性呕吐，喂奶后尤为明显，呕吐物不含胆汁，无胎便排出，上腹部明显膨隆，中下腹平坦。②不完全性幽门闭锁：症状可在不同年龄段出现，以间歇性呕吐为主要表现，多伴营养不良、体重下降，急性期可并发脱水或碱中毒等。

结合病史、临床表现、家族史及X线、内镜等辅助检查可诊断。X线是常用的有效检查手段，腹部立位平片显示上腹明显扩张的胃部及气液平，肠管无气体提示完全性幽门闭锁，不完全闭锁者上消化道钡餐可显示中央缺陷处钡剂通过延迟。超声检查可显示胃腔扩张及胃窦分节。胃镜检查则可直视完全闭锁的幽门或不完全闭锁时幽门部的中央缺陷。

手术是最有效的治疗方法，并可明确病变类型。术前行胃肠减压，纠正水电解质紊乱。根据病变类型选择不同术式，隔膜型闭锁选用膜切除幽门成形术，实质型和盲端型闭锁选用胃-空肠吻合，闭锁段切除后行胃十二指肠端端或侧侧吻合术。

(李延青)

chángxìmóshàngdòngmài
zōnghézhēng

肠系膜上动脉综合征（superior mesenteric artery syndrome，SMAS）

肠系膜上动脉或其分支压迫十二指肠水平部引起的急、慢性肠梗阻。又称十二指肠动脉压迫综合征。SMAS首先由Rokitansky于1861年提出，直到1927年Wilkie等报道后才引起重视，故又称威尔基病（Wilkie disease），以反复发作的餐后恶心、呕吐、腹痛、腹胀为主要临床表现，为十二指肠淤滞症常见病因之一，属良性十二指肠淤滞症。随着诊断技术的不断发展，此征发病率逐渐上升，多发于20~30岁，女性约占60%，以瘦长体型多见。

病因及发病机制　①先天性因素：正常情况下肠系膜上动脉（superior mesenteric artery，SMA）从腹主动脉约在第1腰椎水平分出，与腹主动脉形成一个40°~60°的锐角。十二指肠水平部中段于第2腰椎水平，横跨于腹主动脉前，恰位于SMA与腹主动脉夹角内，而包有肠系膜上动（静）脉及神经等肠系膜根部越其前方下行，对之产生轻度（生理性）压迫（图），若位置过低或两者间的夹角过小（<15°），则对横过其间的十二指肠形成机械性压迫。此外十二指肠上升段或十二指肠悬韧带过短、肠系膜过长或过短等均可形成肠系膜上动脉对十二指肠的纵向压迫。②后天性因素：十二指肠周围炎症和粘连，肠系膜上动脉根部附近的淋巴结肿大及严重营养不良、消瘦致胃肠下垂形成SMA的牵拉引起十二指肠扭曲、受压形成淤滞梗阻。另外，食管癌等手术因素，因术后（瘢痕收缩）胃十二指肠被牵拉上移，使肠系膜上动脉开口位置相对下移；脊柱前突及严重的腰背畸形矫正后，有时可使腹主动脉、SMA夹角变小，引起完全或不完全性肠梗阻。

临床表现　多慢性发病，呈间歇性、反复发作，主要为十二指肠梗阻症状，即餐后数分钟或1~3小时发生腹痛，多为隐痛或胀痛，也可表现为绞痛，通常伴恶心、呕吐，呕吐物含胆汁及所进食物。活动后、仰卧位症状加重，膝胸位、侧卧或俯卧位多可缓解。有时症状持续数天后可自行缓解。十二指肠或胃扩张时体检可见胃型及蠕动波，上腹部轻压痛，偶闻振水音，因剧烈呕吐可出现水电解质失衡。

诊断　体型瘦长的中青年，有反复发作腹胀、腹部不适、腹痛、恶心、呕吐，呕吐物含胆汁及宿食，症状随体位变化而缓解者应考虑此征。影像学检查有助于诊断：①腹部立位平片：可见十二指肠梗阻特有的"双液面征"。典型表现为：十二指肠水平部与升部交界处有纵行压迫现象（笔杆征）；钡剂通过受阻，改变体位或加压按摩后可通过；受阻

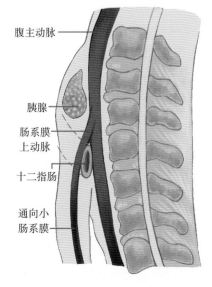

图　肠系膜血管解剖位置

近端十二指肠可有不同程度扩张和逆蠕动波。②彩色多普勒超声（彩超）：可提高确诊率，清楚显示 SMA 与腹主动脉间形成的夹角及从夹角中通过的十二指肠水平部或升部的解剖关系，可动态观察十二指肠蠕动对肠内容物流动与肠腔内径变化情况。③内镜检查：观察十二指肠腔内形态，对排除肠内病变、证实有无十二指肠水平部外在压迫有意义。结合彩超可探及外在压迫的血流信号，并有助于明确十二指肠外压原因。④CT 与磁共振成像：可清晰显示扩张的胃及十二指肠腔。增强后进行三维重建可明确 SMA 与腹主动脉间的角度及对十二指肠的压迫，并可排除其他病变。磁共振成像在血管及软组织成像方面优于 CT，可观察十二指肠受压情况，测量 SMA 与腹主动脉间夹角度数。⑤腹主动脉与 SMA 造影、十二指肠低张造影：可显示 SMA 与腹主动脉间的角度，并可明确血管与十二指肠的关系，必要时可进行检查。

鉴别诊断 结核、肿瘤、克罗恩病、环状胰腺及粘连等均可引起的十二指肠梗阻，可表现为肿物、炎症、溃疡及肠腔狭窄等病变。彩超或 CT 等检查有助于鉴别。必要时可做肠镜观察肠黏膜病变。慢性胃炎、胃十二指肠溃疡及十二指肠球炎有时可出现 SMAS 类似症状，胃镜检查可明确诊断。

治疗 对病程短、年龄较小、发作不频繁、改变体位可缓解、十二指肠扩张不明显、逆蠕动不强或无典型"笔杆样"压迹，经改变体位食物可进入空肠者，可保守治疗；对病程较长、症状重、十二指肠有中重度扩张以及经保守治疗无效者，应手术治疗。

保守治疗 ①急性期禁食水，胃肠减压、纠正水电解质平衡，给予营养支持，必要时采用全胃肠外营养。②酌用阿托品、山莨菪碱。③症状缓解后，逐渐调节饮食，少食多餐，避免含纤维素饮食，结合改变体位等措施进行治疗。

手术治疗 手术方式较多，各有利弊：①十二指肠-空肠吻合术和十二指肠悬韧带松解术：为主要手术方式。前者适用于 SMA 与腹主动脉夹角过于狭窄者；后者用于十二指肠悬韧带过短者。②胃大部切除、毕氏Ⅱ式胃-空肠吻合术用于合并十二指肠球部溃疡或胃下垂者。

（姚希贤）

qīngdǎo zōnghézhēng

倾倒综合征（dumping syndrome）

胃切除与胃肠吻合术后胃内食糜骤然倾至十二指肠或空肠所致临床综合征。又称餐后综合征、餐后早发综合征或餐后迟发综合征等。1920 年 Andrew 和 Mix 提出，多发生（15%～30%或以上）于毕氏Ⅱ式手术后，毕氏Ⅰ式术后发生率<10%。通常分为早期和晚期综合征。

病因及发病机制 主要发生在胃大部切除术幽门丧失且吻合口较大者，胃排空过快并与续发激素释放有关：①胃切除、幽门成形、迷走神经切除术后，胃容积减少，控制排空功能丧失，大量高渗性食糜骤然倾入十二指肠或空肠，小肠内糖类骤增，肠黏膜渗出大量液体稀释为等渗性食糜而出现肠腔扩张、循环血容量减少与早期综合征。肠腔内压力增高，刺激嗜银细胞分泌大量 5-羟色胺、缓激肽及其他肠源性激素（如肠抑胃肽、血管活性肠肽及神经收缩素）等也参与发病。

②迟发或晚期综合征的发生与高渗性糖类迅速被肠黏膜吸收，血糖骤增过度刺激肠源性高血糖素及胰高血糖素样多肽因子释放，并引起胰岛 B 细胞分泌大量胰岛素致低血糖血症。血糖浓度降低至临界点以下，致心悸、心动过速。

临床表现 此征多在术后 1～3 周开始经口进食时发生。症状轻重与摄食量和食物的性质有关。常在进食中等或大量进流质或半流质的糖类物质后诱发，站立位更易发生，有餐后即发（早期）与迟发（晚期）两种类型：①早期（即发）型综合征：常在饭后 20～30 分钟（可短至 5 分钟）出现腹部和全身症状，感到上腹饱胀、恶心，有时伴呕吐、嗳气、腹鸣或腹痛，排便急迫感及腹泻；全身症状有乏力、面色苍白、心悸、出冷汗、头晕、颤抖。重者有站立不稳、昏厥或血压降低。发作 1 小时后好转，轻者餐后躺卧片刻可解除症状或避免发生。②晚期（迟发）型综合征：少见，可单独发生，亦可与早期型合并存在，多于进食后 2～3 小时发生。主要表现为软弱、眩晕、心悸、多汗、饥饿感伴颤抖等低血糖症状。

诊断 根据胃切除手术及术后 1～3 周有过餐后发生上腹饱胀、恶心、头晕、心悸、出汗、心动过速或晕厥、颤抖、意识障碍、低血糖类似发作既往史，可考虑此征，X 线钡餐透视见残胃与小肠排空过速有助于诊断。对症状不明显、发作不典型者可行：①葡萄糖激发试验：口服葡萄糖 50～100g 后 1 小时内心率增快 10 次/分以上诱发出典型症状为阳性，该试验对诊断早发型倾倒综合征的敏感性、特异性均在 90%

以上。②氢呼气试验：反映口服葡萄糖后快速迁移进入远段回肠或结肠，该试验敏感性高，但特异性较差。

鉴别诊断 ①晕厥：包括常见的血管抑制性晕厥，多有情绪紧张、恐惧、疼痛、微量出血等诱因。体位性者多见于卧位转立位时；心源性者多有心脏病史、心律不齐，发病多突然。②低血糖反应（昏迷）：有慢性肝病、糖尿病调控失当、进食少及过量使用降糖药物史，可给予含糖饮食，重者给予葡萄糖静脉注射后可立即恢复。③其他：血压下降、休克，水电解质紊乱和酸碱失衡，大出血，过敏，急性感染中毒及心脏病等。

治疗 主要采用内科治疗，轻、中度患者经饮食调整及药物治疗多能控制。对经久不愈的严重患者可手术，但手术疗效不一，有时反致吻合口梗阻，一般不再做手术。

内科治疗 以饮食调理为主：①一般治疗：少量多餐，少进汤类，低糖类，适当增加脂肪、蛋白质食物。餐后躺卧半小时，养成餐间或空腹时饮水习惯，餐后1.0~1.5小时可予固体食物以免发生低血糖。对迟发型者发病时给予适量糖水，缓解低血糖症状。②药物治疗：症状较重者，餐前20~30分钟服抗胆碱能药物或加服镇静剂解痉、抑制胃肠过度蠕动。对症状较重、一般治疗无效，但限于身体条件不能进行手术治疗者，适量应用生长抑素（奥曲肽）或抗5-羟色胺药物，对抑制小肠蠕动和分泌、抑制胰岛素释放、改善症状有一定作用。

手术治疗 少数症状显著或经过2年内科治疗和预防措施无效者，需手术治疗，以延缓胃排空、减缓食物直接进入空肠内的速度。可将毕氏Ⅱ式胃切除术（胃大部切除，胃-空肠吻合，十二指肠残端缝合或旷置）改为毕氏Ⅰ式胃切除术（胃-十二指肠吻合术），缩小吻合口、空肠间置。

预防 为避免胃大部切除术后倾倒综合征发生，一般应尽量选择做毕氏Ⅰ式手术，胃切除不宜过多，残胃不要过小，吻合口大小应适中，一般以4cm宽度为宜。

（姚希贤）

wèihuángsèliú
胃黄色瘤 （gastric xanthoma）

吞噬类脂质的巨噬细胞在胃黏膜局灶性聚集形成的瘤样增生。属假性肿瘤，是组织细胞对血浆脂质变化的增生性反应。又称胃黄斑瘤或脂质岛。随年龄增长而增加，50岁以上患者多见。

病因及发病机制尚不清楚，可能与慢性炎症刺激、原发或继发性高脂血症、糖尿病、幽门螺杆菌感染相关。有3种观点：①慢性胃黏膜损伤：慢性炎症引起胃黏膜局灶性破坏，过多残留的含脂质的碎屑经巨噬细胞吞噬后无法代谢，于固有层内聚集形成泡沫细胞巢样结构。②与胃肠上皮化生关系密切：肠化黏膜可吸收胃腔内脂质，但因缺乏中央乳糜管，脂质吸收后不能及时运出而沉着于黏膜内，增多的乳糜液溢出于间质中，为泡沫细胞形成提供条件。③与原发性或继发性高脂血症有关。

此瘤无特征性临床表现，常在胃镜检查时发现。可发生于胃的任何部位，以胃窦部小弯区最多见，其次为胃体前壁。胃窦部的高发生率与不分泌酸的幽门区具有吸收功能及脂质物质在该区增加有关。病灶多较小，直径5~10mm，病灶可单发或多发。内镜常表现为黄色或黄白色的圆形或椭圆形小斑块，亦可呈雪花状的扁平隆起，伴周围黏膜轻微炎症改变。病灶区多聚集数量不等的圆形或多边形的巨噬细胞，胞质呈泡沫状或透明状，核小且均匀。黄色瘤细胞分布具特征性，多聚集于黏膜固有层的浅表部，越近表面的黄色细胞瘤形态越典型，该处黏膜常向上突起呈小结状或小乳头状，浸润区内腺体减少，排列结构紊乱，腺腔大小不一，但腺上皮多正常。一般在病变区内炎症细胞浸润不多，但病灶周围黏膜常见各种病变，如慢性浅表性胃炎、慢性萎缩性胃炎、胃癌、十二指肠球部溃疡等。免疫组织化学AB-PAS染色多呈阴性。

诊断主要依据病理学检查结果，需与胃印戒细胞癌鉴别（表）。

胃黄色瘤为癌前病变，应尽早摘除，一般可经胃镜下活检一

表　胃黄色瘤与胃印戒细胞癌的鉴别

	胃黄色瘤	胃印戒细胞癌
细胞形态	大小一致，胞质丰富泡沫状，核小，卵圆形，淡染，无核分裂，核多位于细胞中央	大小不一致，胞质浅蓝色，核大深染，异型，可见核分裂，核多位于细胞一侧
细胞间质	无黏液湖	可见黏液湖
伴发病变	无坏死，常伴萎缩性胃炎、肠上皮化生	可见坏死，常伴球形不典型增生

次性去除。直径较大者可分部位、分次去除，亦可用微波烧灼。

（钟 捷）

wèixīròu

胃息肉（gastric polyp）

隆起于胃黏膜表面的肿物。其大体表现、组织学改变和预后因病变的基本性质不同而异。按来源分为上皮性息肉和非上皮性息肉。临床上的所称胃息肉主要是指上皮性息肉。黏膜下病变造成的向腔内隆起改变，如间质瘤、平滑肌瘤、神经源性肿瘤、纤维瘤、血管瘤、脂肪瘤等，必须借助内镜超声或其他手段检查诊断，并给以专门的疾病命名。胃息肉在消化内镜检查者中的检出率为1%～2%，可发生于任何年龄。

分类 按性质胃息肉分为非肿瘤性息肉和肿瘤性息肉。非肿瘤性息肉：①增生性息肉：多见于胃窦和胃体下部，组织学上主要由幽门腺和腺窝上皮增生而造成，常含较多黏液分泌细胞。内镜下单发多见且直径多<1cm，非癌前病变。②错构瘤性息肉：可单独存在于胃底腺体区域，常为无蒂性隆起，直径5～10mm；也可与皮肤黏膜沉着和胃肠道息肉病，如波伊茨-耶格综合征（Peutz-Jeghers syndrome）、多发性错构瘤综合征（Cowden syndrome）等同时存在，息肉大且多有蒂或为分叶状。组织学上多有黏液细胞增生、腺体囊样扩张、平滑肌纤维束混合。③炎性息肉：胃内炎症可有结节样凸起，病理学上多为肉芽组织，缺乏腺体细胞，可伴炎症细胞浸润，无癌变风险。④异位性息肉：主要指异位胰腺和异位Brunner腺。多位于胃窦大弯侧，单个，中央凹陷、四周略隆起，表面常光滑。异位层次常不尽相同，可出现在黏膜层、黏膜下层或固有肌层。肿瘤性息肉指发生于胃黏膜上皮细胞、由胃黏膜黏液腺所组成、起源于胃腺体小凹部的腺瘤性息肉。多见于中年以上人群，男性多于女性，好发于胃窦和胃体中下部区域，可伴肠上皮化生。病理学上腺瘤可分为管状腺瘤（最多见）、管状-绒毛状腺瘤和绒毛状腺瘤。按细胞特点和分化结构的异型性分为低级别上皮内瘤变和高级别上皮内瘤变，大部分高级别上皮内瘤变可进展为浸润性癌。内镜下腺瘤形态呈多样性，通常可分为平坦型、凹陷型和隆起型。腺管状腺瘤多为平坦、凹陷型相对常见，部分为有蒂或亚蒂型；管状-绒毛状腺瘤和绒毛状腺瘤多为有蒂或亚蒂型，直径>1cm。绒毛状腺瘤绒毛粗大或呈脑回、沟裂样者表示增生和分裂活跃，恶变概率较大。胃息肉还可是胃肠道息肉病或综合征中的一部分，常见的息肉病或综合征包括：胃底腺息肉病、家族性腺瘤性息肉病、波伊茨-耶格综合征（Peutz-Jeghers syndrome）、卡纳达-克朗凯特综合征（Canada-Cronkhite syndrome）、幼年性息肉综合征、多发性错构瘤综合征等。

临床表现 一般无症状，多为内镜筛查或因其他症状而行胃镜检查时发现，部分患者可有息肉并发症表现如出血、梗阻或癌变。

诊断 内镜下活检、必要时内镜超声引导下活检或细针穿刺活检是诊断息肉具体类别的主要方法。内镜下息肉分型多采用根据形态特征变化的山田分型、形态结合组织学特征的中村分型。染色结合放大功能的电子内镜通过对息肉表面腺管开口和血管排列走向特征的分析，可较准确地将息肉进行分型并初步判断其良、恶性。

治疗 包括内镜下灼除、圈套切除、病灶下注射各种液体抬高病灶后的一次或分次摘除和一次整块剥离术、手术局部切除病灶和胃部分或整体切除术等。对有息肉史或息肉治疗史者，定期内镜复查有重要意义。

（钟 捷）

wèi liángxìng zhǒngliú

胃良性肿瘤（gastric benign neoplasm）

起源于胃黏膜上皮或黏膜下间叶组织的良性肿瘤。约占胃肿瘤的3%。分为两类，一类来源于黏膜上皮，为腺瘤或称腺瘤性息肉；另一类来自黏膜下间叶组织，或称胃肠道间叶源性肿瘤（gastrointestinal mesenchymal tumor，GIMT），与胃肠道间质瘤（gastrointestinal stromal tumor，GIST）概念及所含肿瘤范围不同，GIMT中约73%为GIST，其他GIMT中有平滑肌瘤、平滑肌肉瘤、脂肪瘤、纤维瘤和血管瘤等。

临床表现 一般无症状，仅在胃肠钡餐X线检查、胃镜检查、手术或尸检时偶然发现。部分患者可有上腹部不适或疼痛、消化不良、腹部包块、恶心、呕吐、呕血或黑粪等，与肿瘤的大小、部位及有无肿瘤溃破、出血等有关。位于幽门或贲门部的较大肿瘤可致梗阻。偶可并发穿孔或胃十二指肠套叠等。一般无阳性体征，肿瘤较大或位于浆膜下可在腹部触及包块。

诊断 主要依靠内镜检查及X线钡餐检查、CT、仿真内镜等。内镜检查可对病变的部位、形态、大小及数目作出诊断，并通过活组织检查明确有无恶变。胃腺瘤在内镜下呈息肉状，多发生于胃窦部，可单个或多个存在，按山田分型分为广基型、无蒂型、亚蒂型和长蒂型。胃平滑肌瘤常为单发，偶见多发，以胃体部为最常见，其次为胃窦、胃底、幽门和贲门。内镜下一般呈圆形或椭圆形，质硬，表面光滑，可为分叶状，多数无蒂。内镜下特点为肿瘤呈基底宽的半球形隆起及黏膜下肿瘤将黏膜顶起形成桥形皱襞。胃纤维瘤内镜下较难与胃平滑肌瘤鉴别，多在黏膜下，为球形或卵形，可带蒂，质硬。胃脂肪瘤罕见，主要位于胃浆膜下或黏膜下，内镜下呈黄色分叶状。胃血管瘤少见，内镜下常呈软而无蒂的暗红色或紫红色黏膜下圆形肿物，与周围正常的胃黏膜组织颜色区别明显。CT 检查可显示肿瘤位置、大小及与周围组织器官的关系。

鉴别诊断 胃腺瘤应与炎性息肉、增生性息肉、异位胰腺等鉴别。胃黏膜下间叶组织良性肿瘤应与胃间质瘤鉴别。直径较小的胃间质瘤内镜下较难与胃平滑肌瘤等鉴别，较大肿瘤表面多见溃疡形成。

治疗 ①单发瘤体且直径<2cm 者行内镜下切除。②胃腺瘤多采用圈套器切除术、内镜下黏膜切除术。③黏膜下肿瘤多用内镜下黏膜剥离术。④多发广基、直径>2cm 和细胞学检查有恶变可疑者亦可手术切除。

预后 此病预后良好，内镜下切除后极少复发。病理提示胃高级别上皮内瘤变，可行内镜下切除后随访或行手术治疗。胃黏膜下间叶组织良性肿瘤内镜下切除后亦应经内镜定期随访。

(吴云林)

wèi-chángdào jiānzhìliú

胃肠道间质瘤（gastrointestinal stromal tumor，GIST）起源于向 Cajal 间质细胞分化的原始间叶细胞或幼稚性干细胞，发生于腹腔内（胃肠道和胃肠道以外）的非上皮性肿瘤。具有表达 c-kit 蛋白（CD117）或血小板源性生长因子受体（platelet derived growth factor receptor，PDGFR）-α 蛋白，或含 III 型受体酪氨酸激酶基因（c-kit 或 PDGFR-α）功能获得性突变。GIST 与胃肠道平滑肌瘤、平滑肌肉瘤等截然不同，是最常见的胃肠道间叶性肿瘤。发病于 23～85 岁的成年人，多发于 50～70 岁，中位年龄 58 岁，男女之比约 1:1。欧美国家的发病率在 0.6/10 万～1.9/10 万。儿童 GIST 的发生率低于 1%。GIST 发生部位频度依次为：胃（60%～70%）、小肠（20%～25%）、结直肠（5%～10%）、胃肠外间叶（3%～5%）、食管、阑尾等，胃肠外包括大网膜、肠系膜、盆腔或腹膜后等部位。

病因及发病机制 GIST 的分子生物学变化包括 c-kit 基因突变（60%～70%）、PDGFR-α 基因突变（25%～30%）和野生型（3%～6%），均属原发性突变；c-kit 基因突变频度依次为 11、9、13 和 17 外显子；PDGFR-α 基因突变常有 18 和 12 外显子；通常是单位点突变，多位点非常罕见。突变类型包括缺失、插入、缺失－插入、点突变、重复和倒置，插入和倒置发生概率较小。GIST 的发生部位、器官不同，其基因突变类型也不尽一致。病程中可能在原病灶或转移灶出现新的、不同于原先特征的继发性突变，导致药物疗效不佳和疾病进展。

病理 生长于消化道的 GIST 多位于固有肌层，其次为浆膜下，边界相对较清，呈圆形或结节样，大小从数毫米到数十厘米不等，切面为灰白或灰红，看似细嫩，部分可有出血、坏死或囊性变。发生于腹腔内时可有假包膜包裹。GIST 细胞类型上有梭形细胞、上皮样细胞和混合型 3 种。在免疫组化方面，GIST 具有区别于其他病变的总体特征，CD117 阳性率约为 92%、CD34 阳性率为 70%、部分平滑肌分化指标如 α-SMA、Calponin、h-Caldesmon 的阳性率在 15%～33%；少部分可表达 S-100（3%～5%）和 Desmin（0%～5%）。在 PDGFR-α 突变者中 DOG1.1 的阳性具有相对较高的诊断价值。

GIST 多以膨胀性方式生长，恶性的生物学行为以腹腔内播散、种植和血源性转移为主，甚少淋巴转移。临床上以肿瘤大小、核分裂象计数结合发生部位作为判断恶性程度的指标，其危险度可分为极低、低、中等、高 4 个等级（表 1）。

临床表现 主要决定于肿瘤的生物学特性和病变部位。早期病灶较小，常无症状或缺乏特异性症状，病灶的检出常有偶然性，如内镜或影像学、手术偶然发现。病灶增大或疾病进展，可出现各种相关的症状甚至并发症，临床表现与病变部位密切相关（表 2）。在常规胃镜检查人群中，5%～8% 的个体可于胃体、胃底部检出黏膜下微小间质瘤，直径多为数毫米，通常无特定临床意义，直径<2cm 的病灶可定期随访；小肠和腹腔内病灶诊断时直径一般在 6cm 以上。疾病晚期时可出现消瘦、发热、体重下降、肿瘤破裂出血等症状。

诊断与鉴别诊断 大多数胃肠道 GIST 源自固有肌层，呈膨胀性生长，内镜检查时仅可根据其特征（如突入消化道腔内的圆形、半球形隆起）判断为黏膜下病变，

表1　原发性 GIST 病灶切除后危险度分级

危险度分级	肿瘤最大径（cm）	核分裂象计数（/50HP）	肿瘤原发部位
极低	<2	≤5	任何部位
低	2~5	≤5	任何部位
中等	2~5	>5	胃
	<5	6~10	任何部位
	5~10	≤5	胃
高	任何大小	任意数值	肿瘤破裂
	>10	任意数值	任何部位
	任何大小	>10	任何部位
	>5	>5	任何部位
	2~5	>5	非胃来源
	5~10	≤5	非胃来源

表2　临床表现与 GIST 病变部位的关系

病变部位	临床表现
食管	吞咽困难、哽噎感等
胃	上腹部不适、胀气、隐痛、出血、腹块等
十二指肠	呕吐、出血、梗阻性黄疸、疼痛等
空、回肠	腹部不适、隐痛、出血、梗阻、腹块等
结、直肠	腹痛、排便习惯改变、出血、肛周坠胀、梗阻等
胃肠外	腹部不适、腹部包块、疼痛、器官压迫等

部分向浆膜方向生长时则不易被发现。病变增大或过快生长者易出现局部坏死，形成凹陷性溃疡。内镜下常规活检诊断阳性率不高，同一部位多次活检或大块活检易造成出血。内镜超声引导下细针穿刺是诊断 GIST 的重要方法。对腹腔内、肝转移、直肠窝等特殊部位，可在 CT 或内镜超声引导下穿刺，诊断阳性率和准确性高于90%。对源于小肠的 GIST，可用小肠 CT 检查联合 CT 血管造影来发现和诊断 GIST。对于有手术指征的患者一般无术前穿刺的必要；

而对无手术指征、需行靶向药物治疗者，穿刺获得病理学依据是必须的。

GIST 需与下列疾病鉴别：黏膜来源的疾病，如增生性息肉、腺瘤性息肉等；黏膜下来源的疾病，如平滑肌瘤、平滑肌肉瘤、脂肪瘤、淋巴瘤、血管瘤、囊肿、异位组织（胰腺）、神经内分泌肿瘤、腔外压迫、盆腔内妇科肿瘤、后腹膜转移性肿瘤等。

治疗　因病变部位、大小、生物学行为（生长方式、有无转移）不同而异。

手术治疗　①手术切除：是原发性、局限性 GIST 的根治方法。切端距离病灶边缘应在 3cm 以上。对胃底近贲门、十二指肠近乳头、直肠近肛缘等特殊部位的 GIST，也应尽可能完整切除病灶，保持切缘阴性。手术时操作需谨慎细致，特别是对于服用靶向药物后的病灶切除，应避免囊性变或坏死性病灶破裂而导致播散。②内镜病灶剜除：是近年来试行的方法。若切缘阳性，需追加手术。因 GIST 多起源于固有肌层，与周围组织边界模糊，挖浅不彻底，挖深易致出血、穿孔和

肿瘤细胞扩散，故其是否推广应用存在争议。

药物治疗　酪氨酸激酶抑制剂是治疗 GIST 的有效靶向药物。①伊马替尼：是肿瘤不可切除、术后复发、转移 GIST 的一线药物。不同基因类型突变的 GIST 对治疗反应不尽相同，外显子 11 突变的 GIST 治疗反应最好，外显子 9 突变对治疗反应相对不佳。治疗期间病情进展者可提高剂量。②舒尼替尼：对伊马替尼无效或不能耐受者，可换用第二代治疗药物舒尼替尼。此药还是手术后的辅助化疗药物，但该药的不良反应范围较广，程度较重。③新辅助治疗：对某些处于特殊部位、体积巨大、累及重要器官或血管等解剖结构的 GIST 患者，可先用酪氨酸激酶抑制剂治疗，待病灶明显缩小或具手术指征时再进行手术切除（或部分切除），并根据情况实施术后化疗。

对瘤体巨大或各种药物治疗无效者，可尝试射频消融治疗、放疗或新型临床试验性药物和对症支持等治疗，以期短期缓解症状。

预后　GIST 的预后因危险分级不同而有明显差异，低风险疾

病者预后良好，5 年生存率在 90% 以上；中、高危患者预后不良，手术切除后有半数以上患者可出现肿瘤复发或转移。

（钟 捷）

wèi áiqián zhuàngtài

胃癌前状态 （gastric precancerous condition）

胃癌前期变化包括癌前状态和癌前病变。癌前状态是临床概念，指胃癌前期疾病，如慢性萎缩性胃炎、胃溃疡、胃息肉、残胃炎及巨大肥厚性胃炎等；癌前病变是病理概念，包括肠上皮化生、不典型增生（或称异型增生）。两个概念常混淆，从定义上看，胃癌前状态包括的疾病更广泛。

慢性萎缩性胃炎 胃黏膜萎缩指胃固有腺体减少，是胃癌发生发展过程中的早期形态学变化。慢性萎缩性胃炎患者每年有 0.5% ~ 1.0% 发展为胃癌，其中萎缩的范围和发生胃癌的风险相关。慢性萎缩性胃炎有 2 种类型。一种是多灶性萎缩性胃炎，其发生与幽门螺杆菌（Helicobacter pylori，H. pylori）感染相关，更易发展为肠上皮化生。H. pylori 感染可使多灶性萎缩性胃炎的发生率增加 10 倍，亚洲人群发病率为西方国家的 3 倍；另一种是胃体萎缩性胃炎，其发生与壁细胞抗体和内因子抗体相关，可导致大细胞性贫血，并增加胃癌发生的风险。慢性萎缩性胃炎所致胃癌的机制可能与胃酸分泌减少，致胃内细菌过度生长、亚硝酸盐复合物增多及抗坏血酸盐减少有关。

萎缩性胃炎内镜下可见黏膜红白相间，以白为主，皱襞变平甚至消失，黏膜血管显露，黏膜呈颗粒或结节状等基本表现。内镜下萎缩性胃炎有 2 种类型，即单纯萎缩性胃炎和萎缩性胃炎伴增生。单纯萎缩性胃炎主要表现为黏膜红白相间，以白为主，皱襞变平甚至消失，血管显露；萎缩性胃炎伴增生主要表现为黏膜呈颗粒或结节状。病理组织学检查是诊断慢性萎缩性胃炎的金标准，病理学发现胃固有腺体减少即可诊断为萎缩性胃炎。主要治疗是对症治疗，合并 H. pylori 感染者需根除。一般需 1 ~ 2 年行胃镜及病理随访一次。

胃息肉 在接受胃镜检查人群中的检出率为 3% ~ 5%。其中以胃底腺型息肉最多见，约占 50%，其次为增生性息肉（约占 40%），腺瘤型息肉约占 10%。散发的胃底腺型息肉多为良性病变，其癌变率约 <1%。在家族性腺瘤性息肉病的患者中，胃底腺型息肉的发生率为 51% ~ 88%，其中超过 40% 存在不典型增生。增生性息肉绝大多数亦为良性病变，其癌变率为 1% ~ 5%。腺瘤性息肉的癌变率较高，有研究对腺瘤性息肉患者随访 4 年后发现，约 11% 进展为原位癌。

胃镜检查和上消化道造影是发现胃息肉的主要方法，病理组织学检查是判断胃息肉病理类型的金标准。胃息肉的治疗尚无统一标准，通常先通过胃镜下活检确定息肉的病理类型，对于腺瘤性息肉，内镜下黏膜切除术是安全、有效的方法。

胃部分切除术后 因胃的良性病变行胃部分切除术后 5 年以上（有的指 10 年以上）发生的胃原发性癌称残胃癌。有人将胃恶性肿瘤术后 20 年以上再发生的癌也列为残胃癌。手术时年龄 50 岁以下者发生残胃癌的风险高于 50 岁以上者。残胃癌好发于吻合口的胃侧。残胃癌的发生机制尚未完全阐明，可能有以下几个方面：胃酸分泌减少所致胃内细菌过度生长、胆汁和胰酶的反流、促胃液素减少导致残余胃底黏膜萎缩。毕氏 II 式吻合者其胃癌发生的风险是毕氏 I 式吻合者的 4 倍，提示胆汁反流在胃癌发生中起了一定的作用。H. pylori 感染和肠上皮化生在残胃癌患者中较未行手术治疗者少见。在胃癌低发区，对于行胃部分切除术患者是否常规进行内镜筛查尚未达成共识。随着 H. pylori 的根除及质子泵抑制剂的应用，因消化性溃疡而行胃大部切除术的患者越来越少，残胃癌的发生率也越来越低。

消化性溃疡 大量的流行病学资料显示有胃溃疡病史的患者胃癌的发生概率增加。瑞典的一个队列研究对 58 000 名成年人进行了平均 9 年的随访，发现胃溃疡患者胃癌发生率为对照组的 1.8 倍。美国对 90 000 名退伍老兵的随访也发现胃溃疡的患者胃非贲门癌的发生率明显增加。文献报道，慢性胃溃疡的癌变率约为 1%。

（周丽雅）

wèi'ái

胃癌 （gastric carcinoma）

起源于胃黏膜上皮的恶性肿瘤。占胃恶性肿瘤的 90% ~ 95%，发病多见于 50 ~ 70 岁人群。全球每年约有 90 万新发病例，70 万人死于胃癌，其 5 年生存率约 20%，发病率在所有癌症中居第四位，死亡率居第二位。发病率有明显地域差异，北美、西欧、澳大利亚等发达国家发病率较低，中国、日本、东亚和南美等国家和地区发病率居高不下。胃癌的发病率和死亡率尚有明显的性别差异，男女之比约为 2 : 1。虽然胃癌在全球范围内的总体发病率呈下降趋势，但胃癌在中国仍是最常见的恶性肿瘤之一，每年约有 40 万新发病例，约 30 万人死亡，其中甘肃、青海、宁夏和东北地区高发。

按侵犯深度胃癌可分为：①早期胃癌：病变仅局限于黏膜和黏膜下层，不论范围大小及有无淋巴结转移，其中癌灶直径 <5mm 者为微小胃癌。②进展期胃癌：病变突破黏膜下层。

按起源胃癌可分为：①肠型：源于肠上皮化生，肿瘤组织内含腺体样结构，分化程度较好，是胃癌高发地区的主要类型。②弥漫型：源于上皮细胞，无腺体样结构形成，累及浸润整个胃壁，分化程度低，预后差，是胃癌低发地区的主要类型。

病因及发病机制 病因尚不清楚，可能是多因素、多步骤综合作用的结果。

环境因素 胃癌高发区向低发区的第一代移民胃癌发病率与本土居民类似，第二代开始明显下降，第三代则与当地居民类似，这提示胃癌的发病与环境因素相关。流行病学调查显示，过多摄入含亚硝酸盐的食物（腌制和熏烤类食物）和饮用水、高盐饮食、吸烟、较少进食新鲜蔬菜水果可能增加胃癌的发病风险，而抗氧化维生素则有一定的预防作用。

感染因素 幽门螺杆菌（*Helicobacter pylori*，*H. pylori*）感染与胃癌发病密切相关，胃癌高发区 *H. pylori* 感染率较高，根除 *H. pylori* 可降低胃癌发病风险。1994 年世界卫生组织宣布 *H. pylori* 是人类胃癌的 I 类致癌原。*H. pylori* 感染的致癌机制可能是其所致慢性胃炎，胃酸分泌减少，利于胃内细菌繁殖和亚硝基化合物形成；同时 *H. pylori* 感染诱导胃黏膜上皮细胞凋亡和增殖平衡失调，促进癌变发生。EB 病毒感染与胃癌的发生也有一定相关性。

遗传因素 胃癌发病有明显的家族聚集倾向，发病率是正常人群的 2~3 倍。遗传因素参与胃癌发病的机制源于癌基因（ras、bcl-2）激活、抑癌基因（p53、APC）失活、DNA 微卫星不稳定和基因多态性。

癌前状态 包括癌前疾病和癌前病变。前者指与胃癌相关的胃良性疾病，有发生胃癌的风险，主要有慢性萎缩性胃炎、胃息肉、胃溃疡和残胃炎等；后者指较易转化为癌组织的病理学变化，主要有肠上皮化生和不典型增生。

临床表现 早期胃癌多无症状，或仅有一些非特异性消化道症状，如上腹部不适、反酸、嗳气、早饱等，体检也无明显异常体征。

上腹痛是进展期胃癌最常见症状，多为隐痛、钝痛，疼痛程度轻重不一，伴食欲缺乏、厌食、体重减轻、软弱无力和早饱感等。早饱感是胃壁受累的表现，弥漫型胃癌时此症较突出。

胃癌发生并发症或转移时可出现一些特殊症状：贲门癌累及食管下段出现吞咽困难；幽门部位肿瘤造成梗阻时出现恶心呕吐；溃疡型胃癌出血出现呕血或黑粪；肝转移出现右上腹痛、黄疸；肺转移出现咳嗽、咯血；累及胰腺出现背部放射性疼痛；种植于卵巢出现 Krukenberg 瘤表现。查体可在上腹部触及包块，质韧不规则，有压痛，部分患者可触及肿大的左锁骨上淋巴结。其他体征如肝脾大、黄疸、腹水等常提示远处转移。一些胃癌可出现伴癌综合征，包括黑棘皮病、皮肌炎、多发性神经炎、血栓-栓塞综合征等。

诊断 因早期胃癌临床表现缺乏特异性，较难诊断。出现以下情况者应高度警惕：40 岁以上出现上腹部不适或疼痛，不明原因贫血消瘦者；慢性萎缩性胃炎伴肠上皮化生和不典型增生者；胃溃疡严格内科治疗无效者；X 线检查发现直径 >2cm 胃息肉者。

影像学检查 气钡双重对比造影显示胃壁微小病变，是诊断胃癌的重要方法。早期胃癌可显示为小的充盈缺损，边界清晰，表面粗糙；也可表现为黏膜平坦或轻微隆起，表面呈细颗粒状；还可呈现为龛影，底部毛糙，边缘不规则呈锯齿状，周围黏膜中断、变形或融合等。进展期胃癌 X 线的诊断准确率可达 90%，主要表现为大而不规则的充盈缺损或龛影、黏膜皱襞消失或中断、胃腔缩小、胃壁僵硬、蠕动波减弱或消失。高分辨率 CT 和磁共振成像有助于判断胃癌的大小、侵犯范围及远处转移情况，确定临床分期。

内镜和病理组织学检查 内镜结合多点活组织病理检查是诊断胃癌最可靠的方法，准确率达 95% 以上。早期胃癌主要表现为小的息肉样隆起或凹陷、局部黏膜粗糙呈细颗粒状。早期胃癌有时难辨认，可用特殊染料（亚甲蓝）染色对癌变处进行着色，或用放大内镜、共聚焦内镜等方法，以提高早期诊断率，也便于活检取材和确定手术范围。进展期胃癌内镜诊断不难，典型表现为大而不规则的菜花样隆起，表面粗糙凹凸不平，常有溃疡和出血；也可成深大溃疡，底部覆污苔，伴出血和渗出，周围黏膜呈不规则隆起、黏膜皱襞中断。内镜超声既可通过内镜直接观察腔内和黏膜表面情况，又可进行实时超声扫描分辨胃壁的 5 层结构及邻近器官，判断肿块部位、观察肿瘤浸润深度、了解有无淋巴结和周围器官转移，提高对病变性质和累及深度的判断能力，有助于判断肿瘤的临床分期。

血清胃蛋白酶原、胃泌素 17 检测有助于早期胃癌的筛查和诊断。血细胞计数、血清铁含量等实验室检查及癌胚抗原、MG 单抗等肿瘤血清学检查对胃癌的诊断有一定价值。

鉴别诊断 胃癌需与胃溃疡、胃息肉、胃平滑肌瘤等胃良性疾病，胃淋巴瘤、胃间质瘤、胃肉瘤等胃恶性肿瘤鉴别，此外胃癌远处转移引起的其他器官疾病需与这些器官的原发性疾病鉴别。

胃溃疡 多见于青中年，疼痛呈周期性间歇发作，病程较长，给予抑酸药物可缓解，全身表现较轻。内镜检查可见溃疡形状规则，呈圆形或椭圆形，基底部洁净平滑，可覆灰白或灰黄苔，周围黏膜充血、水肿，黏膜皱襞向溃疡集中。胃癌恶性溃疡多见于中老年，病程较短，病情呈持续性发展，全身症状明显。内镜检查可见大而不规则的溃疡，底部凹凸不平、苔污秽，边缘呈结节状隆起，周围黏膜皱襞中断，胃壁僵硬、蠕动减弱。此外染色内镜和放大内镜对鉴别诊断也有一定作用，但良性胃溃疡和胃癌恶性溃疡的鉴别诊断最终必须依靠活组织病理学检查。

胃平滑肌瘤 是最常见的胃良性肿瘤之一，发病多见于中年以上，多起源于胃肌层。肿瘤常为单发，偶见多发，呈圆形或椭圆形，质硬，表面光滑。临床常表现为上消化道出血、上腹痛、腹部包块等。胃镜超声检查不仅可直视胃黏膜，而且可确定肿瘤浸润深度和淋巴结转移情况，对

明确诊断和鉴别诊断有重要价值。

胃淋巴瘤 是起源于黏膜下层淋巴组织的恶性肿瘤。好发于青壮年。原发性胃淋巴瘤绝大部分为 B 细胞非霍奇金淋巴瘤，少部分为 T 细胞非霍奇金淋巴瘤，霍奇金病罕见。缺乏特异性临床表现，早期无明显症状，晚期症状类似于胃癌。诊断依赖于内镜检查和病理活检，影像学检查和内镜超声检查有助诊断。与胃癌的鉴别诊断通常需经免疫组化、原位杂交和聚合酶链反应方法检测。

分型和分期 依据肉眼和内镜下形态学特征，早期胃癌可分为 3 型：隆起型（Ⅰ型），病灶隆起呈小息肉状，基底宽而无蒂；表浅型（Ⅱ型），病变表浅，病变部位粗糙呈细颗粒状；凹陷型（Ⅲ型），病变部位黏膜溃烂呈小溃疡，但未超过黏膜下层。表浅型又可分为隆起表浅型（Ⅱa）、平坦表浅型（Ⅱb）和凹陷表浅型（Ⅱc）。

进展期胃癌主要参照 Borrman 分型原则分为以下 4 型：息肉型（Ⅰ型），肿瘤呈结节状或菜花状向胃腔内生长，肿瘤局限，边界较清晰；溃疡型（Ⅱ型），单个或多个大而深的溃疡，边缘隆起呈堤状，黏膜皱襞中断；溃疡浸润型（Ⅲ型），肿瘤向周围及深部浸润性生长，形成肿块，中央坏死形成溃疡；弥漫浸润型（Ⅳ型），癌组织在胃壁内向四周弥漫浸润扩散，侵及各层，使胃壁增厚变硬，胃腔狭小，蠕动减少，形成皮革胃。

根据原发肿瘤、淋巴结累及和远处转移情况的 TNM 分期，可制订临床分期标准用于指导治疗和判定预后（表）。

表 胃癌的 TNM 分期和临床分期

TNM 分期		临床分期	
原发肿瘤（T）		0 期	$T_{is}N_0M_0$
T_{is}	限于黏膜上皮，未侵犯黏膜固有层	ⅠA 期	$T_1N_0M_0$
T_{1a}	侵犯黏膜固有层、黏膜肌层	ⅠB 期	$T_2N_0M_0$、$T_1N_1M_0$
T_{1b}	侵犯黏膜下层	ⅡA 期	$T_3N_0M_0$、$T_2N_1M_0$
T_2	侵犯肌层		$T_1N_2M_0$
T_3	肿瘤穿透浆膜下结缔组织，未侵犯脏腹膜和临近器官	ⅡB 期	$T_{4a}N_0M_0$、$T_3N_1M_0$
			$T_2N_2M_0$、$T_1N_3M_0$
T_{4a}	侵犯浆膜	ⅢA 期	$T_{4a}N_1M_0$、$T_3N_2M_0$
T_{4b}	侵犯邻近器官		$T_2N_3M_0$
淋巴结累及（N）		ⅢB 期	$T_{4b}N_0M_0$、$T_{4b}N_1M_0$
N_0	无淋巴结转移		$T_{4a}N_2M_0$、$T_3N_3M_0$
N_1	1~2 个区域淋巴结转移	ⅢC 期	$T_{4b}N_2M_0$、$T_{4b}N_3M_0$
N_2	3~6 个区域淋巴结转移		$T_{4a}N_3M_0$
N_{3a}	7~15 区域个淋巴结转移	Ⅳ 期	any T any N M_1
N_{3b}	>16 个区域淋巴结转移		
远处转移（M）			
M_0	无远处转移		
M_1	有远处转移		

治疗 基本原则是早发现、早诊断、早治疗。以手术为主，结合内镜下、放射、化学药物和生物学方法综合治疗。

手术治疗 手术切除加区域淋巴结清扫是主要手段，约 1/3 患者可治愈。根据胃癌的发病部位不同，可分别采取近端胃切除术、远端胃切除术和全胃切除术，并用毕氏I式、毕氏II式和 Roux-en-Y 术式重建消化道。手术治疗主要适用于 $T_{1b} \sim T_3$ 期胃癌；对部分 T_4 期患者需整体切除受累组织；对无根治性手术指征者，可行姑息性手术缓解梗阻、出血等并发症。手术效果取决于胃癌的分期、浸润深度和范围。

内镜下治疗 内镜下黏膜切除术和内镜下黏膜剥离术已成为治疗早期胃癌的重要方法，微创、痛苦小，尤其适用于肿瘤直径 <2cm 的 T_{is} 和 T_1 期胃癌。还可行内镜下局部微波、激光治疗、腔内放疗、注射抗癌药物。

放疗 胃癌对射线不敏感，放疗很少被单独使用。术前联合放化疗可提高手术切除率、延长生存期。

化疗 胃癌对化疗并不十分敏感，氟尿嘧啶、阿霉素、顺铂、紫杉醇单一有效率约为 20%。多采用 2~3 种药物联合化疗方案以提高有效率，常用方案包括 ECF（表柔比星＋顺铂＋氟尿嘧啶）、DCF（多西他赛＋顺铂＋氟尿嘧啶）、FAM（氟尿嘧啶＋阿霉素＋丝裂霉素）、ELF（依托泊苷＋亚叶酸钙＋氟尿嘧啶）和 LV/FP（亚叶酸钙＋氟尿嘧啶＋顺铂）等方案。化疗主要分为术前新辅助化疗、术后辅助化疗和针对远处转移患者的姑息性化疗。

生物学治疗 表皮生长因子受体、血管内皮生长因子及人类表皮生长因子受体 2 表达情况与胃癌预后密切相关。曲妥珠单抗、贝伐单抗和西妥昔单抗等生物靶向制剂已用于临床，可改善症状、提高患者生活质量、防止复发、延长生存期。

预防 多食富含抗氧化维生素的新鲜蔬菜水果，少食腌制熏烤类富含亚硝酸盐的食物，可降低发病风险。H. pylori 根除治疗主要应针对胃癌高危人群。对胃癌高发地区和高危人群内镜筛查发现癌前病变是预防胃癌的重要措施。

（樊代明 吴开春）

zǎoqī wèi'ái

早期胃癌（early gastric cancer, EGC）

癌组织仅浸润至胃黏膜层或黏膜下层，无论癌组织范围大小和有无淋巴结转移的胃癌。发病年龄大多在 45 岁以上，男性居多，男女之比为（2~3）：1。发生部位以胃窦及胃体小弯多见，约 83.5%。检出率各国有所不同，中国不到 10%，美国低于 20%，日本则为 45%~79%。根据日本胃肠道内镜学会以及日本胃癌协会制定的标准，EGC 内镜所见分为隆起型（I 型）、平坦型（II 型）、凹陷型（III 型）及混合型。平坦型（II 型）又可分为浅表隆起型（IIa）、浅表平坦型（IIb）及浅表凹陷型（IIc）。

病因及发病机制 与多种危险因素相关：①生活习惯相关的因素：饮酒、吸烟、经常食用熏制、高盐及盐渍食品，营养缺乏（包括维生素 A、维生素 C、维生素 E、β 胡萝卜素、硒、纤维素缺乏）等。②感染因素：幽门螺杆菌感染，特别是儿童期感染此菌。③癌前状态：慢性萎缩性胃炎、胃息肉、残胃炎、良性溃疡、巨大肥厚性胃炎及恶性贫血等。④癌前病变：胃黏膜肠上皮化生、胃黏膜上皮不典型增生。⑤家族史：胃癌患者的一级亲属发病率升高 2~3 倍，家族中有胃癌患者的人群发病率亦有所升高。

临床表现 无特异性，可有轻微上腹不适、食欲缺乏、疲倦等。约半数患者无任何症状，出现症状时通常已是进展期。

诊断与鉴别诊断 首选内镜检查，单纯靠病史和临床表现不能确诊。胃气钡双重造影可用于 EGC 筛查，可疑病例经内镜和活组织病理检查方可确诊。

普通电子胃镜检查 ①I 型：癌肿呈明显隆起，其高度相当于胃黏膜厚度 2 倍以上。呈息肉样突起，凹凸不平，为黏膜不规则、大小不等的颗粒，有灰白色覆盖物，颜色发红或苍白，伴糜烂出血。肿瘤有蒂或无蒂而基底宽广，以后者多见（图 1a）。②II 型：病灶平坦，无明显隆起或凹陷。IIa 型隆起高度不超过胃黏膜厚度的 2 倍，肿瘤呈平台状，从黏膜层隆起，面积较大，呈圆形、椭圆形或葫芦形，表面不规则，黏膜出现颗粒，凹凸不平或有中心性凹陷。色泽苍白和发红，常伴糜烂，周围黏膜也可有出血及糜烂。此型肉眼诊断较为困难，常靠活检及细胞学检查。IIb 型肿瘤既不隆起也不凹陷，不超过黏膜平面，与周围黏膜无明显分界。主要改变为比较广泛的黏膜发红或苍白等变色，黏膜粗糙，不平坦和不规则，黏膜易渗血等。此型最难检出。IIc 型最多见，病变处黏膜轻微凹陷或出现糜烂，底部覆有白苔或不正常的发红，局部可呈颗粒性改变，周边不规则或虫咬状、皱襞向中央聚集，突然中断或有粗细改变（图 1b）。有时在凹陷区可留有小岛状或不

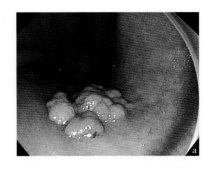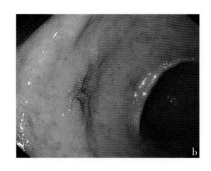

图1 早期胃癌普通电子内镜下表现

注：a.Ⅰ型病变；b.Ⅱc型病变

规则的非癌性黏膜，此型较易诊断。③Ⅲ型：癌肿呈明显凹陷或溃疡表现，颇似慢性良性溃疡，周边不规则，有出血、糜烂及结节状，周围黏膜不隆起或略隆起，皱襞向中央聚集有中断，粗细改变或融合，凹陷底部坏死渗出，上覆盖苔膜夹有血迹。此型常与慢性溃疡混淆，需鉴别。

色素内镜检查 内镜常规检查的基础上，通过口服、直接喷洒等途径将色素导入内镜下观察黏膜颜色改变。色素可增强黏膜表面细小凹凸改变的立体感，使病灶的形态、范围更清晰，提高肉眼识别能力，便于有针对性取材，提高病变检出率（图2）。

放大内镜检查 可将内镜下的物像放大数十甚至百倍，清晰显示消化道黏膜的腺管开口、微细血管等细微结构变化。EGC显示为黏膜上皮下毛细血管和集合静脉消失，并出现大小、外形和分布不规则的肿瘤微血管。黏膜胃小凹的消失或不规则也是EGC的判断依据。

窄带内镜检查 放大内镜和色素染色的基础上，将普通白色照明光过滤成窄带的蓝光和绿光，利用不同组织吸收和散射此窄带光的差异，将黏膜或黏膜下脉管系统和腺管开口形态显示得更清楚（图3）。具有放大内镜和色素染色的双重功能。操作简便，受黏液影响较小，无需喷洒可损伤组织的化学色素。

智能电子染色内镜检查 利用光谱分析原理，将普通内镜图像的单一波长经红光、绿光、蓝光的不同组合而产生特定的智能电子分光图像。可提供多达10种不同波长组合的图像处理模式，通过内镜操作部上的特定按键快速切换，相比更换不同光源在实际应用中更便捷。无需染色便可清晰观察黏膜腺管和微血管的形

态结构，有助于提高病变诊断的准确率。

内镜超声检查 是胃镜和超声的有机结合，可清晰观察胃黏膜的黏膜层、黏膜肌层、黏膜下层、固有肌层、浆膜层，并准确测定胃壁各层厚度，判断EGC的浸润深度，鉴别EGC和进展期胃癌的准确率达70%~80%（图4）。

共聚焦内镜检查 是共聚焦激光显微镜和传统内镜的有机结合，用激光扫描技术，可放大1000倍，成像分辨率高，图像清晰。可在一定深度内由表及里地观察大体标本并即刻成像。由于其特殊"智能活检"方法的采用，为体内组织学研究提供了快速、准确的诊断工具，有助于及早发现肿瘤。其对癌前病变和EGC诊断的特异性及敏感性均甚高。

荧光内镜检查 是固有荧光与胃镜诊断相结合技术。在该内镜下，正常光滑黏膜表面呈现亮绿色荧光，不典型增生和癌变黏膜无绿色荧光而呈红色或紫色，特别是不典型增生和癌变的边缘相对于白色的背景使这一对比更明显（图5）。肿瘤边缘区的表面血管由于红细胞的血红蛋白吸收光而成蓝色。运用该技术可在不破坏病灶、不出血的情况下就先行"光活检"，从而提高活检的准确性。

红外线内镜检查 静脉注射

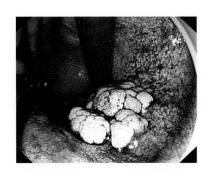

图2 早期胃癌色素内镜下表现

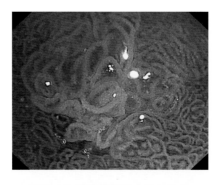

图3 早期胃癌窄带内镜下表现

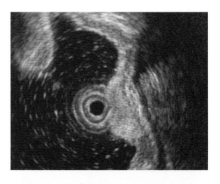

图4 早期胃癌内镜超声下表现

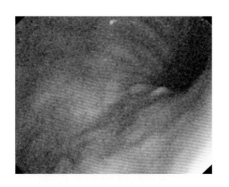

图5 早期胃癌荧光内镜下表现

吲哚青绿后用红外线探测其聚集情况进行诊断。其优点是可穿透组织，清晰显示黏膜下血管形态，为是否进行 EGC 黏膜下切除提供依据。

此病需与胃部良性疾病（如慢性胃炎、胃溃疡、胃息肉、胃平滑肌瘤、胃黏膜脱垂症等）及其他恶性肿瘤（如原发性淋巴瘤、胃肉瘤等）鉴别。

治疗 主要是手术切除。根据癌组织浸润深度、侵犯面积、癌灶数量、组织学类型及有无淋巴结转移等情况，采取内镜下黏膜切除术、内镜下黏膜剥离术、经腹腔镜胃部分切除术及腹腔镜辅助下胃癌根治术等。

预后 5 年生存率达 90% 以上。预后与癌组织的浸润深度和淋巴结转移情况有明显关系，侵及黏膜下层者比局限于黏膜层的预后差，有淋巴结转移者比无淋巴结转移者预后差，淋巴结转移得越远、个数越多，预后越差；预后还与肿瘤大小、组织类型及患者年龄等相关。

预防 尽早诊治 EGC 可预防其发展为进展期胃癌。开展胃癌普查，发现癌前病变可降低胃癌的发病率。高危人群根除幽门螺杆菌可预防胃炎癌变。

（令狐恩强）

wēixiǎo wèi'ái

微小胃癌（minute gastric cancer）
病灶直径在 5mm 内的胃癌。是早期胃癌的始发阶段，少有淋巴结转移。男性占多数，40 岁以后发病率随年龄递增，发病高峰在 50~69 岁。发生部位以胃中部、下部为主，上部少见。检出率占早期胃癌的 4.3%~13.9%。

"一点癌"（又称"点状癌"）亦属微小胃癌范畴，即虽胃黏膜活检诊断为癌，但手术切除标本经系列取材未找到癌组织，仅指显露于胃黏膜表面、比微小胃癌可能更小的癌灶。

病因及发病机制见早期胃癌。临床表现无特异性。可有食欲缺乏、饱胀、上腹部隐痛等，亦可完全无症状。

消化内镜检查是诊断的主要方法。内镜下分为 3 型：隆起型（Ⅱa）、平坦型（Ⅱb）及凹陷型（Ⅱc），以平坦型多见（图）。组织学分类以高中分化型管状腺癌居多。侵及黏膜下层者仅占 4.2%。多种新的内镜诊断技术的应用提高了微小胃癌的检出率，见早期胃癌。因微小胃癌病变浅而小，上消化道造影检出率低。

治疗主要用内镜下黏膜切除术、内镜下黏膜剥离术或经腹腔镜胃部分切除术，视癌灶浸润深度、组织学类型、有无淋巴结转移而定。预后及预防见早期胃癌。

（令狐恩强）

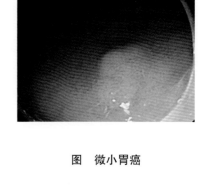

图 微小胃癌

wèi lèi'ái

胃类癌（gastric carcinoid）
起源于胚胎前肠、生长缓慢、分化较好、伴潜在恶性的神经内分泌肿瘤。多为胃镜检查、手术或尸检偶然发现。

一般无症状，偶可引起出血、腹痛或局部压迫症状。肿瘤分泌活性物质可引起反复发作性颜面潮红、心悸、哮喘、脉压增大等"类癌综合征"表现，提示肿瘤可能已转移。

诊断主要依靠内镜，可见小圆形、无蒂或息肉样隆起，表面黏膜光滑，极少形成溃疡，可多发（图 a）。内镜超声下表现为均质、边界清晰、轻度低回声或等回声结节，一般起源于第 2 层，也可浸润至第 3 层（黏膜下层）（图 b），可准确判定其大小及范围，指导治疗方案。血 5-羟色胺及其代谢产物尿 5-羟吲哚乙酸测

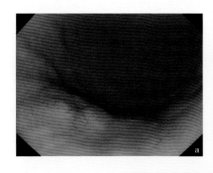
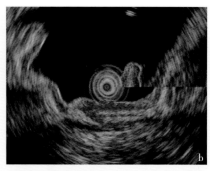

图 胃类癌胃镜及内镜超声下表现

注：a.胃镜下见胃体大弯黏膜隆起，表面黏膜光滑，中心稍凹陷，活检病理示类癌；
b.内镜超声示隆起处呈低回声，大小约 1.6cm×0.4cm，起源于黏膜肌层

定有助于诊断此病。

　　肿瘤直径<2cm，局限于黏膜下层以上，且无肿大淋巴结者，可行内镜下切除。肿瘤较大或范围较广者应行胃大部切除术或全胃切除术。生长抑素类似物奥曲肽对类癌综合征有显著疗效。

（年卫东）

cánwèi'ái

残胃癌（gastric stump carcinoma）

胃部分切除术后残胃内发生的癌变。分为早期残胃癌和进展期残胃癌。

　　发病机制尚不清楚。早期可无症状，随肿瘤发展可出现无规律上腹痛、饱胀感、食欲差、呕吐、呕血、便血、消瘦等。

　　胃镜为诊断首选，残胃黏膜局部发红、苍白、糜烂者，应辅以电子及化学染色、放大内镜及多块活检等手段以发现早期残胃癌（图1）。残胃内深凹溃疡面、隆起肿块、胃壁僵硬等是进展期残胃癌的表现，应行多点、多块活检以明确诊断（图2）。内镜超声可诊断早期及进展期残胃癌的浸润深度、淋巴结转移情况，进行肿瘤分期诊断，便于制订治疗计划（图2、图3）。上消化道钡餐造影、B超及CT等检查可发现进展期残胃癌，后者有助于诊断壁外淋巴结转移及远处转移。

　　早期残胃癌未浸润至黏膜下

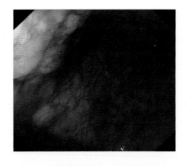

图1　早期残胃癌色素胃镜下表现

注：近端胃大部切除术后，残胃胃窦前壁见黏膜片状红斑，染色后观察局部凹陷、不平，周边稍隆起

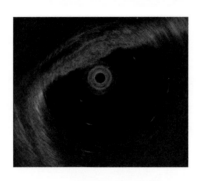

图3　早期残胃癌胃镜超声表现

注：肿瘤呈低回声，局限于黏膜层，黏膜下层尚完整

层者，可行内镜下黏膜切除术，效果同开腹手术，保留了残胃，且创伤小。进展期残胃癌应首选手术切除，行残胃切除及食管-小肠吻合术。有远处器官转移或有严重基础疾病、体弱不耐受手术者可行放疗、化疗。有消化管腔狭窄者可内镜引导下放置金属支架，提高生活质量。

　　胃癌部分切除术后患者应每年检查胃镜，良性病胃部分切除术后患者10年后应每年检查胃镜。早期发现及治疗残胃癌以提高生存率。

（年卫东）

wèiniánmó xiāngguān línbā zǔzhī línbāliú

胃黏膜相关淋巴组织淋巴瘤（gastric mucosa-associated lymphoid tissue lymphoma）

源于胃黏膜和腺体组织、具有边缘区B淋巴细胞分化和表型的结外B淋巴细胞瘤。胃淋巴瘤占胃恶性肿瘤的3%，约95%为非霍奇金淋巴瘤，其中黏膜相关淋巴组织（mucosa-associated lymphoid tissue, MALT）淋巴瘤最常见。约半数MALT淋巴瘤发生于胃肠道，胃MALT淋巴瘤约占85%，以胃体下部及胃窦多见。幽门螺杆菌（Helicobacter pylori，H. pylori）感染、合并自身免疫性疾病、免疫缺陷病及应用免疫抑制剂者发病率较普通人群高。发病年龄高峰为50~60岁，女性多于男性。

　　病因及发病机制　正常情况下胃缺乏固有MALT，慢性炎症或自身免疫性疾病是胃获得有结构的淋巴组织即获得性MALT的形成基础，后者是胃MALT淋巴瘤发生的前提条件。发病机制可能

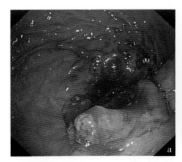
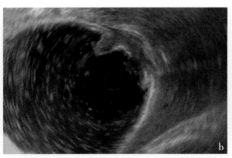
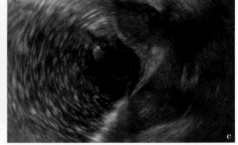

图2　进展期残胃癌

注：a.呈火山口口样，中心形成溃疡；b.胃镜超声可见肿瘤浸润肠壁全层，呈低回声；c.腹腔干周围可见肿大淋巴结

有：①*H. pylori* 感染：90% 胃低度恶性 MALT 淋巴瘤患者感染 *H. pylori*，*H. pylori* 感染率高的地区该病的发病率也较高；70%~80% *H. pylori* 相关的胃 MALT 淋巴瘤根除 *H. pylori* 后病变可消失，间接证明 *H. pylori* 与该病相关。②分子生物学或细胞遗传学改变：胃 MALT 淋巴瘤细胞遗传学检测发现，约 55% 病例表现为 3-三体性，也可见 7-三体性和 12-三体性等，约 35% 病例有染色体 t（11；18）（q21,q21），染色体易位形成 API2 基因及 MLT 基因的融合基因 API2/MLT。染色体 t（1；14）（p22,q32）较少见，自 1p22 断裂点得到一个新基因 bcl-10，其功能与抑制凋亡和肿瘤发生有关。

病理 MALT 淋巴瘤的一个重要病理学特征是淋巴上皮病变，即簇状的肿瘤细胞浸润并部分破坏黏膜腺体的现象。腺上皮细胞呈嗜酸性变、腺体扭曲、变形，其特点为：存在浆细胞，反应性滤泡形成，中心细胞样细胞。瘤细胞通常为小到中等大小的淋巴细胞，有中等丰富的胞质和不规则核，类似滤泡中心细胞，故称"中心细胞样细胞"。某些病例它们可呈单核细胞样，即胞质丰富、淡染，细胞边界清晰，也可呈小淋巴细胞样或类似淋巴浆细胞样细胞。以上细胞形态可单独存在，也可不同程度混合出现。此外，散在转化性母细胞（免疫母细胞、中心母细胞样的大细胞）及浆细胞分化亦可见。淋巴瘤细胞多沿反应性淋巴滤泡周围生长，后期也可侵入并取代滤泡而形成滤泡植入现象。瘤组织中通常有数量不等的非肿瘤性反应性 T 细胞散在分布。因边缘区 B 细胞本身有进入上皮内形成类似淋巴上皮病变的特点，故对 MALT 淋巴瘤的诊断应根据以上形态学特点综合判断。细胞角蛋白及 B 细胞免疫组化检查有助于判断淋巴上皮病变，肿瘤细胞表达 IgM、CD19、CD20 和 CD21 阳性，bcl-2 蛋白、CD5 和 CD23 表达阴性，可与淋巴结边缘区 B 淋巴细胞鉴别。

世界卫生组织新的淋巴瘤分类将胃淋巴瘤分为两大类，低度恶性命名为 MALT 结外边缘区 B 细胞淋巴瘤，高度恶性属于弥漫性大 B 细胞淋巴瘤（伴或不伴边缘区 MALT 淋巴瘤），胃弥漫性大细胞淋巴瘤病理诊断中应注明伴或不伴胃 MALT 淋巴瘤的病变成分。然而这种分类方法在实践中也存在一定问题。

临床表现 起病隐匿，无明显规律的上腹部胀痛或隐痛最常见，尚有恶心、呕吐、反酸、嗳气、腹胀、黑粪、食欲缺乏、体重下降、消化道出血、贫血、腹部包块、低热等。

辅助检查 ①胃镜表现：因多数沿黏膜下层浸润，早期黏膜层病变不明显，可表现为平坦型病变，如糜烂、浅溃疡等，中晚期表现为肿块型、溃疡型、浸润型等，肿块型多为单发肿块或大小不等的多发性结节，边缘多不规则，与周围分界不清，肿块表面有糜烂或大而深的不规则溃疡；溃疡型可为单发、形态不规则的深大溃疡，或深浅不一的圆形、类圆形或不规则的多发小溃疡，周边隆起，边界不清，溃疡表面凹凸不平，有污苔和出血；浸润型表现为黏膜皱襞粗大、隆起、紊乱，呈脑回样外观，中等硬度，表面可有颗粒或结节状不平，可见糜烂或浅溃疡；弥漫浸润型见胃壁广泛增厚变硬，弹性差，扩张不良，蠕动明显减弱，可有多发糜烂。多点深活检可提高诊断阳性率。②胃镜超声：可准确判断病变浸润深度，指导活检部位和深度，了解胃周淋巴结的转移情况。主要有 4 种影像学改变，表浅扩散型：胃壁第 1、2 层增厚，为低回声取代；弥漫浸润型：胃壁弥漫性增厚，第 2、3 层为低回声取代，范围较广；肿块型：局部形成低回声团块，突向胃腔，并可形成溃疡；混合型：同时具有表浅扩散型和肿块型特点。③上消化道造影：可见息肉、结节、溃疡及浸润型病变，但与胃癌鉴别困难。若表现为皱襞粗大而无胃腔明显狭窄、多发溃疡、多部位病灶及跨区域、跨幽门的病变，则有助于淋巴瘤诊断。④CT：表现为累及 2~3 个部位的胃壁增厚，初期因黏膜完整胃壁呈分层强化，胃腔可扩张或无狭窄，易与浸润型胃癌混淆。

诊断与鉴别诊断 病理学检查是诊断胃 MALT 淋巴瘤的金标准。1994 年欧美胃 MALT 淋巴瘤病理诊断标准：①淋巴滤泡边缘区有滤泡中心细胞样细胞肿瘤性增殖。②淋巴瘤细胞浸润于腺上皮之间，破坏腺上皮，形成淋巴上皮病变。③肿瘤性滤泡和反应性淋巴滤泡同时存在。④滤泡中心细胞样细胞有向浆细胞分化倾向。免疫组化有助于 MALT 淋巴瘤的诊断，可表现为：CD19、CD20、CD74、CD79a、sIgA 或 sIgM 等 B 细胞标志阳性表达，CD5、CD10、CD23、周期素 D1 等阴性。

胃镜活检和病理组织检查在符合胃 MALT 淋巴瘤组织病理改变的基础上，尚需符合 Dawson 标准以排除继发性淋巴瘤：①无浅表淋巴结肿大。②肝脾无肿大。③外周血白细胞分类正常。④胸片证实纵隔淋巴结无肿大。⑤手术时除区域外淋巴结受累外未发现其他肿块。

胃 MALT 淋巴瘤分期（表），亦有人主张按改良的 Dukes 分期或其他恶性肿瘤 TNM 分期，剖腹手术前主张用 CT 和内镜超声协助分期和确定范围。

治疗 ①根除 *H. pylori*：适用于病变局限（Ⅰ期）*H. pylori* 阳性者，约 2/3 病例在成功根除 *H. pylori* 后达到完全缓解。临床上根据对 *H. pylori* 根除的疗效反应将胃 MALT 淋巴瘤分为 3 型：A 型即根除 *H. pylori* 后淋巴瘤完全缓解；B 型即 *H. pylori* 根除治疗后部分缓解，为 *H. pylori* 抗原相关肿物；C 型即根除 *H. pylori* 无反应，应手术治疗，为 *H. pylori* 无关肿物。②放射治疗：适用于 *H. pylori* 阴性或对 *H. pylori* 根除治疗无反应者。胃 MALT 淋巴瘤通常病变局限，对低剂量放疗敏感。美国国家综合癌症网推荐放疗（30～33Gy）作为 *H. pylori* 阴性的Ⅰ、Ⅱ期胃 MALT 淋巴瘤的首选治疗。现代放疗特别是三维适形放疗和可调强度的放疗对目标靶向更准确，可降低对正常胃黏膜和非靶向器官的毒性损伤。不良反应较轻，严重者（如胃出血、肝肾毒性和二次肿瘤）少见。

③化学治疗：通常是胃 MALT 淋巴瘤手术切除或放疗的辅助治疗。传统采用 CHOP 方案（环磷酰胺、阿霉素、长春新碱及泼尼松）。目前主张对高度恶性淋巴瘤采用 CHOP 方案作为一线治疗方案。④生物制剂：利妥昔单抗（美罗华）是 CD20 抗原的单克隆抗体，已用于胃 MALT 淋巴瘤的治疗。⑤外科手术：曾广泛用于早期局限性病变的治疗，效果较好，5 年生存率约 80%。肿瘤缓解可能缓慢，除非临床表现明显恶化，一般治疗 3 个月内不复查胃镜。

（周丽雅）

gōngnéngxìng wèichángbìng

功能性胃肠病（functional gastrointestinal disorders，FGID） 有慢性或反复发作性的胃肠道症状，但无器质性疾病证据的一组疾病。主要包括功能性消化不良（functional dyspepsia，FD）、肠易激综合征（irritable bowel syndrome，IBS）和功能性便秘（functional constipation，FC）等。FGID 在欧美国家常见，FD 和 IBS 的发病率分别为 19%～41% 和 10%～22%，中国 FD 和 IBS 的发病率分别为 19%～37% 和 5.6%～7.3%，女性略高于男性。尚无 FGID 亚类的流行病学资料。

病因及发病机制 尚未明确。

①内脏高敏感性：可能为主要原因，在 IBS 尤为明显，表现为正常胃肠道刺激的高敏感反应，伴中枢感觉过敏。②胃肠道动力障碍：如胃排空延迟、肠道通过时间加快或减慢等。③心理因素：FGID 患者精神异常发生率高，多存在负性生活事件，如失业、家人死亡、性虐待等，可伴焦虑、抑郁、睡眠习惯紊乱等。④胃肠道感染：急性胃肠道感染可能是部分 FGID 发病的诱因，如 3.7%～36.0% 的 IBS 患者在急性胃肠感染后发病，其病原体包括弯曲杆菌、志贺菌和沙门菌等。FD 也可能与感染有关，病原体为沙门菌和蓝氏贾第鞭毛虫。⑤其他：家庭、遗传和食物等因素可能与部分 FGID 有关。

临床表现 以各种消化道症状为主，多伴精神因素。诊断主要基于症状。1988 年国际胃肠动力疾病研究权威专家在罗马制定诊断标准，对 FGID 进行了系统阐述，并提出详细的诊断指南，此后分别在 1994 年、1998 年及 2006 年对罗马Ⅰ诊断标准进行修订，分别制定了罗马Ⅰ、罗马Ⅱ和罗马Ⅲ FGID 诊断标准，为 FGID 诊断、治疗和研究制定了统一的国际标准。2006 年颁布的罗马Ⅲ标准将 FGID（包括成人和儿童在内）分为 8 大类 45 种（表），该标准按器官和症状进行分类，便于临床应用。

诊断 FGID 为排他性诊断，需排除胃肠道器质性疾病，尤其对存在报警征象者，如贫血、呕血或黑粪、黄疸、发热、吞咽困难、腹部包块、消瘦等，同时应排除全身性疾病，如内分泌系统疾病等。

治疗 以对症治疗为主，强调个体化原则。心理治疗可能是

表 胃 MALT 淋巴瘤分期（1994 年）

分期	病变
Ⅰ期	局限于胃（单一或多个不连续的病变），无淋巴结受累
Ⅰ$_1$ 期	局限于黏膜，伴或不伴黏膜下病变
Ⅰ$_2$ 期	浸润累及肌层、浆膜下或浆膜或二者
Ⅱ期	累及腹腔淋巴结
Ⅱ$_1$ 期	累及胃周邻近淋巴结
Ⅱ$_2$ 期	累及肠系膜、腹主动脉旁、腔静脉旁或腹股沟等膈下淋巴结
Ⅱ$_E$ 期	穿透浆膜累及邻近器官或组织（应注明累及器官和部位，如胰、结肠或后腹壁）
Ⅲ期/Ⅳ期	播散累及结外器官或膈上淋巴结

FGID 未来的方向之一。心理-行为治疗包括认知行为治疗、持续心理治疗、催眠疗法和应激处理，可改善症状，可与药物治疗联合或单独进行。

（侯晓华）

gōngnéngxìng xiāohuà bùliáng

功能性消化不良（functional dyspepsia，FD）

一种或多种消化不良症状但缺乏器质性、系统性或代谢性疾病证据的临床综合征。主要表现为餐后饱胀、早饱、上腹痛、上腹烧灼感。FD 分为餐后不适综合征（postprandial distress syndrome，PDS）和上腹痛综合征（epigastric pain syndrome，EPS）两个亚型。中国 FD 患病率为 18.9%～36.8%。

病因及发病机制 尚未完全阐明，可能与多种因素有关。

①精神心理：有不同程度心理障碍者为此病易患群体，具有遗传特征和家庭聚集性。患者多焦虑，对生活事件的应激反应较正常人更敏感、强烈和持久，但心理因素与 FD 发病的确切联系尚不清楚。②饮食与环境：FD 症状可因摄入食物引起或加重。食物过敏可能是导致免疫细胞浸润及胃黏膜轻度炎症的原因之一。③胃肠动力异常：胃固体食物排空功能障碍、餐后胃排空延迟（多见于女性）、近端胃张力增加、胃窦-幽门-十二指肠协调运动减少及十二指肠内容物反流增加，引起上腹痛等症状。④内脏高敏感性：胃酸、十二指肠内容物或阿司匹林等均可诱发胃高敏感性。FD 患者胃感觉阈值降低可能通过肥大细胞介导的神经-免疫途径。⑤幽门螺杆菌（Helicobacter pylori，H. pylori）感染和炎症：H. pylori 感染，胃、十二指肠炎症和幽门前区糜烂等可能在某些亚组患者中起一定作用。⑥免疫因素：部分符合 FD 诊断标准的患者，胃黏膜可能存在免疫细胞浸润、免疫激活和轻度炎症。病理生理机制虽与症状存在一定联系，但不能解释患者所有的消化不良症状。

临床表现 PDS：早饱，餐后腹胀不适，进油腻食物后加重，可伴恶心、呕吐和过度嗳气；EPS：上腹痛，可伴上腹烧灼感，但不向胸骨后扩散。有时两种亚型的症状在同一个体中出现。症状多呈间歇性发作，近 1/3 患者可自行消失。患者多有精神心理异常倾向。

诊断 主要依据 FD 罗马Ⅲ诊断标准，必须包括下列 1 项或多项：①餐后饱胀。②早饱。③上腹痛。④上腹烧灼感。缺乏器质性疾病的证据，病程至少 6 个月，近 3 个月病情符合上述标准者可诊断。因患者常不能区分不适与疼痛，又有部分症状重叠，临床分型有一定困难。

鉴别诊断 ①慢性胃炎：几乎所有 FD 患者有胃黏膜炎症，尤其伴 H. pylori 感染者鉴别更困难。但若根除 H. pylori 后症状未好转，且用慢性胃炎不能解释消化不良症状，应考虑 FD。②消化道器质性疾病：年龄＞40 岁、粪便隐血试验阳性、体重下降、贫血、上腹部包块、肿瘤家族史等报警征象，考虑为器质性疾病，应查血、尿、粪常规，肝肾功能、血糖、消化系统肿瘤标志物，必要时做腹部超声、CT 检查等。

治疗 选择个体化的综合性治疗方案。

一般治疗 对患者进行认知教育。避免刺激性食物，少量多

表 罗马Ⅲ FGID 分类

A. 功能性食管疾病	F2. 功能性肛门直肠疼痛
A1. 功能性烧心	F2a. 慢性肛门直肠疼痛
A2. 推测来源于食管的功能性胸痛	F2a1. 肛提肌综合征
A3. 功能性吞咽困难	F2a2. 非特异性功能性肛门直肠疼痛
A4. 癔球症	F2b. 痉挛性肛门直肠疼痛
B. 功能性胃十二指肠疾病	F3. 功能性排便障碍
B1. 功能性消化不良	F3a. 不协调性排便
B1a. 餐后不适综合征	F3b. 排便推进力不足
B1b. 上腹痛综合征	G. 功能性胃肠疾病：新生儿和幼儿
B2. 嗳气疾病	G1. 婴儿反流
B2a. 吞气症	G2. 婴儿反刍综合征
B2b. 非特异性过度嗳气	G3. 周期性呕吐综合征
B3. 恶心和呕吐疾病	G4. 婴儿肠绞痛
B3a. 慢性特发性恶心	G5. 功能性腹泻
B3b. 功能性呕吐	G6. 婴儿排便困难
B3c. 周期性呕吐综合征	G7. 功能性便秘
B4. 成人反刍综合征	H. 功能性胃肠疾病：儿童和青少年
C. 功能性肠疾病	H1. 呕吐和吞气症
C1. 肠易激综合征	H1a. 青少年反刍综合征
C2. 功能性胀气	H1b. 周期性呕吐综合征
C3. 功能性便秘	H1c. 吞气症
C4. 功能性腹泻	H2. 腹痛相关的功能性胃肠道疾病
C5. 非特异性功能性肠疾病	H2a. 功能性消化不良
D. 功能性腹痛综合征	H2b. 肠易激综合征
E. 功能性胆囊和奥迪括约肌疾病	H2c. 腹型偏头痛
E1. 功能性胆囊疾病	H2d. 儿童期功能性腹痛
E2. 功能性胆管括约肌疾病	H2d1. 儿童期功能性腹痛综合征
E3. 功能性胰管括约肌疾病	H3. 便秘和便失禁
F. 功能性肛门直肠疾病	H3a. 功能性便秘
F1. 功能性大便失禁	H3b. 非滞留性大便失禁

餐，低脂肪饮食尚未被正式推荐。戒烟，控制饮用咖啡与酒精，避免应用非甾体抗炎药等。

经验性药物治疗　适用于 40 岁以下、无报警征象、无明显精神心理障碍者。①与进餐相关者，如 PDS，以调整胃肠动力为主，可选择促动力剂，如餐后症状加重，可联合应用抑酸剂。②空腹出现上腹痛或烧灼感、餐后减轻者，如 EPS，以降低胃内酸度、减少胃酸为主，可选择抑酸剂，或联合促动力剂。③与进餐无关者，可试用抑酸剂或联合应用促动力剂。疗程一般 2~4 周。经验性治疗无效者需做进一步检查。FD 患者具有较高的安慰剂反应率，评估药物疗效存在一定难度。

主要药物：①抗酸剂：氢氧化铝、铝碳酸镁等可较快减轻症状。铝碳酸镁还可吸附胆汁、结合胆盐，伴胆汁反流者可选用。②抑酸剂：包括 H_2 受体阻断剂和质子泵抑制剂，安全、有效，应用广泛。③促动力剂：可明显改善与进餐相关的上腹部症状。甲氧氯普胺可增强胃动力，但可致锥体外系反应，故不宜长期、大剂量使用。多潘立酮可增加胃窦和十二指肠动力，促进胃排空。依托必利可增强胃和十二指肠运动，促进胃排空。莫沙必利可改善患者早饱、腹胀、嗳气等。红霉素可作用于促胃动素受体，促进胃排空。④抗抑郁药物：适用于抑酸和促动力治疗无效伴明显精神心理障碍者。可选择三环类抗抑郁药或 5-羟色胺再摄取抑制剂。低剂量阿米替林可改善患者症状，但不能改善内脏高敏感性和睡眠。⑤消化酶和微生态制剂：消化酶（如复方阿嗪米特肠溶片）与促动力剂合用，可有效缓解 FD 患者各种消化不良症状。

心理干预及行为矫正　可缓解症状，提高患者的生活质量。

（刘新光）

cānhòu búshì zōnghézhēng

餐后不适综合征（postprandial distress syndrome，PDS）

餐后饱胀和早饱等消化不良症状群。是功能性消化不良的临床亚型。

病因及发病机制见功能性消化不良。临床表现为早饱，餐后上腹饱胀和不适，进食油腻食物后加重，可伴恶心、呕吐（或无）及过度嗳气等。确诊必须包括下列至少 1 项：①普通餐后饱胀不适感，至少每周数次。②早饱，即不能完成平常餐量的进食，至少每周数次。病程至少 6 个月，近 3 个月病情符合以上诊断标准。支持诊断的条件为：①上腹胀或餐后恶心、过多嗳气。②可与上腹痛综合征并存。治疗见功能性消化不良。

（刘新光）

shàngfùtòng zōnghézhēng

上腹痛综合征（epigastric pain syndrome，EPS）

进餐后上腹痛和上腹烧灼感等消化不良症状群。是功能性消化不良的临床亚型。

病因及发病机制见功能性消化不良。临床表现为上腹疼痛，可伴上腹烧灼感。确诊必须满足下列所有条件：①上腹部中度及以上程度疼痛或烧灼感至少每周 1 次。②疼痛呈间断性。③疼痛无放射，非全身、腹部其他区域及胸痛。④排气或排便不能缓解。⑤不满足胆囊和奥迪括约肌紊乱的诊断标准。支持诊断条件：①疼痛可有灼热性质，但不向胸骨后传导。②疼痛通常可被进食诱发或缓解，但也可发生于空腹时。③可与餐后不适综合征并存。治疗见功能性消化不良。

（刘新光）

mànxìng tèfāxìng ěxīn

慢性特发性恶心（chronic idiopathic nausea，CIN）

无器质、代谢或生化异常可解释的成人慢性复发性恶心。

病因及机制不明。多数患者发病有诱因，如精神心理因素、异味、食物、恐惧等。20% 的患者存在焦虑或其他精神心理异常。

临床表现恶心或干呕，呈慢性反复发作，常伴上腹部不适和食欲下降，不伴内容物吐出。严重者可有头昏、头晕、全身出汗、心动过速等自主神经功能紊乱现象。

诊断依据罗马Ⅲ功能性胃肠病标准：①每周出现数次令人不适的恶心。②常不伴呕吐。③胃镜检查无异常、无可解释恶心的代谢疾病。病史至少 6 个月，近 3 个月症状必须符合以上标准。诊断慢性特发性恶心首先应排除器质性病变：通过消化道内镜、X 线、CT 检查除外胃肠病变。生化检查除外代谢性或电解质紊乱等疾病。特别注意如肿瘤化疗药、镇痛药、麻醉药及早孕引起的恶心等。

应与其他功能性胃肠病鉴别：①功能性消化不良：诊断此病必须具备特征性的症状，如早饱、上腹部痛及上腹部烧灼感等。②胃食管反流病：此病是胃内容物反流至食管所致不适和（或）食管外并发症，有反流和胸骨后烧灼感典型症状，通过内镜检查、食管动力学检查及食管 pH 检测可鉴别。③成人反刍综合征、进食障碍、功能性呕吐：此类疾病多伴明显的精神心理障碍。

此病无特异治疗方法。可选择抗恶心的药物，如中枢神经系统抗恶心药氯丙嗪、抗晕动病药苯海拉明及 5-羟色胺受体 3 拮抗剂等。伴抑郁障碍者可应用抗抑郁药。

（罗金燕）

gōngnéngxìng ǒutù

功能性呕吐（functional vomiting） 以反复发作性呕吐为主要症状的一类综合征。每周发作至少1次，且无明确的相关疾病及检查异常。较少见。呕吐作为一种症状并不少见，其中部分人群并无可解释的病因，应属于功能性呕吐的范畴。精神性呕吐曾被用于描述功能性呕吐的表现或具有类似的含义，但缺乏规范的标准和定义，统一为功能性呕吐。

病因及发病机制 尚不清楚，有研究提示功能性呕吐患者存在胃动力异常或胃敏感性增高。严重抑郁者可伴呕吐，如习惯性餐后呕吐、不规律呕吐等，表明功能性呕吐可能与患者心理状态相关。

临床表现 以慢性、反复发作性呕吐为主要表现，常于餐后发作，可伴情绪改变或人格异常。体格检查无异常，并无可解释的病因。

诊断与鉴别诊断 功能性呕吐无客观或特异性诊断指标，主要根据临床症状并排除器质性疾病。根据罗马Ⅲ功能性胃肠病诊断标准，诊断必须满足以下条件：①平均每周1次或多次呕吐发作。②无进食障碍、反刍综合征或主要精神疾病证据（美国精神病学会制定的《诊断与统计手册：精神障碍》所列）。③无自行诱导呕吐，无长期使用大麻史，无中枢神经系统异常或可以解释反复呕吐的代谢性疾病等。诊断前症状至少出现6个月，近3个月符合以上诊断标准。

此征诊断应排除下列疾病：①成人反刍综合征：指无任何腹部和胸壁肌肉收缩情况下，食物反流入口腔。典型表现是在进餐开始或结束数分钟内，不费力地反流出未消化食物，作为一种习惯可每餐发生。反流的食物无胃液消化后的酸苦味。患者可能根据当时环境再次咽下食物或吐出。②功能性消化不良：有上腹饱胀、疼痛、早饱等，符合功能性消化不良的诊断标准。③进食障碍：贪食症患者在大量进食后可能有自我诱发的呕吐，需仔细临床评估，避免误诊进食障碍所致复发性呕吐。

应与下列疾病鉴别：胃轻瘫综合征、肠梗阻、假性肠梗阻、代谢性疾病及中枢性疾病等。胃镜、肠镜、胶囊内镜、消化道造影等检查对排除胃肠道疾病有重要意义。腹部B超、CT、磁共振成像等检查诊断腹腔器官肿瘤、腹水等是常用检查方法。生化检查可对电解质紊乱、甲状腺功能减退、甲状旁腺功能紊乱、糖尿病及其并发症等进行排查。

治疗 无特殊药物和确切治疗方法，主要是维持营养状态和精神支持。镇吐药疗效差。精神类疾病与功能性呕吐的关系尚不明确，小剂量三环类抗抑郁药可缓解部分患者的呕吐症状，但缺少循证医学证据。可尝试的方法有：胃排空正常患者接收胃电刺激可缓解呕吐症状发作，认知技能训练有一定治疗价值，自我抑制呕吐冲动可能有效。

（杨云生）

zhōuqīxìng ǒutù zōnghézhēng

周期性呕吐综合征（cyclic vomiting syndrome，CVS） 以周期性剧烈恶心及呕吐为特点的功能性胃肠道疾病。具有慢性反复刻板发作模式及无症状的发作间歇期，严重影响患者生活质量。各年龄段均可发病，儿童发病率为1.9%~2.3%。

病因及发病机制 变异性偏头痛、胃肠动力障碍、脑-肠轴紊乱、腹型癫痫、精神因素等与CVS的呕吐发作可能有关，线粒体基因变异、食物过敏因素也可能参与发病。

临床表现 刻板的发作模式为其最显著特点，表现在每次发作时间、频次、强度、持续时间、伴随症状及体征的一致性。每次发作持续时间数小时至数天，发作频率为1~70次/年，平均为12次/年。部分患者可有明显的前驱症状，包括消化不良、恶心、腹痛、偏头痛、焦虑、眩晕、易疲劳等。呕吐易发生于清晨及傍晚，发作较剧烈，大量胃内容物的排出可导致脱水、电解质失衡等，呕吐物对食管黏膜的反复刺激可引起反流性食管炎。随着症状的持续，患者体重减轻、龋齿、精神症状（偏头痛、晕动病、焦虑、抑郁）可逐渐出现，影响其生活质量及社会活动。大部分患者的呕吐症状通常以进入无症状间歇期结束，并回归以往正常状态。部分患者在无症状间歇期间仍可有呕吐症状。

诊断与鉴别诊断 CVS无客观或特异性诊断指标。根据临床症状并排除器质性疾病可作出诊断，完整的病史采集和体格检查是诊断的基础。根据2006年制定的功能性胃肠病罗马Ⅲ标准，儿童诊断CVS的必备条件：①2次以上的剧烈恶心及不间断的呕吐或干呕。②回归正常状态的时间持续数周或数月。

成人诊断CVS的必备条件：①刻板的发作模式（急性）及持续时间（至少1周）。②既往1年内有3次以上的不连续呕吐发作。③两次发作间期无恶心呕吐。

成人支持性诊断标准：①偏

头痛病史及家族史。②诊断前症状至少出现 6 个月，近 3 个月症状符合必备条件。

该病诊断为排除性诊断，针对性的实验室及特殊检查应与相关的器质性呕吐疾病，以及反刍综合征、进食障碍、功能性呕吐、胃食管反流病等鉴别。

治疗 主要是坚持良好的生活方式，提高生活质量。无症状间歇期避免引起症状发作的特定食物、睡眠及进食紊乱等因素。治疗偏头痛的药物有一定疗效。抗抑郁及焦虑药物、β 受体阻断剂对一些患者可能有效。镇吐剂如甲氧氯普胺、氯丙嗪、昂丹司琼等可试用。对严重呕吐致营养缺乏、水电解质紊乱者，应加强营养支持治疗、防治脱水及电解质失衡。

(杨云生)

tūnqìzhèng

吞气症（aerophagia） 反复出现令人不适的嗳气，有吞气动作，无器质性疾病、代谢性异常的证据。是嗳气症的一种，属功能性胃十二指肠病。相关临床研究资料较少。精神心理异常、上胃肠动力和感觉异常在发病中的作用尚不清楚，嗳气不伴一过性下食管括约肌松弛。

可见患者频繁吞气，随即将气体排出，响声和动作幅度均大，情绪紧张或过度关注可加重，患者强调这样做旨在减轻腹部胀气。因吞入气体迅速进入食管后几乎立刻排出，胃内并无过多气体存在。尽管腔内阻抗技术可以检测气体反流（嗳气）及其与反流事件的相关性，但临床上很容易观察吞气和嗳气动作，故不建议应用腔内阻抗诊断此症。诊断依据：①每周出现数次反复嗳气。②可观察到或检测到吞咽气体。诊断

前症状出现至少 6 个月，近 3 个月符合以上诊断标准。若同时存在明显的餐后上腹部饱胀、上腹痛、反酸和烧心，则首先考虑功能性消化不良和胃食管反流病。

向患者解释嗳气源于不经意地过度吞气，分散注意力、放松情绪可有效减少吞气和嗳气。若患者存在应激、焦虑和抑郁，应予相应处理。

(方秀才)

fēitèyìxìng guòdù ǎiqì

非特异性过度嗳气（unspecified excessive belching） 反复出现令人不适的嗳气，无过度吞气导致嗳气的证据。是嗳气症的一种，属功能性胃十二指肠病。此症相关临床研究资料较少。与吞气症不同，此症的气体源于胃内，与一过性下食管括约肌松弛有关。

诊断依据：①每周出现数次反复嗳气。②无过度吞咽气体导致嗳气的证据。诊断前症状出现至少 6 个月，近 3 个月符合以上诊断标准。诊断中需注意患者是否存在精神心理因素影响症状。若患者同时存在明显的餐后上腹部饱胀、上腹痛和反酸、烧心，则首先考虑功能性消化不良和胃食管反流病。

向患者解释胃内气体过多及过度嗳气对身体并无大碍，分散注意力、放松情绪可有效减少嗳气。二甲硅油和药用炭制剂疗效欠佳。阅读治疗效果显著。若患者存在应激、焦虑和抑郁，应予相应处理。

(方秀才)

fǎnchú zōnghézhèng

反刍综合征（rumination syndrome） 短时间内摄入的食物反复、不费力地反流到口腔，重新咀嚼后咽下或吐出。不伴明显恶

心或干呕。此征较少见。有家族聚集倾向。女性多见。在有精神发育迟缓而住院的成人中，其发病率为 8%~10%。因患者反复就医或不愿就医，此征发病率难于统计。

病因及发病机制 尚不明确。研究提示，此征患者下食管括约肌压力和胃内压力失衡，食管压力测定可发现患者胃内压力升高，同时用食管阻抗测定可监测到食管内逆行流动；胃内压力升高在胃内容物逆流至食管前发生或者与其同时发生，下食管括约肌的压力低于胃内压力。

临床表现 临床常见类型：①婴儿反刍综合征。②神经系统受损或精神障碍的儿童和成人反刍。③健康年长儿童和成人的反刍。典型临床表现包括：进食时或进食结束后不久出现不费力的食物反出，反出物中有可辨认的食物，味道与进食时相同，反流食物经咀嚼或不咀嚼再次下咽。反刍常发生于进餐开始后数分钟内或每餐后，尤其在进食液体食物后，可持续 1~2 小时。反刍前可有即刻的嗳气感觉，但常无恶心和干呕，可与呕吐鉴别。反流物抵达口咽部后患者可有意识的决定吞咽或吐出反刍物，常取决于周围的社会环境。常伴恶心、烧心、上腹部不适、腹泻或便秘及体重减轻。

诊断与鉴别诊断 依据功能性胃肠病罗马Ⅲ标准：①持续或反复将刚咽下的食物反入口腔，继之吐出或再咀嚼后咽下。②反刍之前无干呕。诊断前症状出现至少 6 个月，近 3 个月符合以上诊断标准。支持条件是：①反刍前通常无恶心。②反刍物变酸时发作停止。③反刍物含可辨认的食物，并带有愉快的味道。

此征需与继发于胃轻瘫综合征或消化不良的顽固性呕吐、继发于胃食管反流病的反流、慢性小肠假性肠梗阻等鉴别。典型症状特点、食管压力测定、食管 pH 监测、食管阻抗检查及胃镜和肠镜检查等有助于鉴别。

治疗 以教育、解释症状和行为矫正为主。①向患者说明反刍是一种随意行为,源于上腹部和膈肌的紧张,腹式呼吸可有效消除。②行为治疗主要是腹式呼吸技术,可有效缓解反刍行为。患者一手放在上胸部,另一只手放在上腹部即胸骨底部,按照指令呼吸,保持放在胸部的手掌不动,放在腹部的手掌可随呼吸而上下移动,每次呼吸应较慢,持续至少 3 秒,餐中或餐后进行。③其他:对儿童患者可用咀嚼口香糖的方法。腹腔镜下胃底折叠术有一定效果,但长期效果尚无定论。左舒必利有一定疗效,但不能增加下食管括约肌压力;巴氯芬可增加餐后下食管括约肌压力,抑制一过性下食管括约肌松弛,但尚缺乏有力证据。

(杨云生)

wèi qīngtān zōnghézhēng
胃轻瘫综合征(gastroparesis syndrome) 以胃排空迟缓为特征的上消化道综合征。按病因分为继发性和特发性,前者常见于代谢性疾病、结缔组织病、感染及药物诱发等;后者原因不明,占 30%。按发病急缓分为急性胃轻瘫和慢性胃轻瘫,前者多见于急性重症感染或胃肠手术后。

病因及发病机制 病因多种(表)。胃运动及排空是在中枢神经系统控制下,肠神经系统、神经递质等多因素协调下完成。因此,胃轻瘫是神经肌肉受损害的最终结果。胃动力障碍是其重要机制,表现为:①胃体动力低下,延迟液体和固体食物转运至远端胃。②胃窦动力低下,延迟胃内容物通过幽门。③胃窦、幽门十二指肠运动不协调致食物通过幽门受阻。④胃电节律失常,胃动过速或过缓。自主神经病变见于 50% 的糖尿病患者,导致胃排空延迟,称为糖尿病性胃轻瘫。同时,因糖尿病性微血管病变致局部缺血,平滑肌细胞变性影响其正常舒缩功能。血糖升高抑制消化道运动,血糖水平 ≥ 15mmol/L 抑制消化间期移行性复合运动第 Ⅲ 期,同时胃电活动紊乱。接受胃手术或迷走神经切断术者,术后可出现胃轻瘫症状,若排除机械性梗阻称急性术后胃轻瘫,机制与残胃排空肌源缺陷和动力紊乱有关。

临床表现 早期症状不明显,可有畏食、早饱、餐后持续性上腹饱胀和腹痛等,恶心呕吐突出,可呕吐宿食,或伴烧心、反酸等胃食管反流症状。上述症状可慢性反复发作,也可持续存在,严重者可致消瘦、贫血、营养不良。查体有上腹饱满和振水音。50% ~ 70% 糖尿病患者伴胃轻瘫,可致血糖难以控制。术后胃轻瘫者插入鼻胃管常可引流出大量液体,一般术后 3~4 天可自行缓解。

诊断与鉴别诊断 根据病史和典型症状即可判断胃排空障碍,行上消化道 X 线造影或内镜检查排除胃出口机械性梗阻即可诊断。对于以原发疾病不能解释的胃潴留诊断为继发性胃轻瘫,无明确病因的胃排空延迟者可诊断为特发性胃轻瘫。必要时选择胃动力学检测,包括胃内压力测定、超声检查、闪烁扫描、不透 X 线标志物法、胃体表面阻抗、磁共振成像技术及体表胃电图等。

治疗 ①病因治疗:针对原发病治疗,可控制病情发展,改善症状。②饮食治疗:少食多餐,低脂饮食可减轻症状。③药物治疗:依其病理生理机制选择作用于靶点的药物,即调节胃肠动力和作用于脑-肠轴的促动力药物,常用有甲氧氯普胺、多潘立酮、红霉素及莫沙必利等。④其他:药物治疗无效者可用胃电刺激。病情严重、体重持续降低者可手术提供营养,如胃造瘘术、胃次全切除或空肠造瘘,但应严格掌握适应证。

预后 取决于原发病及神经肌肉受损害的程度。

(罗金燕)

jìnshí zhàng'ài
进食障碍(eating disorder, ED) 与认知、情感及行为等心理障碍相关的以进食行为异常为表现的临床综合征。属于精神疾病范畴。根据美国精神病学会制定的《诊断与统计手册:精神障碍》(DSM-Ⅳ),进食障碍有 3 个临床亚型,神经性厌食(anorexia nervosa, AN)、神经性贪食(bulimia nervosa, BN)和非典型性进食障

表 胃轻瘫分类及病因

分类	病因
急性胃轻瘫	腹腔或胃肠手术后胃轻瘫,感染、胃肠炎、急性胰腺炎等,酸中毒、低钾血症、高钙或低钙血症,中枢神经系统疾病,结缔组织病(系统性硬化症、皮肌炎肌病等),代谢性疾病(糖尿病、甲状腺功能减退),动力障碍性疾病(假性肠梗阻)
慢性胃轻瘫	功能性消化不良(特发性胃轻瘫),神经性畏食

碍（atypical nervosa，AN），以 AN 和 BN 常见。这类患者存在严重认知错误和体象感知障碍。50%~75%的患者同时患有抑郁症，发病年龄多在青春期，人群患病率 0.5%~1.0%。女性是男性的 10~20 倍。

病因及发病机制 ①神经生物学机制：边缘系统是与进食行为关系最密切的脑功能区，功能性神经影像和单光子发射计算机体层显像术研究显示，ED 患者情感性脑区存在"损伤点"和局部脑血流灌注不足，提示情感性脑区失衡与 ED 相关。5-羟色胺、促肾上腺皮质激素等神经递质可增加饱感和抑制食欲，影响进食行为。②遗传因素：有 ED 家族史者发病风险增加，AN 比 BN 有更强的遗传性。③社会心理因素：社会和家庭背景、职业、文化氛围均可影响进食行为。人格障碍与 ED 有较高的共患率。AN 患者均具有"厌食症样人格"——害羞胆小、爱整洁，因对完美有不切实际期望而产生对食物的恐惧。

临床表现 ①偏食：多发生在儿童，只喜欢吃某些食物，拒绝另外一些食物，因偏食常伴发营养不良。②厌食：见神经性厌食。③贪食：见神经性贪食。④异食癖：指持续性的咬食非营养性物质，如泥土、污物、石头、纸片等，可导致铅中毒、肠梗阻、肠道寄生虫病等并发症，常伴其他形式的精神异常，肠道寄生虫和微量元素缺乏者也可出现短期异食行为。⑤营养问题：厌食症患者因长期进食不良出现脱水及电解质失衡，重者甚至可引起死亡；贪食症患者进食量超常，过度肥胖引起心脏、胃肠道、肾相关并发症，有潜在的致命危险。⑥精神心理异常：患者常继发或

伴发抑郁症或双相障碍，导致激惹、失眠、抑郁等精神症状。

诊断与鉴别诊断 此征可继发于抑郁症或合并抑郁症导致诊断困难。神经性厌食、神经性贪食的诊断标准见相关条目。应排除神经系统器质性病变、内分泌代谢病所致的食欲改变、癫痫、精神分裂症等精神障碍继发的拒食或暴食。

治疗 纠正营养状况，解除引起异常进食习惯与观念、精神与行为障碍，打破恶性循环，建立正常进食行为。心理治疗可采用认知疗法、行为疗法及生物反馈疗法等。防治进食障碍导致全身各个系统并发症。若伴发重度抑郁或精神障碍，应给予相应治疗。

预后 此征病程变化很大，不经治疗可自行缓解，也可演变成或反复发作的慢性病程或并发躯体严重并发症而死亡。总体预后不好。

(罗金燕)

shénjīngxìng yànshí
神经性厌食（anorexia nervosa，AN）

自我严限进食、恐惧体重增加和肥胖伴体像障碍的精神障碍。是进食障碍的一种临床类型。患者多为女性。青春期女性发病率为 0.5%~1.0%。社会经济地位较高的妇女和白人发病率较高。

病因不十分明确，涉及神经生物学因素、遗传易感性、社会因素和精神心理因素。患者崇尚不切实际的消瘦体型和与身材消瘦有关的人文环境。此病有家族聚集现象，说明遗传易感性参与发病。神经肽和脑功能影像研究提示患者下丘脑功能失常，皮质醇分泌增加影响食欲和摄食行为。

临床表现为刻意控制进食量和（或）采取过度运动、诱吐、导泻、服药等方法以减轻体重。

极度消瘦是典型特征，女性患者停经、焦虑、抑郁、极度营养不良。体检时常见低血压和皮肤干燥。心血管异常改变如心律失常、直立性低血压等。胃肠道并发症表现为动力障碍性恶心、呕吐、腹痛、腹胀。水和电解质紊乱是常见并发症，重症晚期患者可并发肾功能损害。心理障碍主要表现为焦虑、强迫和抑郁。50%患者有心境恶劣障碍和自杀倾向。

诊断主要依据典型的以厌食表现的进食障碍，并符合以下条件：①刻意控制进食量，和（或）采取过度运动、诱吐、导泻，服药等方法以减轻体重。②体重明显下降，与标准体重相比减少 15% 或更多。体质指数低于 $17.5 kg/m^2$（正常值 20~24）。③担心自己发胖，甚至明显消瘦仍认为自己太胖。④女性闭经（至少连续 3 个月未来潮），男性性功能低下，青春期前性器官幼稚型。

此症需与躯体疾病（如恶性肿瘤）所致的体重减轻鉴别。抑郁症也可表现厌食，但对食物和体重增加观念并无异常。

治疗应长期，旨在解除异常进食观念及行为障碍，防治并发症，纠正水电解质平衡紊乱，恢复营养，增加体重。心理治疗包括行为治疗、个体治疗、认知治疗和家庭治疗。

此症预后与病情严重程度有关，轻者可自行缓解，逐渐加重者可因严重并发症而死亡。

(罗金燕)

shénjīngxìng tānshí
神经性贪食（bulimia nervosa，BN）

反复发生的暴食和不可控制的大量进食冲动并有不适当减体重行为的精神障碍。是进食障碍的一种临床类型。90%~95%为女性，发病年龄为 16~19 岁。

病因学与神经生物学紊乱密切相关。5-羟色胺和去甲肾上腺素与暴食、催吐行为有关。BN 的家族聚集现象提示遗传因素的作用。抑郁、焦虑、精神障碍和特定进食障碍的脆弱性也有遗传背景。社会文化强调追求不切实际的体型及家庭因素的影响是病原因素。此外，心理障碍、抑郁、愤怒、叛逆、焦虑是发病的危险因素。

临床分为暴食型和导泻型。最典型的临床表现是反复发作暴饮暴食，进食行为不可控制，喜欢高热量食品。自我评价过分关注体型和体重变化，为防止体重增加，采取导泻和催吐作为其补偿行为。患者多伴情绪障碍和各种人格障碍。内科严重并发症与长期滥用泻剂、利尿剂和催吐有关。电解质紊乱如代谢性碱中毒、低氯血症、低钾血症、血清淀粉酶增高，常并发急性胰腺炎及急性胃肠炎。一次超大量进食甚至可导致胃破裂。

诊断依据：①反复发作性暴食，不可抗拒的食欲和进食行为，每周发作至少 2 次，持续至少 3 个月。②反复出现不适当的补偿行为如催吐、滥用泻剂和利尿剂或大量运动，以防止体重增加。③持续性地过分关注体形和体重，病理性怕胖。

BN 应与神经系统疾病所致暴食或癫痫、精神分裂症等继发性暴食鉴别。

BN 主要是心理治疗，包括心理教育、认知行为治疗等。药物治疗效果有限。持续抑郁者可行抗抑郁治疗，应积极防治并发症。病情轻者可有较长时间缓解，50%患者完全康复，并发躯体严重并发症者预后不良。

(罗金燕)

fēidiǎnxíngxìng jìnshí zhàng'ài

非典型性进食障碍（atypical eating disorder，AED）

病情较轻的进食障碍。发病高峰年龄 13 ~ 20 岁，女性居多。中学生、大学生是高危人群。中国女中学生检出率为 1.11%，女大学生检出率 14.3%，男生 6.5%。发病与生物因素、家庭因素、社会文化因素、心理因素、自身生理状态和外部环境的影响有关。厌食是青春期生理改变引起性别压力和社会审美观压力，导致摄食行为异常。低自尊是 AED 的一种特质。影响瘦身倾向。临床表现为异常的饮食行为，如偏食、节食、厌食、暴食、口腔控制等。该病的诊断依据是具有进食障碍的特点，但不具备诊断神经性厌食、神经性贪食的关键特征。进食障碍是饮食心理卫生问题，应早期预防，加强人格和社会环境适应能力及心理卫生教育。预后良好。

(罗金燕)

shí'èrzhǐcháng-wèiniánmó yìwèi

十二指肠胃黏膜异位（heterotopic gastric mucosa in the duodenum）

十二指肠黏膜全层被类似于含大量壁细胞和主细胞的胃底黏膜覆盖的先天性疾病。1927 年 Taylor 在尸检中首次发现十二指肠黏膜有灶状分布的胃黏膜上皮，并将这类胃黏膜上皮分为先天性和获得性两型，前者即真正的胃黏膜异位。1970 年内镜下确诊首例。属少见病，发病率为 0.5% ~ 2.0%，内镜检出率为 0.25% ~ 2.50%。好发于壶腹部，成年人多见。

发病机制不明，多认为与先天性胚胎内胚层分化异常有关，也可能与高浓度酸环境、慢性炎症刺激有关。

此病缺乏特异性临床表现，异位胃黏膜分泌的胃液刺激，改变了十二指肠内的碱性环境，引起患者反复出现上腹部疼痛、嗳气、反酸、腹胀等。并发症较少见，多源于病灶处泌酸，主要有溃疡、出血、穿孔、狭窄、梗阻等，少有癌变。常并发其他肠道发育异常疾病（如梅克尔憩室）。研究认为十二指肠壶腹部胃黏膜异位多不合并幽门螺杆菌感染。

内镜下表现为呈多发结节样隆起，或颗粒不平，形态规则，大小不等，颜色呈橘红色，与周围的粉红色绒毛样正常壶腹部黏膜的界限清晰，亚甲蓝不着色（图）。组织学多呈胃底腺结构，有时类似幽门腺。胃黏膜斑是其镜下的特征性表现。确诊主要靠内镜活检组织病理检查，若十二指肠球部黏膜固有层中见胃底腺，含壁细胞和主细胞则可确诊。

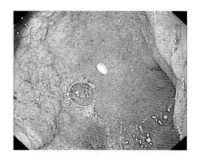

图　十二指肠胃黏膜异位
内镜下表现

治疗原则是对症处理、防治并发症。对伴重度不典型增生、早期癌变、狭窄、反复发作及抑酸治疗无效者可行内镜下治疗。

(令狐恩强)

shí'èrzhǐchángyán

十二指肠炎（duodenitis）

各种原因所致急性或慢性十二指肠黏膜的炎症。1837 年 Baudin 首次描述，1921 年 Juddy 研究了临床疑似溃疡病而手术切除的十二指肠标本，发现十二指肠黏膜有炎症，并从病理学角度认定为十二指肠炎。包括原发性和继发性两类，前者又称非特异性十二指肠炎，后者又称特异性十二指肠炎。病变多在壶腹部，以青壮年居多，男女比例约为4:1。

此病为一种多病因疾病，包括壶腹部溃疡病变、胆汁流出不畅、胃酸分泌过多、寄生虫感染、药物、饮酒及周围器官疾病的蔓延等，且常与十二指肠溃疡、慢性胃炎、胃溃疡与胃息肉合并存在。国外学者研究发现胃窦幽门螺杆菌（Helicobacter pylori，H. pylori）定植与活动性慢性胃十二指肠炎有密切关系，十二指肠壶腹部 H. pylori 定植与十二指肠炎亦有密切关系。慢性十二指肠炎可能是十二指肠溃疡发生的基础。

临床表现缺乏特异性。可有类似慢性胃炎的症状，如上腹部疼痛、饱胀、反酸、嗳气；也可有类似消化性溃疡的症状，表现为周期性与规律性的上腹痛，进食及解痉药可缓解；少数患者以上消化道出血为首发症状；部分患者无症状。体检常无明显腹部体征。十二指肠炎可引起上消化道出血，但不引起穿孔，愈合后不留瘢痕。

根据内镜表现（图），十二指肠炎一般分为4型：I型为浅表型，病变部位充血、水肿、反光

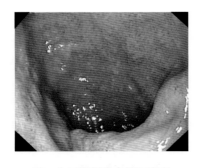

图　十二指肠炎内镜下表现

增强、糜烂、出血；II型为增厚型，黏膜肥厚，粗乱，可见乳头充血及多发扁平结节，Brunner 腺增生；III型为萎缩型，黏膜变薄，血管透见；IV型为增生型，呈颗粒状改变。

诊断主要依靠内镜及活体组织病理检查。

应用抑酸或抗酸药物及黏膜保护剂对此病治疗有效，疗程因人而异，以缓解症状为主。对 H. pylori 阳性者应予药物根除。

（令狐恩强）

shí'èrzhǐcháng bìsuǒ
十二指肠闭锁（duodenal atresia）

胚胎期肠管空腔化不全所致肠管发育障碍。又称先天性十二指肠闭锁。病变多在壶腹部附近，远端病变比近端多见。发病率为 1/4 万～1/2 万，20%～40% 患儿伴 21 号染色体三体畸形。1733 年 Calder 首先描述。1916 年首次为患儿施行手术治疗。1941 年 Ladd 及 Gross 采用的手术方法被确认且沿用至今。

病因尚不明确。胚胎形成第 6～7 周，内胚层上皮细胞增殖，致肠腔闭塞，形成暂时充实期。8～10 周出现再度管腔化。一般认为在该阶段十二指肠再通障碍，形成闭锁。

部分患儿胎儿期母亲羊水过多。患儿出生后临床表现可有上腹膨隆，以新生儿呕吐多见，呕吐频繁、量多，呕吐物为胃内容物，可混有胆汁。几小时不喂养仍持续呕吐。呕吐剧烈者可混有血液或咖啡样物。患儿多无胎粪排出，少数病例可有 1～2 次少量胎粪，胎粪比正常干燥、量少，最初几次排便后肠蠕动消失。最初几次排尿后表现为少尿。

诊断依靠孕期超声检查，提示子宫内羊水过多，胎儿左上腹

显示两个相连的无回声区，即"双泡征"。需进一步行羊水穿刺染色体检查。出生后腹部 X 线检查胃和十二指肠内有气体，而以下部位无气体，也呈"双泡征"。上消化道造影显示十二指肠梗阻。

此病一经确诊，需手术治疗。术前应行鼻胃管减压，纠治脱水、电解质及酸碱平衡紊乱，并给予维生素 K 和抗生素。手术采用经右侧腹脐上横切口，通常用十二指肠端侧吻合或侧侧吻合，也可用十二指肠-空肠吻合术。远端肠管切开后，经切口处置管，通过导管向远端肠内注入盐水或注气，排除小肠其他部位并存闭锁。

预后取决于伴发的其他畸形程度。单纯十二指肠闭锁手术治疗预后较好，伴其他严重畸形者预后较差。术后可有巨十二指肠、胆汁反流性胃炎、胃食管反流病等远期并发症，但对生活质量无明显影响。

（令狐恩强）

shí'èrzhǐchángxiàn zēngshēng
十二指肠腺增生（duodenal gland hyperplasia）

十二指肠 Brunner 腺结节性增生。又称 Brunner 腺增生。是十二指肠腺错构瘤，约占十二指肠良性肿瘤的 5%。多发生于十二指肠近端。Feyvter 将其分为 3 型：①局限性增生：仅球部的 Brunner 腺增生。②弥漫性增生：增生的 Brunner 腺可发生于大部分十二指肠。③腺瘤样增生：表现为有蒂或无蒂的息肉。

Brunner 腺主要分布于十二指肠黏膜下层，以球部最多，少见于十二指肠球后，偶见于胃窦及空肠上段，由胚胎期固有层肠腺延伸至黏膜下层分化而成。开口于 Lieberkuhn 隐窝，为复管泡状黏液腺。Brunner 腺分泌富含黏蛋

白的碱性黏液，并含有 HCO3⁻ 和表皮生长因子，起中和十二指肠内胃酸、保护十二指肠黏膜的作用。还可分泌肠抑胃肽，有抑制胃酸分泌和抗溃疡作用。一般认为高酸是引起 Brunner 腺增生结节的主要原因。

此病多无临床症状，在内镜检查时偶然发现。可因胃酸分泌过多而出现烧心、反酸和其他消化系症状。若 Brunner 腺瘤表面糜烂、中心坏死或溃疡形成，可有上消化道出血，表现为间歇性黑粪，少数发生急性出血；多个结节或较大腺瘤可引起恶心、呕吐等梗阻症状。

X 线十二指肠低张造影见十二指肠球部或降部广泛存在黄豆大小的卵石状充盈缺损，轮廓清楚，加压后形态固定不变，收缩不受影响。球部外形正常，管壁柔软，无激惹及畸形改变。内镜检查是诊断十二指肠隆起性病变的重要方法，不仅可直视肿块和取活组织检查，也可明确病灶部位、形态、范围，且可经十二指肠镜行肿瘤切除（图）。若十二指肠腺瘤被覆厚而完整的黏膜，活检钳难以夹到位于黏膜下的瘤体组织。内镜超声不仅可确诊和分型，还可判断病灶能否手术切除及对肿瘤切除术后进行随访。

治疗视临床表现和病变大小

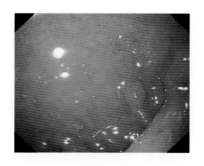

图 十二指肠腺增生内镜下表现

而定。无症状且病变较小者无需治疗，仅定期随访。病变较大或并发消化道出血或肠梗阻症状者应尽早手术治疗，可行内镜下切除。有蒂病变直接圈套器套取高频电切除，无蒂或宽基病变可行内镜下黏膜切除术。病变较大，内镜治疗困难或风险较大者，需开腹手术。

此病经手术治疗后预后良好。

（令狐恩强）

shí'èrzhǐcháng xīròu
十二指肠息肉（duodenal polyp）

隆起于十二指肠黏膜表面的肿物。起源于黏膜上皮。以十二指肠壶腹部最常见，可单发，也可多发，并可存在于两个或两个以上不同的部位。上消化道内镜的检出率高达 4.6%，随着内镜检查的普及，检出率有上升趋势。

此病有多种分类方法，尚未统一，多采用 Morson 的组织分类法，分为腺瘤性息肉（包括管状腺瘤、绒毛状腺瘤及混合性息肉）、错构瘤性息肉、炎性息肉和增生性息肉。

此病缺乏典型症状，可有腹部不适、腹痛、恶心、呕吐、黑粪等，位于十二指肠乳头附近或降部较大息肉可压迫乳头导致黄疸，并发胆石症与胰腺炎。可有肠外表现，如皮肤黏膜色素沉着、脱发、指甲营养不良等。

诊断主要依靠上消化道钡餐与内镜检查，一般内镜下发现息肉需行组织活检，并做病理学检查明确性质（图 1）。此外，内镜超声可判定十二指肠隆起物性质，从而辅助诊断，弥补因病理取材过浅造成的误诊（图 2）。

可依据息肉部位、大小、形态及是否并发其他疾病选择不同内镜下治疗方式或手术治疗。对较小、多发、无症状的炎性息肉

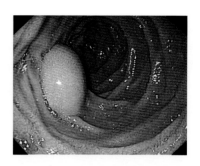

图 1 十二指肠息肉内镜下表现

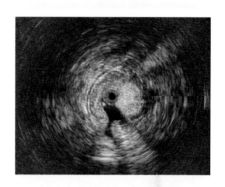

图 2 十二指肠息肉内镜超声下表现

一般不需治疗。

多数预后良好，但部分息肉，尤其是腺瘤性息肉，可发生癌变，故建议早期治疗和定期复查。非甾体抗炎药可降低腺瘤病变程度，根治幽门螺杆菌对增生性息肉可能有效。

（令狐恩强）

shí'èrzhǐcháng niánmóxià zhǒngliú
十二指肠黏膜下肿瘤（duodenal submucosal tumor）

起源于十二指肠肠壁非上皮性间叶组织的肿瘤。包括间质瘤、脂肪瘤、纤维瘤、血管瘤、平滑肌瘤和囊肿等。

临床表现无特异性，根据肿瘤部位、大小、完整性及是否有并发症、是否转移等情况有不同的临床表现。

内镜和上消化道钡餐检查可发现十二指肠隆起性病变（图）。内镜超声根据病变与肠壁各层次的结构关系，判断其起源，鉴别源于黏膜的病灶或消化管外压性隆

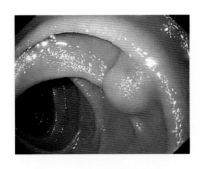

图　十二指肠黏膜下肿瘤
内镜下表现

起病变，并结合病变大小、边界、内部回声、与邻近器官关系等情况，基本判断肿瘤性质（表）。配合内镜超声引导下病灶的组织活检或细针穿刺细胞学检查，可显著提高准确性。

根据肿瘤起源层次、大小、部位、生长方式及是否伴其他疾病采取内镜下治疗或外科治疗。起源于肠壁 4~5 层者因消化内镜不易彻底切除，易造成穿孔等并发症，多用手术或双镜（胃镜加腹腔镜）联合治疗。

十二指肠黏膜下良性肿瘤，若无严重并发症，预后较好。平滑肌瘤及间质瘤有恶变倾向，早期诊治及定期复查可明显改善预后。

（令狐恩强）

shí'èrzhǐcháng'ái

十二指肠癌（malignant tumors of duodenum）

原发于十二指肠组织结构的恶性肿瘤。发病率低，占整个胃肠道恶性肿瘤的 0.04%~0.50%。

此病确切病因尚不明确，可能与胆酸降解的致癌产物、十二指肠液酸碱度及胃液、胆汁、胰液的分泌紊乱有关。

病理分型多数为腺癌，少数为类癌、恶性淋巴瘤、平滑肌肉瘤和脂肪肉瘤。按发病部位分为壶腹上段、壶腹段、壶腹下段，以壶腹段多见。病变大体形态分为息肉型、溃疡型、环状溃疡型、弥漫浸润型。肿瘤分期：Ⅰ期局限于十二指肠壁；Ⅱ期穿透十二指肠壁；Ⅲ期区域淋巴结转移；Ⅳ期远处转移。

临床表现缺乏特异性，早期无症状或症状轻微，晚期出现上腹痛、腹胀、恶心、呕吐、上消化道出血、贫血、消瘦、黄疸和腹部包块。类癌可分泌多种生物活性物质如 5-羟色胺、血管舒张素、组胺、前列腺素、生长抑素、胰高血糖素和促胃液素，表现类癌综合征。

内镜可直接观察病变部位、形态和病变的范围并取活检（图），但易漏检十二指肠水平部和升部。上消化道钡餐、低张十二指肠造影可显示肿物影像，并可显示内镜不易见到的水平部和升部或因肠腔狭窄不能伸入的病变。内镜超声可观察浸润深度及与周围器官的关系。常规 B 超因受胃肠蠕动和肠腔气体的影响，检出率低。CT 对此病诊断率亦低，但可发现肠壁局部侵犯、淋巴结转移及周围器官转移。内镜、低张十二指肠造影、B 超、CT、磁共振胆胰管成像及内镜逆行性胆胰管造影对原发性十二指肠癌的诊断率依次为 88.9%、58.3%、11.4%、23.5%、20.0% 和 57.1%。血清学检查 CA50、CA19-9 部分

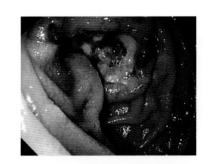

图　溃疡型十二指肠癌

表　内镜超声下黏膜下肿瘤的特点及其鉴别诊断

肿瘤	肠壁的超声层次	回声特点
间质瘤、平滑肌瘤	第 2 或 4 层（黏膜肌层或固有肌层）	边界清楚，内部呈均匀低回声，有时混有少量高回声部分
恶性间质瘤、平滑肌肉瘤	第 4 层（固有肌层）	边界清楚，包膜完整性差，内部呈不均匀低回声，有时可见液性暗区，边缘凹凸不平并向周围组织浸润，病灶周围可见肿大淋巴结
脂肪瘤	第 3 层（黏膜下层）	边界整齐、均匀一致的高回声
纤维瘤	第 3 层（黏膜下层）	内部呈高回声，无包膜
囊肿	第 3 层（黏膜下层）	边界不规则，内部呈低回声
血管瘤	第 2 或 3 层（黏膜肌层或黏膜下层）	内部呈无回声或低回声，向腔内隆起，内镜下表面呈蓝紫色
息肉	第 1 或 2 层（黏膜或黏膜肌层）	均匀一致的高回声，向腔内隆起，无包膜
异位胰腺	第 3 层（黏膜下层）	等回声或稍高回声隆起，内部可见棒状、点状强回声
腔外压迫	5 层结构外	5 层结构清晰完整，可见周围器官的形状与其相符回声特点

患者表现为阳性，有助于诊断。此病需与十二指肠乳头癌、胰头癌和壶腹癌鉴别。

预后差，手术治疗是延长患者生命及改善生活质量的有效手段。

（令狐恩强）

shí'èrzhǐchángrǔtóu'ái

十二指肠乳头癌（carcinoma of the duodenal paplilla） 原发于十二指肠大乳头的恶性肿瘤。发病率低，占消化道肿瘤的0.8%。

此病确切病因尚不明确，可能与胆管结石、胆胰管合流异常、乳头部良性肿瘤恶变有关。按其解剖位置可分为十二指肠型、壶腹部型、胆总管型及胰管型。十二指肠乳头癌好发于共同开口处。上皮不典型增生是此病的癌前病变。病理分型可分为肠型和胆胰管型。

患者多以无痛渐加重性黄疸为首发症状，以及腹痛、腹胀、发热、上消化道出血、消瘦、腹部包块等。

B超可发现肿物，肝内外胆管扩张和胰管扩张，是初步筛选的辅助手段。CT可发现乳头部2cm以上的肿块，明确胆管梗阻的部位及胰腺情况，但早期检出率低。上消化道钡餐、低张十二指肠造影、磁共振胆胰管成像可显示肿物影像，不能直视观察乳头和活检。内镜超声和微探头超声检查可显示十二指肠乳头隆起病灶的起源、边界、内部回声和浸润深度，并可发现胆管、胰管、胰腺等周围器官和淋巴结受侵情况，有助于病变分期。内镜逆行性胆胰管造影是诊断十二指肠乳头癌的主要方法，可直接观察病变的部位、形态和范围并取活检。内镜下表现乳头部有局限性肿块

和乳头开口部呈糜烂性颗粒状。十二指肠型常在乳头部形成肿块或溃疡，使乳头失去常态甚至无法辨认；壶腹部型癌常呈局限性肿瘤，肿瘤及开口部呈糜烂性颗粒状，而乳头常保持原来的形态；胆总管型癌可表现为乳头局限性肿瘤，口侧隆起，表面黏膜可无异常。血清学检查 CEA、CA50、CA19-9 部分患者表现为阳性，有助于诊断。

此病需与十二指肠癌、胆管癌、胰头癌和壶腹癌鉴别。

治疗方法首选外科手术，手术方式有根治性胰十二指肠切除术，开放性和内镜下的十二指肠乳头局部切除术和姑息性胆-肠内引流术。手术治疗是延长患者寿命及改善其生活质量的有效手段。

（令狐恩强）

húfù zhōuwéi'ái

壶腹周围癌（carcinoma of the ampulla of Vater） 肝胰壶腹、胆总管下端、胰管开口处、十二指肠乳头及其附近的十二指肠黏膜等处的恶性肿瘤。起源于：①壶腹乳头本身。②胰头部胆总管。③胰管上皮。④覆盖于胆总管、乳头上的十二指肠黏膜或其腺体。这些来源不同的肿瘤其解剖部位毗邻有着共同的临床表现和后果。因鉴别困难，手术时亦难以将其截然分开，故统称为壶腹周围癌。

肿瘤大体标本呈息肉型或结节型、肿块型或溃疡型。组织学分类：腺癌、乳头状癌、黏液癌、未分化癌、网织细胞肉瘤、平滑肌肉瘤和类癌。转移方式：①直接蔓延至胰头、门静脉及肠系膜血管。②区域淋巴结转移，如十二指肠后、肝十二指肠韧带胰头上下等处的淋巴结转移。③肝转移。晚期可有更广泛的转移。

患者黄疸出现较早，多表现

为进行性加重，部分因肿瘤坏死胆管再通可表现为间歇性黄疸。腹痛以中上腹多见，部分患者可放射至背部。胆汁淤积胆道感染导致间歇性发热，肝、胆囊肿大。可有消化道出血、消瘦、腹部包块等。

血清胆红素、碱性磷酸酶、γ谷氨酰转肽酶增高，转氨酶轻至中度增高，癌胚抗原、CA19-9和CA125均升高有助于诊断。上消化道钡餐透视检查可见乳头部不规则充盈缺损，肠狭窄及十二指肠第1段被肿大胆囊压迫征象。B超可确定有无胆囊肿大及肝内外胆管扩张，并可早期发现壶腹部占位病灶。CT、磁共振成像检查可明确壶腹部占位灶、胆胰管扩张。经皮肝穿刺胆管造影可显示梗阻部位并可置管引流胆汁缓解梗阻。^{75}Se-蛋氨酸或^{67}Ga胰腺扫描显示胰腺占位病变。内镜超声和微探头超声检查可显示十二指肠乳头隆起病灶的起源、边界、内部回声和浸润深度，并可发现胆管、胰管、胰腺等周围器官和淋巴结受侵情况，有助于病变分期。内镜逆行性胆胰管造影是诊断壶腹周围癌的主要方法，内镜能直接观察病变部位、形态和病变范围并取活检。此病需与肝癌、胰腺癌鉴别。

治疗方法首选外科手术，一旦确诊应行胰十二指肠切除术。手术治疗是延长患者生命及改善生活质量的有效手段。此病对化疗不敏感。

（令狐恩强）

shí'èrzhǐcháng lèi'ái

十二指肠类癌（duodenal carcinoids） 起源于十二指肠肠壁嗜铬细胞的神经内分泌恶性肿瘤。主要发生于十二指肠降部，其次为水平部与球部，亦可发生于肝

胰壶腹。生长缓慢，转移较少，随肿瘤增长可出现恶性肿瘤浸润生长特征，可经淋巴或血运转移，也可穿透浆膜直接浸润周围组织，常见转移部位是肝和淋巴结。分泌的活性物质以促胃液素为主，也可分泌生长抑素、5-羟色胺等肽类激素。

初期常无特异性临床表现，部分患者可有十二指肠肿瘤的共同表现如上消化道出血、十二指肠或幽门梗阻，仅少数患者出现类癌综合征，合并淋巴结或肝脏转移患者，类癌综合征发生率明显升高。可合并佐林格-埃利森综合征（Zollinger-Ellison syndrome）、Ⅰ型多发性神经纤维瘤综合征和Ⅰ型多发性内分泌腺瘤等。

诊断主要依靠常规内镜检查，内镜下多表现为黏膜下肿物（图1），内镜超声可显示病灶的起源、大小、内部回声，评估类癌的浸润深度及是否有淋巴结转移（图2）。病理学检查提示十二指肠黏膜或黏膜下层可见类癌细胞浸润为确诊依据。CT可辅助诊断有无肝脏或腹腔淋巴结转移灶。此外，血中5-羟色胺含量增多和尿中5-羟吲哚乙酸排出增多，均有助于诊断。

治疗主要根据病变位置、肿瘤大小、是否有淋巴结转移，可选择内镜或外科治疗，也可配合药物辅助治疗，以缓解类癌综合征症状及针对肿瘤本身治疗。链佐星、阿霉素、氟尿嘧啶有一定疗效。放疗效果差，但对骨转移性骨痛有一定作用。

预后视原发肿瘤部位、大小、浸润和转移等情况而定。位于黏膜层或黏膜下层，直径<2cm，无淋巴结转移者，预后较好。若肿瘤浸润达到或超过肌层，直径≥2cm，常有淋巴结转移，偶见血运转移者，预后较差。

（令狐恩强）

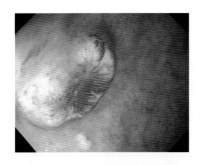

图1　十二指肠类癌内镜下表现

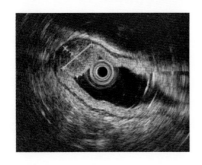

图2　十二指肠类癌内镜超声
　　下表现

chángdào wēishēngtài

肠道微生态 （intestinal microflora） 定居在肠道内由复杂及动态的微小生物群体组成肉眼看不见的生物环境。包括细菌、病毒、支原体、衣原体，立克次体、螺旋体、微型原虫及部分原生动物等，约有50万种。在长期进化过程中人与微生物群体之间形成了一个互相依赖，互相制约的关系。

人类自出生起与外界接触或相通的部位即有细菌的定植和繁殖，生后1~2年内细菌的种类及数量不断调整。正常情况下这些细菌并不致病，其菌群基本终身不变，即所谓正常菌群，定居在肠道即称为肠道正常菌群。人类肠道中细菌有500多种，约10^{15}个，重量达1kg，包括多种需氧菌、厌氧菌和兼性厌氧菌，以厌氧菌为主，厌氧菌数量是需氧菌的100~1000倍。其中有9种常见菌群，以均数顺序依次为拟杆菌、双歧杆菌、优杆菌、肠杆菌、乳酸杆菌、肠球菌、梭菌、葡萄球菌和酵母菌。

肠道菌群 肠道菌群分为3种：①原籍菌或膜菌群，为专性厌氧菌，是肠道优势菌群，通常定植在肠道黏膜表面深部，一般较稳定，是对宿主健康有益的细菌，如双歧杆菌、乳杆菌等，具有低免疫原性。②外籍菌，又称过路菌，大多数是病原菌，常为需氧或兼性厌氧菌，具有高免疫原性的，为肠腔黏膜中表层菌群，可以游动，长期定植的机会少。③共生菌，为肠道非优势菌群，是与原籍菌有共生关系的生理性细菌，与外籍菌有共生拮抗关系，一般无传染性，如芽胞菌属等。

细菌经口进入机体过程中，首先遇到的屏障是胃酸，当pH<2.5时，胃液有杀菌能力，当pH>4时，胃内即可有细菌繁殖。进食时胃内细菌数高达10^4个/ml。小肠为过渡区，由于肠液量大，包含胆汁酸、消化酶和氧气等，对细菌有杀伤作用，因此小肠内细菌数量相对较少。随着空肠至回肠蠕动速度逐渐减慢，肠腔内酸性随之减弱，细菌数随pH梯度上升而增加，空肠细菌浓度为$10^3~10^5$个/ml，以革兰阳性需氧菌为主，如葡萄球菌、链球菌等。回肠细菌浓度渐上升，为$10^5~10^7$个/ml，菌群包括需氧菌、兼性厌氧菌和厌氧菌，厌氧菌浓度逐渐增多，占末段回肠细菌的95%，以双歧杆菌、拟杆菌、肠杆菌和梭菌为主。通过回盲瓣后，细菌浓度迅速升高，达$10^{10}~10^{12}$/ml，98%为厌氧菌。

肠道菌群个体差异较大，但终生保持相对稳定，肠道中不同部位菌群组成和数量也存在变化。通常情况下肠道菌群不会致病，因宿主可通过多种机制对肠道微环境的紊乱起自稳作用。若肠道自身无法纠正菌群失调，某些肠道细菌可以致病，称为条件致病菌。条件致病菌常为过路菌，其次为共生菌，极少数为原籍菌。正常菌群和致病菌群无严格界限，可以相互转化。检测粪便内细菌种类和数量可有效地反映宿主的生理和病理状况。

肠道内潜在有益的细菌是：双歧杆菌属、乳酸菌属；潜在有害的细菌是：梭状芽胞杆菌属、韦荣球菌属、葡萄球菌属、变形杆菌属、铜绿假单胞菌；兼具有益及有害的菌种是：拟杆菌属、真菌属、革兰阳性厌氧球菌属、埃希菌属、肠杆菌属。

肠道菌群功能

生物屏障　肠道是一个机体内环境和外环境相互作用的巨大界面，肠道菌群形成的屏障除促进消化吸收外，还能有效地将肠道内的细菌和毒素局限于肠腔内，保持机体内环境的稳定。原籍菌如双歧杆菌等通过特异性黏附于人肠上皮细胞受体，与肠黏膜细胞基本融为一体，形成生物膜样屏障，通过定植占位等机制防止外籍菌的侵入。由于胃肠道中原籍菌大多数是厌氧菌，在与外籍菌营养争斗中占优势，也限制了外籍菌的黏附及生长繁殖。

化学屏障　肠道内原籍菌繁殖过程中，通过其代谢发酵产生大量短链脂肪酸，如乙酸、丙酸、丁酸、乳酸等，为结肠上皮细胞代谢提供能量，维持肠道黏膜的完整性；降低肠道内 pH 和氧化还原点位，促进肠蠕动，抑制和清除外籍菌；产生一些细菌素类活性物质，直接抑制致病菌生长，如大肠埃希菌产生的大肠菌素对志贺菌起杀伤作用，乳酸杆菌则能杀伤伤寒杆菌等。

免疫调节　人体 70% 的免疫组织存在于肠道，肠道微生定植刺激宿主建立自限性的体液黏膜免疫。肠道菌群通过细菌本身或细胞壁成分刺激宿主肠道集合淋巴结（或称派尔集合淋巴结）产生免疫应答，活性淋巴细胞将免疫反应传递给整个肠道黏膜，形成分泌型 IgA 覆盖于黏膜表面。分泌型 IgA 是机体内分泌量最大的免疫球蛋白，可阻止肠腔内致病性微生物在黏膜表面附着，中和细菌毒素，与补体和溶菌酶起协同杀菌作用。此外，肠道菌群的稳定使机体对经口进入的蛋白质呈低反应状态，即口服免疫耐受，肠黏膜与肠腔内稳定状态的原籍菌和共生菌接触，诱导黏膜内 Toll 样受体低表达，这对维持机体自稳状态有重要意义。由于新生儿肠道免疫系统发育不成熟，变态反应性疾病明显高于成年人。

代谢和营养　肠道细菌促进胆固醇、胆汁酸、胆红素等化合物的肠-肝循环，降解胆固醇形成胆汁酸，降低血清胆固醇；参与肠道内蛋白质、肽、氨基酸的代谢，如双歧杆菌利用肠道内氨合成氨基酸和尿素，具有生物固氮能力；促进维生素的合成和吸收，供宿主利用，如维生素 K 无法从食物中获取，仅靠肠道中大肠埃希菌合成，若临床上使用抗生素杀死大肠埃希菌后会出现维生素 K 缺乏；双歧杆菌还可促进微量元素吸收；通过水解和还原作用，参加一些药物和毒物在体内的代谢，如柳氮磺吡啶经肠道菌群代谢释放出 5-氨基水杨酸起治疗作用；促进药物的肠肝循环，减少肠道内药物如己烯雌酚和吗啡等药物的排泄和代谢。

以上说明，肠内正常菌群在维持人体功能和肠道内环境的稳定方面具有重要作用。

菌群失调相关的消化系统病症　临床上的肠菌群失调主要有两种情况：

小肠细菌过度生长　又称"小肠淤滞综合征"或"盲袢综合征"，常发生于肠道手术端侧吻合后的盲袢、各种机械性或动力障碍性肠梗阻以及糖尿病伴自主神经病变时。此时，外籍菌容易在这些部位大量繁殖，产生腹泻、脂肪泻、腹胀、体重减轻、大细胞性贫血等肠细菌过度生长的症状，需及时处理。

抗生素相关性肠炎　肠道或其他部位感染时，如抗生素使用时间过长或剂量过大，可严重破坏肠道原籍菌群，使外籍菌群甚至某些耐药致病菌大量繁殖，发生菌群失调，这种情况称为"抗生素相关性肠炎"。

在以上两种情况下，由于肠黏膜多层屏障系统的被破坏，致病细菌可以通过菌群易位进入肠外器官或部位，肠内细菌及其毒素也可进入血液循环，成为多器官功能衰竭的诱因。这在免疫力低下的高龄患者更容易发生。

菌群失调和微生态治疗　当肠道内病原菌群异常增生导致疾病时，外源性有益菌，即微生态制剂的应用，可促进正常菌群的生长，抑制致病菌，调整微生态失衡。

常用微生态制剂　通常为口服剂，具备以下要素：①可黏附并定植于人体胃肠黏膜细胞。②在胃酸和胆汁中有较好的稳定性。③可产生抗微生物物质或有抗菌活性。④具有保质期长、菌种优良、活菌量高、不含耐药因子等特点。

制剂主要有 3 类：益生菌、

益生元及合生素。益生菌指对宿主有利无害的活菌群和（或）死菌，包括菌体成分及代谢产物制成的生物制品，临床上常用的有酵母、含乳酸菌发酵产物的乳酸菌素片、地衣芽胞杆菌、酪酸菌、双歧杆菌活菌单独制成的制剂；也有由双歧杆菌+嗜酸乳酸菌+粪链球菌或枯草芽胞杆菌+屎肠球菌等多菌种组成的复合制剂。益生元指一类不能为人体消化、吸收的物质，但可被结肠内正常细菌分解和利用，选择性地刺激结肠内有益细菌的生长，改善肠道功能的物质，包括果糖、乳果糖、异麦芽糖、纤维素、果胶及一些中草药等。合生素是益生菌与益生元混合的一类制剂，使作用更加持久。

服用方法和注意事项　宜用低于40℃的温开水送服，以免制剂中有效成分被破坏。根据菌株的耐酸程度采取饭前或饭后服用，应阅读药品说明；肠溶制剂应整粒服用，不宜碎服。

不能与抗菌药物同时服用。抗菌药物会抑制乳酸杆菌、地衣芽胞杆菌、乳酸链球菌等活菌的生长繁殖并杀死这些活菌，从而使本品失效或疗效降低。若病情需要必须合用时，应间隔2~4小时分开服用。虽然死菌制剂和酪酸菌可与抗生素联合应用，但不宜与吸附剂如药用炭和收敛剂如鞣酸蛋白、次碳酸铋、鞣酸、药用炭及酊剂同时使用，以免抑制和吸附活菌降低疗效。

储存与保管　微生态制剂中的活菌数与其疗效密切相关，因此在贮存期间应尽量保持其活菌数量。活菌一般怕热、怕光、怕湿，温度越高、湿度越大，活菌存活时间越短。各种微生态制剂尤其含双歧杆菌、乳酸杆菌的活菌制剂应置于2~10℃的温度下干燥避光和密封保存，以保持相当的活菌数量。

微生态制剂已应用多年，在不同人群中具有良好的安全性。对于肠屏障功能衰竭、高龄或婴幼儿以及长期应用免疫抑制剂者仍需慎重应用活菌制剂。此外，使用时应注意有关益生菌的选择、剂量和使用频度等问题，避免不必要的花费及来源不明的品种带来的潜在危险以及活菌制剂中是否会有耐药因子传递给机体中其他细菌，造成耐药因子的扩散等。

(刘厚钰)

yánzhèngxìng chángbìng

炎症性肠病（inflammatory bowel disease，IBD）　原因不明的肠道非特异性炎症。是克罗恩病（Crohn disease，CD）和溃疡性结肠炎（ulcerative colitis，UC）的总称。二者为独立疾病，但有许多共同特点。

病因及发病机制　尚不清楚，认为是多因素交互作用的结果。①遗传因素：二者均有种族易感性和家族史，好发于欧美人，同卵双胎的发病率明显高于异卵双胎和一般人群。与CD相关联的基因位点存在于人的第16号染色体上，被命名为"NOD2"或"CARD15"基因。②环境因素：副结核分枝杆菌、麻疹病毒曾被疑为CD的致病因素；肠道菌群中可能存在UC的致病因素，但均未证实。③免疫因素：致病因素损伤肠道免疫机制，产生免疫淋巴细胞和自身抗体，激活巨噬细胞，释放多种炎性介质，如白介素、前列腺素、氧自由基等，进一步损伤肠道。

临床表现　CD和UC的共同点：均为反复发作的肠道炎症，急性期表现为溃疡，深浅不一、形态各异，慢性期有多发性息肉，可有管腔狭窄、狭窄近段扩张，可伴关节、皮肤、肝胆等肠外病变。不同点：CD可发生于胃肠道任何部位，以小肠和回盲部多见，为全肠壁炎，以腹痛、腹泻、便秘腹泻交替、腹部包块、瘘管等多见。UC局限于结肠，多累及黏膜和黏膜下层，以便血为主要症状，病变严重可并发中毒性肠扩张。

诊断与鉴别诊断　西方国家根据以下临床特点即可诊断CD：①具有溃疡、假息肉、鹅卵石征、管腔狭窄或扩张等肠道非特异性炎症。②病变呈跳跃式分布。③可伴肠梗阻、瘘管或肠道周围脓肿等并发症。但在包括中国在内的亚洲国家增生型肠结核较流行，与CD难以鉴别。1980年北京协和医院从临床和病理两方面对二者进行对比，找出鉴别诊断的内在规律，首次提出中国CD诊断标准及与肠结核的鉴别标准，获国际专家认同。1993年中华医学会消化病学分会在此基础上制定了中国克罗恩病的诊断规范，增加了CD与UC的鉴别内容；2001年，学会对此规范又加以修订和补充。2004年在中国的参与下制定了亚太地区对CD诊断与鉴别诊断的共识意见。CD和肠结核的鉴别要点（表1）。

在UC认识发展史上曾一度与结肠CD混淆，直到1960年英国医生Lockhart-Mummery和Morson分别从临床和病理角度确认二者是独立的疾病（表2）。

此外，IBD尚需与其他慢性感染性肠病、贝赫切特综合征、肠淋巴瘤等鉴别。

治疗　①非手术疗法：以药物疗法为主，分为活动期治疗和缓解期维持治疗。前者根据病情

表 1　CD 和肠结核鉴别要点

鉴别要点	CD	肠结核
伴其他器官结核	罕见	多见，女性多有闭经
并发便血、肠壁及器官脓肿、肠瘘	多见	少见
抗结核治疗	无效	好转或减轻
术后复发率	高	低
病理变化	肠黏膜呈鹅卵石样改变，有裂隙状溃疡、淋巴细胞聚集及黏膜下层显著增宽，有时可找到非干酪样坏死性肉芽肿	肠壁肌层破坏，黏膜下层闭锁，肠壁及肠系膜淋巴结干酪样坏死，可找到抗酸杆菌

表 2　UC 与结肠 CD 鉴别要点

鉴别要点	UC	结肠 CD
起病	缓渐或突然	缓渐、隐匿
症状	脓血便多见	有腹泻，但脓血便少见
病变分布	常从直肠开始，呈连续性分布	全消化道，呈跳跃式分布
直肠受累	绝大多数受累	少见
末段回肠受累	偶见	多见
瘘管形成	罕见	较多见
内镜表现	溃疡浅，形态多样，充血出血明显，黏膜脆，有假息肉	溃疡分散、较深，呈匐行性或纵行，周围黏膜有鹅卵石样改变
病理变化	病变主要在黏膜和黏膜下层，有溃疡、隐窝脓肿、杯状细胞减少、腺上皮增生	节段性全壁炎、裂隙状溃疡、肉芽肿、黏膜下层血管扩张、淋巴细胞聚集

轻重和活动度多采取递进式治疗。轻者采用柳氮磺吡啶或 5-氨基水杨酸；病情中度以上者加用糖类皮质激素；重度者用糖类皮质激素静脉滴注；对激素耐药者用环孢素或抗肿瘤坏死因子抗体。治疗见溃疡性结肠炎和克罗恩病。一旦病情得到控制，药物剂量逐渐递减，及时转入缓解期的维持治疗。维持治疗期间需加用免疫抑制剂，如硫唑嘌呤、6-巯基嘌呤等，可减少 IBD 的复发率。见溃疡性结肠炎的维持治疗和克罗恩病的维持治疗。②手术疗法：CD 除有手术适应证者外，一般不采取手术治疗。CD 术后复发率高，中国报道术后 2 年内复发率 56%，发病年龄低、病程短、病变范围广及病情活动性强者手术复发率高。对 UC 手术较为积极，除因并发症手术外，非手术治疗效果差者亦可采取手术治疗。手术可分阶段进行。多采用结肠直肠切除、回肠贮袋-肛管吻合术作为最终手术。该术式在西方国家成功率较高。术后可减少或停用抗炎药物。约 85% 患者 3 年后对排便或排气有自控能力，但仍有约 10% 可能发生贮袋炎等术后并发症。

（潘国宗）

Kèluó'ēnbìng

克罗恩病（Crohn disease，CD）

病因不明的消化道慢性肉芽肿性炎。是炎症性肠病（inflammatory bowel disease，IBD）的一种。病变可累及口腔至肛门各段消化道，约半数回肠末段与邻近右侧结肠同时受累者；约 1/3 仅累及小肠者其次（回肠多见）；局限在结肠者约占 20%，以右半结肠多见；口腔、食管、胃、十二指肠的病变较少。病变呈节段性或跳跃式分布。曾称溃疡性空肠回肠炎、节段性肠炎。1932 年首先由 Crohn 对该病进行了详细描述，1973 年世界卫生组织医学科学国际组织委员会将其命名为 Crohn 病（克罗恩病）。1980 年北京协和医院的系列报道更正了中国无 CD 的国际认识。CD 在西方国家常见，发病率 1/10 万～10/10 万，亚洲较低；同一地域的白种人明显高于黑种人，犹太人较非犹太人高。近几十年来 CD 在世界范围发病率趋于升高。中国学者在 2010～2013 年间对南方（中山市）和北方（大庆市）地区进行流行病学研究提示，CD 发病率南方明显高于北方，分别为 1.09/10 万和 0.13/10 万。CD 发病有 2 个高峰，15～25 岁和 55～65 岁，前者多见。

病因及发病机制　尚不明确，可能是环境、遗传、感染和免疫等多因素相互作用，导致肠道黏膜免疫系统调节紊乱，表现为免疫炎症反应亢进和难于自限。CD是一种典型的 Th1 型反应，同时有肠道黏膜上皮细胞和血管内皮细胞等相互作用，释放各种细胞因子及炎症介质参与肠道炎症的发生和发展。其发病的另一个重要现象是患者一级亲属发病率显著高于普通人群，而配偶则不增加。同卵双胎发病率显著高于异卵双胎。第 16 号染色体 CARD15/NOD2 的基因突变与欧美 CD 发病有关，但与亚洲人群 IBD 无关。IBD 不仅是多基因病，而且是遗传异质性疾病（不同人由不同基因引起），在环境因素作用下因遗传易感而发病。

病理 大体形态：①病变呈节段性或跳跃性，而非连续性。②黏膜溃疡早期呈鹅口疮样，随后溃疡增大，形成纵行溃疡和深（裂隙）溃疡，黏膜呈鹅卵石样外观。③病变累及肠壁全层，肠壁增厚变硬，肠腔狭窄。溃疡慢性穿孔引起局部脓肿，或穿透至其他肠段、器官或腹壁，形成内瘘或外瘘。肠壁浆膜纤维素渗出，慢性穿孔可引起肠粘连。

组织学：①肠壁各层和局部淋巴结发生非干酪样坏死性肉芽肿，由类上皮细胞和多核巨细胞构成。②裂隙溃疡可深达黏膜下层或肌层。③肠壁全层炎症，伴充血、水肿、淋巴管和血管扩张、淋巴组织和纤维组织增生。

临床表现 起病多隐匿，从发病至确诊需数月至数年，病程呈慢性、长短不等的活动期与缓解期交替。少数急性起病，可表现为急腹症，酷似急性阑尾炎或急性肠梗阻。临床表现差异较大，多与病变部位、病期及并发症有关。

消化系统表现 ①腹痛：最常见，多位于右下腹或脐周，呈痉挛性阵痛，间歇性发作。腹痛可能与肠内容物通过炎症、狭窄的肠段，引起局部肠痉挛有关。腹痛由肠梗阻引起时可伴肠型。病变累及胃与十二指肠者，腹痛酷似消化性溃疡。全腹剧痛和腹肌紧张可能源于病变肠段急性穿孔。②腹泻：较常见，主要由病变肠段炎症渗出、蠕动增加及继发性吸收不良引起。病程早期间歇发作，后期可转为持续性。粪便多为糊状，一般无肉眼脓血。病变累及下段结肠或直肠肛门者可有黏液脓血便及里急后重。③腹部包块：见于 10%～30% 患者，源于肠粘连、肠壁增厚、肠系膜淋巴结肿大、内瘘或局部脓肿形成，多位于右下腹和脐周，固定的腹部包块提示有肠粘连，且多有内瘘形成。④肛周病变：包括肛门直肠周围瘘管、脓肿形成及肛裂等，有时可为此病首发或突出临床表现。

全身症状 ①发热：较常见，与肠道炎症活动及继发感染有关。多为间歇性低热或中度发热，少数呈弛张高热伴毒血症。少数患者以发热为主要或首发症状。②营养障碍：源于慢性腹泻、食欲减退及慢性消耗，表现为消瘦、贫血、低蛋白血症和维生素缺乏等，青春期前患者常有生长发育迟滞。③肠外表现：包括关节炎、结节性红斑、坏疽性脓皮病、口腔黏膜溃疡、虹膜睫状体炎、葡萄膜炎、小胆管周围炎、原发性硬化性胆管炎等，偶有淀粉样变性或血栓栓塞性疾病。

并发症 ①肠梗阻：最常见。②腹腔内脓肿。③瘘管：源于透壁性炎性病变穿透肠壁全层至肠外组织或器官，常作为与溃疡性结肠炎（ulcerative colitis, UC）鉴别的依据。瘘管分内瘘和外瘘，前者可通向其他肠段、肠系膜、膀胱、输尿管、阴道及腹膜后，后者通向腹壁或肛周皮肤。④大量便血。⑤急性肠穿孔：偶发。⑥癌变：病程>10 年、直肠或结肠黏膜受累者发生癌变风险增高。

辅助检查 ①实验室检查：贫血常见；活动期血白细胞计数增高，红细胞沉降率增快，C 反应蛋白增加；血清白蛋白常降低；粪便隐血试验常呈阳性；有吸收不良综合征者粪脂排出量增加，并可有相应吸收功能改变。血清抗酿酒酵母菌抗体（ASCA）阳性率60%（UC 为5%），核周型抗中性粒细胞胞质抗体（p-ANCA）阳性率为15%（UC 为65%），两者在非 IBD 患者阳性率均低于5%，故可鉴别 CD 与 UC。②影像学检查：X 线检查表现为肠道炎性病变，可见黏膜皱襞粗乱、纵行或匐行性溃疡、鹅卵石征、假息肉、多发性狭窄、瘘管形成等，病变呈节段性分布。因病变肠段激惹、痉挛或重度狭窄，钡剂通过迅速而遗留一细线条状影，称线样征。CT 和 B 超检查对腹腔脓肿诊断有重要价值。CT 仿真小肠成像可了解小肠病变分布、肠腔狭窄程度及肠壁增厚等改变，对小肠病变的检出率明显高于钡餐检查，有助于 CD 的诊断和鉴别诊断。③内镜检查：结肠镜可对全结肠及回肠末段进行检查，病变呈节段性或跳跃性分布，可见纵行溃疡，有时呈不规则形，溃疡周围黏膜增生，呈鹅卵石样（图），可有炎性息肉或肠腔狭窄。胶囊内镜是无创伤性的小肠检查方法，但有狭窄病变为禁忌，因可能发生胶囊内镜嵌顿，可改用小肠镜。

诊断 临床诊断主要根据临

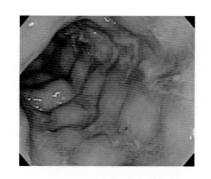

图　CD内镜下表现

注：可见纵行溃疡和周围鹅卵石样病变

床表现和X线或CT与内镜检查综合分析。中青年患者有慢性反复发作性右下腹或脐周痛、腹泻、腹部包块、发热等，影像学和内镜检查发现回肠末段与邻近结肠呈节段性炎性病变，应考虑此病，表现典型者可诊断（活检黏膜固有层见非干酪样坏死性肉芽肿或大量淋巴细胞聚集更支持诊断），疑诊者应随访以确诊或修正诊断。确诊依靠病理资料。

鉴别诊断　①肠结核：两者鉴别很重要但较困难。纵行溃疡多见于CD，横向溃疡多见于结核。肠结核可有肠外结核病史，瘘管、肠壁和器官脓肿及肛周病变少见。鉴别有困难者可先行诊断性抗结核治疗，有手术适应证者可行手术探查，病变肠段与肠系膜淋巴结病理组织学检查发现干酪样坏死性肉芽肿或抗酸杆菌可确诊。②小肠淋巴瘤：原发性小肠淋巴瘤病变可较长时间内局限在小肠，部分患者肿瘤可呈多灶性分布，X线检查见肠段内广泛侵袭、呈较大的指压痕或充盈缺损，B超或CT检查发现肠壁明显增厚、腹腔淋巴结肿大，多支持小肠淋巴瘤诊断。小肠淋巴瘤一般进展较快，活检组织免疫组化有助于临床诊断，必要时手术探查获病理确诊。③溃疡性结肠炎：需与结肠CD鉴别。前者病变为连续性而非节段性，溃疡不如CD深大，二者病理特点也不同。见炎症性肠病。④急性阑尾炎：需与初发期CD鉴别。阑尾炎腹泻少见，常有转移性右下腹痛，压痛限于麦氏点，血白细胞数增多更显著。⑤其他：如血吸虫病、慢性细菌性痢疾、阿米巴肠炎、各种感染性肠炎（如耶尔森菌、空肠弯曲菌、难辨梭菌等）、出血坏死性肠炎、缺血性肠炎、放射性肠炎、胶原性肠炎、贝赫切特综合征、大肠癌及各种原因引起的肠梗阻。

治疗　旨在控制病情，维持临床缓解，促进黏膜愈合，防治并发症。

一般治疗　戒烟。饮食调理和营养补充，高营养低渣饮食。

药物治疗　①氨基水杨酸制剂：一般用于轻型患者，也可用作缓解期或手术后维持治疗，但疗效不肯定。柳氮磺吡啶仅适用于病变局限在结肠者；美沙拉嗪在回肠及结肠定位释放，适用于病变在回肠末段及结肠者，小肠定位释放的剂型适用于小肠型患者。②糖皮质激素：控制病情活动的最有效药物，适用于中、重型患者或对氨基水杨酸制剂无效的轻型患者。应用时需注意给药前排除结核与腹腔脓肿等感染，用药中应监测，初始剂量要足，激素不能减少复发，不宜长期使用，以免产生各种不良反应。③免疫抑制剂：疗效肯定，建议CD患者尽早应用硫唑嘌呤或巯嘌呤。因该类药物3~6个月起效，宜在激素使用过程中加用，然后减停激素，以治疗量长程维持治疗。见克罗恩病的维持治疗。甲氨蝶呤和沙利度胺亦可应用。④抗肿瘤坏死因子（tumor necro-sis factor，TNF）α单克隆抗体：英夫利昔单抗为促炎症细胞因子的拮抗剂，对传统治疗无效的活动性CD和非感染性瘘管（引流通畅）者可取得黏膜愈合和长期缓解。过敏反应为常见不良反应，感染为该药的禁忌证。⑤其他：要素饮食，甲硝唑或环丙沙星等抗菌药物。

手术治疗　适应证：内科治疗无效或并发完全性肠梗阻、脓肿形成、急性穿孔、不能控制的消化道大出血和肠瘘，特别是感染性或抗TNF-α单克隆抗体治疗后未愈者。手术方式：切除病变肠段。不管病变是否全部切除，术后均需继续药物治疗。

预后　此病可经治疗好转，也可自行缓解，但多数患者反复发作，迁延不愈，部分患者因病程中出现并发症而行多次手术，预后不佳。随着抗TNF-α单克隆抗体的开发与应用，预后有望改善。

（钱家鸣　潘国宗）

kuìyángxìng jiéchángyán

溃疡性结肠炎（ulcerative coli-tis，UC）　病因不明的肠道慢性非特异性炎症。病变部位主要位于直肠和乙状结肠，可向近端扩展，遍及整个结肠。病变均匀连续性分布，主要累及黏膜层和黏膜下层，很少累及深部肌层，因而较少并发结肠穿孔、瘘管或周围脓肿。病程漫长，病情轻重不一，常反复发作。中国发病率较欧美低，2010~2013年间对南方（中山市）和北方（大庆市）地区进行的流行病学研究提示，UC发病率南方略高于北方地区，分别为2.05/10万和1.64/10万，并有逐年上升趋势。20~30岁最多见，男性略多于女性。

病因及发病机制　尚未完全

明确，环境、遗传、免疫和感染因素在 UC 发病中起重要作用。

环境因素 近几十年来，UC 发病率持续上升，这首先出现在经济高度发达的北美、北欧，继而是西欧、南欧，而后是日本、南美，提示环境因素的变化在 UC 发病中起重要作用。可能的机制是随着环境条件的改善，人们接触致病微生物的机会减少，婴儿期肠黏膜由于缺乏足够的微生物刺激，黏膜屏障防御作用减弱，以致对病原微生物不能产生有效的免疫应答。已知与 UC 相关的环境因素有吸烟、饮食、药物、阑尾切除、母乳喂养及社会卫生条件等，其中吸烟对 UC 有保护作用，阑尾切除术后 UC 发病率下降。

遗传因素 遗传因素参与 UC 发病的证据最早来自于双胎的研究，同卵双胎的患病一致率显著高于异卵双胎。此外，UC 发病具有家族聚集现象，UC 患者一级亲属发病率显著高于普通人群。基于候选基因及全基因组扫描研究发现了多个与 UC 相关的易感区域和候选易感基因，从早期的 HLA 等位基因，到 IL-1R2、IL-8RA、IL-8RB、IL-7R、IL-12B、DAP、PRDM1、JAK2、IRF5、GNA12、LSP1 等基因，炎症性肠病相关位点达 99 个，其中至少 28 个为 UC 和克罗恩病共有。炎症性肠病不仅是多基因遗传病，而且是遗传异质性疾病。

免疫因素 UC 患者常表现出免疫调节异常，一些患者血中可检出特异性自身抗体，如抗中性粒细胞胞质抗体（ANCA）；肠道局部体液或细胞免疫活性增强，Th2 细胞被选择性激活，导致 Th1 和 Th2 细胞因子失衡，促使炎症的发生；补体激活成分及其组成

的免疫复合物，通过致炎和免疫放大作用，导致肠黏膜损伤；肠黏膜免疫细胞增多，大量中性粒细胞和单核细胞穿过血管壁进入病变的肠黏膜及黏膜下组织，通过分泌大量细胞因子而引起炎症反应的扩大。此外，UC 患者常并发或伴发其他与免疫有关的病变和疾病。这些提示肠道免疫在 UC 的发生发展中起至关重要的作用。

感染因素 在无菌状态下模型动物不会发生 UC；抗生素对 UC 患者有一定疗效；坏死厌氧拟杆菌、志贺菌、致病性大肠埃希菌、RNA 病毒等微生物被认为参与 UC 的发病，表明感染因素在 UC 发病中有一定作用，但尚无任何一种细菌或病毒被确认为 UC 的病原体。研究认为，UC 是易感个体针对自身正常肠道菌群的异常免疫反应所致。

UC 的可能发病机制：环境和感染因素作用于遗传易感者，在肠道菌群的参与下，启动了肠道免疫或非免疫系统，使肠道黏膜免疫调节紊乱，由于抗原的持续刺激，这种免疫调节紊乱表现为过度亢进和难以自限，最终导致肠道黏膜的慢性炎症和组织损伤。

临床表现 一般起病缓慢，病程呈慢性经过，多表现为活动期与缓解期交替，发作诱因有应激、饮食不当、疲劳和继发感染等。临床表现与病变范围、临床类型、严重程度及病情分期等有关。

消化系统 主要表现为腹泻、黏液脓血便和腹痛。腹泻和黏液脓血便是疾病活动的重要表现。大便次数和便血程度反映病情轻重，轻者排便 2~4 次/天，便血轻或无；重者每天可达 10 次以上，脓血明显甚至大量便血。粪质亦与病情轻重有关，多数为糊

状，重者可至稀水样。腹痛者一般为轻至中度，多为左下腹或下腹的阵发性绞痛，可有便意，排便后疼痛可暂时缓解。还可出现腹胀、恶心、呕吐、食欲缺乏等。若并发肠穿孔或腹膜炎，腹痛持续、剧烈。常见体征有左下腹或全腹压痛，伴肠鸣音亢进，可触及硬管状的降结肠或乙状结肠。重症患者可有发热、脉速和脱水表现。若有腹肌紧张、压痛、反跳痛、肠鸣音减弱伴发热、脱水、心动过速和呕吐，应考虑中毒性巨结肠、肠穿孔等并发症。

全身表现 缓解期可无全身症状或仅有轻度乏力。活动期可有发热、周身不适、盗汗、关节痛等表现。重症时出现全身中毒症状，乏力、心动过速、脱水、贫血、低蛋白血症、水电解质紊乱、体重减轻等。

肠外表现 活动期可伴多种肠外表现，包括关节炎、结节状红斑、坏疽性脓皮病、巩膜外层炎、前葡萄膜炎、复发性口腔溃疡等。还可合并骶髂关节炎、强直性脊柱炎、原发性硬化性胆管炎及少见的淀粉样变性等。中国 UC 患者肠外表现的发生率远低于国外患者。

临床分型 根据疾病的表现类型、严重程度、病变范围和病情分期进行 UC 的临床分型。

表现类型 分为初发型和慢性复发型。初发型指无既往史的首次发作；慢性复发型指临床缓解期再次出现症状，临床最常见。

严重程度 可分为轻、中、重度。轻度：最常见，常累及直肠和乙状结肠，腹泻每天 4 次以下，腹痛轻且阵发性、便血轻或无，无发热、脉速，无或轻度贫血，红细胞沉降率正常；重度：一般起病急骤，腹泻每天 6 次以

上，伴明显黏液脓血便，腹痛重且呈持续性，体温>37.5℃，脉搏>90次/分，血红蛋白<100g/L，红细胞沉降率>30mm/h；中度：介于轻度和重度之间。

病变范围 可分为直肠炎、直肠乙状结肠炎、左半结肠炎（结肠脾曲以远）、广泛结肠炎（结肠脾曲以近）和全结肠炎。

病情分期 分为活动期和缓解期。Southerland疾病活动指数，又称Mayo指数（表），可评估病情分期。

诊断 首先排除感染性肠病如慢性血吸虫病，肠结核，缺血性结肠炎，放射性结肠炎和结肠克罗恩病。完整的诊断应包括疾病的临床类型、严重程度、病变范围、病情分期和并发症。诊断标准包括临床表现、结肠镜检查、钡灌肠检查、病理组织学检查和手术切除标本特征5方面。

临床表现 有持续性或反复发作性腹泻、黏液脓血便伴腹痛、里急后重及各种全身症状，病程4~6周甚至更长。存在关节、皮肤、眼、口、肝及胆管等肠外表现（图1）。

结肠镜检查 黏膜病变多从直肠开始，逆行向结肠扩展，病变呈连续性、弥漫性分布。镜下所见主要有：①黏膜血管纹理紊乱、模糊或消失，黏膜充血、水肿、质脆、触之易出血，脓性分泌物附着，黏膜粗糙呈颗粒状。②病变明显处见弥漫性糜烂及多发性溃疡。③慢性病变者，结肠袋可变浅、变钝，甚至消失，可见假息肉及黏膜桥（图2）。

钡灌肠检查 主要表现有：①黏膜粗乱和颗粒样改变。②肠管边缘毛糙呈锯齿状，肠壁可见多发浅溃疡或小龛影。③肠管缩短，结肠袋消失，呈铅管状（图3）。

病理组织学检查 疾病活动期与缓解期的病理组织学表现不同。活动期：①固有膜全层弥漫性慢性炎症细胞、中性粒细胞和嗜酸性粒细胞浸润。②隐窝有急性炎症细胞浸润，尤其是上皮细胞间有中性粒细胞浸润，隐窝炎，甚至形成隐窝脓肿，可有脓肿破溃入固有膜。③隐窝上皮增生，杯状细胞减少。④可见黏膜表层糜烂、溃疡形成和肉芽组织增生。

缓解期：①中性粒细胞消失，慢性炎症细胞减少。②隐窝大小、形态不规则，排列紊乱，腺上皮与黏膜肌层扭曲变形。③潘氏细胞化生。

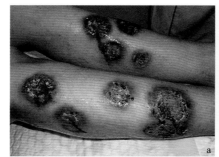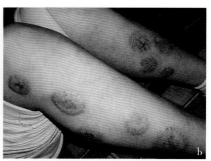

图1 UC合并坏疽性脓皮病

注：a.活动期下肢皮肤表现；b.缓解期下肢皮肤表现

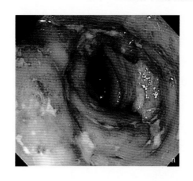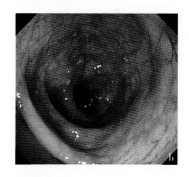

图2 UC内镜下表现

注：a.活动期结肠镜表现；b.缓解期结肠镜表现

表 Mayo指数

项目	评分			
	0	1	2	3
腹泻	正常	超过正常 1~2次/天	超过正常 3~4次/天	超过正常 ≥5次/天
便血	无	少许	明显	以血为主
黏膜表现	正常	轻度易脆	中度易脆	自发性出血
医师评估病情	正常	轻	中	重

注：总分为各项之和，≤2分为症状缓解；3~5分为轻度活动；6~10分为中度活动；11~12分为重度活动

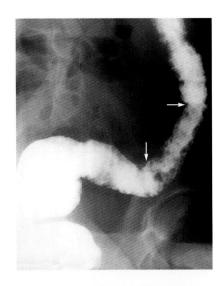

图3 活动期 UC 钡灌肠造影

注：箭头显示乙状结肠边缘不整、充盈缺损，提示黏膜水肿、溃疡

手术切除标本特征 大体和病理组织学上可见上述 UC 特征。

具备上述诊断标准第 1 项和第 2 或 3 项中任何一项可初步诊断为 UC；若再加上第 4 或 5 项表现可确诊；初发病例、临床表现和结肠镜改变均不典型者，需随访 3~6 个月方可确诊；结肠镜检查发现的轻度慢性直肠乙状结肠炎不能等同于 UC，应密切观察病情变化认真寻找病因。

治疗

内科治疗 根据病情的轻重、病变范围、病情分期和并发症情况，确定个体化治疗方案。

一般治疗 急性发作期或病情严重时均应卧床休息，饮食以柔软、易消化、富含营养和热量为原则。重型患者应入院治疗，及时纠正水电解质平衡紊乱、贫血及低蛋白血症。病情严重者应禁食，给予胃肠外营养支持治疗。对重症合并继发感染者，应积极应用抗生素治疗。

治疗药物 ①氨基水杨酸制剂：主要包括柳氮磺吡啶（SASP）和 5-氨基水杨酸（5-ASA）。作用机制尚未完全阐明，认为 5-ASA 通过抑制环氧合酶，阻断前列腺素的合成控制炎症。此外，5-ASA 还可能通过抑制氧化酶途径，减少花生四烯酸的代谢产物和白介素控制炎症。本类药物适用于轻症患者，特别是在激素减量时用于巩固疗效、减少复发。②糖皮质激素：作用机制主要是非特异性抗炎作用，炎症早期糖皮质激素可降低血管通透性，抑制血管扩张和白细胞浸润；炎症后期，可抑制血管增生、成纤维细胞活化及胶原沉积；该药尚具有一定的调节 T 细胞免疫的作用。此药副作用较多，长期应用应密切监测。③免疫调节剂：主要包括环孢素、硫唑嘌呤、6-巯基嘌呤和甲氨蝶呤。这类药物通过干扰嘌呤的生物合成、抑制 T 细胞和 B 细胞的功能、影响细胞因子及其受体等机制发挥治疗作用。④生物制剂：英夫利昔是抗肿瘤坏死因子的单克隆抗体，为促炎症细胞因子拮抗剂，已逐步应用于临床，对于传统方法治疗无效、激素或免疫抑制剂抵抗型的重度 UC 患者疗效显著。

治疗方案 ①轻、中度直肠炎：首选局部治疗，5-ASA 栓剂为首选。5-ASA 不耐受者，可局部应用糖皮质激素。②轻、中度左半结肠炎：首选口服 5-ASA 同时，局部应用 5-ASA（灌肠或栓剂）。5-ASA 单一口服疗效很差。上述剂量的 5-ASA 疗效不佳者可全身应用糖皮质激素，症状缓解后逐渐减量。③轻、中度广泛性结肠炎：口服 5-ASA 的同时局部应用。5-ASA 单一口服仅可诱导少数患者缓解。5-ASA 疗效不佳者可全身应用糖皮质激素。④重型：住院接受大剂量静脉糖皮质激素治疗，伴继发感染者加用广谱抗生素。对激素治疗效果不佳或激素依赖者，可短期应用免疫抑制剂环孢素和生物制剂英夫利昔救援治疗。若病情恶化或住院治疗 7~10 天病情仍不缓解，应考虑结肠切除术。⑤巩固治疗：糖皮质激素起效后应维持 1~2 周后逐渐减量，在此过程中可加用 SASP、5-ASA 或免疫抑制剂，以减少副作用和控制复发。推荐长期应用 5-ASA，以期降低并发结肠癌的风险。

外科治疗 用于治疗并发症或内科治疗无效者，包括肠穿孔，大量或反复严重出血，肠腔狭窄并发肠梗阻，癌变或多发性息肉，中毒性巨结肠内科治疗 12~24 小时无效，结肠周围脓肿或瘘管形成，合并关节炎、皮肤和眼部病变药物治疗无效者。

（吴开春）

wèiquèdìngxíng yánzhèngxìng chángbìng

未确定型炎症性肠病（inflammatory bowel disease unclassified，IBDU） 以结肠病变为主的炎症性肠病不能确定为克罗恩病或溃疡性结肠炎。表示介于二者之间的过渡类型或中间类型。又称类型待定的炎症性肠病。约占炎症性肠病的 10%。病理学上，结肠切除标本具有炎症性肠病特征而不能区分上述两者时，称为未定型结肠炎（indeterminate colitis，IC）。结肠炎症尚不能区分炎症性肠病或其他肠病（如感染性结肠炎）者，称为未分类的结肠炎，不属于炎症性肠病之列，应与 IBDU 和 IC 区别。IBDU 的性质颇具争议，多数专家认为系克罗恩病与溃疡性结肠炎的过度类型，少数认为可能为一种独立疾病。

未确定型结肠炎最初在 1970 年由 Kent 提出，主要用于描述外科手术后，结肠标本病理检查诊断克罗恩病或溃疡性结肠炎证据不足或具有双重特征的病例。1979年Lee对其病理特点做了总结，强调其为一组织病理学诊断。但随着结肠镜与黏膜活检的普及，该诊断逐渐广泛用于临床。1997年英国胃肠病学会倡议临床上将炎症性肠病分为溃疡性结肠炎、克罗恩病和未确定型炎症性肠病。按2004年欧洲克罗恩病和结肠炎组织和2005世界胃肠病组织的意见，未定型结肠炎限用于结肠切除标本病理检查不能诊断克罗恩病或溃疡性结肠炎者，而未确定型炎症性肠病则用于不能区分二者时的临床诊断，以免发生歧义。

病因及发病机制 尚不清楚，多与遗传、环境、肠道免疫异常有关。可能为遗传易感的个体，在环境因素，特别是肠腔内多种抗原刺激的影响下，启动了肠道异常的免疫反应，包括天然与获得免疫反应的异常。多种致炎因子的参与和复杂的信号网络，使以T淋巴细胞为主的免疫细胞持续活化，炎症级联反应不断放大和慢性化，导致肠壁组织损伤、功能紊乱，甚至引起肠穿孔、出血、中毒性巨结肠和癌变等并发症。

病理 病理学上病变部位主要在结肠，右半结肠多重于左半结肠，少有累及末段回肠，直肠多为正常。肉眼上可见结肠广泛的、不同程度和节段的炎症，纵行或裂隙样溃疡，或伴结肠狭窄，而无铺路石外观，溃疡间黏膜可大致正常。显微镜下的特点为裂隙样溃疡，可呈"V"形切割状、具有正常上皮的黏膜岛、保留良好的杯状细胞数和轻重不等的炎症与穿壁性炎症并存。病理改变上缺乏跳跃性病变、各型肉芽肿

和穿壁性淋巴细胞浸润等典型克罗恩病表现；也缺乏黏膜绒毛状结构、隐窝脓肿、隐窝萎缩和潘氏细胞化生等典型溃疡性结肠炎表现。因此，难以判定为以上任一类型。

临床表现 发病年龄比较年轻、病变较广泛、临床过程较严重且较快进展为全结肠炎。常有不同程度腹痛、腹泻、黏液血便、发热及肠外表现，如关节病变、口腔溃疡、皮肤结节红斑或坏疽性脓皮病及巩膜炎等。发热与肠外表现多于溃疡性结肠炎；黏液血便重于克罗恩病。多数疾病较重，且反复发作。

辅助检查

实验室检查 ①血常规与生化检查：活动期病例血红蛋白减少，白细胞、血小板和C反应蛋白增多，红细胞沉降率加快，血清白蛋白可有不同程度的下降。②粪便检查：有利于确定肠道炎症的程度，并排除各种感染性（细菌及寄生虫）肠病，使用抗生素者应进行难辨梭菌检查，以排除假膜性肠炎。③血清标志物检查：核周型抗中性粒细胞胞质抗体（p-ANCA）及抗酿酒酵母菌抗体（ASCA）是明确炎症性肠病类型的重要标志物。研究表明，血清阳性的IBDU比阴性组最终更多地被再分类为克罗恩病或溃疡性结肠炎。ASCA（+）/p-ANCA（-）的IBDU病有80%最终被诊断为克罗恩病，ASCA（-）/p-ANCA（+）者有63.6%最终被诊断为溃疡性结肠炎。ASCA（-）/p-ANCA（-）者仅有14.9%最终被诊断为克罗恩病或溃疡性结肠炎，而48.5%仍为IBDU。由此可见，ASCA（-）/p-ANCA（-）是IBDU的一个重要的免疫学指标。抗大肠埃希菌外膜孔道蛋白C IgA和抗荧光假单胞

菌对IBDU的诊断有一定意义。

影像学检查 X线钡剂对比检查可以了解病变的部位，是否主要累及结肠，可发现黏膜粗乱、颗粒样变、龛影或充盈缺损、肠管缩短、袋囊消失。腹部CT或磁共振成像检查对肠壁增厚、肿胀或并发症诊断很有价值，腹部三维薄层扫描更有助于发现肠管的细微变化。

结肠镜检查 对此病诊断有决定性意义，镜下所见介于溃疡性结肠炎和克罗恩病之间，黏膜呈弥漫性或节段性充血、水肿、易脆出血、糜烂和溃疡，溃疡的数目和形态各异，为与溃疡性结肠炎相似之处。但直肠黏膜多正常且右半结肠重于左半结肠。病变分布的节段性、溃疡的变异性和黏膜病变（增厚或狭窄）的不对称性为与克罗恩病相似之处，但少见铺路石外观、回肠末段和肛周病变。

诊断与鉴别诊断 综合临床表现、内镜与影像学检查和病理改变，排除一切病因明确的结肠炎症，并完成有关炎症性肠病诊断的所有程序后方可以诊断为IBDU。Geboes提出，对于有慢性或复发性肠炎者，经过两次内镜检查，大体和显微镜下具备炎症性肠病的特点，又不能诊断为克罗恩病和溃疡性结肠炎者，可诊断为未定型结肠炎，可视为诊断IBDU的病理条件。2004年欧洲克罗恩病和结肠炎组织提出的炎症性肠病处理共识中指出，符合炎症性肠病的特点，尚不能明确分为克罗恩病和溃疡性结肠炎者，应诊断为IBDU，而将未定型结肠炎留作病理学诊断。诊断步骤：①确定以结肠为主的慢性炎症。②排除有因可查的各型结肠炎，如感染性、缺血性、药物性等结

肠炎和结肠肿瘤等具备炎症性肠病的诊断条件。③病理、影像和免疫学检查不能确定为克罗恩病和溃疡性结肠炎。④遗传学或血清学指标支持炎症性肠病。⑤随访观察结肠镜、病理改变和血清学标志物的变化，有无符合克罗恩病和溃疡性结肠炎的特点。

此病应与感染性肠病，如肠结核、细菌性痢疾、阿米巴肠炎、空肠弯曲菌肠炎、耶尔森菌肠炎和人类免疫缺陷病毒伴随的肠道机会性感染鉴别。根据临床病理特点及辅助检查结果可与克罗恩病和溃疡性结肠炎鉴别。

治疗 强调早期控制发作、不用激素维持缓解、完全的黏膜愈合、减少并发症、降低住院率和外科手术率，提高生活质量。治疗首先使用水杨酸类药物，无效或中、重度病例需使用糖皮质激素，顽固或激素抵抗病例需用免疫抑制剂或生物制剂。因病情偏重、进展较快、并发症较多，需更密切观察和评估，适时更换恰当的治疗方案。无效病例应考虑手术治疗，但用于溃疡性结肠炎的经典手术回肠贮袋肛门吻合术可能导致肠瘘或其他并发症，不适用于IBDU。

(欧阳钦)

zhùdàiyán

贮袋炎（pouchitis） 全结直肠切除回肠贮袋肛管吻合术后回肠贮袋黏膜发生的炎症。是回肠贮袋肛管吻合术（ileal pouchanal anastomosis，IPAA）术后最常见的并发症。按病因、病程、活动度和药物治疗反应可分为：①特发性和继发性（如继发于非甾体抗炎药，难辨梭菌或巨细胞病毒感染）。②急性（<4周）和慢性（≥4周）。③偶发（<3次/年）、频发（≥3次/年）和持续性贮袋

炎。④抗生素有效、抗生素依赖和抗生素抵抗性贮袋炎。

溃疡性结肠炎（ulcerative colitis，UC）患者IPAA术后10~11年此病发生率为23%~46%，约50%发生过至少1次贮袋炎，可能与以下因素有关：术前广泛型UC，倒灌性回肠炎，血小板增多，合并原发性硬化性胆管炎、关节痛及关节病变，核周型抗中性粒细胞胞质抗体阳性，服用非甾体抗炎药及合并其他自身免疫性疾病。家族性腺瘤性息肉病患者IPAA术后1年贮袋炎发生率约5%。

病因及发病机制 尚不明确。可能与以下因素有关：①贮袋微生态环境改变：患者粪便中乳杆菌数目减少，需氧菌、产气荚膜梭菌和硫酸盐还原菌数目增多。难辨梭菌、弯曲菌属和巨细胞病毒等也可导致此病。多数贮袋炎抗生素治疗有效，益生菌可减少其发生。②遗传易感性：NOD2 insC基因突变与UC患者IPAA术后贮袋预后不良显著相关，NOD2/CARD15基因突变与IPAA术后重度贮袋炎相关。③贮袋黏膜免疫改变：贮袋的固有及获得性黏膜免疫均发生改变。

临床表现 无特异性，可表现为便次增多、里急后重、便失禁、夜间渗液、腹部及肛周不适等，且严重程度与黏膜炎症多不平行。

辅助检查 ①内镜检查：是诊断此病最重要的检查，可评价贮袋黏膜炎症的严重程度及范围、倒灌性回肠炎、贮袋克罗恩病和贮袋解剖结构异常（如狭窄、息肉、窦道、瘘管）等。贮袋黏膜活检组织病理检查有助于评价炎症程度及鉴别诊断。②实验室检查：可评估贮袋疾病，尤其是慢

性贮袋炎。对于症状持续存在者，需行麦胶性肠病相关抗体、难辨梭菌毒素及巨细胞病毒病原学检测等。钙卫蛋白有助于此病的诊断和鉴别诊断。实验室检查不能替代内镜检查。

诊断与鉴别诊断 结合临床表现、内镜检查所见和组织病理学变化可诊断。此病需与IPAA自身并发症（炎症，输入与输出袢梗阻等）以及贮袋克罗恩病、贮袋易激综合征鉴别。贮袋克罗恩病发生于因结肠克罗恩病（无小肠受累和肛周疾病）、UC或不确定性结肠炎行IPAA者，有炎症型、狭窄型、瘘管型不同临床表型。贮袋易激惹综合征是IPAA术后出现的功能性异常。

治疗 以内科药物治疗为主。急性贮袋炎多对抗生素治疗反应较好，慢性贮袋炎治疗相对困难，尤其是慢性抗生素抵抗性贮袋炎。①抗生素：为治疗首选。对于抗生素有效性贮袋炎，一线药物为甲硝唑或环丙沙星，多数急性贮袋炎患者反应良好，症状通常在1~2天缓解。症状复发或持续者多需抗生素长期维持治疗。利福昔明口服肠道不吸收，维持治疗可降低抗生素依赖性贮袋炎患者复发。四环素、克拉霉素、阿莫西林-克拉维酸和多西环素等有一定疗效。慢性抗生素抵抗性贮袋炎治疗较困难，也是造成贮袋切除或转流的主要原因之一，需首先寻找可能造成抗生素抵抗的原因，可联合应用抗生素，如环丙沙星联合利福昔明或甲硝唑、替硝唑。②5-氨基水杨酸：局部美沙拉嗪有效。柳氮磺吡啶治疗急性贮袋炎缓解率63%。③糖皮质激素：口服或局部布地奈德用于治疗急性和慢性贮袋炎。布地奈德灌肠与口服甲硝唑临床疗效相

当，但前者副作用相对少。对于抗生素治疗失败者可选择口服布地奈德。④免疫抑制剂：需长期抗生素或糖皮质激素维持治疗者，可给予硫唑嘌呤、6-巯基嘌呤、环孢素和他克莫司等免疫抑制剂。⑤生物制剂：用于慢性抗生素抵抗性贮袋炎。英夫利西单抗短期（10周）、长期（20个月）治疗慢性抗生素抵抗性贮袋炎或并发瘘管的贮袋炎均有效。⑥益生菌：可用于慢性贮袋炎的维持治疗预防复发，或作为 IPAA 术后的一级预防。大剂量益生菌有治疗作用。

（钱家鸣）

kuìyángxìng jiéchángyán de wéichí zhìliáo

溃疡性结肠炎的维持治疗（maintenance treatment of ulcerative colitis）

活动期溃疡性结肠炎（ulcerative colitis，UC）经药物治疗达到缓解期后，除初发病例、轻度远段结肠炎患者完全缓解后可停药观察外，所有患者均必须药物维持治疗，旨在不需用糖皮质激素情况下维持临床和内镜下缓解。维持治疗的药物及使用方法的选择取决于病情、病变部位及对治疗的反应。

氨基水杨酸制剂　是 UC 维持治疗的首选药物，适用于氨基水杨酸制剂或糖皮质激素诱导缓解的各种临床类型和不同病变部位的 UC。包括柳氮磺吡啶（SASP）和 5-氨基水杨酸（5-ASA）（包括美沙拉嗪、奥沙拉嗪和巴柳氮）。美沙拉嗪有时间依赖释放或 pH 依赖释放的各种制剂。各种氨基水杨酸制剂疗效相似，SASP 不良反应多但价廉。广泛性结肠炎以口服药物为主，远段结肠炎以局部用药为主（直肠炎用美沙拉嗪栓剂，直肠乙状结肠炎用美沙拉嗪灌肠剂），口服与局部用药结合的疗效优于单一用药方式。维持治疗的口服最小有效剂量为相当于美沙拉嗪 1~2g/d，一般以活动期治疗剂量的半量维持，分次给予或 1 次顿服疗效相当。推荐用药的个体化原则，即依据发作时病情轻重、病变部位、范围、复发是否频繁及对治疗反应而调整剂量，必要时可用至活动期治疗剂量的全量。疗程为 2~5 年甚至终生，视复发频率及病情严重程度而定。局部用药剂型有栓剂和灌肠剂。研究提示 5-ASA 对 UC 合并结直肠癌具有化学预防作用，长期使用 5-ASA 制剂相当安全，故对 UC 并发结直肠癌的高危患者长期口服 5-ASA 制剂是合理选择。维持治疗期间关注患者的服药依从性对保证疗效至关重要。

硫嘌呤类免疫抑制剂　适用于激素减量维持缓解或对各种氨基水杨酸制剂均不能耐受者。硫唑嘌呤（AZA）或 6-巯基嘌呤（6-MP）的使用方法见克罗恩病的维持治疗。低剂量的 AZA（50mg/d）可短期或长期联合常规剂量 5-ASA 制剂用于维持治疗，应密切监测 5-ASA 增加 AZA 所致骨髓抑制不良反应的风险。环孢素或他克莫司：仅可作为过渡性治疗药物，使用二者诱导缓解后逐步减量时可合用 AZA 或 6-MP，数月至半年后再单用 AZA 或 6-MP 长期维持治疗。

英夫利西　诱导缓解后应以该药维持治疗，采用 5mg/kg 每隔 8 周给药的长期规则疗法。既往未用过 AZA 或 6-MP 者宜在用英夫利西时合用，半年后停用英夫利西，单用 AZA 或 6-MP 长期维持治疗。

其他　尼尔大肠埃希菌 1917 株可能对轻、中度 UC 的维持治疗有效，其他益生菌疗效未确定。

（胡品津）

Kèluóēnbìng de wéichí zhìliáo

克罗恩病的维持治疗（maintenance treatment of Crohn disease）

活动性克罗恩病（Crohn disease，CD）经糖皮质激素或生物制剂治疗达到缓解期后，多数需药物维持治疗，激素依赖是维持治疗的绝对适应证。

氨基水杨酸制剂　①氨基水杨酸制剂诱导缓解者的维持治疗。②结肠型或回末结肠型 CD 的维持治疗。氨基水杨酸制剂对激素诱导缓解者维持缓解的疗效至今尚未确定，因此，欧美的共识意见均不推荐用于维持治疗。

硫嘌呤类免疫抑制剂　①硫唑嘌呤（AZA）：是激素诱导缓解后用于维持缓解最常用的药物。欧洲共识意见的推荐剂量是 1.5~2.5mg/(kg·d)。中国尚无共识。AZA 起效慢，一般用药 12~16 周达最大疗效。用药期间应根据疗效和不良反应调整剂量。一般在用药第 1 周先予小剂量 50mg/d 排除非剂量依赖不良反应，若出现剂量依赖不良反应如骨髓抑制，应暂时停药，待不良反应消失后减量再用；若 3~4 个月疗效不佳但无不良反应，可加量使用至有效；若确认无效或出现不良反应应停药改用其他疗法。此为临床较常用方案。也可从低剂量 50mg/d 开始，每 4 周增加 25mg/d，至有效或达到目的剂量，或根据外周血白细胞下降至临界值为足量。该方案判断药物疗效需时较长，但可能减少剂量依赖的不良反应。欧洲的共识推荐，用 AZA 维持缓解 4 年后可考虑停药。若继续使用，其获益与风险应与患者商讨。AZA 的主要不良反应有：骨髓抑制、胃肠道反应、胰腺炎、肝功能损害、流感样症状、皮疹、脱发或色素沉着等。总不良反应率约30%，10%～15%患者因不良反应而停药，因严重不良反应致死者少见。不良反应多在服药3个月出现，尤以1个月内最常见。但骨髓抑制可迟发，近半数可发生在服药3个月后，甚至1年及以上者。用药期间应全程监测，定期随访：1个月内每周复查1次全血细胞、1个月复查肝功能；之后每个月复查全血细胞、每3个月复查肝功能；半年后全血细胞检查间隔时间可视情况延至每2～3个月，但不能停止。出现不良反应如腹痛、发热等应及时进行相关实验室检查。不良反应一旦发生，即停药并换用其他治疗，但下列情况除外：轻度胃肠反应有时可逐渐耐受；骨髓抑制非严重者可在恢复后在严密监测下AZA减量继续使用。②6-巯基嘌呤（6-MP）：与AZA同为硫嘌呤类药物，AZA是6-MP的前药。6-MP片剂可拆分服用，因此可用于儿童。6-MP的推荐剂量为0.75～1.50mg/（kg·d），使用方法和注意事项同AZA。

甲氨蝶呤　适用于硫嘌呤类药物无效或不能耐受者。甲氨蝶呤（MTX）每周25mg用药12周达到临床缓解后，可改为每周10～15mg肌内或皮下注射，也可改为口服，但疗效可能降低。疗程可持续1年，更长疗程的疗效及安全性尚无推荐意见。药物不良反应：早期胃肠道反应（恶心、呕吐、腹泻、口腔炎）常见，叶酸可减轻胃肠道反应，应常规同用。其他不良反应主要是肾毒性、肝毒性、骨髓抑制和肺炎，用药的前4周每周、之后每个月应检测全血细胞和肝功能。用药期间及停药后数月内应避免妊娠。

英夫利西　适用于英夫利西诱导缓解的维持治疗。用5mg/kg剂量每隔8周给药的长期规则疗法。尚无足够资料提出何时可停用英夫利西的推荐意见。初步认为，对低复发风险患者，即英夫利西维持治疗达1年，可保持临床无激素缓解伴黏膜愈合及C反应蛋白浓度正常者，可考虑停用英夫利西继以免疫抑制剂维持治疗。对停用英夫利西后复发者，再次使用英夫利西仍有效。

外科手术　适用于上述各种药物维持治疗无效和（或）药物不能耐受，严重影响生存质量和（或）出现并发症高度危险者，特别是病变局限者。

戒烟　无论采用何种治疗均必须戒烟。

（胡品津）

zhòngdúxìng jùjiécháng

中毒性巨结肠（toxic megacolon, TM）

急性结肠炎出现节段性或全结肠扩张伴全身毒血症。又称中毒性结肠扩张。是结肠炎的严重并发症，病情凶险，病死率高。

病因　①溃疡性结肠炎（ulcerative colitis, UC）：最常见，UC并发TM的发生率欧美6%～17%，中国0.1%～1.0%。②克罗恩病。③感染性肠炎：主要是难辨梭菌所致的假膜性肠炎，较少见的有沙门菌、耶尔森菌、弯曲菌及巨细胞病毒等感染性肠炎。④其他：缺血性结肠炎、艾滋病相关的卡波西肉瘤等，偶见。诱因有低钾血症、止泻药、抗胆碱能药物、麻醉药、钡灌肠及全结肠镜检查等。

发病机制　发病机制尚未阐明，结肠动力障碍是发病关键。结肠黏膜炎症累及肌层及肠肌神经丛，致肠壁张力下降，结肠蠕动减慢甚至消失，肠内容物与气体大量积聚，引起急性结肠扩张。多种炎症介质可能参与结肠动力障碍的发生发展过程。

临床表现　原发病加重并急剧恶化，表现为明显毒血症，发热、心动过速、低血压、外周血白细胞计数显著升高、水及电解质平衡紊乱、腹痛、便秘等。腹部检查可见腹部膨隆、弥漫性或局部压痛、肠鸣音减弱或消失。可发生肠穿孔，引起急性腹膜炎。

诊断与鉴别诊断　原发病急剧恶化的基础上，还必须具备以下3点：①腹部X线平片或CT证实结肠（常见于横结肠）扩张>5或6cm，结肠袋消失。②有下列4种全身炎症反应中的3种：体温>38.6℃，心率>120次/分，外周血白细胞计数>10.5×10⁹/L，贫血（血红蛋白或血细胞比容<正常值的60%）。③存在下列中毒症状中之一：脱水、电解质紊乱、低血压、意识障碍。

腹部CT对诊断TM及并发症有价值，可见结肠扩张、弥漫性结肠壁增厚、黏膜下水肿、结肠有脂肪围绕，可有腹水、肠穿孔、脓肿、肾盂静脉炎等。结肠镜必须严格掌握适应证，慎防肠穿孔。粪便致病菌检查、难辨梭菌毒素检测、血培养等有助于诊断。病史及相关实验室检查有助于TM的病因鉴别。其他疾病如假性肠梗阻和先天性巨结肠可有结肠扩张，但无结肠炎证据，亦不伴毒血症。

治疗　早期手术是关键。

内科治疗　①一般治疗：严格监护，禁食，静脉补液，禁用抗胆碱能药物、麻醉药及止泻药等。②肠道减压：可予鼻胃管减压或直肠肛门排气。③药物治疗：不论UC患者是否已接受激素治

疗，均可静脉给予足量糖皮质激素，但应注意激素可掩盖肠穿孔等并发症的症状。常规应用广谱抗生素，旨在防治肠穿孔、腹腔脓肿及败血症。针对原发病选择相应药物。

手术治疗 适用于内科治疗无效者，其指征是肠穿孔、反复或持续肠出血无法控制和进行性结肠扩张。术式包括全结肠切除加回肠造瘘术、次全结肠切除加回肠造瘘术等。

预防 积极治疗原发病，避免诱发因素。

（胡品津）

xiǎnwēijìngxià jiéchángyán

显微镜下结肠炎（microscopic colitis，MC）

以慢性或间歇性水样泻为主要症状、肠道 X 线和内镜检查未见异常的结肠黏膜非特异性炎症。又称水泻-结肠炎综合征或胶原性淋巴细胞性结肠炎。按结肠黏膜上皮下有无增厚的胶原带分为：①胶原性结肠炎（collagenous colitis，CC）：Lindstrom于 1976 年首次报道，常规结肠镜检标本的发生率为 0.9%，欧洲年发病率为 3/10 万，男女比例1：20。②淋巴细胞性结肠炎（lymphocytic colitis，LC）：Read 等于 1980 年最早描述，时称显微镜下结肠炎，1986 年 Lazenby 等命名为淋巴细胞性结肠炎，常规结肠镜检标本的发生率 0.4%，欧洲年发病率为 10/10 万～16/10 万，男女比例无差异。MC 好发年龄为 60～80 岁。病变部位主要在近段结肠，胃和十二指肠也可受累。

病因及发病机制 病因尚不清楚，有下列观点：①免疫因素：患者可出现抗核抗体或其他自身免疫标志物，40%～60%合并甲状腺疾病、糖尿病、类风湿关节炎等。②感染：毒素可引起上皮细胞损害，如内皮细胞脱鞘、空泡形成，致覆盖于上皮细胞的黏蛋白层变薄甚至消失，肠黏膜屏障削弱。机体为抵御外来有害物质而使胶原层增厚从而形成新的保护屏障。病毒从上消化道转移至结肠，病毒在近段最多，引起上皮损害也最严重，故此部位胶原沉积也最多。病毒通过结肠时被消化、发酵甚至被肠道菌群破坏，到达直肠时毒力减弱或毒素减少，因此直肠受累较少。③应用非甾体抗炎药：MC 患者常因关节炎及非特异性关节痛而服用非甾体抗炎药，停用后病情可明显改善。④腺管周围成纤维细胞合成胶原过多：MC 患者腺管周围成纤维细胞的大小、位置及成熟均异常。⑤咖啡：可降低小肠分泌。

MC 患者的上皮下胶原层增厚导致结肠对水及电解质的通透性降低。腺窝间胶原层最厚，此处是吸收水及电解质的主要部位，而腺窝上皮是分泌水及电解质的部位，则胶原层无明显影响。肠上皮缺氧可刺激前列腺素合成，前列腺素又可刺激结肠氯化物的分泌，从而导致腹泻。禁食对 MC 患者排便量无明显影响，说明渗透机制和固有层炎症细胞浸润在 MC 中起决定性作用。

临床表现 多数起病隐匿，以慢性或间断性水样腹泻为特点，可有夜间腹泻，腹泻程度与肠黏膜炎症严重程度相关。可伴腹痛、腹胀和轻度体重减轻，脱水少见，无发热、呕吐或便血。

辅助检查 ①实验室检查：白细胞计数正常，红细胞沉降率可增快，嗜酸性粒细胞增多；粪便检查半数以上患者可见白细胞，未见病原体；40%出现自身抗体，免疫球蛋白、血清 IgM 增高，抗核抗体阳性，10%核周型抗中性粒细胞胞质抗体阳性。②X 线钡灌肠检查：多数正常。③结肠镜检查：30%以上患者可见黏膜水肿、粗糙、红斑或苍白。

诊断与鉴别诊断 不明原因慢性水样泻，伴胃肠道疾病、风湿性疾病或自身免疫性疾病者应疑诊此病，确诊主要依靠结肠黏膜病理组织检查。CC 病理特点：①全结肠基底层上皮细胞下连续或散在的胶原层增厚，超过 $10\mu m$（正常情况下上皮下黏膜层为 0～3μm），或定位较好的黏膜见 3 个以上紧密相连的腺窝在垂直方向破坏。②固有层炎症细胞以淋巴细胞及间质细胞占优势，也可见嗜酸性粒细胞，但极少见到中性粒细胞。③上皮病变主要为空泡变性及上皮表面分离，虽无 LC 突出，但也可见上皮内淋巴细胞浸润。

LC 病理特点：①常有上皮细胞变性、脱落，上皮内淋巴细胞数量增多，隐窝有丝分裂增加。②固有层慢性炎症细胞弥漫性浸润，主要为淋巴细胞和浆细胞，偶有中性粒细胞、嗜酸性粒细胞。

此病应与肠易激综合征或其他炎性肠病鉴别。

治疗 停服非甾体抗炎药、咖啡、酒、奶制品及其他可加重腹泻的药物或食物。非特异性抗腹泻药物如洛哌丁胺、地芬诺酯为一线药物；无效者可口服次水杨酸铋、5-氨基水杨酸或柳氮磺吡啶。糖皮质激素如布地奈德可用于 5-氨基水杨酸治疗无效且排除其他疾病者，疗效可靠，患者耐受性好，但停药后容易复发。激素无效或依赖者可用免疫调节剂如硫唑嘌呤、甲氨蝶呤、环孢素。抗生素对部分患者有效，但停药后易复发。

（韩 英）

gūlìxìng zhícháng kuìyáng zōnghézhēng

孤立性直肠溃疡综合征（solitary rectal ulcer syndrome，SRUS）

直肠前壁良性孤立性急慢性溃疡引起消化道功能紊乱，以血便、黏液便、排粪困难及肛门坠胀为主要症状的慢性良性直肠疾病。1969 年由 Madigan 和 Morson 描述并命名。患病率约 1/10 万，50 岁以下成年女性略多。"孤立性直肠溃疡综合征"这一命名并不准确，因为有些病例并无溃疡或有多发溃疡。

病因及发病机制尚未完全阐明，可能因素是：①局部缺血、骨盆底肌肉的不协调运动和创伤。②直肠套叠、直肠脱垂和骨盆底肌肉的矛盾性运动使直肠内压力升高，导致血管损伤、局部缺血。③手助排便、器械损伤及栓剂药物的不恰当应用可损伤局部黏膜，导致直肠溃疡。

此病呈慢性过程，强迫性用力排便、肛门疼痛、出血、黏液便、排便习惯改变（便秘或腹泻）、里急后重和直肠脱垂是最常见的临床表现。直肠指检可触及增厚变硬的直肠黏膜，有压痛。

诊断主要依据内镜和组织病理学检查。内镜下典型表现为直肠前壁（但不限于前壁）可见一个或数个浅溃疡，边界清楚、基底干净、周围黏膜血管纹理清晰；部分仅见黏膜红斑、黏膜粗糙呈颗粒样或结节状改变，伴糜烂及少量分泌物，约 25% 患者可见类息肉样隆起。病理组织学的特征性改变是腺体结构扭曲狭长；固有膜纤维组织增生紊乱、固有膜纤维闭塞；黏膜肌增生肥厚；隐窝数目减少、结构发生扩张或囊性改变；结缔组织染色显示特异性的弥漫性纤维化。X 线检查、内镜超声、排粪造影和肛门直肠测压等检查虽无助于诊断此病，但对鉴别诊断、推测发病机制及治疗有益。SRUS 需与炎症性肠病、直肠癌、肠结核、胶原性结肠炎等鉴别。

SRUS 无有效治疗手段，多采取综合措施。强调高纤维饮食，避免过度用力排便，停止手助排便，尽量减少排便次数和排便时间，合理使用缓泻剂。内科治疗多用糖皮质激素、柳氮磺吡啶、美沙拉嗪等，但疗效欠佳。生物反馈治疗是一种有效的行为疗法，可通过影响肠道自主神经功能、协调盆底肌活动，训练患者养成良好的排便习惯，减少缓泻剂的使用，改善肠道黏膜微循环，缓解症状，促进溃疡愈合。病变严重、内科保守治疗无效者需进行手术治疗，术式主要有直肠固定术、Delorme 术和直肠切除术。

（吴开春）

miǎnyì zēngshēngxìng xiǎocháng jíbìng

免疫增生性小肠疾病（immunoproliferative small intestinal disease，IPSID）

以小肠黏膜异常增生的淋巴样细胞浸润，伴分泌 α 重链变异蛋白为特征的特殊类型的小肠黏膜相关淋巴组织淋巴瘤。1976 年由世界卫生组织正式命名。曾称地中海淋巴瘤、α 重链病。疾病早期似良性淋巴组织增生性病变，部分病例抗生素治疗可逆转，后期进展为典型弥漫性大 B 细胞淋巴瘤。病变可累及全小肠，进展为明显淋巴瘤时多发生在十二指肠第 2~4 段及空肠上段，多呈连续性、弥漫性分布。此病多见于地中海盆地和中东国家，亦见于其他经济落后卫生条件差的地区，经济发达的国家罕见，中国亦少见。好发于 15~35 岁，无明显性别差异。

病因及发病机制 尚未完全明确。①环境因素：此病发病有明显地域性，高发区人群常见营养不良、感染性肠炎、肠道寄生虫病等，随经济条件改善发病率显著下降。②慢性抗原刺激：肠道细菌可能是重要抗原，早期 IPSID 患者小肠黏膜活检空肠弯曲菌检出率高，且抗生素治疗有效。③遗传易感性：IPSID 与 HLA-A9、AW19、B12 及第 14 号染色体变异（D_{14}+q）有关。慢性抗原刺激引起小肠黏膜 Peyer 小结淋巴细胞增生，导致小肠结构和功能改变，易发生小肠细菌过度生长，增强了这种刺激。遗传易感者增生的淋巴细胞最终分化为可产生 α 重链变异蛋白的克隆，该蛋白为中段 V_H 和 C_H1 区丢失 α 重链伴轻链缺失的 IgA。

临床表现 慢性腹泻为突出症状，初为间歇性，后为持续性，多伴体重下降、食欲缺乏、杵状指（趾）、踝部水肿。可伴低热、恶心、呕吐、腹痛。病情重、病情进展者表现为吸收不良综合征。晚期可触及腹部包块。回肠进展期淋巴瘤可合并肠梗阻或肠穿孔。

诊断与鉴别诊断 ①高发区青少年，以慢性腹泻为突出症状，后期表现为吸收不良综合征者需考虑此病。②血清蛋白电泳或免疫蛋白电泳检出 α 重链蛋白伴尿本-周蛋白阴性为此病特征。血清 α 重链蛋白检出率约 80%，早期检出率高，进展期淋巴瘤时低。尿液、唾液或肠液也可检出 α 重链变异蛋白，病变肠黏膜组织浆细胞或淋巴细胞中此蛋白在整个病程中均可通过免疫荧光或免疫组化检出。③放射学或内镜检查可发现小肠病变。X 线小肠钡剂检查见小肠呈弥漫性扩张、肠壁增厚，黏膜皱襞呈邮票边状。内镜下见黏膜肿胀、结节样隆起、溃疡、马赛克样改变，肠壁变硬，活动减弱或消失。④病变肠黏膜活检有助于确诊和分期。Galian 分期系统（表）以病理组织学及侵及范围为依据，有助于选择治疗方案及判断预后。

此病需与引起慢性腹泻、吸收不良综合征的疾病及非 IPSID 的原发性小肠淋巴瘤鉴别。

IPSID 有明显地域性，慢性腹泻及吸收不良综合征的症状突出，腹部包块及肠出血、梗阻或穿孔等并发症少见，邻近器官及肠外远处转移亦较少，可检出 α 重链蛋白，全肠段黏膜连续性病变，异型淋巴样细胞弥漫性浸润，淋巴上皮内病变等是其与非 IPSID 原发性小肠淋巴瘤的鉴别要点。

治疗 按疾病不同时期选择治疗方案。①抗生素治疗：适用于 A 期。可用四环素，完全缓解率为 33% ~ 70%。B 期可单用四环素，6 个月未达完全缓解者可改用化学治疗，亦可四环素与化学治疗合用。②化学治疗：适用于 C 期或 A、B 期抗生素治疗未完全缓解者。一般主张 CHOP 方案（环磷酰胺+阿霉素+长春新碱+泼尼松）。2 年存活率为 90%，3 年存活率为 67%。③全腹放射治疗：有效，但并发肠穿孔危险性高。④肠道寄生虫病治疗：若常规粪便寄生虫学检查阳性，可予杀虫治疗。

预后 此病非良性疾病，A 期治疗预后良好，进展至弥漫性大 B 细胞淋巴瘤者预后较差。

（胡品津）

yǐnyuánxìng duōzàoxìng kuìyángxìng xiázhǎixìng xiǎochángyán
隐源性多灶性溃疡性狭窄性小肠炎（cryptogenetic multifocal ulcerous stenosing enteritis, CMUSE）

原因不明的小肠溃疡性疾病。其特征性表现为空肠和近段回肠溃疡、狭窄和出血，病灶可单发或多发，无克罗恩病、药物性肠炎、系统性结缔组织病、缺血性肠病及小肠恶性肿瘤等疾病的证据。以往曾认为此病是克罗恩病的早期病变或特殊类型，但多数学者认为它是另一种小肠炎性疾病。此病罕见，最早由 Debry 于 1964 年报道。

病因及发病机制 尚未明确，但因对糖皮质激素治疗反应较好，故普遍认为是一种自身免疫性疾病。可能的致病因素包括：①血管炎。②补体 C2 缺乏。③遗传因素。

临床表现 与病理改变密切相关。与克罗恩病不同，CMUSE 的溃疡表浅，仅累及黏膜和黏膜下层，炎症浸润虽可达深层组织，但不出现全层炎和裂隙样溃疡，一般不并发肠穿孔或肠瘘，也少有致命性大出血。以淋巴细胞和中性粒细胞为主，部分可有嗜酸性粒细胞浸润，但未达嗜酸性粒细胞性胃肠炎的数量和程度。溃疡处因纤维组织沉积及黏膜肌层增厚导致溃疡附近的肠管挛缩、狭窄，故多数病例有肠梗阻，出现腹胀、腹痛、呕吐等。患者均有粪便隐血阳性，多为慢性失血，可引起缺铁性贫血。个别病例可经肠道丢失蛋白而引起低白蛋白血症。红细胞沉降率和 C 反应蛋白等炎症指标一般正常，急性肠梗阻时可轻度增高。CMUSE 各溃疡间的肠黏膜正常，因此消化道造影可出现类似克罗恩病的节段性和跳跃性狭窄改变，狭窄近端肠腔可明显扩张。病灶孤立者消化道造影和术中所见均酷似小肠恶性肿瘤。部分病例 CT 可显示肠壁增厚和肠系膜血管增多紊乱，类似系统性血管炎的"梳状征"。

诊断 ①不明原因的小肠狭窄和梗阻。②病理检查显示黏膜层和黏膜下层的浅表溃疡。③慢性病程，反复发作，尤术后易复发。④红细胞沉降率和 C 反应蛋白等炎症指标正常。⑤糖皮质激素治疗有效。

治疗 可用糖皮质激素，疗效欠佳者可用硫唑嘌呤、甲氨蝶呤等免疫抑制剂。有肠梗阻且不能除外恶性疾病者应手术治疗，完整切除病变肠段并送病理检查可确诊。对肠腔狭窄但不宜手术者，小肠镜下球囊扩张治疗亦有报道。

预后 CMUSE 术后有复发倾向，需密切随访。长期随访未见恶变或转化为其他疾病。多数患

表 IPSID 的 Galian 分期系统

分期	小肠	肠系膜淋巴结
A 期	淋巴浆细胞样细胞或浆细胞样细胞浸润限于黏膜固有层。不同程度的绒毛萎缩	浆细胞样细胞浸润，淋巴结构保存
B 期	异型淋巴浆细胞样细胞或浆细胞样细胞伴免疫母细胞样细胞浸润至少达黏膜下层。部分或全部绒毛萎缩	异型浆细胞样细胞伴免疫母细胞样细胞浸润，淋巴结构消失
C 期	全肠壁明显恶性浸润	淋巴结结构全被恶性浸润破坏

者若能及时治疗，预后良好。

（朱 峰）

fàngshèxìng chángyán

放射性肠炎 （radiation enteritis）

盆腔、腹腔或腹膜后恶性肿瘤放射治疗所致的肠道炎症。Walsh于1897年首次报道。受照射范围的影响，此病可累及小肠、结肠和直肠。按病程可分为急性和慢性，前者多于照射后短时间内起病，辐射剂量通常在5~12Gy；后者多发生于放疗结束后12~24个月，个别患者于数年甚至数十年后发病，病情多迁延，甚至进行性加重。

病理 病理改变主要取决于辐射剂量。急性放射性损伤表现为肠黏膜炎症、糜烂和浅表溃疡，低剂量放疗上述变化可逆，但随放射剂量的增加，病变范围扩大，病变程度加重，严重者可引起肠腔狭窄和肠瘘。慢性放射性肠炎主要造成闭塞性肠系膜血管炎和肠道缺血，病变常进行性加重，最终引起肠道溃疡、出血、肠梗阻和肠穿孔。

临床表现 与病变部位有关：小肠炎以腹痛、腹胀等肠梗阻表现多见，部分可有吸收不良综合征表现；结肠炎以排便习惯改变为主，包括腹泻、便血、便次增多等；直肠炎可有里急后重、大便失禁、肛门疼痛、排便障碍。病情严重者可出现完全性肠梗阻、肠穿孔和肠瘘，少数可有发热等全身感染表现。

诊断与鉴别诊断 多数患者粪便隐血试验阳性，可有贫血、白细胞和（或）血小板减少。急性期红细胞沉降率、C反应蛋白增高。消化道造影和CT检查有助于发现肠腔狭窄和肠瘘，但无诊断特异性。内镜检查可用于判断病情严重程度和范围，急性期表

现为肠黏膜糜烂、出血、水肿，严重者可见溃疡，病变常连续，后期可见纤维化和肠腔狭窄。簇状毛细血管扩张是慢性放射性肠炎的特异性表现。肠黏膜活检为非特异性慢性炎症。

诊断标准：①既往有放射治疗史或辐射接触史。②胃肠道症状。③X线、CT及内镜等检查符合放射性肠炎的特点。④除外其他疾病，包括炎症性肠病、假膜性肠炎、缺血性肠炎、系统性结缔组织病累及肠道、消化道恶性肿瘤等。

治疗 急性放射性肠炎主要为对症治疗，多数患者在3个月内自愈。慢性放射性肠炎尚无特异性治疗，疗效欠佳，除对症处理外，尽量应用肠内营养，不能进食者应予肠外营养。合并小肠细菌过度生长者应给予抗生素。硫糖铝口服联合灌肠或糖皮质激素联合5-氨基水杨酸灌肠治疗有效。高压氧治疗有一定疗效。部分肠出血患者内镜下电凝止血有效。约1/3患者因肠梗阻、肠瘘、严重出血等并发症而手术。

预防 因缺少有效治疗手段，预防极为重要。合理选择放疗剂量和放射范围，辅以放疗定位技术，有助于减少此病发生。

（朱 峰）

kàngjūn yàowù xiāngguānxìng chángyán

抗菌药物相关性肠炎 （antibiotics-associated colitis）

抗菌药物所致腹泻。多伴明显腹部绞痛、发热、外周血白细胞计数增多、低蛋白血症和粪检白细胞异常等。根据病情轻重可依次分为：抗菌药物相关性腹泻、抗菌药物相关性肠炎和假膜性肠炎。使用抗菌药物后仅出现腹泻而无全身症状，为抗菌药物相关性腹泻。假膜性肠炎是抗菌药物相关性肠

炎中严重的一类，粪便中有片状黏膜。常源于使用抗菌药物致肠道菌群失调，多为医院内感染。难辨梭菌肠炎是使用抗菌药物导致难辨梭菌在肠道大量繁殖产生毒素而引起的肠炎，占抗菌药物相关性肠炎的60%~75%。

此病发生率受所用抗菌药物种类影响而变化，阿莫西林-克拉维酸等使用后发病比例较高。约10%儿童使用抗菌药物后出现抗生素相关腹泻，老年人、女性、合并基础病、免疫抑制（缺陷）和有抗菌药物相关腹泻史者是此病的危险因素。难辨梭菌肠炎在普通人群发病率极低。此病的危险因素包括抗菌药物应用，抗生素疗程长，抗菌药物联合使用，高龄（>65岁），应用质子泵抑制剂、抗肿瘤化疗药和利尿剂，接受胃肠手术，基础病严重，放置鼻饲管及延长住院时间等。尤其是喹诺酮耐药株出现后，难辨梭菌肠炎及其并发症的发生率剧增。

病因及发病机制 肠道内寄生细菌种类可达400余种，绝大多数属厌氧菌，包括类杆菌、双歧杆菌、真菌、消化链球菌等。这些菌种间形成平衡关系。其中大肠埃希菌、草绿色链球菌、唾液链球菌和乳酸杆菌等对维持这一平衡关系很重要。抗菌药物使用不当导致肠道菌群失调是此病的基本原因。①渗透性腹泻：抗菌药物抑制肠道厌氧菌群主导的细菌发酵，结肠粪便中不能消化的糖类聚集增加，导致肠道内渗透压增加，液体聚集发酵受抑制另一个结果是短链脂肪酸合成减少，影响肠黏膜两侧渗透压，加剧腹泻程度。②分泌性腹泻：抗菌药物破坏肠道黏膜固有的防御机制，如难辨梭菌、产气荚膜梭菌、金黄色葡萄球菌等与结肠黏

膜黏附、繁殖，引起分泌性腹泻。这类机制的结果导致中度腹泻，重者可导致暴发性结肠炎。

难辨梭菌属革兰阳性专性厌氧菌，其毒力因子包括表面蛋白、毒素、蠕动改变因子。表面蛋白为该菌感染最初阶段所必需，其不同组分发挥黏附、炎症刺激与播散和蛋白溶解等作用。毒素 A 为肠毒素，可引起肠上皮腺体分泌及受累黏膜出血。毒素 B 成为细胞毒素，作用与 A 毒素相同，单独不具备肠毒活性，但可在 A 毒素作用基础上加重肠道黏膜病变。蠕动因子可刺激肌肉收缩，引起腹痛、腹泻症状。宿主的免疫应答与难辨梭菌肠炎发病相关。出血性结肠炎属于特殊类型，其发病与产酸克雷伯菌有关。

临床表现　按症状出现与启用抗菌药物的时间间隔，通常分为早期发生与晚期发生。后者通常在停用抗菌药物后 2～8 周发生。半数以上的患者发生于使用抗菌药物后 4 天内。病情严重与否与发生时间无关。此病除表现腹泻程度严重外，多伴腹痛、高热、里急后重、便血。

难辨梭菌肠炎临床表现分为轻、中、重 3 型。轻型：每天排便 3～4 次，黄绿色黏液状，可有发热、腹痛，停用抗菌药物数天后症状即可缓解；中型：每天排便 10 余次，蛋花样，可见假膜和血便，伴腹痛发热；重型：每天排便 20 余次，常有刺鼻臭味，假膜呈大片或管状，中毒表现严重，可出现脱水、低蛋白血症、电解质紊乱、弥散性血管内凝血、休克，也可发生肠出血或肠穿孔。一些难辨梭菌肠炎严重病例进展为肠梗阻或中毒性巨结肠后腹泻量反会下降。

诊断与鉴别诊断　患者近 2 个月使用过抗菌药物，未检出病原体且排除其他原因所致腹泻，外周血白细胞增多和（或）血清白蛋白减少，肠镜检查可见肠黏膜节段性炎症和出血，从升结肠至直肠均可能受累，病理组织学可见上皮下层出血和水肿，偶见中性粒细胞。以上特征有助此病诊断。

难辨梭菌肠炎的诊断：具有上述难辨梭菌肠炎症状，同时检出产毒性难辨梭菌或粪便中鉴定出难辨梭菌毒素或产毒基因可确诊。多数患者外周血白细胞计数升高，中性粒细胞比例增加。粪便涂片可见白细胞和（或）红细胞，革兰染色可检出大量阳性杆菌。血清乳酸脱氢酶升高有助于诊断。组织培养检测难辨梭菌是诊断此病的金标准，但程序繁琐，很少单独应用。谷氨酸脱氢酶是难辨梭菌代谢产物，检测快速。纤维原细胞毒性试验是检测难辨梭菌毒素 A 和毒素 B 的金标准，但时间长、成本高，可用酶联免疫吸附法或聚合酶链反应代替。

鉴别诊断包括与抗菌药物无关的肠道病原体所致的急慢性肠炎，以及炎症性肠病、肠易激综合征、胶原性肠炎、缺血性肠炎或结肠癌等慢性肠疾病。

治疗　一旦确诊立即停用相关抗菌药物，恢复肠道菌群平衡，可遏制症状并清除感染，多数腹泻可缓解或消失。控制食量多可缓解渗透性腹泻。若诊断难辨梭菌肠炎，则根据病情轻重使用抗菌药物。轻型和中型患者口服甲硝唑，重型患者选用万古霉素。暴发性难辨梭菌肠炎治疗 48 小时无效、并发肠穿孔等重症病例，需外科手术治疗。

预后　多数均可自愈、治愈，部分重症患者预后很差。

预防　避免滥用抗菌药物，尤其是广谱抗菌药物，是预防此病的关键。高风险人群使用益生菌有一定预防作用。

（陆伟）

shìsuānxìng lìxìbāoxìng wèi-chángyán

嗜酸性粒细胞性胃肠炎（eosinophilic gastroenteritis，EG）　嗜酸性粒细胞浸润消化道所致的炎症性疾病。有明确病因者，如寄生虫感染、药物过敏、自身免疫疾病、嗜酸性粒细胞增多症、炎症性肠病、肿瘤、实体器官移植后反应称为继发性 EG。无明确病因者称为原发性 EG。原发性 EG 根据其受累部位和临床特征又可分为嗜酸性粒细胞性食管炎、嗜酸性粒细胞性胃炎、食物蛋白诱发肠炎和嗜酸性粒细胞性直肠炎。此病较少见，发病率约为1/10 万。多在 20～60 岁发病，婴幼儿少见。

病因及发病机制　尚不十分清楚。可能与过敏反应有关，其依据是：①约半数 EG 有过敏性疾病病史，包括支气管哮喘、明确的食物过敏、湿疹、过敏性鼻炎。②部分患者血 IgE 水平升高。

胃肠道的各个部分均有嗜酸性粒细胞，主要位于黏膜固有层，以盲肠、升结肠和阑尾最密集。在非特异性组织损伤、过敏原及寄生虫感染的刺激下，嗜酸性粒细胞在炎症部位聚集和活化，这一过程受 Th2 细胞和肥大细胞释放的细胞因子调节。活化的嗜酸性粒细胞脱颗粒，释放嗜酸性粒细胞来源的颗粒蛋白和多种细胞因子，作为效应细胞和免疫调节细胞引起局部炎症反应和组织损伤。

临床表现　典型临床病程为长期存在和间断发作，食物过敏（尤其是乳品）多见于儿童。病变可累及全消化道不同节段，最常受累的部位是胃和小肠。其临床表现取决于受累的节段和深度，分为黏膜病变为主型、肌层病变为主型和浆膜下病变为主型。

黏膜病变为主型 约占全部病例的50%，表现类似其他肠道炎症性疾病，腹部绞痛、恶心、呕吐和腹泻。病变累及范围较广者可表现为吸收不良和蛋白丢失性肠病、隐匿性消化道出血及贫血。约50%的患者有过敏性疾病或食物过敏史。80%的患者有外周血嗜酸性粒细胞增多，血IgE水平可能增高，特别是儿童患者。上消化道造影可发现胃窦黏膜增厚、结节不平。小肠造影显示黏膜增厚或成"锯齿状"，但消化道造影诊断嗜酸性粒细胞性胃肠炎的敏感性和特异性均不高。典型内镜表现：黏膜结节不平、息肉样隆起、红斑和糜烂。黏膜活检可发现组织中嗜酸性粒细胞增多（>20/HP）。

肌层病变为主型 占20%~30%。嗜酸性粒细胞浸润肌层可引起胃肠道管壁增厚、僵硬，表现出一系列消化道梗阻的症状，包括恶心、呕吐和腹部膨隆。根据受累部位不同，可表现为胃出口梗阻、小肠梗阻或结肠梗阻（较少见）。这一型患者较少有过敏史。实验室检查常发现外周血嗜酸性粒细胞增多。胃肠道造影可见管腔不规则狭窄、管壁增厚、僵硬，其中远端胃窦和近端小肠最常受累。

浆膜下病变为主型 约占全部病例的10%，表现为腹水，可合并其他两型的表现。腹水检查提示嗜酸性粒细胞比例明显升高。偶可出现嗜酸性粒细胞性胸腔积液。此型患者常有过敏病史和外周血嗜酸性粒细胞明显增多。

诊断与鉴别诊断 可采用Talley诊断标准：①存在胃肠道症状。②胃肠道一个或多个部位的活检证实嗜酸性粒细胞浸润。③胃肠道外的其他器官无嗜酸性粒细胞浸润。④除外寄生虫感染。80%的患者可有周围血嗜酸性粒细胞增多。一旦临床怀疑此病，必须进行内镜检查获得食管、胃及十二指肠的黏膜活检组织做病理学诊断。因病变分布不均，应多点取样。多部位活检阴性也不能完全除外此病。肌层病变为主型有时很难与癌、淋巴瘤或其他恶性肿瘤鉴别。

EG需与引起胃肠道嗜酸性粒细胞增多的疾病鉴别：①寄生虫感染。②嗜酸性粒细胞增多症。③炎症性肠病。④其他：药物过敏、结缔组织病和血管炎、麦胶性肠病、器官移植等。

治疗 食物过敏引起者，去除过敏食物或采用要素饮食，特别是对黏膜病变为主型患者。部分患者仅通过饮食治疗就可达到临床和组织学的缓解。病情比较严重、饮食治疗无法缓解者，可给予泼尼松，反应不佳者可静脉给药。其他抗过敏药物如肥大细胞稳定剂（色甘酸钠）、白三烯受体阻断剂（孟鲁斯特）、抗组胺药物（酮替芬）等也可使用。

预后 预后很好，初始治疗数月后，绝大多数患者不需继续应用泼尼松。有些患者可复发但容易控制。

（林三仁）

jíxìng huàisǐxìng xiǎocháng-jiéchángyán

急性坏死性小肠结肠炎（acute necrotic enterocolitis，ANEC）

以广泛出血、坏死为特征的肠道急性、节段性或弥漫性疏松结缔组织炎。又称急性出血性坏死性肠炎或急性出血坏死性小肠炎。曾称出血性肠炎、坏死性肠炎、节段性肠炎。呈散发，但有流行趋势。误诊率较高。

病因及发病机制 病因尚未完全明了，多认为源于细菌感染，以产生B毒素的Welchii杆菌（C型产气荚膜梭状杆菌）为主。B毒素作用于肠壁血管，使之痉挛、凝血，肠壁各层充血、水肿、炎症细胞浸润，血管壁呈纤维样变性，小血管内血栓形成、出血、坏死及多发溃疡形成。病变轻重不一，初始病变为炎症、出血、坏死，可呈散在、节段性。随病情迅即发展，肠壁扩张，肠内充满暗红色粪便、坏死物质和积气，肠壁平滑肌呈玻璃样变，进而发生斑片状坏死，少数病变波及浆膜层，甚至穿孔，有灰黄色纤维素性渗出物。镜检见坏死灶周围有单核细胞、中性粒细胞和嗜酸性粒细胞浸润，水肿、渗出和广泛出血，静脉和毛细血管扩张，肠系膜广泛充血、水肿，淋巴结有不同程度肿大。饮食因素、营养不良、蛋白质缺乏，食物中所含胰蛋白酶缺乏也可能与ANEC发病有关。

临床表现 起病急，常有饮食不当、受寒、摄入变质肉类等诱因，缺乏前驱症状，多以腹痛、腹泻、便血和发热起病。①腹痛：为首发主要症状，多位于脐周和上腹部，亦可在下腹部，晚期可全腹部，为持续性隐痛，有阵发性绞痛伴恶心、呕吐，严重者有呕血或咖啡样物。②腹泻、便血：多在起病或病后次日出现，每发于剧烈腹痛后，腹泻初为黄色水样或蛋花汤样，不久为血性、赤豆汤、洗肉水或果酱样，血量较大者呈暗红色或有血块，常混有灰白色腐肉状坏死物，有恶臭。腹泻每天数次至数十次不等，里急后重不明显。严重者腹痛加剧，频繁呕吐，大量血便，腹胀明显，出现脱水、电解质紊乱和代谢性酸中毒，不久出现中毒性休克，烦躁不安，面色灰白，四肢厥冷、皮肤紫红花纹、脉速、血压下降和神志改变。需注意此病发生麻痹性肠梗阻时，因肠蠕动缺乏，血便排出障碍而减少，貌似好转。③腹部体征：腹胀明显，可见肠型，腹壁紧张，有压痛、反跳痛，部位不固定，重者有肠麻痹，肠鸣音减少或消失，有腹水者可出现腹部移动性浊音。

因病变部位、范围、程度与机体反应差异，临床表现不一，常见者有以下 5 种类型：①肠炎型：病变初期表现为发热、腹痛、水样便伴恶心、呕吐。②便血型：继发热、腹痛，迅即多次便血，以血水样或暗红色血液为主。③中毒性休克型：早期出现乏力、发热、寒战、神志障碍等全身中毒症状，迅速发生休克，常无多量血便。④腹膜炎型：明显腹痛、恶心、呕吐、腹胀、腹壁紧张、压痛等急性腹膜炎征，腹腔有血性渗出。⑤肠梗阻型：少数患者起病为腹痛、腹胀、呕吐和排便、排气停止，肠鸣音减弱或消失。

诊断与鉴别诊断 根据腹痛、腹泻、便血、呕吐和发热，白细胞与中性粒细胞增多，白细胞多在（10～20）×10^9/L，甚至可达 30×10^9/L，明显核左移，或突然腹痛后出现中毒性休克表现，应考虑此病：①粪便呈血性、洗肉水或果酱样，镜下见大量红细胞、脓细胞，偶见脱落肠黏膜。对麻痹性肠梗阻而无血便者，直肠指检有助于诊断。②腹部 X 线平片见小肠充气膨胀或有液平面；钡灌肠可见肠壁增厚、水肿、结肠袋消失，重者肠壁间有气体或囊样积气及不规则致密阴影团等肠

壁坏死表现，但急性期或重症患者禁忌此检查。

此病应与以下疾病鉴别：①中毒性痢疾。②急性克罗恩病。③腹型过敏性紫癜。④绞窄性肠梗阻。⑤急性阑尾炎。⑥急性胰腺炎。⑦阿米巴痢疾。⑧暴发性溃疡性结肠炎。

治疗 以非手术治疗为主。

内科治疗 包括支持疗法，纠正水、电解质紊乱与酸碱失衡，抗感染以缓解中毒症状，防治休克等。

加强支持疗法 ①禁食：轻者禁食 1 周，重者需禁食 2～3 周，病情危重者应行肠外营养支持。②腹胀呕吐者给予胃肠减压，伴肠梗阻者应持续进行。③腹痛者给予阿托品或山莨菪碱肌内注射，腹痛剧烈者静脉滴注。④高热、烦躁者可物理降温，应用解热剂、吸氧。⑤便血者可给予云南白药等。

纠正水、电解质紊乱与酸碱失衡 此病失水、失钠和失钾多见。应根据病情决定和调整输液总量和成分。给予碱性药物纠正酸中毒。少量多次输血浆、鲜血利于改善全身状况。

抗感染 C 型产气荚膜梭状杆菌感染者极可能有痢疾杆菌、致病性大肠埃希菌等细菌继发感染，常用多种组合有效抗生素控制肠道细菌特别是厌氧菌生长，常用抗生素有氨苄西林、氯霉素、庆大霉素、卡那霉素、头孢他啶及甲硝唑等。一般联合应用两种药物。

其他措施 ①糖皮质激素：对高热、脉速、意识障碍、血压不稳或中毒性休克危重患者，静脉给予氢化可的松或地塞米松。②抗休克：尽快补足有效循环血量。根据病情输血浆、鲜血或人

血白蛋白等胶体液，必要时谨慎酌用血管活性药物。中毒性休克早期或表现为皮肤厥冷、花斑的休克者加用山莨菪碱。③抗毒血清：Welchii 杆菌抗毒血清静脉滴注。④补充胰酶：水解产气荚膜杆菌的 B 毒素，减少吸收，清除肠道坏死组织。

手术治疗 适应证：①肠穿孔。②严重肠坏死，腹腔内有脓性或血性渗液。③大量肠出血，内科治疗无效出现失血性休克者。

（姚希贤）

jíxìng wèi-chángyán

急性胃肠炎（acute gastroenteritis）

胃肠道黏膜的急性炎症。接触被病原微生物污染的食物和水所致。常见于夏秋季。共同特点是腹泻、有集体发病或家庭多发现象。因口服补液盐的广泛使用，死亡率显著下降，但仍是 5 岁以下婴幼儿主要的死亡原因。

病因及发病机制 ①食物源性：进食被病毒或细菌污染的不洁食物所致，前者多为诺瓦克样或杯状病毒，儿童严重病例多为轮状病毒，还有腺病毒和星状病毒。细菌主要有沙门菌、肠杆菌、葡萄球菌、大肠弯曲杆菌、大肠埃希菌、耶尔森菌和某些弧菌等。②水源性：饮用或接触被病原微生物污染的水。③其他原因：服用药物如水杨酸盐类、磺胺、某些抗生素，或误服强酸、强碱及农药等。

临床表现 一般急性起病，持续 1～6 天，病程为自限性。表现为恶心、呕吐、腹泻、食欲降低、头痛、肠胃胀气、上腹部烧灼感、腹痛、腹部痉挛、血便（可能感染阿米巴、弯曲菌、沙门菌、志贺杆菌或大肠埃希菌致病株）、虚弱。每天排数次至数十次水样便，黄色或黄绿色，含少量

黏液，伴发热、寒战、头痛等。少数病例可因频繁吐泻，导致脱水及电解质紊乱、酸中毒。儿童患者表现为嗜睡或睡眠缺乏、低热、脱水（黏膜干燥、心动过速、皮肤弹性差、皮肤变暗、囟门及眼球凹陷、黑眼圈、玻璃状眼睛、循环灌注不足），可致休克。

诊断与鉴别诊断 依据病史、症状和体格检查可诊断此病。病史应包括进食、饮水、游泳、旅行、服药、误服毒物等情况。症状应包括家人及周围人群有无类似情况。

单纯急性胃肠炎无特异性诊断试验。实验室检查外周血白细胞数增加，中性粒细胞计数及比例增高。X 线检查见病变黏膜粗糙、激惹。内镜检查见胃黏膜充血、水肿、渗出、斑点状出血或糜烂等。若发热、血便、腹泻持续 2 周或更长，需做粪便细菌培养，查找病原微生物，必要时显微镜检测寄生虫、虫卵和包囊。直肠检查、全血细胞计数、电解质和肾功能检查有助于鉴别诊断。若症状明显，特别有高危地区旅行史者，仅粪便检查即可确诊。

此病需与下列疾病鉴别：①抗菌药物相关性肠炎。②全身感染性疾病：如肺炎、败血症、尿道感染和脑膜炎。③外科疾病：如阑尾炎、胆囊疾病、憩室炎、肠套叠或先天性巨结肠。④内分泌疾病：如甲状腺功能亢进和艾迪生病。⑤其他：如胰腺外分泌功能不全、短肠综合征、惠普尔病。

治疗 ①急性病毒性胃肠炎：属自限性疾病，不需药物治疗，主要是补液，纠正电解质和酸碱失衡。卧床休息，停止一切对胃有刺激的饮食和药物，可短期禁食或给予易消化、清淡、少渣流质饮食。鼓励饮水，但含糖饮料不宜。呕吐频繁者饮水宜少量多次。轻至中度脱水幼儿，可口服补液盐。呕吐严重者可给予甲氧氯普胺和昂丹司琼。②怀疑或确认有细菌感染：可给予抗生素治疗，常用喹诺酮类或大环内酯类。痉挛性腹部疼痛可给予解痉剂东莨菪碱。③小儿秋季腹泻：多为肠道病毒感染所致，抗生素无效。若腹泻次数不多，可正常哺乳，腹泻严重者需短暂禁食。世界卫生组织推荐婴幼儿胃肠炎 2 周后补充锌剂。口服益生菌制剂可防治急性胃肠炎，特别是病毒性胃肠炎。

预防 ①接种疫苗：已有预防婴儿轮状病毒感染疫苗 Rotateq，用于 6~32 周婴儿。伤寒杆菌和霍乱弧菌疫苗用于高危地区旅游人群接种。②加强饮食卫生：正确烹调和存放食物，避免食用可疑食品和水。③加强环境卫生：严格监督餐饮卫生，严密监测水源质量。

（陆 伟）

gǎnrǎnxìng fùxiè

感染性腹泻（infectious diarrhea）

细菌、病毒、寄生虫感染引起的腹泻。《中华人民共和国传染病防治法》定义除霍乱、细菌性和阿米巴性痢疾、伤寒和副伤寒以外的感染性腹泻称为感染性腹泻，属丙类传染病。因摄入某些微生物的代谢产物及化学性（如砷、汞、有机磷农药等）、生物性（河豚、毒蘑菇等）毒素而引起腹泻等症状，称食物中毒。

病因及发病机制 病因明确。①细菌：弧菌、沙门菌、致病性大肠埃希菌、空肠弯曲菌、小肠耶尔森菌及放线菌等数十种。②病毒：主要有轮状病毒、诺瓦克样病毒或杯状病毒、星状病毒、腺病毒。③真菌：主要是白色念珠菌。④寄生虫：蓝氏贾第鞭毛虫、隐孢子虫、阿米巴原虫等。肉、奶制品常与葡萄球菌毒素有关，禽、蛋加工卫生不严格常涉及沙门菌感染，生鱼、海鲜可能受染副溶血弧菌最多。

不同病原体致此病发病机制不同。①肠致病性大肠埃希菌：引起婴儿腹泻，通过肠毒素（包括耐热毒素和不耐热毒素）致病，其中前者通过激活鸟苷酸环化酶促进小肠黏膜分泌，后者激活肠上皮细胞膜腺苷酸环化酶而促进分泌。②肠侵袭性大肠埃希菌：侵入肠黏膜上皮并在细胞质中繁殖，其产生的内毒素导致细胞破坏，引起炎症反应和溃疡。③耶尔森菌：产生的肠毒素促进分泌；产生一种细胞毒素致小肠、结肠组织病变；直接侵犯和损伤结肠。④轮状病毒：主要侵犯十二指肠和空肠，致上皮细胞变性，绒毛变短，继而坏死，造成小肠消化吸收乳糖、蔗糖功能受抑制，后者在肠道内的集聚通过渗透机制引发腹泻等症状。⑤杯状病毒：空肠病变，可引起肠上皮细胞内线粒体肿胀，绒毛变短变粗，但少见细胞坏死，同样通过糖类和脂类吸收障碍增高渗透压的机制引发腹泻和呕吐。⑥蓝氏贾第鞭毛虫：破坏小肠上皮的紧密连接，诱导上皮细胞凋亡，糖类吸收下降、电解质分泌增加致腹泻。

临床表现 因病原体不同而异。①细菌感染：致病性大肠埃希菌感染常见，轻者黄色蛋花样便，量多，每天 3~5 次；重者可有发热、呕吐、腹痛、腹胀，粪便形状可呈黏液脓血便，可见病房或婴儿室暴发发病。肠出血性大肠埃希菌感染潜伏期 3~4 天，痉挛性腹痛，初期水样泻，后呈特征性血水便，5~7 天后自愈，部分患者进展发生溶血尿毒症综合征。空肠弯曲菌感染多见于儿童和青年，潜伏期 1~7 天，呈半天到 1 天的发热、不适，随即出现急性肠炎症状，腹痛，每天排便 10 次以上（多为血性稀便），病程多为 5~7 天，少数可超过 1 周。气单胞菌所致急性胃肠炎：潜伏期 1~2 天，症状多较轻，腹泻水样便，2 岁以下儿童可表现痢疾样症状，病程多 2~5 天，重症病例可延长至 1~2 周。类志贺毗邻单胞菌肠炎多为轻症腹泻，稀水便，病程数日到 1 周。②病毒感染：不同类型轮状病毒感染临床表现不同。A 组轮状病毒多感染婴幼儿，潜伏期 2~3 天，起病急，腹泻频繁，黄绿色稀便或水样便，有酸臭味，腹泻可持续 3~7 天，少数长达 2 周；B 组多致成人发病，潜伏期 3 天，起病急剧，大量水样便，发热少见，病程多在 5~6 天；C 组主要侵袭儿童，潜伏期约 24 小时，可表现发热、腹泻、腹痛、恶心、呕吐等，病程 2~3 天。杯状病毒感染的潜伏期 1~2 天，症状与轮状病毒感染相似，每天排便数次或十数次，黄色稀便或水样便，伴低热、不适，症状持续 1~3 天。③蓝氏贾第鞭毛虫感染：急性期表现为暴发性水泻，伴腹胀、腹痛；慢性期则表现间断黄色、泡沫状稀便，可伴乏力、体重减轻。隐孢子虫所致腹泻多为水样便，丢失液体严重，艾滋病患者尤甚。④感染性食物中毒：多有同时进餐者集体发病的流行病学特点。常表现腹痛、腹泻、呕吐等，呕吐物多为食物、胆液等，多伴发热，病程多 1~3 天。

诊断与鉴别诊断 此病临床表现多无特异性。流行病学资料是诊断的重要依据。例如，是否进食疑似污染的食物或不洁水；到热带、亚热带欠发达地区旅游应考虑产肠毒素大肠埃希菌、沙门菌等细菌感染；到北美山区、俄罗斯圣彼得堡等旅游应考虑蓝氏贾第鞭毛虫致病。潜伏期超过 8 小时肠道感染可能性大，潜伏期短食物中毒的可能性大。疑似污染食品应做病原生物学检查；粪便镜检及暗视野观察。血培养难有阳性结果。

此病需与下列疾病进行鉴别：①非感染性急性腹泻：如过敏性紫癜、变态反应性胃肠病、移植物抗宿主病、尿毒症、甲状腺危象、急性出血性坏死性肠炎、急性放射性肠炎、急性溃疡性结肠炎。②非感染性慢性腹泻：包括炎症性肠病、胶原性肠炎、缺血性肠炎、酒精性腹泻、胰源性腹泻、肠肿瘤、肠易激综合征、内分泌代谢障碍疾病、尿毒症、糙皮病、硬皮病等所致腹泻和功能性腹泻、药物性腹泻。③化学性、生物性等食物中毒。

治疗 ①细菌性腹泻：除志贺菌、沙门菌等以外，多数细菌感染腹泻可自愈。抗菌药物在肠出血性大肠埃希菌感染者可诱发溶血尿毒症综合征。空肠弯曲菌多数菌株对红霉素、庆大霉素和四环素等敏感，但对青霉素、头孢菌素、磺胺类等耐药。伤寒、副伤寒以外的其他沙门菌对复方磺胺甲噁唑、氨苄西林、氯霉素、喹诺酮等敏感。小肠结肠炎耶尔森菌对复方磺胺甲噁唑、四环素、氯霉素、第三代头孢菌素、喹诺酮等敏感。②病毒性腹泻：属自限性，无特效治疗，主要是纠正脱水和电解质紊乱。③寄生虫感染：蓝氏贾第鞭毛虫感染用甲硝唑、替硝唑或呋喃唑酮。隐孢子虫感染治疗用硝唑尼特、巴龙霉素。④感染性食物中毒：多源于病原微生物的代谢产物，呈自限性，抗菌药物无益，若病情不严重不宜用药物镇吐、止泻。主要是防止脱水，纠正电解质和酸碱失衡。

预后 多良好。若处理不当和出现危及生命的并发症，有一定病死率。

预防 手卫生、食品卫生、环境卫生与饮用水卫生是预防感染性腹泻的关键。健康教育也很重要。食品加工、储存过程应按国家相关法律严格执行卫生要求。自来水不能普及地区，需保护水源并进行饮水消毒。根据状况开展针对性预防接种。

（陆 伟）

lǚyóuzhě fùxiè

旅游者腹泻（traveler's diarrhea）

旅行期间或稍后成人每天有 3 次以上未成形便，儿童未成形便频率为平时 2 倍以上。腹泻常伴恶心、呕吐、腹痛、黏血便及发热等，甚至包括症状轻微但影响旅行计划的肠道功能紊乱。发生率为 8%~50%，根据旅游者国籍、目的地不同而变化。大多每次发病于一次旅行中，由经济发达地区到经济欠发达地区旅游者，发生腹泻的概率较高。

此病多源于食用被病原生物污染的食物或水。因不良卫生习惯及胃肠道免疫功能发育不完全，儿童比成人易患。此病绝大多数具有传染性，其病原有细菌、病毒、真菌、寄生虫等。20%~35% 的患者未能检出病原体，而被称为"非特异性急性胃肠炎"。病理改变多数见于小肠。大肠埃希菌可侵犯结肠，肠道黏膜有充血、水肿、炎性渗出、坏死和糜烂。

临床表现为便急、里急后重、

腹部绞痛、恶心、乏力、发热、呕吐、黏液便、血便等。病原体可分为非侵袭性和侵袭性两类。病毒及大多数细菌等非侵袭性病原体感染者病变在小肠，全身中毒症状不明显，无发热或明显腹痛，腹泻为水样便，量多，不伴里急后重，易导致失水与酸中毒，粪便内无炎症细胞，病程较短。志贺菌、沙门菌、产气荚膜杆菌等和某些特殊的病毒等侵袭性病原体所致腹泻，肠道病变明显，可排出炎性渗出物，主要累及结肠，全身毒血症状明显，有发热、腹痛和里急后重，腹泻多为黏液血便，或血性水样便，便次多而量少，粪便镜检时有大量脓细胞和红细胞，乙状结肠镜检查可见弥漫性充血性炎症及浅表溃疡。同一种病原体可有多种腹泻的发病机制参与，临床表现可重叠出现或先后出现。

根据患者旅游地的流行病学史、发病季节、临床表现和粪便性状进行临床诊断，同时必须判定有无脱水、电解质紊乱和酸碱失衡等。

治疗旨在维持水电解质平衡、保持营养状况、减少腹泻次数及严重程度、对抗或清除病原微生物。病毒性腹泻是自限性疾病，可不需特殊处理而自愈。病情较重者需对症处理。细菌性腹泻多用抗生素，微生态制剂、收敛药和抗肠液分泌药等均有助于治疗。分泌性腹泻以补液疗法为主，病因治疗为辅；侵袭性腹泻除补液外，尚需积极进行病因治疗。

（陆　伟）

chángjiéhé

肠结核 （intestinal tuberculosis）

结核分枝杆菌引起的肠道慢性特异性感染性疾病。是中国的常见传染病，好发于卫生条件差的居住区和经济条件差的人群。病变多位于回盲部（回盲瓣及其相邻的回肠和结肠），随病情发展可累及远段结肠和近段小肠，胃和食管结核少见，始发于小肠或结肠者偶见。此病多见于中青年女性。

病因及发病机制　人型结核分枝杆菌是主要致病菌，少数因饮用未经消毒的带菌牛奶或乳制品而感染牛型结核分枝杆菌。主要经口感染，患者常有活动性肺结核，或与开放性肺结核患者有密切接触。致病菌进入肠道后多在回盲部引起病变，可能与下列因素有关：①含结核分枝杆菌的肠内容物在回盲部停留较久，肠黏膜感染机会增加。②回盲部有丰富的淋巴组织，易受结核分枝杆菌侵犯。③机体免疫力下降时隐性结核菌感染进展为肠结核。盆腔结核病灶（如女性生殖器结核）直接蔓延或血行播散（如粟粒性结核）引起者少见。

病理　大体病理分为溃疡型、增生型和混合型3类，前两者多并存。病变分布呈节段性或连续性，病变肠段黏膜充血水肿，溃疡或（和）结节样增生，可有炎性息肉、黏膜桥和瘢痕形成等改变，后期可发生肠壁增厚、变硬，导致肠腔狭窄。病变肠段与周围组织紧密粘连形成包块，腹腔淋巴结肿大。有的可合并结核性腹膜炎、腹水。因溃疡基底多有闭塞性动脉内膜炎，并发肠出血少见。因病情发展较慢，病变肠段与周围组织紧密粘连，一般不发生急性穿孔。病理组织学表现为肠壁全层慢性炎症、纤维化和上皮样肉芽肿形成。干酪样坏死性肉芽肿是肠结核的特征性改变，在周围肠系膜淋巴结几乎所有病例均可发现，个别病例除外，抗酸染色有时可见结核杆菌。

临床表现　①腹痛：多位于右下腹或脐周，间歇性发作，常为痉挛性阵痛伴腹鸣，多于餐后加重，排便或肛门排气后缓解。②腹泻：排便次数因病变程度和范围不同而异，粪便不成形或呈水样，肉眼血便少见。少数患者有便秘或腹泻与便秘交替。③体重下降：随病程进展呈进行性消瘦。④结核中毒症状：表现为长期不同热型的发热，伴盗汗。⑤肠外结核表现：可伴肠外结核特别是活动性肺结核的临床表现。腹部查体常有右下腹压痛，可触及包块，常位于右下腹，一般较固定，质地中等。合并结核性腹膜炎者可有相关临床表现。并发症见于晚期患者，以肠梗阻多见，并发瘘管、腹腔脓肿和肠出血者少见，急性肠穿孔罕见。

诊断与鉴别诊断　有以下情况者应考虑此病：①中青年患者有腹痛、腹泻、体重下降、发热、盗汗，伴右下腹压痛或右下腹包块。②结肠镜检查见回盲部肠黏膜溃疡和（或）结节样增生，有环形溃疡、回盲瓣口固定开放者更支持此病。③X线小肠钡剂检查发现末段回肠跳跃征、溃疡、肠管变形和肠腔狭窄等征象。

若伴以下情况之一或全部，且排除其他疾病者可拟诊此病：①活动性肺结核。②结核菌素试验呈强阳性，或结核感染T细胞斑点试验阳性。活检找到干酪样坏死性肉芽肿可确诊。活检抗酸杆菌染色或结核杆菌聚合酶链反应阳性有助于诊断。诊断困难可予诊断性抗结核治疗，若治疗2~4周症状明显改善，2~3个月后复查结肠镜病变痊愈或明显好转，可临床诊断肠结核，继续完成正规抗结核治疗，病情无复发者可临床确诊。手术探查在病变肠段或肠系膜淋巴结发现干酪样坏死性肉芽肿可确诊。

此病需与各种肠道感染性或非感染性炎症疾病及肠道肿瘤鉴别，其中与克罗恩病的鉴别尤为重要，但较困难。因干酪样坏死性肉芽肿的检出率不超过1/3，两者鉴别需根据临床表现、结肠镜所见及活检进行综合分析。

治疗 强调早期、正规治疗。①休息与营养：旨在增强患者抵抗力，是治疗的基础。②抗结核化学药物治疗：是治疗的关键。③对症治疗：腹痛可用抗胆碱能药物。摄入不足或腹泻严重者应纠正水、电解质与酸碱平衡紊乱，不完全性肠梗阻者需行胃肠减压。④手术治疗：适用于纤维狭窄所致完全性或不完全性肠梗阻者、急性肠穿孔者、慢性肠穿孔形成瘘管或腹腔脓肿经内科治疗无效者、肠道大出血经积极治疗不能有效止血者及诊断困难需剖腹探查者。

预后 若可早期、正规治疗，此病可痊愈。

预防 改善卫生条件、改变饮食习惯、加强食品卫生、提高机体免疫力是预防此病的根本。肺结核早期诊断和积极治疗，使痰菌尽快转阴及杜绝患者痰菌扩散可预防此病的发生。

（胡品津）

Bèihèqiètè zōnghézhēng

贝赫切特综合征（Behçet syndrome） 以口腔溃疡、外阴溃疡、眼炎及皮肤损害为常见症状，以血管炎为病理基础，一种原因不明、慢性反复发作的多系统疾病。因1937年由土耳其皮肤科医生贝赫切特（Behçet）首次报道而得名。曾称白塞病。公元148～211年，中国东汉时期医学文献《金

匮要略》记载的"狐惑病"，其症"状如伤寒（全身炎症），蚀于喉为惑（口咽溃疡），蚀于阴为狐（外阴溃疡），……目赤如鸠眼（眼症状）"。这段描述，颇类似现代的贝赫切特综合征。

病因及发病机制 病因尚不清楚，发病机制与自身免疫有关。

临床表现 除口腔溃疡（发生率98%～99%）、外阴溃疡（76%～86%）、眼炎（35%～42%）、皮肤病变（62%～69%）等外，可伴多系统损害。其中胃肠道病变发生率10%～35%，症状有腹痛、腹胀、恶心、呕吐、腹泻、消化道出血、胸骨后痛、吞咽困难等，严重者可形成穿孔或瘘管。病变好发部位依次为回盲部、结肠、小肠、十二指肠、胃和食管。

诊断与鉴别诊断 此征无特异性诊断指标，根据1989年国际研究组制定的诊断标准（敏感性91%，特异性96%）：①反复口腔溃疡：每年至少发作3次。②反复外阴溃疡。③眼病：葡萄膜炎、视网膜血管炎、玻璃体混浊等。④皮肤病变：结节红斑、假性毛囊炎、脓性丘疹等。⑤针刺反应阳性：以20号针头斜刺入前臂皮肤5mm，24～48小时出现红色丘疹>2mm。凡具备第一项，加上其余四项中的任何两项，即可诊断。

此征需与可产生溃疡的其他消化道炎症性病变鉴别，特别是克罗恩病和肠结核，要点如下：①病史和体征。②胃肠道溃疡的形态和周围黏膜的特点：此征溃疡多为圆形或卵圆行，底部干净、周边整齐；克罗恩病的溃疡多呈匐行性或纵行，周围黏膜呈铺路石样；肠结核的溃疡深、不规则、表面附苔。③伴随病变：易伴多系统病变；克罗恩病与肠结核此点不如此征突出。④皮肤针刺试

验：对此征的敏感性为60%～80%，特异性为90%，故有一定的鉴别意义。⑤病理学检查：此征突出表现为血管炎；克罗恩病则为全壁炎、裂隙状溃疡、非干酪样坏死性肉芽肿；肠结核可有干酪样坏死、抗酸杆菌阳性等。此征尚需与干燥综合征、系统性红斑狼疮等自身免疫性疾病鉴别。

治疗 糖皮质激素治疗有效。病情较重、血管炎表现较突出或有中枢神经系统病变者应加用免疫抑制剂，如环磷酰胺、环孢素、沙利度胺、甲氨蝶呤、硫唑嘌呤等；对难治者，特别是有中枢神经系统病变或眼病者，抗肿瘤坏死因子α单抗联合免疫抑制剂的疗效优于免疫抑制剂单独应用，被认为是具有前景的疗法。

（潘国宗）

chánggěngzǔ

肠梗阻（intestinal obstruction） 肠内容物在肠道中通过受阻。临床表现为腹痛、腹胀、呕吐、排便排气障碍。严重者有肠壁血供障碍，继而发生肠坏死，是常见的急腹症之一。

病因及分类 按病因分为：①机械性肠梗阻：最常见，见于90%以上的急性肠梗阻，如肠粘连、肠管炎症或肿瘤、肠外肿块压迫、绞窄性疝、肠套叠、肠扭转、蛔虫团堵塞肠腔等。②运动性肠梗阻：主要由于肠壁肌肉活动异常，致使肠内容物不能运行，可分为：麻痹性肠梗阻：又称无动力性肠麻痹，因感染中毒、低血钾、脊髓炎、甲状腺功能减退、腹部手术等使肠管扩张蠕动消失，不能将肠内容物推向前进而引起；痉挛性肠梗阻：偶见于肠道炎症或功能紊乱，为短暂性，源于肠肌痉挛性收缩致肠腔缩小。③血运性肠梗阻：源于肠管血运障碍

而致肠麻痹，可见于肠系膜血管栓塞或血栓形成。

按肠壁有无血运障碍分为：①单纯性肠梗阻：只有肠内容物通过受阻，而无肠管血运障碍。②绞窄性肠梗阻：指肠梗阻伴肠壁血运障碍。

按梗阻部位分：①高位肠梗阻：指空肠上段部位的梗阻。②低位肠梗阻：指回肠末段和结肠部位的梗阻。

临床表现 ①腹痛：为阵发性绞痛，发作间歇期疼痛缓解，伴高亢肠鸣音，肠腔积液、积气时肠鸣音呈高调金属音或气过水声。麻痹性肠梗阻可无腹痛，肠鸣音减弱或消失。若阵发性绞痛转为持续性剧烈腹痛，则应注意已发展为绞窄性肠梗阻的可能。②呕吐：高位肠梗阻呕吐出现较早且频繁，呕吐物为胃十二指肠的内容物；低位小肠梗阻呕吐出现较晚，呕吐物为积存在肠内经发酵的肠内容物。③腹胀：程度与梗阻部位有关，多发生于腹痛后。低位小肠梗阻者腹胀明显，可见胃型、肠型和胃肠蠕动波。麻痹性肠梗阻者腹胀突出。绞窄性肠梗阻者腹部呈不对称性膨胀，可触及膨大的肠袢。④排气与排便停止：完全性肠梗阻者排便排气停止，不完全性肠梗阻、高位肠梗阻仍可排便排气，绞窄性肠梗阻可排稀便或血性黏液。

查体：①心率：单纯性肠梗阻失水不重者心率正常。心率加快是低血容量与严重失水的表现。绞窄性肠梗阻因毒素吸收，心率加快明显。②体温：正常或略升高。体温升高是肠管绞窄或肠管坏死的征象。③腹部体征：高度扩张的肠管有压痛，绞痛时伴肠型或肠蠕动波，可闻及气过水声和高调金属音。听诊时应注意肠鸣音音调的变化。局部压痛伴腹肌紧张及反跳痛为绞窄性肠梗阻的体征。

诊断 根据腹痛、腹胀、呕吐、停止排气排便，查体见肠型，腹部压痛、肠鸣音亢进或消失，X线腹部透视或立位腹平片可见肠腔扩张与多个液平面即可诊断。

治疗 旨在缓解梗阻，恢复肠管通畅。

非手术治疗 ①胃肠减压：可减少胃肠道内的气体、液体，减轻肠腔膨胀，有利于缓解腹胀，恢复肠壁血液循环，减少肠壁水肿。②补液：急性肠梗阻易出现水电解质紊乱及酸碱失衡，因此应根据梗阻的部位、时间长短及患者的呕吐情况等补充水与电解质。③应用抗生素：肠梗阻时肠黏膜屏障功能受损，易发生细菌移位，肠壁和腹膜常有多种细菌感染（如大肠埃希菌、梭状芽胞杆菌、链球菌等），应给予抗革兰阴性杆菌为主的广谱抗生素。④应用生长抑素：可抑制胃、肠、胰腺及胆汁的分泌，减轻肠腔内消化液大量积聚而导致的肠管扩张和缺血性改变，有利于肠壁血液循环的恢复，并降低肠黏膜通透性，维护黏膜屏障的完整性，减轻毒素吸收和细菌移位，加速炎症消退，对于肠梗阻的非手术治疗有积极意义。⑤其他：单纯性机械性肠梗阻，尤其是早期不完全性肠梗阻，如蛔虫、粪块堵塞或炎症粘连所致的肠梗阻，可给予液状石蜡、生豆油或菜油由胃肠减压管注入，亦可用中药大承气汤加减治疗。

手术治疗 经上述治疗无缓解，疑诊肠绞窄坏死者应行手术治疗。手术方式因梗阻原因而异：①粘连松解术、复位术。②肠袢间短路吻合术。③肠造瘘术：一般适用于结肠梗阻，如乙状结肠癌合并肠梗阻。④肠切除、肠吻合术。

(李 岩)

mábìxìng chánggěngzǔ

麻痹性肠梗阻 （paralytic ileus）

神经抑制或毒素刺激致肠壁肌运动紊乱，肠内容物不能正常转运，但无器质性肠腔狭小。

常见原因：①腹部手术及腹腔感染。②全身脓毒血症，胸腹部或脊柱、中枢神经损伤。③腹膜后病变，如感染、出血、肿瘤等。发病机制尚不十分清楚，可能与支配肠壁的交感神经过度兴奋，致肠壁出现暂时性抑制状态有关。

患者腹胀明显，常累及全腹，腹痛为持续性胀痛或不适，较机械性肠梗阻轻。呕吐呈溢出性。病程进展可出现脱水、毒血症状、休克、肠穿孔和腹膜炎等。

根据病史、临床表现，结合X线检查可确诊。腹部立位X线平片检查可见全部肠袢充气扩张及肠腔内多个液平面。少数病例仅个别肠袢发生局限性麻痹性肠梗阻。

治疗：①针对病因进行相应治疗。②非手术疗法：是该病的主要治疗手段，多数可痊愈。药物治疗：各种副交感神经兴奋剂，如毒扁豆碱、新斯的明等，对预防和治疗麻痹性肠梗阻有一定疗效。乙酰胆碱为副交感神经的递质，可有效刺激肠蠕动。尚可应用中药促进肠蠕动。胃肠减压：适用于腹胀明显，影响呼吸循环者。脊髓麻醉或腰交感神经阻滞：适用于胃肠减压和药物治疗无效者，通过抑制内脏交感神经治疗该病，有一定疗效，但疗效短暂。纠正电解质紊乱和酸碱失衡。③手术疗法：适用于胃肠减压等非手术疗法失败，或不能排除机械性或绞窄性肠梗阻者，可行肠减压造瘘术。

（李 岩）

jiǎxìng chánggěngzǔ
假性肠梗阻（intestinal pseudo-obstruction）

肠神经和（或）肠肌肉病变所致的肠道运动功能障碍，具有肠梗阻的临床表现但无机械性肠梗阻的证据。

此病分为急性和慢性两种。绝大多数急性假性肠梗阻可找到病因或诱因，如腹部外伤、腹部大手术、心血管或呼吸系统疾病、感染、电解质紊乱、药物反应等，导致肠神经系统功能紊乱和肠壁肌舒缩障碍，引起麻痹性肠梗阻，或肠壁肌短暂性痉挛，引起痉挛性肠梗阻。急性假性结肠梗阻是急性假性肠梗阻的重症型，以急性进行性结肠积气扩张为特征，需紧急处理。

慢性假性肠梗阻分为原发性和继发性两类。原发性源于肠神经系统、Cajal 间质细胞和肠平滑肌细胞损害，具有家族遗传倾向；继发性则是全身性疾病的并发症，如结缔组织病、内分泌疾病、炎症性疾病、神经系统疾病和肿瘤等。患者多从儿童或青少年时期即出现肠梗阻表现。因慢性病程可导致营养不良、体重下降，并伴原发病的表现。病变可累及局部或全部消化道，以慢性假性小肠梗阻最常见，仅累及十二指肠称巨十二指肠症；累及结肠称巨结肠。先天性慢性假性结肠梗阻又称赫希施普龙病（Hirschsprung disease），是常见的小儿消化道发育畸形，其特点为肠壁肌神经节细胞缺如，导致病变肠段功能丧失、持续收缩，近段结肠被动扩张。

此病需结合病史、临床表现、影像学、胃肠动力、实验室检查和组织学检查等综合判断，重点应与机械性肠梗阻鉴别。原发病的存在对继发性肠梗阻的诊断具有重要参考价值，此病尚可伴胃肠道和泌尿道多部位梗阻或动力障碍，这对诊断有提示作用。X 线检查可除外机械性梗阻；消化道测压有助于判断肠动力异常；实验室检查虽无特异性，但有助于明确继发性肠梗阻的病因；无功能肠段肠壁全层活检是诊断此病的金标准。

治疗首选对症支持疗法，包括调整饮食、胃肠减压、应用抗生素及促动力药物、营养支持等，旨在缓解症状和恢复肠蠕动功能，改善全身状况。除病变肠段较短、先天性巨结肠、内科治疗无效及肠穿孔等并发症外，应尽量避免手术治疗。

（李延青）

jíxìng jiǎxìng jiécháng gěngzǔ
急性假性结肠梗阻（acute colonic pseudo-obstruction）

各种原因引起的急性结肠梗阻，结肠直肠显著扩张充气但无结肠直肠器质性病变或机械性梗阻证据的综合征。又称奥格尔维综合征（Ogilvie syndrome）。属少见病。60 岁以上老年患者居多，男性多于女性。中国报道甚少。

病因及发病机制　尚不明确。①特发性梗阻：少数无明显病因。②继发性梗阻：正常情况下交感神经兴奋（其结肠支配来自于腹腔和肠系膜神经节）时肠道运动减弱，副交感神经兴奋（支配结肠脾曲以上右半结肠来自迷走神经，支配脾曲以下左半结肠来自腰骶丛）时肠道运动增强。各种原因（表）引起支配结肠运动的自主神经功能失调（副交感神经支配减弱或交感神经兴奋性增强），致结肠动力紊乱，进而诱发此病。

临床表现　继发性急性假性结肠梗阻除有基础疾病的相应临床表现，尚有肠梗阻的典型表现。①腹胀：多为无痛性、广泛性，迅速发生且进行性加重，并可引起呼吸困难。②腹痛：少数患者可伴痉挛性腹痛。③恶心呕吐：多不明显。④腹泻便秘：多数患者呈腹泻便秘交替，个别病例可出现排气排便停止。⑤体征：腹部膨隆为主要体征，可伴轻压痛，有时可见结肠肠型，肠鸣音可正常或减弱。结肠坏死、穿孔者可伴腹膜炎体征。

诊断与鉴别诊断　根据急性进行性加重的结肠扩张和高度腹胀，X 线检查除外机械性肠梗阻可诊断。①X 线检查：诊断此病的主要手段。腹部 X 线特征：以结肠为中心的肠腔高度积气扩张（左半结肠直径可达 9cm，盲肠直径常超过 9cm），液体潴留甚少，气液平征象少见；结肠内壁平滑无异常影，可见深结肠袋型；扩张肠管的远端可见切割断面；直肠内可见气体征象，此系与机械

表　继发性急性假性结肠梗阻的病因

外科手术(腹部、骨科、妇产科手术)
心血管疾病(心力衰竭、心肌梗死、脑卒中)
呼吸系统疾病(机械通气、肺炎)
代谢性疾病(电解质紊乱、肝肾衰竭、酗酒)
肿瘤性疾病(副肿瘤综合征、白血病、腹膜后肿瘤)
神经系统疾病(阿尔茨海默病、多发性硬化、帕金森病、脊髓病)
重度炎症和感染(急性胆囊炎、急性胰腺炎、盆腔脓肿、败血症)
药物不良反应(抗抑郁药、抗帕金森药、麻醉药、吩噻嗪类)
严重创伤(腹膜后损伤、脊髓损伤)

性肠梗阻的不同点，有助于两者鉴别。②造影剂灌肠：水溶性造影剂（泛影葡胺、碘海醇等）灌肠可明确结肠有无机械性梗阻，同时具有渗透性腹泻和减压作用，可降低肠穿孔风险。钡灌肠可加重肠梗阻，并引起严重并发症，应避免。③结肠镜检查：可明确有无梗阻性病变及取组织活检，并可吸出肠道积气，达到肠管减压预防肠穿孔的目的。疑有肠缺血、穿孔或腹膜炎者，禁忌结肠镜检查。④实验室检查：白细胞计数多正常，结肠坏死或穿孔时可出现体温和白细胞计数升高。

此病需与机械性肠梗阻、中毒性巨结肠（肠道感染引起）、急性胃扩张、盲肠或乙状结肠扭转、缺血性结肠炎、慢性假性肠梗阻等鉴别。

治疗 治疗相关基础疾病的同时积极对症治疗。

非手术治疗 禁食、持续胃肠减压、肛管排气、泛影葡胺（高渗透性，稀释肠内容物，刺激肠道蠕动）灌肠、补液、营养支持，停用非必需药物，必要时应用抗生素。胆碱能兴奋剂新斯的明可促进神经肌肉接头神经递质传递；生长抑素可降低消化液分泌，减轻液体潴留和肠壁水肿；胰岛素促进肠黏膜利用葡萄糖，加速肠道功能恢复；5-羟色胺受体激动剂可诱导肠壁肌层运动神经元加速分泌乙酰胆碱和速激肽，促进肠道运动等。

结肠镜减压 适用于盲肠直径>11cm，保守治疗无效者。镜身过肝曲即可，应充分吸引。必要时全结肠内置管，体外持续减压。复查造影剂灌肠、腹部平片了解结肠扩张程度，直至恢复自主排气、排便。

手术治疗 适应证：①上述治疗均无效者。②结肠穿孔者（出现腹膜炎体征、腹腔内游离气体）。③难与机械性梗阻鉴别者。盲肠直径>14cm 且无腹膜炎者，可行腹腔镜下盲肠造瘘，或局麻下右下腹小切口行盲肠插管造口减压。有腹膜炎体征者需剖腹探查。

（李延青）

慢性假性肠梗阻（chronic intestinal pseudo-obstruction，CIPO）先天性者患儿自出生后起持续2个月或获得性者持续6个月的假性肠梗阻。病变主要累及小肠，也可累及部分结肠或全肠道。

病因及发病机制 CIPO 源于肠道神经或肌肉病变所致肠道节律性收缩、推进障碍。按病因分为：①原发性 CIPO：源于肠道肌肉或神经本身病变，无胃肠道外致病因素，可能与常染色体显性遗传有关。②继发性 CIPO：多源于其他疾病或应用药物引起的平滑肌或肌间神经丛功能障碍（表1）。

临床表现 呈进行性加重伴间歇性发作，主要表现为腹痛、腹胀、呕吐、便秘或腹泻、营养不良等，同时伴原发病及肠外表现。

慢性假性小肠梗阻表现 原发性慢性假性小肠梗阻多见于儿童或青少年，最早出生后即有肠梗阻表现。患儿可有腹胀、腹痛、恶心、呕吐、体重下降、生长发育迟缓等。继发性慢性假性小肠梗阻多见于成年人，早期主要表现为消化不良，可有腹胀、上腹部疼痛、早饱、食欲减退、呕吐、便秘、腹泻（主要源于小肠细菌过度生长和吸收不良）、体重下降等，症状于进食后加重。以后逐渐发展为小肠梗阻。呈发作期与间歇期交替，间歇期可达数月或数年，继而进入严重的发作期。

表 1　CIPO 病因学分类

原发性（特发性）CIPO
家族性：家族性自发性功能障碍、家族性内脏肌病（Ⅰ型、Ⅱ型、Ⅲ型）、家族性内脏神经病（Ⅰ型、Ⅱ型，表3）
散发性：内脏肌病、内脏神经病
继发性（获得性）CIPO
结缔组织病：硬皮病、皮肌炎、系统性红斑狼疮
内分泌疾病：糖尿病、甲状旁腺功能减退、甲状腺功能减退、嗜铬细胞瘤
特发性肠肌神经节炎
感染：美洲锥虫病、巨细胞病毒感染、EB 病毒感染
神经肌肉功能障碍：原发性和继发性淀粉样变性、强制性肌营养不良、副肿瘤综合征（肺癌、乳腺癌、卵巢癌）、帕金森病
药物：抗胆碱能药、抗帕金森病药、阿片类药、三环类抗抑郁药
其他：硬化性肠系膜炎、麦胶性肠病

体征不特异，与症状严重程度相关。症状轻者体检可正常，重者可并发脱水、营养不良，甚至恶病质。以平滑肌病变为主者腹胀明显，仅少数患者可见肠型，肠鸣音减弱；以肠神经病变为主者肠鸣音活跃，需与机械性肠梗阻鉴别，后者肠型、肠蠕动波及高调肠鸣音更明显。

慢性假性结肠梗阻表现 即巨结肠，多见于左半结肠，常合并慢性假性小肠梗阻。先天性巨结肠主要源于先天性远端结肠缺乏神经节细胞，主要表现为出口梗阻型便秘；获得性慢性假性结肠梗阻主要表现为慢传输型便秘，枯氏锥虫感染最常见。

肠外表现 多见于原发性慢性假性小肠梗阻。巨十二指肠、巨膀胱、巨输尿管可见于Ⅰ型家族性内脏肌病，常并发尿潴留和频发尿路感染；进行性眼外肌麻痹、上睑下垂、多神经病、脑白质病、耳聋等见于Ⅱ型家族性内脏肌病；Ⅲ型则无肠外表现（表2）。

原发病表现 见于继发性慢性假性小肠梗阻。多肌炎和皮肌炎患者可出现近端肌无力，硬皮病患者伴皮肤改变，美洲锥虫病患者伴心血管疾病（如心肌病），以及霍奇金病、多发性骨髓瘤等表现。

并发症 ①营养不良：因进食不足、呕吐、小肠细菌过度生长、腹泻，导致小肠吸收不良，诱发缺铁性或巨幼细胞性贫血，低蛋白、低胆固醇和低钙血症。长期行全胃肠外营养者也可引起相关并发症。②小肠细菌过度生长：主要表现为脂肪泻、腹胀、腹部不适、消瘦等，部分患者无上述表现，可经肠内容物细菌培养或氢呼气试验诊断。③肠壁囊样积气症：罕见，主要表现为小肠（或结肠）黏膜下层或浆膜下层多发含气囊肿，可能源于肠内细菌过量产生的气体改变肠壁内的氮分压，浆膜下的气囊肿有破裂并发肠穿孔的风险。

诊断与鉴别诊断 主要依据典型病史、临床表现，并结合影像学检查、实验室检查、胃肠测压、内镜和病理组织学等辅助检查确诊。①影像学检查：可根据疑诊部位选择小肠气钡对比造影、全消化道造影（重症梗阻患者慎用或禁用，以免加重梗阻）、腹部CT、磁共振成像等。腹部X线检查可明确肠管扩张部位并除外机械性梗阻，与内脏神经病患者

（表3）相比，内脏肌病患者肠管扩张更为明显；CT可观察肠壁情况；磁共振血管造影可除外有无血管病变；排泄性尿路造影明确泌尿系病变等。②实验室检查：血常规可明确继发于小肠细菌过度生长及吸收不良的缺铁性或巨幼细胞性贫血；血生化检查（白蛋白、钙、葡萄糖、肌酸激酶及同工酶、抗核抗体、SCL-70，三碘甲状腺原氨酸、四碘甲状腺原氨酸、促甲状腺激素）可明确患者的营养和吸收不良状态，以及相关原发疾病的血清学表现。③胃肠道压力测定：可明确是否存在胃肠动力异常，并判断可能的病理生理类型，但缺乏特异性。内脏肌病患者表现为病变肠段的低振幅收缩波；神经病变患者收缩波振幅正常，有不协调性和非推进性的特点。④内镜检查：胃十二指肠镜主要用于小肠液抽吸细菌培养，并可除外机械性梗阻，同时可行小肠黏膜活检排除麦胶性肠病。结肠镜除辅助诊断外，还可行结肠抽吸减压。⑤组织病理学检查：需获得肠壁全层活检标本，主要适用于原因不明的肠梗阻或症状急剧需行外科手术者。常规组织学检查可发现肌病患者肠壁平滑肌纤维化，伴空泡变性；神经病变患者肠肌间神经丛神经节细胞减少或缺如。免疫组化和电镜检查可发现肌收缩蛋白缺陷、各种退行性变和超微结构改变等。

此病主要与机械性肠梗阻鉴

别，后者常有肠道器质性病变，如肠粘连、肠套叠、肠道肿瘤等，梗阻发作间歇期腹胀可完全缓解，X线检查可见肠胀气仅限于梗阻以上的部分肠管。胃肠道压力测定表现为超过10秒的持续性收缩，或1~5秒的强烈收缩后持续1分钟以上的静止期。此病发病年龄轻，儿童或青春期即可出现，梗阻发作间歇期腹胀不能完全消失，多有家族史或原发性系统性疾病的表现，消化道造影（小肠造影和钡灌肠）是最有价值的鉴别方法。

治疗 旨在缓解症状，纠正营养不良，促进肠道功能恢复。

对症支持治疗 发作期的治疗。肠梗阻症状可通过改善饮食结构调节，低脂、低乳糖、纤维流食有助于缓解症状，同时保证热量供给。症状不缓解者需全胃肠道营养支持治疗并观察，必要时胃肠减压。

病因治疗 主要针对继发性CIPO，如甲状腺素替代治疗甲状腺功能减退，去麦胶饮食治疗麦胶性肠病，控制糖尿病，停用相关药物等。

并发症治疗 补充铁剂和维生素B$_{12}$治疗缺铁性和巨幼细胞性贫血；口服广谱抗生素抑制小肠细菌过度生长。肠壁囊样积气症无特殊治疗方法，可采取对症和针对性治疗。

促动力药物治疗 均可试用，但多数疗效不佳或无效。生长抑素类似物奥曲肽对硬皮病患者的小肠运动障碍有效。奥曲肽和红霉素可能对慢性假性小肠梗阻有效。

手术治疗 疗效不佳，应严格掌握适应证：①胃肠道症状严重（重度腹胀、持续呕吐、巨十二指肠等）而影响生活质量，且

表2 家族性内脏肌病分型

分型	遗传类型	表现
Ⅰ型	常染色体显性遗传	巨十二指肠、巨膀胱、食管扩张，年龄小于10岁，严重程度轻重不等
Ⅱ型	常染色体隐性遗传	多发小肠憩室、胃扩张、内脏下垂、眼外肌麻痹、耳聋，年龄10~20岁，病情严重，生存期不超过30岁
Ⅲ型	常染色体隐性遗传	全胃肠道扩张，无肠外表现，多见于中年人

表3　家族性内脏神经病分型

分型	遗传类型	表现
Ⅰ型	常染色体显性遗传	远端小肠冗长、扩张，巨结肠，胃轻瘫，67%并发假性肠梗阻，无肠外表现
Ⅱ型	常染色体隐性遗传	小肠短、扩张，小肠旋转不良，肥厚性幽门狭窄，100%并发假性肠梗阻，伴中枢神经系统畸形、动脉导管未闭等肠外表现

非手术治疗无效者。②并发肠穿孔、肠扭转、肠疝等急性并发症者。

主要手术方式有：①肠切除术：切除无功能肠段或上下肠段旁路移植术。巨十二指肠者可切除十二指肠与部分空肠，保留肝胰壶腹，与空肠吻合；巨结肠者可行全结肠切除术与回肠-直肠吻合。②胃肠造瘘：适用于病变肠段>1.2m不宜行肠切除术者，可行空肠造瘘减压治疗。③松解术：巨十二指肠可行旷置术（十二指肠空肠侧-侧吻合，或十二指肠成形术）。④小肠移植：是唯一可能治愈CIPO的方法。适用于小肠功能完全丧失，需依赖全胃肠道营养者。其成功率受病毒感染、排斥反应、手术技术等因素影响。

(李延青)

chángjìngluán

肠痉挛（enterospasm）　肠壁平滑肌强烈收缩所致阵发性腹痛。临床表现为突然发生的阵发性腹绞痛。临床上小儿多见，成人也可因肠道疾病发生肠痉挛。

病因尚不清楚，小儿可能与中枢神经系统发育不完善，肠道功能不成熟有关；成人则与进食过饱、过凉、消化不良、腹部受凉、肠道炎症等有关。其可能的发病机制：①胃肠因素：肠道气体产生过多、肠道动力增高、胃肠激素、饮食及其他肠道黏膜损害或菌群变化等因素。②非胃肠因素：肠痉挛可能是婴儿正常哭闹的极端表现，中枢神经系统异常敏感，轻微刺激即出现激惹，是发育中的一种生理现象。

临床表现为突然发生的阵发性腹绞痛，部位多在脐周，程度轻重不等，时痛时止。发病时表现为翻滚、面色苍白、额头冒汗、四肢厥冷，持续数分钟至数十分钟。间歇期腹痛减轻，发作可因改变体位、排气或排便而终止。婴儿不会表达，可从哭闹的程度和强度判断，发病时表现为突然哭闹、面部潮红、口周苍白、腹部胀而紧张、双腿向上蜷缩、手足发凉、双手紧握。哭闹随腹痛缓解而停止，间歇期间易入睡，不久后再次发作。如此反复可持续数小时至数日。在小婴儿可反复发作并呈自限过程。

诊断依据阵发性哭闹或阵发性发作的腹痛，无规律性，腹痛间歇期正常，间歇期甚至发作期很少有腹部异常体征。罗马Ⅲ功能性胃肠病诊断标准明确"婴儿肠痉挛"为儿童功能性胃肠病，其诊断标准为出生后到4个月龄小儿有以下各项：①发作性易激惹、焦躁、哭闹，突然开始，突然停止。②每天发作3小时以上，每周至少3天。③无生长迟缓。

此病为功能性疾病，诊断需排除腹腔内器质性病变，警惕外科急腹症如腹腔器官的穿孔、破裂、梗阻、套叠、绞窄等其他可能引起腹痛的病因。血、尿、便常规检查有助于诊断，必要时行腹部B超、胃肠钡餐、空气或钡灌肠等检查。此病应与腹型过敏性紫癜和蛔虫病等鉴别。

治疗：①去除诱发因素：轻者腹部放置温水袋保温、少量饮用温开水可缓解。开塞露、甘油栓或肥皂水灌肠通便。给予药物驱虫。消化不良者可行饮食治疗。②药物解痉：口服颠茄、山莨菪碱等，疼痛严重者在除外急腹症后可肌内注射阿托品。

(张军)

chángquēxuèzhèng

肠缺血症（intestinal ischemia）　肠道血液灌注不足或回流障碍导致肠道结构破坏和功能障碍的临床综合征。按起病急缓分为急性肠系膜缺血症和慢性肠系膜缺血症；按血管是否闭塞分为闭塞性肠系膜血管缺血和非闭塞性肠系膜血管缺血；按部位分为小肠缺血和结肠缺血，后者即缺血性结肠炎，相对多见。

肠道供血主要来自腹腔动脉、肠系膜上动脉和肠系膜下动脉及其分支（图），之间有较多的侧支连接，故肠缺血症发生率不高。某一主支发生突然闭塞（如栓子）或病变较为广泛（如某些结缔组织病并发血管炎），将出现肠道缺血损害及相应的临床表现。

病理生理改变：①肠壁水肿、充血、黏膜内出血及不同程度的坏死，可由黏膜层扩展至肌层及浆膜层。②肠道吸收和分泌功能改变，起病急时大量体液滞留肠腔，有效循环血量不足，发生低血容量性休克。③肠道液体潴留为细菌繁殖提供了有利条件，大量有害菌及其产物通过肠壁进入循环。④坏死穿孔后形成腹膜炎，致全身性感染中毒、多器官功能障碍综合征，严重者可致死亡。

临床表现缺乏特异性，且因缺血程度和发病急缓而异。轻者

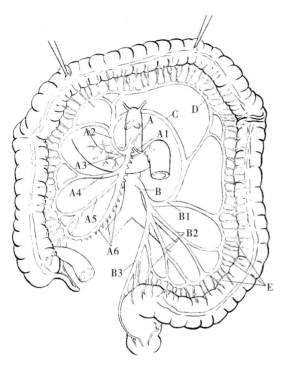

图　肠道血供示意图

注：A.肠系膜上动脉，A1.第一空肠动脉，A2.中结肠动脉，A3.胰十二指肠下动脉，A4.右结肠动脉，A5.回结肠动脉，A6.空肠、回肠动脉；B.肠系膜下动脉，B1.左结肠动脉，B2.乙状结肠动脉，B3.直肠上动脉；C.Riolan 动脉弓；D.边缘动脉；E.直动脉

仅腹痛、便血，重者肠管坏死致休克、死亡。急性发病者可有腹痛、腹胀、呕吐、发热、便血、腹部压痛、肠鸣音减弱，慢性发病者慢性腹泻、餐后腹痛和营养不良。腹痛重于压痛是此病的突出特点。确诊有赖于针对血管的影像学检查、内镜检查或手术探查，甚至尸体解剖。

治疗予以：①溶栓治疗：静脉注入尿激酶等溶解血栓，恢复肠道血供。②介入治疗：经肠系膜血管注入溶栓剂、球囊扩张、支架置入等。③手术治疗：切除坏死肠管，通过取栓或旁路移植术等恢复肠道血供。

（程留芳）

jíxìng chángxìmó quēxuèzhèng

急性肠系膜缺血症（acute mesenteric ischemia）起病急骤的肠系膜血供或静脉回流障碍所致的临床综合征。中国资料显示误诊率 61.5%，死亡率 41.9%。

病因及发病机制　①肠系膜上动脉栓塞：最常见，多源于心脏疾病（如心房颤动、心肌梗死）伴发的附壁血栓（多来自左心房或左心室）脱落，因肠系膜上动脉与主动脉夹角较小，近乎平行状态，血栓进入肠系膜上动脉并嵌顿于此，引起肠管血供障碍。约 50% 发生在肠系膜上动脉的第一分支，30% 发生于肠系膜上动脉的起始部位。②肠系膜动脉血栓形成：占 10%~15%，多继发于肠系膜上动脉粥样硬化，缺血的发生较动脉栓塞缓慢。③非闭塞性肠系膜缺血：占 20%~30%，源于失血、药物、精神等因素导致的肠系膜上动脉持续性痉挛，病死率超过 70%。④肠系膜静脉血栓形成：约占 10%，有原发性和继发性，后者常见于：门静脉系统血流淤滞，多为肝硬化；局部肠系膜血流受阻，如肿瘤压迫、肠扭转等；腹腔内感染等；腹部手术或外伤，如脾切除术时残留血管盲端及继发性血小板增多；血液高凝状态，如口服避孕药、真性红细胞增多症、肿瘤释放凝血因子等。静脉血栓形成后，肠系膜血管床压力升高呈淤血状态，间接导致肠道血供障碍。

临床表现　表现多样，缺乏特异性。腹痛多位于脐周或上腹部，动脉栓塞者常表现为突发剧痛，动、静脉血栓形成者起病较隐匿，可有数周至数月的餐后腹痛反复发作、吸收不良和体重下降。早期为绞痛，腹部体征与症状不相符，可仅有轻压痛，肠鸣音正常或活跃。发生肠梗死后转为持续性钝痛，且伴频繁便意、恶心、呕吐，出现腹肌紧张、压痛和反跳痛，肠鸣音减弱或消失。肠黏膜坏死可出现消化道出血，黑粪、血便或粪便隐血阳性少见。

辅助检查　血清 D 二聚体是血栓形成的标志物，诊断此病的特异性约 80%，敏感性约 60%。乳酸脱氢酶、肌酸激酶及其同工酶等特异性较差。

影像学检查：①选择性血管造影：是诊断此病的金标准，可鉴别栓塞和血栓形成，明确非闭塞性肠系膜缺血症血管的狭窄程度和范围，且可同时做治疗。急性肠系膜上动脉栓塞表现为动脉内圆形或类圆形充盈缺损，边缘锐利；肠系膜上动脉血栓形成显示肠系膜上动脉起始处或 1~2cm 内血管突然中断，闭塞处的远端和近端血管呈局部性或弥漫性收缩（供血阻断但可有侧支循环）；急性肠系膜静脉血栓形成显示肠系膜静脉充盈缓慢或血管内血栓，血管部分或完全闭塞，动脉痉挛。非闭塞性肠系膜缺血症肠系膜上动脉无阻塞，但主干和分支有普遍性或阶段性痉挛，壁内血管充盈障碍。②腹部 X 线平片：早期多无明显异常，主要用于排除其他急腹症，如溃疡穿孔、胆石症和绞窄性肠梗阻；后期表现为肠壁增厚、肠腔积气、肠袢固定及"指压征"。③CT：多排螺旋 CT 的发展，尤其是三维重建，提高了肠系膜血管疾病诊断的敏感性和特异性，可发现肠系膜动、静脉阻塞，对静脉血栓形成诊断效果更佳，虽低于血管造影，但作为一种无创手段可用于先期检查。④彩色多普勒超声：对于肠系膜上动脉和肠系膜上静脉主干阻塞或狭窄具有较好的敏感性或特异性，但对于分支阻塞及非闭塞性肠系膜缺血诊断效果差。⑤内镜和腹腔镜：前者可观察肠黏膜缺血情况和程度，对诊断结肠缺血有一定价值。后者可观察肠道的颜色、蠕动情况、终末动脉的搏动情况及肠系膜上动脉的血流情况，可作为一种探查手段。

诊断与鉴别诊断 剧烈腹痛、强烈的胃肠道症状、心血管疾病伴栓塞史（Bergan 三联征）者，应拟诊此病。进一步影像学检查或术中探查发现肠系膜血管栓子、血栓形成或狭窄，伴肠道缺血性损害可确诊。提高早期诊断率的关键是重视病史。既往有此病的高危因素，出现持续腹痛，且与体征不相符者应提高警惕。此病应与肠梗阻、胃穿孔、胃痉挛、胰腺炎等鉴别。

治疗 ①一般治疗：包括补足血容量、抗感染、胃肠减压等，可给予罂粟碱、前列腺素 E 等扩血管药物。②溶栓及抗凝：常用的溶栓剂有尿激酶、链激酶和组织型纤溶酶原激活剂等，其中组织型纤溶酶原激活剂可与血栓特异性结合，将纤维蛋白溶解为单体，效果好，出血并发症少。常用抗凝剂有肝素和低分子肝素，二者疗效相同，后者半衰期长，出血并发症少。溶栓剂和抗凝剂有经全身静脉和经导管两种给药途径。经肠系膜上动脉导管给药疗效显著高于外周静脉给药，宜在发作12小时内进行，治疗中应密切观察病情变化。已出现明显

小肠坏死症状者不宜采用溶栓、抗凝治疗。③介入治疗：血管造影的同时对病变给予处理，如球囊扩张、支架置入、经导管药物局部治疗等，是对未坏死肠管的首要治疗手段。④手术治疗：包括切除坏死肠段、取出栓子和旁路移植术，切除范围是手术成功的关键。多数学者主张除彻底切除坏死肠段外，两侧各15cm的正常肠管也应切除，但坏死过于广泛时应尽量保留肠段，以免造成短肠综合征。

预后 此病病死率为70%～100%。早期行血管造影、扩血管和溶栓治疗，必要时手术治疗可降低病死率。肠系膜静脉血栓形成者存活率为27%～79%，接受抗凝治疗者病死率为13%。

（程留芳）

mànxìng chángxìmó quēxuèzhèng

慢性肠系膜缺血症（chronic mesenteric ischemia） 长期、持续、反复发作的肠管缺血所致的临床综合征。

病因及发病机制 ①动脉性疾病：多数在动脉粥样硬化的基础上，动脉附壁血栓和粥样斑块形成致管腔狭窄。②静脉性疾病：与肠系膜静脉血栓形成类似，如腹腔内感染、血液病、应用致血液高凝状态的药物（避孕药、糖皮质激素等）、胰腺炎、外伤、腹腔内大手术等。③小血管炎性疾病：如系统性红斑狼疮、贝赫切特综合征、韦格纳肉芽肿、皮肌炎、糖尿病、结节性多动脉炎、高血压、过敏性紫癜、放射性损伤等。上述原因导致肠管供血下降，加之餐后代谢增加，肠管血液向胃分流（窃血现象），致组织中氧含量减少，肠平滑肌痉挛引起腹痛。

病理 肠壁充血、水肿、黏

膜内出血及坏死、增生修复、溃疡形成、穿孔等，肠壁因间质增生纤维化而增厚，致肠腔狭窄及变形。肠道病变的范围可局限在一段肠管或全部肠道，这取决于血管闭塞的部位、程度、形成速度及侧支循环的建立等，病变可呈单发或多发性节段性分布。

临床表现 特征性表现是餐后腹痛、畏食和体重下降。腹痛于餐后15～30分钟出现，2～3小时达高峰，随后逐渐消失，多位于上腹部或脐周，呈痉挛性疼痛或钝痛，可放射至背部。可伴腹泻、便秘、恶心、呕吐、腹部胀气等。可有上腹部收缩期杂音、腹部轻压痛、营养不良、周围血管疾病的体征（颈动脉杂音、肢体无脉、末端发绀等）。与急性肠系膜缺血类似，疼痛症状与腹部体征不相符。

辅助检查 实验室检查可提示贫血、白细胞减少、电解质异常及低蛋白血症等，粪便检查可见脂肪成分较多。

影像学检查：①血管造影：多数患者可见胃肠道3支主要动脉中至少有2支完全闭塞或严重狭窄，伴粗大迂曲的侧支循环（表明大的内脏血管受累，病变呈慢性），1支大的内脏动脉闭塞不足以诊断此病。②CT：腹主动脉和肠系膜上动脉对比增强的螺旋CT扫描及三维重建可显示狭窄、钙化等，同时有助于排除腹部其他疾病。③X线检查：腹部平片可用于鉴别其他腹部疾病。钡剂胃肠造影检查可见小肠狭窄，部分病例出现多发节段性狭窄，称"香肠串"征。④内镜检查：可见胃窦和十二指肠糜烂，用于除外消化性溃疡及消化道肿瘤。⑤彩色多普勒超声检查：主干血管狭窄对此病有提示意义，也用于排

除肝胆胰系统及泌尿系统疾病。

诊断与鉴别诊断 根据典型临床表现，血管造影至少有 2 支出现重度狭窄、闭塞及迂曲粗大的侧支循环，并排除其他消化道疾病可确诊。既往有其他器官血管疾病史（心肌梗死、脑血管疾病、下肢血管疾病等），以及服用扩血管药或改善微循环药物有效支持此病诊断。

应与以下疾病鉴别：①胃溃疡：上腹痛较此病出现晚（餐后 0.5~1.0 小时）而缓解早（餐后 1~2 小时），发作有周期性和季节性；服用抑酸剂及黏膜保护剂有效；胃镜检查有明显的镜下表现。②慢性胰腺炎：有进食后腹痛、体重减轻、腹泻、消化不良等，CT、磁共振胰胆管成像等可见胰腺钙化、胰管狭窄扩张等。此外，还应与克罗恩病、胃肠道及胰腺肿瘤、膈下弓状韧带压迫综合征、假膜性肠炎、胆道疾病等鉴别。

治疗 ①药物治疗：以扩张血管、降低血液黏滞度及抑制血小板黏附聚集为主，包括硝酸酯类、钙离子通道阻滞剂、双嘧达莫、阿司匹林等，前列腺素 E、罂粟碱、低分子右旋糖酐等亦有效。②介入治疗：经股动脉介入在动脉狭窄处行导管气囊扩张（血管成形术）、放置钛合金支架有助于改善缺血。③手术治疗：适用于内科保守治疗无效，血管造影证实腹腔动脉、肠系膜动脉主干严重狭窄者，包括动脉内膜剥脱术和旁路移植术。小动脉分支广泛硬化狭窄或广泛小血管炎者不宜手术。

（程留芳）

quēxuèxìng jiéchángyán
缺血性结肠炎（ischemic colitis）

结肠血流减少导致某段结肠壁血液供应不足或回流受阻的缺血性损害。是中老年患者下消化道出血的常见原因之一。多见于 50 岁以上。

病因及发病机制 结直肠血供主要来源于肠系膜上、下动脉和髂内动脉。各结肠动脉在肠壁附近相互吻合，形成多个与结肠壁平行走向的连续性动脉弓，发出小的终末动脉分布到肠壁。若某一结肠动脉的主干阻塞，其供血区域内的结肠可以通过该血管弓由其他动脉主干得到血液供给，不致发生缺血。若阻塞发生于该血管弓最靠近肠壁的部位，供应肠壁的终末动脉就难以通过侧支循环得到血供，容易发生肠壁缺血。因结肠脾曲和直-乙交界部两个部位吻合支较少，血供相对薄弱，是缺血性结肠炎发生较多的部位。

结肠缺血可分为血管阻塞型和非血管阻塞型。前者的病因包括：①肠系膜动脉的创伤、血栓形成或栓塞，以及腹主动脉重建手术或结肠手术时误扎肠系膜下动脉。②血管造影检查时造影剂对血管内壁的刺激或导管对血管的损伤。③动脉粥样硬化的脱落物或来自房颤患者的左心房栓子阻塞肠系膜动脉。④自身免疫性疾病（系统性红斑狼疮、结节性多发性动脉炎、过敏性肉芽肿等）、糖尿病、贝赫切特综合征、血栓闭塞性脉管炎等可引起周围小动脉梗阻。⑤门静脉高压、胰腺炎伴胰腺脓肿和胰腺假性囊肿。⑥长期口服避孕药。⑦肠腔内压力升高引起缺血，缺血又导致结肠扩张，形成恶性循环。非血管阻塞型多为自发性，通常无明显的血管阻塞，临床上难找到明确原因。大部分患者为老年人，结肠缺血性改变后，肠系膜血管造影显示的血管异常可与临床症状不相符。自发性结肠缺血最常见原因是低血压，如感染性休克、心源性休克、过敏性休克、神经源性休克等，伴心脏病、高血压、糖尿病及同服可影响内脏血流的药物（如升压药）等，可明显增加结肠缺血的概率。

病理 结肠缺血发生后，肠壁黏膜水肿，溃疡形成和出血。重症患者可见明显的黏膜坏死，深达肌层、浆膜层。组织修复后表现为黏膜下层慢性炎症细胞浸润和肉芽组织形成。有时黏膜下动脉中可见小动脉炎和纤维蛋白栓子。上皮再生部位可见毛细血管增生、成纤维细胞和巨噬细胞。肉芽组织周围可有嗜酸性粒细胞和含血红蛋白铁的巨噬细胞。血管内栓子和含铁血黄素沉积是缺血性结肠炎的特征性病理改变。肠壁全层发生缺血坏死修复后可引起肠腔狭窄。

临床表现 腹痛、腹泻和便血最常见，无明显诱因。腹痛部位多与结肠缺血病变部位一致，表现为突发剧烈腹痛，呈痉挛性，持续数小时或数天，继而出现腹泻，粪便少量带血，严重者可出现暗红色或鲜血便，常有恶心、呕吐和腹胀，伴体温升高、血白细胞总数和中性粒细胞增多。病程早期或非坏疽型患者可闻及活跃的肠鸣音，腹部有压痛，部分患者可触及包块，直肠指检常可见指套染血。值得注意的是，此病常出现症状与体征不相符的现象，即症状重而体征不明显。此病常为自限性，多数患者随着侧支循环的建立，肠黏膜水肿逐渐消退，黏膜损伤修复，症状在数天内好转，但部分患者缺血严重且持续，表现为剧烈腹痛、严重便血和发热，直至腹膜炎、休克、死亡。

辅助检查 ①血常规：白细胞和中性粒细胞计数增多。②结肠镜检查：最有效的诊断方法。若疑诊此病但无腹膜炎、肠梗阻和肠穿孔征象，可考虑行此检查。缺血早期可见黏膜苍白水肿凹凸不平，隆起的结节内可见蓝色的出血和淤血，伴散在黏膜充血区和糜烂，并可见溃疡，溃疡呈纵形、环形或散在片状，多沿肠系膜侧分布，病变与正常黏膜界限清楚。反复发作者可见增生性改变，肠腔明显狭窄。③X线：腹部平片可见结肠和小肠扩张，结肠袋紊乱，有时可见结肠穿孔引起的腹腔内游离气体及肠壁内气体。钡灌肠造影可了解病变程度和病变范围，典型表现为结肠黏膜凹凸不平地突入肠腔，钡剂分布不均匀而呈拇指样充盈缺损（拇指印征）。该检查有诱发结肠穿孔风险，已基本被内镜检查代替。④肠系膜动脉造影：可了解缺血部位。因多数阻塞部位在小动脉，该检查难以发现动脉阻塞征象，且可能加重血栓形成。

诊断与鉴别诊断 中老年患者，有高血压病、动脉粥样硬化、冠心病、糖尿病等病史，突发腹痛、便血，应考虑此病可能。结合特征性的结肠镜下表现，基本可确诊。此病应与感染性结肠炎、克罗恩病、溃疡性结肠炎、假膜性结肠炎、结肠憩室病鉴别。结肠镜检查有助于鉴别诊断。

治疗 尽早改善肠道微循环，包括禁食，吸氧，扩充血容量，应用右旋糖酐、罂粟碱、前列腺素等改善微循环药物；有血栓者采用溶栓治疗；积极治疗伴发的冠心病、动脉硬化、高血压及糖尿病等疾病；应用抗生素预防肠道细菌移位所致感染；行肠腔减压缓解肠腔压力。保守治疗过程应密切监测脉搏、血压、体温、血细胞比容和外周血白细胞，腹痛加重提示病情恶化，出现明显腹膜炎体征或如低血容量、酸中毒及低血压等休克早期表现，提示有发生结肠梗死、肠穿孔的可能，应在抗休克基础上尽早行手术治疗。缺血性结肠炎发生过程中黏膜层病变较浆膜层重，结肠切除范围有时难以确定，术中对结肠病变范围和肠壁活力不能确定或存在疑问者，应常规行术中结肠镜检查。

预防 ①去除诱因，如便秘、感染、心律失常、休克、不合理使用降压药等。②冠心病、高血压、动脉粥样硬化及糖尿病患者应坚持合理治疗。③出现不明原因突发腹痛及便血应警惕此病，及时就诊。

（程留芳）

mángpàn zōnghézhēng

盲袢综合征 (blind loop syndrome)

小肠内容物淤滞致细菌过度生长，继而引起腹泻、消瘦、贫血、营养不良等。又称小肠淤滞综合征。

常见原因：①手术改变正常解剖关系，形成无功能肠袢或盲袋。②手术切断肠管环形肌导致肠蠕动功能丧失。③手术切除回盲瓣后，结肠内细菌逆行入末段回肠，导致回肠细菌过度生长。④某些肠道疾病引起肠腔狭窄，如巨大憩室、克罗恩病、肠结核、肿瘤、肠粘连等。⑤某些全身性疾病引起肠道运动功能紊乱，如硬皮病、淀粉样变、假性肠梗阻、糖尿病等。⑥胃切除或长期应用抑酸药物。

肠内容物淤滞及肠内细菌过度生长可损伤肠黏膜，肠绒毛萎缩、变少，酶分泌减少，使其摄入营养成分的功能减弱或失去。单糖和双糖在肠腔内可以形成高渗环境，导致腹泻；氨基酸和蛋白质的吸收不良，可引起低蛋白血症；肠内细菌可将结合型胆盐转变为游离型胆盐，致摄入脂肪不能形成乳糜微粒，影响脂肪吸收，引起脂肪泻和脂溶性维生素吸收障碍。

吸收不良为主要临床表现，常见腹泻、消瘦、水肿、贫血、低蛋白血症、手足搐搦、夜盲和骨质疏松等。吸收不良的程度与盲袢的长度有关，盲袢越长，症状越明显。严重者可引起肠道出血和穿孔，合并肠梗阻可出现腹痛、腹胀等。

临床上可采用泛影葡胺胃肠X线造影、空肠抽吸液细菌培养（菌落 $\geq 10^5/ml$ 支持此征诊断）和葡萄糖呼气试验等辅助诊断，见小肠细菌过度生长。

治疗主要针对病因。肠道手术所致者，应切除盲袢，改小肠侧-侧吻合为端-端吻合；肠道本身病变或全身性疾病所致者，应积极治疗原发病。此外，应纠正营养不良、应用广谱抗生素抑制肠内细菌、对症治疗等。

（李世荣）

duǎncháng zōnghézhēng

短肠综合征 (short bowel syndrome)

广泛小肠切除或小肠先天性疾患导致的严重消化、吸收障碍。

病因包括克罗恩病、放射性小肠炎、坏死性小肠炎、肠系膜血管栓塞、恶性肿瘤、小肠扭转、外伤及先天性肠道解剖学异常等。

症状及严重程度的影响因素包括：①切除肠管的长度：小肠切除50%以上，可出现短期不同程度的吸收不良；小肠切除75%以上，可发生严重的消化、吸收障碍。中国学者定义为残留小肠

<60cm、西方国家学者定义为<200cm时，可诊断为短肠综合征。②切除小肠的部位：十二指肠和近段空肠切除可引起铁、钙、叶酸、水溶性维生素和单糖的吸收障碍；全部空肠切除可致糖类、脂肪、氨基酸和肽类的吸收功能受损；远段回肠切除影响胆盐和维生素 B_{12} 的吸收。营养物质吸收障碍种类的不同，可出现相应营养不良的临床表现，如影响铁、维生素 B_{12} 和叶酸吸收者，可发生贫血；影响蛋白质吸收者，可发生水肿和低蛋白血症；影响维生素和微量元素吸收者，可出现皮肤、肌肉、关节和电解质紊乱等相应临床表现。③回盲瓣是否保留。④剩余小肠的代偿能力。⑤肝、胆囊和胰腺等消化器官的功能状态。⑥小肠切除术前的原发病等。

广泛小肠切除术后 2 个月以内者，可发生严重腹泻、脱水、电解质紊乱，易合并感染。术后 2 个月至 2 年者，残留的肠管功能可逐渐代偿恢复，但吸收不良的表现将日益突出。术后 2 年以上者，若残留小肠有效地代偿了切除肠管的功能，不需额外补充营养。若营养障碍不能自行纠正，需给予人工营养支持。

治疗应补充水、电解质和各种营养物质，辅以预防感染，必要时给予减少肠道水电解质和消化酶分泌及抑制肠蠕动药物。术后 2 个月可逐渐恢复肠内营养，2 年后可逐渐过渡到正常膳食。不能恢复正常膳食者，需终生人工营养支持（尽可能用肠内营养）。内科治疗无效、营养状况不断恶化者，可行"循环肠祥成形术"或小肠移植手术。积极治疗原发病及合并症。

（李世荣）

xiāntiānxìng jùjiécháng

先天性巨结肠（congenital mega-colon）

肠壁神经节细胞缺如、稀少和异常导致的先天性肠道畸形。又称肠管无神经节细胞症。Hirschsprung 首次系统报道此病，故又称希尔施普龙病（Hirschsprung disease）。此病有明显家族发病倾向，多于新生儿期发病。发病率约 2/万，男女比例 (3~5):1。

病因及发病机制 正常消化道神经丛的发育是神经嵴母细胞从头侧向尾侧的迁移分化过程。消化道神经丛起源于头颈神经嵴，神经嵴母细胞于胚胎第 6 周沿迷走神经干进入食管壁，形成肌间神经丛，同时向黏膜浅层移行形成黏膜下神经丛，再沿食管壁向远端移行，至胚胎 12 周移行至直肠末端形成直肠肌间神经丛。结肠神经节细胞发育异常是此病主要发病机制，遗传因素、微环境等共同参与此病发生和发展：①遗传因素：该病系多基因遗传性疾病，包括 RET 基因、GDNF 基因、EDN3 基因和 SOX10 基因等，上述基因表达异常影响神经嵴母细胞的迁移和分化。②微环境：各种因素所致的宫内感染、血运及代谢障碍、缺氧等均可引起胚胎肠壁微环境的异常，如细胞外基质成分改变，进而影响神经嵴母细胞在肠道内的迁移和分化。

神经嵴母细胞从头端向尾端的移行过程受到上述因素影响而停滞于某一时期，即造成远端肠壁神经节细胞缺如，形成无神经节细胞肠段，停滞时期愈早，无神经节细胞肠段愈长。病变肠段因长期持续处于痉挛状态，肠道运动失去正常节律性，导致不完全性或完全性结肠梗阻，近段结肠长期积粪而扩张肥厚形成巨结肠。其临床病理分型为 6 型（表）。

临床表现 ①胎便排出延迟（生后 36~48 小时）：见于 90% 以上患儿，伴顽固性便秘、腹胀、腹痛、呕吐，需灌肠、服泻剂或塞肛栓剂辅助排便。直肠指检至直肠壶腹部时有空虚感，拔出时常有气体和胎粪冲出，有爆破感。腹部高度膨隆，可见宽大肠型，可触及腹部包块，叩诊鼓音响亮，肠鸣音常减少，偶有亢进。②营养不良和发育迟缓：患儿长期腹胀便秘、食欲下降可导致营养不良，伴贫血和低蛋白血症，生长发育迟缓，并随年龄加重。③并发症：小肠结肠炎是此病最常见且最严重的并发症，病死率达 60%，新生儿期尤甚，可能源于肠壁循环不良及局部免疫功能改变或变态反应。其临床表现为高热、重度腹胀、呼吸窘迫、水样腹泻和脱水，病情严重者可并发

表　先天性巨结肠临床病理分型

临床病理分型	累及部位
普通型	直肠、直肠-乙状结肠
超短段型	直肠末端（内括约肌部位）
短段型	远端直肠（中近段以下）
长段型	乙状结肠及以上至横结肠甚至部分升结肠
全结肠型	直肠、全部结肠和末段回肠（距回盲瓣 30cm 以内）
全肠型	直肠、全部结肠、小肠，甚至十二指肠

败血症、弥散性血管内凝血等而死亡。尚有肠梗阻、肠穿孔及腹膜炎等并发症。

诊断与鉴别诊断 新生儿出生后 24 小时以上仍无胎粪排出，经直肠指检或灌肠后有"爆破样"排便、排气，并伴腹胀、呕吐者，应疑诊此病。结合以下辅助检查可明确诊断、判断病变部位和范围：①腹部 X 线检查：腹部立位平片表现为低位肠梗阻。钡灌肠是首选检查，可见病变结肠的痉挛段、近段结肠的扩张段和两段之间呈漏斗状的移行段，后者是确诊的最可靠征象，但并非所有病例可见。钡灌肠后 24 小时复查腹部平片，若见不同程度因便秘所致的钡剂滞留，提示此病可能，有时也是其唯一表现。②直肠肛门压力测定：简便、安全、无创、特异性高，为诊断此病的常用方法。表现为直肠、肛管内压力持续增高，直肠-内括约肌松弛反射不能引出。③直肠黏膜吸引活检：是诊断的金标准。取材深度应达黏膜下层，活检标本可做 HE 染色，发现神经节细胞即可排除此病，未发现神经节细胞者需进一步行结肠黏膜全层活检，或做乙酰胆碱酯酶（acetylcholinesterase，AchE）染色，因病变肠管自主神经支配异常，肠壁外副交感神经节轴突不断释放 AchE，致病变肠管可见 AchE 染色阳性神经纤维，准确率 90% 以上。

此病需与先天性肛门直肠狭窄畸形、新生儿小肠结肠炎、胎粪阻塞综合征、肠道闭锁、先天性巨结肠类缘病、结肠癌致结肠扩张、新生儿腹膜炎、先天性肠旋转不良等鉴别。

治疗 ①手术治疗：切除神经节细胞缺如肠管和代偿性增大的肠管，保留肛门功能。手术方式分为经腹根治术、经腹会阴式根治术、腹腔镜辅助经会阴式根治术、非开腹经肛门根治术 4 种。手术要求保护排便反射、保护肛门括约肌功能及避免术后吻合口狭窄。病情较重者可先行结肠造瘘减压，再行根治手术。②非手术治疗：适用于尚未确诊、暂不宜手术及需术前准备者，包括清洁灌肠、扩肛、应用开塞露和缓泻剂、营养支持等。

（李延青）

xīshōu bùliáng zōnghézhēng

吸收不良综合征 （malabsorption syndrome，MAS）

肠内一种或多种营养物质不能顺利经肠黏膜进入组织而经粪便过量排泄，致营养物质缺乏的临床综合征。多数以慢性腹泻、体重下降和维生素及矿物质缺乏为主要表现。因 MAS 多源于非热带性脂肪泻（即麦胶性肠病），故常将非热带性脂肪泻和麦胶性肠病作为 MAS 的同义词。

病因及发病机制 常见病因：乳糖不耐受、麦胶性肠病、蛋白丢失性胃肠病及小肠细菌过度生长。按病变部位和发病机制分类：①肠道病变：小肠是 MAS 最常见病变部位。肠道感染：各种病原体损伤肠黏膜、降低肠消化酶活力、影响肠动力等致营养物质消化吸收障碍，蓝氏贾第鞭毛虫、隐孢子虫等较易发生；肠消化酶缺陷：均为先天性疾病，如双糖酶缺陷可致糖吸收不良，肠激酶缺陷致蛋白质吸收不良；肠解剖异常：肠旋转不良、肠重复症、肠息肉、憩室、肠道狭窄可致小肠淤滞、细菌过度生长、胆汁酸缺乏；小肠大面积切除、短肠综合征可致吸收面积减少；肠动力障碍：功能性消化不良、肠易激综合征可影响胃肠激素和（或）消化酶的分泌及胃肠运动的协调；炎症性肠病。②胰腺疾病：慢性胰腺炎、囊性纤维化，后者主要发生于白种人，中国罕见。③肝胆系统疾病：新生儿肝炎综合征、胆道闭锁可致胆汁生成或排泄障碍，脂肪及脂溶性维生素吸收不良。慢性肝炎、胆道疾病亦可引起 MAS。④全身性疾病：免疫缺陷病、结缔组织病、淋巴瘤可因病变累及肠道或致胃肠功能紊乱诱发 MAS。⑤食物因素：牛奶蛋白过敏、大豆蛋白过敏、麦胶性肠病等，病程长者均可导致 MAS。

按吸收不良的营养物质分类：①糖吸收不良：源于双糖酶缺陷和（或）糖的吸收、转运障碍，如乳糖、蔗糖、果糖、葡萄糖-半乳糖等吸收不良。②脂肪吸收不良：多种疾病可引起脂肪泻，国外以麦胶性肠病最多见，中国以肠道感染较常见。胰或肝胆疾病、无或低 β 脂蛋白血症均较少见。③蛋白质吸收不良：见于蛋白丢失性胃肠病，常伴脂肪吸收不良。④维生素吸收不良：维生素 B_{12}、叶酸等吸收不良，脂肪吸收不良多伴脂溶性维生素吸收不良。⑤矿物质吸收不良：磷吸收不良见于先天性低磷性佝偻病，锌吸收不良见于肢端皮炎性肠病。此外，尚有先天性失氯性腹泻、原发性低镁血症等。

临床表现 早期症状轻微易被忽略，病情较重者可被如感染、贫血等继发症状掩盖。典型表现：①MAS 的共同表现：常有腹泻、腹胀、腹痛、倦怠、乏力、食欲缺乏，腹泻严重者常并发水、电解质及酸碱失衡，病程迁延者常出现营养不良、贫血、生长发育障碍，先体重下降，之后为身高发育障碍。原发性维生素 B_{12} 吸收不良、原发性叶酸吸收不良、原发性低镁血症不出现腹泻。②主要营养物质吸收不良的表现：糖、脂肪和蛋白质吸收不良及维生素 B_{12}、叶酸吸收不良的相应表现。

诊断 应重视病史及体检。详细询问发病时的症状和时间、粪便性状、喂养史、腹泻与进食的关系、体重有无下降等。遗传性疾病常有家族史；乳糖不耐受、牛奶蛋白过敏性肠病常在乳类喂养后出现症状，麦胶性肠病常在添加含麦胶类食物后出现症状，停用该类食品后症状消失，重复两次以上结果相同有诊断价值。体检应注意有无贫血、水肿、营养不良并测定患者生长发育的各项指标。诊断要点在于通过病史采集和各种实验室检查明确：①吸收不良的病因和病变部位。②一种还是多种营养物质吸收不良。③何种营养物质吸收不良。

各种营养物质吸收不良的检测 ①糖吸收不良的检测：检测粪便还原糖及 pH：糖吸收不良时，未吸收的糖进入结肠，被结肠内细菌酵解，产生较多的酸性代谢产物，故粪便 pH<5.6。呼气试验：氢呼气试验及 $^{14}CO_2$ 或 $^{13}CO_2$ 呼气试验。口服 ^{14}C 或 ^{13}C 标记的试验糖，吸收的糖氧化后放出 CO_2，若糖吸收不良则呼气中 CO_2 降低。^{14}C 有放射性，婴幼儿不宜用，^{13}C 虽无放射性，但价格昂贵。肠双糖酶测定：通过小肠活检囊取一小片肠黏膜测定双糖酶活性，是唯一直接测定双糖酶的方法。原发性者仅有双糖酶缺乏，继发性者常伴肠黏膜损害。乳糖耐量试验。②脂肪吸收不良的检测：见粪便脂肪测定及胆盐吸收试验。③蛋白质吸收不良的检测：见蛋白质吸收试验。

吸收不良的部位或病因检测 ①D 木糖试验。②维生素 B_{12} 吸收试验。③肠道 X 线检查：可发现肠道形态或功能改变，如肠腔扩大、狭窄、瘘管或盲端肠袢、肠壁或肠黏膜增厚、呈羽毛状、雪片状改变，肠管僵直，肠旋转不良，肠排空时间延长或缩短；气钡双重造影或低张造影可显示较细微的黏膜病变。④十二指肠引流液检查：十二指肠引流液常规、培养、生化及某些酶类测定对蓝氏贾第鞭毛虫感染、小肠细菌过度生长、胰腺外分泌功能不全有确诊意义。⑤肠黏膜活检：通常用小肠活检囊经口在 X 线引导下进入小肠，负压吸取薄片肠黏膜行光镜和电镜检查，对麦胶性肠病、先天性低丙种球蛋白血症、肠淋巴管扩张症可确诊，对慢性肠炎或炎症性肠病可了解病变程度或疗效。胃镜下取十二指肠黏膜替代空肠黏膜诊断吸收不良亦可获得满意结果。⑥小肠镜检查：可直接观察小肠病变，但操作有一定难度，不易普及。⑦肠渗透性试验：口服受试物质或分子探针，测定其在尿液中的回收量及相应比值了解肠黏膜渗透性。最常用探针有糖类（如乳果糖、鼠李糖、木糖、甘露醇）、聚二醇类和 ^{51}Cr-乙二胺四乙酸二钠。小分子探针吸收降低反映肠黏膜表面积减少，大分子探针吸收增加提示肠黏膜损害，肠黏膜完整性丧失。它可作为麦胶性肠病的筛选试验，敏感性较 D 木糖试验高，可判断炎症性肠病的病变程度和活动性，对食物蛋白过敏者可判断能否重新给予蛋白质饮食，是一种安全、敏感和非侵入性的判断肠黏膜形态和功能的试验。⑧胰腺功能测定：Lundh 试验：口服试剂 300ml（含脂肪 6%，蛋白质 5%，葡萄糖 15%），以苯甲酰精氨酸为基质，测定十二指肠液内胰蛋白酶活性，胰源性者明显降低。促胰液素试验：插管至十二指肠远端，静脉注射促胰液素，测定十二指肠液中 HCO_3^- 和胰酶含量，若二者的值均降低，表示胰腺功能不良。N-苯甲酰-L-酪氨酰-对氨基苯甲酸试验。粪便糜蛋白酶测定：胰腺分泌的糜蛋白酶在经过肠道时较少被破坏，故粪便中糜蛋白酶的含量可较好反映胰腺外分泌功能。小儿正常值为 $6.6\pm3.9mg/(kg\cdot72h)$，胰源性疾病者降低，胰腺囊性纤维化者则明显降低。汗氯测定：适用于疑诊胰腺囊性纤维性化者，汗氯>60mmol/L 有诊断价值。

治疗

病因治疗 ①停用不耐受食物：乳糖不耐受者停用乳类，麦胶性肠病停用面食，牛奶或大豆蛋白过敏性肠病停用牛奶或豆制品，短期内症状可改善，吸收不良状态亦随之纠正。②控制感染：肠道内、外细菌感染如慢性肠炎、小肠细菌过度生长，应用敏感抗生素或微生态制剂；蓝氏贾第鞭毛虫病或厌氧菌感染应用甲硝唑。③替代治疗：乳糖酶缺乏者用乳糖酶，胰腺功能不全者应用胰酶，肢端皮炎性肠病用锌制剂治疗有效。④手术治疗：有解剖病变者应予手术矫正。

营养疗法 ①迅速纠正水、电解质和酸碱失衡：部分患者上述紊乱纠正后，吸收不良症状可改善。②肠内营养：经肠道消化、吸收食物是最合理和最有效的方法，它可维持肠道的正常结构与功能，防止肠黏膜萎缩，促进肠细胞修复。原则上选用高能、高蛋白、低脂肪、无刺激及易消化食物，摄入量由少到多，浓度由低到高，自 1394kJ/L 递增至 4184kJ/L。选用要素饮食（即易被肠道吸收的已消化或半消化的食物）为宜：糖类用葡萄糖多聚体如麦芽糊精、玉米糖浆；脂肪用长链及中链脂肪酸的混合制剂；蛋白质用短肽与氨基酸制剂，渗透压维持在 250~350mmol/L。酌量给予多种维生素和矿物质。经口进食困难者可用胃肠插管，分次喂哺或均匀滴注。③肠外营养：适用于消化吸收功能极差或肠内喂养不能摄入足量营养物质者。营养物质根据需要由中心静脉或周围静脉匀速输入，患者消化、吸收功能好转时逐步改为肠内营养。生长激素与谷氨酰胺可促进肠黏膜上皮细胞增殖并抑制其凋亡，与肠外营养同时应用可缩短静脉营养的疗程，可较快地转为肠内营养。

对症治疗 严重贫血者除给予维生素 B_{12}、叶酸、铁剂外，可酌情输血；严重低蛋白血症者可输注白蛋白、血浆；免疫功能低下者可给予丙种球蛋白或胸腺肽。

预防 吸收不良综合征病因复杂，且多为继发性吸收不良，重在病因预防，措施为加强原发病治疗，增强体质，防治胃肠道各种疾病和营养障碍性疾病，慎重处理手术伤口，注意饮食和用药安全。

（韩 英）

mài jiāo xìng chángbìng

麦胶性肠病（gluten-induced enteropathy） 遗传易感者摄入麦胶后由免疫系统介导所致的上段小肠炎性疾病。曾称非热带性脂肪泻、特发性脂肪泻、麦胶敏感性肠病等。属原发性吸收不良综合征。北美、北欧、澳大利亚发病率较高，中国少见。男女比例为 1:（1.3~2.0），多见于儿童与青年，近年来老年人发病趋于增多。

病因及发病机制 此病源于环境因素、遗传素质和免疫反应三者共同作用。①环境因素：麦胶（俗称面筋）是此病的致病抗原。大麦、小麦、黑麦、燕麦中的麦胶可被乙醇分解为麦胶蛋白，应用电泳技术可分离为 α、β、γ 和 δ 四种。其中 α 麦胶蛋白对小肠黏膜具有毒性，毒性在继续水解后消失。正常人小肠黏膜细胞内有多肽分解酶，可将其分解为小分子的无毒物质，但活动性患者酶活性不足，不能将其分解而致病。②遗传因素：白种人较常见，且具有家族易感性。此病与 mA 表型 B8、DR3 以及 DQw2 密切相关，其中 DQw2 最特异，少数患者 DQw2 阴性，但通常有 DR5/DR7 基因型。共有特异的 mA-DQw2 或 DR5/DR7 型的同胞共患率为 40%，同卵双胎为 70%。家族无症状者可检出醇溶麦蛋白、网硬蛋白及肌内膜蛋白抗体。③免疫机制：在此病小肠黏膜的损害过程中起关键作用。肠道黏膜暴露于麦胶 2~4 小时后，表层细胞人类白细胞抗原增多。T 细胞可与肌内膜自身抗原的主要成分起反应，启动一系列炎症反应，导致特征性的肠黏膜损害。肠黏膜中增多的浆细胞产生抗麦胶蛋白和结缔组织自身抗原的 IgA、IgG 和 IgM 抗体。组织型转谷氨酰胺酶可能是自身抗体的天然靶目标。活动性患者血、小肠分泌物及粪中可检出醇溶麦蛋白抗体、肌内膜、网状蛋白的 IgA 抗体及免疫复合物，提示此病是麦胶引起的一种免疫性疾病。

病理 潜伏期患者黏膜大致正常，仅有绒毛上皮内淋巴细胞增多。肠道损害以近段小肠黏膜的结构和炎症改变为特征，典型者可见小肠黏膜平坦苍白，皱襞减少或呈扇形，绒毛变短、部分或全部萎缩，隐窝层深度增加、隐窝肥大增生，上皮表层中淋巴细胞数目增多，黏膜固有膜水肿，并伴以淋巴细胞、浆细胞增多为特征的炎症改变，导致肠黏膜吸收面积减少，酶活性下降，消化吸收功能减低。

临床表现 多数患者症状轻，不典型。①腹泻、腹痛：80% 以上患者有腹泻，典型者呈脂肪泻，粪便色淡、量多、油脂状或泡沫样，常浮于水面，多有恶臭。少数早期或轻型病例可无腹泻，甚至可有便秘，常被漏诊。腹痛较腹泻少见，常在排便前出现。②乏力、体重减轻：蛋白质、脂肪等吸收障碍及脱水、食欲缺乏是重要因素。严重病例可呈恶病质。③维生素缺乏及电解质紊乱：钙和维生素 D 缺乏可致手足搐搦、感觉异常、骨质疏松、骨软化并可引起骨痛。维生素 K 缺乏可致出血倾向。维生素 B 缺乏可致舌苔、口炎、口角炎、脚气病、糙皮病样色素沉着等。维生素 A 缺乏可致毛囊角化、角膜干燥、夜盲等。半数以上患者有贫血，并伴反甲。少数可有肌肉压痛及杵状指（趾）。④水肿、发热和夜尿增多：水肿常见，发热多源于伴发感染。发作期夜尿增多，可有 IgA 肾病、不育症和出血倾向。

辅助检查

实验室检查 ①血液检查：多为巨细胞性贫血。血清钾、钙、钠、镁均可减少。血浆白蛋白、胆固醇、磷脂及凝血酶原也可减少。严重者血清叶酸、胡萝卜素和维生素 B_{12} 水平亦降低。②粪便脂肪测定。③吸收不良检查。④麦胶激发试验：每天 3~4 片全麦面包中的麦胶可在 2~4 周内造成损害。该试验可筛检疑诊患者，对初次活检结果可疑和进无麦胶饮食后活检结果阴性者可能有助于明确诊断。⑤血清自身抗体检测：此病患者存在两类自身抗体，即抗结缔组织（肌内膜和网硬蛋白）和抗麦胶蛋白抗体。抗麦胶蛋白抗体：分为 IgA 和 IgG 两型。IgA 抗体在偶有症状的患者中可阴性，IgG 抗体可用于检测选择性 IgA 缺失的患者。抗肌内膜抗体：特异性和敏感性均高。虽抗肌内膜抗体的测定优于抗麦胶蛋白抗体，但因以猴的食管作基质、价格昂贵，难以作筛检用。组织型转谷氨酰胺酶：广泛分布于胃肠道黏膜下，属钙依赖性酶相关家族，参与麦胶的修饰。IgA 型抗组织型转谷氨酰胺酶抗体是此病高度敏感、特异的标志物。抗网硬蛋白抗体：属抗结缔组织抗体，敏感性和特异性低于前 3 种，临床应用较少。⑥氢呼气试验：与小肠黏膜组织学损害呈相关性，诊断亚临床型或隐匿型麦胶性肠病优于抗肌内膜抗体测定。⑦小肠上皮细胞刷状缘双糖酶测定：可能是一种比组织学更灵敏的诊断指标。

影像学检查 X 线气钡双重对比造影可显示小肠通过时间延长，钡剂在肠腔内聚集、分节，黏膜皱襞水肿、增粗或回肠空肠化等改变。

内镜检查 十二指肠镜可见皱襞减少或缺如、扇形皱襞、马赛克状、黏膜裂隙等。胶囊内镜可观察患者小肠黏膜的损害，敏感性为 70.0%~87.5%，特异性为 90.9%~100.0%。

组织学检查 小肠黏膜活检是诊断的金标准。活检可取自十二指肠的第二或第三部分。病理特征包括：①小肠绒毛部分或完全萎缩。②隐窝增生。③上皮内淋巴细胞或浆细胞浸润。根据小肠黏膜的损害程度，Marsh 分类将此病分为 4 型：0 型：正常；Ⅰ型：小肠绒毛正常，但上皮内淋巴细胞浸润增多；Ⅱ型：上皮内淋巴细胞浸润增多伴隐窝增生；Ⅲ型：小肠绒毛部分至完全萎缩。

诊断与鉴别诊断 此病患者常无典型症状或症状轻微，且常因肠道吸收不良致一些胃肠道外的症状和相关疾病，临床上易漏诊和误诊。需与其他肠道器质性疾病、胰腺疾病所致的吸收不良鉴别。对长期腹泻、体重减轻者应警惕小肠吸收不良。根据粪脂、胃肠 X 线检查、小肠吸收试验及醇溶麦胶蛋白等抗体测定，内镜及小肠黏膜活组织可初步诊断，经试验性治疗后可确诊。小肠黏膜活检是诊断的金标准，但也有标本不完整、定位不准或取材不当等局限性。

治疗 ①饮食治疗：无麦胶饮食是最基本和必需的。②对症治疗及支持疗法：补充维生素 A、C、D、K，叶酸及 B 族维生素，纠正水、电解质失调和酸碱平衡失调。③危重病例可静脉滴注促肾上腺皮质激素，或口服泼尼松或泼尼松龙。

预后 严格无麦胶饮食后，多数患者预后良好，可正常生活。若饮食控制不严格，则症状持续存在，且可发生骨质疏松等并发症。

（韩 英）

rèdàixìng rǔmíxiè

热带性乳糜泻（tropical sprue，TS） 小肠黏膜异常导致吸收不良和多种营养缺乏的热带肠病。又称热带口炎性腹泻和热带脂肪泻。以赤道 30°以北和以南的热带和亚热带地区、加勒比海各国、印度西南部及东南亚居民多见，中国亚热带地区曾见散发病例。当地人、新旧移民及外来旅行者均可患病，同居一处者发病率高。男女比例无差异。

病因不明，可能原因包括感染、维生素缺乏（尤其是叶酸缺乏）和腐烂食物中的毒素（如腐败脂肪），营养缺乏只是继发因素。

临床表现多以急性腹泻开始，发展成慢性持续性腹泻。舌痛、腹泻和体重减轻三联征常见。可出现吸收不良综合征的所有表现。临床经过 3 个演变期：第 1 期以腹泻吸收不良为主；第 2 期是营养缺乏期，以口炎舌痛为特征；第 3 期是贫血期，以巨幼红细胞性贫血为特征。

居住或曾经旅居在此病流行区域，出现贫血和吸收不良者应考虑此病可能。实验室检查 30% 有脂肪泻，50% 有葡萄糖耐量异常，90% 有木糖吸收异常。血白蛋白、钙、铁减少，凝血酶原时间延长，维生素 A 及维生素 B$_{12}$ 吸收试验异常。小肠钡餐 X 线检查可无异常，也可见钡影呈絮状和节段性改变等非特异性改变，并伴肠腔扩张和黏膜皱襞增粗。空肠活检可显示特征性的异常改变，不同程度的绒毛变宽缩短，隐窝拉长，并伴表面上皮细胞的改变，以及淋巴细胞、浆细胞和嗜酸性粒细胞浸润。

应与以下疾病鉴别：①肠道寄生虫病：粪便虫卵和寄生虫检查有助于鉴别。②炎症性肠病：克罗恩病和溃疡性结肠炎均有各自的 X 线特点。③麦胶性肠病：麦胶引起的肠病也可在热带发生，但给予无麦胶饮食可控制为临床鉴别的要点。④维生素 B$_{12}$ 缺乏：维生素 B$_{12}$ 治疗纠正贫血有助于鉴别。⑤亚临床吸收不良：为热带国家极常见的一种地方病，可有相似的结构变化，但无症状。

口服肠道不吸收抗生素四环素或磺胺，叶酸和其他替代治疗按需施行。持续1~2个月后根据病情轻重和对治疗的反应将剂量减半，持续至6个月，直至黏膜结构完整性恢复。

此病预后良好，移居温带者一般不复发，但定居流行区者仍有20%复发。

（韩 英）

Huìpǔ'ěrbìng

惠普尔病 （Whipple disease）

累及小肠、关节、心血管和神经等多个系统的肠道脂肪代谢障碍性疾病。曾称肠脂肪营养不良。属少见病。1907年由Whipple首先报道。尚无明确的流行病学资料。男女比例约4：1。40~50岁多见，儿童罕见。

病因及发病机制 细菌为主要致病因子。疾病活动期小肠活检标本除可见革兰阳性杆菌外，尚有棒状菌、类菌体、异型性链球菌、α链球菌、嗜血杆菌、类布氏杆菌等。这些微生物可使肠黏膜产生过PAS染色阳性的泡沫状巨噬细胞，导致肠绒毛变形、吸收不良而引起腹泻。PAS染色阳性巨噬细胞和细菌也可出现在淋巴结、脾、肝、中枢神经系统、心脏和滑膜。患者常伴细胞和体液免疫功能低下，易发生迁延性细菌感染。迟发性变态反应是导致此病的决定性因素。

临床表现 ①胃肠道症状：腹泻最常见，5~10次/天，呈水样便或含泡沫的脂肪泻，伴腹胀、腹痛和压痛，可有厌食、体重减轻、贫血和多种营养物质缺乏。②关节炎：常先于胃肠道症状，多累及膝、踝关节，也可累及手指、肩、腕等关节，少数伴骶髂关节炎或强直性脊柱炎，关节红、肿、热、痛，呈游走性，数日或

数周后减轻，反复发作，但多不导致关节畸形。③发热：为低热和间歇热，偶有稽留热或弛张热。④全身浅表淋巴结肿大：多为中度肿大、质硬、无压痛，可活动。⑤侵犯肺、心、中枢神经系统者，可出现慢性咳嗽、心前区疼痛、呼吸困难、头痛、共济失调、性格及视力改变等。⑥累及眼部可出现虹膜炎、玻璃体炎、视网膜炎和球后视神经炎。此外，还可出现多浆膜炎、皮肤色素沉着等。

诊断与鉴别诊断 若D木糖试验提示有吸收功能减退，小肠黏膜活检发现有PAS染色阳性的泡沫状巨噬细胞，结合临床表现可确诊。少数病例在病程早期病理检查可为阴性，可能与活检未取到病变部位或早期采用抗生素治疗有关，故应多处取样。以关节炎、发热或神经系统症状为主，而缺乏肠道症状者诊断较难。有以下情况应疑诊此病：①长期关节痛伴腹泻，或伴全身淋巴结肿大者。②原因不明的吸收不良和虹膜炎，特别是合并痴呆、肌阵挛和核上性眼肌麻痹者。

此病需与炎症性肠病性关节炎、艾滋病、巨球蛋白血症和组织胞浆菌病等鉴别。

治疗 抗生素可治愈此病。常用药物包括青霉素、红霉素、氨苄西林、四环素、氯霉素或复方磺胺甲噁唑等。多数患者在抗生素治疗数天或数周内症状可缓解，但需持续应用数月甚至数年，以免复发。治疗后病原菌可消失，但PAS染色阳性的巨噬细胞可持续存在多年。早期针对关节痛应用的非甾体抗炎药和免疫抑制剂可延缓腹泻的发生。

预防 病原菌经口而入，故注意饮食卫生是预防此病的主要措施；其次应加强体育锻炼，以

提高自身免疫力。

（房殿春）

rǔtáng bùnàishòu

乳糖不耐受 （lactose intolerance, LI）

小肠黏膜乳糖酶缺乏致乳糖消化吸收障碍而引起腹胀、腹泻、腹痛等的综合征。无临床症状者称乳糖吸收不良。全世界乳糖酶缺乏的发生率在50%以上，中国成年人约90%。

根据病因和发病机制，乳糖不耐受有3种：①原发性成人型低乳糖酶症：最常见，与饮食习惯不同所造成的基因突变有关。婴儿断乳后，乳糖酶基因的表达随时间延长而逐渐关闭，表现为随年龄增长乳糖酶活性逐渐下降直至消失，引起乳糖不耐受或乳糖吸收不良。发病年龄和发病率存在种族与地区差异。中国人发病年龄为7~8岁，欧美部分民族约20岁。黄种人和黑种人发病率均高于白种人。②先天性乳糖酶缺乏症：极少见，为常染色体隐性遗传病。婴儿出生后即不能适应母乳喂养，出现明显的呕吐、水样腹泻，停止母乳喂养即可缓解，如不使用无乳糖食品喂养可能危及生命。③继发性乳糖酶缺乏症：乳糖酶位于肠黏膜刷状缘顶端，任何损伤小肠黏膜的病变都会影响乳糖酶。

乳糖不耐受是全球性健康问题，乳糖酶缺乏是根本原因，还与胃肠功能等因素有关。少量多次摄入乳制品或选用发酵乳是避免乳糖不耐受的好方法。西方国家乳制品摄入量较高，有关乳糖酶缺乏和乳糖不耐受的宣传非常广泛。中国营养学会在新的膳食指南中将提高乳类摄入量作为优质膳食模式、提高全民营养状况的一个重要方面。

（韩 英）

xiāntiānxìng rǔtángméi quēfázhèng
先天性乳糖酶缺乏症（congenital lactase deficiency，CLD）

小肠黏膜乳糖酶缺乏导致乳糖不能吸收的常染色体隐性遗传病。1959年Holzel等首次报道，世界报道仅几十例。

病因及发病机制 乳糖是一种双糖，是乳品中的主要糖类，也是奶类中特有的糖。乳糖酶又称β半乳糖苷酶或乳糖根皮苷水解酶，是人体消化乳糖所必需的酶。其基因定位于2q21。因乳糖酶缺乏，未被小肠吸收的乳糖进入大肠，在结肠菌群所含酶的作用下发酵分解生成CO_2、H_2和CH_4等气体，以及乙酸、丙酸、丁酸、乳酸等短链脂肪酸和其他发酵产物。未被小肠吸收的乳糖及其酵解产物致肠道内渗透压明显增高。

临床表现 新生儿哺乳后1～2小时即出现痉挛性腹泻，为水样、泡沫状，粪脂不增加，粪便酸臭，伴腹部不适、腹胀、排气增多、肠鸣音亢进，严重者伴呕吐、脱水、酸中毒。禁食或去乳糖饮食后腹泻等症状即可迅速改善。查体可见体重不增、营养不良、消瘦、贫血和腹部膨隆等。

诊断 ①临床表现。②粪便检查：粪便pH常<5.5，粪便还原糖测定常≥5g/L。③氢呼气试验：摄入乳糖后，呼气氢升高或呼气$^{14}CO_2$降低。④小肠黏膜活检双糖酶活力测定：是CLD诊断的金标准，一种或数种双糖酶活性降低，可区别原发性或继发性双糖酶缺乏。⑤乳糖耐量试验：血糖曲线低平。⑥肠道X线检查：非特异性，但对诊断有一定参考价值。

鉴别诊断 ①双糖酶缺乏症：双糖酶包括乳糖酶、蔗糖酶、麦芽糖酶、异麦芽糖酶及海藻糖酶。各种双糖酶先天性缺乏症均为常染色体隐性遗传病，临床罕见。除蔗糖-异麦芽糖酶缺乏可在饮食中加蔗糖后始发病外，余均在生后不久即发病。小肠黏膜活检组织学均正常，而相应双糖酶活性降低。②乳糖不耐受综合征：1958年Durand首先提出此病，根据临床特征和有无乳糖酶缺乏分为两型：家族性乳糖不耐受症（Durand型）：极少见，特征为慢性腹泻、顽固性呕吐、乳糖尿、氨基酸尿及慢性肾衰竭。患儿若不在婴儿期死亡，其小肠黏膜乳糖酶活力常在出生后18～24个月后逐渐恢复正常。发病可能源于肠黏膜通透性异常致单糖转运障碍，停止哺乳症状即可消失。CLD（Holzel型）无乳糖尿和氨基酸尿为鉴别要点。先天性乳糖不耐受症：病因和临床表现同CLD，喂奶后即出现严重腹泻、腹痛、腹胀，呕吐常见，奶类饮食后症状即消失。小肠组织活检形态正常，但乳糖酶活力降低。③继发性乳糖酶缺乏症及单糖吸收不良：临床较常见，因乳糖酶分布于小肠绒毛顶端，凡引起小肠黏膜上皮细胞及其刷状缘受损者均可继发双糖酶缺乏，病变严重、广泛者也可影响单糖吸收，如急性肠炎（尤其累及小肠上部者，如轮状病毒肠炎、蓝氏贾第鞭毛虫感染等）、慢性腹泻、蛋白-热卡营养不良、免疫缺陷病、麦胶性肠病及小肠手术损伤等。④其他：如先天性葡萄糖-半乳糖吸收不良症、原发性婴幼儿低乳糖酶症、半乳糖血症和先天性失氯性腹泻。

治疗 ①饮食疗法：禁食乳糖，包括各种乳类及含乳的食品。可用不含乳糖的奶粉、豆奶粉、代乳粉或豆浆喂养患儿。乳糖可促进钙、镁、锌等矿物质的吸收，故无乳糖饮食者应补充。②对症治疗：糖吸收不良引起的脱水、电解质紊乱应首先由静脉补充纠正。

（韩 英）

yuánfāxìng chéngrénxíng dīrǔtángméizhèng
原发性成人型低乳糖酶症（primary adult-type hypolactasia，PATH）

随年龄增长乳糖酶活性降低甚至消失的遗传性疾病。又称原发性乳糖酶缺乏、成人型低乳糖酶症、成人型乳糖酶缺乏症、乳糖酶失活等。PATH可引起乳糖不耐受或乳糖吸收不良。

病因及发病机制 PATH与基因突变有关。症状出现时间因种族和地区不同而异，不同个体对乳糖的耐受能力不同，其影响因素有：①种族：欧洲白种人及其后裔乳糖酶缺乏的发生率通常低于30%；亚洲人则高于60%。②年龄：哺乳期乳糖酶活性较高，两岁后乳糖酶活性急速降低，中国3～5岁儿童乳糖酶缺乏的发生率约30%，7～8岁者80%以上，与成年人相似。③乳糖存在形式：摄入纯乳糖比摄入含相同乳糖量的牛奶更易发生乳糖不耐受，中国人前者发生率为62.4%，后者为39%。④饮奶习惯和遗传因素：长期饮奶的民族或地区乳糖酶可保持高活性；以农业为主的地区乳糖酶缺乏发生率通常高于70%，中国汉族成人乳糖酶缺乏发生率为75%～95%，游牧者一般低于40%。⑤用进废退：长期大量饮奶的种族在世代繁衍中维持乳糖酶基因的高表达，这是人类为了生存而进化形成的一种适应性反应。多数人乳糖酶活性随年龄增长呈典型的生理性降低，断乳后乳糖酶活性下降至出生时的5%～

10%。乳糖酶非诱导酶，成人乳糖酶下降受基因调控（乳糖酶基因关闭）且不可逆。

临床表现 可有肠鸣、腹部胀气、腹痛、腹泻等。

辅助检查 ①尿半乳糖、乳糖、乳果糖和肌酐检测。②粪便乳糖含量测定。③乳糖耐量试验。④氢呼气试验。⑤小肠黏膜活检测定乳糖酶活性：是直接测定乳糖酶活性的金标准，缺点是活检对受试者具有创伤性，且乳糖酶在小肠黏膜分布不均匀，需取多个部位进行检测。⑥$^{13}CO_2$ 呼气试验：该法准确性高。⑦双稳定性核素技术：摄入 ^{13}C-乳糖和 ^{2}H-葡萄糖后测定二者血浆浓度，计算血浆乳糖消化指数（即二者吸收百分率比值），可消除干扰因素，反映小肠黏膜乳糖酶活性及整个小肠的生理消化能力。

诊断 ①有慢性腹泻史，停食牛乳或含乳糖食物后腹泻消失。②粪便呈酸性（pH 5~6）。③粪便内出现还原糖。④乳糖耐量试验为低平曲线。⑤小肠黏膜活检乳糖酶活力测定结果明显低下。⑥$^{13}CO_2$ 呼气试验发现呼出 CO_2 低于正常。

鉴别诊断 ①继发性乳糖酶缺乏：任何原因导致肠道黏膜受损都会影响乳糖酶活性，如胃切除、麦胶性肠病、短肠综合征、克罗恩病、感染性腹泻、放疗或化疗等。②牛奶过敏性肠病：属非剂量依赖型，即使微量致敏膳食蛋白质也会即刻导致典型症状。乳糖不耐受属剂量依赖型，其症状严重程度与乳糖摄入量成正比（表）。

治疗 ①避免空腹饮用乳制品：牛奶及其制品多是高乳糖食品，单独食用易出现不耐受症状，将牛奶和固体食物及吸收较慢的食物同食，或在餐中、餐后1~2小时饮奶，可减缓乳糖的转运，减轻乳糖不耐受症状。②少量多次：乳糖不耐受程度因人而异，合理掌握饮奶间隔时间和每天摄入总奶量，可减轻或避免出现乳糖不耐受症状，一次不宜超过250ml。③选用酸奶：酸奶中的活菌（如乳酸杆菌、嗜热链球菌等）含β半乳糖苷酶，可分解奶制品中的乳糖。注意不能加热。④应用乳糖酶：牛奶或其他奶类制品中加入乳糖酶制剂，使乳糖在食用前就被消化，可显著减轻不耐受症状。⑤无乳糖食品：适用于重度乳糖不耐受者，可选用其他代乳品，并应及时补钙。

（韩 英）

guǒtáng bùnàishòu

果糖不耐受（fructose intolerance）

遗传性磷酸果糖醛缩酶缺陷所致代谢紊乱性疾病。又称遗传性果糖不耐受症。一般发生在婴幼儿，发病率约0.5/万。

病因及发病机制 属常染色体隐性遗传，因磷酸果糖醛缩酶B基因突变，致磷酸果糖醛缩酶缺陷（活性由完全缺如到仅为正常人的12%），1-磷酸果糖无法形成1,6-二磷酸果糖而进入葡萄糖酵解过程。1-磷酸果糖在肝、肾、肠中堆积使肝糖原分解和糖原异生受到抑制，发生低血糖症。大量无机磷在代谢中被消耗，致血磷降低和ATP再生减少。1-磷酸果糖贮积和ATP供应不足阻碍糖原释放1-磷酸葡萄糖，长期喂养含蔗糖或果糖的食物，将导致患儿肝细胞坏死、脂肪浸润、胆小管增生和纤维化甚至肝硬化。小肠对果糖的吸收能力有限，未吸收的果糖在肠道形成高渗状态，引起腹胀和腹痛。此糖到达结肠后，经厌氧菌发酵产生过多的氢气、甲烷、二氧化碳和短链脂肪酸，导致腹胀、腹泻和过度排气等。

临床表现 出生后即给予人工喂养的患儿常在2~3天内出现呕吐、腹泻、脱水、休克和出血倾向等表现。母乳喂养儿多在给予含蔗糖或果糖的辅食后30分钟内出现呕吐、腹痛、出冷汗，甚至昏迷和惊厥等低血糖症状。若不及时终止这类食物，患儿将迅速出现食欲缺乏、腹泻、体重不增、肝大、黄疸、水肿和腹水等。有些患儿在婴儿时期可因屡次进

表 乳糖不耐受与牛奶过敏性肠病鉴别诊断

鉴别要点	乳糖不耐受	牛奶过敏性肠病
病因	乳糖酶缺乏，为吸收不良	对牛奶蛋白过敏，为变态反应
喂养方式	母乳和牛奶均可发病	仅见于牛奶喂养儿
症状与乳类摄入量的关系	呈正相关	微量奶可产生典型症状，减少摄奶量症状无减轻
腹泻特点	典型为水样稀便	黏液便或脓血便，常伴婴儿湿疹、哮喘等过敏性疾病
特异性检查	乳糖吸收不良	抗牛奶抗体阳性
治疗	去乳糖饮食	去奶类饮食

食"甜食"后发生不适症状而拒食，这种保护性行为可使患儿成长至成人期。少数患儿可能因未及时诊治而死于进行性肝衰竭。

诊断 多数患儿是在新生儿或婴幼儿期发病。确诊依据有：①家族史或近亲结婚者的子女发病频率更高。②口服含果糖食物后出现恶心、呕吐、低血糖症状，去除此类食品则不再发生。③尿中可检出果糖。④果糖耐受试验阳性：静脉推注 200～250mg/kg 果糖溶液引起血糖和血磷降低。婴幼儿慎用。⑤胰高血糖素试验阳性：静脉注射 1mg 胰高血糖素后，分别于第 15、30、45、60、120 分钟采血，健康人血糖峰值可增加基础值的 10%～20%，果糖不耐受者仅增加 2%。⑥肝或小肠黏膜活检醛缩酶活性明显降低。⑦分子生物学检测可发现醛缩酶 B 基因突变。

鉴别诊断 有黄疸、肝功能损害和凝血功能异常者应与急性传染性肝炎、传染性单核细胞增多症等疾病鉴别。有发作性低血糖者应与其他先天性代谢性疾病等鉴别，如糖原贮积症、支链氨基酸代谢病、酮症性低血糖症、胰岛细胞增生症、半乳糖血症，上述疾病低血糖均与进食果糖无关。1,6-二磷酸果糖酶缺乏症（属常染色体隐性遗传）患者进食果糖后和饥饿时也可导致低血糖发作，易与此症相混淆。此症有时在成年后才发病，应与幽门梗阻、胃肠炎、败血症鉴别。

治疗 ①饮食疗法：一经确诊应终生禁食一切含果糖和蔗糖食物，补充维生素 C。②对症治疗：出现低血糖者静脉注射葡萄糖，电解质紊乱者应及时纠正，有出血倾向者给予成分输血，抽搐者可用地西泮、苯巴比妥和苯

妥英钠。③支持治疗：对急性肝衰竭患儿应予支持治疗，有肝肾功能损害者避免使用损伤肝肾功能药物。④叶酸治疗：大剂量叶酸可能是一种有前景的方法。经合理治疗 2～3 天所有症状可消失，血液生化改变 2 周内恢复正常，生长缓慢情况则需 2～3 年好转。

预后 此症尚不能根治，但若能早期诊断并严格控制不进食含果糖食物，患者寿命一般不受影响，仅有轻度肝大和脂肪变性。

预防 发病家庭的新生婴儿应严密观察，避免食物（牛乳）中加蔗糖，严格控制含果糖、蔗糖和山梨醇的食物。儿童或成人患者应禁忌静脉输入果糖和山梨醇，肠内营养治疗时应选用不含果糖和山梨醇的营养液体。

（李世荣）

xiǎocháng xìjūn guòdù shēngzhǎng

小肠细菌过度生长（small intestinal bacterial overgrowth，SIBO）

近段小肠细菌超过 10^5 CFU/ml 或空肠吸引液培养出口咽型、结肠型细菌。健康人出生后肠道即有细菌寄生，且一生中细菌种类恒定。小肠内细菌很少，多数人空肠细菌不超过 10^3 CFU/ml，回肠约为 10^6 CFU/ml，末段回肠不超过 10^9 CFU/ml，结肠则可达 10^{12} CFU/ml。SIBO 的发生率因检查方法不同而异，氢呼气试验为 0～12.5%，乳糖耐量试验为 20%～22%，D 木糖试验为 0～35%。

病因及发病机制 主要原因是小肠淤滞。①小肠解剖学异常：如小肠憩室、肠道吻合术后、克罗恩病和放射性损伤后的小肠狭窄。②小肠动力异常：如糖尿病性自主神经病变、硬皮病、淀粉样变性、甲状腺功能低下、假性肠梗阻等。③肠道异常通路：如

胃-结肠或空肠-结肠瘘、回盲瓣切除术后。④其他：如肝肾疾病、慢性胰腺炎、肠易激综合征、吸收不良综合征、免疫缺陷病及高龄人群等。胃酸降低、肠黏膜屏障受损、肠道内各种酶活性降低及回盲瓣功能不全也是 SIBO 的原因。

一旦发生 SIBO，小肠内滋生的厌氧菌降解结合胆酸为游离胆酸，脂肪微粒形成障碍，影响脂肪吸收，可引起脂肪泻，并进而影响脂溶性维生素的吸收，临床上可出现多种维生素缺乏症。因过度生长的细菌争夺机体摄入的维生素 B_{12}，可引起大细胞性贫血。小肠内过多的细菌和游离胆酸还可破坏肠黏膜屏障，一方面导致营养吸收障碍，并使细菌及其毒素通过损伤的肠黏膜进入肠系膜淋巴结，经门静脉进入腹腔内外器官和血液循环，引起肠源性感染。

临床表现 ①原发病的表现。②吸收不良的表现，如腹胀、腹泻（可能有脂肪泻）、腹痛、体重下降、大细胞性贫血或缺铁性贫血、维生素缺乏和低蛋白血症（表现为下肢水肿和腹水等）。

诊断 小肠液吸引细菌培养是 SIBO 诊断的金标准，菌落大于 10^5 CFU/ml 可确诊。氢呼气试验因操作简单、价格便宜应用广泛。

治疗 ①针对原发病：这是最根本的治疗方法，应尽可能纠正小肠淤滞、小肠动力异常和各种肠黏膜屏障受损疾病。②清除小肠内过度生长的细菌：改变肠道菌群状态，恢复有益菌和有害菌的平衡。应同服抗需氧菌和抗厌氧菌的药物，选取毒性低、吸收少的二联或三联用药，如诺氟沙星、甲硝唑和阿莫西林的联合应用。口服大剂量肠道不吸收的

抗生素利福昔明可有效清除小肠过度生长的细菌。抗生素治疗后9个月的复发率可达44%，特别是老年患者和长期使用质子泵抑制剂者，故应注意 SIBO 的复发。微生态制剂可作为抗生素治疗后调整肠道菌群的药物，但疗效尚难肯定。③纠正营养不良状态：口服无乳糖奶，注意补充脂溶性维生素和钙镁等微量元素。

预防　避免长期使用质子泵抑制剂，尽量避免和积极治疗引起 SIBO 的各种原发疾病是最重要的预防措施。

（李世荣）

dànbái diūshīxìng chángbìng

蛋白丢失性肠病　（protein-losing enteropathy）

血浆蛋白经肠道大量丢失引起的疾病。本身非独立的原发疾病。血浆蛋白也可经胃丢失，代表疾病为梅内特里耶病（Ménétrier disease）。若包括引起蛋白经胃丢失的疾病在内则称为蛋白丢失性胃肠病。

血浆白蛋白减少的原因主要有3种：①用于合成白蛋白的营养物质摄入不足。②肝合成白蛋白的功能障碍。③血浆白蛋白的丢失。肾是蛋白丢失的主要部位，但蛋白经消化道丢失也常见。临床上此病易漏诊，未被作为伴随诊断列出。

病因及发病机制　此病的基础疾病很多（表）。

血浆蛋白经肠道丢失的机制：①黏膜破损：肠黏膜糜烂、溃疡，血浆蛋白直接漏入肠腔，如炎症性肠病、肠道肿瘤、肠结核等。②黏膜通透性增加：肠黏膜完整，但对蛋白质的通透性增加，如过敏性疾病、系统性红斑狼疮、嗜酸性粒细胞性胃肠炎、小肠细菌过度生长等。③淋巴管阻塞：淋巴管直接受累或因静脉回流障碍间接造成肠道淋巴管内压力增高，管腔破裂，血浆蛋白随淋巴液漏入肠腔，相关疾病包括小肠淋巴管扩张症、肠系膜淋巴结结核、小肠淋巴瘤、克罗恩病、缩窄性心包炎等。有些疾病可通过一种以上机制导致蛋白丢失，如克罗恩病、小肠淋巴瘤、腹部结核等，既可破坏黏膜完整性，也可造成淋巴管阻塞。有些疾病引起蛋白丢失性肠病的机制尚不完全清楚。

表　引起蛋白丢失性肠病的基础疾病

消化系统疾病	其他系统疾病
小肠淋巴管扩张症	系统性红斑狼疮
小肠淋巴瘤	缩窄性心包炎
克罗恩病	充血性心力衰竭
肠结核及肠系膜淋巴结结核	过敏性疾病
消化道恶性肿瘤	类癌综合征
消化道息肉病	艾滋病
溃疡性结肠炎	干燥综合征
小肠细菌过度生长	混合结缔组织病
嗜酸性粒细胞性胃肠炎	淀粉样变性
病毒性胃肠炎	大面积烧伤
肠道寄生虫感染	移植物抗宿主反应
假膜性肠炎	腹部外伤后
	腹部放疗后
胶原性结肠炎	Waldenstrom 巨球蛋白血症
惠普尔病	α 重链病
麦胶性肠病	冷球蛋白血症
非甾体抗炎药相关性肠病	子宫内膜异位
腹膜后肿瘤	淋巴-肠瘘
腹膜后纤维化	心脏 Fontan 手术后
硬化性肠系膜炎	婴幼儿全身透明变性

患此病时各种血浆蛋白均可经肠道丢失，但这些蛋白的血浆浓度并非平行降低，这与代谢速率不同有关，通常代谢速率快的蛋白血浆浓度降低不明显。除蛋白质外，其他血浆成分也可经肠道丢失，如脂类、铁及其他微量元素。淋巴管阻塞时淋巴细胞从肠道大量丢失，血淋巴细胞计数明显减少。

临床表现　主要是白蛋白丢失造成的低蛋白血症，可出现水肿和浆膜腔积液，并伴腹胀、腹痛和腹泻。各种血浆成分经肠道丢失还可出现相应营养不良的表现。免疫球蛋白、补体、淋巴细胞、白蛋白减少及营养不良等可致患者易发生感染，但反复严重感染并不常见。虽有多种凝血因子的丢失，但出血倾向不常见。伴淋巴管阻塞者，外周血淋巴细胞比例和绝对计数明显降低。若有肠道黏膜损伤性疾病，粪便可有红、白细胞或隐血试验阳性。白蛋白常明显减少，程度比肝脏疾病和一般肾脏疾病显著。可有不同程度的 IgG、IgM、IgA 减少。其他血液成分如补体、凝血因子、转铁蛋白、铜蓝蛋白等可能出现不同程度的减少。尚有基础疾病的相应临床表现。

诊断与鉴别诊断　水肿、低蛋白血症，特别是伴消化系统临床表现者，应考虑此病。诊断包括两个方面：①证实蛋白经肠道丢失。②确诊基础疾病。

临床上用于证实蛋白经肠道丢失的检查分为3类：①静脉注入放射性核素标记蛋白或其他物质，检测粪便中的放射性核素活性。②直接测定粪便中的内源性蛋白质。③静脉注入放射性核素标记蛋白或其他物质，行腹部核素显像。

粪便[51]Cr 白蛋白测定　是诊断胃肠道蛋白丢失的经典方法，是第一个被公认可准确判断蛋白质经肠道丢失的方法。其后衍生出粪便[111]In 转铁蛋白测定、粪便[67]Cu 铜蓝蛋白测定等。缺点是需连续收集 48～72 小时无尿液粪便，临床工作中非常不便。所用放射性核素的某些特性如半衰期、污染、价格等也限制其在临床普及。

粪便 α_1 抗胰蛋白酶测定 α_1 抗胰蛋白酶是一种内源性血清蛋白，分子量与白蛋白近似，不主动向胃肠道分泌和重吸收。它具有抗蛋白水解酶的特性，在肠道中不被水解而以原型经粪便排出，但在 pH<3 的环境中被分解。分别测定血清和粪便 α_1 抗胰蛋白酶含量并计算其清除率，可定性和定量反映肠道蛋白质丢失。检测其清除率时需收集多日粪便，但基本不受尿液污染的影响。也可仅测定单次粪便的 α_1 抗胰蛋白酶含量，提示是否存在肠道蛋白质丢失，但不能定量。此法最大优点是不涉及体内应用放射性核素。是临床上常用的诊断蛋白丢失性肠病的方法之一。

[99mTc] 标记人血清白蛋白核素显像 静脉注射新鲜标记的 [99mTc] 人血清白蛋白，按一定时间间隔行腹盆腔 γ 照相，若早期核素肠道显影，可确定有肠道蛋白质丢失，敏感性和特异性均较高。也可用 [99mTc] 标记右旋糖酐代替人血白蛋白进行核素显像。此法的优点是不需收集粪便，并可对蛋白质丢失部位粗略定位，缺点是不能定量，是临床上较常用的诊断蛋白丢失性肠病的方法。

上述 3 种检查有一种阳性即可确诊此病，但有明显消化道出血者不能依此作出诊断。

鉴别诊断 ①需除外白蛋白生成不足（如摄食和吸收障碍所致营养不良）或合成能力降低。②除外蛋白质经肾及少数情况下经皮肤或向组织间隙的丢失。③与其他可引起水肿和低白蛋白血症的疾病鉴别，主要包括肝病和肾病。④应在引起蛋白丢失性肠病的基础疾病间鉴别。

治疗

对症治疗 ①静脉输注人血白蛋白：主要用于有明显水肿和浆膜腔积液者。对基础疾病未去除，尤其病史较长者，疗效有限且不持久，因此对一般患者不用静脉补充白蛋白纠正低蛋白血症。②高营养饮食：特别是各种脂溶性维生素的补充。③中链甘油三酯饮食：用于肠道淋巴管阻塞者。其作用机制是中链甘油三酯主要经肝门静脉系统吸收（长链甘油三酯主要经淋巴管吸收），可降低肠道淋巴管内压，减轻其扩张程度，以减少蛋白经肠丢失。有效者需长期应用。

治疗基础疾病 是此病的最根本治疗，包括切除肿瘤、控制炎症、纠正心力衰竭等。淋巴－静脉分流术主要用于小肠淋巴管扩张症，部分患者可完全缓解。对病变局限者（包括肿瘤和其他良性疾病）可行局部肠切除，部分可根治。缩窄性心包炎也可行手术治疗。

（孙　钢）

xiǎocháng línbāguǎn kuòzhāngzhèng

小肠淋巴管扩张症（intestinal lymphangiectasia）

肠道淋巴回流受阻致小肠绒毛内的乳糜管扩张的综合征。是引起蛋白丢失性肠病的代表性疾病。分为：①原发性小肠淋巴管扩张症：又称瓦尔德曼病（Waldmann disease）或米尔罗伊病（Milroy disease），为先天性淋巴管发育异常，多在儿童期或青少年期发病，平均发病年龄为 11 岁。②继发性小肠淋巴管扩张症：由其他疾病引起，可在各年龄发病，平均发病年龄约23 岁。

病因及发病机制 原发性小肠淋巴管扩张症通常伴体内其他部位的淋巴系统发育异常。继发性小肠淋巴管扩张症发病机制：①直接累及淋巴系统阻碍淋巴回流：如肠结核和肠系膜淋巴结结核，淋巴瘤，腹膜后肿瘤，腹膜后纤维化，恶性肿瘤腹部淋巴结转移，慢性胰腺炎，克罗恩病，贝赫切特综合征，系统性红斑狼疮，结节病，腹部手术创伤，腹部放疗，外伤，纵隔疾病累及胸导管。②血管内压力增高间接影响肠道淋巴回流：如缩窄性心包炎，充血性心力衰竭，门静脉高压，巴德-基亚里综合征（Budd-Chiari syndrome），上、下腔静脉血栓形成，先天性心脏病术后（Fontan 手术、Glenn 分流术）。

小肠是营养物质的主要吸收部位，食物中脂肪以长链三酰甘油为主，吸收后以乳糜微粒和长链脂肪酸的形式经淋巴管输送，通过胸导管进入血液。上述疾病均有可能直接或间接阻碍小肠的淋巴回流，使淋巴管内压力增高，淋巴管扩张、破裂，富含淋巴细胞、脂肪和各种蛋白质的淋巴液直接漏入肠腔。上述成分经肠道丢失，导致淋巴细胞减少、低蛋白血症及各种营养物质缺乏的临床表现。

临床表现 ①水肿：为此病最突出表现，可以是对称性或非对称性，部分患者出现漏出性或乳糜性胸腹腔积液，乳糜性腹水提示小肠浆膜层或肠系膜淋巴管受累。尽管低蛋白血症明显，但在一些继发性小肠淋巴管扩张症患者并不出现明显水肿。②消化系统：间断腹泻及腹痛、腹胀、恶心等，腹泻为渗透性或渗出性，严重者有脂肪泻。③各种营养物质缺乏及相应临床表现：包括各种脂溶性维生素和微量元素的缺乏，青少年发病者可有生长发育迟缓。

诊断与鉴别诊断 同时出现明显低蛋白血症和外周血淋巴细胞减少高度提示此病，可通过各种影像学检查、肠道蛋白丢失相关检查及病理学检查证实诊断。①实验室检查：外周血淋巴细胞减少，低蛋白血症（白蛋白和球蛋白均降低），低钙血症，免疫球蛋白（IgG、IgM、IgA）、补体及各种其他血浆蛋白减少。②小肠钡剂造影：可显示黏膜皱襞增厚，有结节感，对此病诊断有一定提示作用。③胶囊内镜和小肠镜：可见白色粗大的小肠绒毛，严重者形成白色结节状隆起。也可表现为弥漫分布的白色斑点，小肠黏膜呈特征性的"雪花样"改变。内镜检查对此病有较高诊断价值，还可在小肠镜下行黏膜活检以获得病理诊断。④淋巴管造影：经下肢注入造影剂，可对腰干、乳糜池和胸导管的阻塞作定位诊断，对手术治疗的选择有重要指导价值。同时行腹部 CT 可进一步提高腹膜后淋巴管阻塞部位及范围定位的准确性。淋巴管造影为有创性检查，操作技术要求较高，且比较耗时，因此限制其广泛应用。⑤核素淋巴显像：主要用于淋巴水肿的诊断。经双足趾蹼注入核素标记物，下肢淋巴管无阻塞者可显示躯干的淋巴管和淋巴结分布。若肠腔内出现放射性浓聚，说明淋巴液漏入肠腔，高度提示此症。乳糜性腹水或胸腔积液者可能出现腹腔或胸腔放射性浓聚。⑥肠道蛋白丢失检查：如粪便 ^{51}Cr 白蛋白测定、粪便 α_1 抗胰蛋白酶测定、^{99m}Tc 标记人血清白蛋白核素显像等。⑦病理：黏膜和黏膜下层可见扩张淋巴管，以绒毛顶端最明显，其周围炎症不明显，对此症有确诊价值。

此病的鉴别诊断涉及多种疾病，可从三方面考虑。①从低蛋白血症角度与其他可造成血白蛋白降低的疾病鉴别，如严重肝肾疾病、营养摄入不足。这方面的鉴别诊断并不困难，因为同时存在明显低白蛋白血症、低球蛋白血症和外周血淋巴细胞减少这种典型组合极少见于其他疾病。②明确存在肠道蛋白丢失后，应与其他可引起蛋白丢失性肠病的基础疾病鉴别，包括多种肠道和非肠道疾病，腹部和全身疾病。③明确有小肠淋巴管扩张后，应判断其为原发性还是继发性。若为继发性小肠淋巴管扩张症，应对基础病因进行鉴别诊断，以利于针对病因治疗。

治疗 ①对症治疗：低蛋白血症通常难以通过静脉输注白蛋白纠正，故不主张应用。静脉输注白蛋白适用于水肿明显者、需手术治疗及有创检查者，前者应辅以低盐饮食和适当利尿剂治疗。对一般消化道症状如腹泻、腹痛、腹胀、恶心等可给予相应对症药物。尽管患者淋巴细胞和免疫球蛋白减少，细胞免疫和体液免疫均处于低下状态，但机会性感染的发生率较低，一般不需预防性应用抗生素。②饮食治疗：应给予营养丰富的低脂饮食，用中链甘油三酯（medium-chain triglyceride, MCT）替代普通饮食中的长链三酰甘油。MCT 饮食补充营养的同时可降低淋巴管压力。MCT 饮食治疗此病的机制为长链甘油三酯主要经淋巴管吸收，经乳糜池、胸导管输送进入血液循环，而 MCT 主要经血液吸收，不通过淋巴管直接进入门静脉系统，可降低肠道淋巴管内压力，从而减轻淋巴管扩张。MCT 饮食可作为小肠淋巴管扩张症的基础治疗，一旦有效应长期应用。③基础疾病治疗：某些疾病可通过手术治疗原发病使小肠淋巴管扩张得到完全缓解，如缩窄性心包炎、巴德-基亚里综合征、腔静脉血栓形成等。针对扩张的淋巴管本身，准确定位淋巴管阻塞部位后，可通过显微外科技术进行淋巴管-静脉吻合分流。若扩张的淋巴管局限于小段小肠，也可直接切除该肠段。若淋巴管呈永久性阻塞，治疗基础疾病并不能缓解小肠淋巴管扩张引起的症状。

（孙 钢）

jiécháng qìshì

结肠憩室（diverticula of the colon） 结肠黏膜和黏膜下层在肠壁肌层薄弱处向肠腔外形成囊袋状膨出。有症状时称憩室病。结肠憩室壁的结构中一般不含肌层，故从严格意义上讲都为假憩室。

此病呈单发或多发。通常直径 3~10mm，但也有>2cm 者。憩室可生长在结肠的任何部位，但具有种族和地域差异性。欧美人憩室多位于左半结肠，90%在乙状结肠，而东方人 60%~90%位于右半结肠。此病患病率发达国家明显高于发展中国家。欧美患病率为 12%~49%，而包括日本、韩国、中国、印度等在内的亚洲国家，此病检出率一般低于 10%。患病率随年龄增长而增高，高经济收入阶层比低经济收入阶层人群的患病率明显增高。

病因及发病机制 与肠壁结构缺陷、肠动力障碍及膳食纤维有关。

肠壁结构缺陷 憩室发生于结肠壁薄弱处。电镜观察发现，患者结肠带肌细胞间弹性蛋白的沉积高于正常人，这会导致肠壁抗张力能力减弱。一些结缔组织疾病，如埃勒斯－当洛综合征（Ehlers-Danlos syndrome）、马方综合征（Marfan syndrome）和硬皮病，均常伴多发性肠憩室，这一点支持胶原沉积致肠壁缺陷可能是憩室病的病因。

肠动力障碍 左半结肠的运动由结肠脾曲处的起搏点控制，进食后 1 小时结肠出现加强的推进性蠕动。此病患者肠腔内压增高、结肠通过时间异常、肠平滑肌对刺激的反应增强。当肠壁环行肌分节收缩时，被分割的肠腔内压力骤升，这种现象在较窄的乙状结肠段尤为明显。久之，可迫使肠黏膜向肠壁薄弱处膨出。已证实右半结肠憩室病患者存在升结肠内静息压和刺激后肠内压力的异常升高。

膳食纤维 Burkitt 与 Painter 于 1971 年提出此病与膳食纤维的缺乏有关。之后他们进一步证实低纤维素膳食者肠传输时间延长、粪容积减少、肠腔内压力增高，从而有利于憩室的形成。日本学者观察发现，20 世纪 50 年代到 70 年代末的 25 年间，民间膳食纤维摄入减少，结肠憩室的患病率递增。该因素同样影响右半结肠憩室的发病。

病理 憩室膨出的部位一般在结肠的系膜带和网膜带之间游离的空间，肠黏膜和黏膜下层从肠环行肌的缝隙、营养血管穿至黏膜下层处，向肠腔外膨出，营养血管多包绕于憩室的顶部和颈部。

临床表现 多数患者无症状，常由于其他原因（如粪便隐血试验阳性或筛查结肠癌）做钡灌肠或结肠镜检查时偶然被发现（图 1、图 2），有些患者是因有症状就诊而发现。确定症状和憩室间是否有关联通常比较困难。憩室出现症状多由于并发症而产生。结肠憩室最常见的症状为腹痛、腹胀或腹部不适，部位因憩室的位置而不同，疼痛多在进食后加重，排便或排气后减轻。其他症状有腹泻、便秘或排便异常。体征可有腹部压痛，偶可触及肠袢或腹部包块。

并发症 ①憩室炎：发生率为 10% ~ 20%。常因残存于憩室中的粪便刺激黏膜引起，好发于憩室顶部。进一步发展可形成憩室周围炎。重者可发生肠穿孔，致腹膜炎；炎症急性期造成的肠壁水肿或慢性期形成的肠粘连，可在肠腔弯曲和较狭窄的降结肠、乙状结肠段形成肠梗阻；炎症局限可形成结肠周围脓肿；脓肿破

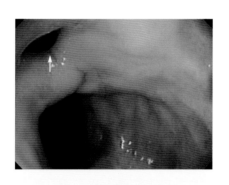

图 1 结肠憩室内镜表现

注：憩室位于横结肠，箭头所指为憩室开口

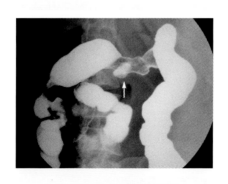

图 2 结肠憩室 X 线表现

注：钡灌肠示横结肠憩室，伴右侧结肠炎症

溃到邻近肠腔或器官形成肠瘘，破入膀胱和阴道者并不罕见。憩室炎的主要临床症状为腹痛，呈间歇性或持续性，可伴体温升高，局部的腹部压痛和肌紧张，外周血白细胞计数和中性粒细胞比例增高等。②憩室出血：是下消化道出血的常见病因之一。发生率 5% ~ 10%。70% 源自右半结肠憩室，通常为小量出血，仅表现为持续粪便隐血试验阳性，患者可因贫血而就诊；仅 3% ~ 5% 为显性出血，表现为紫红或鲜红色的肉眼血便。70% ~ 80% 患者的出血可自行停止，复发率为 20% ~ 30%。

诊断与鉴别诊断 多数结肠憩室为亚临床型。对于年龄较大者，若有不明原因的腹痛、排便习惯改变、腹部触及包块或肠袢，应考虑此病的可能，需做进一步检查。临床应重视憩室炎和憩室出血等并发症的诊断与鉴别诊断。

结肠憩室炎的诊断依据：①证实结肠憩室的存在。②临床有炎症反应的依据。③根据憩室的部位、体征、临床特点等，证明此炎症反应与憩室相关，或排除憩室之外的其他疾病与炎症相关。

结肠憩室炎的常用检查方法：①X 线：采用钡灌肠气钡双对比造影可清楚地显示憩室的轮廓，但在急性期有穿孔危险性，一般不主张行此检查，可用单对比的水溶性液体造影剂做低压灌肠。若疑有肠穿孔，可摄腹平片观察有无膈下游离气体和穿孔征。②腹部 B 超：可观察肠壁的增厚和有无周围脓肿的形成。③腹部 CT：可显示肠憩室、其周围脂肪组织、肠壁的增厚和脓肿的形成等，是诊断憩室炎一种安全有效的方法。④结肠镜：急性期不推

荐首选。但怀疑病变位置较低时可慎重操作，不宜多注气，以防穿孔。在肠狭窄或周围粘连处不要强行通过，儿科结肠镜可提高成功率。

憩室炎及其并发症常需与下列疾病鉴别：①阑尾炎：右半结肠憩室并发憩室炎，特别是发生周围脓肿时，很难与急性阑尾炎鉴别，憩室炎的术前误诊率在40%～90%，多数患者需经手术确诊。年龄大者突发右下腹痛伴炎症，均应考虑憩室炎的可能。憩室炎患者恶心、呕吐的频率低于阑尾炎。②结肠癌：憩室偶可因粪便嵌顿而形成包块，需与结肠癌鉴别。③肠缺血症：老年人合并心、脑血管疾病或血液高凝状态，突然出现腹痛、便血伴腹部压痛和肌紧张时，应考虑此病；肠缺血症易发生在左半结肠，需与左半结肠憩室炎鉴别。④肠易激综合征：以反复发作的腹痛和排便异常为特征，排便后疼痛可减轻，属肠功能紊乱性疾病，有时需与结肠憩室炎鉴别。

憩室出血的诊断：①结肠镜检查：对疑有结肠憩室出血者为首选，最佳时间是在出血后24～48小时内。若发现憩室内有活动性出血，或存在血痂或聚积的血凝块，即可确诊。对于活动性出血，可在内镜下用激光、电凝、热探针、止血夹、套扎或注射肾上腺素药物等进行治疗。②放射性核素检查：静脉注射放射性核素标记的自身红细胞进行核素扫描具有动态观察确定出血部位的优点，但不能确定是否为憩室出血。③血管造影检查：可明确活动性出血及其部位。利用超选择性血管内栓塞技术，可安全有效止血。

治疗 无症状的结肠憩室不需治疗。并发憩室炎如无手术指征，首选调整饮食、静脉补充营养、应用广谱抗生素等治疗。若出现肠穿孔伴腹膜炎、脓肿、瘘管或肠梗阻等手术适应证，则需采取相应的外科手术治疗。对憩室出血，首先注意全身情况，补充血容量。一旦确诊，可采取内镜下止血治疗或经血管造影超选择性血管内栓塞止血。

预防 结肠多发性憩室患者应多进富含膳食纤维的饮食，防治便秘，以避免憩室炎的发生。此外，避免服用过多非甾体抗炎药，以减少憩室出血。

（潘国宗）

dàcháng hēibiànbìng

大肠黑变病（melanosis coli, MC）

以大肠黏膜不同程度色素沉着为特征的非炎症性肠病。其本质是结肠黏膜固有层巨噬细胞含有大量脂褐素。老年人多见，且老年男性多于女性，中青年人群女性显著多于男性。

病因及发病机制 确切病因尚不清楚。可能与慢性便秘患者长期服用蒽醌类泻剂（如美鼠李皮、番泻叶、大黄苏打等）及接触其他致黑变病的物质有关，此类物质损害结肠上皮细胞，致细胞凋亡增加，凋亡小体和组织碎片被固有层巨噬细胞吞噬，在其溶酶体内转化为脂褐素或其他色素，这些含有色素的巨噬细胞在固有层内不断积聚最终形成黑变病。但并非所有MC均与泻药有关，约1/4患者无长期使用泻药史，约1/4长期服用蒽醌类泻药者不发生MC。此病还可能与慢性便秘、结肠癌、结肠腺瘤及溃疡性结肠炎等有关。

临床表现 常见症状主要有慢性便秘、腹胀及排便困难，少数患者有下腹部隐痛及食欲减退等。

诊断与鉴别诊断 确诊有赖于结肠镜检查及组织活检。①结肠镜检查：根据肠黏膜色素沉着程度MC分为3度（图）。轻症者黏膜可无明显着色，于结肠黏膜活检时意外发现；病变明显者肠腔变暗，结肠黏膜光滑、完整，呈条纹状、龟背样、虎皮状改变，可见浅棕色、棕褐色或黑色的色素沉着，可局限分布或累及全结肠。②黏膜活检病理：结肠黏膜上皮细胞大致正常，固有层内有大量密集或散在分布的巨噬细胞，胞质内充满色素颗粒。有时巨噬细胞外可见色素颗粒，严重者黏膜下或肠系膜淋巴结也可见含色素颗粒的巨噬细胞及色素颗粒。

此病应与棕色肠道综合征鉴别，后者主要见于脂肪泻患者，因脂褐素沉积于肠道平滑肌细胞核周围，致结肠壁呈棕褐色，而结肠黏膜层无色素沉着。

治疗 尚无特效药物。停用蒽醌类泻药，改用乳果糖等渗透性泻剂，改善饮食、运动及排便习惯等，随便秘症状的改善，MC的色素沉着可逐渐减轻甚至消失。直肠结构异常并可能引起黑变病者应给予手术治疗。无服用泻药

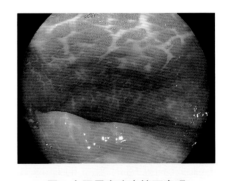

图 大肠黑变病内镜下表现

注：I度病变，呈浅黑色，类似豹皮，黏膜血管纹理隐约可见，病变多较局限，与周围正常黏膜分界不清

史者，治疗方法尚待进一步探讨。

预后 此病是一种良性可逆性损害，治疗效果好，但因可能与结肠肿瘤并存，应定期随访，做结肠镜检查。

预防 建议多食蔬菜、水果及纤维丰富的饮食，多饮水、多锻炼，以减少便秘或排便困难，养成良好的排便习惯。停用或不用含色素泻药，改用油性缓泻剂，必要时用胃肠动力药和微生态制剂等缓解便秘。

（智发朝）

fùxíng diānxián

腹型癫痫 （abdominal epilepsy）

以腹部症状为主要表现的癫痫。多发生在儿童和少年，成人较少。

阵发性脐部或剑突下疼痛，持续数秒至30分钟，可间隔数天或数月反复发作，常伴腹胀、恶心呕吐、腹泻，腹痛发生与进食时间不相关。少数患者伴白细胞数及中性粒细胞百分比增高。腹痛时或腹痛后可出现隐匿的中枢神经系统症状，如无力、嗜睡、眩晕、晕厥等，颞叶性癫痫患者可出现抽搐。伴偏头痛者应用麦角胺等药物治疗无效。手术解除腹腔内粘连后，腹痛仍有发作。

约半数以上患者脑电图可无异常，过度通气、剥夺睡眠等可诱导脑电图异常，表现为多样化，应结合其他临床资料进行分析。头颅CT检查常为正常，磁共振显像可正常或呈不对称改变。

此病诊断应依据患者的疾病过程综合判断，有些需经数年才得以确诊。诊断依据：①阵发性、难以解释的腹部不适。②伴抽搐发作，且无腹部异常症状和体征。③局灶性放电、单侧或双侧颞叶节律异常、慢波或棘状尖波等异常脑电图表现。④抗癫痫药物治疗有效。确诊前应全面检查消化道，排除食管、胃、十二指肠、肝、胆、胰疾病。儿童患者需与肠套叠、肠扭转和先天性异常鉴别，成人患者需与消化性溃疡、肠易激综合征和低血糖发作等鉴别。此病针对癫痫选择用药，常用有效药物有丙戊酸钠、卡马西平等。

（房静远）

fùxíng guòmǐnxìng zǐdiàn

腹型过敏性紫癜 （allergic purpura abdominalis）

以腹部症状为主要临床表现的过敏性紫癜。90%的过敏性紫癜发生于儿童，是儿童系统性血管炎中最常见的类型，10%发生于成人。儿童发病率为10/10万~20/10万，发病高峰年龄为5~7岁，可达70/10万。男女发病比例为1∶（1.2~1.8）。过敏性紫癜半数患者有腹部症状，以腹痛为首发症状者占12%~17%。

病因及发病机制 病因未明。约半数病例发病前有上呼吸道感染史，特别是链球菌感染。其他微生物感染、接种疫苗和昆虫叮咬等，也可能与此病相关，某些药物或蛋白质食物也可能是潜在的触发原。

过敏性紫癜是一种与免疫介导的IgA沉积相关的血管炎，其特征为异常IgA免疫复合物在受累器官沉积，继发白细胞破碎性血管炎。病变活检显示真皮乳头内小血管受累（主要是毛细血管后小静脉），中性粒细胞和单核细胞浸润。免疫荧光显示受累血管壁有IgA、C3和纤维蛋白沉积，也可沉积于肾脏内皮细胞和系膜细胞。患者血清IgA和IgA免疫复合物水平增高，伴IgA糖基化改变、IgA抗心磷脂抗体和转化生长因子β水平升高。IgA两种血清亚型IgA1和IgA2中，IgA1参与此病，确切作用机制仍不清楚。

临床表现 主要发生在秋季、冬季和春季，夏季少见。典型临床表现为四联症状：①无血小板减少和凝血功能障碍的可触知紫癜（高出皮肤）。②关节炎与关节痛。③腹痛。④肾脏疾病。皮肤紫癜首先出现，其他临床症状可在数天至数周后发生。以紫癜、关节痛和腹痛为首发表现者分别约占70%、12%和17%，紫癜的发生率可达100%。关节痛与关节炎见于25%~75%的患者。腹痛约发生于半数患者，胃肠道出血（包括粪便隐血试验阳性）发生于20%~30%的患者。肾脏累及率仅为21%~54%，故并非所有患者均有四联症状。

皮肤紫癜 大小不一，可融合成片，形成淤斑。主要在四肢，尤其是下肢和臀部，对称分布，躯干少见。紫癜常成批反复发生，可伴皮肤水肿和荨麻疹。紫癜初期呈深红色，压之不褪色，稍高于皮肤表面，呈出血性荨麻疹，严重者可融合成大血疱，其中心发生出血性坏死，数日后紫癜逐渐变成紫色、黄褐色、淡黄色，经1~2周逐渐消退。

关节炎与关节痛 关节肿胀、疼痛、压痛和功能障碍。多发生于髋、膝、踝、肘和腕等关节，呈游走性，反复发作，有自限性，不遗留关节畸形。

腹部症状 15%~30%患者先于皮肤紫癜出现。①腹痛：为阵发性绞痛，位于脐周、下腹或全腹，可有局部压痛或肌紧张，严重者酷似急腹症。②腹胀：源于肠麻痹。③消化道出血：常见，腹痛者粪便隐血试验阳性率达60%，显性出血多表现为便血或黑粪，大出血罕见。④肠套叠：常见并发症，儿童患者发生率为

0.5%~3.5%。多发生于小肠，结肠少见，严重者可发生肠穿孔。罕见并发症包括急性胰腺炎和胆囊受累，儿童可发生蛋白丢失性肠病。

肾脏病　多为一过蛋白尿和（或）血尿，偶见水肿和高血压。少数可发生肾病综合征或伴肾功能不全的急性肾病。肾脏受累常在发病4周内发生。

少数患者的血管炎可发生于阴囊（睾丸）、神经系统、肺和心脏，出现相应症状和体征。成人过敏性紫癜的表现与儿童相似，成人患者罕见肠套叠，但发生终末期肾衰竭等严重肾病的危险性显著增加。

辅助检查　①血小板和凝血功能检查正常，血白细胞数增多，红细胞沉降率增快，血C反应蛋白、血IgA水平可升高，肾功能显著受损者血肌酐升高。②尿常规检查可有血尿、蛋白尿。③粪便隐血试验可阳性。④腹部X线平片可显示肠扩张、肠麻痹。⑤腹部超声和（或）CT检查可发现肠壁增厚、血肿、腹水、肠套叠。⑥内镜检查可见消化道黏膜出血斑、出血性糜烂和表浅小溃疡等紫癜性病变，病变多见于十二指肠降部和结肠，小肠也有可能受累。

诊断与鉴别诊断　有典型临床表现和腹痛，下肢和臀部有高出皮肤的紫癜，无血小板减少和凝血功能异常，可基本确诊。对临床表现不典型者的受累器官（皮肤或肾脏）进行活检，显示存在白细胞破碎性血管炎并伴显著的IgA沉积，可确诊。肾脏活检用于诊断不确定、肾脏显著受累和表现不典型者。败血症、特发性血小板减少性紫癜、溶血尿毒症综合征、白血病、凝血异常等

所致紫癜，可通过检测血小板和凝血功能等进行鉴别。其他疾病所致的小血管炎也可引起紫癜，病理活检有助于鉴别。

腹部症状先于皮肤发生紫癜者诊断较难，需与消化性溃疡、急性胃黏膜病变、急性阑尾炎、急性胰腺炎、急性出血坏死性小肠炎、急性细菌性痢疾和炎症性肠病等鉴别。腹型过敏性紫癜的临床表现酷似急腹症，需与其鉴别。

治疗　需卧床休息，消化道症状显著者需静脉补液维持营养。①对症治疗：腹痛者需密切观察病情变化，及时发现和处理并发症。腹部绞痛可给予山莨菪碱等解痉剂；关节痛者可用镇痛剂；消化道出血或肾脏受累者避免应用非甾体抗炎药。②糖皮质激素：可缩短腹痛持续时间，降低肠套叠的危险性，减少复发。一般用口服泼尼松，不能口服者可先予静脉滴注激素治疗，症状缓解后再予口服激素，病情稳定后逐步减量。③其他治疗：抗组胺药物、钙剂、大剂量维生素C可用于治疗，但疗效缺乏系统评估。④肾脏病变的治疗：依据肾脏活检的结果予以处理，包括激素、细胞毒药物和血浆置换等。⑤手术治疗：适用于并发肠坏死、肠穿孔、肠套叠者。

预后　无并发症者及儿童预后良好。无明显肾病者多数在1月内缓解。约1/3的儿童患者可在4个月内复发，但症状较首次发病轻，病程较短。部分儿童和成人可发生进展性肾病，甚至终末期肾衰竭。

(刘文忠)

chángdào-zǐgōng nèimó yìwèizhèng

肠道子宫内膜异位症（intestinal endometriosis）　有生长功能的子

宫内膜异位至肠道组织的疾病。1908年Meyer等首次提出此概念。肠道受累者占子宫内膜异位症的12%~25%，直肠和乙状结肠受累最常见，约占85%，其次为盲肠、阑尾及回肠。育龄期女性好发，绝经期后女性偶见。

异位的子宫内膜组织多位于结肠直肠的浆膜层、肌层及黏膜下层，极少累及黏膜。初期可无明显症状，或仅表现为经期肛门坠胀感，随病变进展可出现下腹痛、排便习惯和粪便性状的改变等，侵及黏膜者可出现经期便血。

结肠镜检查可见直肠和乙状结肠腔内多个息肉状隆起，为黏膜下或肠壁外肿块；或呈环形狭窄，黏膜完整。因此症较少累及黏膜层，结肠镜检查活检阳性率不高，月经初期与中期此检查有助于诊断。腹腔镜检查可直接观察病灶，同时活检行病理组织学检查，诊断价值较高。腹腔镜检查结合血清CA125、抗子宫内膜抗体检查，可提高诊断率。

育龄期女性具有肠道症状伴痛经、子宫内膜异位症史，尤其症状与月经周期密切相关者，应拟诊此病，确诊依赖术后病理学检查。需与憩室炎、溃疡性结肠炎、阑尾炎、克罗恩病、输卵管和卵巢脓肿、肠易激综合征、结肠直肠癌及淋巴瘤等鉴别。

有梗阻症状者首选根治性肠管切除术，清除盆腔异位内膜病灶。病灶较小且无明显肠道表现者，宜行病灶减灭术。盆腔病灶广泛且无生育要求者，切除肠道病变的同时行双侧附件切除术。激素治疗可作为术前准备，使异位内膜病灶萎缩、减少出血，以利于手术切除。术中保留卵巢功能者需预防手术后复发，常用药

物有达那唑、孕三烯酮、促性腺激素释放激素激动剂等。

（胡伏莲）

chángqìnángzhǒngbìng

肠气囊肿病（pneumatosis cystoides intestinalis，PCI）

胃肠道黏膜下或浆膜下气性囊肿。又称囊样肠积气。它可累及部分或全部胃肠道，亦可发生于肠系膜、大网膜、肝胃韧带和其他部位，好发部位是小肠和结肠。

病因及发病机制　病因尚未完全阐明。①继发性PCI：约占85%，可继发于消化道狭窄（如幽门梗阻、肠梗阻、肠道肿瘤）、消化道炎症（如急性坏死性肠炎、溃疡性结肠炎、肠结核等）、消化道血管病变（如肠系膜血管栓塞、肠道胶原血管病）、慢性阻塞性肺疾病及医源性因素（如服用某些药物、内镜检查等）。②接触性PCI：见于长期接触三氯乙烯后。③特发性PCI：病因不清，较少见。发病机制尚不清楚，有机械梗阻学说、营养失调和化学反应学说及细菌学说等。

临床表现　无特异性。患者可无症状，仅胃肠镜检查时发现。多数表现为伴发疾病的症状，可有腹泻、腹胀、便血、腹痛、里急后重、吸收不良、体重减轻、排气过多等。并发症包括肠扭转、肠梗阻、自发性气腹、张力性气腹、肠出血、肠穿孔等。

诊断与鉴别诊断　此病常被原发病表现掩盖，单靠症状难以诊断，实验室和影像学检查特异性不高，多数患者经手术或内镜检查诊断。①内镜检查：可见胃肠道管壁出现单个或多个囊状、透明或半透明隆起（图），几毫米至几厘米不等，表面黏膜光滑，部分呈息肉状或淡蓝色，触之柔软有弹性，活检钳或穿刺针刺破

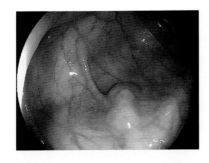

图　单个肠气囊肿内镜下表现

囊内气体可排出，气囊塌陷甚至消失。伴感染者囊肿表面及周围黏膜可出现炎性反应，表现不同程度的充血、水肿、糜烂等。严重且多发者，内镜下可见结节样增生性病变，甚至可致肠腔狭窄、黏膜充血和片状糜烂，易误诊为炎症性肠病。诊断困难者可行内镜超声检查，表现为黏膜或浆膜下不同范围的气体声影，边界清楚。②影像学检查：腹部X线平片表现为沿肠壁排列的单个或成簇大小不一的类圆形透光区；钡餐造影时可见类圆形光滑的充盈缺损，基底宽，密度低；腹部CT可见肠壁黏膜下或浆膜下有单发或多发、大小不一的囊样或线样气体密度影；腹部B超见肠壁内强的气体回声影。若浆膜面气囊肿破裂可有气腹出现，此时患者无腹膜炎的临床表现，可与胃肠道穿孔所致的气腹鉴别。若发现肝与膈间有间位肠曲征（Chilaiditi征）高度提示PCI。

治疗　以治疗原发病为主，去除形成气囊肿的原因。无症状者可观察随访，症状明显者视不同病情可行吸氧、改善营养、补充B族维生素等，均可取得一定疗效。因囊肿内气体非氧气，吸入高压氧时，氧气可经血液弥散至囊内，将囊内气体消耗并清除，使囊肿缩小或消失。结肠镜检查中可用穿刺针刺破或活检钳夹破黏膜下气囊肿囊壁，一般排除气

体后囊肿自行消失，必要时可对囊壁行热凝固或圈套器去顶术。出现严重并发症如反复出血、肠梗阻、胃肠穿孔、幽门梗阻或肠扭转者，需手术治疗，术中通常行原发病治疗及病变肠段切除。暴发性PCI应在用广谱抗生素控制感染及胃肠减压的同时进行手术治疗。

预后　PCI是一种良性病变，预后主要与原发病有关。暴发性PCI预后不佳，手术死亡率高。

（智发朝）

wèi-cháng zhīfáng guòduōzhèng

胃肠脂肪过多症（gastrointestinal lipomatosis）

胃肠道多发散在脂肪瘤的疾病。较罕见。多40岁后发病，男女发病率无差异。

病因尚不清楚。可能因素包括胚胎发育异常、脂肪代谢异常及变性等。部分患者有家族史，呈常染色体显性遗传。其他可能的病因包括炎症性肠病、慢性感染及多发性错构瘤综合征等。

脂肪瘤数量较多，散在分布，小肠受累多见，卵圆形或球形黏膜下肿物，表面光滑，边缘清晰，部分位于浆膜，由分化成熟的脂肪组织组成，外面包绕一层纤维素包膜。显微镜下结构与正常脂肪组织难以区分，因此需参考大体标本检查，以区别于孤立性胃肠道脂肪瘤。少数患者伴黏膜下或浆膜脂肪组织弥漫性浸润。

临床表现取决于脂肪瘤的大小、位置及是否有并发症等。多数患者无症状，腹痛最常见，脂肪瘤直径>2cm者可能出现溃疡、出血及胃肠道梗阻等。以胃肠道出血为首发症状者，通常为慢性失血，少数可表现为急性失血。

影像学检查对确诊有重要价值。胃肠道X线气钡双重造影可见胃、肠腔内散在圆形或卵圆形

充盈缺损，边缘清晰，透光度较高。腹部 CT 检查可见均质脂肪密度影，边界清晰，注射造影剂后影像不增强。磁共振成像检查 T1 和 T2 加权像脂肪成分均为高信号，随回波时间延长，信号强度逐渐下降。CT 和磁共振成像检查除可明确脂肪瘤外，还可确定瘤体的数量和受累范围。无症状者尽量避免侵入性检查。内镜下表现为多发脂肪瘤，呈有蒂或无蒂的黏膜下隆起性病变，表面光滑或有浅表溃疡。因脂肪瘤为黏膜下病变，内镜活检常为阴性，深凿活检有助于提高阳性率。

尚无恶变的报道。无症状者可不进行药物或手术干预。症状明显，内镜检查示伴溃疡、肿物含非脂肪成分及呈浸润性生长者，可外科手术治疗。

(胡伏莲)

chángzhīchuíyán

肠脂垂炎（epiploic appendagitis） 肠脂垂扭转或引流静脉自发性血栓形成致肠脂垂脂肪坏死及炎症的疾病。此病为良性自限性疾病，是引起腹痛的少见原因之一。任何年龄均可发病，40 岁为发病高峰，男性略高于女性。

肠脂垂为附着于结肠带的脂肪垂，盲肠和乙状结肠处多见，通过狭窄的短蒂供血，其供血动脉及引流静脉管径小，易发生扭转并形成血栓。此病分为：①原发性：肠脂垂扭转或自发的静脉血栓性缺血所致，多见于肥胖患者。②继发性：邻近组织的炎症反应累及肠脂垂。

临床表现取决于病变肠脂垂的部位，可表现为固定性或局限性腹痛，多位于下腹部，较剧烈，少有恶心、呕吐、腹泻及局限性腹膜炎，无发热。腹部可有局限性压痛，偶可触及包块。血白细胞数正常或轻度增多。腹部 B 超可见卵圆形团块，周围包绕高回声薄层包膜。腹部 CT 可见直径 1.5～3.5cm 的戒指样或卵圆形低密度脂肪团块影，较 B 超敏感，尤其对肥胖者。

有局限性腹痛，但无发热、白细胞计数增多等表现者，应考虑此病。需与急性阑尾炎、憩室炎、胆囊炎、肠梗阻及妇科急症等急腹症鉴别。此病诊断较困难，多为术中意外发现，随着影像学检查技术的发展，非手术探查确诊病例逐渐增多，可避免急诊手术和住院观察。外科术中未发现急腹症典型改变者，有必要检查结肠各段的肠脂垂。

原发性肠脂垂炎者症状通常在 1 周内缓解，确诊者不需手术和抗感染等治疗。手术治疗者应将病变肠脂垂根部完整切除，结扎其动脉，并行浆膜层包埋。

(胡伏莲)

xiǎocháng liángxìng zhǒngliú

小肠良性肿瘤（benign neoplasm of small intestine） 为罕见病，约占所有小肠肿瘤的 1/4。按肿瘤来源可分为上皮来源的腺瘤和非上皮来源的其他良性肿瘤，如平滑肌瘤、脂肪瘤、血管瘤、纤维瘤、错构瘤样病变、淋巴组织来源的免疫增生性小肠良性肿瘤、淋巴管瘤、神经纤维瘤、神经鞘瘤和节细胞神经瘤等。腺瘤最常见，平滑肌瘤、脂肪瘤和血管瘤次之，神经纤维瘤、纤维瘤和淋巴管瘤等少见。回肠受累多见，空肠次之，十二指肠最少。

常见病理分型及特征

腺瘤 约占所有小肠良性肿瘤的 1/3，多发生于十二指肠和回肠，体积小、带蒂，呈息肉样生长。分为管状腺瘤、绒毛状腺瘤以及绒毛管状腺瘤。含有绒毛结构、不典型增生、直径较大是腺瘤恶变的相关因素。部分小肠绒毛状腺瘤最终发展为恶性，如十二指肠腺瘤的恶变率约 40%。因小肠腺瘤常是家族性腺瘤性息肉病的一部分，故一旦发现小肠腺瘤，特别是多发性腺瘤，应注意检查结肠，并询问家族史。

平滑肌瘤 发病年龄为 50～60 岁，空肠最多见，其次为回肠和十二指肠。多为单发，质地韧，内镜下常表现为黏膜下隆起，表面光滑或有凹陷，呈灰白色，边界清楚，周边黏膜正常，一旦出现溃疡，应疑为恶性。通常平滑肌瘤可呈现腔内性、壁间性、腔外性和哑铃状生长模式。病理检查可发现分化良好的平滑肌束，而无有丝分裂的表现。有丝分裂缺失与否是鉴别平滑肌瘤良恶性的典型病理指标之一。

脂肪瘤 多发生于回肠，呈息肉样、结节状或浸润性生长。生长方式呈 4 种形态：单发的局限性肿物、多发且分散的肿物、融合的多发性脂肪结节、脂肪组织在黏膜下层浸润而不形成肿瘤样结节。

血管瘤 约占所有肠道肿瘤的 0.05%。常见有遗传性出血性毛细血管扩张症、乳头状血管瘤和海绵状血管瘤。

错构瘤样病变 小肠错构瘤主要有 Brunner 腺瘤和波伊茨-耶格综合征（Peutz-Jeghers syndrome）。前者多位于近端十二指肠，常无症状，巨大腺瘤也可出现上消化道出血和肠梗阻等表现，几乎不恶变。

结节性淋巴组织样增生 常表现为黏膜下多发淋巴滤泡隆起。多见于免疫缺陷或 IgA 缺乏者。远段空肠和回肠受累常见。通常无特殊临床表现，但可伴腹泻、营养不良，偶见肠套叠，极少数可能进展为小肠淋巴瘤。

临床表现　多无症状或症状无特异性。①腹痛：最常见，部分患者以腹痛为首发症状，与肿瘤大小及位置相关。疼痛多位于中腹部或脐周，呈间歇性，多于进食后出现，可自行缓解。平滑肌瘤和脂肪瘤多表现为隐痛或钝痛，腹痛无明显规律性。②消化道出血：多见于平滑肌瘤和血管瘤，约 1/4 小肠腺瘤患者也可有消化道出血。多因肿瘤表面糜烂、溃疡形成而致，表现为急性呕血、黑粪或慢性缺铁性贫血。③肠梗阻：腔内生长、腔外压迫以及肠套叠引起的梗阻也是常见的临床表现，多为不完全性，部分与肠套叠或肠扭转相关。回肠平滑肌瘤发生肠套叠的概率较高。④其他：尚有食欲减退、乏力、腹部不适、嗳气、恶心、呕吐、体重下降、腹胀、腹泻等，十二指肠乳头部腺瘤可因压迫或阻塞胆总管下端而引起梗阻性黄疸。体检早期一般无明显阳性体征，晚期可有贫血貌，腹部可触及包块，肠梗阻时可有腹部局限性膨隆，肠鸣音阵发性亢进。

诊断与鉴别诊断　诊断较困难，多数患者在内镜检查和腹部手术中偶然发现。若有腹痛、腹部包块、肠梗阻及消化道出血，胃镜、结肠镜检查无异常者应考虑小肠肿瘤的可能。确诊小肠良性肿瘤仍需通过影像学检查、内镜、病理组织学检查、血管造影，甚至剖腹探查等。小肠气钡双重对比造影及小肠钡剂灌肠显示黏膜紊乱、充盈缺损、腔内压迫及肠袢固定等特异性表现提示小肠肿瘤的存在。胶囊内镜及小肠镜的应用提供了确切的内镜和病理学依据。小肠 CT 和磁共振重建的应用提高了小肠良性肿瘤的诊断率。有出血表现者可行选择性肠系膜上动脉造影检查，对血管瘤、血管丰富的平滑肌瘤等诊断意义较大。此病需与小肠恶性肿瘤、十二指肠溃疡、肠结核等鉴别诊断。

治疗　主要包括内镜治疗和手术治疗。内镜治疗包括圈套器及氩离子束凝固术，小肠镜和腹腔镜双镜联合治疗更安全、有效，而较大的、有恶变倾向者有时需手术彻底清除病灶。带蒂小肠腺瘤通常可用圈套器及氩离子术凝固术治疗，宽基或较大的小肠腺瘤有时需手术治疗。小肠腺瘤内镜治疗后需定期随访和监测复发。

预后　小肠腺瘤切除后预后良好，十二指肠良性绒毛状腺瘤局部切除术后复发率约 30%，需定期复查。平滑肌肉瘤一般转移较晚，因诊断比较困难，患者接受治疗多数较晚，手术达到根治者较少，故预后较差。小肠脂肪瘤无明显症状，较少潜在恶变倾向，预后佳。小肠血管瘤术后预后良好，极少数恶变为血管肉瘤。

（冉志华）

chángxīròu

肠息肉（intestinal polyp）　隆起于肠道黏膜表面的肿物。包括小肠息肉、结肠息肉和直肠息肉，以结肠息肉多见，约占 80%，其中多数位于乙状结肠和直肠。按组织学分类，肠息肉可分增生性、炎症性、错构瘤和肿瘤性（表）；按息肉有蒂与否，分为无蒂、亚蒂和有蒂息肉；按息肉的数目分为单发性和多发性。男性多于女性，发病率随年龄而增加。

多数患者起病隐匿，无任何症状，少数可有排便习惯改变，便次增多，黏液便或黏液血便，偶有腹痛、腹胀。息肉大者可引起肠套叠、肠梗阻。有的患者可有贫血、皮肤黏膜色素斑等肠道外症状。凡有排便习惯改变、黏液血便、腹胀及腹痛者应疑诊此病。有家族史的成年人不论有无消化道症状均应予重视。内镜检查可发现息肉的形态，通过组织学活检确定息肉的性质、类型及有无癌变。

治疗原则是发现息肉即予切除。内镜下息肉切除术是首选方法。根据息肉的形态、大小、数

表　肠息肉组织学分类

肿瘤性	非肿瘤性
腺瘤	错构瘤性
腺管状	波伊茨-耶格综合征
绒毛状	幼年性息肉综合征
混合性	卡纳达-克朗凯特综合征
腺瘤病	炎症性
家族性结肠腺瘤病	炎症性息肉及假息肉病
加德纳综合征	血吸虫卵性息肉
特科特综合征	炎症纤维增生性息肉
	增生性
	增生性息肉
	黏膜肥大性赘生物

目及蒂的长短粗细选择内镜下治疗或外科手术治疗。术后应定期内镜检查随访：单发无癌变的良性腺瘤行内镜切除术后，前2年内每年行全结肠镜检查1次，以后每3年1次连续随访；多发无癌变的良性腺瘤在行内镜下切除后每年行全结肠镜检查1次。

(厉有名)

波伊茨-耶格综合征 (Peutz-Jeghers syndrome, PJS)

Bōyīcí-Yēgé zōnghézhēng

以皮肤、黏膜特定部位色素斑和胃肠道多发性息肉为特征的遗传性疾病。又称黑斑息肉综合征。Peutz和 Jeghers 先后报道该病，1954年被命名为 Peutz-Jeghers 综合征。儿童和青少年多见。

此征与 LKB1/STK11 基因突变有关，属常染色体显性遗传，存在遗传异质性。黏膜、皮肤色素斑源于真皮基底内黑色素细胞数量增加，黑色素沉着。胃肠道息肉多为错构瘤。

特征性临床表现为皮肤、黏膜特定部位色素斑和胃肠道多发性息肉，多数病例两者并存，色素斑的数目、深浅与息肉数目无关。色素沉着主要位于面部、颊黏膜、口唇周围、指（趾）及手掌、足底部皮肤，阴唇和龟头亦可见。上下唇和颊黏膜的色素斑多为黑色，其余部位多为棕色或黑褐色。色素斑可为圆形、椭圆形或梭形等，一般界限清楚，以口唇及颊黏膜最明显，下唇尤为突出。色素斑常紧密相连，不高出于皮肤及黏膜表面。黑色素沉着可出现于任何年龄，斑点多在婴幼儿时发生，至青春期明显，部分患者在30~40岁后可逐渐减退或消失。息肉可发生在整个胃肠道，以空肠和回肠多见，大小不一，多数直径<1cm，表面光滑，蒂长短、粗细不一，也可无蒂。严重者可出现腹痛、腹泻、呕血、便血、贫血、便秘、肠梗阻和肠套叠等。偶有伴鼻、口腔、食管、子宫、卵巢和膀胱等部位的息肉。

若发现口唇、口腔黏膜等部位的色素斑，内镜检查发现胃肠道息肉，病理组织学证实为错构瘤，即可确诊。不典型者需与其他胃肠道息肉鉴别。

治疗主要针对胃肠道息肉及其并发症，对皮肤、黏膜黑斑尚无特效治疗方法。息肉较小且无症状者应定期随访，有消化道症状者可行内镜下息肉切除或手术治疗，并发肠套叠、肠梗阻者需急诊手术。

多数患者预后较好，个别可发生癌变，因此需定期随访。对有家族史但尚未发病者应密切观察口唇、口腔黏膜、手掌、足底、指（趾）、肛门周围等部位有无色素斑，并内镜检查随访有无消化道息肉。

(厉有名)

卡纳达-克朗凯特综合征 (Canada-Cronkhite syndrome, CCS)

Kǎnàdá-Kèlǎngkǎitè zōnghézhēng

又称胃肠道息肉病-皮肤色素沉着-脱发-指（趾）甲萎缩综合征。Canada 和 Cronkhite 于1955年首次报道。

病因尚不清楚，一般认为是一种获得性非遗传性疾病，可能与感染、免疫异常有关，精神紧张、过度劳累是此征的高危因素。

临床表现为胃肠道多发性息肉、皮肤色素沉着、脱发、指（趾）甲萎缩、慢性腹泻、体重减轻和营养不良等。息肉可遍及整个胃肠道，呈弥漫性分布，以胃和结肠最常见，可多达数百个，多为无蒂或广基息肉，大小不等，直径数毫米至数厘米。

诊断依据有：①成年期发病。②无息肉病家族史。③有皮肤色素沉着、脱发、指（趾）甲萎缩等。④胃肠道广泛多发息肉。⑤慢性腹泻、体重减轻和营养不良等。胃肠道息肉组织学改变为炎性增生性、腺瘤性或错构瘤性。此征应与波伊茨-耶格综合征（Peutz-Jeghers syndrome）、幼年性息肉综合征、家族性结肠息肉病、加德纳综合征（Gardner syndrome）、特科特综合征（Turcot syndrome）等胃肠道息肉病鉴别。

以止泻、补液、营养支持、维持水电解质平衡等对症治疗为主。部分患者应用糖皮质激素、抗生素和内镜下切除部分息肉有效。若并发肠梗阻、消化道大出血、肠套叠、高度怀疑息肉癌变者需手术治疗。

因息肉有癌变的可能，需定期随访。此征预后不佳，部分重症患者死于全身衰竭、继发感染、恶病质等。

(厉有名)

加德纳综合征 (Gardner syndrome)

Jiādénà zōnghézhēng

以肠道息肉病合并多发性骨瘤和软组织肿瘤为特征的遗传性疾病。1951年由 Gardner 等报道。此征结肠息肉的恶变率很高，男女发病率相似。其发病与 APC 基因突变有关，属常染色体显性遗传。

主要表现：①消化道病变：肠道多发息肉，多发生在结、直肠，胃和小肠也可发生，一般直径<5mm，数量可达百余个，常于青壮年后出现下消化道出血、贫血、腹痛、腹泻等。②消化道外病变：主要有骨瘤和软组织肿瘤等，常先于大肠腺瘤性息肉出现，骨瘤多数为良性，可有牙齿畸形，

软组织肿瘤为多发性皮脂囊肿或上皮样囊肿及纤维瘤，也可见脂肪瘤和平滑肌瘤等。上皮样囊肿好发于面部、四肢及躯干，是此征的特征性表现。纤维瘤常在皮下，表现为硬结或肿块，也可发生于手术瘢痕和肠系膜处；还可合并视网膜色素斑。

具备肠道多发息肉、骨瘤及软组织肿瘤三大特征者即可确诊。仅有息肉病或胃肠道外病变者，家族史和 APC 基因突变的检测有助于诊断。加德纳综合征、家族性腺瘤性息肉病和特科特综合征（Turcot syndrome）的发病均与 APC 基因突变有关，特科特综合征多合并中枢神经系统肿瘤。

对症治疗为主，必要时可行肠息肉切除术。对有症状或影响外观的骨瘤或软组织肿瘤可行手术治疗。

此征息肉有高度恶变可能，早期诊断和治疗影响其预后，需行 APC 基因突变检测，建立完善的随访制度，定期复查结肠镜可改善预后。

(厉有名)

Tèkētè zōnghézhēng

特科特综合征（Turcot syndrome）

以家族性多发性结肠腺瘤伴中枢神经系统恶性肿瘤为特征的遗传性疾病。又称胶质瘤息肉病综合征。1959 年加拿大外科医师 Turcot 等首先报道。属少见病。10~30 岁多见。

关于此征的遗传方式主要有两种观点：①认为是家族性结肠腺瘤病中的一个亚型，属常染色体显性遗传，可能与 APC 基因突变有关。②与家族性结肠腺瘤病不同，属常染色体隐性遗传。

主要表现：①中枢神经系统肿瘤致头痛、呕吐、复视和视力障碍等，肿瘤多发于大脑半球，也有发于小脑、脑干及脊髓者。②结肠息肉引起腹泻、便血等，息肉呈全结肠分布，数目 20~100 个不等，直径 3cm 以上者多见，癌变率较高。尚可伴胃和小肠肿瘤、脂肪瘤、甲状腺癌、卵巢囊肿等，皮肤多见咖啡牛乳色斑及其他皮肤异常。

诊断依据：①家族史。②结肠多发性息肉。③伴发神经胶质瘤。钡灌肠 X 线造影及结肠镜检查对结肠腺瘤有诊断价值。CT 和磁共振成像有助于早期发现中枢神经系统肿瘤。此征应与家族性腺瘤性息肉病、加德纳综合征（Gardner syndrome）等鉴别。

结肠腺瘤性息肉癌变率高，一经确诊，应行单纯息肉切除术或经腹肠切除术，术后应定期复查。中枢神经系统肿瘤根据肿瘤性质、部位和大小可选择不同的治疗手段，如手术切除、伽马刀治疗和放化疗等。

此征预后不良，5 年存活率常低于 5%。多数病例在确诊后数年内死亡，主要因不能完全切除中枢神经系统肿瘤。

(厉有名)

duōfāxìng cuògòuliú zōnghézhēng

多发性错构瘤综合征（multiple hamartoma syndrome）

以胃肠道多发性息肉伴面部丘疹、口腔黏膜乳头状瘤和手足角化病为特征的遗传性疾病。属少见病。1963 年首次报道，"Cowden" 为最早被报道的患者家族之姓，故又称考登综合征（Cowden sydrome）。可能与 PTEN 基因突变有关，属常染色体显性遗传，但其遗传背景尚未明确。

主要表现：①70%~85%患者可见胃肠道息肉，可遍布整个胃肠道，直肠和乙状结肠最常见，息肉大小从 1mm 至数厘米不等，病理类型为错构瘤。②皮肤黏膜病变几乎可见于所有患者，表现为面部毛腺瘤、肢端角化病和黏膜乳头状瘤等。③神经系统 Lhermitte-Duclos 病（小脑发育不良性神经节细胞瘤）被认为是此征的特异性改变，其特点是小脑中缓慢生长的错构瘤，可有头痛、小脑共济失调、视力障碍、颅内压增高等表现。④可有骨骼系统、泌尿系统异常，合并乳腺癌和甲状腺癌者多见。

诊断依据 2009 年美国国立综合癌症网络（National Comprehensive Cancer Network，NCCN）提出的诊断标准（表）。符合以下任一项即可诊断此征：①存在任何一种特异性的病变，但仅表现为皮肤黏膜病变时需符合以下任一情况：≥6 个面部丘疹，病理为毛腺瘤；面部丘疹和口腔黏膜乳头状瘤病；口腔黏膜乳头状瘤病和肢端角化病；≥6 个掌跖角化。

表　多发性错构瘤综合征诊断标准（2009 年 NCCN 诊断标准）

特异性的标准
成人 Lhermitte-Duclos 病
皮肤黏膜病变
面部毛腺瘤
肢端角化病
乳头状瘤的丘疹
主要标准
乳腺肿瘤
非甲状腺髓样癌
大头畸形（巨颅症）（≥97%的百分位数）
次要标准
其他的甲状腺病变（如腺瘤、结节性甲状腺肿）
智力发育障碍（IQ≤75）
胃肠错构瘤
乳腺纤维性囊肿病
脂肪瘤
纤维瘤
生殖泌尿系统肿瘤（特别是肾细胞癌）
生殖泌尿系统结构异常
子宫肌瘤

②存在 2 个主要标准，其中 1 个必须是大头畸形。③存在 1 个主要标准和 3 个次要标准。④存在 4 个次要标准。此征需与各种胃肠道息肉和息肉病鉴别。

胃肠道息肉可行内镜下或外科手术切除。其他各系统的病变根据各自特点选择不同的治疗方法。

胃肠道息肉多属良性，癌变率低，关键在于是否伴乳腺癌、甲状腺癌或其他肿瘤，一旦发现，应积极治疗。对此征患者及家属需密切随访。

(厉有名)

Déwén zōnghézhēng

德文综合征 （Devon syndrome）

以胃肠道多发性炎性纤维样息肉为特征的遗传性疾病。又称德文息肉综合征。1984 年由 Anthony 等首次报告，在一个德文家族三代中反复出现，每代均为一名女性发病。1992 年 Allibone 等再次报道该家族第三代中又有两名女性发病。属罕见病，中国尚无报道。

病因尚不清楚，根据德文家族的遗传图谱认为此征可能属于常染色体显性遗传，X 连锁遗传不能排除。

慢性起病者多见，表现为腹痛、恶心、呕吐、腹泻等。也可发生急性肠套叠，表现为突发剧烈腹痛、腹胀、呕吐、肛门停止排气排便等，多因直径>5cm 的息肉所致，也可因较小息肉聚集引起。病理表现为胃肠道多发性炎性纤维样息肉，多源于黏膜下层，以回肠多见，直径 0.5～10.0cm，病灶>2cm 者可有溃疡形成。

诊断依据：①家族史。②胃肠道、急性肠套叠等症状。③病理显示为胃肠道多发性炎性纤维样息肉。钡餐 X 线造影、钡灌肠、内镜检查对此征有诊断价值，根据病理结果可确诊。此征应与急性胃肠炎、嗜酸性粒细胞性胃肠炎、各种息肉综合征、胃肠道恶性肿瘤等其他引起肠梗阻的疾病鉴别。

治疗可根据病情行内镜下或外科手术切除病灶，急性肠套叠者需外科手术。

此征多数预后较好，尚无癌变报道，治疗后有复发倾向，应长期随访。

(厉有名)

jiāzúxìng xiànliúxìng xīròubìng

家族性腺瘤性息肉病 （familial adenomatous polyposis，FAP）

APC 基因种系突变所致以青少年时期出现多发性结肠息肉为特征的常染色体显性遗传病。FAP 是第二个常见的遗传性肠道肿瘤，新生儿的发病率为 1/5000～1/10 000，外显率（携带 APC 突变基因者的患病比例）为 80%～100%。APC 基因种系突变是此病的遗传学基础，APC 基因突变位点与肠道息肉的严重程度、发生癌的危险、是否合并肠外病变存在相关性。

病因及发病机制 1986 年 Lepper 等发现此病的致病基因定位于 5q21，其后研究人员克隆了 FAP 的突变基因，即 APC 基因。后者是可遗传的种系突变（突变的基因遗传到子代的每个体细胞）。患者从亲代获得该突变基因后，一旦从未被影响的双亲获得的另一个等位基因发生突变，则可能发生肠道腺瘤（20%～30%的 FAP 无家族史，可能是 APC 基因的新突变）。APC 基因是抑癌基因，其开放读码框为 8538bp。该基因有 15 个外显子，编码 2843 个氨基酸的蛋白，其分子量约为 310kD，具有多个功能区。所编码的蛋白具有肿瘤抑制作用，并调节细胞的增殖、分化、移动、黏附和凋亡。一旦该基因突变，所编码的蛋白发生羧基端删除或完全失活，失去上述功能，导致腺瘤发生。APC 基因的突变部位与其临床表现密切相关，经典 FAP 的 APC 基因突变发生在 169 和 1393 编码区，发生在 463 至 1387 之间的种系突变，临床上常有先天性视网膜色素上皮增生；发生在 1445 至 1578 之间的种系突变，常伴纤维瘤；发生在 1517 近端至 5'端或 1900 至 3'端的种系突变，常表现为减弱型 FAP。约 10%的非典型 FAP 系由 MUTYH 双等位基因突变引起。

病理 组织学表现为管状、绒毛管状和绒毛状腺瘤。切除的肠管标本可见 1000 个以上，甚至上万个息肉，多数直径<1cm。肉眼所能见到的最小腺瘤可累及单个结肠隐窝或数个异型隐窝，后者常提示有早期癌变的可能。FAP 发生癌变时，近半数病例发生同步癌。FAP 患者胃腺瘤仅占 5%，胃底息肉多为非肿瘤性，胃窦息肉有可能发生癌变。60%～90%的 FAP 患者有十二指肠息肉，多集中于十二指肠乳头附近，几乎皆为腺瘤性病变，4%～12%可能发生癌变。20%～40%的患者伴空肠和回肠息肉，但很少癌变。

临床表现 青春期出现症状，表现为贫血、排便习惯改变、消化道出血、肠梗阻等。发现息肉的平均年龄为 25 岁，从发生息肉到出现症状的时间约 8 年。90%的患者可在 50 岁以前确诊。若不治疗最终可发生腺瘤癌变（大肠癌的平均诊断年龄为 39 岁，癌变率 21 岁时为 7%，50 岁时为 95%）。减弱型 FAP 腺瘤数目少于 100 个，腺瘤癌变的发生相对较晚。

因 APC 基因种系突变存在于所有体细胞，故肿瘤可发生在肠外的任何组织，如甲状腺、胆管、肝脏和肾上腺等。此外，患者也可有其他肠外表现，如下颌骨与长骨骨瘤、皮样囊肿、先天性视网膜色素上皮增生、先天性缺齿和弥漫性肠系膜纤维瘤等。

诊断 发现结肠多发腺瘤性息肉或同时出现各种肠外表现，可疑诊此病，若有明确的阳性家族史，则可确诊。先证者（家族中最先诊断的患者）的 APC 基因突变检测不但有助于证实 FAP 的诊断，还可与不典型病例鉴别。FAP 的家族成员，特别是青春前期儿童应进行遗传学检查，APC 基因突变检测阳性者应行结肠镜检查并随访。FAP 家族成员之间临床表现可以不完全相同，若无条件进行遗传学检查，应进行密切临床和结肠镜随访。

FAP 有多种变异型，APC 基因的分子遗传学检查是重要的确诊和鉴别方法。APC 基因种系突变的 DNA 试验包括：①全基因测序：突变检出率为 95%，但费用高。②蛋白质截短试验：可检出 80% 的突变。③联合构象凝胶电泳扫描和蛋白质截短试验：可检出 80%～90% 的突变。若多个家族成员患病，且跨越几代人，即

使 APC 突变检测阴性，也应进行连锁分析。若发现其碱基改变密切与先证者突变位点连锁也可确诊。

FAP 的变异型是 FAP 诊断中值得注意的问题。加德纳综合征（Gardner syndrome）是一种独特的 FAP 表型，其特点为结肠息肉病合并骨瘤、皮样囊肿、皮肤纤维瘤。息肉的病理学特点及其解剖学分布与 FAP 基本相同。特科特综合征（Turcot syndrome）为 FAP 中合并中枢神经系统胶质母细胞瘤。现已知这两种综合征均为 FAP 的变异型，具有相同的致病基因基础。

鉴别诊断 FAP 需与普通多发腺瘤性息肉鉴别（表）。

治疗 结肠切除和回肠贮袋手术作为 FAP 的预防性治疗，是降低其进展为大肠癌的唯一有效方法。若肠道腺瘤数量较少，无绒毛状改变或重度不典型增生，常可在确诊后 1 年，甚至数年后再行结肠切除术。若结肠切除术推迟 1 年以上，必须每年行结肠镜检查。手术后保留直肠者，应每年进行直肠镜检查。息肉较多不接受手术治疗者，可试用舒林酸或其他非甾体抗炎药长期口服，促使部分患者腺瘤消退，但停药后肿瘤又可复发，需终生服药。手术后或未行手术的患者，均应

从 25～30 岁开始，每 1～3 年进行 1 次消化内镜检查，发现小肠腺瘤应进行内镜下或剖腹手术切除。胃底息肉不伴重度不典型增生者，可行内镜下切除。随访时亦应注意肠外肿瘤，如甲状腺癌等。

预后 接受预防性手术切除的 FAP 患者，术后 30 年的生存率可达 70%。肠道外肿瘤是 FAP 的常见死因，主要为硬纤维瘤和十二指肠乳头周围癌。若在密码子 1445～1578 间有突变，外科手术常可诱发硬纤维瘤。硬纤维瘤是一种弥漫性肠系膜纤维瘤，常因肠梗阻或大血管压迫而致命，手术后复发率极高，对放射治疗不敏感，建议延迟进行选择性结肠切除术。

预防 处于发病危险中的家族成员，应从 10～12 岁开始，每 1～2 年进行 1 次全结肠镜检查，直至切除结肠为止。若在结肠镜监测中发现高危险腺瘤，应立即切除全结肠。手术后应长期结肠镜随访。合并纤维瘤者，应行腹部超声和（或）腹部 CT、磁共振成像检查。

（李世荣）

jié-zhícháng xiànliú

结直肠腺瘤（colorectal adenoma） 起源于结直肠黏膜腺上皮的良性肿瘤。包括结肠腺瘤与直肠腺瘤，是常见的肠道良性肿瘤。因与大肠癌的发生关系密切，被认为是一种癌前病变。不同地区、不同年龄的发病率差别很大，40 岁以下的发病率低，60 岁以上较高，男女无明显差别。

病因及发病机制未明。部分患者有遗传因素存在，高脂肪食谱与食物纤维不足、肠道菌群紊乱亦参与此病的发生。

按病理类型分为：①管状腺瘤：最常见，约占 70%。单个或

表 FAP 与多发腺瘤性息肉的鉴别诊断要点

鉴别要点	FAP	多发腺瘤性息肉
腺瘤数量	>100 个	<100 个
发生年龄	10～20 岁	40 岁以后
癌的发生	几乎所有患者	仅增加危险
遗传模式	常染色体显性遗传	常染色体隐性遗传
亲缘或子孙患病	约 50%	30%
胃肠其他部位腺瘤	常有	一般没有
镜下腺瘤	常可见	罕见

多个生长，表面呈结节状，大多有蒂，一般不超过 2cm，呈暗红色，易出血。由增生的黏膜腺上皮构成，腺上皮排列规则，分化好，主要为管状结构，绒毛成分仅占 20%（图 1）。②绒毛状腺瘤：又称乳头状腺瘤，较少见。常为单发，基底宽，一般无蒂，易出血。表面上皮呈乳头状或绒毛状增生、隆起，绒毛成分>80%（图 2）。③管状绒毛状腺瘤：兼有上述两者的表现，绒毛成分在 20%~80%，可有蒂或广基状。

结直肠腺瘤的癌变率主要与瘤体大小、病理类型及上皮不典型增生的程度有关。通常随腺瘤增大，癌变机会显著上升。直径<1cm者癌变率约 2%，>2cm 者癌变率为 34%~46%。管状腺瘤癌变率较低，绒毛状腺瘤的癌变率为 57%，管状绒毛状腺瘤介于两者之间。合并轻度不典型增生的腺瘤中癌变率为 6%~17%，中重度不典型增生者癌变率为 35%~60%。

多数患者无症状，少数有腹部不适，排便习惯改变或粪便带血，大的腺瘤可引起肠套叠、肠梗阻。可进行钡灌肠造影检查（图 3）。结肠镜检查可有特征性表现（图 4）。

临床诊断主要靠钡灌肠造影检查和大肠镜检查及活组织病理检查。此病需与家族性结肠腺瘤性息肉病和结直肠癌等鉴别。

原则上一旦发现结直肠腺瘤均应切除。可采取内镜直视下高频电凝、激光、微波凝固等方法切除或外科手术治疗，并应定期随访。一般主张腺瘤切除后 3~6 个月内大肠镜检查，以后每年检查 1 次。

(厉有名)

yòuniánxìng xīròu zōnghézhēng
幼年性息肉综合征（juvenile polyposis syndrome，JPS）
以胃肠道多发幼年性息肉为特征的遗传性疾病。属少见病。1964 年由 MeCon 首次提出。以学龄前及学龄期儿童最多见，成人仅占 15%。此征属常染色体显性遗传，但婴儿型可表现为常染色体隐性遗传，可能与 PTEN、SMAD4 等基因突变有关。

大体表现为单发或多发性有蒂息肉，多位于大肠，偶见于胃和小肠，表面粉红色，呈颗粒状，切面可见多个小囊，囊内充满胶冻状黏液。镜下可见息肉表面常有溃疡形成，下方为大小不一的上皮性腺管，其上皮形态正常，部分腺上皮可见类似增生性息肉中上皮的变化，部分腺管囊性扩张，其中充满黏液。固有膜纤维组织增生，伴水肿及炎症细胞浸润，以嗜酸性粒细胞多见，偶有微脓肿形成。间质中偶有软骨或骨样化生。部分腺上皮呈增生性变化。

此征分为：①婴儿型：较少见，息肉多位于末段回肠和结肠，可表现为黏液性腹泻、呕吐、便血、贫血及营养不良等。②结肠型：最常见，息肉多位于结肠，表现为便血或黏液便及结肠息肉脱垂。③胃肠道弥漫型：息肉位于全消化道，以反复上消化道出血为主要症状。可合并杵状指（趾）、肥大性肺性骨关节病、脑积水、唇裂、腭裂、先天性心脏病、肠旋转不良、隐睾和梅克尔憩室等先天性畸形。

Jass 等提出的诊断标准，具备以下条件之一者即可诊断：①结肠或直肠幼年性息肉超过 5 枚。②全胃肠道有幼年性息肉。③发现幼年性息肉并有幼年性息肉综合征家族史。此征应与波伊茨-耶格综合征（Peutz-Jeghers syndrome）、家族性腺瘤性息肉病、加德纳综合征（Gardner syn-

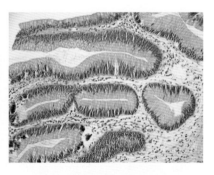

图 1 结肠管状腺瘤病理图（HE×20）　　　　图 2 结肠绒毛状腺瘤病理图（HE×40）

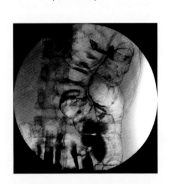

图 3 结肠腺瘤钡灌肠造影表现

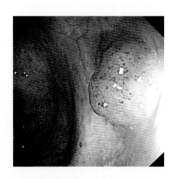

图 4 结肠腺瘤结肠镜下表现

drome）及特科特综合征（Turcot syndrome）等常见胃肠道息肉病鉴别。

以对症支持治疗为主，可内镜下或手术切除胃肠道息肉，以防并发症。此征有较高的癌变倾向，故应及时内镜下切除息肉并定期随访。高危人群应定期内镜检查。

（厉有名）

xiǎocháng'ái
小肠癌（small intestine cancer）

源于小肠上皮的恶性肿瘤。发病率极低，约占全消化道恶性肿瘤的2%，包括十二指肠癌、空肠癌和回肠癌。小肠恶性肿瘤的病理类型多达40种，最常见的有腺癌、类癌、淋巴瘤、肉瘤和恶性间质瘤，其中腺癌占30%～50%，类癌占25%～30%，淋巴瘤和恶性间质瘤各占15%左右。平均发病年龄50岁，男性多于女性。

病因及发病机制　病因尚不完全清楚，研究认为主要是环境因素和遗传因素综合作用的结果。

环境因素　吸烟和饮酒增加患癌风险，高纤维饮食可降低患癌风险。

遗传因素　①家族性腺瘤性息肉病：大部分患者发生在结直肠，小部分发生在小肠，最终可能导致癌变（尤其是十二指肠）。可能源于APC基因的突变或拷贝数异常。②遗传性非息肉病性结直肠癌：又称Lynch综合征，多源于MLH1、MSH2、MLH3、MSH6、TGBR2、PMS1和PMS2等基因异常，可增加4%罹患小肠癌风险。③其他：如波伊茨-耶格综合征（Peutz-Jeghers syndrome）、MYH基因相关性息肉病、囊肿性纤维化等诱发小肠癌的概率明显增加。

其他因素　男性、老年人和肥胖者患癌概率增高，小肠慢性炎症也可诱发癌变，如麦胶性肠病可能增加患小肠淋巴瘤和腺癌的风险，克罗恩病可使患小肠腺癌的风险增加，其他如免疫增生性疾病、结肠癌等都可能为高危因素。

临床表现　早期无症状或症状不典型，如恶心、腹胀和食欲减退等；中晚期主要表现为腹痛、腹部包块、消化道出血、乏力、不完全性肠梗阻、肠穿孔及体重下降等。腹部包块常可触及，形态多不规则，呈分叶状，质硬，常有压痛。位于十二指肠，特别是十二指肠乳头及其附近者可出现黄疸。

不同病理类型临床表现有所不同：腺癌主要表现为腹痛、黄疸、出血及梗阻；部分类癌可有皮肤潮红、腹泻、哮喘等，但缺乏特征性；淋巴瘤受累肠壁明显增厚，管腔呈动脉瘤样扩张，腹部可触及包块，肠穿孔较多见；多数恶性间质瘤长期有腹痛、贫血、周期性黑粪等。

辅助检查

内镜检查　疑诊十二指肠疾病者应行十二指肠镜检查及病理组织学活检。双气囊小肠镜检查直观、可操控、可活检、阳性率和准确性高，是定性和定位诊断的理想手段。溃疡型小肠腺癌内镜下表现为凹凸不平的肿瘤，表面可有糜烂和白苔，隆起型小肠腺癌可见肠腔狭小和发红、不规则的结节状隆起；类癌内镜下表现为肠黏膜下小硬结，呈灰黄色，边界清楚，质硬，多数直径在1.5cm以内，较大者表面可形成溃疡，以至与腺癌不易区分；恶性间质瘤主要表现为黏膜下新生肿物，多数顶端有破损或糜烂，伴黏膜水肿，黏膜色泽可正常或呈紫红色。

选择性肠系膜上动脉造影　通过观察血管形态异常或病理性血管可确定肿瘤部位、大小、性质和范围，对小肠癌具有较高的诊断价值。基本表现有：①肿瘤浸润和推移血管。②肿瘤新生血管生成。③肿瘤囊性改变，坏死区为造影剂充盈。④肿瘤包绕引起血管狭窄或梗阻。⑤毛细血管灌注时间延长或通透性增加，出现肿瘤染色影。⑥动-静脉分流，出现静脉早期充盈现象。

其他检查　CT检查，特别是CT模拟小肠镜检查的主要目的是评估肿瘤分期、判断是否存在肠梗阻，可显示肿瘤的解剖范围、腹部淋巴结情况、周围实质性器官的转移情况。CT检查不仅为外科手术提供更可靠的依据，且常作为小肠癌患者随访的主要检查手段，通过与既往影像检查结果比较，评估疗效。磁共振成像主要用于肝转移瘤，对小肠肿瘤价值有限。疑为类癌患者，应选择性检测神经内分泌标志物。原癌基因c-kit的表达产物CD117蛋白阳性对恶性间质瘤的诊断有重要价值。

诊断　因此病症状隐匿，确诊时多属晚期，术前诊断率仅为21%～53%，故需提高对此病的警惕性。出现下列情况时应做进一步检查以及早确诊：①近期有食欲减退、消瘦、腹痛、不明原因的反复消化道出血或持续粪便隐血试验阳性，但食管、胃、结肠等部位检查未发现病灶者。②慢性腹泻或慢性不完全性肠梗阻，成人反复肠套叠或腹部肿块者。③不明原因贫血、慢性小肠穿孔或腹部有压痛者。

鉴别诊断　①小肠良性肿瘤：表现为局部的隆起型病变，一般表面光滑、绒毛结构正常，与小肠癌易鉴别，但若肿瘤较大且合并糜烂、坏死，需剖腹探查或反复组织学检查方能确诊。②小肠转移性肿瘤：需明确为原发性恶性肿瘤且非原发灶直接侵犯所致，经剖腹探查或特异性检查及组织学证实。③小肠增生型结核：病理检查发现干酪样坏死、结核菌素试验或结核感染 T 细胞斑点试验阳性及肠外结核病灶等常可鉴别，必要时行腹膜结节活检或诊断性抗结核治疗。

治疗

手术治疗 此病对放疗及化疗均不敏感，手术治疗是首选疗法。手术方式依肿瘤的部位及分期而定，病变较局限者应行根治性肿瘤切除及受累肠系膜淋巴结清扫。因肿瘤可在黏膜下扩散，一般两切端距肿瘤边缘不小于 10cm，十二指肠降部肿瘤不论有无转移均应行胰、十二指肠切除。远端回肠肿瘤应做右半结肠切除术。对有远处转移或局部浸润者，情况允许可行原发病灶和肠管姑息切除或各种短路手术以缓解症状。

非手术治疗 包括化疗、介入治疗、放疗及生物治疗等。需根据病理类型选用不同的化疗药物，联合化疗效果优于单一药物化疗。介入治疗，特别是供瘤动脉栓塞化疗，对血供丰富的小肠癌有一定治疗价值，但因选择性差、副作用大而很少采用，主要用于小肠癌肝转移的治疗。正常小肠黏膜对放射线非常敏感，放射反应较大，故除淋巴瘤和部分转移瘤外，一般不主张放疗。生物治疗主要是免疫功能和造血功能的支持治疗。

预后 与分期、病理类型等相关。Ⅰ期 5 年生存率为 55%，ⅡA 期为 49%，ⅡB 期为 35%，ⅢA 期为 31%，ⅢB 期为 18%，

Ⅳ期仅为 5%。腺癌的预后最差，5 年总生存率仅为 26%~38%，经姑息治疗后平均生存期 4 个月；类癌发展较慢，预后较佳，5 年生存率为 50%~68%，肝转移切除后 5 年生存率也可达 20%；小肠淋巴瘤治疗后 5 年生存率为 36%，10 年生存率 14.2%，不能切除的病例进行化疗后的 5 年生存率约为 20%；恶性间质瘤的预后主要取决于肿瘤的恶性程度和治疗是否及时，术后 5 年生存率为 40%~65%，但复发率高达 52%，平均复发时间为 20 个月。

（冉志华）

wèi-chángdào línbāliú

胃肠道淋巴瘤 （gastrointestinal lymphoma）

原发于胃肠道的淋巴瘤。包括胃淋巴瘤、小肠淋巴瘤、免疫缺陷相关淋巴瘤和其他部位的淋巴瘤，其中 90% 以上为非霍奇金淋巴瘤（non-Hodgkin lymphoma，NHL）。胃淋巴瘤发病率占全部消化道淋巴瘤的 55%~65%，小肠占 25%~35%，结肠占 10%~15%。胃淋巴瘤占所有胃恶性肿瘤的 3%，小肠淋巴瘤占所有结外淋巴瘤的 1%~10% 和所有小肠肿瘤的 7%~25%，原发性结直肠淋巴瘤发病率较低，仅占大肠恶性肿瘤的 0.2%~0.6%。中国研究表明，NHL 的结外侵犯占 63%，胃肠道是最常见的结外侵犯部位之一，占 19.1%。欧美每年原发性胃肠道淋巴瘤新发病例数为 0.8/10 万~1.2/10 万，占所有结外 NHL 的 30%~50%。

病因及发病机制 病因尚未完全阐明。

染色体异常 90% 以上的淋巴瘤可出现染色体异常，包括染色体易位、插入、缺失、突变和染色体数目异常。如胃黏膜相关淋巴组织（mucosa-associated

lymphoid tissue，MALT）淋巴瘤常见 4 种染色体易位 t（11；18）（q21；q21），t（14；18）（q32；q21），t（1；14）（p22；q32）和 t（3；14）（p14.1；q32），其中 t（11；18）（q21；q21）最常见。t（11；18）易位致 API-2 基因（凋亡抑制蛋白）和 MALT-1 基因（涉及 NF-κB 的激活）间相互融合。

病毒感染 20 世纪 70 年代后期，一种反转录病毒人类 T 淋巴细胞病毒Ⅰ型被证明是成人 T 细胞白血病或淋巴瘤的病因，另一种反转录病毒人类 T 淋巴细胞病毒Ⅱ型则被认为与 T 细胞皮肤淋巴瘤（蕈样肉芽肿）的发病有关。非洲儿童伯基特淋巴瘤组织传代培养中可分离出 EB 病毒，80% 以上的患者血清 EB 病毒抗体效价明显增高，而非伯基特淋巴瘤效价增高者仅 14%。普通人群中效价高者发生伯基特淋巴瘤的机会也明显增高，提示 EB 病毒可能是伯基特淋巴瘤的病因。EB 病毒同时也可能是移植后淋巴瘤和艾滋病相关淋巴瘤的病因。5%~10% 艾滋病患者可出现淋巴瘤，且随人类免疫缺陷病毒感染时间延长，淋巴瘤的发病率增加，以小肠淋巴瘤多见。

细菌感染 幽门螺杆菌（Helicobacter pylori，H. pylori）感染在胃 MALT 淋巴瘤的发生中起重要作用，近 90% 的胃 MALT 淋巴瘤组织中可检出 H. pylori，血清学检查阳性率高达 98%，根除 H. pylori 后早期 MALT 淋巴瘤消退，其病变逆转率为 60%~80%。

理化因素 长期或大剂量接受辐射将增加胃肠道淋巴瘤的发病率。接触烷化剂、多环芳羟类化合物、芳香胺类化合物等也与淋巴瘤有关。

免疫系统异常　多种疾病或免疫低下状态与原发性小肠淋巴瘤发生相关，长期患麦胶性肠病者患肠病型T细胞淋巴瘤的概率为7%，弥漫性结节样淋巴样增生常见于原发性免疫缺陷病，与肠道淋巴瘤相关。炎症性肠病患者服用免疫抑制剂患淋巴瘤的概率增加，实体瘤的器官移植后服用抗排斥药也增加患淋巴瘤的风险。

病理　基于2001年世界卫生组织分类标准，综合形态学、免疫表型、遗传学和临床特点等对胃肠道NHL进行分类（表1）。胃肠道淋巴瘤最常见的病理类型是B细胞来源的弥漫性大B细胞淋巴瘤（diffuse large B cell lymphoma，DLBCL），其形态学和分子生物学与发生在结内者并无区别，其次为MALT淋巴瘤，其他少见类型有套细胞淋巴瘤、肠病型T细胞淋巴瘤、滤泡性淋巴瘤及高度恶性的伯基特淋巴瘤等。在胃的原发淋巴瘤中DLBCL约占55%，惰性MALT淋巴瘤约占40%。小肠和结直肠中侵袭性的DLBCL为67%~69%，MALT淋巴瘤比例较低。

表1　胃肠道NHL的常见病理分型

胃淋巴瘤

　B细胞

　　MALT型结外边缘区B细胞淋巴瘤

　　弥漫性大B细胞淋巴瘤

　不常见型

小肠淋巴瘤

　B细胞

　　非免疫增生性小肠病

　　MALT型结外边缘区B细胞淋巴瘤

　　弥漫性大B细胞淋巴瘤

　　套细胞淋巴瘤

　　滤泡性淋巴瘤

　　伯基特淋巴瘤

　　免疫增殖性小肠病

　T细胞

　　肠病型T细胞淋巴瘤

　　非肠病型T细胞淋巴瘤

其他部位（食管、结肠、直肠）淋巴瘤

免疫缺陷相关淋巴瘤

移植后淋巴瘤

人类免疫缺陷病毒相关淋巴瘤

MALT型结外边缘区B细胞淋巴瘤　即MALT淋巴瘤，起源于MALT边缘区B细胞的恶性转化。正常生理情况下胃组织不含MALT，绝大部分MALT为获得性（慢性感染相关炎症或自身免疫过程）。发病率与*H. pylori*感染率一致，*H. pylori*感染人群发生淋巴瘤的比例为1.25/10万~3.30/10万，诊断时平均年龄60岁，男女比1:1。胃MALT淋巴瘤可表现为单个或多灶病变，单灶病变通常为溃疡样，突出或浸润性肿块，可表现为糜烂或红斑样，通常位于胃窦部，但多数患者表现为多灶性。组织学见黏膜内有广泛分布的中心样细胞，细胞体积中等偏小，核形不规则或有细核沟，染色质较深，核仁不明显，胞质偏少。另见有较多成熟浆细胞，偶可见PAS阳性小体。免疫表型具有典型的边缘区B细胞的免疫表型（CD19、CD20和CD79a）和CD21、CD35阳性，CD5、CD10、CD25、CD23和Cyclin D1阴性。IgM阳性居多，IgA、IgG低表达或不表达。60%的胃MALT淋巴瘤的3号染色体呈现三倍体，其他异常包括t（11：18）和t（1：14），t（11：18）易位具有特异性。15%患者出现c-myc和p53突变。未见bcl-1、bcl-2、bcl-6基因重排，可与滤泡中心细胞来源淋巴瘤鉴别。

弥漫性大B细胞淋巴瘤　约50%的胃淋巴瘤为DLBCL，在发展中国家的比例更高，平均发病年龄60岁，男性稍多。大体表现为大溃疡，突出性肿块，或多发浅溃疡。常见累及部位为胃体和胃窦。大细胞淋巴瘤常侵犯固有肌层，甚至更深。组织学上DLBCL是以瘤细胞体积较大为特点，形态类似于中心母细胞及免疫母细胞。核异型性较大，呈圆形或不规则形，或有沟裂甚至分叶状核，核染色质粗细不匀，多个小核仁或单个中央性大核仁，核膜较厚，核分裂象常见，胞质量中等嗜双色性。另可见到小淋巴细胞及组织细胞。瘤细胞间可出现较多纤维组织增生或伴黏液变性。瘤细胞向周围肌层、浆膜外、血管浸润均很显著。免疫表型显示一个或多个B细胞抗原（CD19、CD20、CD22、CD79a）和CD45表达。绝大多数有Ig H/L基因重排，部分bcl-2、bcl-6基因重排。免疫球蛋白阳性率IgM>IgG>IgA。

套细胞淋巴瘤　80%以上患者累及胃肠道，表现为多发淋巴息肉样增生，常见累及部位为回盲部。肿瘤细胞体积中等偏小，细胞圆形，染色质均匀，核仁不明显，核分裂象不多。呈单核样B细胞或淋巴母细胞。瘤细胞主要在淋巴滤泡外套层呈同心圆分布，向外侵袭边缘区及滤泡间区，向内植入滤泡发生中心，使之变小甚至消失。与DLBCL的广泛浸润不同，肿瘤常限于黏膜层分布。CD19、CD20、CD22阳性，CD5部分阳性，CD2、CD3、CD10、CD23阴性。可见bcl-1基因重排和染色体t（11：14）易位。

免疫增生性小肠病　其突出特点为浆细胞增生，合成仅有α重链无轻链的免疫球蛋白，因此又称α重链病或地中海淋巴瘤。多见于社会经济地位低、卫生条件差的人群。其病因不清，多认为与营养不良导致免疫功能低下有关。部分患者经抗生素治疗后可获得完全缓解。该病常累及整个小肠，在黏膜和黏膜下层，B淋巴细胞和浆细胞呈弥漫性连续分布，但大体病理常以近端小肠受累为多见。组织学改变类似MALT淋巴瘤，可见黏膜及黏膜下层有广泛浸润的浆细胞及小淋巴细胞，少数有中等或大型淋巴瘤细胞，多数淋巴瘤细胞伴有浆样细胞分化。另见有散在组织细胞、免疫母细胞。免疫组化为B细胞表达，显示免疫球蛋白IgA1和IgA2的合成。遗传学可出现克隆性重链基因重排。此病进展缓慢，可通过抗炎治疗及化学治疗缓解而长期存活。少数也可累及淋巴结或向高度分化大细胞淋巴瘤转化。

肠病型 T 细胞淋巴瘤　最常见的部位为回盲部、回肠、空肠，偶见于结肠、十二指肠。呈多发病灶，病损多为环状溃疡或黏膜增厚呈斑块状，肠系膜淋巴结可肿大。肿瘤细胞分为两类：小至中细胞性（包括多形性和单形性）和大细胞性。以多形性中至大细胞性居多。部分具多核 R-S 细胞样细胞，小部分似小淋巴细胞。

肿瘤细胞可在黏膜上皮内，也可形成血管中心性浸润。未受累的小肠黏膜失去正常结构，可呈现绒毛萎缩、上皮内淋巴细胞增多和（或）隐窝增生等表现。受累淋巴结以肿瘤细胞浸润淋巴窦和副皮质区为特征。肿瘤细胞显示TCR-β 和 TCR-γ 基因的克隆性重排，表达 T 细胞标志，CD2、CD3、CD7、CD45 阳性，多数表达活化标志 CD30，半数表达 CD8。

临床分期　传统的用于原发性胃肠道淋巴瘤的 Ann Arbor 改良系统未考虑肿瘤的组织学、大小及其他预后因素，已被 Blackledge 系统取代。1994 年国际胃肠道淋巴瘤分期工作组建议采用 Lugano 分期系统（表 2），为 Blackledge 系统的改良版。

临床表现　此病的症状与部位和病理类型有关，多无特异性。①食管淋巴瘤：起病较年轻，进展快，症状难与食管癌鉴别，主要表现为进行性吞咽困难。②胃淋巴瘤：常有食欲下降、恶心、呕吐、乏力、腹痛、上腹部包块，腹痛可能与进食有关，症状多逐渐加重，可有粪便隐血、贫血。③小肠淋巴瘤：病程较胃淋巴瘤短，症状更明显，主要有恶心、呕吐、食欲及体重下降、乏力、

盗汗，腹痛明显，吸收不良尤为明显，可为脂肪泻，部分患者可以吸收不良为首发和主要表现。部分患者出现高热、肠穿孔或进行性不完全性肠梗阻，少有黏液脓血便。④结直肠淋巴瘤：病情进展快，预后差，症状不如小肠淋巴瘤明显，腹痛较轻，粪便改变突出，表现为腹泻、脓血便、腹泻与便秘交替、里急后重等。

DLBCL 多表现为上腹痛和消化不良。肠病型 T 细胞淋巴瘤多表现为腹泻和营养不良。免疫增生性小肠病表现为腹痛、腹泻、消瘦、食欲减退等，呕吐和发热发生率为 50%，体检时 50% ~ 75% 可见杵状指和踝关节水肿，疾病晚期出现腹水、肝大、腹部包块和外周淋巴结肿大。

辅助检查

实验室检查　血常规、肝功能、血乳酸脱氢酶、β_2 微球蛋白、尿酸、人类免疫缺陷病毒抗体及免疫蛋白固定电泳等为常规检查。部分胃淋巴瘤患者出现贫血和红细胞沉降率增快，70%以上的免疫增生性小肠病患者血清 α 重链蛋白升高，可有贫血、低蛋白血症和血碱性磷酸酶升高，但无特异性。

H. pylori 检测　对怀疑胃

表 2　胃肠道淋巴瘤临床分期

分期	Lugano 分期	TNM 分期	Ann Arbor 分期	肿瘤累及
I	局限于胃肠道	$T_1 N_0 M_0$	I_E	黏膜，黏膜下层
		$T_2 N_0 M_0$	I_E	固有肌层
		$T_3 N_0 M_0$	I_E	浆膜层
II	侵及腹腔			
	II 1 = 局部淋巴结累及	$T_{1~3} N_1 M_0$	II_E	胃旁和肠旁淋巴结
	II 2 = 远处淋巴结累及	$T_{1~3} N_2 M_0$	II_E	更远区域淋巴结
III	穿透浆膜层，累及周围器官或组织	$T_4 N_0 M_0$	III_E	侵及邻近组织
IV	播散性结外累及或同时累及膈上淋巴结	$T_{1~4} N_3 M_0$	IV_E	膈上下淋巴结皆累及
		$T_{1~4} N_{0~3} M_1$		远处转移（如骨髓或其他结外器官）

MALT 淋巴瘤者常规行 *H. pylori* 检测。

内镜检查　胃镜、结肠镜、小肠镜在此病诊断中有重要作用。弥漫性浅表浸润为胃 MALT 淋巴瘤的典型表现，镜下见红斑、糜烂、溃疡。肿块型更常见于弥漫性大 B 细胞型，表现为多灶性，应行多点活检，包括十二指肠和食管胃连接部。因病变原发于黏膜深层，有些淋巴瘤浸润至黏膜下层，一次活检阴性不能否定诊断。活检时注意深取、重复取材，必要时经内镜黏膜切除大块取材，诊断阳性率可达 90%。内镜超声可用于明确肿瘤浸润深度及胃旁淋巴结受累情况，并可指导治疗和评估预后。

影像学检查　胃 MALT 淋巴瘤 X 线钡餐可发现息肉、结节、溃疡、浸润性病变，与癌肿难以区分，皱襞粗大而无狭窄、病变呈多灶性、出现跨区域及跨幽门的病变有利于胃淋巴瘤诊断。小肠淋巴瘤 X 线钡餐见小肠有较广泛的病变，十二指肠、空肠病变尤为明显，常见黏膜皱襞肥厚、假性多发性息肉、多处狭窄或充盈缺损。因部分淋巴瘤对氟代脱氧葡萄糖为低摄取，正电子发射计算机体层扫描对胃 MALT 淋巴瘤诊断意义不大。

诊断与鉴别诊断　此病确诊和分型依靠病理学检查，采用形态学结合临床、免疫学、遗传学和分子生物学方法综合分析。淋巴瘤为全身性疾病，明确病理后还应进行全面的分期检查，主要依靠临床表现、查体、影像学、骨髓穿刺、生化指标等。诊断此病需排除继发性淋巴瘤，通常采用以下 5 个标准：①无浅表淋巴结肿大。②胸片中无纵隔淋巴结肿大。③肝脾正常。④白细胞总数及分类正常。⑤除胃肠道受累部位和区域淋巴结外，术中未见其他肉眼可见侵犯。

胃 MALT 淋巴瘤与胃良性淋巴组织增生、胃癌、糜烂性胃炎难以鉴别。小肠恶性淋巴瘤可能误诊为克罗恩病，二者可同时存在。结肠直肠淋巴瘤的表现更不典型，可长期误诊。

治疗　各种病理类型的治疗原则与发生于其他部位的相应类型的淋巴瘤基本相同。治疗手段有手术、化疗、放疗、自体干细胞移植等。

根除 *H. pylori* 是胃 MALT 淋巴瘤治疗的里程碑。内镜超声检查证实为I期病变者，抗 *H. pylori* 治疗可治愈。根除 *H. pylori* 治疗后 6~8 周需复查内镜，并行多点活检，以明确感染是否清除和评估病变消退情况。若未清除，需更换四联疗法。有 25% 的患者在 *H. pylori* 根除后肿块无反应，尤其是 t（11；18）易位者，可采取手术切除联合化疗和放疗。根治术后（全胃切除）5 年生存率 88%~100%。单药化疗效果不理想。放疗可作为外科的替代治疗。I_E 期完全缓解率 80%，复发率较低。完全缓解由胃镜和胃镜超声判定，24 个月形态学上所有淋巴样细胞消失，且需连续两次内镜下活检阴性。关于肠边缘区 MALT 淋巴瘤治疗意见尚不统一，在局限性病变中推荐不治疗，其他病变中需联合化疗，如 CHOP 方案（环磷酰胺+多柔比星+长春新碱+泼尼松）或 R-CHOP 方案（利妥昔单抗+环磷酰胺+多柔比星+长春新碱+泼尼松）。

DLBCL 为高度恶性，但对治疗比较敏感，采用术后联合化疗完全缓解率可达 70%。对于 I_E 局限病灶，首选手术，联合 4 个疗程 CHOP 化疗，应答率可达 90% 以上。播散性病变或伴血乳酸脱氢酶升高者推荐 R-CHOP。年轻患者可考虑自体干细胞移植。套细胞淋巴瘤恶性程度较高，通常诊断时即为 Ⅳ 期，外周淋巴结、骨髓常被累及，常规剂量的化疗易产生耐药，≤65 岁患者需使用高剂量的阿糖胞苷强化化疗，第一次缓解后可行自体干细胞移植。>65 岁患者多用 R-CHOP 方案。对于无症状滤泡性淋巴瘤和结内滤泡性淋巴瘤患者不推荐治疗，若出现症状可用 CVP 方案（环磷酰胺+长春新碱+泼尼松）或 R-CHOP 方案，并联合使用干扰素。伯基特淋巴瘤需加强化疗，包括预防性鞘内给药，以获得较高治愈率，该方案有蒽环类抗生素、环磷酰胺、高剂量甲氨蝶呤和阿糖胞苷。若诊断时无相关并发症，可考虑行手术治疗。

预后　约 75% 的胃 MALT 淋巴瘤诊断时局限于胃内（Ⅰ 期），5 年生存率为 80%~95%，10 年生存率为 75%。晚期患者（浸润胃壁的深度深或大细胞所占的比例高）预后较差。B 细胞惰性淋巴瘤预后相对较好。DLBCL 预后较差，半数患者 3 年内死亡，5 年生存率 30%~45%。bcl-2 及 bcl-6 阳性者预后较好，p53 阳性预后较差。免疫母细胞样细胞为主者较中心母细胞样细胞为主者更差。肠病型 T 细胞淋巴瘤的 1 年生存率 30%，5 年生存率仅 10%，中位生存期一般 3~4 个月。多发性淋巴瘤性息肉病、肠病型 T 细胞淋巴瘤和免疫增殖性小肠病预后较差。Ⅰ 期小肠淋巴瘤或低度恶性肠 MALT 淋巴瘤的预后较好，Ⅱ 期则预后较差。除分期和病理分型外，许多指标提示预后差，包括肿瘤直径>7cm，体能状况评分低，年龄＞70岁，有发热、盗汗和消瘦等全身症状，累及固有肌层，远处淋巴结累及，血乳酸脱氢酶和 β_2 微球蛋白水平升高等。

（冉志华）

lèi'ái

类癌（carcinoid）

起源于胃肠道和其他器官的内分泌细胞的肿瘤。这种内分泌细胞可从细胞外摄取胺的前体，并通过细胞内氨基脱羧酶的作用，使胺前体形成相应的胺（如多巴胺、5-羟色胺等）和多肽激素。临床较少见。其临床、组织化学和生化特征可因其发生部位和内分泌细胞分泌的活性因子不同而异，严重者可因分泌的5-羟色胺、激肽类、组胺等生物学活性物质，引起血管运动障碍、胃肠症状、心脏和肺部病变等类癌综合征。类癌可发生于食管到直肠消化道中的任何部位，发生频率依次为：阑尾者最多且多在阑尾远端，小肠、直肠、胃和十二指肠较少见，食管罕见。随着大肠镜的广泛应用，直肠类癌有增加趋势。约10%的类癌见于支气管、胸腺、甲状腺、卵巢、宫颈和睾丸。类癌细胞多呈局限性浸润性缓慢生长，尽管组织结构像癌，有恶变倾向，但较少发生转移，故称类癌。多从黏膜层的下部发生，过去归属于黏膜下肿瘤。

病因及发病机制　病因未明，某些类癌与遗传有关。

临床表现　早期无症状，多因体检或其他胃肠疾病而行胃镜或结肠镜检查时发现。中晚期患者可出现类癌综合征。

诊断　内镜下常表现为隆起性肿物，表面光滑，通常为正常黏膜，质硬，类似息肉，呈微黄色或灰白色（图）。内镜超声检查示黏膜内低回声均匀肿块。若内镜下观察到上述图像的肿物，切忌随手钳取活检，以免因肿瘤钳取不净又破坏肿物边界甚至找不到肿物，增加后续治疗的困难。行内镜下黏膜切除术或内镜下黏膜下剥离术，既可全瘤切除并活检，又可避免追加手术。确诊依靠病理检查，可分为典型类癌和非典型类癌。光镜下细胞小而圆，形态较一致，典型类癌核分裂象较少见，非典型类癌则较多见，且细胞异型较明显。可疑病例除常规染色外应行免疫组织化学检查，包括嗜铬素A、突触素、神经元特异性烯醇化酶等。

治疗　①手术治疗：肿瘤直径＜1cm者内镜下治疗，1～2cm者局部切除，＞2cm者扩大手术切除范围。伴肝转移者切除原发灶时行肝叶切除或转移瘤切除。不能切除者做肝动脉插管栓塞或灌注。②化学治疗：适用于转移者，常用药物有氟尿嘧啶（5-FU）、链佐星、达卡巴嗪、多柔比星、依托泊苷、顺铂等。5-FU或多柔比星均各有约20%的有效率。链佐星与5-FU的联合应用有效率约33%。中位有效维持期为7个月。分化较好的肠道类癌化疗非常规和优先方案。③生物治疗：干扰素有一定疗效，常用干扰素α。④靶向药物治疗：如酪氨酸激酶抑制剂（吉非替尼、舒尼替尼及

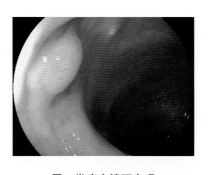

图　类癌内镜下表现

甲磺酸伊马替尼）。

预后　消化道类癌的预后一般较好。其转移情况取决于肿瘤大小，直径＜1cm者仅为2%；1～2cm者为50%，＞2cm者为85%～90%。肝转移较常见。

（智发朝）

lèi'ái zōnghézhēng

类癌综合征（carcinoid syndrome）

类癌细胞分泌的5-羟色胺等生物活性物质引起皮肤潮红、腹痛、腹泻、支气管痉挛和心瓣膜病变的临床综合征。类癌好发于消化系统和呼吸系统，其他部位如卵巢、胸腺、睾丸、胆囊等处亦可发生。消化道类癌依胚胎起源分为前肠、中肠及后肠3种，前肠类癌包括食管、胃、近端十二指肠及胰腺，5-羟色胺（5-HT）分泌多较少，5-羟色氨酸和组胺等分泌多，类癌综合征不典型；中肠类癌包括十二指肠远端、空肠、回肠、阑尾、升结肠、横结肠及肝脏，这些部位来源的类癌5-HT分泌较多，出现典型的类癌综合征；后肠类癌包括降结肠、乙状结肠和直肠类癌，不分泌5-HT，一般不出现类癌综合征。

病因及发病机制　类癌细胞可产生多种生物活性物质，包括5-HT、缓激肽、组胺及前列腺素等，最主要的是5-HT，它来源于食物中的色氨酸。正常情况时99%的色氨酸被机体利用，形成烟酸或烟酰胺，仅1%被胃肠黏膜细胞利用生成5-HT，并在单胺氧化酶作用下转变为5-羟吲哚乙醛，后在醛脱氢酶作用下转变为5-羟吲哚乙酸，无生物活性，自尿中排出。发生类癌后，色氨酸有60%在类癌细胞中转变为5-HT，其含量达正常人的4～8倍，24小时尿中5-羟吲哚乙酸可高达50～100mg。5-HT的主要作用是扩张

血管，收缩支气管平滑肌，促进胃肠道蠕动。类癌细胞释放的5-HT，65%经肝灭活，35%经肺灭活，可不出现类癌综合征。若5-HT分泌量超过肝、肺灭活能力或类癌细胞转移至肝，可直接通过肝静脉进入体循环。大量5-HT进入血液不能被灭活，血液中5-HT浓度骤增，即引起类癌综合征。此外，支气管类癌细胞产生的5-HT，直接经肺静脉进入左心房而至全身血循环，血液中5-HT突然升高，即使无类癌细胞转移也可出现类癌综合征。

临床表现 ①皮肤潮红：见于90%以上患者，为此征的主要临床表现。典型发作多为面颈部皮肤呈鲜红色的发作性改变。开始仅持续10~15分钟，可伴发热感、流泪等，数周1次，以后可增加至每天数次，持续时间也越来越长，可长达几小时。②胃肠道症状：见于约80%患者。主要表现为发作性腹部绞痛、肠鸣，可有发作性水样泻，里急后重感等。腹泻每天次数不等，最多可达二三十次。肠蠕动增快、增强，肿瘤或肠壁纤维化继发不完全性肠梗阻。③呼吸道症状：发作性哮喘。肺部有哮喘音，喘息发作与5-HT及组胺等有关。④心血管症状：11%~60%患者并发类癌性心脏病，其特征是心内膜和瓣膜出现沉积物，多发生于右侧心腔，引起严重的三尖瓣反流。多见右心增大，可闻及瓣膜损害的相应器质性杂音。可有颈静脉怒张。可出现心肌纤维化、缩窄性心包炎。类癌性心脏病患者常因右心受累而表现出以水肿为主要表现的右心功能不全。左心受累较少，源于静脉血中5-HT浓度很高，流经肺时被单胺氧化酶灭活。⑤其他：如多汗、血管神经性水肿、情绪异常等。

诊断与鉴别诊断 根据消化系统、皮肤、心脏及呼吸系统特殊临床表现，结合血清5-HT，尿5-羟吲哚乙酸增高可确诊类癌综合征。类癌的定位需行胃肠镜、气管镜、CT检查或剖腹探查。放射性核素标记奥曲肽闪烁扫描可对80%~90%类癌病灶作出定位诊断。

此征需与更年期皮肤潮红、腹泻、支气管哮喘、神经性水肿、全身性肥大细胞增多症、自主神经功能紊乱、风湿性疾病、右心室乳头肌功能障碍、感染性心内膜炎等鉴别。皮肤潮红激发试验有助于鉴别。

治疗 ①对症治疗：腹泻严重者可给予可待因、阿片酊、地芬诺酯及周围性5-HT阻断剂盐酸赛庚啶。5-氟色氨酸可通过抑制色胺酸羟化酶活性而减少5-HT的合成，对缓解腹泻疗效较好，并可减轻皮肤潮红。皮肤潮红者可用α肾上腺素能受体阻断剂（如酚苄明、酚妥拉明）、H$_2$受体阻断剂（如西咪替丁、雷尼替丁）及氯丙嗪治疗。发作性皮肤潮红伴严重低血压者可用5-HT阻断剂（如二甲基麦角酰胺、赛庚啶）、甲氧胺及血管紧张素；发作性哮喘者禁用肾上腺素，可用异丙肾上腺素喷雾及氨茶碱。生长抑素类似物也可用于控制原发肿瘤或转移灶过量自分泌激素或神经分泌引起的临床症状，如颜面潮红、水样腹泻综合征及低血糖等。②手术治疗：适用于类癌肿瘤定位明确者，包括切除孤立的类癌病灶、切除肝转移病灶和部分肝叶、清除出现转移的淋巴结及解除肿瘤所致肠梗阻的各种手术类型等。不能切除者可行动脉插管局部化疗和栓塞。③化疗：见类癌。

预后 预后较差。通常尿5-羟吲哚乙酸含量越大，患者生存期越短。死因多为心力衰竭、肝衰竭和恶病质。

预防 可用鸦片酊、地芬诺酯、对苯丙氨酸、糖皮质激素（如泼尼松）等药物预防化疗及手术引起的类癌危象，化疗及手术麻醉前2~4小时给药，症状严重者于化疗和手术开始前12小时给药。

（智发朝）

dàcháng'ái

大肠癌（colorectal cancer） 源于大肠腺上皮的恶性肿瘤。又称结直肠癌。可发生在各段大肠，70%发生于左侧，尤以乙状结肠和直肠最多。大肠肿瘤的生长特点是肿瘤的多发性。同一时间点（半年内）存在两个或两个以上的肿瘤（腺瘤或腺癌），称为同时瘤；不同时间点存在两个或两个以上肿瘤，称为异时瘤。全球发病率有明显地域分布差异，北美、西欧、澳大利亚和日本发病率较高，非洲及大部分亚洲地区发病率较低。中国许多地区，特别是在经济发达的大城市，大肠癌发病率均有明显上升（表1）。

病因及发病机制 病因尚不清楚。流行病学调查发现，该肿瘤的发病主要与人们的生活方式（吸烟、饮酒、少运动、肥胖、长期精神紧张）、环境（放射污染、雌激素水平下降、长期不愈的炎症性肠病、肠道寄生虫感染）和饮食结构（高脂肪、少纤维素饮食）有关。某些特殊类型大肠癌（遗传性非息肉病性大肠癌）可能更多与遗传因素相关。人类基因的多态性（种系遗传变异）影响着环境致癌因素的作用。

从病理学角度看，大肠癌是从腺瘤发展而来（即腺瘤→癌顺

表 1　中国城市大肠癌发病率抽样调查结果

城市	大肠癌发病率（n/10^5）			
	1988~1992		1993~1997	
	男	女	男	女
哈尔滨	14.6	14.8	17.3	13.6
北　京	16.1	16.7	18.7	18.9
天　津	13.2	12.8	16.7	16.0
上　海	27.1	26.8	33.3	32.1
武　汉	11.9	11.2	14.1	13.5

序）。在腺瘤向癌转化的过程中，DNA 多个位点在不同时间随机发生基因改变的累积，促成了癌变过程，即所谓"多步致癌过程"。大肠癌癌变过程的分子途径主要是染色体不稳定和微卫星不稳定。85%的散发性大肠癌是通过前一个途径，涉及的基因有 APC、k-ras 和 p53 等；15%的散发性大肠癌和遗传性大肠癌则通过后一个途径，涉及的基因为 APC、k-ras、BRAF1、TGFBR2、BAX 和 MMR 等。上述基因的突变可源于遗传，也可源于环境因素的长期作用。

分型和分期　内镜肉眼形态学上早期大肠癌可分为隆起型（Ⅰ型）和表面型（Ⅱ型）两类，其下又分为多种亚型：Ⅰ型分为Ⅰp、Ⅰsp 和Ⅰs，Ⅱ型分为Ⅱa、Ⅱb、Ⅱa+Ⅱc、Ⅱc+Ⅱa 和Ⅱc（图1~图3）。隆起型浸润较表浅，有利于内镜下切除。表面型常呈黏膜下扩散，内镜下根治性切除有一定难度。进展期大肠癌分为隆起型、溃疡型、浸润溃疡型、弥漫浸润型和特殊型。组织学上多数大肠癌为腺癌（含管状腺癌和黏液腺癌），少数为印戒细胞癌、未分化癌、小细胞癌、髓样癌、腺鳞癌和鳞癌。隆起型进展期癌比溃疡型癌预后好，分化好的腺癌预后较好。

大肠癌的预后除与病理形态和组织分类有关外，还与病变分期密切相关。国际上推行的大肠癌分期方法是 TNM 分期。TNM 分期与传统的 Dukes 分期方法相关性很好（表2）。仅 0 期、I期的 $T_1N_0M_0$ 或 Dukes A 期的肿瘤属于早期大肠癌。

临床表现　多数早期大肠癌缺乏特异性症状，部分早期癌和几乎所有中、晚期癌可出现便血、排便习惯改变、腹痛、体重下降、贫血，甚至发生肠梗阻和直肠刺激症状。通常左半大肠癌更多出现血便和肠梗阻，直肠病变更易有里急后重感；右半大肠癌更多出现腹部包块、贫血、消瘦、乏力等表现。

诊断与鉴别诊断　凡有便血、排便习惯改变、腹痛、体重下降、贫血，甚至肠梗阻或直肠刺激症状等表现者，均应行结肠镜检查。

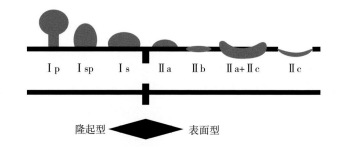

图 1　内镜下早期大肠癌形态分类示意图

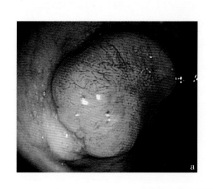
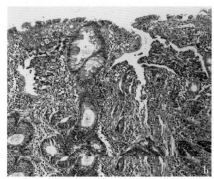

图 2　隆起型（Ⅰsp）大肠癌

注：a.结肠镜下肿瘤外观；b.上皮内高级别瘤变（HE×100）

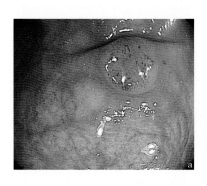
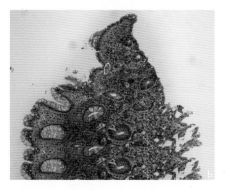

图 3　表面型（Ⅱa+Ⅱc）大肠癌

注：a.结肠镜下肿瘤外观；b.上皮内高级别瘤变，局部癌变（HE×100）

表 2　TNM 大肠癌分期及与 Dukes 分期的对照

TNM 分期	Dukes 分期	术后 5 年生存率（%）
0 期：$Tis\ N_0\ M_0$	A 期	100
I 期：$T_1\ N_0\ M_0$	A 期	90
$T_2\ N_0\ M_0$	B 期	
II 期：$T_3\ N_0\ M_0$	B 期	80
$T_4\ N_0\ M_0$	B 期	
III 期：任何 T $N_1\ M_0$	C 期	40~60
任何 T $N_2\ M_0$	C 期	
IV 期：任何 T 任何 N M_1	D 期	5

对不能接受结肠镜检查或检查未及回盲部者，应行钡灌肠或 CT 仿真肠镜检查以确诊。肠镜下黏膜活检和手术后的组织学检查是大肠癌诊断的金标准。

从大肠癌病理分期与预后的相关性可以看出，早期诊断是大肠癌获得长期存活的关键。人群筛查是大肠癌早期诊断的最有效方法。根据不同国情，筛查对象可分为自然人群和个体两种类型。前者是无症状人群，筛查旨在检出早期癌和癌前病变，提高癌患者长期存活率，降低大肠癌的发病率；后者主要是针对有症状和主动体检的个体，旨在检出早期癌和癌前病变，提高患者的治愈率。筛查方法可根据具体情况而定，一般危险人群（如高发地区人群）可用粪便隐血试验，阳性者行结肠镜检查；高危人群（曾患过大肠癌或大肠腺瘤；长期不愈的炎症性肠病；女性生殖器官肿瘤接受过盆腔放疗；一级亲属患有大肠癌；遗传性非息肉病性大肠癌家族成员等）应直接行结肠镜检查。"中国大肠肿瘤筛查、早诊早治和综合预防共识意见"建议一般危险人群筛查起始年龄为 50 岁，遗传性非息肉病性大肠癌家族成员筛查从 20 岁开始。

治疗　早期大肠癌绝大多数可在结肠镜下行根治性切除。中、晚期癌则应首选根治性肠切除，辅以术前及术后放疗、化疗和分子靶向治疗。为减轻放疗、化疗的反应，可同服中药或免疫增效剂，以提高患者对药物的耐受及治疗的依从性。

预防　①提倡合理的饮食习惯，避免高脂肪食物，适当摄入纤维素膳食和蔬菜、水果，避免不良的生活习惯（如吸烟、饮酒、肥胖）。②切除结肠腺瘤者应定期随访。③炎症性肠病是大肠癌的癌前病变，应定期随访，随访时间可根据疾病活动度和组织学的异型性决定。④已接受结直肠癌根治性手术者亦属癌前状态，应定期随访，若术前做过全结肠镜检查，手术后 1 年复查结肠镜；对术前未做满意的全结肠检查者，应于术后 2~6 个月复查结肠镜，手术后 2 年还应行肝和盆腔 CT 检查。⑤对遗传性非息肉病性大肠癌患者的家族成员，应行基因检测，预测其患癌风险，并据此进行预防性干预。

（李世荣）

yíchuánxìng fēixīròubìngxìng dàcháng'ái

遗传性非息肉病性大肠癌（hereditary nonpolyposis colorectal cancer，HNPCC）　MMR 种系突变引起的常染色体显性遗传性大肠癌。又称林奇综合征（Lynch syndrome）。20%~30% 的大肠癌有遗传背景，如 HNPCC、家族性腺瘤性息肉病、波伊茨-耶格综合征（Peutz-Jeghers syndrome）、幼年性息肉综合征、MUTYH 相关息肉病等，以 HNPCC 最常见，占大肠癌的 5%~10%。其外显率为 80%~85%。通过遗传学调查、致病基因检测可确诊。随着肿瘤分子遗传学研究的深入，基因检测技术的日益成熟，已有可能依靠基因检测，进行 HNPCC 的患病风险预测和干预治疗。

病因及发病机制　此病为一系列 MMR 基因的种系突变所致。已发现的 MMR 基因有 hMLH1、hMSH2、hMSH3、hMSH6、hPMS1、hPMS2。MMR 基因的功能在于纠正 DNA 复制过程中的核苷酸碱基错配及可能出现的小片段插入或缺失（特别是 DNA 高频复制区，常涉及生长调节基因编码区），维持 DNA 的稳定。HNPCC 家系成员的 MMR 基因种系突变，通过遗传的方式使每个体细胞获得一个突变的等位基因，大肠黏膜上皮细胞的另一条 MMR 等位基因在某些因素（如环境因素）的影响下发生突变，MMR 基因无法纠正其他癌相关基因的错配，或其他形式的突变，继而引起肿瘤的发生。依据先证者的 MMR 基因突变位点，比对家系其他成员是否存在相应的 MMR 基因突变，对家族中尚未患病者进行遗传学预测。

病理　多为分化较差的黏液癌或印戒细胞癌，有类克罗恩病反应，肿瘤内较多浸润淋巴细胞等。

临床表现　早期患者可无明显症状，中、晚期患者依据病变部位与肿瘤大小，可出现便血、排便习惯改变、腹痛、体重下降、贫血等，甚至出现肠梗阻或直肠刺激等症状。与散发性大肠癌比较，HNPCC 有以下临床特点：①有明显的家族聚集现象。②患者发病年龄相对小（平均 44 岁）。③病变部位多位于右半结肠（60%）。④可伴同时癌、异时癌。⑤结肠外肿瘤：最常见为子宫内膜癌（43%~60%），其次为胃癌（13%~19%）、卵巢癌（9%~12%）、泌尿道癌（4%~10%）、肾癌（3.3%）、胆管及十二指肠癌（2%~18%）、中枢神经系统肿瘤（3.7%）、小肠癌（1%~4%）。中国 HNPCC 患者最常见的结肠外肿瘤为胃癌。结肠镜下肿瘤多表现为扁平隆起性病变，组织学常为伴不典型增生的绒毛状腺瘤，演变为癌的进程较散发性大肠癌快，但预后相对好于后者。

诊断 正确诊断是完成 HNPCC 家族成员患病风险预测及干预治疗的重要前提。

诊断标准 1991 年国际上首先制定了 HNPCC 诊断的 Amsterdam 标准，该标准主要根据家族中患病人数、患者间的血缘关系、发病年龄、病变部位、伴同时癌或异时癌等临床特征而制定。自从克隆出 HNPCC 的致病基因以后，人们发现 Amsterdam 标准过于严格，漏检了一些 MMR 基因携带家系，为此又制定了比 Amsterdam 标准更敏感的 Bethesda 标准，但在其后实际应用中，发现该标准的特异性较差，故再次修正出台了 Amsterdam Ⅱ标准。3 个诊断标准中 Amsterdam 标准最严格，Amsterdam Ⅱ标准次之，Bethesda 标准最宽松。实际应用中可根据临床需要选择诊断标准，进行遗传学调查，并绘制家系图。

Amsterdam 标准 满足以下各点可诊断：①家族中有 3 个或 3 个以上经组织学证实的大肠癌，其中 1 个是另外 2 个的一级亲属。②至少累及连续两代个体。③至少 1 个受累个体发病年龄<50 岁。④排除家族性腺瘤性息肉病。

Bethesda 标准 符合下述条件之一，即可诊断：①符合 Amsterdam 标准。②有 2 个 HNPCC 相关癌，包括同时癌、异时癌或肠外癌。③大肠癌患者和其一级亲属患有 HNPCC 相关癌或结肠腺瘤，癌患者中有 1 个年龄<45 岁，腺瘤患者<40 岁。④大肠癌或子宫内膜癌患者<45 岁。⑤45 岁以下、分化不良的右半结肠癌。⑥45 岁以前发病的大肠印戒细胞癌。⑦40 岁以前诊断为腺瘤者。

Amsterdam Ⅱ标准 家族中有 3 个以上 HNPCC 相关癌，并满足以下各点：①1 个癌患者是另外 2 个的一级亲属。②至少累及连续两代个体。③至少 1 个癌患者在 50 岁以前确诊。④必须排除家族性腺瘤性息肉病。⑤肿瘤经病理证实。

基因诊断流程 HNPCC 患者（或家系成员）一旦确诊，则应进行 MMR 基因检测，以进一步对其未患病家庭成员作出患病风险预测。MMR 基因直接测序虽然准确、可靠，但方法费时、费力，且费用高昂。MMR 基因突变时 DNA 复制错误率增加，组织学上表现为微卫星不稳定（microsatellite instability，MSI）。因 MSI 测定相对简单，可将其用于 MMR 突变的筛选指标，其准确性达 80% 以上。对 HNPCC 患者进行基因检测的基本策略如下：符合临床诊断标准的 HNPCC 家族可直接进行基因测序，对可疑家族首先进行 MSI 分析，若为阳性结果，再做基因测序。测序时可首先对 MLH1 和 MSH2 测序，结果阳性可诊断 HNPCC，结果阴性应做 MSH6 测序，以进一步明确诊断。

治疗 尽管 HNPCC 的病因学和发病过程有特殊规律，但其临床治疗方法与散发性大肠癌相同。早期癌可采取内镜下切除，中、晚期癌以手术为主，辅以术后化疗。

预防 因 HNPCC 有明确的遗传学背景，故可根据遗传学调查结果对符合诊断标准的家庭成员进行基因测定。①已检出致病性突变基因的家族：筛查对象行该基因的突变分析。对致病性突变基因携带者或未行基因突变分析者，从 20~25 岁开始，或从比家族中最小发病年龄早 10 年开始（取较早时间），每 1~2 年行 1 次全结肠镜检查，35 岁以后每年 1 次全结肠镜检查。对非突变基因携带者，参照大肠癌平均风险人群筛查。②致病性突变基因未明确的家族：筛检对象行免疫组织化学染色及 MSI 检测，若两项均阴性，根据个体情况和家族风险评估筛查，若其中 1 项阳性，行 MLH1 和 MSH2 基因突变分析，也可追加 MSH6 及 PMS2 基因突变分析。若发现致病性突变基因，突变基因携带者或未行基因突变分析者，参照①进行筛查；若未发现致病性突变基因，则建议患者及其一级亲属参照①按致病性突变基因携带者进行筛查，以避免技术原因导致漏诊，其他家族成员根据个体情况和家族风险评估筛查。

（李世荣）

péndǐ sōngchí zōnghézhēng

盆底松弛综合征（relaxation pelvic floor syndrome，RPFS）多种因素致盆底肌肉和支持组织松弛，引起盆底器官移位，表现为排便障碍、大便失禁、尿失禁和盆腔器官膨出等。是慢性便秘的病因之一。

病因较多，包括：妊娠、分娩、肥胖、年龄、衰老、腹压增加、骨质疏松，以及行为、遗传及生殖内分泌等，其中妊娠和分娩是首要因素。

临床表现有排便困难、大便失禁、会阴下降、盆腔器官脱垂、直肠内套叠、直肠膨出、盆底疝等。

诊断依据病史、临床表现、排粪造影（磁共振排粪造影检查效果更优）、盆腔磁共振检查、直肠肛门压力测定等检查。

此病需与其他盆底疾病鉴别，如直肠器质性疾病（如狭窄、肿瘤、肛裂、直肠肛门炎）、神经系统疾病（如帕金森病、脊髓损伤）。

治疗：①膳食调整：高纤维素饮食和水分补充。②药物治疗：便秘患者可选用容积性泻剂和渗透性泻剂。③生物反馈治疗：帮助患者训练盆底肌，增加盆底肌张力。④盆底肌训练：训练肛提肌，改善肛提肌功能。⑤电刺激治疗：刺激阴部神经促进盆底肌收缩，适用于盆底松弛或薄弱患者。⑥手术治疗：包括盆底重建、子宫固定、直肠悬吊固定及冗长乙状结肠切除术。

此病预后良好。

（林　琳）

pén dǐ jìngluán zōnghézhēng

盆底痉挛综合征（spastic pelvic floor syndrome，SPFS）　用力排便时肛门括约肌、耻骨直肠肌反常收缩致直肠排空障碍，表现为排便障碍型便秘。研究认为，此病与功能性排便障碍中不协调性排便是同一种疾病。

病因尚不十分明确，可能有：①盆底肌肉运动异常：耻骨直肠肌、肛门括约肌痉挛。②盆底神经功能障碍：骶神经、会阴神经等功能异常。③精神心理因素：焦虑、抑郁等。

主要临床表现为排便费力、排便费时、排便时肛门直肠堵塞感和排便不尽感等。长期用力排便可导致直肠脱垂、直肠孤立性溃疡等。

诊断依据临床表现和排粪造影、直肠肛门压力测定等检查。耻骨直肠肌痉挛在排粪造影时表现为：用力排便时肛直角无增大、耻骨直肠肌压迹加深，若合并直肠前突则表现为"鹅征"；直肠肛门压力测定显示肛门静息压增高、试图排便时肛门括约肌压力呈上升或括约肌基础静息压松弛率<20%。盆底肌电图亦有助于诊断。SPFS需与其他引起排便困难的疾病鉴别，如结肠原发病变（如狭窄、肿瘤、肛裂、直肠肛门炎）、神经系统疾病（如帕金森病、脊椎损伤）、慢传输型功能性便秘和便秘型肠易激综合征。

治疗：①膳食调整：高纤维素饮食和水分补充。②药物治疗：容积性泻剂和渗透性泻剂。③生物反馈治疗：旨在训练患者在排便时放松肛门肌肉，是一种有效的治疗方法，应为首选。④其他针对耻骨直肠肌痉挛的治疗方法：局部注射肉毒素，远期疗效尚不肯定；扩肛术，有资料表明其简单有效；手术治疗仅限于有明确证据表明耻骨直肠肌肥厚且经保守治疗无效者，应严格掌握手术适应证。⑤心理治疗。

（林　琳）

gōngnéngxìng chángbìng

功能性肠病（functional bowel disorders，FBD）　反复或持续出现与排便相关的肠道症状，但缺乏结构性改变或生化学异常。临床主要表现为腹痛、腹胀、腹泻、便秘等。

根据主要症状将FBD分为：①肠易激综合征：以反复腹痛或腹部不适为主要表现，发作时可伴排便频率、粪便性状的改变，排便后有改善。依据发作时的粪便性状可分为便秘型、腹泻型、混合型和不定型4个亚型。②功能性腹胀：以腹胀为突出表现，与进食无明显关系，伴或不伴腹部膨胀，不符合功能性消化不良的诊断标准。③功能性便秘：表现为排便次数减少、粪便干硬、排便费力、排便时肛门-直肠堵塞感、需要手法辅助排便、排便不尽感，只有当患者的临床症状不符合肠易激综合征的诊断时才考虑功能性便秘。④功能性腹泻：诊断要求患者至少75%的排便为不伴腹痛的稀粪或水样粪。⑤非特异性功能性肠病：肠道症状无明显规律性和特异性，不符合以上4种功能性肠病的诊断标准者，将其归入非特异性功能性肠病。

不同的FBD的主要病理生理机制有所不同，但类型可随时间转换。

FBD的诊断主要依据罗马III标准。诊断要求病程至少6个月，且最近3个月内症状符合各种疾病的诊断标准。诊断时需注意：①FBD可与其他功能性胃肠病有症状重叠。②排除器质性疾病的可能性。

FBD主要进行对症治疗，合并精神心理障碍者应予相应处理。

（方秀才）

chángyìjī zōnghézhēng

肠易激综合征（irritable bowel syndrome，IBS）　以慢性、反复发作性腹痛或腹部不适伴排便异常为主要特征的功能性肠病。可伴精神、心理障碍。曾称结肠激惹综合征、黏液性结肠炎、过敏性结肠。IBS 是一种常见病、多发病。中国人群流行病学资料显示：北京和广州的成年人中，有 IBS 症状者分别占 7.26% 和 5.6%，女性略多于男性，70% 以上的有症状人群为 18~50 岁。因其症状反复发作，患者深感困扰，生活质量下降；更因患者反复就医，消耗大量医疗资源。

病因及发病机制 尚未彻底明了。研究较多的包括以下几个方面。

胃肠道感染 弯曲菌和沙门菌引起的急性胃肠炎可能是此征诱因，并将其称为感染后 IBS（post-infective IBS，PI-IBS）。志贺菌痢疾是 IBS 的又一致病因素，感染后 IBS 发病率是未感染人群的 12 倍，痢疾的病程长于 7 天时发病的危险度增高，且 PI-IBS 患者肠黏膜内肥大细胞的数量和活性、环绕细胞周围神经纤维的密度均高于对照，说明肠道被感染或刺激可能激活免疫和神经机制，引起 IBS 发病。

不良精神因素 精神因素和负性生活事件亦被认为可能诱发 IBS，具有某种神经类型如抑郁或焦虑倾向者，在环境因素的作用下，如女性患者被性虐待，更易发生 IBS。

遗传易感性 此征有家庭聚集现象，家族成员中有肠功能紊乱者发生 IBS 的概率增加。功能性肠病在同卵双胎的遗传率（33%）明显高于异卵双胎（13%），提示此征发病可能与遗传因素有关。

内脏高敏感性 是 IBS 发病的一个重要原因或病理生理特征。患者肠道感觉阈值比健康者低，对较小的刺激有放大反应，并伴皮肤痛觉过敏。这种感觉高敏也受大脑皮质的影响。

脑-肠功能异常 是引起内脏高敏感性和胃肠动力障碍的原因。21 世纪初人们利用正电子发射体层扫描和功能态磁共振成像在 IBS 患者中进一步证实脑-肠间存在密切联系。肠壁内有密集的肠神经丛，通过与周围神经的联系和多种神经内分泌介质的介导，将肠道感受的信息传递至中枢神经。肠功能也受大脑调控。

此外，天气寒冷、刺激性饮食、肠菌群失调及食物成分致敏等，均可能诱发此征。

临床表现 ①肠功能紊乱：发作性腹痛或腹部不适：多位于左下腹、下腹或脐周，源于结肠痉挛或动力不协调，钡灌肠 X 线造影可见肠管节段性痉挛、肠张力增高或降低，结肠袋加深或变浅；排便异常：腹泻或便秘或二者交替，便急和排便不尽感，源于受激惹后肠功能紊乱；黏液便：受激惹后肠黏液分泌增多且稠厚。②肠外邻近器官症状：可有尿频、尿急等膀胱平滑肌受刺激症状，月经不调等生殖系症状。③神经系统症状：可有心悸、胸闷、多汗、头晕等自主神经功能紊乱症状，焦虑、紧张、惊恐、失眠、抑郁等精神心理障碍症状亦多见。

诊断与鉴别诊断 此征无特异性诊断指标，根据临床症状并排除器质性疾病后诊断。国际上有过若干广为流行的诊断标准。1978 年英国学者 Manning 等提出对 IBS 最具诊断意义的症状是腹痛伴排便性状、次数的改变和排便后腹痛缓解等，并强调排除器质性疾病。它具备 IBS 现代诊断标准的雏形，曾被广泛应用。之后功能性胃肠病国际专家委员会制定的罗马标准（1988 年罗马 I 标准和 2000 年罗马 II 标准），基本采用 Manning 标准框架，加以

补充修改。2006 年制定罗马 III 诊断标准：反复发作的腹痛或腹部不适 6 个月，最近 3 个月每月发作至少 3 天，伴以下至少 2 项：①排便后症状改善。②发作时伴排便频率改变。③发作时伴粪便性状改变。

若症状符合上述标准但无报警征象可诊断为 IBS。有以下报警征象之一者需做进一步排除性检查。报警征象包括：①50 岁以上发病或近期症状有改变。②不明原因的体重减轻。③便血或粪便隐血阳性。④贫血。⑤发热。⑥腹部肿物。⑦有肿瘤家族史。⑧疑有器质性疾病。

此征需与慢性菌痢、肠寄生虫病、肠道菌群失调、病毒性肝炎、溃疡性结肠炎、结直肠肿瘤、某些代谢性疾病（如甲状腺功能亢进、糖尿病）、乳糖酶缺乏症及其他功能性肠病鉴别。通常应做粪便检查（包括寄生虫卵）、相关血液生化检查、腹部 B 超、X 线钡灌肠或结肠镜检查等。

治疗 尚无特效方法。治疗目标是缓解症状、建立患者信心、提高生活质量。应根据症状类型、严重程度、发作诱因和患者精神心理情况采取综合疗法。①膳食纤维的补充对某些便秘型患者有一定疗效。应适量限制食用不耐受或易引发腹部胀气的食物。②常用对症治疗药物：腹泻可用洛哌丁胺、双八面体蒙脱石及双歧三联活菌制剂；便秘可用甲基纤维素、乳果糖及聚乙二醇；腹痛可用匹维溴铵、奥替溴铵。③症状顽固的难治性患者及伴抑郁、焦虑等精神症状较重的患者，可用小剂量三环抗抑郁药或认知治疗，有精神心理医师参与为宜。④医师应耐心解释，解除患者对严重疾病的担心，教会患者用日

记的方法寻找并避免生活中的诱发因素。患者在自我教育、自我调节和药物的帮助下，减少发作次数，逐步建立起信心。医师如能深入了解并解除患者的"心结"，常能起到更好的效果。

预后 此征预后良好。

预防 稳定和谐的环境，身体和精神心理的健康，对预防此征发生十分重要。对急性胃肠炎或细菌性痢疾应做到早预防、早诊断、早治疗，用药剂量和疗程应足够。

（潘国宗）

gōngnéngxìng biànmì

功能性便秘（functional constipation）

以持续的排便次数减少、粪便干结、排便费力等为主要表现的功能性肠病，缺乏结构性及生化学的异常。此病患病率较高，但缺乏准确的患病率资料。

57%慢性便秘患者属于功能性疾病，包括功能性便秘、功能性排便障碍及便秘型肠易激综合征，其中以功能性便秘最多见。既往将功能性便秘分为3型：慢传输型便秘、出口梗阻型便秘和混合型便秘。罗马Ⅲ功能性胃肠病（2006年）将出口梗阻型便秘归入功能性肛门直肠病中，称为功能性排便障碍。功能性便秘特指以结肠动力低下、结肠传输时间延长为主的慢传输型功能性便秘。

病因及发病机制 与便秘相关或加重的因素：①身体状况较差、缺乏体力活动。②纤维素摄入不足。③精神心理障碍。④受过虐待。⑤早期排便训练不佳、受家庭成员中便秘患者的影响。⑥对排便行为有不正确认知。⑦药物因素。

结肠传输时间延长是主要的病理生理机制，表现为全结肠或某段结肠传输减慢。24小时结肠压力监测显示，患者结肠动力指数下降，难治性患者结肠缺乏特异的推进性收缩波，对睡醒和进餐缺乏反应，表现为结肠无力。

正常的结肠动力有赖于平滑肌、肠神经系统和脑-肠轴功能的正常。慢传输型便秘患者结肠动力低下，并与平滑肌对肽能神经递质（如P物质、血管活性肠肽）反应性下降、肌间神经丛抑制性神经递质一氧化氮的增加有关。乙状结肠环形肌对电场刺激引起的收缩反应模式发生改变，表明肠神经系统的功能异常。部分严重便秘患者可有肌间神经丛和黏膜下神经丛形态学的改变，如神经节细胞缺乏、神经元减少和形态学异常、轴突减少。Cajal间质细胞减少，也是导致结肠传输减慢的病理基础。

临床表现 排便次数减少（<3次/周）、粪便干结（指Bristol粪便性状量表中的1型和2型粪便）。可有排便费力、排便时肛门-直肠堵塞感、需要手法辅助排便、排便不尽感等。常见的伴随症状包括缺乏便意、想排便而排不出、腹胀及腹部不适、排便急迫感、大便失禁、黏液便等。精神心理因素是引起或加重便秘的因素之一，表现为焦虑、惊恐、抑郁、失眠等自主神经功能紊乱。精神心理因素可影响患者对便秘的感受，放大便秘对生活的影响，并影响药物的治疗效果。

诊断与鉴别诊断 无特异性的诊断指标。主要依据罗马Ⅲ诊断标准（表），该标准未要求必须排除器质性疾病和结构性改变。《中国慢性便秘的诊治指南（2007年）》强调对年龄>40岁、粪便隐血试验阳性、贫血、消瘦、明显腹痛、腹部包块、有结直肠息肉史及结直肠肿瘤家族史者，应进行必要的实验室检查、结肠镜检查及影像学检查，以排除器质性、代谢性疾病。直肠指检为常规的检查项目，其方法检简单、方便，可排除肛门-直肠器质性病变，了解肛门括约肌和耻骨直肠肌功能。肠道功能检查可帮助评估肠道功能、指导便秘分型和选择治疗方案。常用的检查方法有：①胃肠传输试验。②直肠肛门压力测定。

表 罗马Ⅲ功能性便秘的诊断标准

1. 必须符合以下2项或2项以上：
a. 至少25%的排便感到费力
b. 至少25%的排便为干球状粪或硬粪
c. 至少25%的排便有不尽感
d. 至少25%的排便有肛门直肠梗阻感或阻塞感
e. 至少25%的排便需要手法帮助（如用手指帮助排便、盆底支持）
f. 排便次数<3次/周
2. 不使用泻药时很少出现稀粪
3. 无足够的证据诊断肠易激综合征

注：诊断前症状出现至少6个月，且近3个月症状符合以上诊断标准

根据症状的严重程度及对生活的影响，此病分为轻、中、重度。轻度指症状较轻，不影响生活，通过饮食和生活习惯的调整或短时间用药可改善症状；重度指症状较重、持续，可严重影响工作与生活，需给予药物治疗，且不能停药或药物治疗无效者；中度介于轻、重度之间。分级诊断有利于指导治疗。

治疗 旨在缓解症状，恢复正常肠动力和排便生理功能。强调个体化、综合性的治疗原则，去除病因或诱发因素，推荐合理的膳食结构，建立正确的排便习惯，调整精神心理状态。需长期应用通便药维持治疗者，应避免滥用泻剂，严格掌握外科手术适

应证。

药物治疗 根据便秘原因，药物疗效、安全性、性价比及患者的依从性，合理选择通便药，常用的有：①膳食纤维制剂：如小麦纤维素颗粒、甲基纤维素。②溶剂类轻泻剂：如欧车前亲水胶。③渗透性轻泻剂：如乳果糖、聚乙二醇。④刺激性泻剂：如比沙可定。⑤促动力剂：如普芦卡必利。⑥中成药：如六味安消胶囊。

手术治疗 需严格掌握手术适应证，术前应全面的检查、评估结直肠解剖结构和功能。严重影响工作与生活、经非手术治疗无效者，可考虑手术治疗，方式包括全结肠切除、结肠次全切除术。

分级诊治 根据病情的轻重采取分级诊断、分层治疗，以达到正确诊断、合理治疗，降低费用。①第一级诊治：适用于轻、中度患者。经验性治疗2~4周，包括一般治疗，选择容积性泻剂、渗透性泻剂、促动力剂等。②第二级诊治：适用于经验性治疗无效、未发现器质性疾病的患者。依据肠道功能检查调整治疗方案，加强心理认知治疗。③第三级诊治：适用于第二级诊治无效的患者。需进一步明确肠道形态结构与功能性有无异常，必要时可行多学科会诊，制订合理的治疗方案，包括精神心理治疗和手术治疗。

预防 养成良好的饮食和排便习惯，加强运动，保持平和的心理状态。

（方秀才）

gōngnéngxìng fùxiè

功能性腹泻（functional diarrhea）

持续或反复（病程>6个月）解稀便（糊状便）或水样粪，不伴腹痛或腹部不适。属功能性肠病。中青年女性多见。根据罗马Ⅱ诊断标准亚洲人群的患病率为6.9%~9.1%，根据罗马Ⅲ诊断标准上海地区青少年患病率为5.43%。

病因及发病机制 尚未明确，可由多种因素导致。胃肠道分泌、消化、吸收和运动等功能紊乱，致肠道分泌增加、消化不完全、吸收减少和（或）动力增加，最终粪便稀薄，排便次数增加而形成腹泻。

胃肠道动力异常 是此病的主要原因，部分患者表现为胃-结肠反射亢进、小肠传输时间加快、结肠转运时间缩短，形成对刺激的高敏感性和高反应性，导致肠道功能异常。另外，肠蠕动加快，胆盐在末段回肠吸收不良，残余胆盐进入结肠后可刺激结肠黏膜，加重腹泻。

肠道菌群失调 以革兰阳性杆菌为主的某些肠菌，可与肠黏膜结合形成生物屏障，阻止致病菌和条件致病菌的侵入，若此类细菌减少，致病菌入侵易引起腹泻。胃酸过低、长期应用抑酸剂均可导致结肠内菌群上移至小肠定植，主要为类杆菌、双歧杆菌、肠球菌等厌氧菌，此类细菌将结合胆汁酸水解为游离胆汁酸（正常该过程在大肠内进行），过多的游离胆汁酸滞留于小肠，影响脂肪酸吸收，促进腹泻；而长期腹泻又可加重肠道菌群失调。

精神心理因素 随着生物-心理-社会医学模式的转变，研究认为精神心理因素与此病关系密切。胃肠道是人体内唯一由中枢神经、肠神经和自主神经共同支配的神经内分泌网络，称为脑-肠轴，由其双向环路调节胃肠功能。一般认为精神心理因素、应激（如精神创伤史、紧张焦虑等）可通过此轴导致结肠运动和分泌功能失调，胃肠蠕动加快。

饮食结构不合理 膳食纤维（包括纤维素、半纤维素、果酸等）可促进胃肠蠕动，若饮食结构不合理，必然影响肠道功能，高纤维饮食易促进胃肠运动。

此病还可能与自主神经功能异常、机体免疫、家族史、早期家庭环境等多因素相关。

临床表现 呈慢性病程，主要表现为持续、反复的糊样或水样便，不伴腹痛或腹部不适。可因情绪、应激生活事件、肠道感染、饮食不适等诱发。患者排便次数增多，粪便呈糊状、水样或伴黏液，部分患者可有排便不尽感、直肠坠胀感和排便窘迫感。多数患者可耐受以上症状，少数严重者影响工作及生活。极少有患者因腹泻而出现营养不良、脱水、电解质失衡等。部分患者可有自主神经功能紊乱的表现，如失眠、焦虑、心悸、手心潮热等，也有患者诉头痛和不明原因胸痛，一般较轻。体格检查无贫血、腹部压痛、反跳痛及腹部包块，可有肠鸣音活跃。

诊断与鉴别诊断 根据2006年罗马Ⅲ功能性胃肠病诊断标准：至少75%的排便为不伴腹痛的稀粪（糊状粪）或水样粪，诊断前症状出现至少6个月，最近3个月符合以上诊断标准。诊断前需排除器质性疾病，注意是否存在报警征象：①老年患者，病情持续发展或体重进行性下降。②腹泻为脂肪泻、黑粪或黏液血便，腹泻量较大。③伴发热。④体格检查有肠鸣音亢进或腹肌紧张，有局限性或弥漫性压痛、反跳痛。⑤有结直肠肿瘤家族史。

除腹泻症状需符合罗马Ⅲ标

准外，功能性腹泻还应辅以检查：①粪便常规、粪便隐血及粪便培养阴性。②X线钡灌肠检查可无阳性发现，或有结肠激惹现象。③结肠镜检查黏膜无明显异常，组织学检查基本正常。④血、尿常规正常，红细胞沉降率正常，甲状腺功能检查正常。

应与以下疾病鉴别：①腹泻型肠易激综合征：若腹泻伴腹痛或腹部不适，且在排便后改善，持续性稀便或间断便秘，则支持腹泻型肠易激综合征的诊断。②炎症性肠病：慢性反复发作的黏液脓血便，或伴腹痛、里急后重、排便不尽感。结合肠镜、X线表现予以鉴别诊断。③肿瘤：消化系统肿瘤、内分泌肿瘤等。④肠道菌群失调。⑤内分泌疾病：甲状腺功能亢进症、糖尿病、胰高血糖素瘤等。⑥感染性腹泻。

治疗　应遵循个体化治疗原则。针对患者病因，寻找诱因及心理应激因素。①饮食及行为规范：避免进食不耐受食物，避免进食过量纤维素、大量饮用含咖啡因的饮料、大量摄入山梨醇、果糖等，养成良好的生活饮食习惯，坚持运动，增强体质。②心理治疗：避免或去除患者的精神负担和情绪因素，让患者了解疾病性质、病因及良好预后，增强信心。③收敛止泻药：蒙脱石散具有保护胃肠道黏膜、吸附细菌毒素及水分、促进黏膜修复作用，同时可调整和恢复结肠运动功能，适用于一般腹泻者。④肠道微生态制剂：双歧杆菌制剂、乳酸杆菌制剂等，可纠正肠道菌群失衡。⑤阿片类：洛哌丁胺可作用于阿片受体，阻断胆碱能神经末梢释放乙酰胆碱，降低肠道转运速度、增加肠道水盐吸收及增加静息状态下肛门括约肌压力，改善腹泻

和排便紧迫感，适用于严重腹泻者，不宜长期使用。地芬诺酯作用于肠道平滑肌抑制肠蠕动，增加肠节段性收缩，减慢肠内容物转运而利于水分吸收。⑥离子交换树脂：考来烯胺可结合胆汁酸，使胆汁酸生物学性能失活，改善胆汁酸吸收不良，对胆盐吸收障碍者疗效较好。⑦镇静剂或抗焦虑药物：对伴精神心理障碍者，可用镇静剂或抗焦虑药物，如阿米替林、丙咪嗪，可一定程度上改善腹泻症状，但长期使用某些精神类药物可致轻度便秘。

预后　部分患者有自发缓解倾向。

预防　养成良好的饮食及生活习惯，避免精神紧张，注意劳逸结合，保证睡眠，提高心理应对能力，合理应用抗生素。

(林　琳)

gōngnéngxìng fùzhàng

功能性腹胀（functional bloating）　反复出现或持续存在的腹胀，但未发现器质性或代谢性疾病，也不能诊断为其他功能性胃肠病。普通人群中10%~30%有腹胀症状，其中40%因腹胀影响日常生活，16%因此就医，大部分源于功能性因素。尚缺乏流行病学调查资料。

病因尚不明了，可能与肠道内气体积聚过多、食物不耐受、胃肠道感觉与动力异常、内脏敏感性增高、腹壁肌肉薄弱及精神心理因素等有关。肠道气体产生增加、气体排出受阻和肠道传输时间延长等可致气体积聚过多。

临床表现缺乏特异性。腹胀范围广、部位不固定，白天症状重，进食后明显，晚间可减轻。伴腹部胀气者腹围变化较大。部分患者表现为腹部胀气不明显，但自觉腹胀严重、难以忍受，常

有频繁吞气、不自主地向前突起腰部、鼓起腹部。部分患者可伴焦虑、抑郁和失眠等，夸大症状的严重性，强调腹胀对生活的影响。

诊断需排除器质性疾病，如腹腔和肠道的炎症性疾病、肿瘤、全身及代谢性疾病等，根据患者的具体情况（如有无报警征象）及伴随症状，可有针对性地选择辅助检查。必要时可行胃肠传输试验、直肠肛门压力测定、氢呼气试验等胃肠功能检查。功能性腹胀罗马Ⅲ诊断标准是：①反复出现腹胀感或可见的腹部膨胀至少6个月，近3个月内每月至少3天。②不符合功能性消化不良、肠易激综合征或其他功能性胃肠病的诊断标准。腹胀与某些饮食明显相关者提示食物不耐受，可采取食物剔除试验治疗，减少豆类等产气食物的摄入。尽量避免应用加重腹胀的药物，如服用麦麸治疗便秘。加强运动、减轻体重可能对部分患者有效。表面活性物质二甲硅油可去除肠道内泡沫，减轻腹胀。肠道细菌过度生长者可选用口服不吸收的抗生素。益生菌制剂可改善肠道微生态环境，减少产气，改善症状。存在胃肠动力障碍者可酌情选用促动力剂。补充消化酶，对改善消化功能、减少产气有益。合并明显精神心理障碍者可予抗抑郁、焦虑治疗。

(方秀才)

fēitèyìxìng gōngnéngxìng chángbìng

非特异性功能性肠病（unspecified functional bowel disorder）　肠道症状的特异性或频度不足以诊断为肠易激综合征、功能性腹胀、功能性便秘和功能性腹泻，且缺乏器质性疾病证据的一种功能性肠病。此病普通人群的患病

率尚无报道。

临床表现为腹痛和（或）腹部不适、腹胀、腹部膨胀、腹泻、便秘，症状多变，缺乏特异性。罗马Ⅲ功能性胃肠病诊断标准将这种肠道症状不归咎于器质性疾病，亦不符合肠易激综合征、功能性腹胀、功能性便秘和功能性腹泻的诊断标准；肠道症状出现至少6个月可诊断此病。治疗可根据主要症状给予对症处理。

（方秀才）

gōngnéngxìng fùtòng zōnghézhēng
功能性腹痛综合征（functional abdominal pain syndrome，FAPS）

以持续或反复发作的腹痛为主要表现的功能性胃肠病，缺乏结构性或生化学异常。不伴明显的肠道症状，持续至少6个月，一定程度上影响日常生活。

普通人群慢性腹痛的患病率为2.2%。因FAPS无症状特征和规律性，故难以获得普通人群的患病率资料，美国估计患病率为1.7%，属少见病。多见于女性，患病率在40岁达高峰，随年龄的增加而减少。

病因及发病机制 病因尚不明了。早期不良生活事件使肠易激综合征患者更易产生疼痛感觉。儿童FAPS与人格个性特点、父母不良的教养方式等密切相关。慢性腹痛的产生与情绪紧张、生活工作压力大、心理应激、对健康关注过度相关。家人去世、生病和手术等生活应激事件，可诱发或加重腹痛，患者对生活应激事件的应对方式常为"负性评价"。患者多伴抑郁和焦虑，或有性虐待或身体虐待史。

此病以神经源性疼痛为主，部分患者在腹盆腔手术、孕产后出现疼痛或疼痛加重，可能因外周神经损伤，致内脏和（或）躯体传入神经活动异常，持续向脊髓传入伤害性刺激，导致中枢神经系统致敏。中枢神经系统致敏、疼痛下行的兴奋和抑制系统的失衡，可在无周围神经刺激或极小刺激的情况下引起疼痛。位于脑干的疼痛下行调节系统，通过调节脊髓背角兴奋性，决定肠传入神经冲动上传到脑部的数量，调节机体对伤害性刺激的敏感性。慢性疼痛的产生可能与疼痛下行兴奋与抑制系统的失衡、激活弥散性损伤抑制控制系统的缺乏有关。慢性疼痛伴抑郁时，脑干5-羟色胺核团对脊髓张力性疼痛的调节作用减弱。大脑皮质有多处区域参与脊髓-延髓-脊髓自主疼痛调节环路，其中前额叶外侧带抑制疼痛感觉，前额叶腹正中核和前扣带回参与疼痛的易化。参与疼痛调节与情感反应的大脑区域（前岛叶皮质、前扣带回、前额叶正中回和杏仁核）及其环路十分相似，是疼痛伴情绪改变的病理生理机制，可解释腹痛患者的焦虑和恐惧。

临床表现 无特异性。患者对疼痛的描述常情绪化，通常偏重或夸大，回避甚至否认腹痛与情绪的相关性，但却表现出对疾病的过度担心。腹痛部位常广泛或变化不定，也可固定在某一部位，可呈隐痛、胀痛、绞痛等，持续或反复出现。疼痛多与进食或排便无关，可伴腹胀、腹部胀气。与其他功能性胃肠病比较，餐后上腹饱胀、腹泻、便秘等胃肠道症状不突出。可伴腹部外其他部位的疼痛。无发热、消瘦、贫血等。滥用阿片类镇痛剂现象常见。

患者一般情况和营养状况较好。对初诊患者全面体格检查有助于发现引起慢性腹痛的病因；对反复就诊者可进一步排查器质性疾病，以发现诊断FAPS的依据；对患者常可起到有效的安慰治疗作用。

腹部多无明显阳性体征。腹部检查时要特别注意以下几点：①询问患者腹痛部位，让患者明确指出疼痛最剧烈的部位，若不能指出或指出的部位变化不定，则提示腹痛为功能性疾病。②触诊从远离疼痛的部位开始，注意皮肤温度、腹壁紧张度、各器官有无异常及包块。③肌紧张、触痛阳性患者，转移注意力后肌紧张可减轻或消失。④反跳痛的检查要注意"由远至近"、"由浅至深"，并仔细观察患者述说的疼痛和躯体反应的一致性，必要时重复检查。⑤患者需屈膝屈髋、放松腹壁。⑥注意腹部血管的检查。⑦不能遗漏直肠指检和会阴视诊。⑧注意观察患者情绪与躯体反应动作。

诊断与鉴别诊断 主要依据罗马Ⅲ诊断标准（表），不符合可以解释腹痛的其他功能性胃肠病的诊断标准。排除性诊断更为必要与重要：①引起腹痛的原因错综复杂，此病少有腹痛以外的胃肠道症状。②腹痛对患者的生活和工作影响大。③患者多合并心理障碍。FAPS患者常伴抑郁和焦虑、人际和（或）家庭关系不和

表 功能性腹痛综合征的诊断标准

必须包括以下所有条件：
1. 持续或近乎持续的腹痛
2. 与生理行为（即进食、排便或月经）无关或偶尔有关
3. 日常活动能力部分丧失
4. 疼痛不是伪装的（装病）
5. 不符合可以解释腹痛的其他功能性胃肠病的诊断标准

注：诊断前症状出现至少6个月，近3个月符合以上诊断标准

谐、对镇痛剂过度依赖等。部分患者常主动寻求更多、更先进检查，甚至要求剖腹探查。因此，在诊断与鉴别诊断中，需全面评估患者的临床表现及临床检查资料，特别是避免不必要的重复或过度检查，尽量避免不必要的创伤性检查及手术探查。

治疗 建立良好的医患关系，帮助患者及其家属了解此病的良性本质，与患者充分沟通，合理选择治疗方案。

药物治疗 抗抑郁、抗焦虑剂是主要药物。应用前需向患者解释应用此类药物的目的及必要性，预期效果和不良反应等。剂量远低于治疗精神病的剂量，可从小剂量开始，逐渐加量，起效需数周，甚至 2～3 个月，维持治疗 3～6 月或更长时间后可根据病情逐渐减量或停药。对合并抑郁焦虑的患者，需在心理医生指导下抗抑郁焦虑治疗。在诸多抗抑郁焦虑药中，三环类抗抑郁药对疼痛的缓解作用更明显，5-羟色胺和去甲肾上腺素再摄取抑制剂（如文拉法辛）对缓解慢性疼痛效果好，可优先选择。解痉剂、抑酸剂、黏膜保护剂和非甾体抗炎药疗效甚微。避免使用麻醉类镇痛剂。

心理治疗 包括放松治疗、催眠治疗和认知-行为干预治疗。

其他治疗 腹腔镜检查对有腹部手术史的患者明确腹痛原因无益处，腹腔镜检查和粘连松解术不能有效缓解腹痛。因此，对 FAPS 患者应慎用。

随诊 对症状变化、出现报警征象者，应及时完善相应检查，修正诊断。

（方秀才）

gōngnéngxìng gāngmén-zhíchángbìng

功能性肛门直肠病 （functional anorectal disease） 以肛门直肠

症状为基础的临床综合征，无结构异常、系统性或神经性疾病的证据。2006 年罗马Ⅲ功能性胃肠病委员会对该病提出了详细的分类（表）和诊断标准。中国对此病的诊断不多见，通常仅将该类患者归为功能性便秘。

表 功能性肛门直肠病分类

1. 功能性大便失禁
2. 功能性排便障碍
   （1）不协调性排便
   （2）排便推进力不足
3. 功能性肛门直肠痛
   （1）慢性肛门直肠疼痛
       a. 肛提肌综合征
       b. 非特异性功能性肛门直肠疼痛
   （2）痉挛性肛门直肠疼痛

病因尚不明确。功能性大便失禁可能源于肛门外括约肌协调运动异常、耻骨直肠肌无力、直肠顺应性降低、直肠感觉运动功能障碍、肛门内括约肌静息压降低等；功能性排便障碍可能是获得性行为障碍；功能性肛门直肠痛可能与盆底肌肉痉挛或过度收缩、精神压力、焦虑、紧张有关。

此病主要以症状为基础进行判定，但多数患者对肠道症状的回忆并不准确，前瞻性的症状日记可增加症状报告的可信度，某些疾病需要通过生理检查方可确诊。

针对不同类型，可选取不同的检查方法：①直肠肛门压力测定。②肛管内镜超声检查。③直肠排粪造影。④盆底磁共振成像。⑤神经生理检查，如会阴神经终末运动潜伏期、肌电图活动体表记录等。⑥球囊排出试验。⑦用不透射线标志物检测全胃肠道传输功能。

诊断此病需除外：①因脑、脊髓或骶神经根或混合病变（如多发性硬化）导致的神经支配异

常，或作为广泛性外周或自主神经病变（如糖尿病）的一部分。②与多系统疾病（如硬皮病）相关的肛门括约肌异常。③肛门直肠结构异常或神经病变是大便失禁的主要病因或原发病者。

随着胃肠病学的发展和行为疗法在胃肠疾病治疗中的应用研究，生物反馈技术的作用日趋显著，并广泛应用于功能性肛门直肠病，有效率可达 60% 以上。根据疾病不同分类，可采取盆底电刺激、肌肉放松法、手指按摩肛提肌、坐浴、调整患者的排便习惯、抗抑郁药及泻剂等药物进行治疗。

（林 琳）

gōngnéngxìng páibiàn zhàng'ài

功能性排便障碍 （functional defecation disorders） 排便时盆底肌不协调收缩或直肠推进力不足，表现为排便费力、费时，排便时肛门直肠堵塞感，需要手法辅助排便，以及排便不尽感。依据功能性胃肠病罗马Ⅲ标准，此病可分为不协调性排便和排便推进力不足两个亚型。人群患病率尚不清楚。在三级医院接诊的慢性便秘患者中，不协调性排便所占比例为 20%～81%，男女比例为 1:4。

病因及发病机制 尚未完全明确，可能是获得性行为疾病，主要病理生理机制是排便时盆底肌肉（指肛门括约肌或耻骨直肠肌）不协调性收缩，或括约肌基础静息压松弛率<20%；部分患者在试图排便时直肠推进力不足（直肠内压力≤45mmHg）；约半数功能性排便障碍患者存在直肠感觉功能障碍。导致上述病理生理机制的病因尚不清楚，长期过度用力排干硬便可能是导致排便障碍的原因；排便障碍患者中

17%有性虐待史；此病与心理压力、焦虑情绪等精神心理异常有关。排便障碍患者若有明确的直肠炎症、直肠孤立性溃疡和明显直肠前突、直肠脱垂等形态结构学改变，则不属于功能性排便障碍范畴。

临床表现 ①便秘症状：包括排便费力、排便费时、排便时肛门直肠堵塞感、排出困难、需用手指协助排便、排便不尽感，可伴肛门直肠部位疼痛等。心理异常表现为焦虑、抑郁、人际关系紧张、躯体化症状、强迫观念与行为等。

诊断与鉴别诊断 根据功能性胃肠病罗马Ⅲ标准，诊断前症状出现至少6个月，且近3个月症状符合以下标准：①患者必须符合功能性便秘诊断标准。②反复试图排便过程中，至少包括以下2项：球囊逼出试验或影像学检查证实有排出功能减弱；直肠肛门压力测定、影像学或肌电图检查证实盆底肌肉（如肛门括约肌或耻骨直肠肌）不协调性收缩或括约肌基础静息压松弛率<20%；压力测定或影像学检查证实排便时直肠推进力不足。

不协调性排便的诊断标准：在试图排便过程中，盆底肌不协调性收缩或括约肌基础静息压松弛率<20%，但有足够的推进力。排便推进力不足的诊断标准：在试图排便过程中，直肠推进力不足，伴或不伴盆底肌不协调性收缩或括约肌基础静息压松弛率<20%。

辅助检查包括：①球囊逼出试验：是评估排便障碍的筛选性检查，不能明确排便障碍的机制。②排粪造影：在评价排便功能的同时可显示合并存在的直肠和盆底形态结构异常，磁共振排粪造影较传统的X线排粪造影能清晰显示盆底软组织改变。③直肠肛门压力测定：通过对静息、用力排便时直肠肛门压力及直肠感觉功能的测定，判定是否存在不协调排便、直肠推进力不足和直肠感觉功能异常等。④结肠传输时间测定：标记物滞留在乙状结肠和直肠区域。

此病需与慢传输型功能性便秘、便秘型肠易激综合征鉴别，功能性排便障碍常合并直肠前突、直肠脱垂等形态结构学改变。此病与先天性巨结肠、假性肠梗阻、炎症性肠病、结直肠肿瘤、内分泌疾病和系统性疾病等引起的便秘和排便障碍的鉴别诊断不困难，后者通过相关的检查可明确诊断。先天性巨结肠患者在直肠肛门压力测定时表现为直肠肛门抑制反射消失。

治疗 原则是个体化的综合治疗，强调行为疗法的重要性。

一般治疗 指导患者培养良好的排便习惯，增加膳食纤维摄入量和饮水量，尽量少用有便秘副作用的药物。

药物治疗 溶积性泻剂、渗透性泻剂可软化粪便、增加粪便体积，有助于改善排便症状，药物选择原则见功能性便秘。合并精神心理异常者，可酌情使用抗抑郁焦虑药物（如三环类抗抑郁药物、选择性5-羟色胺再摄取抑制剂等）治疗，并加强认知治疗。

生物反馈治疗 是此病的主要治疗方法，有效率约为70%。通过视听反馈，指导患者在用力排便时松弛盆底肌（即放松肛门），从而有利于粪便推出。生物反馈训练可由肌电图介导或由压力测定介导。2010年世界胃肠病组织将生物反馈治疗作为Ⅰ级推荐用于功能性排便障碍的治疗。

此外，也可以让患者练习排出人为粪便代替物，将刺激排便和腹肌训练结合，训练患者恢复正常排便。

（林 琳）

gōngnéngxìng dàbiàn shījìn
功能性大便失禁 （functional fecal incontinence） 无神经病变和解剖结构异常、反复发生的粪便不受控制排出。是功能性肛门直肠病的一种。单纯肛门排气不能视为此病。英国一项社区调查显示，此病患病率随年龄增长而增加，男女比例相似。

病因及发病机制 ①肛门外括约肌协调运动异常。②耻骨直肠肌无力。③直肠顺应性降低。④直肠感知阈值增高和运动功能障碍。⑤肛门内括约肌静息压降低。⑥肛管自发性松弛频率增加。此病的危险因素包括年龄、性别、行动不便、一般健康状况、腹泻和排便急迫感，以及产科危险因素（如产钳助产、外阴切开、第二产程延长）、有服用诱发或加重排便失禁的药物史（如泻剂、人工粪便软化剂）和肛门直肠外科手术史。

临床表现 急迫型患者便前有强烈的便意，被动型患者便前无明显便意。多发生在白天，夜晚相对少见。粪便性状可为单纯液体、气体液体混合或固体。内裤有污渍、弄脏衣物和漏粪可反映排便失禁的性质和程度。伴粪便潴留者（排便间期超过3天）可偶然排出大量硬粪，多表现为不自主漏出小量液体或糊状粪。

辅助检查 ①内镜检查：排除肛门直肠器质性病变。②直肠肛门压力测定：评价排便失禁的机制。③肛管内镜超声：可识别肛门括约肌的结构异常。④骨盆磁共振成像：可显示肛门括约肌结构及盆底肌运动，但价格昂贵。⑤肌电图：肌内肌电图可识别肛门外括约肌神经源性损伤；体表肌电图用于指导生物反馈治疗。

诊断与鉴别诊断 依据罗马Ⅲ功能性胃肠病诊断标准。①年龄至少4岁，反复发生不能控制的粪质排出至少3个月，且符合以下至少一点：肌肉神经支配和结构正常而功能异常；括约肌结构和（或）神经支配仅轻微异常；排便习惯正常或紊乱（粪便潴留或腹泻）；心理因素。②排除以下所有情况：颅内病变（如痴呆）、脊髓或骶神经根病变或混合病变（如多发性硬化），或广泛性外周或自主神经病变（如糖尿病性神经病变）的一部分；与多系统疾病（如硬皮病）相关的肛门括约肌异常；结构异常或神经病变。

治疗 ①恢复正常排便习惯：治疗的关键。腹泻患者可予止泻药，如洛哌丁胺，该药还可轻度增加括约肌张力。便秘、粪便嵌塞、溢出性排便失禁者可行规律性排便训练，包括通过手指刺激和（或）使用比沙可啶及甘油栓剂，补充纤维素及口服轻泻剂等。②生物反馈治疗：是行为疗法的基础上发展起来的一种新的心理治疗技术，主要有肌电图介导的生物反馈和压力介导的生物反馈。③外科手术：疗效尚未证实。严重者可行结肠造口术，但术后生活质量待评估。④微创治疗：植入式骶骨神经刺激装置可改善直肠敏感性、节制排便，并发症少，疗效待评估。

（林 琳）

gōngnéngxìng gāngmén-zhícháng téngtòng

功能性肛门直肠疼痛（functional anorectal pain） 缺乏器质性疾病的证据的肛门直肠疼痛。

属功能性肛门直肠病。根据疼痛持续时间、频率和特征分为慢性肛门直肠疼痛和痉挛性肛门直肠疼痛。前者包括肛提肌综合征和非特异性功能性肛门直肠疼痛。患病率6.6%，多见于女性，30~60岁多发。表现为经常性疼痛，持续时间长，直肠指检向后牵拉耻骨直肠肌时有触痛；推测痉挛性肛门直肠疼痛患病率为8%~18%，仅17%~20%的患者就诊，表现为不经常性的发作性锐痛，仅持续数秒至数分钟。

（林 琳）

mànxìng gāngmén-zhícháng téngtòng

慢性肛门直肠疼痛（chronic anorectal pain） 慢性或反复发作的肛门直肠疼痛，缺乏引起疼痛的器质性疾病的证据。是功能性肛门直肠疼痛的一种类型，又称肛提肌痉挛、耻骨直肠肌综合征、梨状肌综合征、盆腔张力性肌痛。根据直肠指检触诊，向后牵拉耻骨直肠肌有无触痛，将此病分为肛提肌综合征和非特异性功能性肛门直肠疼痛2个亚型。美国普通人群中约6.6%有肛门直肠疼痛症状，就诊比例不足30%。中国因肛门直肠疼痛而就诊的患者较少。尚不清楚此病在普通人群中的患病率和发病率。患病年龄以30~60岁为多，女性多于男性。

此病病因和病理生理机制尚不清楚，可能与以下几方面有关。①盆底肌肉运动异常：肛提肌过度痉挛性收缩是主要原因，还可能与盆底功能障碍有关。②精神心理因素：患者多伴有疑病、抑郁和癔症。③机械性因素：长期过度体力劳动、久坐等。

临床表现为肛门直肠部位的模糊钝痛，通常疼痛时间较长（超过20分钟），或呈直肠压力感增加，坐位比立位或卧位重，持

续数小时至数天，有晨起症状轻、中午加重、晚上症状消失的规律。

诊断依据罗马Ⅲ功能性胃肠病中的慢性肛门直肠疼痛诊断标准：①慢性或复发性直肠疼痛或隐痛。②发作持续20分钟或更长时间。③排除其他原因导致的直肠疼痛，如缺血、炎症性肠病、肛门隐窝炎、肛裂、痔、前列腺炎及尾骨痛。诊断前症状出现至少6个月，近3个月符合以上诊断标准。

应与以下疾病鉴别：①肛周或直肠器质性病变：如缺血、炎症性肠病、隐窝炎、肌间脓肿、肛裂、痔疮、前列腺炎、尾骨痛、女性慢性盆腔疼痛等疾病，通过直肠指检、肛门直肠镜、盆腔影像学等检查可鉴别。②痉挛性肛门直肠疼痛：为反复发作的局限于肛门或低位直肠部的疼痛，发作持续时间较此病短，一般为数秒至数分钟，发作间期无肛门直肠痛。

治疗：①物理治疗：40℃温水坐浴可缓解疼痛；电刺激疗法可解除肛提肌痉挛，40%以上患者有效；手指局部按摩肛提肌可缓解疼痛。②生物反馈治疗：可使部分患者缓解。③局部注射药物：超声引导下局部注射麻醉剂和（或）乙醇封闭相应骨盆神经（如阴部神经），短期疗效显著，但长期疗效不佳。④其他：心理治疗、改正久坐不良习惯等。

（林 琳）

gāngtíjī zōnghézhēng

肛提肌综合征（levator ani syndrome） 以肛门直肠部位的钝痛或压力感为特征，无泌尿系统症状及器质性疾病证据的疾病。是慢性肛门直肠疼痛的一个亚型。

病因尚不明确，可能包括：①肌肉异常运动：肛提肌过度痉

挛性收缩是主要原因，还可能与盆底功能异常有关。②精神心理因素：患者存在疑病、抑郁及癔症。③机械性因素：外伤或长期过度体力劳动、坐姿不正以及手术，如前列腺切除术、子宫切除术及肛门直肠部位的手术。④其他：肛提肌肌腱炎症、阴部神经受压。

典型临床表现为肛门直肠部位的阵发性钝痛，久坐或仰卧加重，持续或反复发作。肛门直肠指检可感觉耻骨直肠肌紧张，向后牵拉可引出肛提肌触痛，以左侧多见。

诊断标准同罗马Ⅲ的慢性肛门直肠疼痛诊断标准，但肛门直肠指检向后牵拉耻骨直肠肌时有触痛。

此病需与非特异性肛门直肠疼痛、痉挛性肛门直肠疼痛、尾骨痛、罕见的家族遗传性直肠疼痛、盆底或马尾部肿瘤、妇产科疾病引起的慢性疼痛等鉴别。

治疗：①物理治疗：40℃温水坐浴可缓解疼痛；高频电刺激疗法可解除肛提肌痉挛，40%患者有效；手指局部按摩肛提肌可缓解疼痛。②生物反馈治疗：部分患者疗效显著。③局部注射药物：超声引导下局部注射麻醉剂和（或）乙醇封闭相应骨盆神经（如阴部神经），短期疗效显著，但长期疗效不佳。④其他：心理治疗、改正久坐、久蹲等不良习惯等。

此病较难根治，应避免久坐、久蹲及长时间坐姿不正。

（林 琳）

fēitèyìxìng gōngnéngxìng gāngmén-zhícháng téngtòng

非特异性功能性肛门直肠疼痛（unspecified functional anorectal pain） 慢性或反复发作的

肛门直肠痛。从后部牵拉耻骨直肠肌时无触痛，且无器质性疾病的证据。是慢性肛门直肠疼痛的另一个亚型。较少见，中国尚无相关报道。

此病的病理生理机制尚不清楚，可能与精神压力、紧张和焦虑有关。临床表现为肛门部位的模糊钝痛，电击样、撕裂样、烧灼样疼痛，或直肠压力感增加，久坐和卧位加重，持续数小时至数天，有晨起症状轻、中午加重、晚上症状消失的规律。

诊断标准同慢性肛门直肠疼痛的罗马Ⅲ诊断标准，但直肠指检向后牵拉耻骨直肠肌无触痛。

应与以下疾病鉴别：①肛提肌综合征。②痉挛性肛门直肠疼痛。③肛周或直肠器质性病变：如缺血、炎症性肠病、隐窝炎、肌间脓肿、肛裂、痔疮、前列腺炎和尾骨痛等，通过直肠指检、肛直肠镜等检查可鉴别。

治疗：①电刺激。②生物反馈治疗。③应用肌肉松弛剂，如美索巴莫、地西泮和环苯扎林等。④手指按摩肛提肌以减轻疼痛。⑤40℃温水坐浴，降低肛管压力，可能改善症状，避免手术治疗。

（林 琳）

jìngluánxìng gāngmén-zhícháng téngtòng

痉挛性肛门直肠疼痛（proctalgia fugax，PF） 持续数秒或数分钟的肛门部位突发剧痛。缺乏器质性疾病的证据。属功能性肛门直肠病范畴。患病率为 8%～18%，仅 17%～20% 的患者就诊。中国 12.2% 慢性便秘者合并 PF。女性多发。

病因及发病机制 尚不清楚。可能是：①骨盆平滑肌痉挛性收缩：患者疼痛发作时伴肛提肌、耻骨直肠肌、肛门括约肌等肌肉

的异常肌电活动。②阴部神经病变：阴部神经受刺激可引起 PF，且疼痛可放射至阴部神经支配的区域。③遗传性肛门内括约肌肥大：有 PF 家族史者可能与此有关。④心理因素：多数 PF 患者是完美主义者，有焦虑和（或）疑病表现。

临床表现 为反复发作的局限于肛门或直肠下段的痉挛性疼痛，应激事件或焦虑常为诱因，多在夜间发作，常痛醒，影响睡眠，短时间（数秒至数分钟）内可自行缓解，不留有其他不适。肛门直肠动力学检查示肛门内括约肌静息压增高，肛门外括约肌压力升高，直肠感知阈值增加。盆底肌电图示盆底肌痉挛和（或）峰值收缩。

诊断 依据罗马Ⅲ功能性胃肠病诊断标准：①反复发作的局限于肛门或直肠下段的疼痛。②发作持续数秒至数分钟。③发作间期无肛门直肠痛。近 3 个月必须符合以上所有条件。根据病史、直肠指检，结合肛门直肠镜、乙状结肠镜、肛管压力测定、肛管超声、盆底肌电图等检查排除器质性病变。

鉴别诊断 ①肛提肌综合征：疼痛常为慢性反复发作的直肠钝痛或压榨样不适感，疼痛持续时间长（20 分钟以上），久坐和排便可加剧，步行或卧位时可缓解。沿尾骨后方到耻骨前方触诊时有明显触痛，左侧多见。②尾骨痛：多见于女性和年老体弱患者，多源于急性创伤、不良坐姿或久坐引起的慢性损伤、骶尾关节炎等。患者尾骨处有触痛，坐位时加重，按摩尾骨可缓解，局部摄片可协助诊断。

治疗 因此病常突然发作，且持续时间短，治疗缺乏可行性。

①一般治疗：心理疏导。②物理方法：40℃温水坐浴可有效降低肛管静息压，缓解疼痛；用手指扩肛、尝试排便、插入栓剂等使肛门扩张而缓解疼痛；肌电刺激疗法主要用于盆底肌痉挛引起者，低频率振荡电流能够诱导肌肉自发收缩，使痉挛的肌肉产生疲劳，从而减轻疼痛。③药物治疗：硝苯地平、地尔硫䓬用于遗传性肛门内括约肌肌病引起者，常用解痉药和镇痛药，可口服抗焦虑、抗抑郁药辅助治疗；局部涂抹0.3%硝酸甘油软膏；吸入沙丁胺醇；肛门括约肌内注射肉毒素。④生物反馈治疗：可提高盆底肌的协调性和舒张感知能力，用于治疗慢性顽固性的直肠痛。⑤神经阻滞疗法：可用2%利多卡因和乙酸倍他米松在阴部神经分布区域内的触痛点进行局部神经阻滞。⑥中医的针灸疗法对该病有一定疗效。

（林　琳）

bìngdúxìng gānyán
病毒性肝炎（viral hepatitis）
由多种肝炎病毒引起的以肝脏炎症为主要特征的一组传染病。呈全球性流行。按病原不同分为甲型、乙型、丙型、丁型和戊型病毒性肝炎，5种类型病毒性肝炎的临床表现基本相似。按传播途径不同可分为：①经肠道传播的病毒性肝炎，包括甲型和戊型肝炎。②经肠道外途径传播的病毒性肝炎，包括乙型、丙型和丁型肝炎。

甲型肝炎　由甲型肝炎病毒（hepatitis A virus，HAV）引起的以肝细胞炎症为主的急性传染病。全球可被划分为甲型肝炎很高、高度、中度和低度流行区。中国属于高度流行区。随着卫生条件改善和甲型肝炎疫苗免疫，其发病率已明显下降，但局部地区时有暴发或流行。

病因及发病机制　HAV为直径27~32nm的球形颗粒，无包膜，呈20面体对称结构。属小RNA病毒科肝病毒属。基因组总长度约7.5kb，为线状、单股正链RNA；分7个基因型，其中Ⅰ、Ⅱ、Ⅲ、Ⅶ型为人类甲型肝炎病毒，Ⅳ、Ⅴ、Ⅵ为猴类甲型肝炎病毒；只有1个血清型。HAV的抵抗力较强，在室温下干燥后可存活数周，在-20℃能存活数年。对灵长类动物如黑猩猩、狨猴、猕猴等易感。可在体外细胞培养。

HAV主要经被粪便污染的食物、水和日常生活接触传播，偶可经血传播。经口摄入的HAV进入肠道后，经肠道淋巴液进入血流，在肝细胞中复制后，病毒颗粒进入血流和胆汁，并随胆汁排至肠道，最后随粪便排出体外。研究认为HAV无直接致细胞病变作用，肝细胞损伤可能源于机体对病毒的免疫反应，主要与T细胞及其他具有溶细胞杀伤作用的免疫细胞介导的细胞免疫反应有关。

临床表现　甲型肝炎分为急性临床型和亚临床型。儿童感染后多为亚临床型，无明显的临床表现，肝功能正常，但随粪便可排出病毒；成人则多为急性临床型，可表现为黄疸型、无黄疸型和重型肝炎。

诊断与鉴别诊断　抗-HAV IgM阳性即可诊断为急性HAV感染。随着疾病恢复，抗-HAV IgG水平逐渐升高，至感染后2~3个月时达峰值，然后逐渐下降；抗-HAV IgM阳性可持续多年甚至终身。因此，抗-HAV IgG是既往感染的标志。

此病应与其他肝炎病毒和其他原因（如药物、毒物）引起的急性肝炎、重型肝炎和淤胆型肝炎鉴别。

治疗　主要是对症和支持治疗。

预后　急性甲型肝炎病程呈自限性，预后较好，不发展为慢性肝炎。无论是临床型抑或亚临床型感染均可产生持久免疫。

预防　HAV感染的预防措施包括：①接种疫苗是最有效的方法，甲型肝炎有减毒活疫苗和灭活疫苗两种，需重点对2~15岁儿童和高危人群进行疫苗接种。②加强饮食和环境卫生管理，做好水源保护和粪便无害化处理。③大力开展健康教育，提高个人卫生水平，增强自身防病意识。

乙型肝炎　由乙型肝炎病毒（hepatitis B virus，HBV）引起的以肝细胞炎症坏死为主的急性和慢性传染病。世界范围内不同地区乙型肝炎的流行强度差异很大，根据人群乙型肝炎表面抗原（hepatitis B surface antigen，HBsAg）阳性率，全球被划分为高度（>8%）、中度（2%~8%）和低度流行区（<2%）。中国一般人群HBsAg阳性率为7.18%，属中度流行区。

病因及发病机制　HBV为直径约42nm的球状颗粒，呈双层结构。属嗜肝DNA病毒科正肝DNA病毒属。基因组长约3.2kb，为部分双链环状DNA，由正链和负链组成。正链为短链，呈半闭合型；负链为长链，呈闭合型环状，全长约3.2kb，有4个开放读框，即S、C、P和X。S区由S、前S$_1$和前S$_2$基因组成，分别编码HBsAg、pre-S1和pre-S2抗原；C区含C基因及前C基因，分别编码乙型肝炎核心抗原（hepatitis B core antigen，HBcAg）及乙型肝炎 e 抗原（hepatitis B e antigen, HBeAg）；P 区最长，编码 DNA。按 HBsAg 抗原决定簇不同，HBV 可分为 adr、adw、ayr 和 ayw 4 个主要血清型和 A～H8 个基因型有明显的地区分布特点。HBV 对外界环境抵抗力强。除黑猩猩外，其他动物不易感。尚不能体外细胞培养。

HBV 主要经血液、母婴及性接触传播。病毒颗粒经血流进入人体后，在肝细胞中复制。感染时的年龄是影响慢性化转归的最主要因素。围生期和婴幼儿时期感染，乙型肝炎的病程可分为 4 期：①免疫耐受期：血清 HBsAg 和 HBeAg 阳性，HBV DNA 载量高，血清丙氨酸转氨酶（ALT）水平正常，肝组织学无明显异常，此期可以持续数年甚至数十年。②免疫清除期：血清 HBV DNA 水平高，ALT 持续或间歇升高，肝组织学为中度或严重炎症坏死，部分患者可出现肝纤维化、肝硬化或肝衰竭。③非活动或低（非）复制期：HBeAg 阴性，乙型肝炎 E 抗体（hepatitis B e antibody, 抗-HBe）阳性，HBV DNA 持续低水平或检测不出，ALT 水平正常，肝组织学显示无炎症或仅有轻度炎症。④再活动期：HBeAg 阴性，抗-HBe 阳性，HBV DNA 呈活动性复制，ALT 持续或反复异常，即为 HBeAg 阴性慢性乙型肝炎，其中少数患者 HBeAg 可转为阳性。青少年和成年时期感染 HBV，病程多无免疫耐受期，直接进入免疫清除期。

临床表现　乙型肝炎的潜伏期为 45～180 天，平均 2～3 个月。分为临床型和亚临床型。临床型感染可分为：①急性乙型肝炎：临床表现与甲型肝炎基本相同，但以无黄疸型多见。②慢性乙型肝炎：即急性乙型肝炎感染后病毒持续 6 个月仍未被清除，可分为 HBeAg 阳性和 HBeAg 阴性 2 型，病情轻重不等。轻者无症状和体征，仅表现为轻度血清转氨酶水平升高；重者类似慢性重型肝炎。③重型肝炎：可表现为急性重型、亚急性重型和慢加急性重型肝炎。④肝炎后肝硬化：可分为代偿期和失代偿期肝硬化。

诊断与鉴别诊断　HBV 感染的血清学诊断（表）。血清学病毒标志阴性，但肝组织或外周血 HBV DNA 阳性者可诊断为隐匿性 HBV 感染。定量检测血清 HBV DNA 可用于慢性乙型肝炎病毒感染的诊断、抗病毒治疗监测及疗效评价。

治疗　总体目标是最大限度地长期抑制或消除 HBV，减轻肝细胞炎症坏死及肝纤维化，延缓和阻止疾病进展，减少和防止肝功能失代偿、肝硬化、肝细胞癌及其并发症发生，改善生活质量和延长存活时间。主要包括抗病毒、免疫调节、抗炎保肝、抗纤维化和对症治疗，其中抗病毒治疗是关键，只要有适应证，且条件允许，就应进行规范的抗病毒治疗。中国由国家食品药品监督管理局正式批准的抗 HBV 药物有：普通干扰素、聚乙二醇干扰素、拉米夫定、阿德福韦酯、替比夫定、恩替卡韦和替诺福韦酯等。

预防　措施包括对献血员和血制品进行 HBsAg 筛查，广泛接种乙型肝炎疫苗。接种乙型肝炎疫苗是预防乙型肝炎的最有效方法，接种对象主要是新生儿，其次为婴幼儿和高危人群。乙型肝炎疫苗需接种 3 针，接种第 1 针疫苗后，分别间隔 1 和 6 个月注射第 2 及第 3 针疫苗。新生儿接种乙型肝炎疫苗越早越好，需在出生后 24 小时内接种。母亲 HBsAg 阳性的新生儿需采用乙型肝炎疫苗和乙型肝炎免疫球蛋白联合免疫。

表　HBV 感染的血清学诊断

诊断结果	HBsAg	HBeAg	抗-HBc		抗-HBe	抗-HBs
			IgM	IgG		
急性乙型肝炎潜伏期	+	+/-	-	-/+	-	-
急性乙型肝炎	+	+/-	+	-/+	-	-
慢性乙型肝炎，有 HBV 复制	+	+	-/+	+	-	-
慢性乙型肝炎，无或低度 HBV 复制	+	-	-	+	+	-
乙型肝炎恢复期	-	-	-	+	-	+
既往 HBV 感染，已恢复	-	-	-	+	-	-/+
接种过乙肝疫苗	-	-	-	-	-	+

注：HBsAg. 乙型肝炎表面抗原；HBeAg. 乙型肝炎 E 抗原；抗-HBc. 乙型肝炎核心抗原；抗-HBe. 乙型肝炎 E 抗体；抗-HBs. 乙型肝炎表面抗体

丙型肝炎　由丙型肝炎病毒（hepatitis C virus，HCV）引起的以肝细胞炎症坏死为主的急性和慢性传染病。丙型肝炎是欧美及日本等国家终末期肝病的最主要病因。全球估计约 1.7 亿人感染 HCV，每年新发丙型肝炎病例约 3.5 万例。中国一般人群抗-HCV 阳性率为 0.43%，各地抗-HCV 阳性率有一定差异。

病因及发病机制　HCV 为直径 40～60nm 的球状颗粒，有包膜及表面刺突结构。HCV 属黄病毒科丙型肝炎病毒属。HCV 为单股正链 RNA 病毒，基因组总长约 9.6kb，编码一个开放读框，分为结构区和非结构区，前者编码核心蛋白、2 个包膜糖蛋白和 1 个小的 p7 蛋白；后者编码 NS2、NS3、NS4A、NS4B、NS5A 和 NS5B 蛋白。HCV 分为 6 个主要基因型和不同亚型。黑猩猩是公认的唯一对 HCV 易感的动物。HCV 对有机溶剂敏感，经煮沸、紫外线照射或福尔马林处理可灭活。

研究认为 HCV 无直接致细胞病变效应，肝细胞损伤可能源于机体对 HCV 的免疫反应。此外，HCV 的核心蛋白通过损伤线粒体功能，引起肝细胞氧化应激，导致肝细胞间接损伤。核心蛋白可加重酗酒者由酒精引起的肝细胞氧化应激损伤。

临床表现　潜伏期为 2～26 周，平均 6～7 周。临床表现类似乙型肝炎，但病情更轻，更易转为慢性肝炎。50%～80% 的感染者无症状或仅有轻微症状，如疲劳、食欲减退、右上腹部不适、瘙痒等，黄疸少见（<20%）。进展性慢性丙型肝炎伴严重肝纤维化或肝硬化者，可出现明显的症状和体征。

诊断与鉴别诊断　主要根据 HCV RNA 和血清抗-HCV 检测结果。大部分患者于感染后 4～10 周内血清中方可检出抗-HCV，且在康复后仍持续阳性。因此，抗-HCV 检测既不能用于急性 HCV 感染的早期诊断，也不能用于 HCV 活动性感染与既往感染的鉴别。抗-HCV 检测可用于献血员和高危人群 HCV 感染筛查。HCV RNA 检测能用于诊断 HCV 活动性感染。

治疗　聚乙二醇干扰素 α（pegylated interferon α，PegIFN-α）联合利巴韦林是目前最有效的抗病毒治疗方案，其次是普通 IFN-α 或复合 IFN 联合利巴韦林，抗病毒效果均优于单用 IFN-α。2011 年美国食品药品管理局正式批准两个口服直接抗 HCV 药物，即波普瑞韦（boceprevir）、特拉普韦（telaprevir）、索佛布韦（sofosbuvir）和西密普韦（simeprevir）。

预后　50%～80% 的感染者可发展成慢性肝炎。其中约 20% 的患者可在 20 年内发展为肝硬化，一旦到肝硬化阶段，每年有 1%～4% 的患者可进展为原发性肝癌。

预防　尚无有效的丙型肝炎疫苗。采用以切断传播途径为主的综合性预防措施。

丁型肝炎　由丁型肝炎病毒（hepatitis D virus，HDV）引起以肝细胞炎症坏死为主的急性和慢性传染病。主要在巴西的亚马孙湾及意大利南部流行，中国及东南亚地区的流行率较低。中国 HBsAg 阳性人群中，抗-HDV 阳性率约为 1.2%。

病因及发病机制　HDV 为直径 35～41nm 球状颗粒，表面无明显的刺突，可能为 20 面体对称结构。外部包膜为 HBsAg，内部核心为 HDV 抗原与病毒基因组的疏松结合。HDV 是 δ 病毒科的唯一成员。其基因组为单股、负链、环状 RNA，长约 1.7kb。至少可分为 3 个基因型，但仅有 1 个血清型。HDV 为一种缺陷病毒，其复制需有嗜肝 DNA 病毒辅助。体外培养未获成功。可感染黑猩猩、土拨鼠和北京鸭。在外环境中相对较稳定。主要经血液、性接触和母婴传播。HDV 经血流进入肝脏，在肝细胞内复制，然后进入血循环。

临床表现　主要有 2 种感染类型：①同时感染：即 HDV 与 HBV 同时侵入人体。潜伏期为 4～20 周，多表现为自限性急性丁型肝炎，肝脏损害较轻，常可见 2 个血清转氨酶高峰，分别由 HDV 和 HBV 引起。②重叠感染：即在慢性 HBV 感染的基础上感染 HDV。多表现为慢性 HBsAg 携带者的急性肝炎发作，或为慢性乙型肝炎患者病情恶化，也可发生重型肝炎。

诊断与鉴别诊断　血清抗-HDV IgM 是 HDV 感染早期诊断指标，而血清持续高滴度抗-HDV IgG 是慢性 HDV 感染的主要血清学标志。同时感染者血清抗-HDV IgM 和抗-HBc IgM 同时阳性；重叠感染时仅血清抗-HDV IgM 阳性，血清抗-HBc IgM 阴性，但血清抗-HBc IgG 阳性。血清 HDV RNA 阳性也可诊断急性或慢性丁型肝炎。

治疗　对急性丁型肝炎主要采用对症和支持疗法。慢性丁型肝炎可用干扰素治疗。对肝衰竭者可行肝移植，术后用乙型肝炎免疫球蛋白和抗病毒联合治疗预防复发。

预防　同乙型肝炎。

戊型肝炎　由戊型肝炎病毒（hepatitis E virus，HEV）引起的以肝细胞炎症坏死为主的急性传染病。主要发生在亚洲、非洲和中美洲的发展中国家；在发达国家多为散发，病例主要来自流行区的移民或到流行区的旅游者。

病因及发病机制 HEV 为球状无包膜颗粒，直径约 32nm（27~34nm），呈 20 面体结构，表面有突起和缺刻，有空心和实心 2 种形态，前者为不完整的病毒颗粒，后者为完整的病毒颗粒。HEV 为线状、单股正链 RNA 病毒，基因组全长约 7.5kb（7.2~7.6kb），含 3 个相互重叠的开放读框。属戊型肝炎病毒科戊型肝炎病毒属。分为 8 个基因型，只有 1 个血清型。HEV 可感染非人灵长类动物（如黑猩猩、猕猴、鼠猴等）和猪等。细胞培养未获成功。

主要经粪口途径感染。病毒由肠道经血流进入肝脏，在肝细胞内复制增殖后进入血流和胆汁，最后经粪便排出体外。

临床表现 潜伏期为 2~9 周，平均 40 天。可表现为临床型和亚临床型感染。成人感染后以临床型多见，儿童则多为亚临床型感染。临床型感染者多起病较急，常见症状和体征有：乏力不适、厌食、恶心、呕吐、上腹痛、发热及肝大等。

诊断与鉴别诊断 血清抗-HEV IgM 阳性即可诊断为急性 HEV 感染。血清抗-HEV IgG 出现较早，但滴度下降较快，多数患者在发病 1 年后已降至 1:20 以下。因此，若血清抗-HEV IgG 滴度较高并呈动态变化，也可诊断急性戊型肝炎。

治疗 主要是对症和支持治疗。

预后 病程呈自限性，多数患者于发病后 2 周内黄疸消退，6~8 周恢复健康，不发展成慢性肝炎。病死率为 1%~3%。老年患者、合并 HBV 感染和合并妊娠患者易发展成重型肝炎。孕妇病死率高达 15%~25%。接受免疫抑制剂治疗或免疫功能障碍者，感染 HEV 后可发展成为慢性戊型肝炎。

预防 采取以切断传播途径为主的综合性预防措施，包括防止水源被粪便污染；加强食品卫生和个人卫生；改善卫生设施，提高环境卫生水平等。中国已研制成功重组戊型肝炎疫苗（HEV239），Ⅲ期临床试验结果表明，此疫苗可有效预防戊型肝炎，且受种者耐受性良好，有望用于预防高危人群 HEV 感染。

（庄　辉）

zhīfánggān

脂肪肝（fatty liver） 肝脏脂肪（主要是甘油三酯）含量超过肝脏湿重的 5%，以肝细胞弥漫性脂肪浸润为特征的疾病。又称脂肪性肝病。按发生脂肪变肝细胞内脂滴的大小分为小泡性脂肪肝和大泡性脂肪肝。尽管脂肪肝是一组病因复杂的异质性疾病，但通常所说的脂肪肝主要指酒精滥用所致的酒精性脂肪肝和肥胖引起的非酒精性脂肪肝。病因不明的脂肪肝因易发生糖脂代谢紊乱，通常亦归于非酒精性脂肪肝的范畴。单纯根据肝脏的影像学或组织学表现难以明确脂肪肝的病因。发达地区成人患病率超过 10%，且有增高趋势，以非酒精性脂肪肝为主，其中肥胖症患者脂肪肝患病率高达 75%。脂肪肝已成为儿童和成人肝功能异常及慢性肝病最常见的原因。

病因及发病机制 其病因和发病机制复杂，与肝细胞脂肪变的类型密切相关。

小泡性肝脂肪变　较少见，主要见于晚期妊娠、瑞氏综合征（Reye syndrome）、酒精性泡沫样脂肪变性、牙买加人呕吐病（低血糖毒性）、四环素或丙戊酸钠中毒、肝豆状核变性、艾滋病、胆固醇酯沉积病及某些丁型肝炎患者，其与肝细胞线粒体损伤、脂肪酸 β 氧化障碍有关，部分脂肪酸被酯化成甘油三酯（triacylglycerol，TAG）微滴，周围的脂肪酸绕之形成乳化带，以微脂泡形式在细胞质内堆积。若线粒体损伤严重，则可导致机体严重代谢紊乱甚至死亡。

大泡性肝脂肪变　病因甚多，常见于嗜酒、肥胖、糖尿病、糖皮质激素治疗、营养不良、药物或毒物损害及慢性丙型肝炎等。主要与以下一种或多种因素有关：①高脂饮食、高脂血症及脂肪组织动员增加，导致输送入肝脏的游离脂肪酸增多。②肝细胞合成游离脂肪酸或将糖类转化成 TAG 增多。③肝细胞线粒体氧化和利用游离脂肪酸减少，游离脂肪酸酯化为 TAG 增多。④与 TAG 结合的极低密度脂蛋白合成及分泌减少，破坏了脂肪组织和肝细胞之间的脂肪代谢平衡及肝细胞内 TAG 合成和分泌的平衡，导致脂肪在肝细胞内贮积形成大脂滴。

病理 小泡性肝脂肪变的特点为脂滴微小，直径<5μm，数量极多，充满细胞质，致肝细胞肿大呈泡沫状，细胞核位于细胞中央。肝小叶结构无紊乱，多无炎症细胞浸润或坏死。电镜下脂肪微滴可见于肝细胞质、溶酶体、内质网及高尔基体；滑面内质网增生，肝糖原及脂蛋白明显减少，线粒体增大变形，含层状结晶包涵体。肝窦常有受压现象。不同病因所致小泡性脂肪变的肝小叶

脂变分布和线粒体改变有明显区别。有时小泡性肝脂肪变为大泡性肝脂肪变的轻型、前期或恢复期的表现形式，其病理改变和预后与经典的小泡性肝脂肪变迥然不同。

大泡性肝脂肪变时肝细胞质内出现孤立的直径 $>25\mu m$ 的脂滴，肝细胞核被挤压而移位，脂滴大者甚至可达 4~5 个正常肝细胞大小，类似脂肪细胞。脂滴可大小不一，但通常大于细胞核，且在同一细胞内脂滴不会太多，这是与小泡性肝脂肪变的主要区别。脂肪变性的肝细胞在肝小叶内可呈向心性（肝腺泡 3 区）、外周性（肝腺泡 1 区）或弥漫性分布。轻者偶见散在性肝细胞或小灶状肝细胞脂肪变，主要分布于肝腺泡 3 区和 2 区，严重者脂滴弥漫性分布，累及肝腺泡 1 区。若病因持续存在，肝细胞脂肪变可进展为脂肪性肝炎，并可发生肝纤维化，乃至肝硬化；随着减肥或戒酒，肝内脂肪含量渐减，脂肪变肝细胞在小叶内分布不均；有时大多数脂滴已经消失，少数肝细胞内仍有散在性大脂滴。若脂变的肝细胞死亡或脂肪囊肿破裂，脂肪离开肝细胞，可被实质内或门管区巨噬细胞吞噬，在门管区炎症细胞和纤维围绕脂肪，形成脂肪性肉芽肿。

临床表现 急性脂肪肝病理上多为小泡性肝脂肪变，可累及肾脏和大脑，伴广泛代谢功能障碍。起病急骤，类似急性重症病毒性肝炎，疲劳、恶心、呕吐和不同程度的黄疸，短期内可发生进行性肝性脑病、肾衰竭、弥散性血管内凝血及脑水肿。

慢性脂肪肝病理上多为大泡性肝脂肪变，常在体检或检查其他疾病时发现。多数无或仅有轻微症状，有时出现乏力、食欲减退、恶心、腹胀及肝区疼痛、右上腹胀满感。极少数患者可出现严重的右上腹疼痛及局部肌紧张和反跳痛，伴发热、外周血白细胞总数及中性粒细胞明显增高等脂肪性肝炎表现。肝大为最常见体征，且肿大程度与其病情轻重并不一致，表现为轻度或中度肿大，表面光滑，边缘较圆钝，质地正常或稍硬而无明显压痛。脾大通常见于脂肪性肝炎或肝硬化患者。约15%的脂肪肝患者出现轻度胆汁淤积性黄疸，在肝内脂肪被清除后黄疸即消退。极少数酒精性脂肪肝病例可因合并大细胞性溶血性贫血而出现非结合胆红素增高为主的黄疸。少数重度脂肪肝，特别是发生脂肪性肝炎和肝硬化者可有腹水和下肢水肿。约8%的病例可有蜘蛛痣及食管胃静脉曲张等慢性肝病门静脉高压征象。

诊断 诊断包括病因及其诱因、程度和分期及伴随疾病状态。依据影像学结果即可诊断，结合病史及血液学实验室检查有助于判断病因及其是否并发脂肪性肝炎和肝纤维化，对于急性脂肪肝则可明确有无多器官功能障碍综合征。疑难病例通过肝活检可准确区分单纯性脂肪肝与脂肪性肝炎，并可早期发现并存的肝纤维化和肝硬化。

辅助检查

实验室检查 其指标与肝活检结果相关性差。急性脂肪肝可出现血小板减少、凝血酶原时间延长，血氨、血肌酐及转氨酶、碱性磷酸酶和胆红素水平可不同程度增高，伴血糖和前白蛋白减少。慢性脂肪肝可出现血清转氨酶、碱性磷酸酶、γ谷氨酰转肽酶等轻度升高，转氨酶一般不超过正常值上限的 2~4 倍。转氨酶持续升高提示并发脂肪性肝炎，血清纤维化指标增高提示可能合并肝纤维化，伴胆红素升高和凝血酶原时间延长者病情严重。营养过剩相关脂肪肝血清天冬氨酸转氨酶（AST）和丙氨酸转氨酶（ALT）比值多<1，伴血糖、血脂、尿酸和胆碱酯酶增高；低蛋白血症、低胆固醇血症、营养性贫血则提示营养不良性脂肪肝；AST/ALT 比值>2，线粒体 AST 和 γ 谷氨酰转肽酶活性显著升高提示酒精性脂肪肝。血清铜蓝蛋白浓度降低伴尿铜含量增加提示肝豆状核变性，嗜肝病毒血清学标志物检测则可明确有无病毒性肝炎。

影像学检查 脂肪肝的主要诊断依据。超声和CT可粗略判断脂肪肝的有无及其程度，并反映肝内脂肪分布类型，提示是否存在肝硬化、肝内占位性病变、腹水及胆道病变。超声诊断脂肪肝有以下特征：①肝炎质内致密的点状高回声，又称"明亮肝"。②肝远场回声衰减，肝肾回声对比度加大。③肝内管腔结构模糊不清。④肝大、饱满，肝缘变钝。CT 显示肝密度低于脾、肾甚至肝内血管的密度，严重时肝 CT 值变为负值。

影像学特征为非特异性，其表现受糖原积聚、水肿和炎症等影响。现有影像学检查无法反映肝内有无炎症和早期纤维化，且不能提示脂肪肝的病因。实时超声对弥漫性脂肪肝诊断的敏感性高于 CT，CT 诊断脂肪肝的特异性高于 B 超，磁共振成像有助于鉴别难以与肝脏恶性肿瘤区分的局灶性脂肪肝和弥漫性脂肪肝伴正常肝岛。

肝活检组织学检查 确诊脂

肪肝的金标准。主要用于：①局灶性脂肪肝或弥漫性脂肪肝伴正常肝岛难与恶性肿瘤区别。②探明某些少见的脂肪性肝病的病因，如胆固醇酯沉积病、糖原贮积症、肝豆状核变性。③疑有进展性肝纤维化的非酒精性脂肪肝患者。④酒精性或肥胖性脂肪肝在戒酒和减肥后临床表现或生化异常持续存在，需肝活检寻找其他原因。

完整的病理学评估包括：①肝细胞内脂滴的类型：大泡性、小泡性和混合性。②肝腺泡累及部位：1 区或 3 区为主或弥漫累及整个小叶。③肝脂肪变的程度及疾病分期：单纯性脂肪肝、脂肪性肝炎、脂肪性肝硬化。脂肪肝的肝细胞损害、炎症和纤维化主要位于肝小叶内且病变常以肝腺泡 3 区为重，而慢性病毒性肝炎、自身免疫性肝炎、肝豆状核变性等肝组织学改变主要位于门管区门静脉周围，通常不难鉴别。

治疗　脂肪肝常是全身性疾病在肝脏的一种病理表现。应根据患者具体病情，合理应用饮食疗法、运动疗法、行为疗法及各种中西药物综合处理，以兼顾防治脂肪肝及其基础疾病。

治疗原则：①去除病因和诱因，积极控制原发疾病或伴随疾病。②调整饮食方案、纠正营养失衡。③坚持适度体育锻炼维持正常体重和腰围。④加强保健意识，纠正不良饮食行为。若以上措施不能维持基本正常的血压、血脂、血糖水平及胰岛素敏感性，则需及时使用针对性药物。⑤对于脂肪性肝炎或转氨酶持续异常患者，可辅以保肝、抗炎、抗纤维化类药物，改善肝细胞变性、坏死、炎症及纤维化。⑥已发生失代偿期肝硬化者，需采取相关措施防治门静脉高压和肝衰竭的

并发症，有条件者可考虑肝移植。

预后　急性脂肪肝的预后类似急性重型病毒性肝炎，病死率可高达 60%，有效处理后病情可在短期内迅速好转。慢性脂肪肝是各种肝毒性损伤的早期表现，若能早期发现及时治疗可完全恢复正常，即使已发展为脂肪性肝炎和进展性肝纤维化阶段，去除病因和控制原发病后，肝脏病变仍可逆转，否则可演变为肝硬化和肝癌。

预防　重在通过健康教育培养良好健康行为，平衡膳食、合理营养，少饮酒或不饮酒，坚持适量有氧运动，避免接触肝毒性物质。

（范建高）

júzàoxìng zhīfánggān

局灶性脂肪肝（focal fatty liver）

脂肪浸润肝脏局部区域，影像学上呈局灶性或斑片状假性占位性改变的肝脏疾病。又称肝脏局灶性脂肪变或肝脏局灶性脂肪浸润。1980 年 Brawer 等首次报告此病。可发生于各年龄段，以中老年人多见。

病因及发病机制　仍不十分清楚，研究或观察结果亦不一致：①与先天因素或局部血流减少有关。②与肥胖、糖尿病、长期使用激素或恶性肿瘤相关。③源于局部区域血管走向异常、灌注减少、脂肪氧化代谢异常。以上观点均未获得共识。

病理　大多数呈孤立结节，局限性分布，可 1 个至数个，甚至数十个分布于左右两叶。结节大小不一，直径一般 <5cm。右叶较左叶多见，或右叶较左叶严重。大体观察：结节呈黄白色，好发于肝包膜下，少发于肝实质深部。组织病理学改变：脂肪结节呈弥漫性脂肪变性，结节周围肝细胞

一般无脂肪浸润或仅有轻度脂肪变性。

临床表现　患者多无明显或仅有轻微的非特异性症状，肝功能生化指标常无变化。局灶性脂肪肝根据影像学改变分为：①叶或段的均一病变。②叶或段的结节状病变。③肝门附近的病变。④弥散的斑片状病变。⑤弥漫的小结节状病变。临床上前 2 种多见，后 3 种类型相对少见。

诊断与鉴别诊断　腹部 CT、磁共振成像及实时超声显像等一种或几种影像学检查即能基本确诊。若影像学检查发现有占位效应，或局部同时出现低回声和高回声，或病变形状不规则，或患者有恶性肿瘤史，需在影像引导下细针穿刺活检鉴别占位性质。此病需与带有脂肪的肝细胞癌、腺瘤、局限性结节增生、再生结节及脂肪瘤鉴别。

辅助检查

超声表现　局灶性脂肪肝可分为：①叶段型：肝细胞脂肪堆积局限于 1 个或多个肝脏解剖叶段，声像图表现为回声增高区与肝脏的解剖叶段一致，边界与肝静脉一致。回声增高的范围呈扇形或地图状延伸至肝包膜表面，其内可残存部分正常肝组织，显示为不规则的低回声区。其余无脂肪浸润的肝脏叶段回声正常。②团块型：部分肝组织内出现脂肪堆积，声像图表现为 1 个或多个回声增强区，形态欠规整，但边界清楚，直径多 <4cm，其余肝实质回声正常。③小叶间脂肪堆积：表现为成片的脂肪组织堆积在胆囊窝、第一肝门区、门静脉及肝静脉主支周围，或上述部位有小区域脂肪变性。因脂肪组织主要由脂肪细胞组成，缺乏纤维组织，声学界面少，故声像图表

现为不规则的片状低回声，可呈三角形、长条形、类圆形等多种不规则形态，无球体感，边界清楚，内部回声均匀，常有细管状结构通过，很难与弥漫性脂肪肝内残留的正常肝岛鉴别。彩色多普勒超声"占位性病灶"内无血管进入，且附近血液供应正常，有助于局灶性脂肪肝与肝细胞癌的鉴别。

CT 表现　通常为非球形病灶，无占位效应，无正常血管分支的移位及肝边缘膨出，与水的密度接近，大多呈亚段分布，边界一般不十分清楚。高分辨率、薄层 CT 对局灶性脂肪肝的诊断价值更大。CT 肝门静脉造影不仅可显示病灶，而且可判断病变区是否存在门静脉分流，在鉴别发病机制方面有一定意义。

磁共振成像表现　对于 CT 成像的可疑低密度区，若在磁共振成像的 T2 加权像信号正常，而在 T1 加权像呈轻微高信号，则病灶更可能是肝脂肪浸润而非肝细胞癌或转移癌。

治疗　主要对可治愈的病因进行治疗，一般不需特殊处理。

预后　局灶性脂肪肝为可逆性改变，病因消除后多可迅速消退。

（范建高）

dānchúnxìng zhīfánggān
单纯性脂肪肝（simple fatty liver）
肝细胞内甘油三酯异常沉积，大泡性肝脂肪变或以大泡为主的混合性肝脂肪变，不伴肝细胞气球样变、炎症、坏死、纤维化等的疾病。是脂肪性肝炎和肝纤维化的早期表现。

病因及发病机制　肥胖症和过量饮酒是单纯性脂肪肝的两大常见病因。发病机制见脂肪肝。

临床表现　患者常无症状，偶有肝区胀痛和乏力。常有无痛性肝大，少有脾大或黄疸。肝功能生化指标常在正常范围。此外，可有导致脂肪肝的原发疾病或伴随疾病的相关表现。

诊断与鉴别诊断　以下情况提示此病可能：①有代谢危险因素的患者出现难以解释的肝酶水平轻度升高。②橡皮样肝大。③近期体重和腰围增加过快。④生活方式改变（如结婚、退休、失业）或服用相关药物使体重增加。⑤有 2 型糖尿病、非酒精性脂肪性肝病、高血压或高血脂家族史。⑥超声检查提示肝回声弥漫性增高（"明亮肝"），CT 显示肝脏密度下降。

尽管影像学检查特别是超声和 CT 可诊断单纯性脂肪肝，若合并 2 型糖尿病、代谢综合征、血清肝酶水平持续异常，则脂肪性肝炎的可能性更大。肝活检是鉴别诊断单纯性脂肪肝与脂肪性肝炎的唯一手段。

治疗　酒精性脂肪肝的治疗见酒精性脂肪肝。非酒精性脂肪肝治疗的首要目标为改善胰岛素抵抗，防治代谢综合征；次要目标为减少肝脏脂肪沉积，避免因附加打击而导致非酒精性脂肪性肝炎和肝功能失代偿。①加强健康教育，纠正不良生活方式：限制热量摄入，改变食物组分，减少单糖、双糖和饱和脂肪类食物，增加膳食纤维，适量有氧运动。②控制体重，减小腰围：重度肥胖症患者，若无肝衰竭及中重度食管胃静脉曲张可考虑上消化道减肥手术。③改善胰岛素抵抗，纠正代谢紊乱：根据需要，药物治疗代谢危险因素及其合并症。④减少附加打击，避免加重肝损害：避免体重急剧下降，慎用极低热量饮食和空-回肠短路手术减肥，控制小肠细菌过度生长，慎

用肝毒性药物，严禁过量饮酒。

预后　病因去除或原发病控制，肝脂肪变可逐渐减轻最后消失，一般无不良后果。

预防　控制饮食，坚持适度运动，防治超重，坚持自我监测是预防该病的重要措施。

（范建高）

fēijiǔjīngxìng zhīfángxìng gānbìng
非酒精性脂肪性肝病（non-alcoholic fatty liver disease，NAFLD）
与胰岛素抵抗和遗传易感密切相关的代谢应激性肝脏损伤性疾病。当代谢性肝病的病理学特征不明或泛指整个脂肪性肝病的疾病谱时，通常使用非酒精性脂肪性肝病这一术语，后者尚包括单纯性肝脂肪变，或伴小叶内炎症但无肝细胞气球样变和纤维化，或仅伴孤立性门静脉周围纤维化，以及无明显脂肪性肝炎的隐源性肝硬化等。其病理学改变与酒精性肝病（alcoholic liver disease，ALD）相似，但患者无过量饮酒史，疾病谱包括非酒精性单纯性脂肪肝（non-alcoholic fatty liver，NAFL）、非酒精性脂肪性肝炎（non-alcoholic steatohepatitis，NASH）及其相关肝硬化和肝细胞癌。NAFLD 是欧美等西方发达国家肝功能酶学异常和慢性肝病最常见的原因，成年人 NAFLD 患病率为 20%～33%，其中 NASH 和肝硬化分别占 10%～20% 和 2%～3%。肥胖症患者单纯性脂肪肝患病率为 60%～90%，其中 NASH 和肝硬化患病率分别为 20%～25% 和 2%～8%，2 型糖尿病和高脂血症患者 NAFLD 患病率分别为 28%～55% 和 27%～92%。随着肥胖和代谢综合征在全球的流行，近 20 年亚洲国家 NAFLD 患病率迅速增长且呈低龄化发病趋势，中国上海、广州和香港特区等地区 NAFLD 患

病率超过 15%。

病因及发病机制 NAFLD 的危险因素主要包括高脂肪、高热量的膳食结构、过多饮用含果糖饮料、久坐少动的生活方式，以及胰岛素抵抗（insulin resistance, IR）和代谢综合征相关组分（如肥胖、高血压、血脂紊乱和 2 型糖尿病）。尽管酒精滥用和丙型肝炎病毒感染与肝脂肪变关系密切，但全球脂肪肝的流行主要与超重和腹型肥胖患病率迅速增长密切相关。体重和腰围的增加与 NAFLD 发病有关，腰围比体质指数更能准确预测脂肪肝。

NAFLD 是遗传环境代谢应激相关性肝病，"二次打击"学说及由其改良的"四步骤"学说似可解释复杂的发病机制。初次打击主要是 IR 激活，NAFLD 普遍存在 IR 现象。IR 能促进外周脂肪分解增加和高胰岛素血症，引起肝细胞脂肪贮积（单纯性脂肪肝，第一步），并导致脂肪变的肝脏对内、外源性损害因子敏感性增高；二次打击主要是反应性氧化代谢产物诱导增多，导致脂质过氧化伴细胞因子、线粒体解偶联蛋白 2（为肿瘤坏死因子 α 的调节基因）以及 Fas（膜受体，肿瘤坏死因子 α 受体家族）配体被诱导活化，进而引起脂肪变的肝细胞发生气球样变和坏死性炎症（脂肪性肝炎，第二步）；炎症的持续存在不可避免地激活肝星状细胞，启动肝脏基质的修复反应（肝纤维化，第三步）；伴随进展性肝纤维化的肝脏微循环障碍继发缺血性坏死，导致肝小叶结构重建，诱发肝硬化（第四步）。肠道菌群改变和肠黏膜屏障功能减退及其伴随的内源性乙醇和内毒素产生增多，激活库普弗细胞释放肿瘤坏死因子 α 等炎症因子，进而促进脂肪

性肝炎的发生和发展。在 NAFLD 相关肝细胞癌发病中，肝硬化、肝脂肪变及代谢紊乱可能均起一定作用。

临床表现 肝病相关表现：大多数患者无肝病相关症状和体征，多为偶然发现。常见症状是乏力，表现为肝区不适、虚弱、嗜睡，常伴睡眠紊乱和睡眠呼吸暂停综合征。右上腹部不适多见于儿童患者。体检最主要发现是腰围增粗的内脏性肥胖，50% 以上肥胖患者有肝大，少数患者可出现蜘蛛痣、肝掌，发展至失代偿期肝硬化可出现腹水、食管胃静脉曲张破裂出血或肝性脑病。血清丙氨酸转氨酶（ALT）、天冬氨酸转氨酶（AST）和 γ 谷氨酰转肽酶（GGT）水平轻度增高持续半年以上是 NAFLD 患者常见的生化异常，但并不确定为脂肪性肝炎。

原发疾病的表现：NAFLD 与肥胖症、2 型糖尿病、高脂血症、原发性高血压、高尿酸血症及其相关并发症常并存。排除其他已知肝病后，NAFLD 是代谢综合征患者脂肪肝和肝酶异常最常见原因。高达 25% 的 NAFLD 患者在确诊时体质指数、血脂、血糖均处于正常范围，这些"隐源性脂肪肝"在亚裔人群中尤其多见。

诊断 确诊 NAFLD 需符合以下 3 项条件：①无饮酒史或饮酒折合乙醇量每周小于 140g（女性每周小于 70g）。②除外病毒性肝炎、药物性肝病、全胃肠外营养、肝豆状核变性、自身免疫性肝病。③肝活检或影像学改变符合脂肪性肝病的诊断标准。NAFLD 的病理特征为肝腺泡 3 区大泡性或以大泡为主的混合性肝细胞脂肪变，伴或不伴肝细胞气球样变、小叶内混合性炎症细胞浸润以及窦周

纤维化。与成年人不同，儿童 NASH 门管区病变（炎症和纤维化）通常较小叶内严重。

1999 年 Matteoni 等提出 NAFLD 的 4 种亚型（1 型单纯肝脂肪变，2 型肝脂肪变+小叶内非特异性炎症，3 型、4 型分别为肝脂肪变合并气球样变或肝纤维化），其中 3 型和 4 型为 NASH，而 1 型和 2 型则称单纯性脂肪肝。

临床诊断：肝脏影像学表现符合弥漫性脂肪肝的诊断标准且无其他原因可供解释；和（或）有代谢综合征相关组分患者出现不明原因的血清肝酶水平持续增高半年以上。若减肥和 IR 减轻后，异常的肝酶和影像学表现改善甚至恢复正常，可确诊 NAFLD。有以下 3 项腹部超声表现的 2 项者诊断为弥漫性脂肪肝：①肝脏近场回声弥漫性增高，回声高于脾脏。②肝内管道结构显示不清。③肝脏远场回声逐渐衰减。CT 诊断脂肪肝的依据为肝密度普遍降低，肝/脾 CT 值之比<1.0。其中，1.0>比值>0.7 为轻度，0.7≥比值>0.5 为中度，比值≤0.5 为重度脂肪肝。

鉴别诊断 ①将影像学或病理学脂肪肝归结于 NAFLD 前，需除外 ALD、慢性丙型肝炎、自身免疫性肝病、肝豆状核变性等可导致脂肪肝的特定肝病，以及某些药物、全胃肠外营养、炎症性肠病、甲状腺功能减退、库欣综合征、β 脂蛋白缺乏血症及与 IR 相关的遗传病。②将血清肝酶增高归结于 NAFLD 前，需除外病毒性肝炎、ALD、自身免疫性肝病、肝豆状核变性、α_1 抗胰蛋白酶缺乏症等其他类型的肝病；除外肝脏恶性肿瘤、感染和胆道疾病及服用影响肝功能的药物。③无过量饮酒史的慢性乙型肝炎病毒及

非基因 3 型丙型肝炎病毒感染者并存的弥漫性脂肪肝，属于 NAFLD 范畴。血清转氨酶持续异常的乙型肝炎表面抗原阳性患者，若血清乙型肝炎病毒 DNA 载量 $<10^4$ copies/ml，且存在代谢危险因素，则转氨酶异常更有可能源于 NAFLD。④每周饮用乙醇介于少量（男性 $<140g$，女性 $<70g$）和过量（男性 $>280g$，女性 $>140g$）之间者，其血清酶学异常和脂肪肝的原因通常难以确定，需考虑酒精滥用和代谢因素并存的可能。对于代谢综合征合并嗜肝病毒现症感染和（或）酒精滥用者，需警惕病毒性肝炎与脂肪性肝病及 ALD 与 NAFLD 并存的可能。

治疗　鉴于 NAFLD 为代谢综合征的重要组分且大多数患者肝组织学改变处于 NAFL 阶段，NAFLD 的治疗目标见单纯性脂肪肝。NASH 患者则需阻止肝病进展，减少或防止肝硬化、肝癌及其并发症的发生。治疗措施主要包括：①基础治疗：见单纯性脂肪肝治疗。②保肝抗炎药物防治肝炎和纤维化：可作为基础治疗的辅助措施。主要用于以下情况：肝组织学确诊的 NASH 患者；临床特征、实验室及影像学检查结果等提示可能存在明显肝损伤和（或）进展性肝纤维化；因拟用的其他药物有可能诱发肝损伤，影响基础治疗方案实施，或基础治疗中出现血清转氨酶水平增高者；合并嗜肝病毒现症感染或其他肝病者。建议根据疾病活动度和病期以及药物效能和价格，合理选用药物，疗程需要 6~12 个月或更长。③处理肝硬化并发症：根据临床需要采取相关措施，防治肝硬化门静脉高压和肝衰竭的并发症以及肝癌。

预后　与性别、年龄配对的普通人群相比，肝活检确诊的 NAFLD 患者预后不良，且其预后取决于肝组织学损害的严重程度。NAFLD 患者肝病进展速度主要取决于初次肝活组织检查的组织学类型。NAFL 进展很慢，随访 10~20 年肝硬化发生率仅为 0.6%~3.0%，而 NASH 患者 10~15 年内肝硬化发生率高达 15%~25%。年龄>50 岁、肥胖特别是内脏性肥胖、高血压、2 型糖尿病、血清 ALT 水平增高、AST/ALT 比值>1 及血小板计数减少是 NASH 和进展性肝纤维化的危险因素。在 NAFLD 漫长病程中，NASH 为 NAFL 发生肝硬化的必经阶段。与慢性丙型肝炎和酒精性肝炎相比，NASH 患者肝纤维化进展相对缓慢，失代偿期肝硬化和肝细胞癌通常发生于老年人。对于 IR 个体，NAFL 是发生 NASH 和肝硬化的前提条件；脂肪变的肝脏对肝毒物质、缺血缺氧耐受性下降，NAFL 作为供肝用于移植易发生原发性移植肝无功能。此外，在其他慢性肝病患者中，并存的 NAFL 及其基础疾病可促进肝硬化和肝细胞癌的发生，并降低非基因 3 型慢性丙型肝炎患者干扰素抗病毒治疗应答。

预防与监测　预防措施同单纯性脂肪肝。NAFLD 患者需半年进行 1 次查体，每年做 1 次上腹部超声检查。根据患者实际情况并参照有关诊疗指南，筛查结直肠肿瘤、代谢综合征相关终末期器官病变及肝硬化并发症。

（范建高）

fēijiǔjīngxìng zhīfángxìng gānyán

非酒精性脂肪性肝炎（non-alcoholic steatohepatitis, NASH）　病理变化与酒精性肝炎相似但无过量饮酒史的临床综合征。因与肥胖、胰岛素抵抗、2 型糖尿病、高脂血症等代谢紊乱关系密切，故又称代谢性脂肪性肝炎。NASH 的主要特征为肝细胞大泡性脂肪变伴肝细胞损伤和炎症。属常见的"沉默性"肝病，严重者可进展为肝硬化。美国 NASH 发病率为 2%~5%，已成为仅次于丙型肝炎和酒精性肝病所致肝硬化的重要病因之一。随着肥胖及相关高血脂、高血压和糖尿病全球化的流行趋势，NASH 逐年增加。好发于中年特别是超重肥胖个体。

病因及发病机制　病因尚不明确。患者通常存在胰岛素抵抗及相关代谢紊乱，如高胆固醇血症和高甘油三酯血症，以及糖代谢调节受损或糖尿病，但并非所有肥胖或糖尿病患者均患 NASH，且部分患者并无肥胖和糖尿病，血脂亦在正常范围，可发生在无任何危险因素的个体且可见于儿童。因此，NASH 并不仅是肥胖症累及肝脏的病理表现。其可能因素：①胰岛素抵抗：脂肪组织释放的脂肪激素和脂肪因子，特别是有毒的炎症蛋白，肝细胞内氧化应激。②二次打击学说：初次打击为胰岛素抵抗致肝细胞脂肪变，二次打击为轻度肝损伤因素经氧化应激脂质过氧化损伤致脂肪性肝炎。

临床表现　通常早期无或少有症状。疾病进展缓慢，某些病例在无特殊治疗的情况下可逆转。病情恶化者可致瘢痕组织增生或肝纤维化，并进展为肝硬化，可有乏力、消瘦、水肿、肌肉萎缩、消化道出血及肝衰竭。

诊断与鉴别诊断　健康查体或常规肝功能检查发现转氨酶增高，进一步检查排除药物、病毒性肝炎或过量饮酒等肝损害因素，且影像学检查见肝脂肪增多应考虑 NASH，确诊依靠肝活检，可见肝脂肪变合并小叶内炎症和气球样变，否则仅称为单纯性脂肪肝或非酒精性脂肪性肝病（non-alcoholic fatty liver disease，NAFLD）。肝活检尚可判断肝脏有无纤维化。NASH 的诊断及其分级和分期的标准尚不统一。美国国立糖尿病、消化及肾脏疾病研究院 NASH 临床研究网络病理委员会提出的 NAFLD 活动度积分（NAFLD activity score，NAS）系统因其简明扼要而被广泛接受。NAS 系统为每种肝组织病理学改变提供计量方法，即对肝脂肪变、炎症和气球样变进行分级，NAS≥5 肯定存在 NASH。与其他肝脏疾病的肝活检标本的积分系统一样，NAS 系统适用于 NAFLD 患者随访或临床试验时组织学损伤的动态变化。1999 年 Brunt 等提出 NASH 严重程度分级的积分系统（轻度、中度或重度）。与成人 NASH（1 型 NASH）以小叶内炎症、肝细胞气球样变和窦周纤维化为主不同，儿童 NASH（2 型 NASH）多表现为门管区炎症及门管区纤维化明显，而肝细胞气球样变及窦周纤维化并不显著。1 型和 2 型 NASH 病理特征兼并的混合性 NASH 在儿童亦不少见。

治疗 尚无特殊治疗措施。①标准建议：减少超重或肥胖者的体重和腰围，平衡健康膳食，增加体力活动，避免饮酒，避免应用不必要的药物和保健品，有助于改善肝酶和肝组织学损伤，对高血脂、痛风、糖尿病、心脏病等的预防和治疗亦有益。一年内体重下降 7%～10% 者可改善肝功能并不同程度逆转肝组织学损伤。应用药物控制患者血脂、血糖和血压，致肝酶增高的药物并非 NASH 的禁忌证。②试验性治疗：如维生素 E、双环醇等保肝药。维生素 E 可显著降低 NASH 成人血清转氨酶水平并改善肝组织学损伤，但对儿童 NASH 的效果不理想，且不能减轻肝纤维化程度。③肝移植：是伴肝衰竭的进展期肝硬化者唯一挽救生命的措施。

预后 尽管 NASH 患者的全因死亡率并不显著高于单纯性脂肪肝，但其肝病致残率和死亡率显著高于后者。恶性肿瘤、心脑血管疾病及肝硬化是 NASH 患者死亡的三大病因，糖尿病是 NASH 患者预后不良的重要指标。亚急性 NASH 患者肝衰竭发生率高，但较罕见。有无肝纤维化及其程度是 NASH 患者肝病死亡的独立预测因素。年龄和肝脏炎症程度是 NASH 患者肝纤维化进展的独立预测因素，儿童 NASH 常合并肝纤维化且其纤维化进展速度相对较快。

预防 预防 NAFLD 的发生，避免单纯性脂肪肝发展为脂肪性肝炎，阻止 NASH 并发肝硬化、肝细胞癌、肝衰竭。主要措施：①控制饮食、增加运动、减少饮酒和慎重用药以减少脂肪肝的发生。②避免体重和腰围增长过快、维持肠道菌群平衡、避免接触肝毒物质、减少缺氧和氧化应激等防止脂肪变的肝细胞因"二次打击"发生脂肪性肝炎。③控制血脂、血糖、血压，应用保肝、抗炎、抗纤维化药物阻止肝纤维化进展以减少肝硬化发生，二甲双胍、他汀类药物可降低糖尿病患者并发肝细胞癌的发生率。

（范建高）

fēijiǔjīngxìng zhīfángxìng gānyìnghuà

非酒精性脂肪性肝硬化（non-alcoholic steatohepatitis induced cirrhosis） 非酒精性脂肪性肝病的晚期阶段。随着肥胖症和代谢综合征及其相关非酒精性脂肪性肝炎（non-alcoholic steatohepatitis，NASH）的流行，此病逐渐成为西方发达国家肝硬化的重要原因。失代偿期肝硬化及其相关原发性肝细胞癌为肥胖症和 2 型糖尿病患者的主要死亡原因。

此病主要病因是肥胖症、糖尿病、高脂血症和代谢综合征、胰岛素抵抗、氧化应激脂质过氧化损伤及肝脏微循环障碍。多见于肥胖和代谢综合征的老年人群，常有非酒精性脂肪性肝病（non-alcoholic fatty liver disease，NAFLD）或 NASH 病史，伴门静脉高压、肝功能减退及肝硬化并发症，以及 2 型糖尿病、动脉粥样硬化性心脑血管疾病的表现，可伴发结肠癌和肝癌。

病理表现为弥漫性肝纤维化伴肝小叶结构改建形成假小叶，包括 NASH 合并肝硬化、脂肪性肝硬化及隐源性肝硬化（因为 NAFLD 患者肝脂肪变和炎症随着肝纤维化进展而减轻）。尽管 70% 的非酒精性脂肪性肝硬化患者的肝组织无肝脂肪变和炎症表现，但不应轻易将无脂肪性肝炎组织学特征的隐源性肝硬化归因于 NAFLD，必须寻找有无其他可能导致肝硬化的原因。

血清总胆红素和白蛋白水平及凝血酶原时间可反映患者的肝功能贮备状态。需常规进行内镜筛查食管胃静脉曲张，做甲胎蛋白和肝脏超声筛查肝细胞癌。

若无肝衰竭、中重度食管胃静脉曲张，重度肥胖症药物减肥无效者可行上消化道减肥手术。若无明显肝损害、肝功能不全或失代偿期肝硬化，NAFLD 患者可安全使用血管紧张素受体Ⅱ阻断剂、胰岛素增敏剂及他汀类药物，以降低血压、防治糖和脂肪代谢紊乱及动脉硬化。

根据临床需要采取相关措施，防治肝硬化门静脉高压和肝衰竭的并发症。NASH 合并肝衰竭、失代偿期肝硬化及 NAFLD 并发肝细胞癌患者可考虑肝移植。肝移植术前应全面评估代谢危险因素及其合并症，术后仍需加强代谢综合征组分的治疗，以减少 NAFLD 复发和提高患者的生存率。

此病预后不良，易死于肝衰竭、肝癌及门静脉高压相关并发症，恶性肿瘤及心脑血管疾病也是导致残疾和死亡的重要因素。

早期发现 NAFLD 和 NASH，通过综合性治疗措施有效阻止 NASH 的发生和发展，可预防此病。

(范建高)

zhīfángxìng gānxiānwéihuà
脂肪性肝纤维化（fatty liver with fibrosis） 大泡性脂肪肝伴肝细胞损伤，特别是脂肪性肝炎合并肝星形细胞增生、活化并释放大量细胞外基质所致的肝脏纤维组织增生。

脂肪性肝纤维化主要有 4 种类型：①窦周纤维化：最常见，表现为肝腺泡 2 区、3 区脂肪变或气球样变的肝细胞周围纤维化以及肝窦毛细血管化。肝小叶内网状纤维增多、增粗、变直、胶原化，包绕 1 个或几个肝细胞，伴纤细网状纤维伸向肝细胞之间，形成鸡笼样或网格状或龟壳状改变。又称肝细胞周围纤维化。②中央静脉周围纤维化：肝小叶中央静脉周围 2/3 以上范围有肝纤维化，纤维层厚达 4μm，通常伴小叶中央区细胞窦周纤维化。多见于酒精性脂肪性肝炎患者。③门管区及其周围纤维化：主要表现为门管区及其周围大量成纤维细胞增殖，增生的纤维自门管区呈放射状扩展向小叶周围延伸，然后逐渐与邻近部位的纤维束连接起来。轻者门管区无明显扩大，但胶原纤维增多、致密；重者门管区扩大，胶原纤维明显增粗、密集，纤维性间隔向小叶内呈放射状延伸侵蚀界板，从而分隔肝实质或小叶，出现各种架桥纤维化分布。④桥接纤维化：贯穿于肝小叶内，连接于两个血管区之间的纤维组织，又称纤维间隔。纤维间隔可由门管区到中央静脉；中央静脉到中央静脉。间隔可呈不同宽度或形状，若为数较多，可致肝小叶结构紊乱，最终可发展为肝硬化。

非酒精性脂肪性肝病的肝纤维化分期（0~4）。0：无纤维化。1a：肝腺泡 3 区轻度窦周纤维化；1b：肝腺泡 3 区中度窦周纤维化；1c：仅有门静脉周围纤维化。2：腺泡 3 区窦周纤维化合并门静脉周围纤维化。3：桥接纤维化。4：高度可疑或确诊肝硬化，包括非酒精性脂肪性肝炎合并肝硬化、脂肪性肝硬化以及隐源性肝硬化（因为肝脂肪变和炎症随着肝纤维化进展而减轻）。不能轻易将无脂肪性肝炎组织学特征的隐源性肝硬化归因于非酒精性脂肪性肝病，必须寻找有无其他可能导致肝硬化的原因。儿童非酒精性脂肪性肝炎以门管区炎症和纤维化、脂肪变肝细胞呈非带状分布为特征，少有气球样变或窦周纤维化。在接受减肥手术的患者中，非酒精性脂肪性肝炎以单独门管区纤维化和非带状分布的脂肪变性为特征。

(范建高)

zhīfángxìng gānyìnghuà
脂肪性肝硬化（cirrhosis with steatosis） 合并肝脂肪变的肝硬化。主要包括肥胖症和代谢综合征相关的非酒精性脂肪性肝硬化及滥用酒精所致的酒精性脂肪性肝硬化。此外，营养不良、肝豆状核变性、自身免疫性肝炎、慢性丙型肝炎等所致的肝硬化亦可合并肝脂肪变或脂肪性肝炎。随疾病进展，肝脂肪变和小叶内炎症可消退，成为无脂肪性肝炎特征的"隐源性肝硬化"。无论是酒精性脂肪性肝硬化还是非酒精性脂肪性肝硬化，其临床表现与转归均与乙型肝炎肝硬化相似，只是非酒精性脂肪性肝硬化通常合并 2 型糖尿病和动脉粥样硬化性心脑血管疾病。详见脂肪肝、非酒精性脂肪性肝硬化及酒精性肝硬化。

(范建高)

Ruìshì zōnghézhēng
瑞氏综合征（Reye syndrome, RS） 病毒性疾病后出现内脏脂肪浸润和脑水肿导致急性脑病和肝功能障碍为特征的综合征。1963 年 Reye 等首先报道。多见于 6 个月~15 岁的幼儿或儿童，平均年龄 6 岁，成年人罕见。存活者 45%~60% 有后遗症。

病因尚不明确。可能与病毒感染有关，56%~89% 的患者发病前有上呼吸道病毒感染，也可能与黄曲霉毒素、水杨酸制剂、环境及遗传因素有关。急性线粒体损伤是原发病变，病毒感染后肝细胞及脑细胞内线粒体的结构和代谢发生异常，导致生化改变是肝脏及脑部病变的主要基础。电子显微镜下可见线粒体肿胀，呈多形态变化，内嵴消失，基质伸展呈小条状，颗粒变粗，糖原减少。主要病理特征是脑星形胶质细胞肿胀，有髓磷脂小泡形成及急性缺血性改变，表现为弥漫性脑水肿甚至导致脑疝；重度肝脂肪变性,大量脂肪沉着致肝大呈黄褐色,90%以上肝细胞胞质内充满脂肪滴。肾小管、心肌、胰腺、胃肠道、肺、脾和淋巴结也有脂肪浸润。

起病迅速,主要临床表现为:①病前2周内常有上呼吸道和消化道病毒感染的前驱症状。②脑部损害:为最突出表现。前驱症状好转可突然出现频繁呕吐和剧烈头痛,从兴奋烦躁、精神错乱、嗜睡转为惊厥、昏迷,乃至大脑强直状态,可因呼吸衰竭而死亡。③肝脏损害:肝大伴功能障碍,多无黄疸和出血倾向。④多数伴低血糖,少数出现脱水和代谢性酸中毒等。

有上呼吸道和消化道感染病史,继之出现进行性加剧的精神神经症状、肝大和低血糖表现者,应考虑此病。早期血氨高,血糖低,血清丙氨酸转氨酶、乳酸脱氢酶水平升高,凝血酶原时间延长,肝线粒体变性,酶活性减低,血浆游离脂肪酸和短链脂肪酸含量升高。脑脊液压力升高,但细胞数和蛋白质含量多在正常范围内。脑电图呈中、重度弥漫性异常,多为弥漫性高电压σ波。确诊依赖于肝活体组织检查,可见肝细胞内有小泡性脂肪浸润;电子显微镜下见线粒体膨大及致密体减少或消失等特征性改变。

治疗应采取综合措施,纠正代谢紊乱,控制脑水肿和降低颅内压,加强护理和控制惊厥等对症处理。消除脑水肿是关键方法,注意保护肝功能和加强支持疗法。

此病预后与病情轻重、进展速度及治疗早晚有关。幼儿预后较差,病死率为10%~40%。后遗症为智力低下、癫痫、瘫痪、语言障碍或行为异常。

(窦晓光)

jiǔjīngxìng gānbìng
酒精性肝病(alcoholic liver disease, ALD)

因长期过量饮酒导致的肝细胞结构异常和(或)功能障碍的疾病。俗称酒精肝。初期表现为脂肪肝,进而发展成酒精性肝炎、肝纤维化和肝硬化;严重酗酒时可诱发广泛肝细胞坏死甚至肝衰竭。ALD确切患病率不甚清楚。2003年美国肝病死亡者中44%源于酒精中毒。

ALD仅发生于部分饮酒患者,故酒精引起的进展性肝病或硬化可能不完全具有剂量依赖性。诸多危险因素可增加ALD的发生和进展风险。除过量饮酒外,尚包括酒的种类、空腹饮酒、蛋白质缺乏性营养不良、维生素和微量元素异常、性别、种族、遗传易感性、合并慢性肝炎和服用某些药物等。

中国现行诊断标准为:①长期饮酒史:一般超过5年,饮酒折合乙醇量,男性≥40g/d,女性≥20g/d,或2周内大量饮酒,折合乙醇量>80g/d。乙醇量(g)=饮酒量(ml)×乙醇含量(%)×0.8。②可无症状,或右上腹胀痛、食欲缺乏、乏力、体重减轻、黄疸等非特异性症状,随病情加重,可有神经精神症状和蜘蛛痣、肝掌等表现。③血清天冬氨酸转氨酶(AST)、丙氨酸转氨酶(ALT)、γ谷氨酰转肽酶(GGT)、总胆红素、平均红细胞体积(MCV)和缺糖基转铁蛋白(CDT)等水平升高,凝血酶原时间延长;其中AST/ALT比值>2、CDT、GGT和MCV升高较特异,禁酒后可明显下降,通常4周内基本恢复正常(但GGT恢复较慢)。④肝脏超声检查或CT检查有典型表现,同非酒精性脂肪性肝病。⑤排除嗜肝病毒现症感染

以及药物、中毒性肝损伤和自身免疫性肝病等。符合第①~③项和第⑤项或第①、②、④项和第⑤项可诊断ALD;仅符合第①、②项和第⑤项可疑诊ALD;符合第①项,同时有病毒性肝炎现症感染证据者,可诊断为ALD伴病毒性肝炎。

无论ALD处于何阶段,完全戒酒是最主要和最基本的治疗措施。应注意预防酒精戒断综合征,多呈急性发作过程,常表现为四肢抖动、出汗和幻觉等,严重者可呈抽搐状态或癫痫样痉挛发作。一旦出现以上症状,需镇静治疗,并纠正以蛋白质缺乏性营养不良为主的营养失衡,心理治疗亦应贯穿始终。

(王炳元)

jiǔjīngxìng zhīfánggān
酒精性脂肪肝(alcoholic fatty liver,AFL)

长期或短期过量饮酒抑制肝脂肪酸氧化,破坏肝细胞膜结构和功能致肝细胞脂肪变性的疾病。对饮酒过量的界定各国不一,英国≥30g/d,中国≥40g/d,美国≥60g/d。中国人AFL的患病率:上海(2000年)0.79%,广州(2006年)2%,沈阳(2009年)10%。

病因及发病机制 AFL源于长期饮酒或短期过量饮酒,其危险因素包括性别、种族、肥胖、铁超负荷、伴发病毒性肝炎及遗传因素等。①乙醇和乙醛的毒性:过量饮酒后,乙醇可抑制肝脏脂肪酸的氧化,促使极低密度脂蛋白释放入血。同时,乙醇经乙醇脱氢酶和细胞色素$P450_2E_1$酶催化,氧化生成的乙醛,可破坏肝细胞膜结构和功能及抑制细胞内蛋白合成和分泌。此外,乙醇、乙醛的代谢过程不仅使肝脏氧耗增加、能量储存减少,还可改变

肝脏 NADH/NAD（+）氧化还原电位，促进丙酮酸转化为乳酸、磷酸二氢丙酮转化为 α 磷酸甘油，进而抑制依赖 NAD（+）的生化反应，如三羧酸循环、脂肪酸 β 氧化、氧化磷酸化和糖原异生等，使肝内 3-磷酸甘油水平升高引起脂肪肝；细胞色素 $P450_2E_1$ 酶还可降低细胞内具有抗氧化功能的谷胱甘肽水平。②过量饮酒造成的营养不良：乙醇导致的能量耗竭、胰腺功能不全和肝脏营养代谢损伤时的吸收障碍、降解增加均可造成营养不良。研究显示当酒精提供机体每天所需热量的 35% 即可发生脂肪肝。

临床表现 与肝脏脂肪浸润的程度成正比。缺乏特异性症状，短期内中等量或大量饮酒后，症状比较明显，可有乏力、消瘦、黄疸、肝区疼痛、腹泻等，多无肝大。可能出现腮腺肿大、掌挛缩、女性化，部分患者有维生素缺乏表现，如周围神经炎、舌炎、口角炎、皮肤淤斑等，但缺乏特异性和敏感性。

诊断与鉴别诊断 诊断同酒精性肝病。此病需与非酒精性脂肪性肝病、病毒性肝炎、药物性肝病、全胃肠外营养、肝豆状核变性等可导致脂肪肝的特定疾病鉴别。肥胖伴 3 个以上代谢综合征组分的脂肪肝患者，应诊断为非酒精性脂肪性肝病。无论饮酒量多少，饮酒都是非酒精性脂肪性肝病的诱发或加重因素。

治疗 最主要是戒酒和营养支持。及时补充氨基酸、维生素（尤其是 B 族维生素）和微量元素。适当选用多烯磷脂酰胆碱和腺苷蛋氨酸，稳定生物膜、促进细胞代谢，改善患者的精神症状；给予消化酶和益生菌纠正腹泻；单纯 γ 谷氨酰转肽酶或胆红素水平持续增高超过 4 周者，可给予熊去氧胆酸治疗。

预后 此病有自限性。戒酒 4~6 周后大部分患者可完全恢复，5%~15% 的患者可能会发展为肝纤维化和肝硬化。

预防 宣传过量饮酒的危害，提高大众对 AFL 认识和重视，做到早发现、早诊断、早治疗。

（王炳元）

jiǔjīngxìng zhīfángxìng gānyán

酒精性脂肪性肝炎（alcoholic steatohepatitis，ASH）

大量饮酒导致的严重酒精性肝病。占酒精性肝病住院患者的 10%~35%，病死率高达 30%~60%，是肝衰竭常见的重要原因之一。其特征有发热、肝大、肝坏死时可缩小，肝组织中性粒细胞浸润并有中毒颗粒，血清肿瘤坏死因子α、白介素 8、分泌型细胞间黏附因子水平升高。在亚洲，尤其是日本或中国，并不少见。

病因及发病机制 见酒精性肝病。此外，肿瘤坏死因子在 ASH 的发生发展过程中具有重要作用。过量饮酒导致的内毒素血症，促使脾巨噬细胞产生肿瘤坏死因子α并选择性地作用于肝脏，使肝脏释放白介素 8 和细胞间黏附因子 1，诱导中性粒细胞向肝脏聚积，导致组织炎症反应，造成肝细胞的蛋白质、脂质、线粒体和 DNA 损伤，继而出现 β 氧化、生物氧化和糖原异生障碍，使肝细胞丧失能量来源，极易诱发急性肝衰竭。

临床表现 通常亚急性起病，经过数周或数月才出现明显的临床表现。多有厌食、恶心、呕吐、腹痛、腹泻、体重减轻和消化道出血等。可有营养不良、发热、黄疸、蜘蛛痣、肝大、脾大、腹水、肝性脑病，甚至精神错乱等表现。59% 的重症不伴恶性包块者有肝脏血管杂音，是诊断 ASH 的强有力证据。

诊断与鉴别诊断 ASH 的临床症状多样，无特异性，长期过量或大量饮酒史是诊断的关键。

实验室检查 特异性指标包括天冬氨酸转氨酶（AST）、胆红素和外周血白细胞。血清 AST 轻至中度升高，可达正常值上限的 2~6 倍，AST 与丙氨酸转氨酶比值>1.5；血清总胆红素水平常>34.2μmol/L；外周血白细胞数明显升高者预后极差。非特异性指标有 γ 谷氨酰转肽酶、血清总胆固醇和平均红细胞体积。胆红素升高、γ 谷氨酰转肽酶下降，且血清总胆固醇<2.6mmol/L者预后不良。血清肿瘤坏死因子α、白介素 8、分泌型细胞间黏附因子水平上升。

影像学检查 可有脂肪肝或肝硬化改变。重症 ASH 患者肝脾 ^{99m}Tc-硫胶体核素扫描的特征性改变为胶体移位至骨髓和脾，肝几乎不显影。

肝脏病理学检查 表现为融合结节坏死、脂肪变性、核周和细胞周围胶原沉积、马洛里小体、巨大线粒体、胆汁淤积和气球样变，早期即出现静脉周围炎，中性粒细胞浸润为特征性改变。

部分重症患者的表现与细菌感染和（或）胆汁淤积相似，需鉴别。需与其他原因导致的腹水、静脉曲张破裂出血、肝肾综合征、精神障碍等并发症鉴别诊断。

治疗 基本治疗包括彻底戒酒和营养支持。对重症 ASH 患者，除基本治疗外，还需用糖皮质激素（简称激素）和肿瘤坏死因子抑制剂治疗；对不能用特异治疗药物者，可选择抗炎、抗氧化、抗纤维化等针对不同靶点的药物对症治疗。对腹水、静脉曲张破裂出血、肝肾综合征等并发症的治疗见肝硬化。营养支持应尽量选择经口或空肠途径，热量为健康人的 1.2～1.4 倍。纠正低钾血症。为防肌肉萎缩，提倡睡前补充营养，热量约为 2928kJ/d。

对重症 ASH 患者，需在评价疾病严重程度基础上，决定是否采用激素治疗。2009 年美国酒精性肝病诊疗指南（IA 级）推荐：对 Maddrey 辨别函数评分 ≥ 32，伴或不伴肝性脑病且无激素使用禁忌证者，应考虑用泼尼松龙。Lille 模型评分常用于评价激素的疗效。Lille 评分 ≥ 0.45 说明患者对激素治疗不敏感，建议停止应用。

己酮可可碱是一种口服的磷酸二酯酶抑制剂，在调节其他细胞因子的同时抑制肿瘤坏死因子 α 产生，是治疗重症 ASH 的一线药物，疗效优于激素。美国酒精性肝病诊疗指南（IB 级）推荐的己酮可可碱治疗适应证为：患者的 Maddrey 辨别函数评分 ≥ 32，且有激素治疗禁忌。

预后　即使经过治疗，重症 ASH 患者（Maddrey 辨别函数评分 > 50）4 周的死亡率仍超过 70%。终末期肝病模型评分、Maddrey 辨别函数、Child-Pugh-Turcotte（CPT）分级等是主要的预后评估工具。Maddrey 辨别函数评分 < 32，不伴肝性脑病或终末期肝病模型评分 < 18 的患者，发生并发症的风险较低；Maddrey 辨别函数评分 ≥ 32，终末期肝病模型评分 > 21，提示预后不良。Lille 评分 ≥ 0.45 分者的 6 个月生存率仅为 25%。

预防　避免过量饮酒。戒酒困难者可口服巴氯芬，以降低患者对酒精的渴望、延长复发时间。

（王炳元）

jiǔjīngxìng gānxiānwéihuà

酒精性肝纤维化（alcoholic liver fibrosis，ALF）

乙醇持续损伤所致酒精性脂肪性肝炎恶化，以胶原为代表的细胞外基质成分过度沉积与异常分布的肝纤维增生性疾病。是酒精性肝硬化的前期阶段。

长期大量饮酒致机体肠道屏障功能减弱，肠道细菌产生的内毒素经门静脉进入肝脏，活化肝库普弗细胞，其分泌的大量细胞因子（如肿瘤坏死因子 α、血小板衍生生长因子）可激活肝星状细胞（hepatic stellate cell，HSC）；乙醇、乙醛在肝脏的代谢过程中产生的脂质过氧化产物能激活核因子 κB，后者反式激活 HSC 的 α_2 型胶原基因启动子。HSC 活化是 ALF 病程中的关键环节。活化的 HSC 可增加基质金属蛋白酶组织抑制因子（tissue inhibitor of metalloproteinases，TIMP）活性，抑制基质金属蛋白酶（matrixmetalloproteinases，MMP）活性，使基质分泌的速度快于降解的速度，导致大量胶原纤维在肝组织中沉积。损伤肝细胞分泌的转化生长因子 β_1 可激活其邻近的 HSC，启动肝纤维化。ALF 的自然病程也受遗传和环境因素影响。

ALF 缺乏特异性临床表现。血清 III 型前胶原蛋白、IV 型胶原蛋白、透明质酸、层粘连蛋白、纤维结合蛋白等肝纤维化标志物含量可不同程度增加，且与肝组织门管区和小叶内炎症、纤维化程度平行。血清 MMP、TIMP 含量及 MMP/TIMP，γ 谷氨酰转肽酶、白蛋白/球蛋白、天冬氨酸转氨酶/丙氨酸转氨酶、天冬氨酸转氨酶/血小板计数等均与肝脏炎症、纤维化程度相关。诊断其他肝纤维化的一些综合指标，如

PGA 指数、PGAA 指数、Fibro Test 等也常被用于诊断 ALF。

超声、CT、磁共振成像、核素扫描、瞬时弹性记录仪及腹腔镜等已被广泛用于 ALF 的临床诊断。组织学检查是诊断 ALF 的金标准，因其有创性及患者依从性较差，难以作为常规临床检查手段。

戒酒和抑制 HSC 活化是最主要的治疗措施。戒酒可明显提高患者身体素质，使肝脏病变及异常的生化指标减轻或恢复正常，但对部分中重度患者的效果不明显。抑制 HSC 活化的药物包括抗氧化剂（维生素 E、多烯磷脂酰胆碱、水飞蓟宾和 S-腺苷甲硫氨酸）、过氧化物酶增殖激动受体 γ 配体噻唑烷二酮类、松弛素、部分中成药（扶正化瘀胶囊、甘草甜素）等。己酮可可碱也可用于治疗 ALF，以抑制肿瘤坏死因子产生和胶原分泌。

不饮酒或少饮酒是预防 ALF 的根本。

（王炳元）

jiǔjīngxìng gānyìnghuà

酒精性肝硬化（alcoholic liver cirrhosis，ALC）

长期大量饮酒所致肝硬化。是酒精性肝病的终末期表现。早期可无症状，中晚期的临床表现与其他原因造成的肝硬化相似，但肝功能损伤更严重，常伴心脏、脑、肾和胰腺等损伤，合并酒精性脂肪性肝炎时易出现肝性脑病和消化道出血，死亡率极高。

ALC 占欧美国家全部肝硬化的 50%～90%。中国研究资料显示，ALC 占同期肝硬化的 4.4%～21.9%，ALC 合并病毒性肝炎肝硬化占同期肝硬化的 11.2%～40.0%；99% 的 ALC 患者为男性，平均发病年龄（51.22±11.28

岁，比慢性乙型肝炎肝硬化晚5～10年；肝损害程度与饮酒量和饮酒年限相关，北方地区患者的饮酒量（80～159g）和饮酒时间（20～29年）均高于南方。

发病机制 乙醇造成肝脏损伤的主要机制为营养不良、氧化应激和乙醇及其代谢产物的直接或间接损伤，详见酒精性脂肪肝。

临床表现 多呈渐进性发展或隐匿性发病。部分患者无明显症状，或仅表现为排便次数增多或糊状便。患者常有右季肋部不适、隐性或显性黄疸、低热和肝大，多数出现乏力、黄疸、蜘蛛痣和男性乳房发育、睾丸萎缩等；女性常出现月经不调、闭经等。前臂远端蜘蛛痣或巨大蜘蛛痣（图）是特异性体征。若饮酒合并病毒感染，食管胃静脉曲张的发生率明显增加。若出现明显乏力、体重减轻、出血倾向、高度黄疸及腹水，有明显蜘蛛痣、肝掌体征时，可能已发生酒精性脂肪性肝炎。

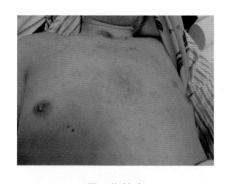

图 蜘蛛痣

注：前胸巨大蜘蛛痣，颈部多发蜘蛛痣

可发生肝硬化常见的并发症。由于肝功能严重受损，尤其凝血机制严重障碍，多出现胃肠黏膜渗血；由于营养不良、代谢产物不能及时清除和消化道出血等，故常发生肝性脑病；由于脾功能亢进，机体免疫功能降低，易并发各种感染如支气管炎、肺炎、结核性腹膜炎、胆道感染、自发性细菌性腹膜炎及革兰阴性杆菌败血症等。

由于脂肪变使有效肝细胞数量减少，胰岛素、胰高血糖素、生长激素等灭活障碍，诸多细胞因子表达异常，以及胰腺损伤等，发生肝源性糖尿病的机会远高于其他肝病；残存肝细胞减少容易导致低血糖反应。

诊断与鉴别诊断 诊断依据：①长期饮酒史。②临床表现。③实验室检查：可有贫血、以大细胞性贫血为主，白细胞数减少、肝酶异常、白蛋白减少等。血清γ谷氨酰转肽酶显著增高是特征性改变；血清丙氨酸转氨酶不增高或增高不显著，天冬氨酸转氨酶与丙氨酸转氨酶的比值＞2者占41.78%，红细胞平均体积增大者占40.45%，低蛋白血症、凝血酶原时间延长、高胆红素血症等发生率明显高于病毒性肝炎肝硬化；晚期可出现以结合胆红素增高为主的肝内淤胆表现和严重的凝血机制障碍。④影像学检查：超声或CT显示：肝表面光滑且有饱满感、内部回声细腻或有不规则低回声，肝/脾CT比值常<1；尾叶增大压迫下腔静脉导致假性巴德-基亚里综合征（Budd-Chiari syndrome），出现顽固性腹水和下肢水肿；有时方叶过度增大压迫乳糜池出现乳糜性腹水或胆固醇性腹水。⑤组织学变化：主要表现为小结节性肝硬化，极少数为大结节性或混合性肝硬化。肝切面可见无数比较整齐的圆形或近圆形的岛屿状结节（正常肝细胞团），结节间有纤细的灰白色结缔组织间隔。典型的小结节呈橘黄色、红黄色或棕栗色、细小而均匀，光学显微镜显示小结节主要由脂肪变的肝细胞组成。临床上出现明显的肝硬化并发症，但影像学有时报告为脂肪肝。

ALC需与其他原因造成的肝硬化鉴别，长期饮酒史是鉴别的关键，但饮酒和病毒感染可重叠存在。源于饮酒者肝功能损伤较明显，源于病毒感染者则以门静脉高压表现为重。若患者出现精神异常，需与酒精戒断综合征（见酒精性肝病）、肝性脑病、酒精性精神障碍、韦尼克（Wernicke）脑病及Korsakoff综合征（多神经炎性精神病）鉴别。

治疗 戒酒和营养支持是基本措施，治疗方法见酒精性脂肪肝及酒精性脂肪性肝炎。对伴严重营养不良或肝功能失代偿者，可给予肠内营养支持。并发症的治疗见肝硬化。终末期患者可考虑进行肝移植。

预后 蛋白质-热量营养不良提示预后不良，与感染、肝性脑病和腹水等并发症的发生有关。

预防 在彻底戒酒和营养支持的基础上，及时处理相关并发症是预防ALC进展的重要措施。

（王炳元）

yàowùxìng gānbìng

药物性肝病（drug-induced liver disease，DILD） 药物和（或）其代谢物诱导的肝损伤。是肝生化异常的常见原因之一，是重要的药物不良反应，也是美国食品药品监督管理局将药物撤市的主要原因。年发病率为19/10万，约1%住院患者可发生DILD。发病率随年龄增长显著增加，15～29岁为9/10万，70岁以上为41/10万。DILD实际临床发生数远比报道数多，已引起医学界、制药业、管理部门和公众的重视。

病因及发病机制 肝不仅是药物代谢的主要器官，也是药物损伤的主要靶器官。很多药物首先进行代谢活化，激活后的中间体毒性下降或增加。机体内药物代谢大致分为 3 个相。第 I 相为非极性（脂溶性）药物通过氧化、还原和水解等反应，生成极性基团（如—OH、—NH$_2$、—COOH、—SH）；第 II 相为上述生成物与内源性高极性化合物结合，生成水溶性高易于排泄的代谢产物，由肾脏排出；第 III 相为药物或代谢产物经肝细胞转运分泌，由胆汁排泄。也有人将药物向肝细胞内的转运称为 0 相。

DILD 可分为可预测性和不可预测性，前者主要源于药物的直接毒性作用，后者占多数，其发生机制又可分为代谢特异质和过敏特异质 2 类（表 1）。

药物直接肝损伤机制 药物常经自由基或代谢介质致细胞膜脂质过氧化，也可经改变细胞膜或细胞内分子结构，激活凋亡途径而损伤肝细胞。特点为：①常可预测。②毒性与剂量成正比。③可在动物实验中复制。④暴露药物至出现肝损害潜伏期通常很短（一般仅为数小时）。

免疫特异质肝损伤机制 特点为：①不可预测性。②仅发生在某些人或人群（特异体质），或有家族集聚现象。③与用药剂量和疗程无关。④实验动物模型常无法复制。⑤具有免疫异常指征。⑥可有肝外组织器官损害的表现。

代谢特异质肝损伤的机制 特点为：①多数给药后较长时间出现。②不伴过敏症状。多与细胞色素 P450（CYP）系统药物代谢酶基因多态性相关，造成代谢能力低下，致药物原型或中间代谢产物蓄积而发病。与强代谢型相比，弱代谢型的药时曲线下面积可升高 10~100 倍。CYP3A4 与药物代谢最为密切，其次为 CYP2D6 和 CYP2C，约与 40% 药物代谢相关。第 II 相药物代谢酶如尿核苷二磷酸葡萄糖醛酸转移酶、N-乙酰基转移酶 2 和谷胱甘肽 S 转移酶也有遗传多态性。N-乙酰基转移酶 2 活性低下者异烟肼肝损害的发生率高，且有重症化倾向。研究表明，DILD 的免疫特异质反应与 6 号染色体上高变异的人类白细胞抗原（human leucocyte ahtigen，HLA）系统密切相关，如阿莫西林-克拉维酸肝损害与 HLA-DRB1＊1501-DRB5 相关，表明免疫特异质肝损伤机制可能部分与代谢特异质相关。此外，肝脏转运蛋白体基因变异，与药物性胆汁淤积也密切相关。

氧化应激机制 与上述 3 种机制均相关。氧化应激可致靶位的细胞膜、线粒体膜活动性降低，膜结合蛋白改变；可使肽交联或肽键断裂，酶活性降低或丧失致蛋白质损伤；可加合核酸的碱基或糖基致单链或双链断裂，造成核酸损伤。超氧化物歧化酶和谷胱甘肽过氧化物酶参与线粒体氧化应激反应，二者的基因多态性在特异质性肝损伤中起重要作用。此外，宿主体内的炎症反应可能激发特异质药物性肝损伤。

临床表现 DILD 可分为肝细胞损伤型、肝内胆汁淤积型和混合型。临床病变可分为：①慢性肝炎和肝硬化。②药物诱导的自身免疫性肝病。③慢性肝内胆汁淤积。④肝血管病变如肝紫癜病和肝窦阻塞综合征。⑤肝良性或恶性肿瘤等。

急性 DILD 表现似病毒性肝炎，黄疸出现前 1~2 天有乏力、食欲不振、上腹不适、恶心、呕吐、尿色加深等前驱症状，多无发热，可有肝大伴压痛，以及发热、关节痛、皮疹等肝外表现。血丙氨酸转氨酶（ALT）、天冬氨酸转氨酶（AST）可明显增高，严重者可呈肝衰竭表现，凝血酶原时间明显延长，并有肝性脑病。轻症者表现似无黄疸型肝炎，可仅有 ALT 轻度增高。慢性 DILD 为用药后肝生化指标持续或反复异常>6 个月，可伴肝纤维化或肝硬化。

诊断 DILD 发病时间差异很大，临床表现与用药关系常较隐匿，易被临床医师忽视，且尚无特异性诊断标志和规范可靠的诊断标准。1993 年国际共识会通过改良 Danan 方案，即 RUCAM 因果关系评价法（表 2），已广泛用于评估 DILD 形成的因果关系。1997 年 Maria 提出较简捷改良方案和以后试用评估药物不良反应的 Naranjo 评分系统，但与 Danan 标准相比均缺乏有效性和可重复性。2004 年消化疾病周会议上日本肝病学会提出增加药物淋巴细胞刺激试验，但尚未在美国获食

表 1 特异质性药物性肝损伤的特征

分类	免疫性	代谢性
发生机制	新抗原形成免疫反应性	代谢酶等的基因多态性，肝毒性代谢产物增加
发病时间	1~5 周	多变（1 周~1 年）
过敏反应（发疹、发热等）	有	无
刺激试验	迅速（1~2 天）	缓慢（数天~数周）

表 2　急性药物性肝病因果关系评价（1993 年 Danan）

	肝细胞损伤型		肝内胆汁淤积或混合型		评价
1. 服药至发病时间					
不相关	反应前已开始服药或停药后超过 15 天 *		反应前已开始服药或停药后超过 30 天 *		无相关性
未知	无法获得计算服药至发病时间				无法评价
	初次治疗	随后治疗	初次治疗	随后治疗	计分
从服药开始					
提示	5~90 天	1~15 天	5~90 天	1~90 天	+2
可疑	<5 天或>90 天	>15 天	<5 天或>90 天	>90 天	+1
从停药开始					
可疑	≤15 天	≤15 天	≤30 天	≤30 天	+1
2. 病程	ALT 峰值与 ALT 正常值上限的差值		ALP（或 TB）峰值与正常值上限的差值		
停药后					
高度提示	8 天内降低>50%		不适用		+3
提示	30 天内降低≥50%		180 天内下降≥50%		+2
可疑	在 30 天后不适用		180 天内下降<50%		+1
无结论	没有相关资料或在 30 天后下降≥50%		不变、上升或无资料		0
与药物作用相反	30 天后下降<50%或再升高		不适用		−2
若药物仍在使用	所有情况		所有情况		0
无结论					
3. 危险因子	酒精		酒精或怀孕		
有					+1
无					0
年龄≥55 岁					+1
年龄<55 岁					0
4. 伴随用药					
无或伴随用药至发病时间不合适					0
伴随用药至发病时间合适或提示					−1
伴随用药已知有肝毒性且至发病时间合适或提示					−2
有证据伴随药物至肝损伤（再用药反应或有价值检测）					−3
5. 除外其他原因					
（1）近期有 HAV 感染（抗-HAV IgM）、HBV 感染（抗-HBc IgM）或 HCV 感染（抗-HCV），有非甲非乙肝炎感染背景的证据；胆道梗阻（B 超）；酗酒（AST/ALT 比值≥2），近期有急性循环衰竭（特别有重要的心脏疾病）		● 所有原因，包括（1）和（2）完全排除		+2
			● （1）中 5 个原因排除		+1
			● （1）中 4~5 个原因排除		0
（2）重要疾病并发症；临床和（或）实验室提示巨细胞病毒、EB 病毒或疱疹病毒感染		● （1）中少于 4 个原因被排除		−2
			● 非药物原因高度可能性		−3
6. 药物既往肝损的报告					
药物反应在产品介绍中已标明					+2
曾有报道但未标明					+1
未报道过有反应					0
7. 再用药反应					
阳性	单用该药 ALT 升高≥2 倍 ULN		单用该药至 ALP（或 TB）升高≥2 倍 ULN		+3
可疑	再用同样药 ALT 升高≥2 倍 ULN		再用同样药 ALP（或 TB）升高≥2 倍 ULN		+1
阴性	再用同样药 ALT 升高仍在正常范围		再用同样药 ALP（或 TB）仍在正常范围		−2
未做或不可判断	其他状况		其他状况		0

* 慢代谢型药除外，最后判断>8：非常可能；6~8：很可能；3~5：可能；1~2：不像；≤0：无关

品药品监督管理局批准，可能缺乏标准化和可重复性。美国国立卫生院于 2008 年 12 月 DILD 专题讨论会上就如何获取个体 RUCAM 分值达成共识，希望将等级之间的变异性降至最小。

诊断主要依靠以排除法为主的思路，应排除胆流异常、病毒性肝炎、自身免疫性肝病、酒精性肝病、遗传代谢障碍性肝病及血流动力学变化等，必要时行肝穿刺活检，再结合 RUCAM 分值诊断。DILD 病理表现复杂多样，一般特征如下：①局灶性（小叶中央）边界较为明显的坏死和脂肪变性，坏死灶严重程度与临床不成比例。②肝脏炎症较轻，小胆管胆汁淤积较明显。③门管区炎症程度较轻（可有胆管破坏性病变）。④多为中性粒细胞或嗜酸性粒细胞浸润。⑤类上皮肉芽肿形成。⑥微泡性脂肪变（线粒体损伤）和脂肪性肝炎。靶位是肝窦内皮细胞者可发生肝窦阻塞综合征。

国际严重不良反应协会 2011 年发布共识，将 DILD 临床生化指标 ALT 的阈值提高到 5 倍正常值上限（upper limits of normal，ULN）以上，可排除不重要的自限性药物相关事件和脂肪性肝炎等。符合以下任何一条可达 DILD 生化诊断标准：① ALT ≥ 5 倍 ULN。②ALT≥2 倍 ULN，特别是伴 5′核苷酸酶或 γ 谷氨酰转肽酶（GGT）升高而无骨病者。③ ALT ≥ 3 倍 ULN 且总胆红素 ≥ 2 倍 ULN。根据 1989 年国际医学科学组织理事会确立的标准，药物性肝损伤分为肝细胞型、胆汁淤积型和混合型。2005 年由美国食品药品监督管理局药物肝毒性委员会修订。3 型诊断标准如下：①肝细胞损伤型：ALT≥3 倍 ULN 且 ALT/ULN

与 ALP/ULN 比值 ≥5。②胆汁淤积型：ALP ≥2倍 ULN 且 ALT/ULN 与 ALP/ULN 比值≤2。③混合型：ALT≥3 倍 ULN，ALP≥2 倍 ULN，且 2 < ALT/ULN 与 ALP/ULN 比值<5。

治疗 立即停用有关药物和可疑药物，支持治疗和监测急性肝衰竭的发生。轻度者多数可在短期内康复。非特异解毒剂可用 N-乙酰半胱氨酸，过敏特异质和肝内胆汁淤积者应慎用糖皮质激素，胆汁淤积型可用熊去氧胆酸、牛磺酸熊去氧胆酸，代谢特异质者可用抗氧化剂。肝功能损害严重或发生肝衰竭者应按肝衰竭处理，必要时给予人工肝支持并申请肝移植登记。

预后 停药后多数患者可较快痊愈。少数患者会演变为慢性 DILD，约 5% 胆汁淤积型和混合型可发生肝衰竭，病死率达 20%。

预防 尚无确切办法。应尽量减少不必要的用药，特别是老年人和有过敏史者，应严格参照说明书用药。Ⅰ、Ⅱ和Ⅲ期的临床研究可筛选剔除潜在的肝毒性制剂，但尚不能除外药物导致的特异质肝损害。因此，应建立药物上市后不良事件监测、报告及登记系统。

（陈成伟）

zìshēn miǎnyìxìng gānbìng
自身免疫性肝病（autoimmune liver diseases，ALD） 自身免疫反应介导的以慢性肝炎或胆汁淤积为主要临床表现的肝脏疾病。又称自身免疫性肝脏疾病。包括自身免疫性肝炎（autoimmune hepatitis，AIH）、原发性胆汁性肝硬化（primary biliary cirrhosis，PBC）和原发性硬化性胆管炎（primary sclerosing cholangitis，PSC）及重叠综合征（overlap syndrome）。该类疾

病较少见，早期主要见于西方报道，但近年来中国有关此病的报告逐渐增多。

ALD 的病因和发病机制尚未完全阐明，一般认为与遗传背景及环境因素所导致的自身免疫功能紊乱有关。其共同特点是有家族聚集性、同卵双胎发病一致率很高，与部分人类白细胞抗原基因及非人类白细胞抗原基因有较强的关联性，提示遗传因素起重要作用。微生物感染，药物、毒物接触史及地理分布不均衡等则提示环境因素也参与其发病。天然及获得性免疫、体液及细胞免疫功能紊乱介导肝细胞损伤。其共同规律是维系自身免疫耐受功能的调节机制障碍，如自然杀伤细胞、自然杀伤 T 细胞及调节性 T 细胞数量减少及功能障碍；促进免疫应答的调节机制亢进，如辅助性 T 细胞 17 数量增加及功能亢进，机体免疫系统对肝细胞或胆管细胞自身抗原的免疫耐受性被打破，导致肝实质或胆管系统的慢性炎症坏死，并发展为肝纤维化和肝硬化。

ALD 所包含的 AIH、PBC、PSC 和重叠综合征，其临床表现、实验室检查、诊断及治疗既有共性又有区别。

ALD 的预后与年龄、首次诊断时的疾病分期及患者对治疗的应答有关。肝移植是治疗该类疾病终末期的唯一有效方法，可改善患者的生活质量，提高 3 年、5 年和 10 年生存率。

（贾继东）

zìshēn miǎnyìxìng gānyán
自身免疫性肝炎（autoimmune hepatitis，AIH） 自身免疫反应介导的以淋巴细胞和浆细胞浸润为特征的慢性进行性肝炎。血清转氨酶水平升高、高 γ 球蛋白血症、

自身抗体阳性。严重者可快速进展为肝硬化和肝衰竭。在全世界范围内均有发生，欧美国家的发病率较高，中国的发病率和患病率尚不清楚，文献报道的病例数有上升趋势。多发于女性，男女之比为 1:4，10~30 岁及 40 岁以上为两个发病年龄高峰。

病因及发病机制 尚未完全阐明。一般认为，在有遗传易感性的个体，环境诱发因素打破机体对自身肝脏抗原的免疫耐受，产生针对自身肝脏抗原的免疫攻击，导致慢性、进行性肝脏炎症坏死，并可进展为肝纤维化、肝硬化和肝衰竭。

遗传易感性 基因多态性与 AIH 的遗传易感性有关。不同地域、不同种族人群携带的易感基因不同，北欧和北美 AIH 患者的遗传易感性与 HLA-DRB1 * 0301 和 DRB1 * 0401 等位基因相关，缺乏 DRB1 * 0301 和 DRB1 * 0401 的部分患者的遗传易感性则与 DRB1 * 13 相关；中国患者的遗传易感性可能与 HLA-DRB1 * 0405 等位基因有关。此外，许多与免疫应答有关的非 HLA 基因与 AIH 遗传易感性有关。自身免疫性疾病属于多基因遗传疾病，其发病与否及其严重程度的差异可能是多个相关基因综合表达的结果。

诱发因素 微生物感染和药物是 AIH 的诱发因素。病毒感染尤其是甲、乙、丙型肝炎病毒和单纯疱疹病毒感染等可诱发 AIH。某些药物如酚丁、甲基多巴、呋喃妥因、双氯芬酸、干扰素、匹莫林、米诺环素、阿托伐他汀和某些中草药成分能损伤肝细胞，触发引起 AIH 的免疫过程。上述外来抗原通过修饰自然抗原或通过分子模拟机制打破自身免疫耐受，产生自身免疫反应。

免疫调节紊乱 在生理状态下，促进免疫应答和抑制免疫应答的调节网络通过精确调控，使机体处于免疫应答的平衡状态。在 AIH 患者，免疫应答失衡，难以维持其对肝细胞抗原的免疫耐受。辅助性 T 细胞 17（helper T cell 17，Th17）是一种 T 辅助细胞亚型，因分泌白介素-17（IL-17）而得名。主要功能是诱导细胞释放促炎症因子，介导炎症细胞的局部浸润及组织损伤。AIH 小鼠模型的血清 IL-17 水平明显升高，且与血清丙氨酸转氨酶水平及肝损伤趋势一致，提示 Th17 可能参与 AIH 的发病过程。CD4$^+$、CD25$^+$ 调节性 T 细胞（Treg）的主要功能是抑制对自身抗原或外来抗原的异常免疫反应。AIH 患者 Treg 细胞数量减少，且叉头样转录因子 3 表达下降、白介素 10、转化生长因子 β 分泌减少，而 CD8$^+$T 细胞凋亡减少、活性增强，提示 Treg 细胞数量和功能下降是 AIH 的重要发病机制之一。

肝细胞损伤机制 主要涉及两方面：①T 细胞介导的细胞毒性作用：CD8$^+$T 细胞被激活后，分化为细胞毒性 T 细胞，其释放的毒性细胞因子直接破坏肝细胞。②抗体依赖性细胞介导的细胞毒性作用：在 T 细胞的协同作用下，浆细胞分泌大量针对肝细胞抗原的自身抗体，与肝细胞膜上的蛋白成分结合形成免疫复合物，自然杀伤细胞通过识别免疫复合物上的 Fc 受体而破坏肝细胞。

临床表现 大多数患者表现为慢性肝炎，约 34% 的患者无任何症状，仅因体检发现肝功能异常而就诊；30% 的患者就诊时即出现肝硬化；8% 的患者因呕血和（或）黑粪等肝硬化失代偿期的表现而就诊；部分患者以急性、甚至暴发性起病（约占 26%），其血清转氨酶和胆红素水平较高，临床过程凶险。17%~48% 的患者合并其他自身免疫性疾病，常见的有类风湿关节炎、甲状腺炎、溃疡性结肠炎、1 型糖尿病等，是部分患者首次就诊的原因。

诊断与鉴别诊断 缺乏单一、可靠的诊断手段，必须根据临床表现及生物化学、免疫学及病理学检查综合考虑，并需除外其他常见的肝脏疾病。①血清天冬氨酸转氨酶、丙氨酸转氨酶水平明显升高，球蛋白、γ 球蛋白或 IgG ≥1.5 倍正常值上限。②除外遗传代谢性疾病、酒精性或中毒性肝病。③自身抗体阳性，如抗核抗体（antinuclear antibody，ANA）、抗平滑肌抗体（smooth muscle antibody，SMA）、抗可溶性肝抗原/肝胰抗原（anti-soluble liver antigen/liver-pancreas，SLA/LP）抗体、抗 F-肌动蛋白抗体，或抗肝肾微粒体（liver-kidney microsomal antibody，LKM）抗体低度≥1:80（成人）或≥1:40（儿童）。④肝脏病理学表现为大量淋巴细胞和浆细胞浸润门管区，并侵入肝实质的界面性炎症，且无胆管破坏、肉芽肿、铜铁沉积或提示其他疾病的病变。

对难确诊病例，可用国际 AIH 工作组（International AIH Group，IAIHG）提出的评分系统，包括临床表现、生化、免疫、组织学及对治疗的应答等指标。2008 年 IAIHG 提出了 AIH 简化诊断积分系统，仅包括血清 IgG、自身抗体、病理学及除外病毒性肝炎等指标；积分≥6 时，诊断 AIH 的特异性为 97%，敏感性为 88%；积分≥7 时，特异性为 99%，敏感性为 81%。

治疗 单用糖皮质激素或联

用硫唑嘌呤是治疗 AIH 的标准疗法。一般为联合用药。对合并严重血细胞减少、巯基嘌呤甲基转移酶缺乏、恶性肿瘤、妊娠或对硫唑嘌呤不耐受者，应予糖皮质激素单药治疗。血清球蛋白、γ 球蛋白及 IgG 水平可能反应机体免疫应答状况；由于单纯转氨酶水平正常不能代表肝组织病变恢复正常，因此疗程应 2 年以上。对于治疗 2~4 年且希望停药者，应行肝活组织检查，以减少复发可能。对复发病例按原方案治疗，但药物减量宜慢，同时延长疗程。对标准疗法应答不佳或治疗失败者，需分析诊断是否正确，并评估治疗依从性。若排除上述问题，应先尝试大剂量泼尼松或泼尼松联合硫唑嘌呤治疗。若效果仍不理想，则需考虑试用其他药物。

预后 个体差异较大，主要取决于疾病阶段即是否处于活动期、有无肝硬化等。未接受治疗的重症 AIH 的 3 年生存率为 50%，5 年生存率为 10%。治疗后患者 20 年的生存率达 80%，其寿命与性别、年龄相匹配的正常健康人群无明显差异。早期诊断并有效治疗是改善预后的重要手段。

（贾继东）

dǎnzhī yūjīxìng gānbìng

胆汁淤积性肝病（cholestatic liver diseases）

胆汁生成、分泌和排泄障碍所致的肝胆系统疾病。胆汁淤积包括胆红素和胆汁酸盐及其他胆汁成分分泌和排泄障碍。胆汁淤积与黄疸是两个相互交叉却不完全重叠的概念，多数胆汁淤积症伴黄疸，但有的胆汁淤积症或疾病早期无黄疸；反之，由溶血、无效造血所致非结合胆红素升高及由大量肝细胞坏死引起的黄疸不属于胆汁淤积的范畴。

病因及发病机制 病因众多，包括遗传、免疫、感染、变性、结石及肿瘤等。胆汁淤积性肝病可累及从两个相邻肝细胞形成的小胆管到十二指肠壶腹之间整个胆道系统的任何部分，可分为肝内胆汁淤积及肝外胆汁淤积。肝外胆汁淤积由胆道的机械性梗阻引起，肝门处胆管病变导致肝内较大胆管梗阻的疾病也属于此。常见原因有胆总管结石、胆囊癌、胆管细胞癌，尚有胰头和壶腹部肿瘤，外部肿瘤压迫和累及大胆管的原发性及继发性硬化性胆管炎等良性狭窄。通常，临床上的胆汁淤积性肝病指肝内胆汁淤积性肝病，无明显胆管梗阻，主要包括胆汁淤积性药物性肝损害、胆汁淤积性病毒性肝炎、原发性胆汁性肝硬化、仅累及小胆管的原发性硬化性胆管炎、妊娠期胆汁淤积、感染所致胆汁淤积等，还包括良性复发性肝内胆汁淤积、进行性家族性肝内胆汁淤积、霍奇金病、淀粉样变性、结节病等少见疾病。

临床表现 可有乏力、皮肤瘙痒、尿色加深、粪便颜色变浅、巩膜及皮肤黄染等。多数患者有黄疸，少数患者或疾病早期可不出现黄疸。长期胆汁淤积者可有脂肪和脂溶性维生素吸收障碍的表现，如粪便恶臭、脂肪泻、夜盲、骨质疏松、骨痛、骨折、睾丸萎缩、出血倾向等。有皮肤色素沉着、淤点、淤斑，以及肝、脾及全身浅淋巴结肿大等体征。

诊断与鉴别诊断 结合病史、临床表现、实验室检查及影像学检查结果作诊断。①实验室检查：血清胆红素升高，以结合胆红素为主、尿胆红素阳性、尿胆原阴性。血清碱性磷酸酶升高可先于胆红素升高；若血清碱性磷酸酶水平>正常值上限 2.5 倍，同时血清丙氨酸转氨酶水平<正常值上限 10 倍，则 90% 可诊断胆汁淤积，反之 90% 为肝炎。血清 γ 谷氨酰转肽酶水平常增高，但在 I 型进行性家族性肝内胆汁淤积和良性复发性肝内胆汁淤积患者正常。血清胆汁酸、胆固醇也增高。血清病原学检查，特别是肝炎病毒标志物对胆汁淤积的病因诊断至关重要。免疫学检查特别是血清 Ig 水平包括 IgG4 水平，抗线粒体抗体和抗核抗体等对诊断自身免疫性肝病有帮助。②影像学检查：腹部超声显像是发现或排除肝内、外胆管扩张及占位性病变的首选方法，磁共振胆胰管成像及内镜逆行性胆胰管造影术均可用于显示胆道系统疾病。前者为无创性方法，显示胆道系统梗阻的准确性接近后者；后者在显像的同时可取标本进行细胞学、组织学检查，还可完成胆道引流、扩张、放置支架等治疗。③病理学检查：肝组织病理学检查是诊断自身免疫性肝病、代谢及遗传性肝病、肿瘤（包括淋巴瘤）及肉芽肿性疾病（如结节病）等的有效方法，可用于胆汁淤积的病因诊断。

治疗 原发病治疗是关键。内镜或放射介入及手术是治疗肝外胆汁淤积性疾病的有效方法。肝内胆汁淤积性疾病的治疗因病因不同而异；如熊去氧胆酸治疗原发性胆汁性肝硬化，糖皮质激素治疗重叠综合征和 IgG 相关性胆管炎。肝移植是治疗各种胆汁淤积性疾病所致的终末期肝硬化的最有效手段。此外，还需治疗相关并发症。①皮肤瘙痒和乏力：阴离子交换树脂考来烯胺是一线药物，可与肠道内的胆汁酸紧密结合，形成不溶性复合体经粪便排出，从而阻断"肠-肝循环"，降低血清胆汁酸浓度，减轻瘙痒症状。因它也可与多种药物结合，影响药物的吸收，且有口腔异味、便秘等不良反应，故患者耐受性较差。肝酶诱导剂是二线药物。纳美芬、纳洛酮、纳屈酮等阿片受体拮抗剂对缓解瘙痒和疲劳有效。对于严重瘙痒者血液净化清除有害物质可能有效。瘙痒难忍且治疗无效者可考虑肝移植。②脂溶性维生素缺乏：胆汁淤积可导致脂肪及脂溶性维生素吸收障碍，引起维生素 A、D、E、K 缺乏，应予相应维生素治疗。③骨质疏松症：慢性胆汁淤积性肝病和激素可导致或加重骨质疏松症。钙和维生素 D 有防止脱钙的作用。雷洛昔芬是一种选择性雌激素受体调节剂，可减少骨质丢失；还可调节脂代谢，降低总胆固醇和低密度脂蛋白胆固醇水平。阿仑膦酸盐可有效增加骨量，联合雷洛昔芬，疗效更好。

预后 主要取决于原发病。解除梗阻后，肝外胆汁淤积可很快恢复；病毒性肝炎或药物所致肝内胆汁淤积，原发病治愈后也能消失。经有效药物治疗，自身免疫性肝脏疾病所致的胆汁淤积可长期缓解，遗传代谢性疾病所致的胆汁淤积多呈进行性发展。各种疾病所致的严重慢性胆汁淤积最终均可导致胆汁性肝硬化和肝衰竭。

（贾继东）

yuánfāxìng yìnghuàxìng dǎnguǎnyán
原发性硬化性胆管炎（primary sclerosing cholangitis，PSC） 以肝内外胆管炎症和纤维化为病理特征的慢性胆汁淤积性疾病。可发展为多灶性胆管狭窄。最终可继发胆汁性肝硬化，并发门静脉高压和肝衰竭，部分病例可并发胆囊癌、胆管细胞癌或结肠癌。北美和北欧人群的患病率至少为

2/10 万~7/10 万，青年男性多见，男女比例约 2:1，平均年龄 40 岁。中国尚无 PSC 的流行病学资料。

病因及发病机制 确切病因和发病机制尚不清楚。一般认为，在有遗传易感性的个体，环境因素诱发免疫应答异常，最终导致胆管上皮细胞的慢性炎症，炎症可同时累及结肠上皮细胞。①遗传学因素：呈家族聚集性，PSC 患者一级亲属的发病率比普通人群高近 100 倍。其遗传易感性不仅与 HLA-A1、-B8、-DR2、-DR3 及-DR52B8 基因有关，而且与肿瘤坏死因子 α 受体及细胞间黏附分子 1 等基因的多态性相关。②微生物因素：约 70% 的患者合并溃疡性结肠炎，因此慢性肠源性感染可能是 PSC 的病因之一。其可能机制是溃疡性结肠炎导致肠壁通透性增加，细菌或其毒素经肠壁侵入门静脉系统，引起慢性胆道系统炎症。③自身免疫因素：患者常有高 γ 球蛋白血症，尤其是 IgM 水平升高，外周血免疫复合物水平增高，补体激活；部分患者有自身抗体阳性，特别是抗中性粒细胞胞质抗体、抗心磷脂抗体和抗核抗体阳性等。有外周血 CD8[+] T 细胞数量减少、B 细胞数量增多等细胞免疫异常。患者肝脏淋巴细胞肿瘤坏死因子和白介素 1 含量升高，提示肿瘤坏死因子可能是介导 T 淋巴细胞反应性损伤的基础。PSC 患者胆管上皮细胞既表达 HLA Ⅱ 类抗原，又表达共刺激抗原 B7-2；门管区浸润的淋巴细胞表达 CD-28（B7 的配体），提示胆管上皮细胞可能作为抗原呈递细胞参与自身免疫损害过程。

临床表现 早期可无症状，仅在常规体检时发现血清碱性磷

酸酶水平升高。常见症状为乏力（75%）、瘙痒（70%）、波动性黄疸（50%）、体重减轻（40%）和发热（30%）。常见体征为肝大（55%）、黄疸（45%）、脾大（35%）、皮肤色素沉着（25%）和表皮脱落（21%）。少数患者有黄色瘤，晚期可出现腹水、下肢水肿等门静脉高压表现。约 25% 的患者在诊断 PSC 时无明显体征。合并炎症性肠病是 PSC 的一大临床特点，但炎症性肠病临床表现不突出。此外，PSC 患者可有胆汁淤积的共同并发症，如骨质疏松、脂溶性维生素缺乏等。

诊断与鉴别诊断 诊断：①临床表现：乏力、瘙痒、黄疸、肝脾大及炎症性肠病。②实验室检查：绝大多数患者的血清碱性磷酸酶水平为正常值上限的 2~3 倍以上，血清转氨酶水平多在正常值上限的 3~5 倍以内，50%~70% 的患者有不同程度的血清胆红素水平波动性升高。处于肝硬化阶段者可有血清白蛋白水平降低和凝血酶原时间延长。30% 的病例血清球蛋白水平升高，40%~50% 的病例血清 IgM 水平升高。抗心磷脂抗体和抗核抗体的阳性率分别为 66% 和 53%，抗线粒体抗体阴性。③影像学检查：磁共振胆胰管成像诊断 PSC 的敏感性和特异性均可达 90%。若不能确诊再行经内镜逆行性胆胰管造影。PSC 的典型胆管造影表现为：多灶性胆管狭窄或胆管扩张，其间胆管可正常，因而呈串珠状改变。多数患者的病变同时累及肝内和肝外胆管，20% 的病例病变仅累及肝外胆管，约 15% 的病例病变可累及胆囊和胆囊管。虽然 15% 的病例病变可累及胰管，但是临床多无胰腺炎表现。约 16% 的 PSC 病变仅累及肝内小胆管，故

胆管造影无异常。④肝脏病理学：是诊断肝内小胆管型 PSC 的必需条件，同时有助于排除其他病因所致硬化性胆管炎、进行疾病分期和判断预后。典型改变为纤维性胆管炎，呈洋葱皮样改变，即小叶间胆管周围淋巴细胞浸润、纤维组织包绕呈同心圆排列。门管区小叶间胆管或呈增生、水肿改变，或数量减少。3%~4% 的 PSC 患者肝脏可见非干酪样、非坏死性肉芽肿；由类上皮细胞组成，多含有巨细胞，肉芽肿可能是对胆汁漏出的一种反应形式。另外，在肝实质内偶可见炎性假瘤。根据病变范围及纤维化程度进行组织病理学分期，可将 PSC 分为 4 期：门管区炎症期、门管区周围炎期、纤维间隔期及肝硬化期。

应与以下疾病鉴别：①IgG4 相关性胆管炎：常伴自身免疫性胰腺炎，血清 IgG4 水平升高和肝组织 IgG4 免疫组织化学染色阳性为诊断此病的特异性指标，可考虑欧洲肝病学会建议的诊断标准。②PSC-自身免疫性肝炎重叠综合征。

治疗 主要是治疗 PSC 相关并发症，包括脂溶性维生素缺乏、骨质疏松、大胆管狭窄及胆管癌等。内镜和手术治疗可缓解黄疸，肝移植是终末期 PSC 唯一有效的治疗手段。①药物治疗：尚无有效药物。传统治疗药熊去氧胆酸不能降低 PSC 的死亡率及肝移植率，糖皮质激素和免疫抑制剂无明显效果。②经内镜治疗或经皮胆管引流：若胆管明显狭窄导致胆管炎、黄疸、瘙痒、右上腹痛加重或肝功能恶化，需行内镜治疗，常用方法有奥迪括约肌切开、导管或球囊扩张、支架置入等。经胆管球囊扩张是常用的初始方法，可同时放置支架。良性胆管狭窄与早期胆管癌很难鉴别，因此在内镜治疗前应进行经内镜胆管细胞学刷检和（或）组织学活检，以排除恶性肿瘤。对不能行内镜治疗者，可采用经皮胆管引流。③手术治疗：对经内镜和（或）经皮胆管引流治疗效果不佳的胆管狭窄者，若无肝硬化，可行手术治疗，多采用肝外胆管切除联合肝管空肠 Roux-Y-en 吻合术。伴胆囊肿瘤者，若基础肝病病情允许，不论病灶大小均应行胆囊切除术。④肝移植：PSC 肝移植的适应证与其他肝病相似，主要是门静脉高压并发症、慢性肝衰竭、生活质量减低。PSC 特有的肝移植指征包括难治性细菌性胆管炎、皮肤瘙痒、早期胆管癌。

预后 欧美系列报道显示，PSC 确诊后中位生存期为 9~12 年。无症状者诊断后随访 5~6 年可出现症状或疾病进展。未进展至肝硬化者，手术后 5 年和 10 年生存率分别为 83% 和 60%。肝移植后 5 年生存率可达 85%，其中 20%~25% 术后 5~10 年复发。

(贾继东)

yuánfāxìng dǎnzhīxìng gānyìnghuà

原发性胆汁性肝硬化 （primary biliary cirrhosis，PBC）

以肝内小胆管进行性、非化脓性炎症为特征的慢性胆汁淤积性疾病。可进展至肝纤维化及肝硬化。PBC 在世界各地均有分布，西方国家发病率较高，估计年发病率为 2/百万~24/百万，患病率为 19/百万~240/百万。中国尚无系统的流行病学资料，但病例报道趋于增多。好发于女性，男性仅占 10%。发病年龄为 20~90 岁，中位发病年龄 50 岁，尚无儿童发病的报道。

病因及发病机制 研究认为可能是遗传和环境因素相互作用导致免疫耐受丧失，启动针对肝内胆管上皮细胞的自身免疫反应。

遗传因素 有家族聚集性、同卵双胎的发病一致率很高，提示 PBC 的发生与遗传易感性有关。HLA-DRB1 基因与 PBC 遗传易感性有关，欧美国家、日本及中国患者的遗传易感性分别与 HLA-DRB1 * 0801、HLA-DRB1 * 0803 及 HLA-DRB1 * 0701 等位基因有关。编码白介素（interleukin，IL）12α 及 IL-12 受体 β₂ 的 IL-12A 基因变异与 PBC 发生风险高度相关。

环境因素 微生物感染特别是具有单胞菌特征的细菌感染，可能是诱导 PBC 发病的重要环节。在环境中广泛存在的细菌 N. aromaticivorans 的硫辛酰功能域与人硫辛酰化自身抗原具有很高的同源性；PBC 患者的胆管上皮细胞高度表达可识别细菌内毒素的 Toll 样受体 4；PBC 患者血清抗 N. aromaticivorans 硫辛酰功能域抗体效价极高，为抗大肠埃希菌抗体滴度的 1000 倍；N. aromaticivorans 硫辛酰功能域与人类线粒体抗原丙酮酸脱氢酶复合物 E2 亚单位（pyruvate dehydrogenase complex E2，PDC-E2）在氨基酸水平具有同源性，可被抗线粒体抗体（anti-mitochondria antibody，AMA）阳性血清识别，并可与针对特异性线粒体抗原的单克隆抗体发生反应。这些证据提示在有遗传易感性的个体中，N. aromaticivorans 感染可打破机体对 PDC-E2 的自身耐受。

自身免疫反应 PBC 患者血清 AMA 的阳性率高于 95%，AMA 可识别胆管上皮细胞线粒体抗原 PDC-E2，并启动凋亡过程。尽管有核细胞均有线粒体自身抗原，但在其他上皮细胞的线粒体上未发现可与 AMA 特异结合的 PDC-E2，所以 PBC 患者的 AMA 仅特异性的攻击肝内胆管细胞的线粒体。在人肝内胆管上皮细胞凋亡过程中，线粒体内膜上的抗原成分，如 PDC-E2 侧链二氧酸脱氢酶复合物 E2 亚单位、2-氧戊二酸脱氢酶复合体 E2 和 2,4-双烯酰辅酶 A 还原酶 1，被转移至自身凋亡小体并保持完整的免疫学特性，从而被 AMA 识别和攻击。这些抗原由线粒体易位到凋亡小体的具体机制尚不清楚。PBC 患者肝组织中具有免疫抑制功能的调节性 T 细胞（Treg 细胞）的比例相对较低，提示 Treg 细胞数量或功能缺陷是导致失去免疫耐受的重要机制之一。

临床表现 初次确诊时，30%~40%的患者无明显症状或仅有乏力、皮肤瘙痒；早期无黄疸，后期出现黄疸和皮肤黄色瘤。最终可出现肝硬化和门静脉高压的相关并发症，如腹水、食管胃静脉曲张破裂出血及肝性脑病等。可出现胆汁淤积有关的并发症，主要包括骨质疏松、脂溶性维生素缺乏、高脂血症、脂肪泻。可合并其他自身免疫疾病，如干燥综合征、关节炎、硬皮病和 CREST 综合征（软组织钙化、雷诺现象、食管运动功能障碍、指端硬化和毛细血管扩张）。极少数患者可合并炎症性肠病或肺间质纤维化。

诊断 对皮肤瘙痒、乏力等胆汁淤积表现者，血清碱性磷酸酶（ALP）和 γ 谷氨酰转肽酶（GGT）水平升高，经影像学检查排除肝外胆汁淤积后，应检测血清 AMA，AMA 阳性基本可诊断 PBC。若 AMA 阴性或怀疑合并自身免疫性肝炎则需行肝活检。根据 2009 年美国肝病研究学会临床指南，符合以下 3 条诊断标准中的 2 条可诊断为 PBC：①存在胆汁淤积症的血生化证据，血清 ALP 水平高于正常值上限 2 倍或 GGT 高于正常值上限 5 倍。②血清 AMA 阳性。③肝组织病理学显示非化脓性胆管炎及小叶间胆管损伤。

血生化检查 血清 ALP 水平升高是 PBC 特征性的血生化异常，通常高于正常值上限 3~4 倍。血清 GGT 水平亦升高，因其易受酒精、药物等因素影响，故特异性不如 ALP 高。血清丙氨酸转氨酶和天冬氨酸转氨酶水平正常或轻至中度升高，通常不超过正常值上限 5 倍。在 PBC 早期，血清胆红素水平正常者血清胆汁酸水平即可明显升高。

免疫学检查 70%~80%的患者血清 IgM 水平升高，IgG 及 IgA 水平正常或轻度升高，通常补体水平也正常。血清 AMA 阳性是此病的特征之一，其中 AMA-M2 亚型诊断 PBC 的敏感性和特异性最高，它可特异性结合 PDC-E2。血清 AMA 及 AMA-M2 亚型的效价水平与病情严重程度无相关性，且在有效药物治疗或肝移植术后不消失。若血清 AMA 及 AMA-M2 亚型阴性，可进一步测定对诊断 PBC 有较高特异性的抗核抗体亚型，如抗 sp100、抗 gp210 抗体等。

影像学检查 主要用于排除肝外胆道梗阻。通常超声显像检查即可确诊，该检查不能确诊者可行磁共振胆胰管成像或内镜逆行性胆胰管造影等检查。

病理学检查 病理特点为小叶间胆管炎、门管区淋巴细胞聚集、淋巴滤泡及肉芽肿形成，细小胆管增生，小叶间胆管减少。PBC 的组织学分期为：Ⅰ期为门管区炎，表现为小叶间胆管上皮变性、淋巴细胞浸润，大量淋巴细胞聚集形成淋巴滤泡，可见肉芽肿形成；Ⅱ期为门静脉周围炎伴胆管增生；Ⅲ期可见纤维间隔和桥接坏死形成；Ⅳ期为肝硬化期。

鉴别诊断 ①原发性硬化性胆管炎：好发于男性，半数以上患者合并溃疡性结肠炎、血清抗中性粒细胞胞质抗体阳性，AMA 阴性，胆管造影显示肝内、肝外多发性胆管狭窄与扩张相间呈典型的串珠状改变。典型的病理改变为胆管周围纤维化，呈洋葱皮样改变。②自身免疫性肝炎：其生化检查特点为血清转氨酶水平明显升高，球蛋白、γ 球蛋白、IgG 水平升高；病理学特点为肝脏界面性炎症，以淋巴细胞、浆细胞浸润为主，肝细胞可呈玫瑰花结样改变；糖皮质激素的疗效好。③PBC-自身免疫性肝炎重叠综合征：患者同时具备 PBC 和 AIH 的血生化、免疫学及病理学特征。④药物所致胆汁淤积：需询问服药史。⑤病毒性肝炎所致淤胆型肝炎：多有流行病学资料，血清 AMA 阴性，肝炎病毒学指标阳性。

治疗

药物治疗 熊去氧胆酸（UDCA）是目前唯一有效治疗 PBC 的药物。美国肝病研究学会和欧洲肝病学会的指南均建议长期服用 UDCA，改善血清 ALP、GGT、胆红素等肝功能指标，延缓早期患者的组织学进展，预防食管胃静脉曲张。UDCA 生化应答较好者的生存率可提高，无应答患者生存率显著低于健康对照组。UDCA 生化应答欠佳者，尚无统一的治疗方案。2009 年欧洲肝病学会指南建议用 UDCA 联合布地奈德治疗。

肝移植　是治疗终末期 PBC 患者唯一有效的方法。肝移植适应证：难以控制的乏力、瘙痒等造成生活质量严重下降，或若不施行肝移植预期存活时间少于 1 年者。

对症及妊娠期的治疗　①皮肤瘙痒：考来烯胺有效，若患者不能耐受或无效，利福平可作为二线用药，阿片类受体阻断剂为三线用药。②骨质疏松：补充钙及维生素 D，阿仑膦酸盐有效，降钙素主要用于治疗骨痛者。③脂溶性维生素缺乏：见胆汁淤积性肝病。④妊娠：可致瘙痒或加重瘙痒，胆汁淤积可增加孕妇流产风险。UDCA 在妊娠前 3 个月不用（因安全性不明确），妊娠后 3 个月可有效改善孕妇的胆汁淤积症状。

预后　与年龄、临床表现、血清胆红素、白蛋白等实验室检查指标及组织学分期相关。确诊后患者的总体中位生存期为 10 ~ 15 年，其中进展期患者的中位生存期约为 8 年，血清总胆红素水平>136.6μmol/L 者的中位数生存期仅约 2 年。肝移植术后 1 年、5 年、10 年患者的生存率分别为 83%、77%、69%。

（贾继东）

kàng xiànlìtǐ kàngtǐ yīnxìng de yuánfāxìng dǎnzhīxìng gānyìnghuà

抗线粒体抗体阴性的原发性胆汁性肝硬化（anti-mitochondrial antibody negative primary biliary cirrhosis）

除了血清抗线粒体抗体及其 M2 亚型阴性外，其他指标均与原发性胆汁性肝硬化相同的疾病。其发病机制、组织病理学、自然病程、对治疗的应答等方面与血清抗线粒体抗体（anti-mitochondrial antibody，AMA）阳性的原发性胆汁性肝硬化（primary biliary cirrhosis，PBC）相同或相似。占 PBC 患者的 3% ~ 5%。有学者建议将其命名为自身免疫性胆管炎，但未获共识。

其病因和发病机制与 PBC 相同。临床表现与 AMA 阳性的 PBC 相同。

诊断依据：血清碱性磷酸酶和 γ 谷氨酰转肽酶增高，可伴血清胆红素水平升高。与 AMA 阳性的 PBC 相比，AMA 阴性的 PBC 的免疫学特点是血清 AMA 及 AMA-M2 亚型阴性，IgM 水平较低，抗核抗体、抗平滑肌抗体阳性率较高。此外，约半数以上患者的抗 sp100、抗 gp210 抗体等抗核抗体亚型阳性。AMA 阴性 PBC 的诊断主要依靠肝穿刺病理学检查。病理特点为肝内中小胆管进行性破坏、淋巴细胞聚集、肉芽肿形成，伴门管区及其周围炎症及纤维化，最终导致肝硬化；有形成肉芽肿者基本可确诊。

在综合临床、血生化、免疫学特别是组织病理学资料的基础上，此病需与小胆管型原发性硬化性胆管炎、IgG4 相关性胆管炎、特发性胆管消失综合征、肝淀粉样变、结节病等少见病鉴别。

美国肝病研究学会和欧洲肝病学会的指南均推荐用熊去氧胆酸长期治疗。其生化应答与 AMA 阳性者无显著差异。

（贾继东）

chóngdié zōnghézhēng

重叠综合征（overlap syndrome）

具有原发性胆汁性肝硬化-自身免疫性肝炎或原发性硬化性胆管炎-自身免疫性肝炎特点的临床病理综合征。自身免疫性肝炎（autoimmune hepatitis，AIH）、原发性胆汁性肝硬化（primary biliary cirrhosis，PBC）和原发性硬化性胆管炎（primary sclerosing cholangitis，PSC）均为自身免疫性肝病，3 种疾病的临床表现、血生化、免疫学、病理学各有特点，治疗和预后也有差别。同时具有两种疾病特点者被诊断为重叠综合征，最常见的是 PBC-AIH 重叠综合征及 PSC-AIH 重叠综合征。若两种疾病先后发生，诊断为序贯综合征。重叠综合征的发生率较低。

病因及发病机制见 AIH、PBC 和 PSC。两种疾病同时发生是偶合，或者有共同的免疫遗传学基础，抑或是同一疾病谱的不同表现，尚不清楚。

PBC-AIH 重叠综合征的诊断应同时满足每种疾病诊断标准中至少 2 条。PBC 的诊断标准见原发性胆汁性肝硬化。AIH 的诊断标准为：①血清丙氨酸转氨酶水平高于正常值上限 5 倍。②血清免疫球蛋白水平高于正常值上限 2 倍或抗平滑肌抗体阳性。③肝脏病理学显示界面性炎症，表现为中到重度门管区周围或小叶间隔淋巴细胞碎屑样坏死。约 10% 的 PBC 患者可诊断为 PBC-AIH 重叠综合征。

PBC-AIH 重叠综合征应与抗线粒体抗体阳性的 AIH 鉴别，后者有典型的 AIH 表现，伴血清抗线粒体抗体阳性，血生化及病理学无 PBC 的特征。

PBC-AIH 重叠综合征的初始治疗用熊去氧胆酸，若用药 3 个月无明显生化应答，需联合糖皮质激素治疗。

PSC-AIH 重叠综合征兼有 PSC 和 AIH 的表现，发生率为 1.4% ~ 25.0%。其诊断依靠胆管造影及肝穿刺活检病理检查。若

PSC 患者血清转氨酶水平明显升高，尤其是抗核抗体和（或）抗平滑肌抗体阳性，或伴血清 IgG 水平升高，应行肝穿刺活检。PSC-AIH 重叠综合征应与 IgG4 相关性胆管炎鉴别。IgG4 相关性胆管炎的诊断见原发性硬化性胆管炎。

PSC-AIH 重叠综合征可用熊去氧胆酸联合免疫抑制剂治疗。终末期肝硬化者可行肝移植。

（贾继东）

jìfāxìng dǎnzhīxìng gānyìnghuà

继发性胆汁性肝硬化（secondary biliary cirrhosis）

慢性肝外胆管或较大肝内胆管梗阻所致胆汁淤积性肝硬化。其晚期出现门静脉高压及肝衰竭。

病因及发病机制 病因主要包括胆系结石、炎症（胆管炎）、肿瘤（胆管癌、胰腺癌、壶腹癌）、先天性胆道闭锁、囊性纤维化以及手术损伤胆管等；原发硬化性胆管炎和继发性硬化性胆管炎所致肝硬化也属于此范畴。

各种病因所致的大胆管梗阻使胆汁酸、胆红素等胆汁成分淤积在肝内胆管系统，并进入血液循环，引起乏力、瘙痒、黄疸等；胆盐无法到达肠道，致脂肪吸收障碍，引起脂肪泻及脂溶性维生素缺乏。淤积在肝内胆管的疏水性胆汁酸，如胆酸和石胆酸，可引起胆管上皮细胞凋亡、胆管周围炎症和纤维化，进一步加重胆汁淤积；同时淤积的胆汁酸可造成肝细胞凋亡，导致肝实质破坏，引发胆汁性肝纤维化及肝硬化。

临床表现 早期可无明显症状，随大胆管梗阻加重，可出现瘙痒、乏力、黄疸及粪便颜色变浅等胆汁淤积表现。可有发热、右上腹痛、脂肪泻、夜盲、骨痛、皮肤黄色瘤及淤斑等；肝硬化阶段可出现门静脉高压及肝细胞功能障碍的各种表现，如腹水、食管胃静脉曲张破裂出血及肝性脑病。

诊断与鉴别诊断 病史、体格检查及实验室检查提示胆汁淤积，超声显像、CT 和磁共振成像等影像学检查显示胆系梗阻及肝硬化征象即可诊断。

影像学检查 磁共振胆胰管成像、内镜逆行性胆胰管造影或经皮肝穿刺胆道造影术可确定肝外胆系梗阻或肝内大胆管梗阻。

血生化检查 主要表现为血清碱性磷酸酶、γ 谷氨酰转肽酶及胆红素水平升高，以结合胆红素为主，转氨酶水平轻至中度升高，早期胆固醇水平可升高、晚期降低。疾病早期，患者凝血酶原时间延长源于维生素 K 缺乏，可通过注射维生素 K 纠正；疾病晚期，凝血酶原时间延长伴血清白蛋白水平降低，源于肝细胞合成功能障碍，补充维生素 K 不能纠正。

病理学检查 有助于确定有无肝硬化，并排除其他病因。肝外胆管或肝内大胆管梗阻早期的病理改变为小叶间胆管扩张、胆管周围水肿；门管区炎症表现为大量中性粒细胞及少量淋巴细胞和组织细胞浸润，初始细胞主要浸润胆管周围，以后累及胆管壁及管腔，可形成微小脓肿；中央静脉周围胆汁淤积表现为胆汁滞留，毛细胆管扩张和肝细胞增大；小叶间胆管破裂后，胆汁渗漏至相邻的细胞外区域形成胆汁湖，漏出的胆汁渗透到肝细胞内可导致肝细胞死亡即所谓胆汁梗死。中晚期的病理表现为门管区淋巴细胞、中性粒细胞混合性炎症细胞浸润，小叶间动脉壁增厚，小叶间胆管周围纤维化、细小胆管反应性增生，小叶内炎症轻微且以淋巴细胞为主；门管区-门管区桥接纤维化，胆汁性纤维化是特征性的病理改变，即宽厚的纤维组织平行包绕相邻的肝实质再生结节呈"拼图样"或"地图样"。

此病主要应与原发性胆汁性肝硬化鉴别，后者主要见于女性，影像学检查显示肝内外胆系无异常，多数患者有血清 IgM 水平升高、血清抗线粒体抗体特别是 M2 亚型阳性，病理学特征为非化脓性中小胆管炎、门管区淋巴细胞聚集以及淋巴滤泡形成，可见肉芽肿。

治疗 主要治疗原发病。通过外科手术进行胆道重建或切除病灶、分流胆汁、解除梗阻是最有效的治疗措施，内镜下胆管取石、扩张胆管狭窄、放置胆管支架亦可有效解除大胆管梗阻，内镜鼻胆管引流术及经皮经肝胆管引流术也可有效缓解胆汁淤积引起的症状。

皮肤瘙痒和乏力、脂溶性维生素缺乏和骨质疏松症等并发症的治疗见胆汁淤积性肝病。腹水、肝性脑病及食管胃静脉曲张等肝硬化门静脉高压并发症的处理见肝硬化腹水、肝性脑病及食管胃静脉曲张。

肝移植是治疗终末期继发性胆汁性肝硬化的有效手段，应根据原发病确定具体的适应证、禁忌证及手术时机。

预后 主要取决于原发病的性质及治疗措施。疾病早期，解除梗阻可逆转扩张小胆管周围的肝细胞变性坏死及纤维化过程，出现大面积胆管周围纤维化及疾病晚期阶段，去除病因亦无法逆转上述病理过程。

（贾继东）

gānxiānwéihuà

肝纤维化（liver fibrosis）

胶原等细胞外基质在肝脏过度沉积的

病理状态。非一种独立疾病，而是肝脏对各种病因所致慢性肝损伤的修复反应。任何原因造成的慢性肝损伤均可导致肝纤维化，其中部分患者可发展为肝硬化甚至肝癌。肝纤维化进展速度因原发病而异，多呈慢性经过。

病因及发病机制 病因多种（表）。在西方国家，酒精和丙型肝炎病毒感染是主要原因，占50%~90%；中国以乙型肝炎病毒感染为主，随着生活水平的提高，酒精性和非酒精性脂肪性肝炎所致肝硬化有逐年增高趋势。

纤维结缔组织由肝内多种来源的肌成纤维样细胞分泌，包括门静脉区成纤维细胞、上皮-间质转换来源的成纤维细胞、骨髓干细胞源性肌成纤维细胞等，位于窦周的肝脏星状细胞（hepatic stellate cell，HSC）是分泌纤维结缔组织的最主要细胞。HSC的活化过程分为起始期（炎症前期）和持续期（炎症期），是肝纤维化发生、发展的核心环节。肝损伤早期，在致病因子作用下，肝细胞、肝窦内皮细胞、库普弗细胞、血小板等发生基因表达及表型的早期变化，释放细胞因子、氧化应激信号、凋亡小体及脂多糖等，

通过旁分泌作用激活HSC。转化生长因子和血小板衍生生长因子在HSC的活化、增殖和趋化过程中起关键作用。此后，HSC进入持续期，发生一系列生物学行为变化，主要表现为增殖、化学趋化和迁移、纤维形成、释放促炎介质、收缩血窦及维生素A丢失等。HSC通过自分泌作用促进自身合成细胞外基质（extracellular matrix，ECM），并伴基质金属蛋白酶活性不足，基质金属蛋白酶抑制物活性增高，使ECM在肝脏中累积，后者又为HSC维持活化状态提供了必要的内环境，两者相互促进、形成恶性循环。基质的重塑取决于基质金属蛋白酶与基质金属蛋白酶抑制物间的平衡状态，肝纤维化的进行性进展与基质金属蛋白酶抑制物的持续高表达密切相关。

肝纤维化是一个动态性的创伤-愈合过程，肝脏ECM的含量及其相对比例均发生变化。生理状态下，ECM仅占肝脏湿重的0.6%，肝纤维化时比例升高3~6倍。肝纤维化早期以Ⅰ、Ⅲ、Ⅳ型胶原增加为主，晚期以Ⅰ型胶原增加为主。另外，其他基质如纤维连接蛋白及层粘连蛋白等的

含量也明显增加。肝纤维化早期ECM主要沉积于门管区及窦周间隙，导致窦周毛细血管化；晚期ECM逐渐向肝实质细胞延伸，增生的纤维组织尚未形成纤维间隔、重建肝小叶结构时，病变处于肝纤维化阶段，去除促进纤维化的因素病变可逆转；纤维间隔形成，包绕再生结节或将残留肝小叶重新分割，形成假小叶，病变进展至肝硬化阶段，此时即使去除致病因素，病变也不可逆转。

临床表现 早期主要是乏力、食欲减退、肝区隐痛、皮肤巩膜黄染等原发病的一般表现。肝硬化期主要是门静脉高压和肝功能严重损伤。晚期主要是食管胃静脉曲张破裂、腹水及肝性脑病等并发症。

诊断 根据临床表现、肝功能、各类辅助检查和肝穿刺活检不难诊断。诊断方法包括有创性和无创性两种。肝活组织检查是诊断肝纤维化的金标准或参比标准，但因有创伤性，应严格掌握适应证和禁忌证，并宜在影像学引导下穿刺以降低并发症风险。无创伤性诊断方法包括：①影像学：主要包括肝脏超声显像、CT和磁共振成像，临床应用较广泛，但诊断早期肝纤维化效果欠佳。肝脏瞬时弹性测定（如Fibroscan）、磁共振弹性成像和弥散加权成像等无创性新技术诊断早期肝纤维化的准确性较高，并可做动态观察，有应用前景。②综合多项临床和生化检测指标建立的预测模型：预测肝纤维化的血清学指标有透明质酸、Ⅳ型胶原、Ⅲ型胶原N端肽、层粘连蛋白、转化生长因子β_1、基质金属蛋白酶及其抑制物等。单一血清标志物诊断肝纤维化的意义有限，结合多项指标建立诊断肝纤维化的

表 肝纤维化的病因

分类	病因
感染	乙型病毒性肝炎、丙型病毒性肝炎、血吸虫病、布鲁菌病、包虫病、先天性或三期梅毒
酒精	
药物和毒物	甲氨蝶呤、异烟肼、维生素A、胺碘酮、马来酸盐、α甲基多巴
自身免疫性疾病	自身免疫性肝炎、原发性胆汁性肝硬化和硬化性胆管炎
代谢性疾病、遗传性疾病	肝豆状核变性、遗传性血色素沉着症、脂质代谢紊乱、尿素循环紊乱、卟啉病、氨基酸代谢紊乱、胆汁酸异常、非酒精性脂肪肝炎
血管畸形	慢性被动充血、遗传性出血性毛细血管扩张症、肝静脉闭锁病
胆道梗阻	原发性胆道梗阻、继发性胆道梗阻、囊性纤维化、胆道闭锁、新生儿肝炎、先天性胆道囊肿
其他	印度儿童肝硬化、特发性肝纤维化

数学模型可增加诊断的准确性。文献报道较多的非创伤性诊断模型有 APRI、FibroTest、ELF、FibroMeter 及 FibroFast 等。这些预测模型仅对无或有特别严重的纤维化有诊断价值，可避免 30% ~ 50% 患者肝活检，对中等程度肝纤维化的预测价值有待提高。

治疗 ①治疗原发病：是最有效措施，可防止或逆转肝纤维化，如抗肝炎病毒治疗慢性病毒性肝炎；静脉放血疗法治疗血色病，免疫抑制剂治疗自身免疫性肝炎，螯合剂治疗肝豆状核变性，戒酒治疗酒精性肝病，控制饮食和加强运动治疗非酒精性脂肪性肝病，驱虫治疗血吸虫病，减压手术治疗胆管梗阻等。②针对纤维化的治疗：其原则是减轻炎症或宿主的免疫反应，直接抑制 HSC 活化，降低 HSC 的增殖、纤维化、收缩和（或）促炎症反应效应，促进 HSC 凋亡，加速 ECM 降解。抗纤维化药物研究多处于临床前阶段。减轻炎症及免疫反应是抗纤维化的途径之一。糖皮质激素是治疗多种肝脏疾病的抗炎症药物，但仅对自身免疫性肝炎有抗纤维化作用；血管紧张素转换酶抑制剂、血管紧张素 II 受体阻断剂、熊去氧胆酸、马洛替酯、曲尼司特、前列腺素 E 和干扰素等可能也有一定的抗纤维化效果。抑制 HSC 激活是抗纤维化治疗的关键。实验研究发现抗氧化剂包括维生素 E、N-乙酰半胱氨酸等可有效阻止 HSC 激活，阻止肝纤维化发展；水飞蓟素有抗氧化作用，并可稳定肝细胞膜和阻止库普弗细胞活化，减轻肝细胞损伤；噻唑烷二酮类可明显抑制 HSC 激活及分泌胶原纤维，阻止肝纤维化发展。去除过度激活的 HSC 是抗纤维化治疗的发展方向。促进激活的 HSC 凋亡曾经被认为是抗纤维化的理想途径。HSC 表达的多种死亡受体，如 Fas/FasL、Bcl/Bax、肿瘤坏死因子受体、神经生长因子受体等，有可能成为促使 HSC 凋亡的治疗靶点。胶黏毒素可诱导 HSC 选择性凋亡和减轻纤维化。促使激活的 HSC 转变为静止型亦是抗纤维化治疗的一个新思路。

预防 积极治疗原发病是关键预防措施，可防止或逆转肝纤维化及发展为肝硬化。在中国，主要是积极治疗乙型病毒性肝炎及酒精性脂肪肝。

（陆伦根）

gānyìnghuà

肝硬化（hepatic cirrhosis） 多种致病因素引起的以弥漫性纤维化和再生结节形成为病理特征的慢性肝病终末期阶段。尽管不同病因引起的肝硬化有各自的临床特点，但终末期均会出现肝衰竭和门静脉高压。

病因及发病机制 见肝纤维化。在中国及其他发展中国家，乙型肝炎及丙型肝炎病毒感染是肝硬化的主要病因，但酒精性肝病及自身免疫性疾病的发病率也在逐渐增加。在西方国家，酒精及非酒精性脂肪肝是主要病因，但病毒性肝炎特别是丙型肝炎亦占重要地位。病因不明确的肝硬化称为隐源性肝硬化，随着诊断水平提高，其所占比例呈下降趋势。

有些类型的肝硬化是有明确的主要致病因素，如乙型肝炎和丙型肝炎、原发性胆汁性肝硬化及原发性硬化性胆管炎；但大多数类型的肝硬化则是性别、年龄、体重、饮酒、铁摄入或遗传等多种因素共同作用的结果。参与发病过程的有肝星状细胞、各种细胞因子、蛋白酶及其抑制物等。

临床表现 可分为代偿期或失代偿期两大阶段。

代偿期患者的症状轻微，无特异性，常在健康检查、生化筛查或因其他疾病术前检查时通过影像学、生化学、血液学或组织学检查被发现。

失代偿期患者以出现腹水、食管胃静脉曲张破裂出血、肝性脑病为特征，表现为明显的肝功能减退和门静脉高压征象。常见毛发稀疏、蜘蛛痣、肝掌、甲床苍白、不同程度黄疸、皮肤色素沉着；若有持续肝细胞坏死、进展性酒精性肝炎及合并革兰阴性细菌感染或肝细胞癌等，患者可有持续低热（37.5℃ ~ 38.0℃）；偶见杵状指及肩、臂、胫前皮肤紫癜。机体处于高动力循环状态，血压偏低。腹水、脾大、侧支循环的建立和开放是门静脉高压的临床表现。晚期出现肝肾综合征、自发性细菌性腹膜炎、电解质紊乱和酸碱平衡失调等并发症，并可进展为肝细胞癌。

诊断 对所有慢性肝病患者，均应考虑是否已经进展为肝硬化。对于代偿期患者，主要通过生化学、血液学、影像学及内镜检查，发现有肝脏合成功能降低、肝脏形态及门静脉高压征象而作出诊断，有时需要通过肝活检组织病理学检查才能确诊。对于失代偿期患者，结合病史，比较容易作出诊断。

治疗 尽管代偿期患者的肝脏已不能恢复正常组织结构，但肝细胞具有很强的再生能力，故对代偿期肝硬化患者应尽可能明确诊断，针对病因治疗，阻断肝纤维化进展，促进病情缓解，延长代偿期。对于失代偿期主要是针对各种并发症的药物、内镜、介入或手术治疗，应强调治疗方案的规范、系统和全面，同时仍不可忽视病因治疗如戒酒和抗乙肝病毒治疗等，并正确把握肝移植的适应证和手术时机。对于所有肝硬化患者，均应定期进行肝细胞癌监测（一般每 6 个月行肝脏超声显像及血清甲胎蛋白检测）。

原发病治疗　病因明确时，应针对病因治疗。同肝纤维化。

对症治疗　许多失代偿期患者，病因治疗不能奏效或需长时间治疗方能显效，对症处理肝性脑病、消化道出血、肝肾综合征、自发性细菌性腹膜炎、电解质紊乱和酸碱平衡失调等并发症是其治疗重点，特别是针对出血、腹水、败血症或肝性脑病的治疗。

营养支持　肝硬化患者存在能量及蛋白质代谢异常，多有营养不良，需营养支持。欧洲肠内及肠外营养学会 2006 年的肝病营养指南推荐：肝硬化患者每天蛋白质的摄入量为 1.2~1.5 g/kg。不限制脂类的摄入。对肝性脑病患者，不推荐严格限制蛋白质摄入，即使必要也只能短期限制。夜间加餐可改善患者的营养不良状态。对有腹水者需限盐，对有低钠血症者应限制水的摄入。

外科治疗　腹部或其他部位大手术的风险大，病死率高。无出血者死亡率为 30%，相关并发症的病死率为 30%。病死率与 Child-Pugh 分级有关，A 级为 10%，B 级为 31%，C 级为 76%。提示预后不良的特征性表现是低蛋白血症、感染、凝血酶原时间延长。因此，应严格掌握手术适应证。上腹部手术可增加肝移植的难度，拟行肝移植者应尽量避免做上腹部手术。

肝移植　失代偿期肝硬化应考虑肝移植。术前应精确评估预后，并选择适当的手术时机。

预后　区分代偿期和失代偿期肝硬化有助于判断预后。代偿期肝硬化的 10 年存活率可达 50%，失代偿期肝硬化 18 个月的存活率仅为 50%。每年约有 10% 的代偿期肝硬化患者进展为失代偿期肝硬化。

预防　同肝纤维化。

（牛俊奇）

gānyìnghuà fùshuǐ

肝硬化腹水 （cirrhotic ascites）

肝硬化时因肝功能损害和门静脉高压导致的腹腔积液。是肝硬化最常见的并发症之一。在慢性肝病的自然病程中，出现腹水是肝硬化进展至肝功能失代偿期的重要标志。

发生机制　腹水的形成机制为钠、水过量潴留，门静脉高压及血浆胶体渗透压降低是主要原因。①门静脉压力增高：门静脉压力超过 9.98mmHg 时，腹腔内脏血管床静水压增高，血浆自肝窦壁渗透至窦旁间隙，导致淋巴液生成增多（7~11L/d，正常为 1~3L/d），超过胸导管的引流能力，淋巴液自肝包膜和肝门淋巴管渗出至腹腔。②血浆胶体渗透压降低：肝是合成白蛋白的唯一器官。肝硬化时肝储备能力下降，合成白蛋白能力下降，使血浆胶体渗透压降低，大量液体进入组织间隙，形成腹水。③有效循环血容量不足：内脏动脉扩张等因素导致有效动脉循环血容量显著下降，动脉压下降，交感神经活动增强，继发醛固酮及抗利尿激素分泌增多，导致肾脏重吸收钠和水增加。④其他：前列腺素、心房激肽释放酶-激肽活性降低、雌激素灭活减少等因素亦可导致肾血流量减少、排钠和尿量减少，促使腹水形成。

诊断与鉴别诊断　诊断主要依据腹部叩诊。对腹部膨隆的患者，应叩诊两侧胁部，若胁部浊音增加，则应进行移动性浊音检查，液波震颤和凹坑征对腹水的诊断价值低于移动性浊音。对腹部叩诊难以诊断的肥胖患者，应行腹部超声检查。

根据病因腹水可分为肝源性和非肝源性。肝硬化是腹水最主要的病因，少数患者的腹水可由癌症、心力衰竭、结核或肾病综合征等肝外疾病引起。明确腹水病因是成功治疗腹水的前提。肝脏疾病的危险因素，既往肿瘤、心力衰竭、肾脏疾病和结核病史也很重要，应注意询问女性患者的自身免疫性疾病史及家族史等。腹腔穿刺术及腹水分析是诊断腹水病因最快、最有效的方法，常用于鉴别门静脉高压引起的腹水与其他原因引起的腹水。

腹腔穿刺术　适用于新近出现明显腹水的住院或门诊患者，以及一般情况恶化的肝硬化腹水患者。禁忌证很少，如典型的纤维蛋白溶解或弥散性血管内凝血。因穿刺可能需引流大量液体及腹中部脂肪较厚，故右下腹是首选穿刺部位。若有盲肠扩张或阑尾切除术后瘢痕，可在左下腹穿刺，但应避开腹壁下动脉。对腹水定位困难者，可采用腹部超声定位。

腹水分析（肝硬化）　原则上，肝硬化患者在首次出现腹水或腹水治疗效果不佳时，均应行诊断性腹水穿刺，明确腹水性质，排除腹水感染或其他病因所致的腹水。

单纯的肝硬化腹水，只需对样本进行筛选检查，如细胞计数分类，测定白蛋白和总蛋白浓度；若患者有发热，腹部疼痛，不明原因的肝性脑病、酸中毒、氮质血症、低血压或体温过低，疑有腹水感染，需做床边腹水细菌培养。肝硬化腹水多为淡黄色透明液体，浑浊提示腹水感染或有其他并发症。乳糜样腹水提示淋巴液外溢。非肝硬化乳糜样腹水常见于肿瘤，尤其是淋巴瘤，也可见于结核等。

结核性腹膜炎和腹膜肿瘤的腹水白细胞总数增高，以淋巴细胞为主。腹腔穿刺过程中轻微损伤导致血液漏入腹腔，腹水白细胞总数升高，此时可用每 250 个红细胞减去 1 个中性粒细胞的校正方法计算腹水中性粒细胞数。腹水红细胞计数 $>10×10^{12}$/L 为血性腹水，$>20×10^{12}$/L 且外观呈淡红或暗红，为肉眼血性腹水，常见于恶性肿瘤或结核。需除外穿刺所致出血，后者呈不均匀血性，可有血凝块。

在鉴别诊断门静脉高压与非门静脉高压性腹水方面，血清腹水白蛋白梯度（serum ascites albumin gradient，SAAG）优于腹水总蛋白浓度和其他指标。SAAG ≥ 11g/L，提示门静脉高压性腹水，诊断准确率可达 90% 以上，但不能完全排除门静脉高压基础上并发腹水感染或腹腔肿瘤转移，也不能鉴别门静脉高压的病因。

无并发症肝硬化腹水的淀粉酶活性通常为血清淀粉酶活性的一半，胰源性腹水淀粉酶活性常 >1000U/L。腺苷酸脱氨酶诊断结核性腹膜炎的价值较大，其活性 >30U/L时，诊断结核性腹膜炎的敏感性和特异性分别为 94% 和 92%。

治疗 关键是限制钠的摄入（88mmol/d 或 2000mg/d）和使用利尿剂。血钠浓度未低于 120 ~ 125mmol/L 时，不必限制水的摄入。利尿剂可快速排钠及维持血钾浓度正常，首选螺内酯与呋塞米联合治疗，替代方案是螺内酯单独治疗。若患者出现体重下降和尿钠排泄不充分，需每 3 ~ 5 天同步增加两种口服利尿剂的剂量。服用利尿剂期间，轻中度水肿患者的体重下降不应超过 0.5kg/d，重度水肿患者的体重下降无限制。未能控制或复发的肝性脑病限制水后血钠仍 <120mmol/L 或血肌酐 >180μmol/L 者，应停用利尿剂。

张力性腹水的治疗 首次大量放腹水，症状明显改善后，限钠和口服利尿剂。不宜多次穿刺抽腹水。

顽固性腹水的治疗 顽固性腹水是指对限制钠摄入和大剂量利尿剂治疗均不敏感，或在治疗性腹腔穿刺术后迅速再出现腹水。其出现常提示预后较差。利尿剂治疗失败是指使用利尿剂后，患者体重减轻较少，尿钠排泄 <78mmol/d，或出现明显并发症，如肝性脑病、血肌酐 >180μmol/L、血钠<120mmol/L，或血钾>6.0mmol/L。治疗措施包括：①反复腹腔穿刺放腹水。②肝移植。③经颈静脉肝内门-体分流术。④腹腔分流术。

（牛俊奇）

zìfāxìngxìjūnxìng fùmóyán

自发性细菌性腹膜炎（spontaneous bacterial peritonitis，SBP）

腹腔内或邻近组织无感染灶的腹水细菌感染。又称原发性腹膜炎。是肝硬化腹水的一种常见、严重的并发症。肝硬化腹水患者 SBP 的发生率为 7% ~ 26%。

病因及发病机制 SBP 的致病菌主要是肠道的需氧革兰阴性菌和非肠源性致病菌。大肠埃希菌（占 43%）、克雷伯菌（占 3.6%）和肺炎球菌（占 10%）较常见，厌氧菌感染罕见。

肝硬化患者尤其是进展期肝病患者有多种免疫防御机制受损。门静脉高压导致肠道运动功能减退、肠黏膜屏障受损，肠道细菌过度生长，肠道内细菌移位至肠系膜淋巴结，经胸导管入血或直接进入腹腔。肝硬化进展期，单核-巨噬细胞系统吞噬能力下降，可能与下列因素有关：①肝内分流，血液不经过肝脏库普弗细胞。②肝外分流，门静脉血液经侧支循环进入体循环。③库普弗细胞数量减少。④库普弗细胞功能受损。肝硬化患者腹水中调理素、免疫球蛋白、补体、纤维连接素及趋化因子活性减低，抗菌能力下降，不能有效清除腹水中的细菌，易发生 SBP。因此，SBP 复发率高。

临床表现 起病较急。①局部症状和（或）腹膜炎表现：腹痛、腹部压痛、呕吐、腹泻、肠梗阻。②全身炎症表现：高热或低热、寒战、外周血白细胞计数增高、心动过速和（或）呼吸急促。③肝功能恶化。④肝性脑病。⑤休克。⑥肾衰竭。⑦消化道出血。部分患者可无临床症状。

诊断与鉴别诊断 所有肝硬化腹水患者入院时或在门诊均应行诊断性腹腔穿刺以排除 SBP。有消化道出血、休克、发热或其他全身炎症征象、消化道症状、肝功能和（或）肾功能恶化和肝性脑病者，也应行诊断性腹腔穿刺。

对腹水穿刺液应做细胞学分析和细菌培养。腹水中性粒细胞计数 $≥250×10^6$/L 即可诊断 SBP。细菌培养在使用抗生素前进行，兼做需氧菌和厌氧菌培养。

SBP 需与继发性细菌性腹膜

炎鉴别。腹水检查出现下列情况之一应考虑继发性细菌性腹膜炎：①治疗过程中再次行腹腔穿刺，腹水中性粒细胞计数无明显下降。②腹水中分离出 2 种以上细菌，尤其是发现厌氧菌或真菌。③生化检查满足以下 2 项者：葡萄糖<2.78mmol/L，蛋白质 > 10g/L，腹水乳酸脱氢酶水平高于血清乳酸脱氢酶水平。此外，癌胚抗原或碱性磷酸酶水平升高也提示继发性腹膜炎。一旦怀疑继发性细菌性腹膜炎，应立即进行 CT 等影像学检查，并加用抗厌氧菌及肠球菌的抗菌药物。SBP 还需与结核性腹膜炎鉴别。

治疗 诊断后必须立即开始经验性抗菌药物治疗，无需等待培养结果。同时予以白蛋白可提高疗效。忌用肾毒性抗生素。第三代头孢菌素是一线治疗药，尤以头孢噻肟应用最广泛。阿莫西林-克拉维酸和喹诺酮类药物是备选药物，但已服用喹诺酮类药物预防 SBP 者或喹诺酮类药物耐药高的地区和院内感染的 SBP，不应使用此类药物。头孢噻肟或阿莫西林-克拉维酸对诺氟沙星预防治疗期间发生 SBP 的患者有效。

开始治疗 48 小时后，需再次腹腔穿刺，观察抗菌药疗效。期间临床症状与体征恶化，和（或）腹水中性粒细胞计数比治疗前下降<25%，说明治疗可能失败。抗生素治疗失败通常与细菌耐药或继发性细菌性腹膜炎有关。在排除继发性细菌性腹膜炎后，应根据细菌药敏试验结果调整抗生素，或改用备选的经验性广谱抗菌药。选择抗生素时应注意：①耐药克雷伯菌和大肠埃希菌可能为产超广谱 β 内酰胺酶的细菌，应避免单纯使用第三代头孢菌素，可联合应用头孢哌酮和 β 内酰胺酶抑

制剂。②若阴沟肠杆菌和枸橼酸杆菌对头孢西丁或头孢美唑耐药，应考虑细菌可能高产 AmpCβ 内酰胺酶，可用第四代头孢菌素或碳青霉烯类抗生素。

预后 腹水患者一般均较衰弱，感染后病情较重，病死率高（37%~77%），诊断后即刻开始治疗并根据药物敏感试验调整用药，以及适当的支持治疗，是提高疗效、改善预后的关键。

预防 ①预防 SBP 的发生。②预防 SBP 治愈后复发。理想的预防 SBP 药物应是安全、经济，既可有效减少肠道致病菌数量，又可维持肠道菌群平衡。兼顾费用、耐药及并发革兰阳性菌感染风险。

预防性用药宜限制在高危人群中：①急性消化道出血者。②腹水总蛋白质浓度低且既往无 SBP 病史者（一级预防）。③既往有 SBP 病史者（二级预防）。治愈者的复发风险高，预防性抗生素治疗可降低此风险。国际腹水俱乐部推荐口服诺氟沙星，英国胃肠道学会则推荐口服环丙沙星。

（牛俊奇）

gān-shèn zōnghézhēng
肝肾综合征（hepatorenal syndrome，HRS） 继发于严重肝功能障碍基础上的功能性肾衰竭。多发生在大量腹水的患者。主要发病机制为全身内脏动脉扩张致肾动脉收缩和肾脏血流灌注减少。主要临床表现为血肌酐进行性升高，可有尿量减少，但无明显蛋白尿，超声显像无肾实质萎缩或尿路梗阻的表现。

2007 年国际腹水俱乐部制定的 HRS 诊断标准：①肝硬化合并腹水。②血清肌酐 > 133μmol/L。③应用白蛋白扩充血容量并停用利尿剂至少 2 天后血清肌酐水平

无改善（下降至 133μmol/L 以下），白蛋白剂量推荐为 1g/（kg·d），最大可达 100g/d。④无休克。⑤近期未使用肾毒性药物。⑥无肾实质疾病的征象，如蛋白尿 > 500mg/d，镜下血尿（红细胞 > 50/HP）和（或）肾脏超声异常。

HRS 可分为两型。1 型 HRS 为急进性肾功能不全，血清肌酐水平在 2 周内迅速升高超过 2 倍，达到或超过 226μmol/L，其平均生存时间不到 2 周；2 型 HRS 为稳定或缓慢进展的肾功能损害，血清肌酐水平在 133~226μmol/L，常伴难治性腹水。

治疗：①药物治疗：静脉输注白蛋白扩充血容量。血管收缩药物主要包括垂体后叶素类似物（特利加压素）、生长抑素类似物（奥曲肽）及 α 肾上腺素受体激动药物（米多君、去甲肾上腺素），其中特利加压素应用最多。用药期间监测平均动脉压和尿量。病情恢复（血清肌酐<133μmol/L 或肌酐清除率>40ml/min）或用药达到 15 天者可停药。②透析治疗：包括持续血液过滤、间歇血液透析和分子吸附再循环系统等。因不良反应较多（如低血压、凝血异常、消化道出血等）通常不作为独立的治疗手段。但对于有肝移植适应证，且对药物治疗效果不佳者，透析可作为过渡治疗。③肝移植：是治疗 HRS 的最有效手段，但在肝移植前应尽量恢复肾功能。

（贾继东）

gānxìng nǎobìng
肝性脑病（hepatic encephalopathy，HE） 急慢性肝病所致以代谢紊乱为基础的中枢神经系统功能失调综合征。表现为心理活动、认知、情感、行为、精神和神经异常。1998 年世界胃肠病大会对

HE 提出了新的分类方法，按肝脏疾病类型 HE 分为 A 型（急性肝衰竭相关 HE）、B 型（门-体分流相关 HE）和 C 型（肝硬化门静脉高压或门-体分流相关 HE）。按慢性肝病患者神经异常表现的特征及持续时间 C 型 HE 又可分为发作型、持续型及轻微型 3 种亚型，发作型可细分为伴诱因 HE、自发性 HE、复发性 HE，持续型可细分为轻型、重型及治疗依赖型。

病因及发病机制　仍不十分明确。HE 非单一的代谢性疾病，是在严重肝病及门-体静脉侧支循环基础上发生的多因素协同或相互作用的结果。普遍认为氨中毒是 HE 的最主要原因，尚有感染和低钠血症等因素共同作用。主要学说如下。

氨中毒学说　氨是含氮化合物的代谢产物，可参与一系列的代谢反应。氨主要来源于肠道含氮物质的分解代谢（外源性）及机体蛋白质的分解代谢（内源性），且主要经肝形成水溶性的尿素经肾排泄。肝衰竭者出现高氨血症源于肝清除氨的作用减退、肌肉代谢氨减少及肾排出氨减少。氨对中枢神经系统的毒性主要是干扰脑的能量代谢，并影响中枢兴奋性神经递质与抑制性神经递质的平衡而产生中枢神经抑制。急性肝衰竭所致 HE 的特征是，随血氨浓度升高、细胞内谷氨酰胺显著增加，导致星形胶质细胞肿胀，进一步导致脑水肿及颅内压增高；谷氨酸属兴奋性神经递质，其释放可增加神经元活性，可解释 A 型 HE 的躁动、意识模糊、癫痫样发作等症状。慢性肝病有关的 C 型 HE 的主要特征脑星形胶质细胞的变性，仅有轻度脑水肿。

假性神经递质学说　严重肝病时，肝不能有效分解苯乙胺及酪胺，可透过血-脑屏障进入脑组织，在 β 羟化酶的作用下分别生成苯乙醇胺及羟苯乙醇胺，它们的化学结构与正常真性神经递质酷似，但无传递神经冲动的作用，故称假性神经递质。上述假性神经递质在神经突触堆积到一定程度时，可致神经传导障碍，产生神经抑制而出现意识障碍。

γ 氨基丁酸/苯二氮革学说　γ 氨基丁酸是中枢神经系统特有的最主要的抑制性递质，对大脑功能起重要调节作用。研究认为，严重肝病者血-脑屏障通透性改变，肠源性的血 γ 氨基丁酸迅速进入脑内，与高敏感性的突触后受体结合抑制大脑功能。

氨基酸失衡学说　肝衰竭时可出现支链氨基酸（branched chain amino acid，BCAA）/芳香族氨基酸（aromatic amino acid，AAA）比例失调，血浆中 AAA 水平显著增高或 BCAA 降低，AAA 可大量通过血-脑屏障入脑，产生酪胺、β-羟酪胺等假性神经递质，抑制神经冲动的传导而发生脑病，主要见于 C 型 HE。

炎症、神经甾体、氧化和氮化应激、锰沉积等均可参与 HE 的发生，但均不足以用于解释 HE 的发生。

诱因　①A 型常无明确诱因。②单纯 B 型 HE 在中国很少见。③C 型 HE 在中国最常见，其主要诱因有：高蛋白饮食及胃肠道出血致肠道摄入蛋白质过多；手术及感染等致蛋白质分解代谢增强；严重电解质紊乱及酸碱失衡，特别是代谢性碱中毒；药物、酒精、毒物、顽固性便秘等致肝解毒负担过重；低血糖致脑内脱氨作用降低；大量利尿剂特别是排钾利尿剂的使用或大量放腹水等致肾前性氮质血症及肝肾综合征；各种镇静、催眠药物。

病理　所有 HE 患者均存在不同程度的脑水肿，急性肝衰竭所致 A 型 HE 时星形胶质细胞肿胀在发病机制中起重要作用，而肝硬化所致 C 型 HE 时仅有轻度脑水肿。

临床表现　呈多样性及非特异性。早期常无明确症状，只有通过神经及心理测试方能测出。A 型 HE 发生在急性肝衰竭基础上，常在起病数日内由轻度的意识错乱迅速陷入深昏迷。C 型 HE 以反复发作的性格、行为改变甚至昏迷为特征，常伴肌张力增高、腱反射亢进、扑翼样震颤阳性、踝阵挛阳性等。HE 临床分期的各期间并无明确界限（表）。

诊断与鉴别诊断　尚无 HE 诊断的金标准，主要依赖于排他性诊断。诊断 HE 应考虑：①存在引起 HE 的基础疾病。②有神经精神症状及体征。③无神经精神症状及体征者，需有神经心理智能测试至少 2 项异常。④存在引起 HE 的诱因。⑤排除其他代谢性脑病及神经系统疾病。

有助于 HE 诊断的检查包括：①血氨测定：是诊断 HE 的主要检测方法，正常静脉血氨浓度低于 45μmol/L，慢性及门-体性 HE 患者血氨多升高，急性 HE 可正常。②神经心理测试：肝性脑病心理测量评分系统可特异性诊断轻微 HE 患者的认知改变，是诊断轻微型 HE 的重要标准。德国最先提供判断病情的规范数据。美国用评估神经状态的重复系列代替肝性脑病心理测量评分系统评估轻微型 HE。③计算机心理测试：抑制对照测试是目前最被推崇的评估 HE 的计算机测试，用

表 HE 临床分期

分期	性格行为、认知能力改变程度	神经系统体征
0 期（轻微型 HE）	无行为、性格异常，仅心理或智力测试有轻微改变	无
I 期（前驱期）	轻度性格改变及行为异常，睡眠规律改变，细微人格改变，注意力不集中，加减法障碍	时间、空间定向能力尚可，构音障碍，扑翼样震颤阴性
II 期（昏迷前期）	睡眠障碍、精神错乱为主、反应迟钝，计算及定向力障碍，言语不清，行为异常，睡眠倒错明显，甚至出现幻觉	扑翼样震颤阳性，肌张力增高，巴宾斯基征阳性，踝阵挛阳性
III 期（昏睡期）	以昏睡及精神错乱为主，可唤醒，醒时能应答，常有意识不清、幻觉甚至躁狂	仍可引出扑翼样震颤，踝阵挛阳性，肌张力增高，腱反射亢进，锥体束征阳性
IV 期（昏迷期）	神志完全丧失，不能唤醒，浅昏迷时对疼痛刺激有反应，深昏迷时对各种刺激均无反应	浅昏迷时腱反射及肌张力仍亢进，扑翼样震颤不能引出，深昏迷时各种反射均消失，可表现为阵发性抽搐

于评估轻微 HE 患者的反应抑制和注意力两个不同的认知区域。测试原理基于目标和诱饵。计算机显示一系列字母顺序，要求患者指出 x–y 或 y–x 的顺序（即目标），但不要对 x–x 或 y–y 的诱饵作出反应。诱饵反应超过 5 次者提示轻微 HE。这一测试有代替传统测试的趋势，用于评估患者疗效。起源于英国的认知药物研究计算机评估体系与肝性脑病心理测量评分相关性很好。④电生理评估：包括临界闪烁频率测试和脑电图。前者的原理是 HE 患者视网膜神经胶质细胞可出现与脑胶质细胞类似病变（如肿胀），即肝性视网膜病变。给患者 60Hz 的光脉冲，后以 0.1Hz/s 速度递减，结果为最初察觉的光脉冲频率。<39Hz 的临界闪烁频率结果对诊断轻微型 HE 有特异性及敏感性，且不受性别、职业及教育水平影响，仅与年龄相关轻度，已广泛用于评估 HE 的试验性治疗。HE 患者的脑电活动有一定频率的减少，脑电图诊断 HE 的敏感性为 43%～100%，是虽无特异性改变但可普遍开展的神经生理学诊断方法。⑤脑显像：磁共振成像可检出 HE 患者低水平的脑水肿，CT 有助于排除硬膜下血肿或脑血管病变。

治疗 多数 HE 患者在治疗后 24～48 小时症状改善，血氨水平下降可晚于其后。若治疗后 72 小时仍未改善，则需考虑是否存在其他原因所致脑病或治疗不充分。

去除诱因 积极止血、控制感染、纠正电解质紊乱、改善肾功能等。

针对发病机制的治疗 ①不可吸收的双糖：包括乳果糖及乳糖醇，是治疗 HE 的一线药物。研究发现，乳果糖口服后在小肠内不被分解吸收，到达结肠才被肠道内的糖分解菌分解为乳酸及乙酸，使肠腔酸化，减少肠腔氨的吸收；同时血氨通过肠黏膜向 pH 低的肠腔渗透，并与肠腔内 H^+ 结合，形成不被吸收的 NH_4^+ 而随粪便排出体外，起到降血氨作用。乳果糖可促进有益菌生长，抑制某些蛋白分解菌生长，蛋白质分解减少，使氨的产生减少。乳果糖给药方式有口服及灌肠两种，昏迷或反应迟钝者可经鼻胃管给药或直肠灌肠，达 2～3 次/天软便的效果。最常见副作用是腹胀，过度治疗者应警惕脱水、低钠血症及 HE 恶化。②抗生素：利福昔明是利福霉素的衍生物，可显著抑制细菌 RNA 的合成，抑制肠道有尿素酶及氨基酸氧化酶

活性的菌群，阻断氨及其他毒性物质的产生。其在胃肠道吸收少、副作用小且无药物间相互作用，已被美国食品药品监督管理局批准用于 HE 的治疗。③肠道益生菌：含双歧杆菌、乳酸杆菌的微生态制剂可调节肠道菌群，减少肠道氨及其他毒性物质的产生及吸收，也可与乳果糖合用。④促进氨的代谢：主要降氨药物包括门冬氨酸–鸟氨酸、精氨酸。⑤补充支链氨基酸（缬氨酸、亮氨酸、异亮氨酸）：可纠正氨基酸比例失调，恢复 BCAA/AAA 比值，主要意义在于维持营养和改善蛋白代谢、减少负氮平衡，提高 HE 患者的恢复率。⑥拮抗假性神经递质：曾用苯二氮䓬类药物的 HE 患者可应用其受体阻断剂氟马西尼。

支持、对症治疗 ①肠内营养：欧洲临床营养与代谢协会 2006 年修订的肝病肠内营养指南建议肝病患者蛋白摄入量为 1.2～1.5g/（kg·d）。HE 患者蛋白质日摄入量应减至 0.6g/（kg·d）。I、II 期 HE 患者开始数日低蛋白饮食（20g/d），脑病纠正后逐渐恢复至 1.2g/（kg·d）。III、IV 期 HE 开始数日应禁食蛋白，清醒后逐渐增加蛋白至 1.2g/（kg·d）。以植物蛋白为主，其富含纤维成

分，可增加肠道蠕动，促进氨的清除，降低肠道内 pH，减少氨的吸收，与动物蛋白相比，肝硬化患者对植物蛋白耐受性更好。主要副作用是腹胀。②热量供给及维持水、电解质平衡：总热量摄入为 7524~10 450kJ/d，其中脂肪为 70~140g，糖类 280~325g。水溶性维生素应充分供应，脂溶性维生素以肠道外供应尤佳。

基础疾病的治疗 ①综合措施积极改善肝功能。②人工肝支持系统：Ⅱ 期以上 HE 慎行血浆置换。③肝移植：适用于急性肝衰竭、肝硬化及慢性肝衰竭基础上反复发生的慢性 HE。④阻断门-体分流：适用于 B 型 HE。

预后 急性肝衰竭者预后差，病死率为 80%~85%；慢加急性肝衰竭者发生 HE 的预后略好于急性肝衰竭者；Ⅲ、Ⅳ 期者病死率仍可近 80%。行门-体静脉分流肝病者的 HE 预后略好；Ⅰ、Ⅱ 期 HE 患者若及时治疗多能存活。

预防 ①尽量避免 HE 的诱因。②乳果糖和利福昔明可有效防止 HE 复发。

（牛俊奇）

gānxìng jǐsuǐbìng
肝性脊髓病（hepatic myelopathy，HM）

多种原因所致肝病进程中出现的颈髓以下脊髓侧索脱髓鞘病。又称门-腔分流性脊髓病，是慢性肝病的一种不常见的神经系统并发症。青壮年男性多见。

HM 主要见于肝硬化出现自发性门-体分流或肝病门-体分流术后。发病机制与以下因素有关：①中毒学说：严重肝病时肝功能明显减低，尤其是门-腔或脾-肾静脉吻合术后，来自肠道的有毒物质包括氨、硫醇、短链脂肪酸等代谢产物不能经肝脏转化、清除而直接进入体循环，作用于脊髓，引起脊髓神经元、轴索及髓鞘损伤。②营养不良学说：门-体分流及肝功能不全造成人体吸收和合成功能降低，体内对脊髓有保护和营养作用的物质如维生素 B、磷脂等减少，引起脊髓神经损害。③免疫损伤：肝硬化多源于肝炎病毒，后者可造成脊髓神经细胞免疫反应，引起脊髓神经免疫损伤。

HM 的发病年龄因病因而异，肝豆状核变性引起者多在青少年期发病，其他原因肝硬化并发的 HM 常在中年发病。此病多发生于肝硬化肝功能失代偿和门静脉高压表现突出的患者。HM 症状出现的时间通常是在门-腔静脉或脾-肾静脉吻合术后 4 个月至 10 年；肝硬化门静脉高压自发性门-体分流患者在黄疸、腹水、呕血等肝损害症状出现半年后亦可出现脊髓病症状。HM 患者的典型症状是缓慢性、进行性加重的对称性痉挛性瘫痪，晚期呈屈曲性瘫痪，以下肢为重。HM 的症状绝大多数出现在肝性脑病发作后，也有不经肝性脑病而直接出现脊髓病症状，极少数患者脊髓病症状与肝性脑病同时出现。

诊断依据：①有肝硬化及其他肝病史。②有门静脉高压侧支循环等肝病体征或有门-体静脉分流手术史。③缓慢起病，出现进行性加重的双下肢痉挛性瘫痪，并反复出现一过性意识和精神障碍。④血氨明显增高：是诊断此病的一个重要依据。⑤其他辅助检查：国外采用运动诱发电位和经颅磁刺激方法进行早期诊断 HM，甚至临床前诊断。

积极防治原发病。HM 与肝性脑病不同，一旦出现脊髓病的临床表现，降血氨、纠正氨基酸失衡等内科治疗措施无效。国内外的临床资料显示，原位肝移植能从根本上去除致病原因，对绝大多数短期内出现的下肢痉挛性瘫痪有改善甚至完全恢复作用，对脊髓病症状持续时间过长的患者肝移植亦无法完全改善其神经受损的状况。

（牛俊奇）

huòdéxìng gān-nǎo biànxìng
获得性肝脑变性（acquired hepatocerebral degeneration，AHD）

反复发作的肝衰竭或慢性肝硬化引起脑代谢紊乱，大脑皮层出现坏死，形成以皮层和基底神经节多个微小空洞形成及大脑皮层与小脑萎缩为病理特征的综合征。是慢性肝病病程中一种少见的神经系统并发症。

AHD 的病因与发病机制尚不完全清楚，研究认为与源于肝病基础的自发性门-体分流或肝病门-体分流术有关。门-体分流时一些神经活性物质不经肝脏代谢和胆道排出，直接经体循环进入脑组织。尚不能确定与肝性脑病发生有关的血氨及芳香族氨基酸在 AHD 发病过程中的作用。根据：①AHD 的临床表现与锰中毒初期神经系统受损的表现相似。②肝硬化患者血清、脑脊液及脑组织锰浓度明显升高，肝衰竭时锰含量可达正常值的 3~9 倍。③AHD 患者脑磁共振成像表现为 T1 高密度影，与职业性锰中毒的影像学表现一致，提示锰对 AHD 的发生可能发挥重要作用。

AHD 临床表现为认知和行为改变，包括明显的情感冷漠、思维迟钝、注意力不集中。可有运动异常，包括帕金森症、共济失调、肌张力障碍、舞蹈症和语言刻板，其表现与迟发性运动障碍相似。

AHD 主要诊断依据为患者有肝脏疾病，临床出现认知力障碍、帕金森症、共济失调等；脑磁共振成像显示双侧基底神经节 T1 高密度影，有助于诊断。

此病应与肝豆状核变性、肝性脑病、酒精性脑变性、特发性帕金森病等鉴别。AHD 相关帕金森症与特发性帕金森病均可表现为运动颤动、僵硬、弛缓、姿势不稳及曳行步态，但前者在发病初期表现为肢体双侧对称性运动障碍，病情进展迅速，绝大多数对多巴胺治疗无反应。AHD 与酒精性脑变性均可表现为共济失调，下列特点支持 AHD 的诊断：以四肢运动失调为主，戒酒后经过较长潜伏期方出现运动失调，脑磁共振成像表现为 T1 高密度影。与肝性脑病不同，AHD 的运动异常不随意识恢复而改善，对降血氨治疗也不敏感。

应对原发性肝脏疾病早期治疗。一旦出现 AHD 的临床症状，可采取下列措施治疗：①限制锰摄入：不吃富含锰的食物，如谷类、坚果、茶、豆类和水果等。②驱锰治疗：口服曲恩汀，此药可与锰离子螯合，促进其排出体外，对部分 AHD 相关帕金森症有效。③四苯喹嗪：一种突触前多巴胺耗竭药，在美国用于 AHD 相关舞蹈病和口舌运动障碍的治疗，对部分患者有近期疗效。④口服乳果糖和抗生素，短期限制蛋白质摄入量。⑤肝移植：病程早期行肝移植可缓解症状，但对长期严重的神经损伤无效。

（牛俊奇）

gānyìnghuà diànjiězhì wěnluàn

肝硬化电解质紊乱 （cirrhotic electrolyte disorder）

肝硬化失代偿期的低钠血症、低钾血症、低氯血症、低钙血症。是肝硬化较常见的并发症之一，尤其在肝功能失代偿期，电解质紊乱程度与肝硬化严重程度、治疗效果以及预后关系密切。

低钠血症 血清钠浓度低于 135mmol/L 的钠代谢紊乱的病理状态。

病因及发病机制 ①摄入减少：腹水使肠道摄取钠的能力降低，长期低盐、甚至无盐饮食导致钠摄入不足。同时，门静脉高压导致胃肠道黏膜淤血，黏膜的消化吸收能力下降，导致钠摄入减少。②原发性低血钠：患者肝脏合成与储备功能降低，血清白蛋白水平下降，导致细胞内渗透压降低，细胞外 Na^+ 进入细胞内，出现原发性低血钠。长期输入不含 Na^+ 的溶液以及机体的抗利尿激素活性增强，使水潴留超过钠潴留，导致稀释性低血钠。③经肾以及肾外途径丢失 Na^+ 增加：长期使用利尿剂，如呋塞米等可抑制肾小管对 Na^+ 的重吸收；呕吐、腹泻、大量放腹水均可导致钠丢失。④水排出减少：肝硬化时，血清白蛋白水平下降，导致有效循环血量减少，使肾脏排水、排 Na^+ 障碍和尿液浓缩，以提高细胞外液量，同时降低了细胞外液的 Na^+ 浓度。在此过程中，肾素-血管紧张素-醛固酮和抗利尿激素灭活减少，在一定程度上促进了稀释性低钠血症的形成。⑤Na^+-K^+-ATP酶（钠泵）活性下降：肝硬化失代偿期患者不但存在能量代谢障碍，而且血液中存在抑制该酶活性的物质，使其不能正常发挥作用，将会促进低钠血症的形成。⑥Na^+ 异位积聚：大量腹水对 Na^+ 的积聚可造成血 Na^+ 相对减少。

低钠血症时，血浆渗透压下降，细胞外液向细胞内转移，造成细胞水肿。颅腔容积是固定的，因此，脑细胞及脑组织水肿易引起颅内压增高。

细胞外液渗透压下降，细胞对水的屏障作用减弱，水渗入浆膜腔，使有效血容量减少，肾小球循环血流量下降，刺激入球小动脉压力感受器，激活肾素-血管紧张素-醛固酮系统。血浆肾素活性增加，造成肾皮质血管收缩和肾皮质低灌注，形成肝肾综合征。

临床表现 颅内压增高的临床表现有头痛、呕吐、视盘水肿及意识障碍。肝硬化失代偿期患者同时可有低渗性脑病和肝性脑病。肝肾综合征表现为自发性少尿或无尿、氮质血症、稀释性低钠血症和尿钠低，但肾脏无重要病理改变。

治疗 对于肝硬化失代偿期患者，首先应积极治疗原发病，监测血清 Na^+ 浓度。避免盲目或过度限盐饮食、使用利尿剂、放腹水。应根据病情选择钠盐和利尿剂，以维持血清 Na^+ 水平在 130mmol/L 以上。若血清 $Na^+ <$ 120mmol/L，应限制水的摄入，考虑静脉补钠，并暂停使用利尿剂。治疗稀释性低钠血症时，常规利尿剂可能加剧体内电解质流失，进而加重低钠血症或造成其他电解质失衡。精氨酸升压素 V_2 受体阻断剂可在不影响患者体内电解质平衡的前提下，促进体内游离水排泄。托伐普坦是一种强效、高选择性、口服起效的非肽精氨酸升压素 V_2 受体阻断剂，临床试验证明了其长期用药的安全性，可能会在不久的将来成为治疗低钠血症的新选择。

低钾血症 血清钾浓度低于 3.5mmol/L 的钾代谢紊乱的病理状态。

病因及发病机制 ①摄入不

足：肝功能损害较严重时，患者食欲下降，导致钾摄入减少。②K⁺跨细胞过度转移：主要由药物及非药物因素引起。常见于肝硬化合并糖尿病及因消化道出血等原因需补液患者，葡萄糖和胰岛素刺激细胞摄入钾，引起血清钾下降。肝硬化合并代谢性或呼吸性碱中毒时，如肝性脑病合并碱中毒，细胞外 K^+ 和细胞内 H^+ 交换，使血清 K^+ 浓度降低。③丢失增加：袢利尿剂使运送至远端肾单位 Na^+ 和 Cl^- 增多，导致尿排 K^+ 增多。肝硬化时，机体灭活醛固酮减少，后者水平增高可使 Na^+ 通道开放数量增多、肾单位中 Na^+-K^+-ATP 酶活性增强及 K^+ 通道开放数量增多，尿排 K^+ 增加，血清 K^+ 浓度下降。呕吐、腹泻等使胃肠道丢失 K^+ 增多，继发代谢性碱中毒，进一步促进血清 K^+ 浓度下降。使用渗透性利尿剂纠正稀释性低钠血症时，可因尿流速增加和 K^+ 排泄增加，使 K^+ 丢失增加。

低钾血症可对机体多个器官产生影响。低钾血症时，细胞内外 K^+ 浓度差增加，使静息电位的负值加大，动作电位的触发阈值加大，神经-肌肉的兴奋性和传导性下降，出现肌无力。低钾血症时，钠泵活性减弱，远曲小管 K^+-Na^+ 交换减少而 H^+-Na^+ 交换增多，尿排 H^+ 增多；同时，细胞内 K^+ 向细胞外释出，细胞外的 H^+ 进入细胞，使细胞外液 H^+ 浓度降低，导致代谢性碱中毒。碱中毒可加强氨的毒性，细胞内外暂时增加的 pH 梯度有利于氨弥散入神经细胞，诱发及加重肝性脑病。

临床表现　骨骼肌无力表现为乏力，平滑肌无力表现为恶心、呕吐和厌食，腹胀、便秘，严重时发生难以忍受的腹胀甚至麻痹性肠梗阻。代谢性碱中毒表现为呼吸浅而慢；躁动、兴奋、谵语、嗜睡，严重时出现昏迷；手足搐搦，腱反射亢进等；尿少，呈碱性。

治疗　肝硬化尤其合并腹水时，排钾利尿剂是导致低钾血症最常见的原因，因此，可考虑用螺内酯联合呋塞米治疗肝硬化腹水。若血清钾浓度<3mmol/L，应停用排钾利尿剂。最好口服补钾，因恶心、呕吐、消化道出血等原因不能口服者，在保持尿量 > 500ml/d 的前提下，可静脉补钾。

低氯血症　血清氯浓度低于 100mmol/L 的氯代谢紊乱的病理状态。

病因及发病机制　①来源减少：肝硬化患者为预防及治疗食管胃静脉曲张破裂出血，服用质子泵抑制剂以减少胃酸分泌，是导致低氯血症的原因之一。②丢失增加：继发性醛固酮增多，长期应用利尿剂及尿量增加，导致尿排 Cl^- 增多，血清 Cl^- 浓度降低。呕吐时丢失胃液，使血清 Cl^- 浓度进一步降低。

临床表现　低氯血症常伴低钠、低钾血症，引起低钠、低钾、低氯性碱中毒，诱发肝性脑病。低氯血症还可加重红细胞内的碱中毒，加重组织缺氧。低氧血症可诱发肝性脑病，不利于肝功能恢复。

治疗　应积极去除低氯血症的可能诱因，及时纠正低钾及低钠血症，必要时可静脉给予盐酸精氨酸。

低钙血症　成人血钙主要以游离钙（又称离子钙）、蛋白结合钙和可扩散结合钙 3 种形式存在。发挥生理作用的主要是游离钙。诊断低钙血症时的总钙浓度必须是经血清白蛋白校正后的校正钙浓度，必要时可测定游离钙浓度。校正钙浓度（mg/dl）= 总钙（mg/dl）- 0.8×［4.0-血清白蛋白浓度（g/dl）］。不同医院血钙浓度正常参考值有小的差异。

病因及发病机制　①低白蛋白血症：肝脏合成白蛋白能力下降，出现低白蛋白血症，引起非扩散结合钙减少，导致低钙血症。②25-羟化酶活性降低，使钙吸收减少。③肝硬化患者消化道功能紊乱，或因食管胃静脉曲张破裂出血禁食，使维生素 D 及钙摄入减少；肠道感染使维生素 D 及钙的吸收障碍。④大量使用利尿药，如噻嗪类，增加了低钙血症的发生概率。⑤肝硬化常合并内分泌异常，如继发性甲状旁腺功能亢进症、降钙素增高、继发性醛固酮增高等均可导致低钙血症。低钙血症可导致骨软化、骨质疏松，神经-肌肉的兴奋性升高等。

临床表现　患者有全身骨痛或腰腿痛、手足麻木、运动迟缓等，常被肝硬化的症状掩盖。部分患者可出现手足抽搐。

治疗　主要针对病因治疗和补充钙剂和维生素 D 等。需要快速纠正低钙血症者，可缓慢静脉注射葡萄糖酸钙或氯化钙。

（牛俊奇）

gānshuāijié

肝衰竭（liver failure）　各种原因致肝合成、解毒、排泄和生物转化功能严重障碍或失代偿，出现以凝血机制障碍和黄疸、肝性脑病、腹水等为主要表现的综合征。诊治不及时者病死率极高。根据病理组织学特征和病情发展速度，中国将肝衰竭分为：急性肝衰竭、亚急性肝衰竭、慢加急性肝衰竭和慢性肝衰竭。根据临床表现的严重程度，亚急性肝衰竭和慢加急性肝衰竭可分为早期、中期和晚期。

病因 ①肝炎病毒（甲型、乙型、丙型、丁型、戊型肝炎病毒）。②其他病毒：巨细胞病毒、EB病毒、肠道病毒等。③药物及肝毒性物质：异烟肼、利福平、对乙酰氨基酚、抗代谢药、化疗药物等。④乙醇、毒蕈等。⑤细菌及寄生虫。⑥严重或持续感染（如败血症、血吸虫病等）。⑦妊娠期急性脂肪肝。⑧自身免疫性肝病。

少见病因：①代谢异常：肝豆状核变性、遗传性糖代谢障碍等。②缺血缺氧：休克、充血性心力衰竭等。③肝移植、部分肝切除、肝肿瘤。④先天性胆道闭锁。⑤其他：创伤、辐射等。10%~20%的患者不能明确病因。中国引起肝衰竭的主要病因是乙型肝炎病毒，其次是药物及肝毒性物质（如乙醇、化学药品等）。欧美国家药物是引起急性、亚急性肝衰竭的主要原因，酒精性肝损害常导致慢性肝衰竭。儿童肝衰竭还可见于遗传代谢性疾病。

发病机制 ①急性肝衰竭：源于肝细胞大量死亡或严重肝功能不全。肝细胞死亡可分为坏死和凋亡：前者指细胞膜完整性破坏，胞质膜破裂导致细胞溶解、细胞器损坏，胞质液释放至细胞外引起炎症反应；后者源于死亡受体与配体的作用，细胞发生程序化死亡。两种细胞死亡模式在信号传导机制上存在共性，即线粒体结构与功能障碍（如线粒体膜通透性改变、转运孔开放、线粒体膜间隙释出死亡介质前物质等）及细胞核DNA损伤。②亚急性肝衰竭：慢性乙肝病毒感染基础上的亚急性肝衰竭，其发病机制可能涉及临床病毒学、临床免疫学、宿主遗传易感性、其他环

境与外在因素。宿主遗传背景在乙型肝炎重症化过程中起重要作用。以细胞毒性T淋巴细胞为核心的细胞免疫在清除细胞内病毒方面起关键作用，同时也是造成细胞凋亡或坏死的主要因素。③慢加急性肝衰竭：乙醇、药物、食管静脉曲张破裂出血等为诱因，肝组织灌注减少的因素（如感染、出血、脱水、门静脉血栓、门-体分流术后）均可加重其病理损伤，可重叠其他嗜肝病毒感染、病毒变异等，导致免疫耐受被打破。④慢性肝衰竭：各种原因致慢性肝细胞损伤，继发纤维组织持续、广泛增生，肝组织结构及血流异常，原发致病因素持续存在及交叉因素的影响（如病毒、乙醇、药物、内毒素血症等），致残存有功能细胞容量不足以满足机体需要，表现为慢性肝细胞功能异常及门静脉高压。严重肝病者库普弗细胞功能严重受损，来自门静脉的大量内毒素未经解毒而进入体循环。内毒素可直接或通过激活库普弗细胞释放的化学介质引起肝坏死，内毒素亦是其他肝毒性物质（如半乳糖胺、四氯化碳和乙醇等）致肝坏死的辅助因素，导致肝衰竭发生。

病理 肝衰竭时（慢性肝衰竭除外）肝脏组织学可见广泛的肝细胞坏死，坏死部位和范围因病因和病程而异。按坏死范围程度可分为大块坏死（坏死范围超过肝实质的2/3）、亚大块坏死（占肝实质的1/2~2/3）、融合性坏死（相邻成片的肝细胞坏死）及桥接坏死（较广泛的融合性坏死并破坏肝实质结构）。不同病程的肝组织中可见一次性或多次性新旧不一的肝细胞坏死病变。

临床表现 ①健康状况全面衰退：表现为虚弱、高度乏力、

体重下降，严重者起床活动感困难，甚至生活不能自理。②严重消化道症状：食欲极度减退、厌油、上腹部闷胀不适，可有恶心、呕吐和呃逆。腹部胀气明显，肠鸣音减弱或消失。③黄疸进行性加重：以肝细胞性黄疸为主，多表现为巩膜、皮肤黄染并进行性加深。④明显出血倾向：可出现皮肤紫癜或淤斑、自发性齿龈出血、鼻出血、上消化道出血等。⑤发热：部分患者可有持续性低热，主要源于进行性肝细胞坏死或功能衰竭，肝不能清除来自肠道内毒素等毒性物质。并发感染者体温可明显升高，甚至高热。病情严重者可并发脑水肿及肝性脑病、腹水、肝肾综合征、上消化道出血、严重继发感染等。

诊断 肝衰竭非独立的疾病诊断，而是肝功能损伤程度的判断，完整的诊断应包括病因、临床分类及分期。

病因诊断 因中国肝炎病毒感染常见，故应筛查所有病毒性因素，即甲~戊型肝炎病毒、巨细胞病毒和EB病毒，必要时筛查少见病毒，同时排查药物性、酒精性肝病，或自身免疫性、遗传代谢性疾病。

临床分类 急性肝衰竭：急性起病，2周内出现Ⅱ期及以上肝性脑病并有以下表现者：①极度乏力，有明显厌食、腹胀、恶心、呕吐。②短期内黄疸进行性加深。③出血倾向明显，血浆凝血酶原活动度（PTA）≤40%或国际标准化比值（INR）≥1.5，且排除其他原因。④肝进行性缩小。

亚急性肝衰竭 起病较急，2~26周出现以下表现者：①极度乏力，有明显消化道症状。②黄疸迅速加深，血清总胆红素水平

>正常值上限的 10 倍或每天上升≥17.1μmol/L。③伴或不伴肝性脑病。④出血倾向明显，PTA≤40%（或 INR≥1.5）并排除其他原因者。

慢加急性（亚急性）肝衰竭 慢性肝病基础上短期内发生急性或亚急性肝功能失代偿的临床综合征，表现为：①极度乏力，有明显消化道症状。②血清总胆红素>正常值上限 10 倍或每天上升≥17.1μmol/L。③PTA≤40%（或 INR≥1.5），并排除其他原因者。④可有失代偿性腹水。⑤伴或不伴肝性脑病。

慢性肝衰竭 肝硬化基础上肝功能进行性减退和失代偿：①血清 TBIL 明显升高。②白蛋白明显降低。③PTA≤40%（或 INR≥1.5），并排除其他原因者。④有腹水或门静脉高压等表现。⑤可有肝性脑病。

临床分期 ①早期：极度乏力，伴明显厌食、呕吐和腹胀，黄疸进行性加深（血清总胆红素≥171 μmol/L 或者每天上升≥17.1 μmol/L），有出血倾向，30%<PTA≤40%，无肝性脑病或明显腹水。②中期：肝衰竭早期表现基础上，出现以下 2 条之一者：Ⅱ期以下肝性脑病和（或）明显腹水；出血倾向明显（出血点或淤斑），且20%<PTA≤30%。③晚期：肝衰竭中期表现基础上，病情进一步加重，有严重出血倾向（注射部位淤斑等），PTA≤20%，并出现以下 4 条之一者：肝肾综合征、上消化道大出血、严重感染、Ⅱ期以上肝性脑病。

鉴别诊断 ①重型肝炎肝衰竭与终末期肝硬化肝衰竭鉴别。②表现为黄疸者应首先鉴别其性质。③表现为昏迷者应与颅内出血、脑梗死、尿毒症昏迷、糖尿病昏迷及中枢神经系统感染性疾病等所致意识障碍鉴别。④以精神症状为首发者应与精神疾病鉴别。

治疗 原则：①识别并去除肝衰竭的原因。②最大限度改善患者的内环境和提供器官功能支持，为肝脏再生提供条件。③积极防治并发症。④早期识别肝脏不能充分再生者，及时进行移植登记以提高肝移植手术成功率。

内科综合治疗 强调早期诊断、早期治疗，针对不同病因采取相应的综合治疗措施，并积极防治肝性脑病、脑水肿、肝肾综合征、感染、出血等并发症。①一般支持治疗：卧床休息；加强病情监护；高糖类、低脂、适量蛋白饮食；积极纠正低蛋白血症；注意纠正水电解质及酸碱平衡紊乱；注意消毒隔离，加强口腔护理，预防医院内感染。②病因治疗：对乙型肝炎病毒 DNA 阳性的肝衰竭者，尽早使用核苷（酸）类似物如拉米夫定、替比夫定、恩替卡韦等抗病毒药物，但应注意后续治疗中病毒变异和停药后病情加重的可能；对药物性肝衰竭者应首先停用可能导致肝损害的药物，对乙酰氨基酚中毒所致者早期给予 N-乙酰半胱氨酸，对毒蕈中毒根据欧美的临床经验可用水飞蓟宾或青霉素。③免疫调节治疗：可用胸腺素 α_1 等免疫调节剂，以调节免疫功能、减少感染等并发症。④其他：可用肠道微生态调节剂、乳果糖或拉克替醇，减少肠道细菌移位或内毒素血症；用改善微循环药物、抗氧化剂（如 N-乙酰半胱氨酸或还原型谷胱甘肽）以及甘草酸制剂、多烯磷脂酰胆碱、腺苷蛋氨酸等。

并发症治疗：①肝性脑病者应去除诱因，如积极防治严重感染、出血及电解质紊乱等；适度限制蛋白摄入；口服或高位灌肠乳果糖或拉克替醇，酸化肠道，促进氨的排出，减少肠源性毒素吸收；视患者的电解质和酸碱平衡情况选择精氨酸、门冬氨酸鸟氨酸等降氨药物；使用支链氨基酸纠正氨基酸失衡。②颅内压增高者应用高渗性脱水剂，肝肾综合征患者慎用；袢利尿剂一般选用呋塞米，可与渗透性脱水剂交替使用。③肝肾综合征者可用特利加压素或去甲肾上腺素持续泵入并加用白蛋白，有适应证者可行人工肝支持治疗，如血液透析滤过等。④合并感染者应首先根据经验用药，选用强效抗生素或联合应用抗生素，同时加服微生态调节剂，尽量在应用抗生素前进行病原体分离及药敏试验，并根据药敏结果调整用药，注意防治二重感染。⑤门静脉高压性出血者可选用生长抑素类似物，也可用垂体后叶素（或联合硝酸酯类药物）或特利加压素；可用三腔双囊管压迫止血或行内镜下硬化剂注射、套扎治疗止血；内科保守治疗无效者可急诊手术治疗。⑥对弥散性血管内凝血者，可给予新鲜血浆、凝血酶原复合物和纤维蛋白原，血小板显著减少者可输注血小板，给予小剂量低分子肝素或普通肝素。对有纤溶亢进证据者可用氨甲环酸或氨甲苯酸。

人工肝支持治疗 人工肝及相关血液净化是通过体外的机械、化学或生物装置，清除各种有害物质、补充必需物质、改善内环境，暂时替代衰竭肝脏部分功能的治疗方法，可为肝细胞再生及肝功能恢复创造条件或等待机会进行肝移植。适应证：①有肝衰竭倾向者。②早、中期肝衰竭，20%＜PTA＜40%和血小板＞50×10⁹/L者。③晚期肝衰竭肝移植术前等待供体、肝移植术后排斥反应、移植肝无功能者。

相对禁忌证：①严重活动性出血或弥散性血管内凝血者。②对治疗过程中所用血制品或药品（如血浆、肝素和鱼精蛋白等）高度过敏者。③循环功能衰竭者。④心脑梗死非稳定期和妊娠晚期者。

人工肝支持系统分为非生物型、生物型和混合生物型3种。非生物型人工肝已广泛应用于临床，有一定疗效，包括血浆置换、血液灌流吸附、血液滤过、血液透析、白蛋白透析、血浆滤过透析和持续性血液净化等。应根据患者的具体情况选择不同方法单独或联合使用：伴脑水肿或肾衰竭者可用血浆置换联合持续性血液净化、血液滤过或血浆滤过透析；伴高胆红素血症者可用血浆胆红素吸附或血浆置换；伴水电解质紊乱者可用血液透析血液滤过或白蛋白透析。并发症有过敏反应、低血压、继发感染、出血、失衡综合征、溶血、空气栓塞、水电解质紊乱及酸碱平衡失调等。

肝移植　适用于：①各种原因所致的中晚期肝衰竭，经积极内科和人工肝治疗疗效欠佳者。②各种类型的终末期肝硬化。有多种手术方式，开展最多的是同种异体原位肝移植。

预防　重型肝炎肝衰竭治疗困难，病死率高，因此应尽量避免其发生和发展。

一级预防　为病因预防。病毒性肝炎是中国重型肝炎肝衰竭的主要原因，应积极推广乙型肝炎疫苗，实行规范乙型肝炎母婴阻断，降低乙肝发病率。避免不洁注射及不必要的输血。应用抗结核、抗甲状腺药物过程中密切监测肝功能。加强对中草药肝毒性的监测，避免滥用药物和保健品，忌酗酒。

二级预防　为防止重症化。乙型肝炎患者应及时选择合适的抗病毒药物，定期检查并规范应用和规范停药，避免过度劳累或情绪波动。肝硬化患者应避免或积极治疗感染和出血，加强肝功能监测。多数肝癌发生在肝硬化基础上，此类患者行肝部分切除术或介入治疗时应充分考虑肿瘤大小和肝功能状态，避免因手术或介入治疗导致肝功能不全。失代偿期肝硬化应避免劳累、饮酒、药物等。

三级预防　为防止终末化。早期诊治重型肝炎肝衰竭可争取治疗时机，阻遏病情发展。积极防治并发症，早期应用人工肝治疗，可能促进肝脏自发恢复或为肝移植创造条件。

（段钟平）

jíxìng gānshuāijié

急性肝衰竭（acute liver failure，ALF）　发病2周内出现以Ⅱ期以上肝性脑病（按Ⅳ度分类法划分）为特征的肝衰竭综合征。起病急，病情进展迅速。病理组织学表现：肝脏进行性缩小，肝细胞呈一次性坏死，坏死面积≥肝实质的2/3；或亚大块坏死，或桥接坏死，伴存活肝细胞严重变性，肝窦网状支架不塌陷或非完全性塌陷。

药物是西方人群ALF的主要病因，因此，国内外在ALF的命名和内涵上均有所不同。美国肝病研究学会《ALF处理意见》中的ALF诊断标准为：无肝硬化者出现凝血异常（通常国际标准化比值≥1.5或凝血酶原时间延长4~6秒）、任何程度的意识改变（脑病），疾病持续时间少于26周。肝豆状核变性、垂直获得性乙型肝炎病毒感染或自身免疫性肝炎患者尽管有肝硬化的可能，但若疾病持续时间少于26周，也可包括在ALF之内。ALF美国与中国的诊断标准的区别：前者对凝血功能障碍的诊断标准较宽，未提到黄疸，强调有肝性脑病，只要疾病持续时间少于26周都属于"ALF"范畴，认为更加细致的时间划分没有意义，强调"诊断时间"。

尽管不同原因导致的ALF具有一定异质性，但均源于肝细胞急性坏死，故临床表现相似。对所有症状和实验室指标表现为中到重度急性肝炎者，应立即检测凝血酶原时间，详细评估精神状态的细微改变，密切监测病情变化。

ALF的治疗见肝衰竭。

（段钟平）

yàjíxìng gānshuāijié

亚急性肝衰竭（subacute liver failure，SALF）　起病15天~26周内出现的肝衰竭综合征。起病较急。从发病到出现肝衰竭综合征的时间可界定急性肝衰竭和SALF，前者是2周以内，主要表现为肝性脑病；后者是2周以上，主要表现为乏力、消化道症状，血清总胆红素＞正常值上限10倍或每天上升≥17.1μmol/L等。本质上急性肝衰竭和SALF均为既往无肝病史者发生急性肝脏坏死性病变，只是坏死程度不同导致起病缓急程度、临床特点及预后不同，前者死亡率高。慢性无症状乙型肝炎病毒携带者出现肝衰竭，若肝组织学检查无明显异常或Knodell肝炎活动指数＜4，根据其发病特点应归属于急性肝衰竭或SALF，而不是慢加急性肝衰竭。

SALF 病理组织学表现：急性期（发病约 2 周）表现为肝脏亚大块坏死或桥接坏死，坏死局部改变与急性重型肝炎一致，可见坏死区肝窦扩张，内含红细胞；进展期（发病 4 周后）肝组织内同时存在新旧坏死灶，部分坏死区已塌陷，并有少量胶原纤维沉积，坏死范围大者肝组织内形成宽窄不一的纤维性间隔，部分或全部分割残存肝细胞，后者呈不同程度增生或形成结节状团块，可见单个核细胞浸润中央静脉周围及门管区，新生或残留肝细胞团周缘带可见细、小胆管增生，腔内有胆栓，管周伴中性粒细胞浸润。再生结节形成和肝内明显淤胆是 SALF 的突出特点，同时可见强烈的再生反应。

SALF 的分期以及治疗见肝衰竭。

（段钟平）

màn jiā jíxìng gānshuāijié

慢加急性肝衰竭（acute-on-chronic liver failure，ACLF）

各种急性损伤因素作用下，肝功能相对稳定的慢性肝病患者迅速恶化的肝衰竭综合征。按从发病到出现肝衰竭综合征的时间（以 2 周为界），ACLF 可分为慢加急性和慢加亚急性肝衰竭，也可统称为 ACLF。

急性病因和慢性原发性肝病是 ACLF 发病的必备条件。急性病因包括感染和非感染因素：前者有嗜肝性和非嗜肝性病毒、乙型肝炎或丙型肝炎复发、其他部位的感染和炎症；后者有酒精、肝毒性药物、自身免疫性肝炎、肝豆状核变性、外科手术、静脉曲张出血等。多发生于静止期或活动性肝硬化，部分发生在慢性肝炎基础上，不包括单纯性脂肪肝。

ACLF 病理组织学表现：在慢性肝病病理损害的基础上，发生新的不同程度的肝细胞大块或亚大块坏死性病变，坏死肝组织发生强烈的再生反应。坏死带以外的残留结节中可见各种变性，以淤胆常见。大部分肝细胞发生水样变性，部分结节内可见肝细胞脂肪变性，以小泡性常见。

ACLF 临床表现、诊断及治疗见肝衰竭。经积极治疗肝功能可恢复至发作前的代偿性肝硬化阶段或转变成慢性失代偿状态。患者病变是否可逆取决于发作的严重性、急性病因的性质和慢性原发肝病的严重程度。

（段钟平）

mànxìng gānshuāijié

慢性肝衰竭（chronic liver failure，CLF）

肝硬化基础上肝功能进行性减退致腹水、凝血功能障碍和肝性脑病的肝衰竭综合征。慢加急性肝衰竭与 CLF 本质差异是前者以肝坏死为主，后者以慢性功能失代偿为主，肝细胞再生反应差。

CLF 主要病理组织学表现：弥漫性肝纤维化及异常结节形成，假小叶内有分布不均的肝细胞坏死灶，很少伴炎症反应；增生的纤维间隔宽，假小叶内有纤维增生，形成结节内再分隔。随病程延长，肝实质持续减少，纤维化程度持续加重，病变不可逆。

CLF 诊断要点：①有腹水或门静脉高压表现。②肝性脑病。③血清总胆红素升高，但并不强调>正常值上限 10 倍或每天上升 ≥17.1μmol/L，白蛋白水平明显降低。④凝血酶原活动度≤40%。

内科及人工肝治疗可延缓部分患者病情进展，但总体疗效欠佳，肝移植可能是唯一有确切疗效的最终治疗手段。

（段钟平）

gānbìng yùhòu jí gāngōngnéng chǔbèi de pínggū

肝病预后及肝功能储备的评估（prognosis of liver diseases and assessment of liver functional reserve）

肝功能储备是指所有肝实质细胞功能的总和，受肝实质细胞容量、功能以及肝脏有效血流灌注等因素的影响。准确评估患者肝功能状态、病情严重程度以及判断预后，有助于为患者选择个体化的治疗方案。然而，肝功能的复杂性和多样性使常规、单一的功能检查都难以全面、准确地反映肝功能储备。因此，临床中常需联合血清肝功能指标、肝脏代谢试验、肝功能分级模型以及影像学检查进行综合评估。

血清肝功能指标 主要包括血清前白蛋白、胆碱酯酶以及总胆汁酸检测。血清前白蛋白、白蛋白均在肝脏合成，血清白蛋白的半衰期约为 20 天，而血清前白蛋白的半衰期仅为 1.9 天。因此，肝脏受损时血清前白蛋白的变化较血清白蛋白的变化更为敏感，能更及时、准确地反映肝功能储备及其变化。血清胆碱酯酶是一种主要由肝细胞合成的水解酶，并大量储存于肝内，肝实质受损时，肝内合成减少，尤其在慢性肝炎与肝硬化时，随着肝组织纤维化程度的加重，间质炎症细胞浸润，正常肝细胞数量减少以及肝细胞功能受损，导致血清胆碱酯酶减少更为明显。血清总胆汁酸是肝脏分泌到胆汁中最多的有机酸，随胆汁排泄至肠道，进入肠腔后绝大部分在回肠和结肠被重新吸收，肝细胞高效地从门静脉摄取大量胆汁酸，以致血清中仅有微量总胆汁酸。正常血清总胆汁酸浓度的维持取决于肝血流、肝细胞摄取、胆汁酸分泌以及小肠的蠕动功能。因此，血清总胆汁酸是肝脏受损敏感但非特异性的指标。

肝脏代谢试验 主要包括吲哚菁绿（indocyanine green，ICG）排泄试验、利多卡因代谢试验及氨基比林呼气试验等。

ICG 排泄试验 ICG 是一种无毒色素，易结合白蛋白和 α_1 脂蛋白。肝是 ICG 的唯一清除部位，一次静脉注射后，97% 以原形经胆道分泌，不经肾脏排泄，也不参与肠-肝循环。最初 Fox 等将 ICG 试验用于估计血流量，20 世纪 60 年代初，Hunton 等首先用 ICG 评价肝功能。1997 年 Iijima 等首先用脉动色素测定法检测 ICG 含量，相对于传统的采血分光光度法，具有微创、简便、实时及快速的优点。此后此方法被广泛应用于临床。15 分钟血中 ICG 滞留率和 ICG 最大清除率是 ICG 排泄试验评估肝功能储备的常用指标，对确定肝脏外科手术时机和选择手术方式有一定指导作用。此试验的不良反应少，主要是碘过敏反应。对注射用 ICG 过敏或碘过敏史者禁用。

利多卡因代谢试验 利多卡因的化学结构名为双乙基甘氨酰二甲苯胺，由芳香环、中间链和胺基团组成，其中间链为酰胺基团。利多卡因经肠道或随血流首次经过肝脏时，70% 以上的药物被肝细胞摄取，在肝细胞滑面内质网上的细胞色素 P450 酶系催化下，经过 N-氧化脱乙基反应，生成其主要代谢产物单乙基甘氨酰二甲苯胺（monoethylglycinexylidide，MEGX），MEGX 是利多卡因的主要代谢产物。人体其他器官仅能生成微量 MEGX，血液中 MEGX 量主要受有活力肝细胞数、肝细胞色素 P450 酶活性及肝血流

量 3 个因素影响，因此 MEGX 能评估肝功能储备。此试验的不良反应少、简便、安全，国外用于评估肝脏手术风险及预后判断，以及监测慢性肝炎，是发现早期肝硬化的无创性方法。荧光偏振免疫测定法是检测 MEGX 浓度最常用方法，但此方法易受一些内源性物质干扰，尤其是高胆红素血症对结果的影响较大。其他测定方法有高效液相色谱法和液相色谱质谱联用测量法等。

氨基比林呼气试验 氨基比林的代谢途径是在肝细胞色素 P450 酶催化下，脱去 N 位上两个甲基生成氨基安替比林，再经脱甲基作用生成甲醛和甲酸，最终转变为碳酸氢根，以 CO_2 形式呼出。氨基比林呼气试验的原理是口服或非肠道途径摄入 ^{13}C 或 ^{14}C 标记的氨基比林，在肝脏代谢后，以标记 ^{13}C 或 ^{14}C 的 CO_2 形式呼出，被碱性介质捕获。在一定的时间范围内，用呼出的 ^{13}C 或 ^{14}C 标记的 CO_2 特异性活性乘以每小时内源性 CO_2 的排出量，半定量标记物的肝脏代谢量。标记 CO_2 呼出率下降与肝硬化患者氨基比林血浆廓清率下降呈良好相关性，此方法可评估慢性病毒性肝炎和酒精性肝炎的病情。但是，此试验不能取代肝活检对肝硬化作出特异性诊断。此法无统一的诊断标准、试验时间较长、费用高昂，以及试验结果受多因素影响，故临床使用率不高。

肝功能分级模型 主要包括 Child-Pugh 分级和终末期肝病模型（model for end-stage liver disease，MELD）分级。

Child-Pugh 分级 1961 年 Wantz 和 Payne 提出将肝硬化患者根据病情的严重程度分为轻、中、重三级。在此基础上，Child 和

Turcotte 为了判断肝硬化门静脉高压患者在分流术后的病情，于 1964 年提出 Child-Turcotte 分级，以血清胆红素、血清白蛋白、腹水、肝性脑病和营养状况为指标，将肝硬化患者分为 A、B、C 级。A 级患者血清胆红素 $<34.2\mu mol/L$、无腹水与肝性脑病，血清白蛋白 $>35g/L$，营养状况好；C 级患者为晚期肝病患者，血清胆红素 $>51.3\mu mol/L$，有难控制的腹水，重度肝性脑病，营养状况差，血清白蛋白 $<30g/L$；B 级介于 A 级与 C 级之间。1973 年，Pugh 在 Child-Turcotte 分级的基础上，以凝血酶原时间延长代替营养状况，并以综合评分的方式评价肝功能；重视病因对肝功能的影响，在他创建的 Child-Pugh 分级系统中将胆汁性肝硬化血清胆红素单独列出，部分克服了 Child-Turcotte 分级的缺点。Child-Pugh 分级的最大优点是用独立指标的综合评分结果估计肝功能状况，避免了评价结果受某一个指标的影响。改良的 Child-Pugh 分级（表）是临床上判断肝病病情的最常用方法。Child-Pugh 分级存在以下不足：①不能评价显著的实验室异常。②未根据重要性给予各个指标相应的权重。③难以对腹水与肝性脑病正确分级，而且它们的分级随治疗而改变。④较客观指标的测定结果如凝血酶原时间，受检测方法和试剂的影响，可比性较差。⑤血清白蛋白半衰期为 2~3 周，不能及时反映肝功能变化，同时，输注血浆制品会影响测定结果，影响肝功能评价结果。研究者对 Child-Turcotte 分级与 Child-Pugh 分级能否准确预测肝硬化患者的预后一直存在争议。

MELD 分级 MELD 分级系统包括血清肌酐、胆红素和国际标

表　Child-Pugh 肝脏疾病严重程度计分与分级

分数	血清胆红素（μmol/L）	血清白蛋白（g/L）	腹水	肝性脑病	凝血酶原时间（s）
1	<34.2	>35	无	无	≤14
2	34.2~51.3	28~34	轻	Ⅰ～Ⅱ期	15~17
3	>51.3	<28	中度及以上	Ⅲ～Ⅳ期	≥18

注：5~6 分，Child-Pugh 分级 A 级；7~9 分，Child-Pugh 分级 B 级；10~15 分，Child-Pugh 分级 C 级

准化比值 3 项指标，计算公式如下：MELD（分）= 9.57×ln［肌酐（mg/dl）］+ 3.78×ln［胆红素（mg/dl）］+11.20×ln（国际标准化比值）+ 6.43。与 Child-Pugh 分级相比，MELD 分级具有以下优点：①3 项指标均以实验室检测值为依据，且不易受检测方法和试剂的影响，可比性较好。②分值无"底值"和"顶值"现象，是一个连续的评分系统，能较好地区分病情轻重。③包含肾功能指标，肝肾综合征是肝硬化的晚期并发症，肌酐是反映肾衰竭最敏感和最客观指标。④是基于统计学方法建立的分级系统，并根据各参数的重要性赋予相应权重，可更好评估预后。MELD 分级也有局限性，如血清肌酐检测值受营养状况、血容量状态、利尿剂、非甾体抗炎药、是否存在肾脏原发性病等影响。

影像学检查　肝脏体积能直接反映肝实质细胞容量，间接反映肝血流灌注和代谢能力，可用于评估肝硬化患者肝功能储备和预后。B 超、单光子发射计算机体层显像、CT 及磁共振成像均能测量并计算肝的体积。肝体积越大，其储备功能越好，对手术的耐受性也越强。测定功能性肝脏体积比单纯测定肝脏体积对于确定手术范围和预测预后更有意义。去唾液酸糖蛋白受体是一种存在于人和哺乳动物肝细胞表面的特异性受体，以 ^{99m}Tc 标记的去唾液酸糖蛋白类似物半乳糖化人血清白蛋白作为配体，用单光子发射计算机体层显像测定肝去唾液酸糖蛋白受体含量已被用于测定功能性肝脏体积。

（江家骥）

shǒushùhòu gānshuāijié

手术后肝衰竭（postoperative liver failure）

手术打击或肝实质容积减少所致的临床综合征。是肝脏手术后严重的并发症，也是术后死亡的主要原因。术后肝脏的代偿能力取决于剩余肝质量和容积两个因素。若肝脏基础较好，肝切除术后部分患者可通过剩余肝细胞的再生而痊愈；若原有肝硬化病变重，肝功能储备差，肝细胞再生不良，并发症控制不理想者预后欠佳。

影响患者术后肝功能的主要因素：①肝脏储备功能。②手术创伤。③切除肝脏体积。④术中出血。⑤是否阻断肝门血流。⑥围术期的处理。因此，应术前正确评估肝脏储备功能、术中合理掌握肝脏切除量。

术前应尽量保持肝功能 Child-Pugh 分级处于 A 级，但该分级难以准确反映肝脏的储备功能。吲哚菁绿滞留率和吲哚菁绿清除率是能较好反映肝储备功能的指标，可用于术前评价肝储备能力和估计肝切除量。通常以注射吲哚菁绿 15 分钟后血吲哚菁绿滞留率或清除率作为衡量指标。吲哚菁绿滞留率越高，术后肝功能代偿不全或肝衰竭的发生率越高。吲哚菁绿滞留率<10%者可切除 2 个或更多肝段；吲哚菁绿滞留率10%~20%者切除 1 个肝段较安全，切除 2 个以上肝段手术风险增大；吲哚菁绿滞留率>20%者可切除 1 个肝段，切除 2 个或更多肝段的手术风险大。另外，提高手术技术、减少失血量及输血量、缩短手术时间及阻断肝门时间、加强围术期护理、控制术后感染对预防手术后肝衰竭亦有重要作用。

（段钟平）

ménjìngmài gāoyā

门静脉高压（portal hypertension）

各种原因导致的门静脉系统血流受阻和（或）血流量增加，门静脉压力梯度（门静脉压力减肝静脉压力）超过 10mmHg 或肝静脉压力梯度超过 5mmHg，伴其属支血管内静力压升高及侧支循环形成的一组临床综合征。简称门脉高压，又称门静脉"高血压"。是各种慢性肝病进展必然出现的病理过程。肝静脉压力梯度（hepatic venous pressure gradient, HVPG），即肝静脉楔压减肝静脉自由压，其正常参考范围为 3～5mmHg。HVPG>5mmHg 说明门静脉压力增高；HVPG>10mmHg 说明门静脉高压伴侧支循环形成。

病因及发病机制　门静脉压力增高的原因有 3 类（表），中国 80%以上的门静脉高压源于肝硬化。肝硬化的病因较多，但源于慢性病毒性肝炎与酒精性肝病多见。

表　门静脉高压的病因

肝脏疾病	所有原因导致的肝硬化，肝纤维化（肝豆状核变性、血色病、先天性肝纤维化）
门静脉血流量增加	非肝性脾大，如戈谢病、热带性脾大、Banti 综合征；动脉－静脉瘘，如腹部外伤或肿瘤继发肝动脉－门静脉瘘
心脏、血管病变	肝脏出、入血管主干闭塞或畸形，如肝动脉－门静脉瘘、门脉闭塞、脾静脉闭塞、肝动脉闭塞、门静脉海绵状血管瘤样畸形、肿瘤压迫；静脉回流障碍，如巴德－基亚里综合征、下腔静脉先天畸形、缩窄性心包炎

按病因门静脉高压可分为：①肝前型：门静脉或脾静脉血栓，肿瘤或假性胰腺囊肿等压迫门静脉或脾静脉，动-静脉瘘。②肝内型：各种原因导致的肝硬化，肝纤维化（肝豆状核变性、血色病、先天性肝纤维化）。③肝后型：巴德－基亚里综合征（Budd-Chiari syndrome），下腔静脉先天畸形，缩窄性心包炎。

肝硬化门静脉高压的形成机制仍不完全清楚。门静脉压力与门静脉血流量及肝内血管阻力呈正相关。活化肝星状细胞具有调节肝内血管阻力及肝窦血流量的作用。肝星状细胞具有平滑肌细胞样特性，受多种血管活性物质调节。门静脉高压发生机制中存在许多可逆因素，是内科药物治疗的理论基础。

临床表现　既有肝脏原有病变的表现又有门静脉压力增高的特征性表现。肝硬化的临床表现见肝硬化。

门静脉高压的特征性表现：①腹水：是门静脉高压较常见的症状及体征，胸腔积液亦不少见。腹水增加自发性细菌性腹膜炎及肝肾综合征的风险。②门静脉侧支循环形成：腹壁静脉曲张、食管静脉曲张、胃十二指肠静脉曲张、直肠静脉曲张（易与痔混淆）常见。十二指肠、腹膜等少见的异位静脉曲张诊断门静脉高压的价值最大。曲张的静脉常因溃疡或食物的刺伤而破裂引起消化道大出血。③脾大：常伴红细胞、白细胞及血小板减少。④肝性脑病：伴门-体分流者更易发生。

诊断与鉴别诊断　根据病因、症状、特征性体征，结合辅助检查，即可诊断门静脉高压。HVPG 是诊断门静脉高压及评估其严重程度的金标准。确诊后应判断病情严重程度及病因。单次测量 HVPG 能预测肝硬化处于代偿或失代偿期，重复测量 HVPG 用于监测药物治疗反应和肝病进展情况。HVPG 测量为有创性操作，患者依从性差，加之此检查对操作者的技术要求高，限制了其普遍应用。技术成熟的电子内镜等微创技术，几乎可代替传统的消化道造影及肝穿刺等有创性检查。电子胃镜和彩色多普勒超声是首选方法，前者诊断食管胃静脉曲张，后者诊断肝脾实质性病变及脾、门静脉病变。CT 及磁共振成像可作为补充方法。门静脉高压的鉴别诊断过程即病因诊断过程。

治疗　旨在预防和控制并发症。

治疗上消化道大出血　急性食管胃静脉曲张出血是门静脉高压最危险的并发症。2010 年欧洲门静脉高压研究协作组及 2009 年美国肝脏病学会制定的《门静脉高压指南或共识》提出，急性食管胃静脉曲张出血应采用标准治疗方案，出血控制率>80%。

监护、液体复苏　监测生命体征及尿量。保持静脉通畅，以便快速补液输血。根据出血程度确定扩容量及液体性质，以维持血流动力学稳定并使血红蛋白水平维持在 70g/L 以上。若出现失血性休克，应尽快恢复血容量。恢复血容量时应避免因过度输血或输液导致继续或再出血。避免仅用氯化钠溶液补液，以免加重腹水或体内水钠潴留。

血管活性药物　两类药物可快速降低门静脉压力：①血管升压素及其类似物：包括垂体后叶素、血管升压素、特利加压素等。临床试验证实：静脉途径给药对曲张静脉出血的控制率为 60%～70%，但不能明显降低病死率，且不良反应较多。②生长抑素及其类似物：包括 14 肽生长抑素、8 肽生长抑素类似物。可有效降低门静脉压，控制急性食管胃静脉曲张出血的成功率高达 85%。还可有效预防内镜治疗后的 HVPG 升高，提高内镜治疗的成功率。

抗菌药物　预防性使用抗菌药物可减少早期再出血及预防感染，提高生存率，肝硬化急性静脉曲张出血者应短期应用，如喹诺酮类抗菌药物和（或）头孢类抗生素。

内镜治疗　旨在控制急性出血，减轻或消除静脉曲张以防再出血。包括内镜下曲张静脉套扎术、硬化剂或组织黏合剂（氰基丙烯酸盐）注射，均是治疗食管胃静脉曲张出血的一线方法，疗效与生长抑素及其类似物相似，因此在活动性食管胃静脉曲张出血时，应首选药物治疗或药物辅助内镜下治疗。内镜套扎联合硬化剂注射治疗具有并发症较少、静脉曲张根除率较高和再出血率低的优点。血管活性药物辅助内镜治疗是治疗急性静脉曲张出血的主要方法,可提高止血成功率、降低病死率。药物或内镜治疗难以控制的出血,可用三腔双囊管压迫止血和经颈静脉肝内门-体分流术治疗。

总之,疾病的不同阶段应采用不同的治疗方法。食管胃静脉曲张破裂出血,首选药物控制,药物治疗失败者可用三腔双囊管压迫止血,以获得"止血间歇",然后尽快行内镜下结扎治疗或注射硬化剂,之后根据病情决定行内镜治疗或手术治疗。晚期慢性肝脏疾病包括门静脉高压食管胃静脉曲张破裂出血者,可先行经颈静脉肝内门-体分流术,再择期行肝移植手术。

预防出血 包括食管胃静脉曲张再出血的预防和首次出血的预防。药物(普萘洛尔和5-单硝酸酯)、内镜下曲张静脉套扎术及外科手术(有适应证者)对再出血具有相似的预防效果。普萘洛尔可能增加 Child-Pugh 分级 C 级患者的死亡风险,新型 β 受体阻断剂卡维地洛的安全性和疗效优于普萘洛尔。经颈静脉肝内门-体分流术能降低再出血率,但不能降低病死率,且费用高,易发生肝性脑病。普萘洛尔和内镜下曲张静脉套扎术是预防首次出血的安全、有效的方法。内镜下硬化剂注射治疗及手术治疗预防首次出血的风险大。对无静脉曲张者,普萘洛尔不能阻止静脉曲张的形成和发展,不宜使用。代偿期肝硬化患者每 2 年做 1 次胃镜检查,失代偿期肝硬化患者每年做 1 次检查。

治疗腹水 措施有限盐、利尿剂(螺内酯及呋塞米)及血管升压素受体 2 阻断剂托伐布坦,

在保证血容量的前提下大量放腹水,经颈静脉肝内门-体分流术及肝移植。为避免肝性脑病和肝肾综合征,甚至死亡,应避免急剧减少机体血容量。

控制肝性脑病 减少蛋白质摄入,口服乳果糖及选择肠道不吸收的抗生素。

预后 与病因、肝脏贮备功能及有无并发症等有关。肝硬化患者的预后与病因直接相关。肝炎后肝硬化比非肝炎后肝硬化的预后差。以肝实质损害为主要病理改变肝硬化患者的预后比间质损害为主者差。临床上常联合血清肝功能指标、肝脏代谢试验和肝功能分级模型评估患者肝功能状态、病情严重程度及预后。肝衰竭是门静脉高压常见的死亡原因。对于肝硬化和慢性活动性肝炎,乳糖清除能力和氨基比林呼气试验结果与肝脏组织学病变程度有较好的一致性,氨基比林呼气试验是判断肝病患者手术危险性的重要指标。2000 年 Malinchoc 等首先应用终末期肝病模型分级预测终末期肝病行经颈静脉肝内门-体分流术后患者的死亡率,并证实此模型可预测终末期肝病的死亡率、术后生存时间及肝硬化患者的死亡风险。

肝硬化患者常并发多种并发症,与预后有关的并发症有:①上消化道出血:是门静脉高压死亡的主要原因,6 周内的病死率约为 20%。②腹水、自发性腹膜炎:发生率为 30%~40%,住院病死率高达 40%~50%。③肝性脑病:并发肝性脑病者住院病死率为 15%~20%。④肝肾综合征:并发 I 型肝肾综合征者 2 周内患者几乎 100% 死亡,II 型肝肾合征的 1 年病死率为 30%~40%。⑤水电解质紊乱和酸碱失衡:顽固性

低钠血症是肝衰竭的征象,与预后关系密切。

(丁惠国)

shíguǎn-wèi jìngmài qūzhāng

食管胃静脉曲张(esophageal and gastric varices,EGV) 门静脉系统压力升高致食管下段黏膜下静脉血管扩张。EGV 最严重的并发症是食管胃静脉曲张破裂出血(esophageal and gastric variceal bleeding,EGVB),其 6 周内的病死率约 20%。静脉曲张出血的年发生率为 5%~15%。曲张静脉壁张力是决定曲张静脉是否破裂的主要因素。血管直径及静脉内压力决定血管壁张力。相同血管内压力下,血管直径越大,管壁张力越大,曲张静脉越容易破裂。失代偿期肝硬化(Child-Pugh B 级和 C 级)、酒精性肝硬化和曲张静脉表面存在红色征与曲张静脉的直径增加相关。静脉内压力与肝静脉压力梯度(hepatic venous pressure gradient,HVPG)直接相关。若 HVPG < 10mmHg,门静脉高压患者通常不发生静脉曲张,若 HVPG 为 10~12mmHg,出现静脉曲张。若 HVPG < 12mmHg,则门静脉高压相关并发症可得到控制,不会发生破裂出血。HVPG 下降可使曲张静脉壁张力降低,减少破裂风险。HVPG 降至 12mmHg 以下或比基线值下降至少 20% 者("HVPG 应答者"),曲张静脉出血复发的机会减少,发生腹水、肝性脑病和死亡的风险均会降低。若出血 24 小时内 HVPG > 20mmHg,入院 1 周内早期再出血的高风险率或止血失败率为 83%,1 年病死率为 64%;压力低于此数值者,相应事件的发生率仅为 29% 和 20%。未治疗患者后期再出血率约为 60%,多数发生在首次出血后的 1~2 年内。

病因及发病机制 肝硬化所致门静脉高压是主要原因。约50%的肝硬化门静脉高压患者出现EGV，发生率与肝病严重程度呈正相关，Child-Pugh A级者为40%，C级者为85%。原发性胆汁性肝硬化患者在病程早期即发生静脉曲张及出血。有桥接纤维化的丙型肝炎患者16%发生食管静脉曲张。脾静脉血栓引起的EGV无肝硬化表现。

多数食管静脉血经食管静脉回流入奇静脉，直接进入上腔静脉，不发生曲张。少数食管静脉血经食管浅静脉回流入胃左静脉，后直接回流入门静脉。HVPG > 10mmHg时，门静脉系统血液从肝脏直接逆流到低静脉压力的区域，即食管下段静脉丛、胃、腹壁及直肠等开放的侧支循环，致上述部位的浅表静脉扩张，因这些静脉管壁薄，周围支撑组织少，易形成曲张。

临床表现 EGV本身无症状，一旦破裂出血，表现为呕血、黑粪、便血及周围循环衰竭征象，如头晕、面色苍白、心率加快、血压降低等。

诊断 胃镜是诊断EGV最可靠的方法。2008年中国杭州《肝硬化门静脉高压食管胃静脉曲张出血的防治共识》提出中国EGV的分级（型）：根据内镜下食管静脉曲张形态及出血危险程度分为轻、中、重3度。轻度（G1）：食管静脉曲张呈直线形或略有迂曲，无红色征；中度（G2）：食管静脉曲张呈直线形或略有迂曲，有红色征或食管静脉曲张呈蛇形迂曲隆起但无红色征；重度（G3）：食管静脉曲张呈蛇形迂曲隆起，且有红色征或食管静脉曲张呈串珠状、结节状或瘤状（不论是否有红色征）。

根据与食管静脉曲张的关系，胃静脉曲张分为3型。1型胃食管静脉曲张（gastroesophageal varices, GOV）：最常见，为连续的EGV。孤立性胃静脉曲张（isolated gastric varices, IGV）：不伴食管静脉曲张，分为2型。1型（IGV1）位于胃底，迂曲交织，呈串珠样、瘤样和结节样等，2型（IGV2）位于胃体、胃窦或幽门周围，此型十分罕见。出现1型（IGV1）胃静脉曲张时，需与腹腔、脾静脉栓塞鉴别。

此病需与门静脉高压性胃黏膜病变、肝硬化并发上消化道溃疡出血鉴别。此外，需与口、鼻、咽部或呼吸道病变出血、服用铋剂和铁剂以及食用动物血等所致粪便发黑鉴别。

治疗 主要是降低门静脉压力，预防出血及出血的治疗。

一级预防 旨在防止曲张静脉形成和进展，预防中、重度曲张静脉破裂出血，防止发生并发症，提高生存率。

预防措施因静脉曲张程度而异。①轻度静脉曲张：出血风险较大（Child-Pugh B、C级或红色征阳性）时，可用非选择性β受体阻断剂预防首次静脉曲张出血，它可阻断心脏$β_1$受体，降低心排出量，阻断$β_2$受体，降低内脏血流量。1~2年复查1次胃镜，若肝脏功能失代偿，应每年做1次胃镜。②中、重度静脉曲张：出血风险较大（Child-Pugh B、C级或红色征阳性）时，应用非选择性β受体阻断剂或行内镜下曲张静脉套扎术预防首次静脉曲张出血。在出血风险不大（Child-Pugh A级或红色征阴性）时，用非选择性β受体阻断剂治疗即可，对有β受体阻断剂禁忌证或不能耐受者，可考虑行内镜下套扎术。

对有高出血风险者，也可行内镜下硬化术注射治疗，每年检测1次胃镜。非选择性β受体阻断剂可用普萘洛尔或纳多洛尔。其禁忌证：窦性心动过缓、支气管哮喘、慢性阻塞性肺部疾病、心力衰竭、低血压、房室传导阻滞、1型糖尿病、外周血管病变、肝功能Child-Pugh C级/顽固性腹水、急性出血期。不良反应：头晕、乏力、呼吸困难、性功能障碍。

急性出血治疗

液体复苏 综合治疗中等及大量出血的早期治疗措施主要是纠正低血容量性休克、止血、防止胃肠道出血相关并发症、监测生命体征和尿量。血容量充足的指征：①收缩压90~120mmHg。②脉搏< 100次/分。③尿量>40ml/h、血Na^+ < 140mmol/L。④神志清楚或好转，无明显脱水貌。不宜过度液体复苏，以免增加门静脉压力，导致再出血或腹水增加。

药物治疗 ①降低门静脉压力药物：及时应用降门静脉压力的药物是静脉曲张出血的首选治疗手段，药物有血管升压素和生长抑素两类。血管升压素及其类似物包括垂体后叶素、血管升压素、特利加压素等。生长抑素及其类似物包括14肽生长抑素（施他宁）、8肽生长抑素类似物（奥曲肽）。②防止出血及再出血药物：H_2受体阻断剂和质子泵抑制剂可提高胃内pH，有利于止血和预防再出血。③抗菌药：减少再出血及感染发生率，提高存活率。

止血和防止再出血措施 ①三腔双囊管压迫止血：药物治疗无效者，气囊压迫可有效控制出血，挽救生命，但出血复发率高。②内镜治疗：包括内镜下曲张静脉套扎术、内镜下硬化剂注射治疗或组织黏合剂（氰基丙烯酸盐）注射治疗，可控制急性食管静脉曲张出血，减轻或去除静脉曲张，防止再出血。③经颈静脉肝内门-体分流术：适用于保守治疗效果不佳，外科手术后再发静脉曲张破裂出血，终末期肝病等待肝移植术期间静脉曲张破裂出血等待处理。无绝对禁忌证。④外科手术治疗：药物或内镜不能控制出血或出血停止后 24 小时内复发出血时，手术治疗可能挽救 Child-Pugh A 级患者的生命。

二级预防 急性静脉曲张出血停止后，患者再次发生出血和死亡的风险很大。二级预防措施包括非选择性 β 受体阻断剂、内镜下曲张静脉套扎术、内镜下硬化剂注射治疗或药物联合内镜治疗。肝移植是治疗终末期肝病最有效的方法。

预后 与病因、肝脏储备功能及出血次数等密切相关。HVPG 越高，食管胃静脉曲张出血的风险越大。研究无创性方法测定 HVPG 及优化非手术治疗，进一步降低 EGV 破裂出血病死率是重要方向。

（丁惠国）

ménjìngmài gāoyāxìng wèibìng
门静脉高压性胃病（portal hypertensive gastropathy，PHG）

门静脉高压继发的胃黏膜非炎症性疾病。见于 80% 的肝硬化患者，其发生率随食管静脉曲张程度增加和肝功能分级增高而增加。轻度病变约占 49%，重度占 14%。肝硬化并发上消化道出血患者中 12.2%~28.9% 有 PHG。临床缓解率低，复发率较高。

病因及发病机制 PHG 的发生与以下因素有关。①血流动力学改变：肝静脉压力梯度增加，门静脉系统血液回流受阻是此病的主要原因。②肝脏因素：肝硬化门静脉高压形成门-体分流后，需肝脏解毒、灭活的毒素和活性因子不经过肝脏而直接进入体循环，导致胃黏膜损害。常见机制有：促胃酸分泌物质，如组胺、5-羟色胺等不经肝脏灭活直接进入体循环，使胃酸分泌亢进；糖皮质激素和儿茶酚胺代谢障碍；机体对促胃液素灭活能力下降，导致促胃液素水平升高，使幽门括约肌功能紊乱，胆汁易于反流入胃；经肠道吸收的内毒素经侧支循环进入体循环，未被肝脏解毒而产生内毒素血症；肠源性内毒素激活一氧化氮合成酶，释放大量一氧化氮；肝脏合成的凝血因子减少和脾功能亢进，引起机体凝血功能障碍，胃黏膜出血，削弱和破坏胃黏膜屏障作用，使其易受酒精、阿司匹林和胆汁酸损害；白蛋白减少，胃黏膜修复能力减弱。③胃排空异常：是门静脉高压患者出现消化不良症状的主要原因。④药物：抗生素、氯化钾、利尿剂等药物可损害胃肠黏膜，刺激胃酸分泌，削弱黏膜屏障功能。

临床表现 PHG 无特异性临床表现，轻度者一般无明显症状和体征，出血发生率低。重度者几乎均可发生上消化道出血，表现为呕血和（或）黑粪，也可表现为慢性缺铁性贫血，与食管胃静脉曲张破裂引起的上消化道出血比较，出血量小、速度慢、复发率高，且常有消化性溃疡，以及嗳气、上腹饱胀、恶心、呕吐。食管胃静脉曲张与 PHG 可并存或单独存在。

诊断 胃镜是诊断 PHG 最可靠的方法。PHG 内镜分型标准：①轻度：多发生于胃底及近端胃体，胃黏膜弥漫性充血，黏膜有细小粉红色斑块区或猩红热样疹，胃黏膜覆盖淡黄色或白色网状分隔的复发性红斑区或蛇皮样改变。②重度：可见于胃窦、胃底、胃体或全胃黏膜，胃黏膜点片状充血水肿或出血点，胃黏膜有弥漫性出血或糜烂，有较高出血倾向。蛇皮征或马赛克征为 PHG 的特征性改变，特异性为 99%，敏感性为 94%。

治疗 对轻度者治疗原发病；重度 PHG 合并上消化道出血者用下述方法治疗：①降低门静脉压力：见门静脉高压。②抑酸剂：质子泵抑制剂可特异性地抑制胃壁细胞膜上 H^+-K^+-ATP 酶活性，阻断胃酸分泌的最后环节，从根本上减少 H^+ 的释放及在黏膜内潴留，阻断损害胃黏膜的反应链。③内镜治疗：PHG 出血时可行急诊胃镜检查，镜下喷洒含去甲肾上腺素盐水溶液、凝血酶等，也可经内镜进行氩离子束凝固或 CO_2 冷冻，以消除胃黏膜扩张的小静脉，止血效果较好。对病变范围广泛的 PHG 疗效不佳。

预后 与门静脉高压的原因及肝脏储备功能密切相关。

（丁惠国）

ménjìngmài gāoyāxìng chángbìng
门静脉高压性肠病（portal hypertensive enteropathy，PHE）

门静脉高压基础上发生的肠黏膜血管扩张、淤血、血流量增加、动-静脉短路及毛细血管内皮和肠黏膜上皮超微结构病理改变的非炎症性肠病。肠道各个部位均可发生，以结直肠静脉曲张发生率最高，是门静脉高压患者下消化道出血的原因之一。

PHE 的病因见门静脉高压。发病机制见门静脉高压性胃病，门静脉高压普遍存在的高动力循环参与 PHE 的发生。慢性门静高压者结肠黏膜及黏膜下层的小动脉扩张，结肠血流量增加，即"内脏多血"，使流入门静脉的血流量增加。

PHE 的临床表现除门静脉高压及引起门静脉高压的相应原发性疾病症状外，主要是下消化道出血、消化吸收不良、蛋白丢失性肠病和感染。

结肠镜检查是诊断 PHE 的主要方法，表现为：①肠血管扩张：是 PHE 的特征性改变，肠黏膜血管呈蜘蛛样、线圈状、隆起或扁平的红色小片病变。黏膜活检可见毛细血管扩张、黏膜萎缩。②静脉曲张：表现为肠黏膜血管迂曲、显著增粗，严重者可扩张呈囊状。少数极度扩张的直肠静脉曲张可被误诊为结肠肿瘤，取活检可造成大出血。③其他：肠黏膜血管还可呈弧形、前端球形、蛇行迂曲等不规则形态，可有弥漫性或孤立性红点或红斑等黏膜下出血改变，伴黏膜水肿。有门静脉高压及引起门静脉高压的相应原发性疾病。

PHE 应与以下疾病鉴别：①孤立性小血管扩张：多见于高龄患者，病变多局限于右侧结肠，病灶数量少。②遗传性出血性毛细血管扩张症：好发于空肠，也有结肠发病者。③过敏性紫癜：多见于青年人，有时可见类似血管扩张样病变。④血管发育不良：见于主动脉狭窄者，病变多局限于右侧结肠。

治疗原则：①生活指导：饮食宜富含蛋白质、维生素及少渣、少纤维素，戒酒。②药物预防出血：降低门静脉压力药物可预防 PHE 出血，见门静脉高压。③内镜治疗：结直肠静脉曲张出血可行硬化剂或结扎止血治疗。不出血时可用热探头凝固、激光及氩离子术凝固术治疗。

针对病因，积极有效治疗原发病，避免出现 PHE。

（丁惠国）

ménjìngmài gāoyāxìng dǎndàobìng

门静脉高压性胆道病（portal hypertensive biliopathy）门静脉高压并发的胆管系统及胆囊疾病。包括胆囊静脉曲张、胆管结石及胆管缺血性损伤（狭窄）。又称假性硬化性胆管炎。

常见于肝外门静脉阻塞引起的门静脉高压患者，也见于非硬化性门静脉纤维化或肝炎后肝硬化，临床上易被忽视。其发病机制尚未阐明。胆道的动脉血主要由胃十二指肠动脉的分支供给。门静脉高压性胆道病时，胆道静脉回流主要通过其升支静脉在胆管周围形成静脉丛，这些静脉丛血管的直径<1mm，且与胆总管平行，与胃静脉、胰十二指肠静脉及门静脉相连。门静脉高压时，上述静脉丛曲张，胆囊静脉回流障碍，胆管壁变粗糙。

大部分患者无症状。约14%表现为阻塞性黄疸、腹痛、反复发热及胆石症。肝脏超声显像、内镜逆行性胆胰管造影或磁共振胆胰管成像可用于诊断此病。

无症状者不需治疗。胆管结石可用内镜下奥迪括约肌切开取石术治疗，胆道狭窄可用内镜下支架或球囊扩张治疗。

其预后与原发病密切相关。

（丁惠国）

tèfāxìng ménjìngmài gāoyā

特发性门静脉高压（idiopathic portal hypertension，IPH）原因不明的以门静脉周围纤维化，中小分支闭塞性纤维化或硬化，窦前性门静脉高压为病理特征的临床综合征。又称非硬化性门静脉纤维化、肝内门静脉硬化、非硬化性门静脉高压、原发性门静脉高压、闭塞性门静脉病、Banti综合征。日本及印度发病率较高。

IPH 的病因和发病机制尚不清楚。肠道细菌所致门静脉系统持续感染、毒物（砷、氯乙烯、铜等）或药物（甲氨蝶呤、6-巯基嘌呤、过量维生素 A 等）、凝血功能异常、超级抗原、免疫紊乱或自身免疫反应及免疫遗传因素等可能与 IPH 的发生有关。

IPH 的病理改变呈窦前性门静脉高压的特点，表现为门静脉周围纤维化，分支硬化、狭窄或闭塞，血管壁纤维性增厚，门管区可有侧支小血管形成，炎症细胞浸润不明显。肝脏萎缩，肝小叶结构正常，肝细胞无明显变性或坏死，无假小叶形成。脾常淤血、单核-巨噬细胞增生。

IPH 以门静脉高压为主要临床表现，包括脾大、脾功能亢进、食管胃静脉曲张并反复上消化道出血，部分患者可有腹水或肝功能轻度异常，一般无肝掌、蜘蛛痣，晚期可出现肝衰竭。

诊断依据患者有脾大、脾功能亢进、反复上消化道出血的表现，无明确的病毒性肝炎及其他慢性肝病史，肝功能基本正常。B超及 CT 检查显示门静脉高压、无肝硬化，门静脉造影肝外门静脉无阻塞及狭窄。肝穿刺活组织检查显示门静脉纤维化或硬化，分支硬化、狭窄或闭塞，无肝硬化，排除肝硬化、实质性肝损伤及其他原因引起的门静脉高压，方可诊断。IPH 需与肝硬化门静脉高压及区域性门静脉高压鉴别。

治疗旨在降低门静脉压力，控制上消化道出血并预防再出血见门静脉高压。肝衰竭者可行肝移植。

IPH 患者一般无肝硬化，肝

功能受损不明显，预后明显好于肝硬化门静脉高压。成功治疗食管胃静脉曲张后，患者 2 年和 5 年的存活率接近 100%。

（丁惠国）

qūyùxìng ménjìngmài gāoyā

区域性门静脉高压 （ regional portal hypertension，RPH） 各种原因阻塞门静脉某一属支致其压力升高及侧支循环形成的临床综合征。又称左侧门静脉高压、节段性门静脉高压或胰源性门静脉高压。是一种特殊类型的非硬化型门静脉高压。占肝外型门静脉高压的 5%，易误诊。

病因及发病机制 按病因 RPH 可分为：①胰源性：最常见，因脾静脉与胰腺并行，故胰腺疾病可累及脾静脉，使脾静脉壁增厚或管腔栓塞，也可因受压而扭曲梗阻。②脾源性：见于脾血管病变，如脾静脉先天性异常、脾静脉海绵样变、脾静脉纤维化、脾动-静脉瘘等。③腹膜后源性：源于腹膜后炎症、肿瘤等，最少见。上述原因直接导致脾静脉栓塞或梗阻，脾胃区静脉压力升高，导致脾大和侧支循环建立。若血液经胃短静脉、冠状静脉回流至门静脉，则出现孤立性胃底静脉曲张，此型常见；若冠状静脉回流至脾静脉或门静脉受阻，则可同时出现胃底和食管静脉曲张；若胃网膜左静脉回流至左结肠静脉、肠系膜下静脉入门静脉，则表现为脾曲处结肠静脉曲张。

临床表现 RPH 主要表现为胰腺疾病（如慢性胰腺炎、胰腺肿瘤或假性囊肿）和门静脉高压两组综合征。孤立性胃底静脉曲张或伴食管下段静脉曲张表现为反复呕血或黑粪、脾大、脾功能亢进。患者肝功能正常，较少发生腹水。

诊断与鉴别诊断 若患者无肝病背景、肝功能正常而出现孤立性胃底静脉曲张（或伴食管下段静脉曲张）或有出血，应高度怀疑此病。影像学检查不仅有助于诊断，而且有助于发现原发病，并与其他疾病如肝硬化、门静脉海绵样变等引起的门静脉高压鉴别。超声和 CT 平扫检查可发现脾大或脾静脉阻塞。增强 CT 或三维血管成像可发现区域性侧支循环形成，尚有助于了解胰腺、肝脾和腹膜后病变，并判断门静脉血流受阻情况。内镜检查可发现伴或不伴食管下段静脉曲张的孤立性胃底静脉曲张。

治疗 原则是处理原发病和个体化脾切除术。对慢性胰腺炎所致者，可单纯切脾或加胰腺部分切除术；对原发病为胰腺假性囊肿者可行引流术加脾切除术；胰腺周围脓肿时，切脾需慎重，以免手术感染；胰腺恶性肿瘤者应在根治手术基础上考虑切脾；对胰腺或腹膜后病变压迫脾静脉所致者，可单纯切除病灶解除压迫，不必切脾；对难以耐受手术或原发病不能根除者，可考虑选择性脾动脉栓塞或内镜下曲张静脉介入治疗。

预后 RPH 是唯一可手术治愈的门静脉高压，预后良好。

（丁惠国）

pígōngnéng kàngjìn

脾功能亢进 （ hypersplenism） 各种原因引起脾大伴外周血细胞减少的临床综合征。主要临床表现为贫血、出血倾向、腹痛及左上腹部包块。

病因及发病机制 门静脉高压、传染性单核细胞增多症及血液病是脾功能亢进的常见原因。按病因可分为：①原发性：病因不明，临床少见。有原发性脾增生、非热带性特发性脾肿大、原发性脾性粒细胞减少及原发性脾性全血细胞减少等。②继发性：脾外疾病导致脾大，表现为脾功能亢进，常见原发病包括：急性感染，如急、慢性病毒性肝炎或传染性单核细胞增多症；慢性感染，如结核病、疟疾、梅毒或感染性细菌性心内膜炎；肝内、肝外阻塞所致充血性脾大，如肝炎肝硬化、巴德-基亚里综合征（Budd-Chiari syndrome）等；炎症性肉芽肿：如系统性红斑狼疮、类风湿关节炎等；恶性肿瘤，如淋巴瘤、白血病等；慢性溶血性疾病，如遗传性球形红细胞增多症、自身免疫性溶血性贫血等；骨髓增生症，如慢性粒细胞白血病及骨髓纤维化；类脂质沉积症，如戈谢病及尼曼-皮克病；其他，如脾动脉瘤、海绵状血管瘤。

无论原发性或继发性，骨髓代偿功能良好者外周血细胞数并不减少；若感染或药物等因素抑制骨髓造血功能，可导致单一或全血细胞减少，称为隐匿性脾功能亢进。

脾功能亢进的发生机制不完全清楚，有下列学说。①过分阻留作用：正常情况下，脾不能贮藏健康的红细胞和白细胞，可贮藏机体中约 1/3 的血小板及部分淋巴细胞；脾内的窦壁细胞和红髓内的巨噬细胞可识别衰老、先天性形态异常、血红蛋白结构异常、细胞膜被氧化物质损伤或被抗体所包裹的血细胞，将这些细胞阻留并破坏。脾病理性肿大时，不仅可阻留机体中 50%~90% 的血小板及淋巴细胞，而且阻留机体中超过 30% 的红细胞，导致外周血血小板及红细胞减少。②过分吞噬作用：脾功能亢进时，脾内单核-巨噬细胞系统过度活跃，脾索内异常红细胞明显增多，并被巨噬细胞清除，导致外周血红细胞明显减少。③体液因素：脾可能产生某种抑制骨髓造血功能的分泌素，抑制血细胞生成和成熟及骨髓内成熟血细胞的释放。④免疫因素：脾功能亢进导致机体自身免疫功能紊乱，脾产生的抗体破坏自身血细胞，使外周血血细胞减少，骨髓代偿性增生。⑤稀释作用：脾大时血浆总容量明显增加，血液稀释致血细胞减少。

临床表现　主要为原发疾病的症状和脾功能亢进的表现。原发病以肝硬化门静脉高压最常见，见门静脉高压。脾功能亢进的表现为：脾大和 1 种或 3 种血细胞减少。主要表现为腹痛及左上腹部包块，贫血、感染和出血，虽然白细胞或血小板数量很少，但感染或出血的症状和体征不一定明显或很轻微。若伴肝功能减退或凝血功能障碍，可能出现较严重出血。

诊断与鉴别诊断　诊断可依据：①超声、CT 或磁共振成像等影像学检查证实脾大。②血常规检查：外周血血细胞减少，以白细胞和血小板数量减少最突出，全血细胞减少时，各系细胞减少的程度不一致。③骨髓细胞学检查：骨髓增生活跃或明显活跃，可有不同程度的粒细胞系及巨核细胞系成熟障碍。④脾切除后血常规基本恢复正常。同时满足前 3 项条件时可基本诊断，同时满足第 4 项时可确诊。原发病诊断更重要。

此病需与其他有脾大及血细胞减少表现的疾病鉴别。包括：①再生障碍性贫血。②急性白血病。③骨髓增生异常综合征。④阵发性睡眠性血红蛋白尿。⑤多发性骨髓瘤。⑥巨幼红细胞贫血。⑦慢性肾衰竭。

治疗　继发性脾功能亢进，主要是积极治疗原发病。对非手术治疗难以控制的脾功能亢进，需用外科或介入治疗。

脾切除术　适应证：①脾明显肿大，有明显压迫症状。②血液系统疾病，如遗传性球形红细胞增多症、丙酮酸激酶缺乏、地中海贫血、自身免疫性溶血性贫血、免疫性血小板减少性紫癜。③肝硬化门静脉高压。

禁忌证：①骨髓硬化症。②感染性疾病所致脾功能亢进。常见并发症：血小板增多、血栓形成、膈下积液和脓肿、脾热及感染等。

脾介入治疗术　包括脾动脉部分栓塞术和射频消融术。适应证：①有外科手术指征的继发性脾功能亢进。②上消化道出血史或出血倾向。

禁忌证：①原发病已至终末期的继发性脾功能亢进。②脓毒血症。③凝血酶原活动度<60%。

并发症及处理：①左上腹疼痛、发热：与栓塞后脾梗死和包膜紧张有关，对症处理即可。②肺炎、肺不张和胸腔积液：抗感染、镇痛治疗，并鼓励患者适当活动；中等量积液可自行吸收。③脾脓肿：是脾栓塞最严重的并发症，除给予有效抗感染外，可在超声引导下穿刺脓肿并置入引流管。④脾假性囊肿和脾破裂：行经皮穿刺引流术。⑤其他：如胰腺炎、门-脾静脉血栓形成、血肿、动脉内膜夹层形成等，可予相应处理。

（丁惠国）

gān-fèi zōnghézhēng

肝肺综合征（hepatic pulmonary syndrome，HPS）　严重肝脏疾病时因肺血管扩张和低氧合的静脉血向动脉分流所致，以动脉血氧饱和度降低、发绀、杵状指为特点的临床综合征。是肝硬化、重症肝炎等终末期肝病的严重肺部并发症。中国多见于男性。HPS 主要见于肝硬化，可发生于 Child-Pugh A、B、C 三级中的任何一级，其严重程度与肝病严重程度成正比，Child-Pugh C 级患者氧分压明显降低。HPS 发生与肝脏转氨酶无直接关系。

病因及发病机制　乙型肝炎病毒、丙型肝炎病毒等感染常引起慢性肝炎，寄生虫病（如血吸虫病）、败血症、伤寒等感染性疾病，以及非感染疾病（自身免疫性肝炎、系统性红斑狼疮、肝豆状核变性等）、药物（异烟肼、利福平、磺胺、某些中药等）、酒精等均可导致肝脏损害。慢性乙型肝炎、慢性丙型肝炎等疾病常表现为反复发作或持续性的肝脏炎症，部分病例可发展为肝硬化或原发性肝细胞癌。

HPS 肺内血管扩张源于肝功能损伤时血管扩张因子与血管收缩因子之间作用失衡。扩血管物质包括胰高血糖素、血小板活化因子、前列环素、血管活性肠肽（vasoactive intestinal polypeptide，VIP）、肝血管抑制因子、血管内皮衍生性松弛因子、免疫反应性 P 物质、缓激肽、心房促尿钠排泄因子、一氧化氮、降钙素基因相关肽、γ 氨基丁酸、内毒素等。其中，VIP 在 HPS 发生发展过程中可能发挥更重要的作用。在生理情况下，VIP 主要被肝脏摄取并灭活，肝功能障碍时 VIP 灭活减少，血浓度升高致肺内 VIP 浓度更高，肺血管异常扩张和肺血流量改变。肝脏灭活能力下降的同时，门-体分流使血管扩张性物质直接进入肺循环，缩血管物质含量下降、活性降低，或肺血管内皮细胞对血管收缩因子的敏感性下降，并出现高动力循环和心排血量增加，血液通过毛细血管时间明显缩短，从而导致低氧性肺血管收缩功能障碍。

HPS 低氧血症与下列因素有关：①肺毛细血管异常扩张和肺内动-静脉分流：正常肺毛细血管直径为 $8 \sim 15\mu m$，HPS 时可达 $500\mu m$，并形成动-静脉之间交通支或肺内微小动-静脉瘘，使动脉血氧饱和度下降。②气体弥散功能下降：肺毛细血管扩张、肺间质水肿、红细胞与氧的亲和力下降，导致肺气体弥散功能障碍。③通气/血流比例失衡：HPS 时心排血量增加，肺血管阻力下降，兼之肺内毛细血管明显扩张，可使通气/血流比例明显失调，氧分压降低。④氧合血红蛋白减少：HPS 可因红细胞内 2,3-二磷酸甘油酸酯浓度增加，氧解离曲线右移而出现低氧血症。⑤门-肺静脉分流。⑥胸、腹腔积液压迫引起通气障碍。

临床表现 HPS 有严重肝病、肺内血管扩张和低氧血症三大主征。

严重肝病表现 HPS 可见于肝硬化、重度慢性肝炎、急性肝衰竭，以及非肝硬化性门静脉高压，如血吸虫性纤维化、特发性门静脉高压和肝结节再生性增生或肝外门静脉阻塞等。重度慢性肝炎消化道症状明显。肝衰竭常表现为极度乏力，严重消化道症状，神经、精神症状；有明显出血现象；黄疸进行性加深；中毒性肠麻痹，肝臭，肝肾综合征；酶胆分离，凝血酶原时间显著延长，凝血酶原活动度<40%等。

肝硬化临床表现差异很大。①代偿期肝硬化：无临床表现或仅有轻微症状；可有肝掌、蜘蛛痣，肝脾轻中度肿大、质地中等或偏硬；肝功能正常或轻度异常，如球蛋白或 γ 球蛋白增高；B 超或 CT 显示肝实质回声增强、肝表面呈颗粒状，或肝脏密度改变；胃镜显示食管下段静脉、胃底静脉曲张；腹腔镜或肝穿刺活组织检查是确诊代偿期肝硬化的有效方法。②失代偿肝硬化：临床症状包括乏力、食欲缺乏、腹胀、腹泻、尿少尿黄、消瘦等；有并发症者表现为出血倾向、呕血便血、贫血或意识改变等；还可有男性乳房肿大、黄疸，球结膜水肿，腹水、胸腔积液或腹部压痛及反跳痛，肝缩小，脾大，肝功明显异常，球蛋白、γ 球蛋白显著增多，白蛋白/球蛋白比值倒置等。

肺内血管扩张 主要是微小肺动-静脉瘘形成，其表现与肺动-静脉瘘的大小、数量及对气体交换的影响有关，约半数患者有呼吸困难。查体见黏膜皮下毛细血管扩张，有散在或聚集性蜘蛛痣等。

低氧血症 主要表现为呼吸困难和发绀等，特征是立姿时气短，平卧时缓解；皮肤黏膜青紫色。指端、口唇、皮肤呈浅蓝色，合并红细胞增多者发绀更明显，合并贫血者发绀不明显或不出现。部分患者可有杵状指。

诊断 尚无统一诊断标准。诊断参考条件为：①慢性肝病造成持续性肝脏损害，特别是有门静脉高压，蜘蛛痣、肝掌或杵状指（趾）等。②无心、肺疾病的低氧血症，直立性缺氧和平卧呼吸低氧血症缓解是重要特征。③血气分析发现动脉血氧分压<50mmHg，动脉血氧饱和度<90%。④影像学或核素检查提示存在肺内血管扩张及动-静脉血液分流。

影像学检查 胸部 X 线检查多正常，或因广泛肺血管扩张和动-静脉交通出现双肺间质影增加，呈结节状影像。CT 及磁共振成像可见肺部流入和流出血管与肺门血管相连。

对比增强超声心动图 经静脉注射生理盐水或吲哚氰绿震荡生成的微泡沫，正常情况下，这些泡沫不会到达左心。HPS 时超声心动图显示左心出现微泡沫。此技术是判断 HPS 肺血管扩张最简单的方法。

^{99m}Tc-白蛋白多聚体扫描 正常情况下，静脉注射的 ^{99m}Tc-白蛋白多聚体不能通过肺毛细血管床聚积于肺血管内。HPS 时它可通过扩张的肺毛细血管床沉积于脑、肾等肺外器官。这是确诊 HPS 有重要价值的非侵入性方法。

鉴别诊断 HPS 发绀需与发绀型先天性心脏病、胸部手术后引起的右向左分流、阻塞性肺气肿、急性呼吸窘迫综合征、弥漫性肺间质纤维化、急性肺栓塞等鉴别。呼吸困难需与胸膜、纵隔、胸廓及呼吸肌疾病所致通气换气功能障碍，心源性呼吸困难，以及大量腹水、气腹、腹内巨大肿瘤、移植肺等所致呼吸困难鉴别。

治疗 尚无特效治疗方法。治疗原则是采用综合措施缓解症状。积极治疗原发疾病，及时吸氧最关键。吸氧对早期、轻型患者有效，持续低流量或高压氧舱给氧，尽快解除低氧血症对病情恢复及预后有重要意义。可用环氧合酶抑制剂，如吲哚美辛减少前列腺素合成，改善肺血管扩张引起的低氧血症；也可用生长抑素或奥曲肽减少 VIP 等血管活性物质，阻断血管扩张。普萘洛尔有助于降低门静脉压力。弹簧圈栓塞治疗肺动-静脉瘘可升高动脉血氧分压，改善缺氧症状，确切疗效尚待进一步观察。血浆交换疗法的效果不肯定。肝移植后肺气体交换可显著好转，发绀及杵状指可消失，但尚难普遍开展。

预后　较差，尤其低氧血症严重者。低氧血症可导致组织缺氧，使肝功能进行性恶化。内科药物治疗2年病死率约为40%。

预防　对病毒性肝炎和肝硬化做到早预防、早诊断、早治疗，是预防HPS的重要原则。

（唐　红）

gānyuánxìng tángniàobìng

肝源性糖尿病（hepatogenous diabetes，HD）　继发于肝实质损伤的糖尿病。1906年Naunyn首次提出。HD属于2型糖尿病，但是又与之有区别。60%～80%的慢性肝病患者有葡萄糖耐量减低，有明显的高胰岛素血症，胰岛素敏感指数高于2型糖尿病，胰岛素抵抗指数低于2型糖尿病，其中20%～30%最终发展为糖尿病。

病因及发病机制　肝病病因包括感染性因子如肝炎病毒（乙型肝炎病毒、丙型肝炎病毒、丁型肝炎病毒等）、寄生虫（血吸虫等）、细菌等，非感染疾病（自身免疫性肝炎、系统性红斑狼疮、肝豆状核变性等）以及药物（异烟肼、利福平、磺胺等）。其中慢性乙型肝炎、慢性丙型肝炎等常导致反复或持续性肝损害，部分病例可发展为肝硬化。中国HD多继发于中重度慢性乙型肝炎、重型肝炎及乙型肝炎肝硬化。

HD发病机制复杂，其中外周组织胰岛素抵抗及肝细胞损伤是主要发病机制。慢性肝病并发糖代谢紊乱，主要与以下因素有关：①胰岛素受体减少：慢性肝炎或肝硬化时，肝细胞数目减

少、门-体分流及Diss腔毛细血管化等，引起肝细胞、外周组织的胰岛素受体数量减少和活性降低。②胰岛素抵抗（insulin resistance，IR）：胰岛素受体减少及胰岛素与肝脏等器官的靶细胞受体亲和力下降，使胰岛素生理效应降低，慢性肝病时产生的胰岛素抗体及血浆胰高血糖素、生长抑素、游离脂肪酸等胰岛素拮抗物质灭活减少，共同引起IR。③胰岛素分泌和代谢异常：由于IR，胰岛B细胞分泌相对减少，以及肝病治疗过程中若长期静脉输入大量葡萄糖或高糖饮食刺激胰岛B细胞，胰岛素分泌增加，导致胰岛B细胞功能衰竭，最终出现胰岛素分泌缺乏。④肝硬化门-腔静脉侧支循环建立后，小肠吸收的葡萄糖不经肝直接进入体循环，出现葡萄糖"逃逸"，致餐后血糖升高。⑤肝功能障碍时，磷酸果糖激酶、丙酮酸激酶、丙酮酸脱氢酶、柠檬酸合成酶、葡萄糖激酶等参与糖酵解及三羧酸循环的多种酶的活性降低，肝糖原合成障碍，肝及外周组织摄取和氧化葡萄糖能力下降，使血糖增高。⑥乙型肝炎病毒等肝炎病毒及其免疫复合物侵犯或免疫损害胰岛B细胞，使胰岛素分泌减少。⑦肝硬化源于长期用噻嗪类利尿剂、普萘洛尔，合并营养缺乏、电解质紊乱及幽门螺杆菌感染等均可促使HD发生。

HD分胰岛素依赖型和胰岛素非依赖型2型。前者主要发生机制可能是肝炎诱发的自身免疫反应损害胰岛B细胞，导致胰岛素分泌减少，同时因肝灭活功能减弱而致血浆胰高糖素含量增多，二者协同作用引起血糖增高。胰岛素非依赖型HD常见，胰岛素治疗效果差。其主要发生机制是

反应细胞表面胰岛素受体减少及反应细胞内胰岛素受体后效应减弱，致胰岛素不能发挥作用；患者血浆胰岛素绝对含量正常或升高，相对含量不足，血浆胰高糖素含量增多，从而导致血糖增高。

临床表现　HD主要有肝脏疾病和糖尿病表现。

肝病表现　慢性肝炎常表现为不同程度的消化道症状、黄疸、肝脾大等。重度慢性肝炎常有明显或持续的症状，伴肝病面容、肝掌、蜘蛛痣等，肝功能全面异常。重症肝炎常表现为极度乏力，严重消化道症状，神经、精神症状；明显出血现象；黄疸进行性加深；中毒性肠麻痹、肝臭、肝肾综合征等；胆酶分离；凝血酶原时间明显延长，凝血酶原活动度<40%等。活动性肝硬化常有上述慢性肝炎活动的表现，血清丙氨酸转氨酶水平升高、白蛋白减少。静止性肝硬化无肝脏炎症活动的表现，症状轻或无特异性。

糖尿病表现　常表现为空腹血糖升高、尿糖阳性、餐后2小时血糖升高和糖耐量异常，严重病例可出现多食、多饮、多尿、消瘦症状。HD具有以下特征：①男性约占80%，以中老年多见。②因受肝病影响，"三多一少"症状不典型且较少，而多以食欲缺乏、消瘦、恶心为主，较少发生糖尿病并发症。③糖尿病病情与肝脏损害程度成正比，肝功能Child-Pugh C级患者的血糖波动幅度及血糖水平均明显高于A、B级患者，有并发症者血糖波动幅度及血糖水平亦明显高于无并发症者。④肝硬化并发糖尿病增加发生肝硬化并发症的风险。⑤胰岛素抵抗与Child-Pugh分级相关，肝病越重，胰岛素抵抗的程度也越重；肝硬化的Child-Pugh分级

与胰岛素水平呈正相关，与胰岛素敏感指数呈负相关。

诊断与鉴别诊断 尚无统一诊断标准，以下可作为诊断依据：①糖尿病发病前有慢性乙型肝炎或肝硬化等病史。②无糖尿病既往史及家族史。③有明确的肝病及肝功能障碍表现，有生化检查、病原学检测或组织学检查证据。④符合世界卫生组织关于糖尿病的诊断标准。⑤血糖和糖耐量的好转或恶化与肝功能改变多一致。⑥糖尿病的并发症较少。

HD 应与糖尿病及胰腺、垂体、肾上腺、甲状腺等疾病所致继发性高血糖鉴别。

治疗 原则是改善和保护肝功能，降低高血糖，缓解症状；纠正脂代谢紊乱及其他代谢紊乱；防止肝病及糖尿病急、慢性并发症的发生与发展；帮助患者提高自我监测、自我保健能力。治疗需兼顾肝损害和糖尿病两个方面。

HD 治疗 轻症 HD 主要用饮食控制和运动疗法控制血糖，饮食控制效果不满意或重症患者可口服降糖药物，如二甲双胍、格列齐特缓释片等。中度和重度 HD 应尽早给予胰岛素或其他降糖药（如 α 葡萄糖苷酶抑制剂），避免高血糖对肝细胞的损害。胰岛素可降低血糖，增高血清白蛋白水平；促进肝细胞再生，阻止肝细胞损害。在胰岛素治疗过程中应监测血糖变化，血糖过低可发生低血糖性昏迷。首选短效胰岛素制剂，并从小剂量开始治疗，空腹血糖应控制在 6~8mmol/L、餐后 2 小时血糖应控制在 6~10mmol/L。门冬胰岛素皮下注射后迅速解离并起效，可有效控制 HD 患者餐后高血糖，且不易发生低血糖事件。少数胰岛素治疗无效的难治性病例可考虑胰腺移植。

应注意：①严格糖尿病饮食，以低糖、低脂、高纤维素膳食为主，适当补充蛋白质。②避免输入大量葡萄糖，确有需要者需加用中和量胰岛素，以免血糖急剧升高。③避免使用大剂量利尿剂，慎用噻嗪类利尿剂。④避免使用糖皮质激素。⑤原则上不用或少用口服降糖药物，避免降糖药物对肝脏的损害。

肝病治疗 根据肝病类型给予相应治疗，如保护肝细胞膜，增强肝脏解毒功能；降酶、退黄药物；提高血浆蛋白水平，输注新鲜血浆，补充凝血因子、血小板、凝血酶原复合物；纠正水及电解质失衡等。对慢性乙型肝炎及乙型肝炎病毒相关性肝硬化乙型肝炎病毒复制活跃者可用核苷（酸）类似物抑制病毒复制，抑制肝硬化，缓解 HD 病情。

预后 多数 HD 经治疗血糖可随肝病好转而恢复正常。

预防 应常规监测肝病患者的血糖、尿糖、特别是餐后 2 小时血糖，以及早发现 HD，降低漏诊率。

（唐 红）

gān-xīn zōnghézhēng

肝心综合征（hepatocardial syndrome，HCS）

肝脏疾病引起心脏和循环系统损害的临床综合征。肝硬化引起心肌纤维化、间质水肿、心肌水肿及左心室功能异常等表现称为肝硬化性心肌病。肝硬化患者 HCS 的发生率可达 15%，重症肝炎中晚期发生多器官功能障碍综合征者心脏损害更突出。

病因及发病机制 肝病常源于肝炎病毒、寄生虫感染、非感染性疾病及药物、酒精等。其中慢性乙型肝炎、慢性丙型肝炎等常导致反复或持续性肝损害，部分病例可发展为肝硬化。HCS 的发生机制尚未完全明确，肝病可能通过以下机制损害心脏。

病毒侵犯心肌 Lucke 认为病毒性肝炎患者心肌细胞肿胀和空泡化是肝炎病毒直接侵犯心肌的表现。Wood 等研究了致死性病毒性肝炎患者心脏淋巴细胞浸润的性质与特点，认为符合肝炎病毒直接侵犯心脏引起的炎症反应。乙型肝炎病毒感染者外周血单个核细胞、胆管上皮细胞、骨髓细胞和胰岛细胞等肝外器官或组织细胞内可检出病毒 DNA，提示乙型肝炎病毒是多嗜性病毒，有可能直接侵犯心肌细胞。

凝血机制障碍 重症肝炎最常见的心脏病理改变是广泛性出血，其中以心内膜下出血、心外膜出血和心室间隔出血最多见。尸体解剖发现 64.6% 的肝硬化有心内膜或心包膜出血等形态学改变。这些病例多有凝血酶原时间明显延长，提示心脏出血与肝功能异常所致凝血功能障碍有关。

胆汁酸盐刺激 肝病时胆汁排泄受阻引起肝脏病变，因肝脏传入神经与心脏传入神经（脊神经）在第 4~8 节胸椎处完全交叉，故肝脏病变可反射性地引起冠状动脉收缩，导致心肌缺血。重症肝炎等重度黄疸患者的血清和组织中胆汁酸盐含量增加，可引起心动过缓、心搏停顿、严重低血压及心力衰竭等。

内分泌功能紊乱 肝硬化患者肾素-血管紧张素-醛固酮系统过度激活，血液去甲肾上腺素水平持续升高，导致心肌细胞膜 β 受体密度降低及敏感性下降，醛固酮水平过度升高；其他激素及脂代谢的障碍均可引起心肌纤维化和心室结构改变。

神经性因素 肝病尤其是肝

硬化时交感神经兴奋，导致周围循环调节功能失衡，引起循环系统症状。尸体解剖发现重症肝炎病例48%有脑水肿，并常伴脑干形态改变，提示脑干功能异常与心律失常等心脏损害有关。肝病对大脑皮质的经常性干扰，可使自主神经功能紊乱，为心脏折返激动提供条件。

心肌代谢异常 肝病时心肌代谢增加，可使心肌细胞内线粒体受损，影响心肌内的氧化磷酸化过程。贫血致心肌缺血、血管运动等障碍均可引起心肌损害。

免疫性损害 部分慢性肝炎或肝硬化患者在出现心脏损害的同时，尚有脉管炎、关节痛等，推测心肌损害可能与肝炎病毒感染过程中的免疫复合物损伤有关，尤其与循环免疫复合物沉积有关。心脏病变还可能源于直接自身免疫性损害。

其他因素 营养物质缺乏；低血糖；血浆蛋白异常，如血清总蛋白与球蛋白比值降低、γ球蛋白水平增高；水与电解质平衡失调，以及酸或碱中毒等均与心脏损害有关。此外，肝病合并内毒素血症时，产生的心肌抑制因子可引起心脏自动调节障碍等。

临床表现 包括肝脏疾病和心脏损害两方面。

肝病表现 不同类型肝病发生HCS的频率依次为：慢性重症肝炎>肝硬化>中度慢性肝炎>轻度慢性肝炎>急性肝炎。肝病常表现为不同程度的消化道症状、黄疸、肝脾大等。慢性肝炎尤其是重度慢性肝炎常有明显或持续的症状，伴肝病面容、肝掌、蜘蛛痣等，肝功能持续异常。重症肝炎常出现肝衰竭综合征：极度乏力，严重消化道症状，神经、精神症状；明显出血现象；黄疸进行性加深；中毒性肠麻痹，肝臭，肝肾综合征；胆酶分离，凝血酶原时间显著延长，凝血酶原活动度<40%，血氨水平升高等。肝硬化尤其是活动性肝硬化有上述慢性肝炎活动的表现，常有血清丙氨酸转氨酶水平升高、白蛋白水平下降。静止性肝硬化无肝炎症活动的表现，症状轻或无特异性。

心脏表现 可有心悸、胸闷不适、低血压及心律失常，很少出现心力衰竭，即使肝硬化性心肌病患者也很少有心功能不全的表现。心电图显示各种心律失常，包括窦性心律失常（窦性心动过速、窦性心动过缓、窦性心律不齐）、期前收缩（以房性和室性期前收缩为主）、束支传导阻滞、室上性心动过速、心房颤动、心房扑动等，或室性心动过速、心室颤动。还可以出现ST段下移，T波倒置平坦，QRS波幅降低、QT间期延长、U波明显等。

诊断与鉴别诊断 肝病时出现上述心脏病症状、体征及心电图改变即可诊断。HCS易被误诊为肝脏病变合并心脏病。HCS诊断依据：①明确的食欲缺乏、乏力、腹胀、恶心、呕吐等消化道症状或以黄疸为首发症状，继而出现心悸、胸闷、心前区不适或心电图异常。②单纯内科治疗后，心脏症状无改善，伴明显肝脏损害。③心脏症状或心电图异常与肝病严重程度呈正相关。④肝病治疗好转后，心脏症状或心电图异常随之消失或明显改善。肝病好转后心脏症状无改善者尚不能排除HCS，因为肝病时致病因子的长期作用可造成心脏不可逆的器质性病变。

HCS应与冠心病、心肌炎、某些药物（如脱水剂）及电解质紊乱等因素诱发的心脏损害鉴别。

治疗 主要是治疗原发肝病和心律失常等。

肝病治疗 根据肝病类型处理，如保护肝细胞膜减轻肝组织病理损伤，增强肝脏解毒功能；抗炎、退黄药物；提高血浆蛋白水平，输注白蛋白、新鲜血浆，补充凝血因子、血小板、凝血酶原复合物；纠正水及电解质平衡失调等。对慢性乙型肝炎以及乙肝病毒相关性肝硬化病毒复制活跃者可以用核苷（酸）类似物抑制病毒复制。丹参可改善微循环，调节组织修复和再生，降低肝脏羟脯氨酸和mRNA含量，抑制成纤维细胞增殖及细胞内胶原合成，有助于降低肝纤维化。

心律失常治疗 ①连续监测心律：以期早发现早治疗。②去除心律失常诱因：低钾血症、低钙血症、低镁血症均可抑制心肌收缩力和传导系统，需及时补充；高血钾症可诱发心脏骤停，需紧急处理；碱中毒可抑制心肌收缩力和心室功能，需予相应处理；心肌脂肪浸润及血清游离脂肪酸增高可引起心律失常甚至心脏骤停，烟酸等药物可降低游离脂肪酸，有助于减少室性心动过速等心律失常的发生；颅内高压使迷走神经兴奋，导致心脏骤停或使心脏对邻苯二酚胺的敏感性增加而引起心律失常，肝病伴脑水肿应脱水治疗。③药物治疗：包括抗心律失常，缓解心绞痛或心功能不全者扩张冠状血管或纠正心力衰竭等治疗。

预后 预后良好。多数急性心律失常可随肝病好转而消失，少数患者心电图异常可持续存在。

预防 早诊断、早治疗病毒性肝炎和肝硬化等肝脏疾病是预防HCS的主要原则。

（唐 红）

yíchuánxìng gāodǎnhóngsù xuèzhèng

遗传性高胆红素血症 （hereditary hyperbilirubinemia）

先天性胆红素代谢障碍导致血胆红素增高的临床综合征。包括吉尔伯特综合征（Gilbert syndrome）、克里格勒-纳贾尔综合征（Crigler-Najjar syndrome）、杜宾-约翰逊综合征（Dubin-Johnson syndrome）和罗托综合征（Rotor syndrome）。临床上常分为先天性非溶血性非结合胆红素增高型（吉尔伯特综合征和克里格勒-纳贾尔综合征）和结合胆红素增高型（杜宾-约翰逊综合征和罗托综合征）。

吉尔伯特综合征源于肝细胞摄取非结合胆红素障碍及微粒体内葡萄糖醛酸转移酶活性不足。克里格勒-纳贾尔综合征源于肝细胞缺乏葡萄糖醛酸转移酶，以致不能形成结合胆红素。杜宾-约翰逊综合征源于肝细胞中的结合胆红素及其他有机阴离子（吲哚菁绿、X线造影剂）向毛细胆管排泄障碍。罗托综合征源于肝细胞摄取非结合胆红素和排泄结合胆红素均有先天性缺陷。

吉尔伯特综合征常表现为血清非结合胆红素增高，其他肝功能指标正常，红细胞脆性正常，口服胆囊造影剂后胆囊显形良好，肝穿刺活组织检查无异常。克里格勒-纳贾尔综合征表现为血清非结合胆红素浓度增高，可并发胆红素脑病。杜宾-约翰逊综合征表现为血清结合胆红素增高，但胆红素的摄取和结合正常；口服胆囊造影剂后胆囊常不显影；肝外观呈绿黑色，肝穿刺活组织检查显示肝细胞内弥漫性棕褐色颗粒沉积。罗托综合征表现为血清中以结合胆红素增高为主，吲哚菁绿排泄试验减低；胆囊造影多显影良好，少数不显影；肝穿刺活

组织检查正常，肝细胞内无色素颗粒。

根据病史及症状，体格检查和辅助检查即可诊断。其中克里格勒-纳贾尔综合征需与感染、新生儿 ABO 溶血病、Rh 溶血病等所引起的新生儿溶血性黄疸鉴别。

吉尔伯特综合征预后良好，一般无需特殊治疗。Ⅰ型克里格勒-纳贾尔综合征预后不良，Ⅱ型预后较Ⅰ型好。杜宾-约翰逊综合征预后好，无需治疗。罗托综合征无特效药物，预后良好。

（陈 智）

Jǐ'ěrbótè zōnghézhēng

吉尔伯特综合征 （Gilbert syndrome）

非结合胆红素增高型的遗传性胆红素血症。又称遗传性非溶血性高胆红素血症、体质性肝功能不良、体质性肝功能不良性黄疸。属先天性非溶血性黄疸。按血清胆红素浓度可分为：①轻型：$<85.5\mu mol/L$，较多见。②重型：$>85.5\mu mol/L$，常在新生儿期即出现黄疸。多见于青年男性，可有家族史。

此征源于遗传性肝细胞微粒体中胆红素葡萄糖醛酸转移酶活性降低，使肝细胞内合成结合胆红素减少，肝细胞摄取胆红素障碍，引起血清非结合胆红素增高。

主要表现为自幼年起的慢性间歇性黄疸，可呈隐性；黄疸随着年龄增长而减退，可持续至老年期。血清总胆红素水平 $<102.6\mu mol/L$，通常 $<51.3\mu mol/L$，有昼夜或季节性波动，约 1/3 病例血清胆红素水平正常。黄疸可因疲劳、情绪波动、饥饿、感染、发热、手术、酗酒、妊娠诱发而加重。患者一般情况好，多无明显自觉症状；部分患者可有易疲劳、肝区不适、消化不良。也可有轻度溶血性贫血。除偶见显性黄疸

外，无异常体征，常无肝、脾大。

下列特征高度提示此征：①慢性间歇性或波动性轻度黄疸，有发作诱因，可有家族史，患者一般状况良好，无明显症状。②体格检查除轻度黄疸外，无其他异常体征，多无肝脾大。③除血清非结合胆红素水平波动性升高外，其他肝功能指标正常。④无溶血性、肝细胞性、梗阻性黄疸证据。⑤肝穿刺活组织检查正常。若在 12~18 个月内经 2~3 次随访，无其他实验室指标异常即可诊断。检测葡萄糖醛酰转移酶基因启动子 TATAA 序列或基因突变有助于诊断。

需与脂肪肝、酒精中毒、慢性胆囊炎、肝硬化及病毒性肝炎等引起的慢性非结合性高胆红素血症的疾病鉴别；尚需与慢性溶血性黄疸鉴别，后者除非结合胆红素增高外，尚有贫血、网织红细胞增多。

此征无需特殊治疗，应避免各种诱因。出现黄疸时可用肝酶诱导剂，如苯巴比妥，可提高肝细胞内葡萄糖醛酸转移酶活性，降低血清非结合胆红素浓度。预后良好。

（陈 智）

Kèlǐgélè-Nàjiǎ'ěr zōnghézhēng

克里格勒-纳贾尔综合征 （Crigler-Najjar syndrome，CNS）

先天性葡萄糖醛酸转移酶缺乏所致的遗传性高胆红素血症。又称先天性非梗阻性非溶血性黄疸。属少见病。发生于新生儿和婴幼儿，可伴胆红素脑病等。

病因及发病机制 根据肝细胞内尿嘧啶二磷酸葡萄糖醛酸转移酶 1A（UDP glucuronosyltransferase 1 family，polypeptide A1，UGT1A1）的缺乏程度分为：①Ⅰ型：罕见，属常染色体隐性遗传，

基因型是致克里格勒-纳贾尔型基因纯合子，肝内 UGT1A1 完全消失。②Ⅱ型：较Ⅰ型多见，属常染色体显性遗传，基因型是致克里格勒-纳贾尔型基因杂合子，UGT1A1 活性降低但不消失。

UGT1A1 活性降低甚至缺失，使结合胆红素合成障碍。肝脏病理组织学显示毛细胆管内胆栓形成。伴胆红素脑病者大脑基底节神经核有非结合胆红素沉积。

临床表现 ①Ⅰ型：新生儿多在出生后 1~4 天即有显著黄疸，血清胆红素浓度可高达 289~816μmol/L，90% 为非结合胆红素；因非结合胆红素对脑组织有亲和力，出生 2 周内患儿常出现肌肉痉挛和强直、惊厥、角弓反张等胆红素脑病表现。无溶血现象，胆汁无色、无胆红素，胆囊造影正常。②Ⅱ型：出生后不久患儿出现黄疸，也有幼年或成年期发病者。病情及黄疸程度均比Ⅰ型轻，血清胆红素浓度波动于 85~374μmol/L。多无神经系统症状，智力发育正常，胆红素脑病少见。胆汁有色素，粪便中有尿胆素。仅有少数患者因血液中非结合胆红素较高而出现锥体外系损害，其他肝功能指标正常。

诊断与鉴别诊断 Ⅰ型诊断主要依据血清非结合胆红素水平明显升高，且无溶血证据；肝功能及肝穿刺活组织检查正常。用 UGT1A1 诱导剂苯巴比妥治疗后血清胆红素浓度降低者，即可诊断Ⅱ型 CNS，此法可用于鉴别Ⅰ型和Ⅱ型 CNS。

此病需与感染、新生儿 ABO 溶血病、Rh 溶血病等引起的新生儿溶血性黄疸鉴别。

治疗 旨在降低血清非结合胆红素浓度，预防胆红素脑病。

Ⅰ型 CNS 治疗 ①血浆置换：降低血清非结合胆红素浓度，防止脑组织损伤和胆红素脑病。②光照治疗：维持血清胆红素浓度在安全范围内。③静脉注射锡原卟啉：疗效较好。

Ⅱ型 CNS 治疗 ①苯巴比妥治疗：长期持续给药，降低血清胆红素浓度，改善症状，延长患儿生存期。②光照治疗：有一定效果，但疗效随年龄增长而降低。③避免使用非甾体抗炎药：防止血清非结合胆红素增加而诱发胆红素脑病。

预后 Ⅰ型患儿多数在出生后 18 个月内死于胆红素脑病或其后遗症，少数患儿不出现胆红素脑病，黄疸持续终生。Ⅱ型预后比Ⅰ型好，轻型患者或可存活到成年。

(陈　智)

Dùbīn-Yuēhànxùn zōnghézhēng

杜宾-约翰逊综合征 （Dubin-Johnson syndrome） 肝细胞摄取非结合胆红素及排泄结合胆红素均缺陷导致的先天性非溶血性高结合胆红素血症（Ⅰ型）。

血清结合胆红素增高源于结合胆红素在肝细胞内转运和向毛细胆管排泄发生障碍，反流入血。其他色素和染料排泄也同样发生障碍，表现为尿中尿胆素原排量增加与胆红素阳性、肝细胞脂褐色沉着、磺溴酞钠滞留、胆囊造影不显影等。

主要临床特点：①慢性或间歇性黄疸可因妊娠、手术、强体力劳动、饮酒或感染而出现或加深。②多发生于青少年，常有家族史。③血生化检查显示血清总胆红素和结合胆红素增高，但转氨酶活性、凝血酶原时间及血清白蛋白与球蛋白均在正常范围。通常碱性磷酸酶也在正常范围。粪胆素原排量正常，尿胆素原排

量增加，胆红素阳性。磺溴酞钠试验异常。④部分患者有肝区痛，约半数肝大并有触痛。⑤口服造影剂后胆囊不显影。

确诊有赖于肝穿刺活组织检查，除发现肝细胞内棕褐色或绿褐色色素（一般认为是脂褐质）沉着外，无其他重要病变。

此征无需任何治疗，预后良好。

(陈　智)

Luótuō zōnghézhēng

罗托综合征 （Rotor syndrome） 肝细胞摄取非结合胆红素及排泄结合胆红素均缺陷所致先天性非溶血性高结合胆红素血症（Ⅱ型）。约半数在 10 岁前发病，90% 以上在 20 岁前发病。

此征是常染色体隐性遗传病，85% 有家族史，男女发病无差异。发病机制不明确。结合胆红素在肝细胞内的转运和排泄障碍，结合胆红素反流入血，因肝细胞摄取胆红素障碍，故出现血清结合胆红素增高。

此征患者一般情况良好，约半数无自觉症状，常表现为持续波动的黄疸，有时易疲劳、食欲缺乏，可伴发作性上腹不适、腹痛、发热或肝脏轻度肿大。

诊断依据：①血清总胆红素在 68.4~119.7μmol/L 之间波动，70%~80% 为结合胆红素。若肝细胞摄取非结合胆红素障碍，以非结合胆红素占优势。②磺溴酞钠试验的特征性改变为注射磺溴酞钠 45 分钟后的平均潴留值为 46%±8%，有时可达 98%，但无第 2 次高峰现象。③吲哚氰绿排泄试验显示吲哚氰绿潴留明显增加。④尿粪卟啉总量>610nmol/24h，Ⅰ和Ⅲ型异构体分布正常。⑤尿胆红素阳性。⑥肝功能无异常。⑦胆囊造影多正常。⑧肝穿刺活组织检查显示肝组织结构正常，

细胞内无色素颗粒。

磺溴酞钠试验和尿粪卟啉测定的特征性改变可将此征与杜宾-约翰逊综合征、吉尔伯特综合征、克里格勒-纳贾尔综合征等鉴别，肝穿刺活组织检查有助于诊断。

此征不会恶化，不影响寿命，不需治疗，预后良好，但应及时解除患者顾虑。

（陈 智）

jiāzúxìng dǎnzhī yūjī

家族性胆汁淤积（familial cholestasis）

一组有家族遗传特点的慢性复发性胆汁淤积综合征。发病率约为 1/10 万，呈世界性分布，男女发病率无明显差异。

此征多为常染色体隐性遗传。根据特异性肝细胞转运基因突变的不同，可分为Ⅰ（ATP8B1 基因突变）、Ⅱ（ABCB11 基因突变）和Ⅲ型（ABCB4 基因突变）。相关基因突变致肝细胞毛细胆管面的肝胆膜转运蛋白功能异常，肝细胞对胆汁的摄取和排泄障碍，导致慢性胆汁性淤积。临床可表现为进行性家族性肝内胆汁淤积和良性复发性肝内胆汁淤积。

（陈 智）

jìnxíngxìng jiāzúxìng gānnèi dǎnzhī yūjīzhèng

进行性家族性肝内胆汁淤积症（progressive familial intrahepatic cholestasis，PFIC）

新生儿期或婴儿期发生肝细胞性胆汁淤积的临床综合征。又称拜勒病（Byler disease）。患儿胆管虽未完全闭锁，但胆汁不能从肝引流至胆管。儿童期或青春期可因肝衰竭致死。

属常染色体隐性遗传病。根据突变基因不同，PFIC 分为 3 型，各型突变的基因定位以及发病机制均不同。①1 型：源于 ATP8B1 基因突变导致家族性肝内胆汁淤积相关蛋白 1 缺陷，后者是一种主要由胆管细胞表达，位于肝细胞毛细胆管膜的蛋白质，其缺陷引起胆汁淤积的机制尚不明确。②2 型：源于位于常染色体 2q24 的 ABCB11 基因突变导致胆盐排泄泵缺陷。胆盐排泄泵是肝细胞毛细胆管膜上的胆盐转运蛋白，其缺陷致胆盐分泌减少、胆流降低，肝细胞内胆盐积聚，造成肝细胞损伤。③3 型：源于位于常染色体 7q21 的 ABCB4 基因突变导致多耐药糖蛋白 3 缺陷，该蛋白主要在肝细胞毛细胆管膜表达，是磷脂转运器。3 型是由毛细胆管转运缺陷导致的典型胆管病。

临床主要表现：1 型常表现为进行性加重的黄疸；反复发作的高结合胆红素血症；有突出的、特征性瘙痒；白陶土样便。2 型初始病情更重、进展更快，出生几个月即出现持续性黄疸，肝脏结构因小叶和门管区纤维化及炎症而破坏，较易出现胆结石，常在出生后 1 年内迅速发生肝衰竭，甚至肝癌。3 型患者发病时间个体差异较大，1 个月～20.5 岁不等，胆汁淤积呈慢性和进行性，2/3 患者在出生后几年乃至成人方发病。

此征需在综合家族史、临床表现、实验室生化测定、影像学检查，甚至肝穿刺活组织学检查结果的基础上，做基因分析后方可诊断。1 型和 2 型患儿的 γ 谷氨酰转肽酶正常，3 型患者该酶升高。此征需与先天性胆道闭锁、阿拉日耶综合征（Alagille syndrome）、α_1 抗胰蛋白酶缺乏症、囊性纤维化、原发性硬化性胆管炎、原发性胆汁酸合成紊乱和肝外胆道梗阻等鉴别。

常用治疗方法：①药物治疗：熊去氧胆酸、苯巴比妥、利福平等。熊去氧胆酸可促进胆汁排出，缓解胆汁蓄积对肝细胞的损害，是所有类型患儿的初始治疗选择，对 3 型的疗效更好。苯巴比妥、利福平的疗效尚待验证。②部分胆汁外分流术：对 1 型的效果更好。③肝移植：其他方法治疗无效者的唯一选择，也是治疗 3 型的最有效方法。

（陈 智）

liángxìng fùfāxìng gānnèi dǎnzhī yūjīzhèng

良性复发性肝内胆汁淤积症（benign recurrent intrahepatic cholestasis，BRIC）

以先天性反复发作、持续数周至数月的自限性严重瘙痒和黄疸为特征的临床综合征。1959 年 Summerskill 和 Walshe 提出，故又称萨默斯基尔-沃尔什综合征（Summerskill-Walshe syndrome）。多为散发，好发于男性。半数患者有胆汁淤积家族史。

病因及发病机制 BRIC 是常染色体隐性遗传病，其缺损基因位于 18q21-22，该基因命名为 FIC。APT8B1 基因突变也与 BRIC 有关。妊娠或口服避孕药可诱发疾病发作。

临床表现 BRIC 的典型症状和体征为瘙痒和黄疸，于十几岁至二十几岁时首次发作，但也有于婴儿期发作者，后者多有家族史。1/4 明显黄疸患者可无瘙痒。瘙痒发生 2～4 周后出现黄疸，可伴全身不适、恶心、呕吐及厌食、腹泻、脂肪泻，偶见发热、关节痛、头痛、荨麻疹、红斑疹、体重下降和维生素 K 吸收障碍所致的凝血障碍和出血倾向。约 50% 患者可出现非特异性右上腹压痛。少数有肝大，通常无脾大。病程及发作次数的个体差异大，每次发作持续时间为 2 周～18 个月，平均 3 个月。无严重肝损害和肝硬化表现。

诊断 诊断标准：①至少有两次黄疸发作，并有持续数月至数年的无症状间歇期。②实验室检查符合肝内胆汁淤积。③血清 γ 谷氨酰转肽酶水平正常或轻度升高。④黄疸出现前即发生严重瘙痒。⑤肝穿刺活组织检查证实中心小叶胆汁淤积。⑥胆管造影证实肝内外胆管均正常。⑦无导致胆汁淤积的其他已知因素（如药物、妊娠等）。对胆红素明显升高者，排除病毒性肝炎及自身免疫性肝病，影像学检查排除胆管扩张，应考虑此病，肝穿刺活组织检查有助于确诊。

对首次出现胆汁淤积并最终确诊为 BRIC 的患者需进行临床评估，其程序为：①血清学检查除外急性或慢性病毒性肝炎，特别是对转氨酶水平升高者。②血清学检查除外其他原因引起的慢性肝病。③停用所有可能引起胆汁淤积的药物。④超声检查除外胆道扩张。⑤胆道系统影像学检查除外硬化性胆管炎或其他原因引起的胆道狭窄。⑥肝脏活组织检查。⑦考虑 BRIC 的诊断。⑧自发性缓解。

首次黄疸发作并消退后尚不能明确 BRIC 诊断，常在第二次甚至第三次胆汁淤积发作且自行缓解后方可确诊。黄疸消退后数月肝脏组织学检查恢复正常有助于确诊，无症状期测定粪胆汁酸可能有助于 BRIC 诊断。

鉴别诊断 ①血清结合型胆红素水平增高可除外吉尔伯特综合征（Gilbert sydrome）及溶血。②出现瘙痒和食欲缺乏及肝穿刺活组织检查改变者可除外杜宾-约翰逊综合征（Dubin-Johnson syndrome）。③询问病史和做血清学检查除外药物性、病毒性和酒精性肝炎及妊娠肝内胆汁淤积症，肝组织学和血清学检查除外原发性胆汁性肝硬化。④胆道造影证实胆道系统正常并除外梗阻性黄疸及硬化性胆管炎。

治疗 尚无预防或限制发作的特殊方法，主要为对症支持治疗，旨在缓解严重瘙痒和脂肪吸收不良。瘙痒可用熊去氧胆酸、苯巴比妥、利福平治疗，也可尝试用紫外线光疗。糖皮质激素对 BRIC 引起的瘙痒无明显疗效。低脂饮食及给予维生素 K 和短链脂肪酸等治疗脂肪吸收不良。

（陈 智）

Āgēnnǎisī zōnghézhēng

阿根乃斯综合征 （Aagenaes syndrome）

先天性淋巴管发育不全所致慢性复发性胆汁淤积的临床综合征。又称淋巴水肿胆汁淤积综合征。主要见于挪威南部，欧洲和美国等也有个别报道。

此征发病机制不明确。是一种罕见的常染色体隐性遗传病，致病基因位于 15q。淋巴系统在生发过程中变异，导致广泛性淋巴管发育异常，小胆管周围淋巴管的发育异常导致慢性胆汁性淤积。肝组织病理学可见巨细胞形成，后期可伴肝纤维化或肝硬化。

临床表现为婴儿足部的淋巴水肿和反复性胆汁淤积，可进展成肝硬化、巨细胞性肝炎伴门静脉管道纤维化。新生儿可因淋巴系统发育不全而出现足部水肿和黄疸，表现为慢性淋巴性水肿、重度胆汁淤积，部分在青少年早期可缓解，也可进展成慢性重度淋巴性水肿。常有黄疸、水肿、肝大，食欲正常但体重不相应增加，有时可见毛细血管瘤。部分患儿出生时即有门静脉高压，大部分在数年后才出现食管静脉破裂出血等并发症。胎儿可有发育迟缓，短头畸形，肱骨、桡骨、尺骨畸形，手部短而宽，颚骨发育不全等。可有视网膜色素沉着、视神经萎缩，斜视、眼球震颤、唇裂、血小板和心血管系统异常等。

根据特异性临床表现，尤其是合并典型的淋巴性水肿，即可诊断。此征应与阿拉日耶综合征（Alagille syndrome）、进行性家族性肝内胆汁淤积症、良性复发性肝内胆汁淤积症、脑肝肾综合征等鉴别。

此征无特效治疗方法。提倡低脂饮食，补充脂溶性维生素，对症治疗并发症。严重者可行肝移植。预后与症状持续时间、病情进展及并发症有关。

（陈 智）

Ālāriyē zōnghézhēng

阿拉日耶综合征 （Alagille syndrome，AGS）

Jagged1 基因变异致多系统功能紊乱，具表型特征的慢性胆汁淤积综合征。又称先天性肝内胆管发育不良综合征，动脉-肝脏发育不良综合征，沃森-阿拉日耶综合征（Watson-Alagille syndrome）。1969 年由 Alagille 等首次报道。男女均可发病，国外报道发病率为 1/7 万。

病因及发病机制 AGS 属常染色体显性遗传，外显率达 94%。约 70% 患者源于染色体 20p12 的 Jagged1 基因突变，包括整个基因缺失、蛋白质截断突变（移码和无义突变）、剪接突变和错义突变。Jagged1 蛋白及其受体（Notch 受体）均位于细胞表面，通过配体-受体作用，Notch 蛋白部分进入胞核，影响下游基因的表达，对心脏、肝、骨骼、眼睛和面部等组织器官的生长发育起重要的调节作用。部分患者可能源于 Notch 受体突变。

临床表现 ①肝脏表现：婴儿期有不同程度的胆汁淤积，多数表现为黄疸，新生儿期可出现高结合胆红素血症。皮肤瘙痒在所有慢性肝病中最严重，小于 3 个月的新生儿很少出现，3 岁幼儿期较常见。多数患者可能进展为肝硬化和肝衰竭，约 15% 需接受肝移植治疗。②心脏表现：约 95% 的患者伴先天性心脏病，主要包括外周肺动脉狭窄、肺动脉分支严重发育不良。外周肺动脉狭窄可单独发生，也可合并心脏异常，包括法洛四联症、室间隔缺损、房间隔缺损等，心血管畸形的严重程度是影响早期死亡率的重要因素。③眼部表现：前房异常和视网膜色素异常，前者包括角膜后胚胎环、阿克森费尔德异常和 Rieger 异常，其中 95% 的患者可见角膜后胚胎环（裂隙灯显微镜检查呈凸出中心位的 Schwalbe 环），常出现在角膜内皮和色素层小梁组织的交界处。常见视盘小疣、视盘细胞外间隙钙沉着，其他胆汁淤积无此表现。少见小角膜、圆锥形角膜、前房变浅、外斜视、异位瞳孔、脉络膜缺等。多数患者视觉预后较好。④骨骼表现：最常见蝶状椎骨（约占 70%），其他包括毗连椎骨融合、隐性脊柱裂、半椎体、第 12 肋缺失、远端尺骨及桡骨缩短、指（趾）骨缩短、第 5 指弯曲变形等。⑤面部表现：前额突出、眼球深陷伴眼距中度增宽、尖下颌、鞍形鼻并前端肥大等。新生儿期特征性面容不明显，儿童期与成人期有明显不同。⑥其他表现：肾脏异常见于 23%～74% 患者，包括肾小管性酸中毒、肾结石、肾脏结构异常等。9% 的患者伴非心源性血管异常，包括

主动脉缩窄、主动脉瘤、颅内血管畸形导致脑血管意外等。颅内出血可见于约 15% 的患者，其中 30%～50% 的颅内出血为致命性。因有脂质、必需脂肪酸和脂溶性维生素吸收障碍，50%～90% 的患者表现有生长发育不良。尚有性腺发育不全、智力迟钝、学习困难、厌恶社交、甲状腺功能减退、胰腺功能不全、反复发作中耳炎、反复发作胸腔感染、颅缝早闭及维生素 E 缺乏所致周围神经病等。

诊断与鉴别诊断 至少有以下 3 项和肝脏组织学检查可诊断此征。①胆汁淤积。②心脏病伴肺动脉狭窄。③蝶状椎骨。④角膜后胚胎环。⑤特征性面容。典型肝脏病理表现为肝小叶间和小叶内胆管减少或消失，新生儿期可表现为纤维化，胆管增生偶见。超声和 CT 检查诊断价值不大。内镜逆行性胆胰管造影可显示肝内胆管消失征，左右肝管仅有少数分支提示此征。血结合胆红素水平升高，天冬氨酸转氨酶和碱性磷酸酶通常升高 10 倍，γ 谷氨酰转肽酶可升高 3～20 倍，胆固醇和甘油三酯可升高至正常值的 3 倍以上。血清白蛋白和凝血酶原时间可正常。

此征应与新生儿肝炎、肝内胆汁淤积综合征、浓缩胆汁综合征及先天性胆道闭锁等鉴别。

治疗 尚无根治方法。主要是补充脂溶性维生素，考来烯胺治疗瘙痒症和高脂血症，熊去氧胆酸改善胆汁淤积症状。适当蛋白质高能量饮食可促进生长发育。长期严重胆汁淤积致肝功能失代偿或瘙痒严重影响生活质量者可行部分肝外胆道分流或肝移植，严重的心血管异常也需手术纠治。

预后 差别大，主要取决于

受累肝脏、心脏等疾病的严重程度。先天性心脏病是新生儿患者的主要死亡原因，肝衰竭是影响死亡率的主要原因。

（钱家鸣　陈　智）

nǎo-gān-shèn zōnghézhēng
脑肝肾综合征（cerebrohepatorenal syndrome） 过氧物酶体缺陷所致多发性畸形临床综合征。1964 年由 Bowen、Lee 和 Zellweger 等首先报道。又称泽尔韦格综合征（Zellweger syndrome）、鲍恩-李-泽尔韦格综合征（Bowen-Lee-Zellweger syndrome）。高六氢哌啶羟酸血症（hyperpipecolic academia，HPA）和婴儿型 Refsum 病（infantile Refsum disease，IRD）为其变异型。新生儿的发病率为 1/2.5 万～1/10 万。男女比例为 1∶2.7。

病因及发病机制 此征属常染色体隐性遗传。确切发病机制尚不清楚。胎盘铁转运功能障碍可能参与发病。过氧化物酶体缺乏和多发性过氧化物酶功能缺陷是已知病因之一。过氧化物酶体数量减少及功能缺陷导致体内多种生化代谢过程障碍，影响机体器官的正常生长发育，造成多种器官的结构和功能缺陷。

临床表现 典型临床特征为头面部畸形、中枢神经系统发育异常、肝硬化和肾脏微小囊肿。头面部畸形包括前囟和颅缝增宽、前额高而隆起、外耳畸形、三角形嘴巴、高腭弓、低鼻背、小下颌、宽眼距及内眦赘皮等。眼部表现有斜视、角膜混浊、青光眼、白内障，视网膜色素变性、视神经发育不良和视力严重受损。中枢神经系统症状为普遍性肌无力、肌张力低下、嗜睡、少动、对刺激无反应，紧抱反射消失、抽搐、屈曲性挛缩，吸吮和吞咽困难等。

随年龄增长精神和运动发育迟缓症状更明显,甚至出现发育停滞或倒退。肝损害主要表现为肝大,随病情进展出现肝硬化、黄疸、肝功能损害。肾损害多表现为微小囊肿、多囊肾,可有肾功能损害。多数患者可伴严重听力障碍、皮纹异常如通贯掌、指峭数降低、尺侧箕纹或旋涡状螺纹增多及猿状皱皮等。睾丸未降、阴蒂肥大、肢体畸形(如肘外翻、手指屈曲和畸形足等)、先天性心脏病、蛋白尿、低血糖和软骨钙化(特别是髌骨)少见。

HPA 和 IRD 的表现与此征酷似,但症状比此征轻:颅面畸形轻微、肌张力低下、抽搐、视力和听力受损均较轻;发病较晚,婴儿早期发育尚好;多数可生存约 2 年或更长时间。

诊断与鉴别诊断 诊断依据:①婴儿有特殊面容,肌张力低下,反应差、喂养困难,生长发育迟缓、惊厥、肝大等征象,应疑诊此征。②骨骼 X 线检查:50%~75% 的患儿有髌骨和其他多处骨骺点彩状钙化,但 HPA 和 IRD 患儿无骨骼钙化。③B 超:不同程度的肝大,肾囊肿。④头颅 CT 和磁共振成像:不同程度的脑萎缩,颅缝增宽。⑤脑电图、视网膜电图、脑干诱发电位、视觉诱发电位:均有异常。⑥实验室检查:体外培养成纤维细胞,其极长链脂肪酸、缩醛磷脂或和磷酸二羟丙酮酰基转移酶含量等常降低或缺乏,体液中六氢哌啶羟酸和植烷酸含量增多,肝功能异常和铁代谢障碍,胞质内过氧化物酶含量正常,但过氧物酶体内过氧化氢酶缺乏。电子显微镜下检测肝或肾组织过氧物酶体数量和活性等有确诊价值。

需与下列疾病鉴别:①染色体畸变综合征:如唐氏综合征、13 三体综合征、先天性卵巢发育不全。②新生儿肾上腺脑白质营养不良。

治疗 一般采用支持疗法,但效果不佳。

预后 预后极差。70% 患儿出生 6 个月内死亡,90% 在 1 岁以内死亡。

(陈智)

yíchuán dàixiè zhàng'àixìng gānzàng jíbìng

遗传代谢障碍性肝脏疾病(genetic and metabolic liver disease)

由遗传性缺陷致物质代谢紊乱所引起的肝脏疾病。主要包括胆红素、脂质、糖类、氨基酸、蛋白质、酶及金属元素等代谢紊乱,临床表现为糖原贮积症、半乳糖血症、尿素循环障碍、肝原性卟啉病、戈谢病、尼曼-皮克病、肝豆状核变性、血色病、遗传性高胆红素血症及 α_1 抗胰蛋白酶缺乏症等。

多数遗传代谢障碍性肝病属常染体隐性遗传,少数为常染色体显性遗传或 X 连锁遗传。除遗传性因素外,饮食、生活习惯、药物及环境因素等与遗传代谢性肝病的发病有关。多种重要功能蛋白,如酶、载体蛋白和受体参与机体各种物质的代谢,若这些蛋白合成和降解的基因出现变异,则会导致相应蛋白分子结构或数量发生变化,进而影响机体物质中间代谢,最终导致代谢障碍性疾病。多数遗传代谢障碍性肝病源于酶活性降低或缺乏。酶缺陷导致全身或局部器官病理损害和功能障碍的机制有所不同,如代谢底物或衍生物蓄积、代谢产物减少或缺如、次要代谢途径开放产生的副产品蓄积、细胞膜转运功能异常、反馈抑制作用消失及

药物代谢异常等。

此类疾病以肝脏形态结构和(或)功能改变为临床主要特点,如肝大、肝酶水平增高、黄疸和低血糖等,常伴其他器官损害。

根据临床表现、一般实验室检查和家族史,可初步诊断遗传代谢障碍性肝病,确诊需根据具体的代谢障碍做特殊检查。随着对此类疾病发病机制的了解及分子生物学诊断技术的应用,部分遗传代谢性肝病可通过产前检查早期确诊。

多数遗传代谢性障碍性肝病缺乏有效治疗方法,需综合性治疗,包括一般支持治疗、对症治疗、替代治疗、改变食物和生活习惯、避免使用某些药物等。病情严重者通常需肝移植。

(杨东亮)

tángyuánzhùjīzhèng

糖原贮积症(glycogen storage disease, GSD)

糖原代谢过程中某些特定酶缺陷所致的遗传性糖代谢障碍性疾病。属少见病。其特征是组织糖原浓度异常(肝脏 > 70mg/g 或肌肉 > 15mg/g)和(或)糖原分子结构异常。欧洲发病率为 4/10 万~5/10 万。在调节糖原合成和水解生成葡萄糖的过程中,至少有 8 种酶参与。与这些酶缺陷相关的临床疾病有 12 种类型,其中主要累及肝脏的至少有 8 种,临床主要表现为肝大、低血糖、进行性肝硬化和脾大。除以肝磷酸化酶激酶缺乏为特征的Ⅵ型为 X 连锁隐性遗传外,其余均为常染色体隐性遗传。

Ⅰ型糖原贮积症 又称冯·吉尔克病(von Gierke disease)。1927 年由 von Gierke 首先发现,是 GSD 中最多见的一型,主要累及肝、肾、小肠黏膜及血小板。可分为Ⅰa、Ⅰb 和Ⅰc 3 个亚型,

以Ⅰa型多见。

病因及发病机制 肝、肾等组织中葡萄糖-6-磷酸酶活性缺陷是主要原因。人体中的糖原分解或糖原异生过程需要葡萄糖-6-磷酸酶参与，以维持血糖稳定。该酶缺乏者糖代谢紊乱，致严重空腹低血糖，6-磷酸葡萄糖累积和肝糖原合成增加。糖代谢异常还可导致脂肪代谢紊乱，血中丙酮酸和乳酸含量增高，出现代谢性酸中毒和高脂血症。此外，因6-磷酸葡萄糖的累积促进戊糖旁路代谢，嘌呤合成代谢亢进，导致高尿酸血症。肝脏病理特征为肝脏显著增大，表面光滑，因糖原主要累积于肝细胞质，故肝细胞染色较浅，质膜明显，肝细胞质内可出现大小不等脂滴。

临床表现 差异较大，严重者出生时即有肝大、明显低血糖和酸中毒。患儿生长发育延缓，身材矮小，骨质疏松，但智力无障碍。随病情进展，可出现腹部膨隆，肝脏显著肿大，质地坚硬，肌肉松弛无力，行走困难。部分患儿可有鼻出血、肾脏损害、痛风性关节炎等。

诊断 血生化检测及糖代谢功能试验仅有助于初步诊断：①空腹低血糖、高脂血症和乳酸增高。②胰高血糖素或肾上腺素负荷试验血糖不升高或反应差。③口服葡萄糖耐量试验耐量减退。④慢性代谢性酸中毒，有时可见高尿酸血症。⑤血小板功能低下。⑥肝功能多数正常。⑦X线检查：可见骨质疏松、骨骺延迟出现和肾脏肿大。肝脏活组织检查肝组织糖原含量和葡萄糖-6-磷酸酶活性是确诊依据。孕18~22周通过胎儿肝活检测定葡萄糖-6-磷酸酶活性可产前诊断。

治疗 ①多餐少量高糖、低脂和高蛋白饮食：每4~6小时进食一次，以维持血糖水平。②口服氯贝丁酯：有助于肝内糖原减少、促进骨骼生长及体重增加。③门-腔静脉或肠-腔静脉分流术：可使多数患者病情好转，促进生长发育，减少低血糖发生及肝内糖原累积。④及时纠正代谢性酸中毒和继发感染。⑤对有弥漫性、多叶性腺瘤者可行肝移植。

预后 随着上述饮食疗法的推广应用，多数患者生存期延长，部分可获得正常生长发育，但长期生存者中发生单发或多发性肝腺瘤及进行性肾小球硬化和肾衰竭的风险也随之增高。因腺瘤有恶变趋势，应定期行超声监测。

Ⅱ型糖原贮积症 又称蓬佩病（Pompe disease）。源于缺乏溶酶体α-1,4-葡萄糖苷酶。糖原不能在溶酶体内分解为麦芽糖和葡萄糖，溶酶体内充满糖原颗粒，致所有组织糖原含量均增加。溶酶体外的糖原可与胞质中糖代谢酶接触，故不出现低血糖。主要临床表现为心、肝、舌肿大和骨骼肌无力。患婴表现为吮吸及咽下困难，呼吸浅，四肢肌肉无力；心脏肥大，早期出现心力衰竭；肝脏中度肿大，并有巨舌。典型的婴儿型，于出生后第1个月即有明显症状，1岁后仍存活者罕见。婴儿后期和童年较早发病的青少年变异型，病情进展较慢，多在第2或第3个10年间死亡。成年型表现为缓慢发展的成年发病型肌病。血糖、血脂正常，无酸中毒，对胰高血糖素和肾上腺素试验反应正常。肝或肌肉活组织电镜检查可见糖原累积，肝、肌肉组织或白细胞内无α-1,4-葡萄糖苷酶活性可确诊。围生期羊水细胞检查糖原颗粒可产前诊断。此病尚无有效疗法，控制饮食无效。

Ⅲ型糖原贮积症 又称Cori病。源于缺乏淀粉-1,6-葡萄糖苷酶（脱支链酶）。多累及肝、肌肉和心脏，肾脏受累罕见。肝糖原含量可达17%，脂肪变性少见，但纤维化明显。临床表现较Ⅰ型轻。早年生长发育延缓，随年龄增长而好转，极少数可发展为肝硬化、肝衰竭或小肝细胞癌。女性患者常发生多囊卵巢综合征，可正常生育。化验检查有低血糖、高脂血症和血清转氨酶明显增高，血清乳酸和尿酸一般正常。饥饿时对胰高血糖素和肾上腺素反应差，餐后2~3小时重复试验无异常。有肌肉受累者血清磷酸肌酸激酶水平升高。尚无成熟的产前诊断方法。诊断依靠肝穿刺活检及脱支链酶活性检查，在肝、骨骼肌、心肌、白细胞和红细胞内可发现结构异常的糖原累积，且缺乏脱支链酶活性。此病自然过程属良性，无特殊治疗方法。可定时多餐，给予高蛋白或高淀粉饮食，可减低血清转氨酶水平，改善生长发育和肌力，缩小肝脏。对进行性肌病和心肌病者尚无有效治疗方法。

Ⅳ型糖原贮积症 又称安德森病（Andersen disease）。源于分支酶缺陷，罕见。分支酶又称α-1,4-葡聚糖-6-葡萄糖基转移酶，是糖原合成途径中的必需酶。缺乏此酶者糖原合成时形成的直链增长，分支点减少，糖原分子结构异常。病理表现为小结节性肝硬化，纤维组织增生。肝、脾、淋巴结、肠黏膜有少量糖原沉积，单核-巨噬细胞系统有显著的支链淀粉样糖原颗粒。临床以肝硬化、腹水、出血及肌无力为主要表现，肝功能试验异常，中度低血糖，多死于肝衰竭。患儿一般无低血糖表现，口服葡萄糖和果糖耐量试验亦正常。血清胆固醇轻度增高，血清转氨酶和碱性磷酸酶活性显著增高，肝脏、肌肉组织或血细胞内分支酶活性缺乏。尚无有效治疗方法。

(杨东亮)

bànrǔtángxuèzhèng

半乳糖血症（galactosemia）半乳糖代谢途径中酶的遗传性缺陷所造成的半乳糖代谢障碍性疾病。按酶缺陷的不同可分为 3 型，即半乳糖-1-磷酸尿苷酰转移酶缺乏性半乳糖血症、半乳糖激酶缺乏性半乳糖血症和尿苷二磷酸半乳糖-4-表异构酶缺乏性半乳糖血症。其中以半乳糖-1-磷酸尿苷酰转移酶缺乏型最多见。

半乳糖-1-磷酸尿苷酰转移酶缺乏性半乳糖血症 新生儿发病率为 1/4 万，美国人群携带率为 1%。该酶基因突变致所编码的尿苷酰转移酶无活性，致半乳糖、半乳糖-1-磷酸和半乳糖代谢旁路生成的半乳糖醇沉积于晶体、肝、肾、脑等组织，致其功能受损，如形成白内障等。半乳糖代谢中间产物可抑制糖原分解和葡萄糖异生，发生低血糖。

患儿在出生后数周内即可有弥漫性肝细胞脂肪变性和胆汁淤积，随病情进展出现肝纤维化和肝硬化。除白内障形成外，脑、肾等组织病理改变较轻。患儿出生后 1 周或数周内出现生长障碍、呕吐、腹泻、肝大、腹水、黄疸、溶血性贫血、低血糖、蛋白尿和肾范科尼综合征。患儿可在其他临床症状出现前因大肠埃希菌败血症于数天内夭折。部分婴儿可因营养不良和肝衰竭而死亡。

裂隙灯检查可发现初生婴儿的白内障。对疑似病例应检查尿中是否有还原糖，定性试验阳性者应进一步用滤纸或薄层层析方法鉴定。确诊依赖于半乳糖-1-磷酸酰转移酶活性检测，可用外周血红白细胞、皮肤成纤维细胞或肝活检组织等，以红细胞最方便。应用串联质谱仪进行筛查尤为便捷、准确。可通过绒毛膜活检或培养羊膜细胞测定转移酶或羊膜液（羊水）半乳糖测定等进行产前诊断。

治疗：①无半乳糖饮食：是治疗此病的基础。早期白内障可能消退，肝和肾小管功能异常消失，生长发育可正常。通常限制乳类 3~4 天后症状即可改善，1 周后肝功能好转。除禁食奶类或奶制品外，需注意不应食用含奶或加入乳糖烹调或烘烤的食品，以及某些含乳糖的水果、蔬菜，如西瓜和西红柿等。②综合治疗：包括静脉输注葡萄糖、新鲜血浆，注意补充电解质，对合并败血症者应用适当的抗生素治疗。

未经正确治疗者多在新生儿或婴儿期死亡，早期确诊者生长发育多正常，但成年后多数有学习障碍、语言困难或行为异常等。女性患儿在年长后几乎均发生性腺功能不足。

半乳糖激酶缺乏性半乳糖血症 患儿主要表现为白内障，无肝、脑损害。半乳糖激酶缺乏的确诊有赖于红细胞或培养成纤维细胞的半乳糖激酶测定。无有效治疗措施，患者应终身避免摄入含乳糖的食物。

尿苷二磷酸半乳糖-4-表异构酶缺乏性半乳糖血症 按酶缺乏所累及的组织可分为 2 种亚型：①多数患儿为红、白细胞内表异构酶缺乏和半乳糖-1-磷酸含量增高，但成纤维细胞和肝脏中酶活力正常，故患儿无任何症状，生长发育亦正常。②少数患儿酶缺陷累及多种组织器官，临床表现酷似转移酶缺乏性半乳糖血症，但红细胞内转移酶活性正常而半乳糖-1-磷酸增高可鉴别。此型在治疗过程中应定期监测红细胞内半乳糖-1-磷酸。

(杨东亮)

niàosù xúnhuán zhàng'ài

尿素循环障碍（urea cycle disorder）参与尿素循环代谢的酶遗传性缺陷导致以血氨升高为特征的代谢性疾病。新生儿发病率为 1/2.5 万。人群中有尿素循环缺陷的杂合子仅为 2%~4%，携带鸟氨酸氨基甲酰转移酶（OTC）缺陷基因的女性更易患此病。

病因及发病机制 作为蛋白质代谢的废物，氨通过尿素循环转变成相对较易排泄且无毒的尿素经肾排出。尿素循环主要在肝脏进行，有 6 种酶参与：存在于线粒体的氨基甲酰磷酸合成酶（CPS-1）和 OTC，存在于细胞质的精氨基琥珀酸合成酶（ASAS）、精氨基琥珀酸裂解酶（ASAL）、精氨酸酶和 N-乙酰谷氨酸合成酶（NAGS）。OTC 缺陷为 X 连锁显性遗传，其他酶缺陷均属常染色体隐性遗传。

NAGS 催化合成 N 乙酰谷氨酸，后者激活 CPS-1 并调控尿素循环，同时鸟氨酸运输蛋白运送鸟氨酸回线粒体。CPS-1 是尿素循环中的第一个酶，占肝线粒体基质蛋白质的 25%，通常由氨和碳酸氢盐经其合成的氨基甲酰磷酸均用于产生尿素。尿素循环中前 4 种酶任一种完全缺乏在生后第 2~4 天即出现严重的高氨血症。

临床表现 以高氨血症所致的神经系统症状为主，患者易怒、嗜睡、食欲缺乏，迅速发展至昏睡、癫痫发作、昏迷，以呼吸机维持存活直至死亡。高氨血症的发作与阶段性内源性蛋白分解代谢有关，数次发作后患者神经系统严重受损，或死于某次发作。尿素循环酶部分缺失或新生儿期未出现高氨血症者，可于幼龄至成年阶段呈现此症。严重感染、摄入过量蛋白质、分娩或月经等因素可使病情恶化，有时并无明显诱因。

诊断与鉴别诊断 血氨通常>1000μmol/L，而尿素水平极低。尿素循环酶缺陷分析是诊断尿素循环障碍的重要手段。①CPS缺乏型：依据血浆氨基酸分析中瓜氨酸低下或缺乏以及碳酸氢盐水平正常或升高，肝活检组织分析CPS活性是确诊依据。②OTC缺乏型：尿乳清酸水平极高，血氨得到控制者乳清酸水平可恢复正常，较少做肝活检分析酶活性，女性携带者需做嘌呤醇试验。③ASAS缺乏型：血瓜氨酸水平增高，尿瓜氨酸和乳清酸水平亦增高。该型酶缺乏有新生儿型、迟发型或无症状型，残余酶活性测定或ASAS基因位点序列分析可确诊。④ASAL缺乏型：血、尿精氨基琥珀酸水平增高。⑤精氨酸酶缺乏型：最罕见，血、尿精氨

酸水平升高。

尿素循环中各型酶的缺陷均可产前诊断：①CPS缺乏型可用限制性内切酶 *Bgl*-1 进行限制性片段长度多态性（restriction fragment length polymorphism，RFLP）分析。②OTC缺乏型可用 *Msp*I、*Bam*HI 和 *Tag*I 等内切酶进行RFLP分析。③ASAS缺乏型可用 [14]C-瓜氨酸检查培养羊水细胞的酶活性。④ASAL缺乏型可通过测定培养羊水细胞的酶活性或羊水精氨酸琥珀酸含量诊断。⑤精氨酸酶缺乏型可用 *Pvu* II 型内切酶进行RFLP分析诊断。

高氨血症除见于尿素循环各种酶的缺乏外，尚见于：①各种有机酸血症，如丙酸血症、甲基丙二酸血症、异戊酸血症和 II 型戊二酸尿症等。②脂肪酸 β 氧化障碍，如中链酰基辅酶 A 脱氢酶缺乏等。③碱性氨基酸转运缺陷，如赖氨酸尿性蛋白不耐症、高鸟氨酸血症-高氨血症-同型瓜氨酸血症综合征等。上述疾病通常伴酮症、酸中毒和低血糖，且通过检测血、尿液中的氨基酸和有机酸或酰基肉碱成分可鉴别。

治疗 限制蛋白质摄入，补

充必需氨基酸，促进氨排出和氨分流，如血液或腹膜透析、人工肝，以及对症支持治疗。必要时行肝移植。

（杨东亮）

bǔlínbìng
卟啉病（porphyria） 血红素代谢所需酶遗传性缺陷所致的一组代谢性疾病。特征为大量卟啉、卟啉原及其前体生成增加，蓄积于组织及血液，或由尿、粪排出。按病因分为：①原发性卟啉病：源于遗传性酶缺陷。②继发性卟啉病：如粪卟啉尿症，源于肝脏疾病或各种中毒。按器官受累情况分为肝性、肝性红细胞生成性和红细胞生成性3大类（表1）。此外，卟啉病还可分为潜伏型（即仅有血红素合成前体物的过量生成而无症状）、有症状型及卟啉病携带者（血红素合成前体物及尿、组织中卟啉含量皆正常，酶系检查其双亲之一为潜伏型，可能有遗传性缺陷）。

不同类型的卟啉病临床表现不尽相同，主要影响神经系统、皮肤和肝脏。常见卟啉病临床特征（表2）。

（杨东亮）

表1 卟啉病酶缺陷、基因定位及生化异常

疾病类型	酶缺陷	染色体部位	生化异常的主要部位	生化异常的特征
肝性卟啉病				
急性间歇性卟啉病	PBG 脱氨酶	11q24. →q24.2	肝	尿内 ALA 和 PBG
变异性卟啉病	原卟啉原氧化酶	14	肝	尿内 ALA，PBG 和粪卟啉，粪内原卟啉
遗传性粪卟啉病	粪卟啉原氧化酶	9	肝	尿内 ALA，PBG 和粪卟啉，粪内原卟啉
ALA 脱水酶缺陷	ALA 脱水酶	9q34	肝	尿内 ALA
迟发性皮肤卟啉病	尿卟啉原脱羧酶	1p34	肝	尿内尿卟啉，粪内异类卟啉
肝性红细胞生成性卟啉病	尿卟啉原脱羧酶	1p34	肝和骨髓	红细胞和尿内锌原卟啉，粪内粪卟啉
红细胞生成性卟啉病				
先天性红细胞生成性卟啉病	尿卟啉原 III 合成酶	10q25.3→q26.3	骨髓	红细胞和尿内卟啉，粪内粪卟啉
红细胞生成性原卟啉病	亚铁络合酶	18q21.3	骨髓（肝可变）	红细胞，胆汁和粪内原卟啉

注：PBG. 卟胆原；ALA. δ 氨基酮戊酸

表 2　卟啉病的临床特征

疾病类型	遗传方式	神经系统失常	光敏性皮损	肝病	肝细胞癌
AIP	AD	+	−	−	+
VP	AD	+	+	−	+
HCP	AD	+	+	−	−
ALA 脱水酶缺陷	AR	+	−	−	−
PCT	AD（家族性）	−	+	+	+
HEP	AR	−	+	±	−
CEP	AR	−	+	−	−
PP	AD	−	+	+	−

注：AIP. 急性间歇性卟啉病；VP. 变异性卟啉病；HCP. 遗传性粪卟啉病；ALA. δ 氨基酮戊酸；PCT. 迟发性皮肤卟啉病；HEP. 肝性红细胞生成性卟啉病；CEP. 先天性红细胞生成性卟啉病；PP. 红细胞生成性原卟啉病；AD. 常染色体显性；AR. 常染色体隐性

gānxìng bǔlínbìng

肝性卟啉病（hepatic porphyria）

肝先天性酶缺陷致卟啉代谢障碍，卟啉及卟啉前体的产生与排泄增多并积聚于组织的遗传性疾病。临床分为急性间歇性卟啉病、迟发性皮肤卟啉病、变异性卟啉病及遗传性粪卟啉病 4 型。其共同特征为：①常染色体显性遗传，纯合子与杂合子均有症状。②一般在青壮年期发病。③急性症状常由外因诱发，如药物（巴比妥盐、磺胺类、雌激素、避孕药、氯喹、氯霉素、灰黄霉素等）与饮酒。④急性发作期尿中 δ 氨基酮戊酸（ALA）与卟胆原（PBG）排泄量及肝细胞内 ALA 合成酶活性均增加。

（杨东亮）

jíxìng jiànxiēxìng bǔlínbìng

急性间歇性卟啉病（acute intermittent porphyria，AIP）

卟胆原脱氨酶缺陷所致的遗传性疾病。最常见为肝性卟啉病。本病较少见，易漏诊。可发生于任何人种，多数国家尚无确切患病率，北欧人群可能最常见（约 5/10 万）。女性多于男性。

病因及发病机制　AIP 属常染色体显性遗传。在无关联的 AIP 家系中已鉴定出 50 余种卟胆原（PBG）脱氨酶基因的突变。PBG 脱氨酶有红细胞特异型和非红细胞型（"管家"型）2 种亚型，二者由含 15 个外显子的同一基因经 mRNA 的不同剪切形成。多数 AIP 患者各种组织中的 PBG 脱氨酶含量均减少。若突变仅限于第一个外显子内或接近第一个外显子，则仅有非红细胞型同工酶缺乏，红细胞内酶活性正常。纯合性 AIP 极罕见。

临床上多数隐性 AIP 患者，δ 氨基酮戊酸（ALA）与 PBG 水平正常，其肝细胞色素 P450 含量亦正常，表明 PBG 脱氨酶部分缺乏并不能严重损害肝脏合成血红素或诱导 ALA 合成酶。若药物、激素或营养等促发因素致肝血红素合成需求增加，PBG 脱氨酶活性缺乏即可成为血红素合成的限速因素，加之血红素合成障碍使得其对 ALA 合成酶的负反馈作用解除，致肝 ALA 合成酶的诱导增强，ALA 和 PBG 在肝内积聚，血、尿浓度升高。卟啉物质蓄积可致胃肠平滑肌强烈痉挛、四肢伸展性强直、神经组织脱髓鞘或轴突退变等。卟啉及其前体不沉着于皮肤组织，故无光敏感性与皮肤损害。

AIP 促发因素：①内源性类固醇激素。②药物：多诱导成人发病，儿童报道很少，巴比妥类及磺胺类最有害，苯二氮䓬类危害极轻微。③热量摄入减少。④其他：继发感染、大手术等。

临床表现　病情呈间歇发作，急性发作时有特异性三联征：①急性腹痛：剧烈绞痛，伴呕吐或便秘，腹软且无固定压痛点，解痉药无效。②神经精神症状：四肢麻木、上行性弛缓性瘫痪、癔症样表现、血压升高及心动过速等，严重者出现延髓麻痹。③棕红色尿：ALA 与 PBG 排出量超出正常的 10 倍至几百倍，肝细胞内 PBG 与 ALA 合成酶活性均增加。发作几天或几周后转入间歇期。部分患者无症状，仅在生化检查时发现异常。

诊断与鉴别诊断　出现以下情况应疑诊 AIP：①原因不明的腹痛。②原因不明的神经功能紊乱，特别是末梢神经症状、局部肌无力、弛缓性瘫痪等。③神经精神病或精神病服用巴比妥酸盐后加重。④月经来潮时发作者。⑤服用女性激素或避孕药时发作者。尿中有大量 ALA 及 PBG 是诊断 AIP 的最重要依据。PBG 脱氨酶水平降低可确诊 AIP，但因此酶含量在遗传性粪卟啉病（hereditary coproporphyria, HCP）和变异性卟啉病（variegate porphyria, VP）时并不减少，对急性发病者测定红细胞中 PBG 脱氨酶活性并无益处，但可用于分析已知 AIP 患者家系，特别是先证者此酶活性较低。甘氨酸负荷试验或服用巴比妥诱升 ALA 和 PBG 水平是有危险的诊断方法，且其结果并不能确诊。对 AIP 可行产前诊断，但因多数 PBG 缺乏个体预后较好，故不必做此检查。

随着临床上病情的改善，ALA 和 PBG 的排泄通常降低。当用血红素治疗后，降低最明显但短暂。在 HCP 和 VP 患者，ALA 和 PBG 的排泄很容易降至正常水平。粪卟啉常为正常或轻度升高，据此可区分 AIP 及 HCP 和 VP。尿中尿卟啉、粪卟啉和红细胞中原卟啉水平均可升高，但这些改变不具特异性。

治疗　尚无病因治疗。①对症治疗：用吗啡或氯丙嗪控制腹痛与神经症状，水合氯醛或小剂量地西泮治疗失眠，膀胱充盈可导尿。神经损害严重，尤其急重型者可用大剂量糖皮质激素、细胞色素 C 和维生素 E 等，可减少 ALA 与 PBG 的产生并缩短发作时间。②特异性疗法：包括血红素疗法和糖类负荷疗法，可抑制肝 ALA 合成酶，减少 ALA 和 PBG 的过量生成。血红素疗法非常有效，应尽早实施；糖类负荷法对轻度发作即已足够，可经口给予蔗糖、葡萄糖多聚物或富含糖类的食物，不耐受口服或有胃肠膨胀及肠梗阻等禁忌证者常先静脉输注葡萄糖，经中心静脉插管有利于实施全胃肠外营养并避免输注过多液体。③预防发作：禁用上述药物及禁酒，发作与月经有关的妇女可用避孕药。

预后　急性发作若及时治疗，去除诱因并预防复发，预后较好。部分患者可复发并可致残。

预防　①普查家族成员排除隐匿性个体。②避免服用有害药物。③避免为降低体重"速成限食"或短期禁食（如术后或继发性疾病）。④使用促性腺激素释放激素类药物（针对多次周期性发作的妇女）或定期输注血红素。

（杨东亮）

chífāxìng pífū bǔlínbìng

迟发性皮肤卟啉病（porphyria cutanea tarda, PCT）　肝尿卟啉原脱羧酶缺陷所致的代谢性疾病。是最易治疗的卟啉病。常 40 岁后发病，男性多见，女性病例较以往有所增加，这与饮酒和应用雌激素有关。

病因及发病机制　PCT 可分为：①遗传性：原发性尿卟啉原脱羧酶活性降低，致尿卟啉Ⅲ、尿卟啉Ⅰ与 7-羧基尿卟啉蓄积。②获得性：常继发于慢性肝病。虽然某些 PCT 病例有尿卟啉原脱羧酶遗传性缺乏作为易感因素，PCT 基本上是一种获得性疾病。临床上分为：①Ⅰ型：即散发型，占多数，酶缺乏仅见于肝脏，红细胞及其他组织中正常，且尿卟啉原脱羧酶基因位点无突变，测定肝中尿卟啉原脱羧酶蛋白水平正常，治疗后酶活性可逐渐恢复正常。②Ⅱ型：即家族性，红细胞等肝外组织脱羧酶活性缺失约 50%，且尿卟啉原脱羧酶基因有突变，不能表达可测出的酶蛋白，常染色体显性遗传特质并不一定伴明显的疾病表现，除非正常的等位基因产物亦被在Ⅰ型 PCT 中同样重要的获得性因子所灭活。③Ⅲ型：酶活性缺乏仅见于肝脏，呈家族聚集性。以上 3 种类型 PCT 临床表现相同，且相同疗法

效果一致。

PCT 的显著特征是历时数月的肝中卟啉大量积聚，然后才出现血浆及尿中卟啉过多。与 AIP 不同，尿中 δ 氨基酮戊酸（ALA）与卟胆原（PBG）排泄量正常，肝内 ALA 合成酶活性亦不增加，但卟啉与铁含量增高，致产生继发性肝铁质沉着症或肝硬化。因尿卟啉Ⅲ等沉积于皮肤，故常有光敏性皮疹。

临床表现　多数患者有轻到中度的饮酒史，男性服用雌激素、妇女服用避孕药或雌激素替代疗法均可出现此病。主要特点为暴露部位（面部、手足背、前臂及腿部）皮肤损害，初为红斑，可呈湿疹样、荨麻疹样、夏令痒疹样或多型性，继而水疱、糜烂、溃疡，受累皮肤愈合缓慢，形成瘢痕；慢性皮肤损害可有多毛、色素沉着、粟粒疹及类似硬皮病、皮肌炎的表现。无腹痛与神经精神症状。有不同程度肝损害，源于卟啉在肝内沉积。80% 合并慢性丙型肝炎，部分患者伴酒精性肝硬化、肝腺瘤、系统性红斑狼疮或艾滋病。晚期肾病患者合并 PCT 皮肤损害更严重，血浆卟啉水平更高。

诊断与鉴别诊断　PCT 的诊断特征是尿中以尿卟啉和 7-羧基尿卟啉为主，尿呈红色，且粪中异粪卟啉增多。发作时，尿排出尿卟啉Ⅰ增加，ALA 和 PBG 正常；缓解时，尿排出尿卟啉Ⅰ减少，粪排出卟啉增加。

PCT、变异性卟啉病和遗传性粪卟啉病的皮肤损害难以从临床和组织学上区分，可通过实验室检查和血浆荧光谱分析鉴别。

治疗　①戒酒，避免应用雌激素和补铁制剂及其他加重病情的因素。②放血疗法：排出铁质

可抑制 ALA 合成酶生成及提高尿卟啉原脱羧酶活性，每隔 1~2 周放 5~6 单位的血量即可。监测血浆（或血清）铁蛋白及卟啉的水平，铁蛋白水平接近正常低限即可停止。对复发病例给予另一疗程的静脉放血仍可奏效。③驱铁疗法：如铁螯合剂去铁胺静脉滴注，因 PCT 时体内贮铁量罕有明显增多，故疗效较差。④氯喹或羟基氯喹：适用于不宜反复放血者。治疗机制尚不清楚，常规剂量可出现皮肤光敏性显著增加、尿中卟啉水平升高、不适、发热和肝细胞损害等副作用，应小剂量给药。避免日光照射，局部涂擦油膏，以防护皮肤损害。⑤其他：见急性间歇性卟啉病。伴晚期肾病者用基因重组的促红细胞生成素可动员过量的铁，并支持静脉放血疗法。

（杨东亮）

yíchuánxìng fènbǔlínbìng

遗传性粪卟啉病（hereditary coproporphyria，HCP）

粪卟啉原氧化酶缺陷所致的遗传性疾病。为少见的肝性卟啉病。可见于任何年龄，发病率无性别差异，有明显家族史。

HCP 属常染色体显性遗传。粪卟啉原氧化酶催化粪卟啉原Ⅲ的二步氧化脱羧反应而成原卟啉原Ⅸ，中间产物是三羧基卟啉原，称为硬卟啉原。基因突变致酶结构改变，酶对底物的亲和力降低，可引起硬卟啉和粪卟啉积聚。

HCP 病情隐匿，仅粪卟啉增多，巴比妥、甲丙氨酯（眠尔通）、苯妥英钠等药物可诱发。神经系统表现和神经性内脏症状同急性间歇性卟啉病；皮肤病变少见，个别患者可出现光感性皮肤损害，类似于迟发性皮肤卟啉病，并与神经性内脏症状不同时出现，

合并肝脏疾病或固醇类避孕药者胆汁排泄障碍，可致卟啉潴留及加重光敏损害。

诊断依据粪中大量粪卟啉Ⅲ型，但无原卟啉，尿中 δ 氨基酮戊酸（ALA）、卟胆原（PBG）和粪卟啉Ⅲ型增加。急性发作时尿中尿卟啉含量增高。

急性发作治疗措施同急性间歇性卟啉病，保护皮肤免受日晒对光敏症状有益。考来烯胺可能减轻肝功能障碍所致皮肤光敏反应。静脉放血疗法及氯喹无效。

鉴别潜在病例、避免有害药物及急性发作时提供更好的疗法可降低 HCP 的发病和死亡率。

（杨东亮）

biànyìxìng bǔlínbìng

变异性卟啉病（variegate porphyria，VP）

原卟啉原氧化酶遗传性缺陷所致的遗传性疾病。又称混合性卟啉病。南非中年白人发病率高，发病年龄多在 10~30 岁。

VP 属常染色体显性遗传。因线粒体中粪卟啉原氧化酶和所缺乏的原卟啉原氧化酶存在功能性联系，可出现粪卟啉原Ⅲ的积聚，后者较其他卟啉原更易从肝脏丢失，尤其血红素合成受到刺激时。尿中 δ 氨基酮戊酸（ALA）、卟胆原（PBG）、尿卟啉、粪卟啉与原卟啉排出均增加，粪中粪卟啉、原卟啉亦增加。

临床上有以皮肤病变为主者，或神经、内脏病变突出者，或两者兼有。皮肤病变为间歇性，主要为皮肤轻微损伤后出现真皮擦伤、浅表糜烂和水疱，有时为 VP 的唯一症状，妊娠期较显著，并发肝脏疾病或应用避孕药可加重光敏损害。部分患者急性发作有腹痛和瘫痪无力。巴比妥类、氯喹、乙醇和麻醉药可诱发急性发作。

诊断依据：①间歇期或潜伏

期：尿中卟啉及卟啉前体（氨基乙酰丙酸和卟胆原）阴性，粪中排出大量粪卟啉和原卟啉。②急性发作期：尿中 ALA、PBG 和卟啉含量增高，粪中大量排出粪卟啉和原卟啉，症状缓解后这些指标较急性间歇性卟啉病者更易恢复正常。③特征性荧光光谱：中性 pH 条件下，血浆中卟啉特征性荧光光谱有助于鉴别 VP 与其他卟啉病，可能是检测成年人包括潜在型 VP 的最敏感方法。

VP 急性发作治疗方法同急性间歇性卟啉病，考来烯胺可能减轻肝功能障碍所致皮肤光敏反应。保护皮肤免受日晒对光敏症状有益。静脉放血疗法及氯喹无效。南非的 VP 发病率和死亡率显著降低源于鉴别潜在病例、避免有害药物及急性发作时提供更好的疗法。

（杨东亮）

Gēxièbìng

戈谢病（Gaucher disease，GD）

β 葡萄糖脑苷脂酶缺乏致葡萄糖脑苷脂大量沉积于全身单核-巨噬细胞系统的遗传性疾病。是最常见的脂类沉积症。其临床特点为脾肝大，脾功能亢进，骨骼病变，也可出现造血系统和中枢神经系统症状。

病因及发病机制　GD 属常染色体隐性遗传。β 葡萄糖脑苷脂酶的编码基因突变种类繁多，包括点突变、插入和缺失等，其中以点突变 1226G 和 1448C 多见。因酶分子结构发生不同变异，酶活性缺陷程度亦不等，临床上有 3 种类型，同一家族中发病者均属相同类型。1 型戈谢病不同于 2、3 型，其脑组织中并无葡萄糖苷脂累积，可能源于该型患者脑组织尚有 β 葡萄糖脑苷脂酶同工酶活性。

患儿全身单核-巨噬细胞系统中均有特殊的戈谢细胞浸润，以脾髓质为主，肝窦状隙、肾小球、肺泡毛细血管、淋巴结、骨髓及脑组织等均可被侵犯，偶见于胰腺、甲状腺和肾上腺，由脾组织细胞、肝库普弗细胞、肺泡巨噬细胞和其他器官内的单核细胞转变形成，直径 20～100μm，充满脂类，糖原染色和酸性磷酸酶染色呈强阳性，苏丹黑染色阳性。除此之外，患儿各器官尚可发生不同程度的其他病理改变，如脾正常结构破坏和纤维化；肝纤维化；椎骨、股骨呈骨质囊性侵蚀和病理性骨折；脑内颅神经核、基底核、丘脑、小脑和锥体束的神经元退行性变等。

临床表现 可分为 3 型：①1 型：又称慢性（非神经）型，最常见，β 葡萄糖脑苷脂酶活性为正常人的 18%～40%。发病年龄自出生后数月至 70 岁。多数在学龄前因肝、脾大和贫血就诊，常伴皮肤感染和皮肤黏膜出血倾向，Ⅺ因子等凝血因子缺乏常见，淋巴结轻度肿大，肝功能受损，但肝衰竭和门静脉高压导致的肝硬化、腹水少见。②2 型：又称急性（神经）型，β 葡萄糖脑苷脂酶活性低于正常人的 5%，预后最差。发病年龄自新生儿期至 18 个月，以 3～4 个月多见。起初以哭声微弱、吸吮能力差和肝脾进行性增大为主，继而出现吞咽困难、斜视及头后仰等。多数患儿在 6～9 个月时出现肌张力增高、腱反射亢进、喉喘鸣、惊厥和病理反射。肺内可有大量戈谢细胞浸润或并发肺炎，多有咳嗽、呼吸困难和发绀，一般在 2 岁以内死于肺部感染。③3 型：又称亚急性（神经）型，较少见，β 葡萄糖脑苷脂酶活性为正常人的 12%～

20%。常在 2 岁左右发病，起初以脾大为主，后肝脾大，但发展缓慢。经过 3～7 年的无明显症状期后逐渐出现斜视、肌痉挛、智力低下和惊厥发作等，晚期出现骨骼病变、脾功能亢进、全血细胞减少和出血，患儿常在神经症状出现约 2 年死亡。

诊断 对肝脾大患儿，不论是否伴贫血、血小板减少、骨质缺损，均应疑诊此病。诊断依据：①典型临床表现。②戈谢细胞检查：患儿骨髓、脾、肝或淋巴结穿刺液均可供检测。③血清耐酒石酸酸性磷酸酶（同工酶 5B）、血管紧张素转换酶、壳丙糖酶水平增高。④β 葡萄糖脑苷脂酶活性测定：通常检测外周血白细胞或培养皮肤成纤维细胞。人体组织中含有多种 β 葡萄糖苷酶，若所选方法不当，则结果不尽可靠，必须注意。⑤DNA 分析：比酶诊断法可靠，但因此病基因突变种类繁多，尚有未查明者，故分析结果正常者亦不能完全排除。对有家族史的孕妇，可测定培养羊水细胞或绒毛细胞中的 β 葡萄糖脑苷脂酶活性做产前诊断。

治疗 ①纯化酶替代疗法：已成为现代治疗 1 型 GD 的重要手段。及早应用可减少器官损伤，包括症状性骨病、重度贫血、出血倾向、肝脏和肺部浸润改变等。该酶对 3 型患者的神经损害有一定疗效，但对 2 型无效。全球已有 3000 名患者接受酶替代治疗，最长随访 13 年，普遍获得较好疗效，但价格昂贵。②骨髓移植：对 1 型和 2 型 GD 效果较好，术后约 10% 患儿死亡，应慎重考虑。③脾切除术：适用于 1 型和 3 型脾极度肿大且伴脾功能亢进者，但可能加重骨骼和神经系统病变。因此，对这两型患儿应长期随访，

观察贫血和出血倾向，尽量推迟手术或仅做部分脾切除。④对症治疗：主要适用于 2 型。

（杨东亮）

Nímàn-Píkèbìng

尼曼-皮克病 （Niemann-Pick disease）

酸性鞘磷脂酶缺乏致鞘磷脂沉积的遗传性疾病。罕见，临床上以肝脾大和神经系统受损为主。因症状变化多端，曾将此病分为 A～F 共 6 型，均属常染色体隐性遗传，儿童期以 A、B、C3 型为主。

病因及发病机制 A 型和 B 型源于 SMPD1 基因突变，C 型的分子缺陷仍不清楚，仅知其根本缺陷是细胞不能脂化和转运外源性胆固醇，其鞘磷脂酶活力降低是继发性。鞘磷脂是广泛存在于质膜、内质网、线粒体和神经髓鞘的一种脂类，经溶酶体中酸性鞘磷脂酶（acid sphingomyelinase，ASM）的水解作用降解。若 ASM 缺乏，鞘磷脂即广泛贮积于肝、脾、骨髓、肺、淋巴结和脑组织，导致功能障碍。患儿全身单核-巨噬细胞系统可见富含脂类的泡沫细胞，又称尼曼-皮克细胞，以脾、骨髓、肝、肺和淋巴结等部位为主，直径 20～90μm，通常仅见一偏位的小细胞核，染色质疏松，胞质充满脂类小体，未染色片呈"桑葚"状，Giemsa 染色胞质呈蓝或蓝绿色，内有深浅不一的蓝色颗粒。不同于戈谢细胞的是：酸性磷酸酶染色呈弱阳性；Schultz 反应（检测胆固醇）呈阳性。亦可用位相显微镜或电镜检查鉴别两者。

临床表现 各型的共同特点为肝脾大和生长发育障碍，有些类型有神经系统被侵犯的症状。①A 型（婴儿型）：最常见，ASM 活性低于正常的 10%，白细胞和

培养成纤维细胞中仅为正常的4%。临床表现较一致,患儿在宫内及娩出时均正常,少数在新生儿期有黄疸持续不退,出生后数周内即可因肌力和肌张力低下而出现喂养困难及体重不增,常伴反复呕吐、腹泻等。3~6个月时出现肝脾极度增大和淋巴结肿大。病情进展迅速,神经系统症状出现较早,6个月时即可出现表情淡漠、运动发育迟缓、听力和视力逐渐丧失、惊厥发作。皮肤有棕黄色素沉着。约半数患儿眼底黄斑部可见樱红斑。患儿最终极度消瘦,呈恶病质状态,多在3岁左右死亡。②B型(慢性非神经型):ASM活性较A型稍高。发病通常较A型稍晚,常见脾先增大,肝后增大。病情进展缓慢,且不侵犯神经系统,肝功能受损情况亦少见。患儿身材矮小,肺部因弥漫性浸润而易发生感染,一般不影响寿命。③C型(慢性神经型):患儿成纤维细胞酶活性为正常的38%~63%,脑和肝组织的酶活性可接近正常。约1/3在出生后第2年发病,以肝脾大和弥漫性脑病变为首发症状,肝脾增大程度比上2型轻,可有语言障碍、共济失调和癫痫发作,并逐渐发展至失定向力、肌张力增高、腱反射亢进和惊厥频繁发作,常在幼儿期死亡。另2/3病例在儿童期或青春期起病,起初精神运动发育轻度迟缓,继而出现小脑共济失调、意向性震颤、发音困难等,多数有眼球上下活动障碍,部分患者有肌张力改变和手足徐动症,多数在20~30岁时死于吸入性肺炎,少数可存活更久。④D型(Nova Scotia型):仅见于加拿大Nova Scotia省西部。临床表现与C型相似,部分患儿除肝脾大和神经系统症状外尚有黄疸。⑤E型(成人非神经型):成人期发病,患者仅见轻度肝脾大而无神经系统症状,少数患者症状与C型类似。

诊断 对原因不明的肝脾大患儿,不论是否伴神经系统症状,均应疑诊此病,尤其伴反复肺部感染者。肝脾大、早期出现神经系统症状和骨髓涂片找到典型的泡沫细胞即可初步诊断A型,确诊依据酶活性检测。正常白细胞鞘磷脂酶活性较低,通常用培养皮肤成纤维细胞检测,酶作用底物以2-十六烷酰氨基-4-硝基苯磷酸胆碱为佳。可通过DNA分析确诊A、B型患者,C型患者需用特殊方法检测其细胞内胆固醇酯化能力方可确诊。测定皮肤成纤维细胞酶活性可检出A和B型杂合子,培养羊水细胞检测酶活性可产前诊断A、B型。

治疗 尚无有效措施。基因重组酶替代治疗A、B型患儿正在研究中。C型患儿可试用二甲基亚砜。

(杨东亮)

dǎngùchúnzhǐ chénjībìng

胆固醇酯沉积病 (cholesteryl ester storage disease)

酸性脂肪酶缺乏所致以胆固醇酯和甘油三酯沉积于肝、脾、淋巴结和其他组织的溶酶体为特征的遗传性疾病。极罕见。

患儿细胞的溶酶体内缺乏一种酸性脂肪酶,致细胞所摄入的胆固醇酯和甘油三酯不能水解而沉积于各种器官细胞内,如肝、肾上腺、小肠和脑等。酸性脂肪酶的编码基因位于10q24-25,有A、B、C3种同工酶,A同工酶缺乏即沃尔曼病(Wolman disease)。另有一种因酸性脂肪酶缺乏所致的轻症者多在成年期发病。两者均属常染色体隐性遗传病。

患儿出生时尚正常,肝脾肿大可在出生后1周内开始,病情进展迅速,数周内即出现严重呕吐和明显腹胀、腹泻、黄疸和不明原因低热等。患儿由明显营养不良、智能发育迟缓逐渐发展至恶病质,多在3~6个月时夭折。成年期发病者常有高脂蛋白血症和早发性冠心病。

辅助检查:①X线检查:可见多数患儿双侧肾上腺明显增大(3.5cm×2.5cm),且有条状或点状钙化灶,为此病的特征性改变,最早可在出生后1周出现。②血液检查:至出生6~8周贫血明显,外周血淋巴细胞胞质和核内可见空泡,肝功能多正常。③骨髓穿刺:涂片可见泡沫细胞。④白细胞或培养成纤维细胞酸性脂肪酶活性测定:可作为确诊依据。

诊断依靠临床特征和在肝组织活检标本及皮肤的成纤维细胞、淋巴结和其他组织中有脂酶缺乏的依据。产前诊断依据羊水穿刺有脂酶缺乏。

此病尚无有效治疗方法。个别患儿低胆固醇饮食合并服用考来烯胺和辛伐他丁疗效良好。辛伐他丁是3-羟-3-甲基戊二酰辅酶A还原酶抑制剂,可减少胆固醇合成。

(杨东亮)

gān dòuzhuànghé biànxìng

肝豆状核变性 (hepatolenticular degeneration, HLD)

铜代谢障碍致铜在肝脏、中枢神经系统、角膜等多种组织器官过量沉积引起相应的组织器官损伤的遗传性疾病。又称肝脑变性。1912年由英国神经病学家Wilson奠定病理及临床基础,首先报道和描述,故又称威尔逊病(Wilson disease)。1921年Hall命名为肝豆状核变性。青少年多发。10～25 岁发病者占 85%，同胞中可有同病患者。

病因及发病机制 此病属常染色体隐性遗传。铜在正常人体被肝细胞膜上的铜转运蛋白摄入肝细胞后有 3 个去向，一是与肝细胞内的金属硫蛋白结合，以无毒的形式贮存于肝细胞，为肝细胞提供生理代谢需要；另外两条代谢途径均是肝豆状核变性的致病因素，是在位于 13 号染色体上的 ATP7B 基因编码的 P 型 ATP 酶（Wilson ATP 酶）的作用下完成的。Wilson ATP 酶位于高尔基体，接受铜伴侣蛋白传递来的铜，合成铜蓝蛋白，分泌到血液中，供组织器官生理代谢的需要；高铜环境下 ATP 酶重新定位，将铜伴侣蛋白传递来的铜以囊泡的形式排泄入胆道。因该病患者 ATP7B 基因突变，合成的 Wilson ATP 酶

功能失常或低下，铜蓝蛋白合成减少，肝细胞以铜蓝蛋白形式将铜转运出肝细胞减少，也不能将铜排泄入胆道，导致肝细胞铜含量过多；肝细胞内结合的金属硫蛋白饱和后，铜以有毒的游离形式活跃在肝细胞内，损伤肝细胞器，致使肝细胞持续变性坏死；游离的铜随血液到达脑、角膜、肾脏、心脏、骨骼等机体各组织器官导致其不断损害造成病变。

临床表现 多隐性发病，少数急性起病。病理损害部位及程度不同，症状多样。①肝脏表现：不明原因的持续转氨酶增高，肝脾大，脂肪肝，慢性肝炎，急性或亚急性肝衰竭，隐匿性肝硬化等。②眼部表现：铜沉积在角膜后弹力层形成棕绿色色素环，即凯-弗环（Kayser-Fleischer ring），是诊断此病的重要体征之一。慢性病例阳性率>90%，急性病例可

达 60%；铜沉积在晶体囊前壁和后壁引起向日葵样白内障。③神经精神表现：患者可表现为帕金森神经障碍型，假硬化症，肌张力障碍型，舞蹈病型；精神症状可表现性格行为异常、焦虑、抑郁、强迫行为、精神分裂等。④肾脏表现：氨基酸尿、糖尿、尿酸尿、高磷酸尿、肾性佝偻病，常见肾小管性酸中毒，并与结石有关。⑤其他表现：溶血、指甲呈蓝色、骨关节炎、关节下囊肿、关节周围骨断裂、心肌病变、心律失常等。

诊断 主要诊断依据：不明原因的慢性肝炎、急性重型肝炎、肝硬化、锥体外系或大脑运动神经异常、非典型的精神疾患、无法解释的溶血、伴或不伴肝脏和神经疾病的家族史、K-F 环、血清铜蓝蛋白低、尿铜和肝铜含量增加。诊断评分标准如下（表）。

表 HLD 诊断评分标准

典型的临床表现	评分	实验室检测	评分
角膜 K-F 环		血清铜蓝蛋白	
有	2 分	<0.1g/L	2 分
无	0 分	0.1～0.2g/L	1 分
神经病症状		正常（>0.2g/L）	0 分
重	2 分	肝铜含量（排除胆汁淤积性肝病）	
轻	1 分	>5 倍正常值（>250μg/g）	2 分
无	0 分	1～5 倍正常值（50～250μg/g）	1 分
Coomb 阴性的溶血性贫血		正常（<50μg/g）	-1 分
有	1 分	罗丹明阳性颗粒*	1 分
无	0 分	尿铜排泄量（非急性肝炎）	
		>2 倍正常值（>80μg/24h）	2 分
		1～2 倍正常值（40～80μg/24h）	1 分
		正常，但青霉胺试验>5 倍正常值	2 分
		正常（≤40μg/24h）	0 分
		基因检测	
		双染色体检测到突变	4 分
		单染色体检测突变	1 分
		无突变	0 分

注：评分≥4，确诊 HLD；评分 3 分，可疑 HLD；评分≤2，排除 HLD。＊若不能做肝铜含量检测

治疗 ①限制铜摄入：尽量避免进食含铜量高的食物如甲壳类、坚果类、豆类、动物肝脏、血液、巧克力、猕猴桃等；忌用牡蛎、僵蚕、龟板、鳖甲、珍珠、地龙等含铜高的药材及铜制用具或食具。②抑制铜的吸收：锌制剂可有效阻断铜的吸收，用于肾功能不全者及孕妇等，副作用小。③驱铜药物：青霉胺口服，早期、长疗程应用；三乙基四胺二盐酸盐用于对青霉胺不耐受者，长期应用可致缺铁。④支持与对症治疗：根据患者具体情况给以保肝、营养神经、纠正贫血、补钙等治疗。⑤原位肝移植：1973 年 Starzl 创用肝移植治疗此病肝衰竭患者，国外报道 1 年生存率 79%。

预防 此病是可控制病情发展的遗传性疾病。预防严重而不可逆病变的关键在于早诊断、早治疗。

（窦晓光）

xuèsèbìng

血色病（hemochromatosis） 先天性铁代谢障碍致机体吸收铁增多并在组织器官内过度沉积的遗传性疾病。又称特发性血色病或遗传性血色病。起病隐匿，进展缓慢，多在 40~60 岁出现症状，男女发病比例在 10∶1 以上。

此病属常染色体隐性遗传。致病基因是位于 6 号染色体上的血色病基因。其突变使小肠黏膜特异细胞内结合蛋白（转铁蛋白和铁蛋白）对肠道内铁离子的结合与吸收能力超出正常人的 5~10 倍，机体发生铁超负荷。正常成人机体铁总量为 3~4g，常年的铁超负荷可使患者体内的铁总量达 15~60g。过量的铁以含铁血黄素、铁蛋白、黑色素或脂色素的形式沉积于肝、胰、心、关节和内分泌腺等实质细胞。含铁血黄素沉积于酸性环境的溶酶体，释放出铁，使溶酶体脆性增加而裂解，其水解酶进入胞质造成细胞坏死；铁离子使细胞器类脂膜发生脂质过氧化；可损害器官功能，如皮肤色素沉着、心功能紊乱、糖尿病、男性性功能不全；肝内铁沉积可直接刺激胶原纤维合成，形成纤维化和肝硬化。

早期表现为乏力、体重下降，90% 的患者有皮肤色素沉着；因垂体、睾丸、肾上腺、甲状腺等受累致使内分泌紊乱，常出现性欲减退或睾丸萎缩、体毛稀少、停经等；20%~70% 的患者有关节病，可为首发症状，以第 2、3 掌指关节常见，腕和膝关节亦可受累；20%~30% 的患者因铁质沉积于心肌发生心肌纤维变性、坏死或断裂，表现为心力衰竭或各种类型的心律失常。皮肤色素沉着、肝硬化、糖尿病为典型的三联征。约 1/3 患者可并发肝细胞癌。

尚无早期诊断方法，若出现皮肤呈青铜色、肝硬化、糖尿病三联征，尤其是伴心肌病者应疑诊此病。最简单和实用的筛选试验是血清铁、血清铁蛋白、总铁结合力和转铁蛋白饱和度测定。血色病基因的基因型为 C282Y+/+ 纯合子可确诊。

治疗原则是清除体内多余的铁。最有效的治疗是定期静脉放血，低铁饮食。维生素 C 可促进铁吸收，应避免服用；茶可减少铁吸收，可饮用。对继发性血色病，可长期注射铁螯合剂，以促进铁排泄。一旦发生并发症预后极差。

（窦晓光）

α₁ kàngyídànbáiméi quēfázhèng

α₁ 抗胰蛋白酶缺乏症（Alpha-1-antitrypsin deficiency，α₁-ATD） 血液中 α₁ 抗胰蛋白酶缺乏，引起肝损害和（或）肺气肿。α₁ 抗胰蛋白酶（α₁-antitypsin，α₁-AT）是一种蛋白水解酶的抑制物（protease inhibitor，Pi），对人体组织、器官具有保护作用。此病西方人多见，中国人中较少。可发生于任何年龄。

病因及发病机制 此病属常染色体隐性遗传。α₁-AT 的基因位于染色体 14q。根据其基因变异后血清 α₁-AT 蛋白在电泳系统中泳动速度不同所产生条带的特征，可将此病分为多种表型。经典的 PiZZ 型是在基因的 342 位点上突变，发生氨基酸置换。

对肝损害机制较公认的一种说法为：α₁-AT 主要在肝脏合成，基因突变后肝内合成产生的变异型 α₁-AT 是一种多聚体，不能正常释放，沉积于肝细胞的粗面内质网，使细胞充血肿胀，损害肝细胞和胆管细胞的功能，进而可引起肝纤维化、肝硬化甚至肝癌。血中 α₁-AT 的缺失还可使粒细胞中弹性蛋白酶和组蛋白酶的降解发生障碍，进一步损伤肺泡的弹性纤维，破坏肺泡间隔，导致肺气肿。

PiZZ 纯合子型是一种较多见的亚型，多在新生儿和婴幼儿，其血清 α₁-AT 水平仅为正常的 10%~20%，临床病变最严重。血清 α₁-AT 水平中度缺乏者见于纯合子及杂合子混合型（如 PiMZ、PiSZ），其 α₁-AT 浓度可低于正常的 40%，病变发生较 PiZZ 型晚；α₁-AT 杂合子患者病情发展缓慢，可致成年人慢性肝炎和肝硬化。已发现百种罕见突变类型，其与野生型 M 等位基因共存的杂合状态，可无肺或肝病症状。

病理 肝活检病理包括巨细胞变、脂肪变、小叶性肝炎、肝细胞坏死及纤维化形成，亦可见肝细胞充满球形红色小体，PAS染色呈阳性反应，HE染色可见部分肝细胞内有球型嗜酸性包涵体，为膨胀的内质网膜内充满 α_1-AT 变异的蛋白 Z 聚合体。亦可见小叶内多量胆栓、胆管增生或胆管缺失。

临床表现　α_1-ATD 新生儿可有腹胀、黄疸、瘙痒、食欲缺乏、体重减轻、胆汁淤积和肝大。年龄偏大或成年人有慢性活动性肝炎或肝硬化表现。常伴咳嗽、气短、反复肺部感染或肺气肿。

诊断与鉴别诊断　对婴幼儿出现胆汁淤积性黄疸、儿童不明原因生长迟滞、任何年龄出现不明原因转氨酶升高、无症状肝大或原因不明的肝病、肝硬化或肝细胞癌，并有成年人重度哮喘或 <50 岁非吸烟者出现肺气肿等，排除常见肝病后应考虑 α_1-ATD 的可能。

诊断方法：①实验室检查：丙氨酸转氨酶、天冬氨酸转氨酶、血清胆红素、碱性磷酸酶水平升高、血清白蛋白降低，外周血 α_1-AT 检测降低。②肝穿刺活检：可见肝细胞充满球形红色小体，PAS 染色呈阳性反应等，对 PiZZ 亚型 α_1-ATD 诊断强力支持。③等电聚焦电泳对 α_1-AT 表型特征的分析和患者的基因分析同为诊断的金标准。④对某些患者需要检查父母或亲属 α_1-AT 的表型以区分纯合子和杂合子的同种异型。

治疗　α_1-ATD 相关肝病尚无特异治疗方法。对症治疗，预防肝病并发症是重点。对无症状者需长期随访。对成人 α_1-ATD 相关性肺气肿患者进行外源性 α_1-AT 蛋白置换效果尚有争议。对肝病者外源性 α_1-AT 蛋白置换无效。肝移植治疗可能成为一种有效方法。

预后　此病肝脏癌变风险增高，应定期监测甲胎蛋白和肝脏影像学检查，戒烟酒，避免应用肝损伤药物。

（郭晓钟）

xiāntiānxìng gānxiānwéihuà

先天性肝纤维化（congenital liver fibrosis，CLF）

以门管区结缔组织和小胆管增生为病理特征的肝内胆管发育畸形的遗传性疾病。是先天性肝内胆管发育异常的一种表现。病程后期均可出现门静脉高压。发病率约 1/10 万，以儿童居多。

病因及发病机制　此病属常染色体隐性遗传，父母一方为杂合子，表型多正常，子女患 CLF 的机会均等。发病机制尚不清楚。病理特征为门管区结缔组织及小胆管增生。

临床表现　患者多在 5~20 岁发病，少数可在出生时发病。智力、体格发育正常。主要表现为呕血、便血、肝脾区不适或胀痛、贫血，有胆道感染者可伴发热、黄疸、腹痛等。肝脾肿大，以脾大常见，部分患者有脐周皮下静脉曲张（海蛇头样静脉曲张），可闻及脐旁响亮的静脉营营声（Kennedy 征阳性），一般无蜘蛛痣。合并多囊肾时，可触及双肾肿块，并可出现肾性高血压或尿毒症。一般无腹水、肝性脑病及肝衰竭。根据临床表现，可分为门静脉高压型、胆管炎型、门静脉高压合并胆管炎型和无症状型。

诊断与鉴别诊断　肝脾大伴明显门静脉高压但无明显肝脏合成功能障碍者，应考虑此病。肝脏组织学特征是重要诊断依据：①肝组织内有宽大致密且炎症不明显的胶原纤维间隔，或纤维束弥漫穿插于固有肝小叶内。②肝

细胞板排列大致正常，一般无肝细胞结节性再生，不形成典型的假小叶结构。③肝内胆管扩张和增生，扩大的胆管上皮覆以正常的柱状上皮细胞，可伴肝内胆管发育畸形或海绵状扩张。

此病需与肝豆状核变性、半乳糖血症、肝炎后肝硬化及肝静脉闭塞病等疾病鉴别。

治疗　CLF 无根治方法。主要对症治疗门静脉高压并发症。对有重度食管胃静脉曲张者可行注射硬化剂或圈套结扎等。食管胃静脉曲张出血的处理及一级和二级预防同门静脉高压。对反复发作的上消化道出血，或药物、内镜治疗无效者，可行脾切除加门-体分流术。对复发性胆管炎或早期胆道恶性变者应首先考虑肝移植。对伴发终末期先天性肾病者应行肝肾联合移植。

（窦晓光）

gān diànfěnyàng biànxìng

肝淀粉样变性（amyloidosis of liver）

各种无定形、玻璃样淀粉样物质沉积于肝脏，导致肝细胞功能受损甚至结构破坏，肝功能失调或衰竭的疾病。又称肝脏淀粉样变性病、肝脏淀粉样物质沉积症。是系统性淀粉样变性的一种，分为特发性淀粉样变性和继发性淀粉样变性 2 种类型。因沉积物质的染色与淀粉类似而被命名为淀粉样物质。此病发病率约为 0.7/万。

病因及发病机制　确切病因和机制尚不清楚。生理状态下，人体的少量淀粉样物质可被机体清除。在多种因素诱导下，机体产生纤维蛋白（淀粉样物质）增多或清除减少，在心、肝、脾、胃肠、肌肉、皮肤等组织器官浸润于细胞间隙或在小血管基膜下、沿网状纤维支架沉积。沉积的物

质压迫和破坏使其病变甚至功能衰竭。感染、肿瘤、类风湿关节炎、家族性地中海贫血等疾病可激发机体免疫反应，导致继发性淀粉样变性。淀粉样纤维主要有 3 种蛋白类型：①非纤维样糖蛋白，即血清淀粉样 P 物质（serum amyloid P component，SAP），是所有类型淀粉样变性沉积物中均有的物质。②与分型相关的纤维样蛋白。③氨基葡聚糖，多指硫酸肝素和硫酸皮肤素等。

临床表现 系统性淀粉样变性累及肝脏时即表现为肝淀粉样变。系统性淀粉样变性多见于 40 岁以上男性。40%~70%患者有疲劳、乏力、体重下降、外周水肿、活动后呼吸困难。50%的患者有肝大，少有黄疸、脾大、腹水等。少数患者可因肝内胆汁淤积而出现深度黄疸或门静脉高压而并发食管胃静脉破裂出血。局灶性肝淀粉样变性患者常无明显症状。约 25%的患者可有感觉异常。若其他器官受累，可有腕管综合征、肾病综合征、充血性心力衰竭、巨舌症等。

诊断与鉴别诊断 40 岁以上的男性出现不明原因的乏力、体重下降、外周水肿、活动后呼吸困难等，肝脾大，伴多器官受累的临床表现，需行实验室、影像学、放射性核素及病理学检查确诊。

实验室检查 肝内肝淀粉样物质的沉积范围与肝功能降低程度不相关。血清转氨酶多正常或仅轻度升高。血清胆红素可超过 $17.1\mu mol/L$，60%的患者血清碱性磷酸酶升高，不超过正常值上限 2 倍。血清亮氨酸氨基肽酶和 5′核苷酸酶常升高。凝血酶原时间多延长。少数可出现低白蛋白血症和高胆固醇血症。

影像学检查 肝大小正常或增大，偶可见局灶性病变，B 超显示为不规则非均质高回声光团。

放射性核素检查 ^{123}I-SAP 闪烁扫描术可确诊此病。生理状态下，^{123}I 标记的 SAP 血浆半衰期为 25 小时，14 天内即完全清除；而在此病患者，SAP 可存在约 25 天。

病理学检查 细针肝穿刺活组织病理学检查是确诊的最可靠方法。HE 染色显示淀粉样物质呈粉红色，结晶紫染色淀粉样物质呈异嗜性。刚果红染色在旋光显微镜下可见苹果绿色双折光。电子显微镜下淀粉样物质有 2 种不同的结构，一种是僵硬的无分支细纤维，宽 7.5~10.0nm，是主要成分，另一种是切面呈五角形中空的杆状物质（P 物质）。氨基酸序列分析可鉴别淀粉样变性类型。因肝穿刺有一定危险性，若系统性淀粉样变性累及肝脏，也可取皮肤、齿龈、直肠、唾液腺等部位的组织。

治疗 对于继发性淀粉样变性，应积极治疗原发病以防止发生淀粉样变性。对于特发性淀粉样变性，尚缺乏特异性治疗方法，主要是抑制淀粉样纤维合成，减少淀粉样前体产生和减少其在细胞外沉积，促进其溶解。多数患者只需对症治疗。胆汁淤积者应补充脂溶性维生素，肝病症状严重者可试用甲泼尼龙，有体液潴留者可给予利尿剂。累及其他器官者相应治疗。

药物治疗 ①秋水仙碱：可抑制淀粉样物质合成。②二甲基亚砜：可使组织中沉积的淀粉样物质部分或全部消失，可能与其抗炎作用有关。③甲泼尼龙：可延长患者的中位生存期。④碘脱氧阿霉素：可直接促使沉积的淀

粉样物质重吸收，仅减少组织中淀粉样物质而不影响血液循环中轻链蛋白的水平，可作为甲泼尼龙等化疗方案的辅助治疗。⑤其他：干扰素、胸腺素、维生素 C、环孢素等药物也曾被用于此病的治疗，但疗效均不肯定。

手术治疗 对于 I 型家族性淀粉样变性神经病变患者，肝移植可阻止疾病进展和（或）诱导神经病变消退。

预后 预后差。生存期的长短取决于伴发何种并发症，自然病程 1~5 年，特发性者平均生存期为 2 年。晚期多死于心功能不全或多器官功能障碍综合征。继发性者预后取决于原发疾病的治疗是否成功，与多发性骨髓瘤相关的淀粉样变性预后最差，常在 1 年内死亡。局限性淀粉样肿块可被切除不再复发，心肌淀粉样变性是死亡的最常见原因，主要因心律失常或难治性心力衰竭而死亡。家族性淀粉样变性的预后因家系而异。

预防 对于继发性淀粉样变性患者，应积极治疗原发病以防淀粉样变性发生；积极锻炼身体，增强机体免疫力；密切观察病情变化，一旦出现感染和心肾衰竭，应立即抢救，降低病死率。

（窦晓光）

gānzǐdiànbìng
肝紫癜病（peliosis hepatis） 以随机分布于肝内充满血液的腔隙为病理特征的疾病。多见于成年人，男性发病率高于女性。

此病确切病因尚未阐明。某些疾病（如细菌或病毒感染、免疫系统缺陷、严重结核、恶性肿瘤、获得性免疫缺陷综合征）、药物（如糖皮质激素、硫唑嘌呤、他莫昔芬）、器官移植后应用免疫抑制剂及长期血液透析等可能与

其发病有关，并可能是多因素综合作用的结果。有关发病机制的研究认为肝窦屏障缺陷和肝窦内皮细胞损伤，使肝窦结构和功能遭到破坏，通透性增加，红细胞由肝窦腔进入窦周间隙，形成充满红细胞的腔隙。有学者认为肝紫癜病与肝小静脉闭塞病、肝窦扩张症和肝窦周纤维化属于同一病理过程，只是不同部位的内皮细胞受损。

药物引起的病变常在用药后3个月发病。多数患者无症状，少数可表现为肝大及轻度转氨酶升高。常有贫血、血细胞减少，血清转氨酶、碱性磷酸酶及γ谷氨酰转肽酶水平中度升高，多数患者有胆红素增高。偶伴脾紫癜，极少数情况下因大量肝细胞损伤、严重并发症及广泛弥漫的肝紫癜引起肝衰竭。杆菌性紫癜患者可出现发热、体重降低、厌食、腹泻、腹痛、腹胀、肝脾大、全血细胞减少。肿大的肝脏在外力作用下易破裂，内出血是最严重的并发症，常因失血性休克死亡。

因临床症状隐匿且诊断困难，多为偶然发现。肝动脉造影、CT、B超和磁共振成像检查有助于诊断。组织学检查是确诊方法，但肝穿刺活检可能导致出血。

无特效治疗方法。及时去除可疑致病因素，特别是源于药物者，应在出现并发症前停药。病程较长、有出血史且病灶局限者可行肝切除术，严重者可行肝移植。

多数患者预后尚好。可逐渐发生肝窦纤维化甚至进展为肝硬化，少数肝衰竭患者预后较差。

（窦晓光）

rènshēn yǔ gānbìng

妊娠与肝病（pregnancy and liver disease）

妊娠是一个复杂的生理变化过程，为了适应妊娠的需要，肝的结构和功能均发生变化，糖原消耗增加、蛋白质分解及激素代谢活跃加重肝脏负担。肝病可致肝的多种生理功能受损，影响肝适应妊娠的代谢需求。妊娠期的特殊生理变化和肝病之间相互影响，对母体和胎儿造成危害，改变肝病的病情和预后。

妊娠期肝脏生理变化

肝脏解剖及组织学　正常妊娠期肝的大小、形态无明显变化，后期增大的子宫可使肝脏向上、向右后移位。肝脏组织学呈非特异性变化，光学显微镜下可见肝细胞大小、形态不一，双核肝细胞增多，胞质呈颗粒状，有轻度脂肪变，可见增大的库普弗细胞；电子显微镜下可见滑面内质网增生、线粒体肥大。

激素代谢　雌激素、孕激素水平显著升高，超出肝的代谢能力，约60%妊娠妇女可见面颈部毛细血管扩张、蜘蛛痣和肝掌，随着妊娠月份的增加而明显，分娩后逐渐消退。醛固酮水平增高，致使全身血容量增加，妊娠后期心排出量增加30%~50%，肝血流量占心排出量比例由妊娠前的35%降至妊娠期的28%。

免疫功能　妊娠早期外周血中$CD3^+/CD8^+$T细胞比值无明显变化，$CD4^+$T细胞数及$CD4^+/CD8^+$比值明显降低，提示细胞免疫功能减弱，此与母体通过自身细胞免疫功能的抑制作用维持正常妊娠、避免对胎儿的排斥反应有关。母体体液免疫功能与非孕时无明显改变。

肝脏生化　①碱性磷酸酶（ALP）：胎盘ALP释放入母体血液，妊娠3个月后ALP开始升高，至妊娠末期可达正常值上限（upper limits of normal，ULN）的2~4倍。②丙氨酸转氨酶、天冬氨酸转氨酶：多在正常范围，少数在妊娠晚期轻度升高，产后恢复正常。③总胆红素、非结合胆红素和结合胆红素：多在正常范围，少数孕妇轻度升高。④γ谷氨酰转肽酶：妊娠中晚期较非孕期显著降低，但不作为判断妊娠期肝损伤的敏感指标。⑤血脂：约53%孕妇胆固醇升高，多发生于妊娠中期；甘油三酯含量可达ULN的3倍，低密度脂蛋白在妊娠约36周达到峰值，足月前开始下降；高密度脂蛋白在妊娠早、中期增高，妊娠30周达峰值并维持于高水平。⑥血清蛋白：白蛋白于妊娠晚期降低，由非妊娠期的平均42g/L降至31g/L，与血容量增多、血液稀释有关；球蛋白从低于31.4g/L上升至34g/L，与肝脏单核-巨噬细胞功能亢进有关，主要是α球蛋白和β球蛋白升高，γ球蛋白变化不明显。白蛋白/球蛋白比值下降，从非孕期的1.5~2.6下降至孕期的1.0~1.8。⑦凝血功能：凝血酶原时间在妊娠过程中多正常，血浆纤维蛋白原较非孕期增加50%，凝血因子Ⅱ、Ⅴ、Ⅶ、Ⅷ、Ⅸ、Ⅹ增加。⑧血糖及葡萄糖耐量：空腹血糖稍低于非孕期；餐后1~2小时血糖值可达7.7mmol/L，较非孕妇轻度升高；糖耐量试验表现为高峰延迟和血糖最高值高于非孕妇，与孕妇体内胰岛素相对不足有关。

妊娠对肝病的影响　妊娠期激素水平和代谢等改变可诱发肝病或致原有肝病加重。根据妊娠与肝病的关系，妊娠期肝病分为2类：①妊娠期特有肝病：即肝病由妊娠引起，包括妊娠剧吐（hyperemesis gravidarum，HG）、妊娠肝内胆汁淤积症（intrahepatic cholestasis of pregnancy，ICP）、妊娠期急性脂肪肝（acute fatty liver of pregnancy，AFLP）、先兆子痫、溶血合并高肝酶及低血小板综合征（hemolysis，elevated liver enzymes，and low platelets syndrome，HELLP 综合征），此类疾病特发于妊娠期，多于终止妊娠后恢复。②妊娠合并急慢性肝病：肝病与妊娠无因果关系，可与妊娠同时或先后出现，包括各种类型病毒性肝炎、肝硬化、药物性肝病、自身免疫性肝病、遗传代谢性肝病等。

妊娠期特有肝病发病机制 主要与遗传、免疫、激素、心理等因素有关。HG 与绒毛膜促性腺激素及雌激素水平升高造成的胃肠道反应密切相关，精神紧张、情绪不良、恐惧妊娠为易患因素；ICP 的发生可能与 ATP 结合转运蛋白 B 亚族成员（ATP-binding cassette，subfamily B，ABCB）4 基因突变以及胆盐输出泵基因 ABCB11 多态性、大量的雌、孕激素及其代谢产物影响肝脏对胆盐的排泄、母体与胎儿间免疫平衡失调有关；线粒体长链 3-羟酰辅酶 A 脱氢酶缺陷或突变、雌激素、生长激素及肾上腺皮质激素水平升高，使肝甘油三酯的合成增加，可导致肝内脂肪沉积，引起 AFLP；遗传因素、母体与胎儿间免疫平衡失调、胎盘缺血及血管调节物质异常等可致先兆子痫；母体与胎儿间免疫耐受机制破坏、凝血因子 V 基因突变、脂肪酸氧化代谢缺陷等可诱发 HELLP 综合征。

妊娠对急慢性肝病的影响 包括母体和胎儿因素。①母体因素：雌、孕激素及其代谢产物可加重妊娠期合并肝病的胆汁淤积，引起水钠潴留，导致水肿及腹水；特异性免疫功能受到抑制，机体抵抗力下降，易于感染，同时体内既往存在的病毒亦可再度活跃复制，因此妊娠期间病毒感染多见且病情严重；营养需求增加，整个孕期热量消耗比非孕时增加约12%，而肝脏血流量相对减少，并发肝病者肝脏合成能力下降，血浆蛋白总量减少，肝糖原储备量减少，加重肝脏营养障碍而使肝病进展。②胎儿因素：胎儿的代谢、解毒和排泄均靠母体完成，增加肝脏负担，加重原有肝病。

妊娠期肝病对孕妇及胎儿的影响 ①孕妇：肝损伤轻者，对妊娠过程影响不大，多数孕妇可顺利妊娠至分娩；肝损伤重，甚或发生肝衰竭者，产时、产后出血率和死亡率明显升高，死亡原因主要为脑水肿、脑疝、感染、肝肾综合征、上消化道及产道出血等。②胎儿：妊娠合并轻型肝炎对胎儿和新生儿影响不大，妊娠合并重型肝炎及妊娠期特有肝病则对胎儿危害较大，可引起胎儿宫内窘迫、胎死宫内、胎盘早剥、早产、死产。此外，乙型、丙型肝炎病毒感染孕妇可致胎儿或新生儿感染。妊娠合并药物性肝损伤或为控制原有肝病而应用相关药物可致胎儿畸形或器官功能障碍。

诊断与鉴别诊断 应综合妊娠时期、既往病史及肝病发病时间、临床表现、实验室检查（必要时肝穿刺组织学检查）及早作出诊断、明确病因和程度以及对孕妇和胎儿的影响。妊娠期肝病鉴别诊断（表）。

治疗 包括一般处理、合理产科处理、肝病治疗及特殊处理。

一般处理 注意休息，加强营养，缓解母体不适症状，维持水电解质及酸碱平衡，避免应用影响胎儿发育的药物，严密监测胎儿生长发育、防止胎儿宫内窘迫。

合理产科处理 是决定肝病预后的关键因素之一。一旦确诊或不能完全除外 AFLP、HELLP 综合征时，应尽早终止妊娠，以利于病情恢复，降低孕妇病死率。妊娠合并肝衰竭的终止妊娠时机：经治疗病情明显好转者可依据产科情况选择终止妊娠时机；出现严重产科并发症如胎儿窘迫、胎盘早剥等，病情恶化出现严重并发症如肝性脑病、心力衰竭等危及母体生命者，早产、临产无法控制者，病情无好转趋势者，改善凝血功能后及时终止妊娠。分娩方式宜选择剖宫产，必要时行子宫次全切除术，可减少产后出血、产褥感染，较单纯剖宫产、阴道分娩预后好。阴道分娩仅适用于经产妇已临产、宫颈条件成熟、估计短时间内可结束分娩者。

保肝治疗 肝脏生化明显异常者，可用保肝降酶药物治疗；有出血倾向者应用维生素 K_1、凝血酶原复合物、新鲜血浆、冷沉淀等改善凝血功能；食管胃静脉曲张破裂出血者给予生长抑素、质子泵抑制剂等降低门静脉压力、抑酸治疗；并发肝性脑病者应用支链氨基酸、门冬氨酸鸟氨酸等降血氨。ICP 患者服用熊去氧胆酸。妊娠合并自身免疫性肝炎、肝豆状核变性、肝移植术后等患者选择安全或致畸作用小的药物控制原发病。

特殊处理 胎儿肺尚未成熟而急需终止妊娠者可用地塞米松促进胎肺成熟；妊娠期合并甲型肝炎者应进行消化道隔离，避免母乳喂养，胎儿于产后24小时注射丙种球蛋白预防感染；合并乙型肝炎者需权衡利弊考虑抗病毒

表　妊娠期肝病鉴别诊断

项目	妊娠剧吐	先兆子痫	HELLP 综合征	妊娠肝内胆汁淤积症	妊娠期急性脂肪肝	妊娠合并病毒性肝炎
发病率	0.3%~2.0%	5%~10%	0.2%~0.8%	1%~4%	1/1.5万~1/万	0.08%~17.80%
发病时期	妊娠早期	妊娠中晚期	妊娠中晚期或分娩后	妊娠晚期	妊娠晚期	妊娠各期
家族史	无	无	无	常见	偶见	无
再次妊娠复发	可能	可能	可能	很可能	罕见	无
先兆子痫	无	有	有	无	50%发生	无
典型临床特点	顽固性恶心、呕吐	高血压、水肿、蛋白尿	溶血性贫血、血小板降低	皮肤瘙痒、黄疸	恶心、呕吐、头痛、右上腹疼痛、黄疸、肝衰竭	乏力、厌油腻、恶心、呕吐、黄疸、腹胀、肝衰竭
转氨酶	升高，轻度至5倍ULN	升高，轻度至10~20倍ULN	升高，轻度至10~20倍ULN	升高，2~20倍ULN	升高，多为7~12倍ULN，可达25倍ULN	升高，轻度至5~25倍ULN
胆红素	升高，<68.4μmol/L	升高，<85.5μmol/L	≥20.5μmol/L，肝损伤严重者≥85.5μmol/L，非结合胆红素升高为主	升高，<85.5μmol/L，结合胆红素升高为主	升高，<85.5μmol/L，危重者≥171μmol/L，结合胆红素升高为主	升高
其他检查	无	血小板减少，蛋白尿，尿酸升高	血小板减少，乳酸脱氢酶>600U/L	血清总胆汁酸、甘氨胆酸升高，10~100倍ULN	血小板减少，凝血酶原活动度降低，白细胞数增多	肝炎病毒标志物阳性
治疗	对症、支持治疗	降压，适时终止妊娠	适时终止妊娠	熊去氧胆酸，适时终止妊娠	适时终止妊娠	保肝，慢性乙型肝炎可考虑抗病毒治疗，严重者及时终止妊娠

治疗，并予母婴阻断。

预防　①妊娠期特有肝病：因遗传因素曾患 ICP、AFLP 者，避免再次妊娠。此外，应注意加强孕期营养，避免营养不良；预防感染；防止高危妊娠和妊娠期高血压疾病。②妊娠合并急慢性肝病：妊娠前评估肝脏功能及储备情况，妊娠期合理膳食，平衡营养；避免应用致肝损害药物；监测肝功能。

（南月敏）

rènshēn gānnèi dǎnzhī yūjīzhèng

妊娠肝内胆汁淤积症（intrahepatic cholestasis of pregnancy, ICP）　妊娠晚期发生的以皮肤瘙痒和黄疸为特点的并发症。曾称产科胆汁淤积症、复发性妊娠期黄疸、特发性妊娠期黄疸、良性妊娠黄疸和妊娠期肝功能障碍。

ICP 有明显地区性和种族聚集性，南美洲为高发地区。发病率：智利和玻利维亚为 5%~15%；斯堪的纳维亚半岛、波罗的海沿岸国家为 2%；南亚地区为 0.80%~1.46%；中国长江流域为亚洲高发区，上海、重庆为 1%~4%，成都为 5.2%。在高发区，50%患者呈家族聚集性。ICP 患者中多胎妊娠者达 3.5%，再次妊娠复发率为 45%~70%。

病因及发病机制　尚不十分明确，可能与多因素有关。①激素：妊娠晚期、多胎妊娠，高水平雌激素及其代谢产物影响肝对胆盐的摄入、转运和排泄，孕激素与雌激素协同作用，加重胆汁淤积。甲状腺激素亦可能参与

ICP 的发病。②遗传因素：ATP 结合转运蛋白 B 亚家族成员 4 基因突变及胆盐输出泵基因 ATP 结合转运蛋白 B 亚家族成员 11 多态性，导致其功能异常和胆汁酸形成增多；先天性代谢缺陷，如此病好发于杜宾-约翰逊综合征（Dubin-Johnson syndrome）患者。③免疫因素：妊娠期母体与胎儿间的免疫平衡失调，母体对胎儿的免疫保护反应减弱，免疫排斥反应增强。④其他：如血清硒含量降低，肠道渗透性增强、内毒素吸收增加。

临床表现　80%发生于妊娠 30 周后，20%在妊娠早期发病，偶见妊娠 8 周发病。主要表现为皮肤瘙痒及黄疸。瘙痒常为首发症状，多于妊娠 25~32 周出现，

也有早至 12 周出现者。典型瘙痒首发于手掌及足底,逐渐向四肢、前胸后背、乳房及腹壁扩展,严重者可出现外耳道及阴道瘙痒,夜间加重。分娩后症状迅速好转,多在分娩后 1~2 天或 1 周左右消失。再次妊娠可复发。瘙痒可能源于胆汁淤积,胆盐刺激感觉神经末梢。少数仅有瘙痒而无黄疸,称为妊娠期瘙痒症。部分患者在瘙痒后 2~4 周出现梗阻性黄疸,全身皮肤黏膜黄染、白陶土样便、浓茶色尿,分娩后迅速消退。严重病例可有失眠、情绪变化、厌食、乏力、食欲缺乏、腹痛及脂肪泻等,可导致维生素 K 缺乏。

胎盘对胎儿的保护作用降低,羊水胎粪污染、胎儿宫内窘迫、早产或胎死宫内。

诊断与鉴别诊断 对妊娠中、晚期出现不明原因皮肤瘙痒,或有妊娠期黄疸、不明原因死胎、死产病史及 ICP 家族史者,应尽早检查肝功能及血清胆汁酸水平以确诊。B 超检查可排除胆总管梗阻。肝穿刺活组织检查并非诊断此病必需,但对重症肝病的鉴别具有重要意义。ICP 的肝组织病理学表现为肝内胆汁淤积,小胆管内胆栓形成,胆管上皮细胞增生,不伴炎症反应。

ICP 诊断参考依据:①妊娠期尤其妊娠后 3 个月出现明显皮肤瘙痒或伴黄疸,脂肪消化不良,如食欲缺乏、粪便不成形、脂肪泻等,无明显恶心、呕吐、厌油、乏力等消化道症状及慢性肝病体征。②血清总胆汁酸及甘胆酸均高达正常值上限的 10~100 倍,胆汁酸升高可出现于瘙痒和其他实验室指标改变前,是诊断 ICP 的敏感指标,甘胆酸是反映肝功能损伤的灵敏指标;丙氨酸转氨酶升高 2~20 倍。③总胆红素及结合

胆红素均升高,但不超过正常值上限 5 倍,以结合胆红素升高为主。④妊娠是瘙痒、黄疸及实验室检查异常的唯一原因。⑤临床表现及实验室检查指标异常在分娩后迅即消退,血清总胆汁酸在产后 2~6 周恢复正常。⑥排除皮肤疾病及其他肝胆系统疾病。

溶血合并高肝酶及低血小板综合征早期、妊娠急性脂肪肝及先兆子痫可有与 ICP 相似的实验室检查结果,瘙痒症状有助于鉴别。血清丙氨酸转氨酶升高者,需与妊娠合并病毒性肝炎鉴别。妊娠合并胆石症也可出现黄疸,腹部超声有助于鉴别诊断。仅出现瘙痒而无黄疸者,需与皮肤过敏反应、糖尿病所致皮肤瘙痒等鉴别。

治疗 早期诊断,加强监护,及时治疗,适时终止妊娠,以缓解母体瘙痒症状,恢复肝功能,降低血清胆汁酸水平,降低早产、羊水胎粪污染、胎儿窘迫、死胎的发生率,改善妊娠结局。应避免再次妊娠。①药物治疗:熊去氧胆酸及 S 腺苷甲硫氨酸可改善瘙痒症状及肝功能,降低胆汁酸水平,延长孕周。地塞米松促进胎肺成熟,预防新生儿肺透明膜病。葡萄糖、能量合剂和维生素 C 改善肝功能,减轻瘙痒症状,延长妊娠周数,降低胎儿宫内窘迫发生率。考来烯胺可降低血清胆汁酸水平。补充维生素 K 改善凝血功能。②产科处理:适时终止妊娠可有效改善母儿预后。胎肺一旦成熟应立即终止妊娠,对于妊娠 32 周前发病,瘙痒症状重、黄疸、双胎妊娠、合并高血压或既往有 ICP 性死胎和死产史的患者应住院治疗,至妊娠 35~37 周终止妊娠。分娩方式以剖宫产为宜。

预后 病程经过良好,分娩后迅速恢复,再次妊娠可复发。可导致胎儿宫内窘迫、早产或胎死宫内等,围产儿死亡率是正常妊娠者的 2~6 倍。

(南月敏)

rènshēnqī jíxìng zhīfánggān

妊娠期急性脂肪肝(acute fatty liver of pregnancy,AFLP) 以肝细胞脂肪浸润、肝衰竭、肝性脑病为主要特征的妊娠晚期并发症。起病急骤,病情凶险。曾称产科急性黄色肝萎缩。孕妇发病率为 1/1.5 万~1/万,好发于农村、经济条件较差和营养状况不佳的孕妇。发病时间多在孕 28~40 周,平均 35 周。以初产妇、男胎和双胎妊娠多见。

病因 妊娠期急性脂肪肝的发生与妊娠期激素水平变化、免疫状态、脂质代谢、蛋白合成障碍和胎儿基因缺陷等因素有关。近半数患者合并妊娠期高血压疾病。线粒体长链 3-羟酰辅酶 A 脱氢酶(long-chain 3-hydroxyacyl-CoA dehydrogenase,LCHAD)基因缺陷或突变可导致发病,父母双方携带致病基因时,其子女 1/4 发病,LCHAD 缺乏胎儿母亲妊娠期急性脂肪肝发病率为 15%~25%。真菌、细菌或病毒等感染可诱发此病。妊娠晚期、初产妇、双胎、男胎、妊娠期高血压疾病为高危因素。

发病机制 ①妊娠期的雌激素、生长激素、肾上腺激素水平增高,使肝脏合成甘油三酯增多和对脂肪组织的脂肪酸动员增加。②胎儿脂肪酸氧化障碍:LCHAD 是线粒体脂肪酸 β 氧化途径中的三功能蛋白之一,胎儿 LCHAD 缺陷或突变致使胎儿或胎盘产生的中链和长链脂肪酸聚集,代谢产物在母体内堆积,对肝脏产生高

毒性，加之妊娠期母体对脂肪酸的代谢与利用降低，加重肝毒性。③线粒体功能障碍：孕中期线粒体脂肪酸 β 氧化途径的所有酶类活化并达到最高水平，孕后期多种酶水平逐渐下降，导致脂肪酸转运至线粒体障碍或 β 氧化障碍，使脂肪酸及其代谢产物在肝脏累积，形成肝细胞脂肪变。④氧化应激：脂质过氧化和蛋白氧化反应导致丙二醛和蛋白羰基水平升高，引起肝脏氧化损伤。

临床表现 ①全身症状：前驱期可有发热、疲乏、周身不适，少数患者出现一过性烦渴、多尿，病情在 1 周内迅速进展出现严重肝病表现。②消化道症状：主要为厌食、恶心、呕吐、腹痛，70%患者有持续性恶心、呕吐，50%~80%有腹部不适或腹痛，腹痛局限于右上腹或呈弥漫性，少数患者出现腹泻。③黄疸：发生于消化道症状出现 1~2 周后，黄疸呈进行性加重，典型表现为皮肤、巩膜黄染，尿色深黄，无皮肤瘙痒。④凝血功能障碍：全身皮肤淤点、淤斑、鼻出血、齿龈出血，甚至消化道、阴道出血，重者可发生弥散性血管内凝血。⑤高血压：头痛、头晕，头痛呈持续性钝痛或搏动性胀痛，多见于两侧太阳穴。⑥水肿及蛋白尿：双下肢指凹性水肿，重者全身水肿或出现腹水，伴妊娠高血压疾病者可出现蛋白尿。⑦肾衰竭：表现为少尿或无尿。⑧肝性脑病：表情淡漠、衣冠不整或随地便溺、睡眠颠倒、幻觉、躁狂、嗜睡，甚至昏迷。

诊断与鉴别诊断 妊娠晚期不明原因出现下列指征中的 6 项者即可诊断：①突发性恶心、呕吐。②腹痛。③一过性烦渴或多尿。④脑病。⑤血清总胆红素中

至重度升高，以结合胆红素升高为主，尿胆红素多为阴性（提示肾排泌功能障碍）。⑥血清丙氨酸转氨酶、天冬氨酸转氨酶轻至中度升高。⑦血糖降低。⑧血尿酸增高。⑨外周血白细胞计数增高（$\geqslant 15.0 \times 10^9/L$）。⑩血氨升高。⑪尿素氮、肌酐升高。⑫凝血功能障碍，表现为凝血酶原时间、活化部分凝血活酶时间延长，纤维蛋白原减少，凝血酶原活动度降低。⑬腹部超声显示肝区回声增高、致密或腹水。⑭肝脏病理学提示肝细胞小泡性脂肪变。

影像学检查 ①超声：显示肝区回声增强、致密，肝内回声强度随深度而递减，管道结构显示不清，肝肾反差大。超声对此病的诊断率仅为 25%~50%。②CT：显示肝内大片状低密度区，CT 值下降，为 19~42Hu（正常 50~70Hu），CT 对此病的诊断率为 45%~50%。

肝组织病理学 光学显微镜下观察小叶结构多正常，弥漫性肝细胞脂肪变，以小叶中心为重，肝细胞肿胀，胞质内充满微囊泡状脂滴，胞核位于中央，可见肝内胆汁淤积，小叶内多无炎症细胞浸润或坏死灶（图）；油红 O 或苏丹 IV 染色可清楚显示肝细胞内的脂肪微滴；电子显微镜下可见肝细胞质、溶酶体、滑面及粗

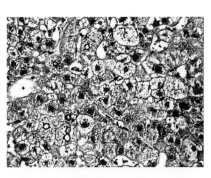

图 妊娠期急性脂肪肝肝组织病理学（HE×400）

面内质网、高尔基体内充满脂肪微滴，滑面内质网增生，线粒体增大、变形，含层状结晶包涵体。

此病需与妊娠中晚期其他原因导致的急性肝衰竭、溶血合并高肝酶及低血小板综合征及妊娠肝内胆汁淤积症（见妊娠与肝病）鉴别。

治疗 一旦确诊或不能排除此病，应尽快终止妊娠和最大限度对症支持治疗。

终止妊娠 是治疗的关键。分娩方式一般选用剖宫产，可缩短待产时间，减少体力消耗，减轻肝肾负担。对有出血倾向或弥散性血管内凝血等严重并发症危及生命者，应立即切除子宫，以减少肝功能损伤。阴道分娩仅适用于宫颈条件成熟、胎儿较小、已临产、估计短期内能经阴道分娩者。

对症支持治疗 包括营养支持，保肝、退黄，改善凝血功能，抗感染，纠正低血糖、电解质紊乱、酸中毒等。①肝功能受损和分娩过程消耗大量体力，应在最短时间内开始营养支持。若恶心、呕吐好转，则以少量多餐、补充优质蛋白、保证热量供应为原则，促进体力和肝功能恢复。若患者仍有明显消化道症状，则应给予静脉营养，补充葡萄糖、氨基酸、白蛋白等。②血清转氨酶升高者给予甘草酸制剂、多烯磷脂酰胆碱，有黄疸者应用腺苷蛋氨酸、前列腺素 E_1、熊去氧胆酸。③补充血小板、新鲜血浆、冷沉淀、凝血酶原复合物等，保证安全分娩。④剖宫产术后常规预防性应用抗生素，肝衰竭时多出现腹水或合并自发性细菌性腹膜炎，可根据腹水细菌培养结果选用敏感抗生素或根据经验选用针对革兰阴性菌的抗生素，疗程 10~14 天，

同时补充白蛋白和引流感染性腹水；昏迷患者易合并呼吸道感染，应保持呼吸道通畅，并选用敏感抗生素。⑤可静脉输注高渗葡萄糖溶液纠正低血糖；纠正电解质紊乱、酸中毒，维持水电解质平衡；静脉输注支链氨基酸、门冬氨酸鸟氨酸促进氨的代谢，口服乳果糖或食醋灌肠酸化肠道、通便；对肝、肾等多器官功能衰竭者可用分子吸附再循环系统即"人工肝"解毒、稳定内环境，为肝细胞再生赢得时间；肝性脑病、严重代谢性酸中毒、肝破裂伴肝坏死者，可行肝移植。

预后　经早期诊断和及时处理，孕妇及胎儿死亡率分别为2%～18%和7%～25%。肝脏损伤为可逆性，经及时终止妊娠及支持治疗可迅速好转，产后1～2个月可恢复正常，再次妊娠少有复发。

预防　加强孕期营养，预防感染，防止高危妊娠和妊娠期高血压疾病。

（南月敏）

róngxuè hébìng gāogānméi jí dīxuè-xiǎobǎn zōnghézhèng

溶血合并高肝酶及低血小板综合征（hemolysis, elevated liver enzymes, and low platelets syndrome, HELLP syndrome）

以溶血、肝酶升高、血小板减少为主要临床特点的妊娠期特有肝病。是妊娠高血压疾病的严重并发症。发病率为0.12%～0.16%。国外报道重度子痫前期患者HELLP综合征的发病率为4%～16%，中国报道为2.7%。经产妇发病率高于初产妇。多发生于妊娠中后期，69%产前发病，31%产后发病。平均发病年龄25岁。

病因及发病机制　尚不清楚，其主要病理改变与妊娠期高血压疾病相同。血小板激活和微血管内皮细胞受损可能是HELLP综合征发病的启动机制。血管内皮细胞受损，胶原组织暴露，血小板黏附于暴露的胶原组织并被激活。前列环素（PGI_2）合成减少，激活的血小板释放血栓素A2（TXA_2），外周血TXA_2/PGI_2比值上升，导致血管痉挛和血小板聚集消耗，外周血中血小板减少。因血液黏度增加，血流缓慢，红细胞通过狭窄的微血管时破碎变形并发生溶血；妊娠期高血压疾病患者存在脂质代谢异常，导致红细胞膜成分改变，红细胞脆性增加，溶血概率升高。肝脏血管痉挛，血管内皮损伤和纤维素沉积使肝窦内血流受阻，肝细胞肿胀灶性坏死，肝细胞释放酶至血液循环，导致肝酶升高。肝损害可能与自身免疫攻击有关，内皮素、一氧化亚氮、瘦素、凝血因子Ⅴ基因突变及肼屈嗪可能诱发肝损害。脂肪酸氧化代谢缺陷、人类内源性反转录病毒基因表达下降、抗心磷脂抗体滴度升高可能也与HELLP综合征发病有关。

临床表现　无特异性，常见乏力、右上腹疼痛，其次为恶心呕吐、头痛，视觉异常、出血，黄疸少见。体格检查可无阳性体征，90%有右上腹或上腹部肌紧张、轻度压痛，部分患者还可有明显的体重增加和水肿。HELLP综合征的发生与妊娠期高血压疾病严重程度无相关性，85%的病例有高血压，66%血压显著升高，15%无高血压。HELLP综合征严重并发症源于凝血因子、血流动力学和肝肾功能的严重紊乱，按发生比例依次为弥散性血管内凝血（diffuse intravascularcoagulation, DIC）、胎盘早剥、急性肾衰竭、腹水、肺水肿、肝包膜下血肿、胸腔积液，是母婴常见的死亡原因。胎盘供血供氧不足、胎盘功能减退可导致胎儿生长受限、死胎、死产、早产。

诊断与鉴别诊断　妊娠期高血压疾病患者出现右上腹或上腹部疼痛、恶心、呕吐时，应进行实验室检查以确诊：①血管内溶血：外周血血红蛋白60～90g/L，外周血涂片可见红细胞变形、破碎或见三角形、头盔形红细胞，血清总胆红素≥20.5μmol/L，以非结合胆红素为主。②肝酶升高：血清天冬氨酸转氨酶（AST）≥70U/L，血清乳酸脱氢酶（LDH）≥600U/L。③血小板减少：外周血血小板<100×10^9/L。溶血早期血清LDH即可升高，是诊断早期溶血的敏感指标。血清AST和丙氨酸转氨酶升高多在血小板计数下降之前，与血小板数量的减少程度有关。血小板计数和LDH水平与疾病严重程度相关。溶血出现最晚，溶血时血细胞比容可正常或降低，结合珠蛋白减少提示溶血。产后第2天各指标开始恢复。D二聚体是反映亚临床凝血功能障碍的敏感指标，阳性的妊娠期高血压疾病患者发生HELLP综合征的可能性较大。若纤维蛋白原<3g/L，应考虑DIC。

治疗　原则是在严密监护母婴情况下，积极治疗妊娠期高血压疾病；早期使用糖皮质激素，适当输注血小板等血制品，适时终止妊娠；应解痉、降压，纠正凝血功能障碍和治疗DIC。

终止妊娠的指征是孕妇病情恶化出现危及生命的并发症，或胎儿宫内窘迫，或妊娠超过35周、激素治疗不能满足局部麻醉要求。对妊娠不足35周、母婴情况稳定者，可用糖皮质激素促进胎肺成熟后分娩。延长妊娠能否改善围产儿预后需进一步评价。多数患者可经阴道分娩。剖宫产术前应纠正血小板减少，术后预防出血、血肿形成。产后仍应解痉、降压、用糖皮质激素治疗，必要时可用血浆置换疗法。肝包膜下血肿破裂者可行外科手术。

（窦晓光）

rènshēn hébìng jí-mànxìng gānbìng

妊娠合并急慢性肝病 （pregnancy with acute and chronic liver diseases） 妊娠期间发生的肝病或妊娠前已患有的慢性肝病。肝病与妊娠相互影响，加重早孕反应，增加妊娠中晚期并发症及重症肝病发生率。

病因及发病机制 妊娠期发生的生理变化使肝脏负担加重，在各种致病因素作用下易出现肝损伤。

病毒感染 病毒性肝炎是妊娠期最常见的肝病，发病率为 $0.08\% \sim 17.80\%$，主要包括甲、乙、丙和戊型肝炎，丁型肝炎、单纯疱疹病毒、巨细胞病毒及 EB 病毒性肝炎极少见。甲、丁和戊型肝炎病毒可直接损伤肝细胞，亦可通过细胞免疫引起肝损伤；乙型肝炎病毒主要引起宿主以细胞免疫应答异常为主的免疫损伤而导致肝脏炎症；丙型肝炎病毒通过直接杀伤、宿主免疫应答、自身免疫反应、炎症细胞因子介导等引起肝损伤。因孕妇在妊娠期间细胞免疫功能和体液免疫功能均受到抑制，致使肝病病情可能较普通人群严重。

药物性肝损伤 尽管妊娠合并药物性肝损伤较少见，但孕妇体内细胞色素 P450 酶系统活性改变影响某些药物的代谢、高孕激素水平抑制某些药物与葡萄糖醛酸的结合和肾脏排泄功能障碍，易致药物蓄积和中毒性肝损伤，

其发生机制为：①药物及其中间代谢产物对肝脏的直接毒性作用，肝损伤具有可预知性，且与用药剂量有关。②机体代谢特异质或过敏特异质，对药物及代谢产物或对药物及代谢产物与肝内大分子共价结合的复合物产生过敏反应，肝损伤不可预知，与用药剂量无关。

遗传性代谢异常 ①肝豆状核变性：为常染色体隐性遗传性铜代谢异常疾病，与铜蓝蛋白合成障碍、胆道排泄减少、溶酶体缺陷和金属硫蛋白基因或调节基因异常等有关。患此病的孕妇妊娠期间可因中断或减少驱铜药物用量导致病情急剧加重。②先天性非溶血性黄疸：常因妊娠期肝脏负担增加而诱发黄疸加重。吉尔伯特综合征（Gilbert syndrome）为常染色体显性遗传病，肝细胞摄取非结合胆红素功能障碍及微粒体内葡萄糖醛酸转移酶不足，致血中非结合胆红素增高而出现黄疸；杜宾-约翰逊综合征（Dubin-Johnson syndrome）为常染色体隐性遗传病，毛细胆管对有机阴离子的转运障碍，致使结合胆红素从肝细胞向毛细胆管的运转发生障碍，致血中结合胆红素水平增高而出现黄疸。

自身免疫性损伤 ①自身免疫性肝炎：病因尚未完全明确。主要发病机制为在遗传易感性基础上由于药物、感染、环境等因素引起机体免疫耐受机制破坏，产生针对肝脏自身抗原的免疫反应而导致肝脏慢性炎症。可发生于妊娠期，或妊娠前已患自身免疫性肝炎，妊娠期间或分娩后可出现病情急性加重。②原发性胆汁性肝硬化：由遗传因素和环境因素共同作用所致的慢性胆汁淤积性自身免疫性疾病，妊娠期间

雌激素水平升高加重胆汁淤积程度。

脂质沉积 酒精和非酒精性因素导致肝细胞内脂质沉积及继发性损伤的脂肪性肝病，疾病谱包括单纯性脂肪肝、脂肪性肝炎、脂肪性肝纤维化及肝硬化。妊娠期间雌激素水平升高可促进甘油三酯在肝脏沉积，加重肝脂肪变。轻、中度脂肪肝患者多可正常妊娠，重度脂肪肝患者不宜妊娠。

血管性疾病 偶见妊娠合并巴德-基亚里综合征（Budd-Chiari syndrome），发病多见于妊娠中晚期，因血液呈高凝状态，促使肝静脉至肝后段下腔静脉血栓形成，致肝静脉回流受阻和门静脉高压。

肝硬化 上述因素所致肝病。肝硬化期肾素-血管紧张素-醛固酮系统活性升高、低蛋白血症、雌激素代谢障碍和缺氧等使妊娠期高血压疾病的发病率增高，可达 81.8%。

肝肿瘤 肝腺瘤和局灶性结节性增生为良性肿瘤，多见于育龄女性，其发病与口服避孕药有关。妊娠期雌激素水平增高可致肿瘤进一步增大。

临床表现

妊娠合并急性肝病 可见于妊娠各期，以甲、乙、丙、戊型病毒性肝炎常见，亦可有药物性肝损伤及非嗜肝病毒性肝炎。临床表现为乏力、厌食、恶心、呕吐、腹胀、肝区不适、尿色加深、皮肤瘙痒等，皮肤及巩膜黄染，肝脾轻度肿大，肝区叩痛等。发生于妊娠早期者消化道症状与早孕反应重叠，易被忽视而延误诊治，可致流产；发生于妊娠晚期者易致早产、死胎、产后出血等。妊娠合并急性药物性肝病常伴发热、皮疹、淋巴结肿大等。四环素及其衍生物所致肝损伤可出现

与妊娠期急性脂肪肝相似的临床、生化及病理组织学表现，死亡率达 75%。妊娠合并戊型肝炎者易重症化，病死率高达 25%。中国乙型肝炎病毒重叠戊型肝炎病毒感染多见，表现为慢性乙型肝炎病毒感染孕妇突然出现病情加重。妊娠合并甲型、丙型肝炎尚未见急性肝衰竭的报道。急性或亚急性肝衰竭表现为起病 2 周内或 15 天~26 周内出现极度乏力、明显厌食、呕吐及腹胀，黄疸进行性加深，肝脏进行性缩小，出血倾向（皮肤淤点、淤斑）、肝性脑病及腹水等。

妊娠合并慢性肝病　以乙型、丙型病毒性肝炎多见，其次为药物性肝病、自身免疫性肝病，脂肪性肝病、肝豆状核变性和肝硬化少见，妊娠合并巴德-基亚里综合征、肝腺瘤和局灶性结节性增生较罕见。病情轻者多无明显症状，病情较重者可出现消化道症状、肝区不适及乏力，查体可见慢性肝病面容、肝掌、蜘蛛痣、脾大、腹水征阳性及下肢水肿等，急剧进展者可呈肝衰竭表现，病死率高达 80%。先天性非溶血性黄疸患者妊娠后黄疸可加深，出现轻度乏力、肝区不适等。原发性胆汁性肝硬化患者妊娠期间瘙痒加重。肝豆状核变性患者常伴震颤、肌僵直、构音障碍等锥体外系表现及精神症状。肝硬化失代偿期患者妊娠可使病情恶化，出现黄疸、腹水、食管静脉曲张破裂出血，甚至肝性脑病，约 50% 肝硬化孕妇出现流产、早产、死胎。

诊断与鉴别诊断　①妊娠合并急性肝病：病程在 6 个月以内，有与病毒性肝炎患者接触、血液暴露或用药史，急性肝病临床表现，肝脏生化检查显示血清丙氨

酸转氨酶、天冬氨酸转氨酶和胆红素水平升高，结合血清学及病毒学检查可确诊，见病毒性肝炎。非嗜肝病毒感染血清学检测指标包括 EB 病毒 IgM 和巨细胞病毒 IgM。②妊娠合并慢性肝病：孕前有慢性肝病史或孕期肝病病程超过 6 个月，有慢性肝病临床表现，肝脏生化、血清学、病毒学和（或）影像学检查异常。见病毒性肝炎、自身免疫性肝病、脂肪肝、药物性肝病及肝硬化等。

妊娠合并急慢性肝病应主要与妊娠期特有肝病鉴别，见妊娠与肝病。

治疗　包括一般治疗、合理产科处理及特殊处理。

一般治疗　包括卧床休息、营养支持，必要时给予保肝、改善凝血功能、维持水电解质平衡、防治肝性脑病及感染等对症治疗，以保证顺利分娩。避免应用影响胎儿发育的药物，加强胎儿监护、防止胎儿宫内窘迫。

合理产科处理　轻症患者一般不主张终止妊娠，病情急剧进展、预后不佳者则应及早终止妊娠。分娩方式以阴道分娩为主，有出血倾向者补充凝血因子，必要时行剖宫产。见妊娠与肝病。

特殊处理　慢性乙型肝炎患者抗病毒治疗期间意外妊娠，应用干扰素者需终止妊娠；应用拉米夫定或其他妊娠安全性 B 级药物（替比夫定或替诺福韦）者，在充分告知风险、权衡利弊、患者签署知情同意书的情况下，可继续治疗。慢性丙型肝炎患者应用干扰素抗病毒期间意外妊娠需终止妊娠。妊娠期间乙型、丙型肝炎活动，转氨酶轻度升高者需密切观察或给予保肝对症治疗，待分娩后再行抗病毒治疗；乙型肝炎病情较重者在充分告知风险、

权衡利弊，患者签署知情同意书的情况下，可用拉米夫定、替比夫定或替诺福韦治疗。妊娠合并非嗜肝病毒感染早期应用阿昔洛韦抗病毒治疗可显著提高孕妇的生存率。妊娠合并药物性肝病者需立即停用肝损伤药物。自身免疫性肝炎患者妊娠期可应用低剂量糖皮质激素治疗，不推荐应用硫唑嘌呤。原发性胆汁性肝硬化患者妊娠前 3 个月不宜应用熊去氧胆酸。肝豆状核变性患者妊娠期宜用锌剂维持治疗，若用青霉胺或曲恩汀应减少至最小剂量，尤其是拟行剖宫产的孕妇在分娩前应减量至孕期用量的 25%~50%，以免伤口愈合不良。

预防　妊娠前充分评估肝脏功能及储备情况，妊娠前 3~6 个月保证肝功能稳定的情况下方可考虑妊娠。妊娠期间应合理膳食、平衡营养，避免因营养过剩、过度肥胖引起肝内脂质沉积。注意饮食卫生，减少外出就餐机会，以减少消化道传播疾病的发生。避免与已患病毒性肝炎者密切接触，避免拔牙、穿耳洞、共用注射器、输血或血制品等血液暴露及应用肝损伤药物。原有慢性肝病者妊娠期间应密切监测肝功能。

(南月敏)

gān xuèguǎn jíbìng

肝血管疾病（liver vascular disorders）　发生于肝内和肝周围动静脉的血栓性、闭塞性和炎症性疾病。包括肝动脉、肝静脉及门静脉系统疾病。

主要的肝血管疾病有门静脉血栓形成，肝紫癜病和肝窦扩张，先天血管畸形，缺血性肝炎（又称低氧性肝病），肝梗死，肝动脉血栓形成，肝动脉闭塞，淤血性肝病，巴德-基亚里综合征（Budd-Chiari syndrome），肝静脉

闭塞病，肝小静脉闭塞病（又称肝窦阻塞综合征），肝内动-静脉瘘，肝内动脉-门脉分流，肝内门静脉-肝静脉瘘，门静脉瘤，克吕韦耶-鲍姆加藤综合征（Cruveilhier-Baumgarten syndrome），门静脉海绵样变，门静脉血栓形成，门静脉炎和先天性肝血管畸形，包括先天性肝外门-腔分流、先天性门静脉闭锁、先天性门静脉狭窄。除门静脉血栓形成外，其他疾病少见。

各种肝血管疾病临床表现的差异较大，轻者可无症状，严重者可发生急性肝衰竭。肝硬化发展为门静脉血栓的危险与肝病的严重程度有关，肝硬化门静脉阻塞常与肝细胞癌侵犯有关，应在诊断门静脉血栓前排除肝细胞癌的侵犯。门静脉血栓的发生随着肝硬化的严重程度而增加，在代偿性肝硬化患者中的发生率不足1%，而在失代偿期患者中的发生率为8%～25%。门静脉血栓常伴胃肠道出血、腹水或肝性脑病。门静脉血栓多为部分性，血栓延伸至肠系膜上静脉者，肠梗阻的危险性增加。脾切除可增加肝硬化患者发生门静脉血栓的危险。内镜治疗食管静脉曲张有可能参与门静脉血栓的进展。

彩色多普勒超声、磁共振成像和 CT 检查具有无创伤或创伤小的优势，检查者的经验是提高确诊率的关键因素。X 线动、静脉血管造影术对疑难病例的确诊和治疗方案确定是必需的。

代偿较好的肝硬化合并急性或慢性门静脉血栓者，对潜在血栓形成前状态者一般不予推荐或反对抗凝治疗，对已知的血栓前状态或肠系膜上静脉血栓形成者，在胃肠道出血的情况下可考虑应用抗凝治疗，其治疗方法见门静脉血栓形成。

药物是继发性肝血管疾病的重要病因，应避免滥用。

自然病程不十分清楚，不同肝脏疾病其预后差异很大。终末期肝病模型和 Child-Pugh 分级是独立的预后因素，多用于临床研究，与个性化治疗无关。较少继发肝癌，主要见于病程较长者。

（丁惠国）

quēxuèxìng gānyán

缺血性肝炎（ischemic hepatitis）

肝小叶中央肝细胞缺氧、坏死导致的急性肝损伤综合征。又称低氧性肝病，曾称休克肝。发病率：住院患者为 0.16%，监护病房为 0.9%～1.5%，心脏监护病房为 2.6%；其中排出量下降者为 22%，酒精性肝硬化合并消化道出血者为 1.5%～4.6%，乙型肝炎肝硬化上消化道出血者为 4.17%。平均发病年龄为 51.0～70.5 岁，肝硬化合并上消化道出血患者的平均发病年龄为 43.1 岁。男女比例为 2.7：1。

病因 ①心力衰竭：最常见，占 70%～81%，其中心律失常、急性肺水肿、急性肺栓塞等是常见的急性诱因。②呼吸衰竭和休克：后者约占 15%。③其他：包括严重贫血、睡眠呼吸暂停综合征、CO 中毒、热休克、细菌性心内膜炎、主动脉-腔静脉瘘、严重水肿、癫痫、肝穿刺后继发性血肿、创伤、急性肺栓塞等。

发病机制 不完全清楚。肝氧供给与需求的不平衡导致小叶中央肝细胞缺氧、坏死。肝脏血流灌注减少、血氧含量减少、血携氧能力下降等均导致肝的氧供给减少；右心衰竭时，肝脏淤血、缺血也导致肝脏缺氧。此外，败血症休克时，肝细胞对氧的利用能力降低、肝脏微循环障碍及肝脏对氧的需求量增加也可能导致肝脏缺氧。各种原因导致的肝脏缺氧持续 24 小时以上，血流再灌注时产生大量的氧自由基将进一步损伤肝细胞。

临床表现 主要为原发疾病和急性肝炎样表现。原发性心脏的疾病可有急性心律失常、肺水肿、急性心肌梗死、败血症休克等。慢性呼吸衰竭引起的缺血性肝炎可有类似急性肝炎样表现，如乏力、食欲减退、右上腹不适及疼痛、黄疸和肝大等，多为轻度，极少引起急性重型肝炎。可并发肾功能不全、低血糖，病情严重者，可出现肝性脑病。

诊断 ①具有可能引起缺血性肝炎的原发病，特别是充血性心力衰竭、循环衰竭、呼吸衰竭或各种休克及低氧血症。②血清丙氨酸转氨酶、天冬氨酸转氨酶在发病 12～72 小时内可超过正常值上限的 20 倍，去除病因后可在 7～10 天内快速下降或接近正常。③除外其他原因导致的急性肝损伤，如病毒、药物、乙醇、中毒等。临床资料符合上述标准者，无需肝穿刺活组织检查即可诊断；转氨酶水平未达到上述标准者，需在肝穿刺活组织检查后确诊。

治疗 主要治疗原发病，如积极纠正心力衰竭及抗休克，改善缺氧状态。可用 N-乙酰半胱氨酸、谷胱甘肽等抗氧化剂，以改善肝脏的供氧，减少肝脏缺血再灌注损伤。

预后 病理改变常可逆，部分病例可出现肝衰竭，预后多取决于原发基础疾病。

（丁惠国）

gāngěngsǐ

肝梗死（liver infarction）

肝血管损伤致局灶性肝细胞坏死的疾病。肝脏具有肝动脉和门静脉双重血供,临床上肝梗死少见。腹腔镜胆囊切除术、肝动脉化学药物栓塞、原位肝移植是最常见病因。

此病的潜在病因较多:①肝动脉结扎:通常是右肝动脉,最常见于腹腔镜胆囊切除术。②肝动脉血栓形成:可继发于肝移植、口服避孕药、真性红细胞增多症、抗磷脂综合征及严重动脉粥样硬化。③肝动脉栓塞:如感染性内膜炎、肿瘤栓子或治疗性化学药物栓塞所致。④其他:包括孕期毒血症、镰状细胞贫血、结节性多动脉炎(累及肝动脉)、系统性红斑狼疮、肝动脉瘤、可卡因中毒、主动脉夹层形成等。肝动脉分支阻塞或血栓形成,可导致局部缺血性肝细胞损伤,具体发病机制见缺血性肝炎。

病理组织学表现为肝组织以肝细胞、门静脉或中央静脉为中心形成完全梗死性坏死,中心坏死区依次被炎性反应带和部分坏死带包绕。病变累及肝腺泡的3个区。近门静脉终末支中轴的肝细胞组成Ⅰ区,血液氧分压高,缺血时肝细胞容易受损;Ⅰ区的外侧为Ⅱ区,肝细胞营养条件低于Ⅰ区;近中央静脉的肝腺泡两端为Ⅲ区,肝细胞易受药物和毒物的损害。缺血性肝炎时,坏死主要发生在Ⅰ区。

临床表现常轻微,腹部CT检查时偶然发现。急性肝梗死患者的症状明显,可出现发热、上腹或右上腹疼痛、后背或右肩部疼痛、黄疸、恶心及呕吐等。

常有短暂的外周血白细胞数增多和血清丙氨酸转氨酶升高,确诊依据影像学检查:①CT:显示肝脏局灶性低密度区,呈楔形延伸至肝包膜表面,病灶可呈圆形或卵圆形,多位于中心部位,

或呈不规则形,与肝内胆管平行。②超声:显示肝脏内非特异的低回声区。③磁共振成像:呈现典型的T1加权像为低信号和T2加权像为高信号的楔形区域。一旦确诊,需用多普勒超声技术评估肝动脉的通畅程度,腹腔动脉造影确定阻塞位置。

此病需与肝脓肿及缺血性肝炎鉴别。CT引导下肝穿刺活组织检查病理学诊断是鉴别的重要方法。

无特异性治疗方法。感染性心内膜炎或肿瘤继发的肝梗死可针对病因治疗。肝移植后的肝梗死需紧急再次肝移植。

预后与病因有关。

(丁惠国)

gāndòngmài xuèshuān xíngchéng

肝动脉血栓形成 (hepatic artery thrombosis)

肝动脉炎所致或肝移植术后出现肝动脉缺血损伤引起的血管疾病。肝动脉血栓形成引起的肝梗死及缺血性肝炎较少见。

多发性结节性动脉炎累及肝动脉及其分支,可致血栓性肝动脉闭塞、肝梗死。创伤、肝移植、经肝动脉灌注抗癌药物也可引起肝动脉血栓形成。肝动脉血栓形成是肝移植术后最严重的并发症,是慢性肝移植物失功能的常见原因,移植物失功能是指移植物的功能缓慢和不可逆性减退。肝移植后肝动脉血栓形成的发生率为4.4%,儿童明显高于成人;总病死率33.3%,成人明显高于儿童。临床表现及诊断与鉴别诊断见肝动脉闭塞。

无理想的治疗方法,对肝移植术后肝动脉血栓形成者,需积极预防及密切监测。一旦血栓形成,动脉内溶栓及肝素化较单一治疗更有效。肝动脉血栓后,

20%的患者有侧支循环形成,其中80%的患者可正常生活。少数有肝缺血相关并发症,极少数进展为恶性肿瘤。

(丁惠国)

gāndòngmài bìsè

肝动脉闭塞 (hepatic artery occlusion)

肝动脉粥样硬化、栓塞、血栓形成或血管炎引起肝动脉及其分支血管闭塞的疾病。临床表现复杂,起病急骤,病情凶险,病死率高。多见于中老年人。

病因包括肝动脉栓塞(如亚急性心内膜炎脱落栓子、肿瘤、治疗性或化学性栓塞等)、血栓形成(如高凝血状态、严重动脉硬化或血管炎、妊娠、口服避孕药后等)、动脉结构异常(如肝动脉瘤、子痫、镰状细胞危象等)。发病机制因病因不同而异。结节性多动脉炎、亚急性心内膜炎脱落栓子可直接栓塞肝动脉及其分支,炎症、肿瘤侵及肝动脉可导致血栓形成,动脉硬化血管壁增厚、内膜破坏增生、血栓形成可导致血管闭塞。

轻者无症状,重症者起病急骤,表现为突发性右上腹剧痛、肝区压痛与叩击痛、肌紧张伴消化道症状、黄疸迅速加深伴发热等。多伴肠麻痹、少尿、休克和昏迷状态。若患者渡过急性期,可出现脾大、胰腺肿胀、肠管缺血性表现,肾缺血可引起少尿、无尿或尿毒症等。

实验室检查血清丙氨酸转氨酶和天冬氨酸转氨酶水平明显增高、凝血酶原时间延长、外周血白细胞计数增加。彩色多普勒超声检查显示肝动脉血流中断即可诊断。CT显示肝实质内有集中或分散的密度减低区。腹腔动脉造影显示肝动脉呈截断或锥状征,其周边可有侧支形成。

此病需与肝动脉血栓形成及缺血性肝炎鉴别。

治疗主要包括针对病因和对症。明确病因及栓子部位后，应尽快取栓和（或）溶栓。对症治疗包括抗休克、镇静、镇痛、供氧和抗感染等，同时护肝治疗。低分子右旋糖酐可改善肝脏微循环，血浆及其代用品可缓解休克。

预后与阻塞部位和侧支循环形成情况有关。

（丁惠国）

淤血性肝病（congestive hepatopathy）

yūxuèxìng gānbìng

以肝静脉回流障碍、肝脏被动淤血、肝窦扩大为特征的肝脏疾病。

病因有肝脏及肝外疾病，分类：①肝的肿瘤、脓肿、寄生虫及淋巴结肿大等导致肝静脉受压迫。②肝静脉或其分支内血栓形成。③伴右心功能不全的心脏病及心脏瓣膜疾病。④导致右心功能不全的肺部疾病。⑤伴左心功能不全的心脏病。⑥肝绦虫导致的血液循环障碍。

各种原因导致的腔静脉压增高，引起右心房压力增加、肝静脉压增加、肝窦扩张，最终发生肝淤血性肿大，病理上出现"槟榔肝"和肝包膜扩张，长期慢性肝淤血易形成淤血性肝硬化。心源性肝硬化多系慢性循环功能障碍致使肝细胞长期淤血、缺血、坏死，最终发生淤血性肝硬化，形态学表现为肝脏肿大、充实感、色暗红，典型的剖面呈"槟榔"状肝，病理组织学表现为肝小叶形态无改变，中央静脉及与之相连的肝窦呈扩大、淤血，病变较重者肝窦内可有出血和灶性肝细胞坏死、变性和萎缩，肝细胞内有脂褐素沉积。

临床表现为肝脾大及门静脉高压症状。按肝淤血发生的急缓分为急性和慢性，前者在数小时或数天内肝因血液淤滞而肿大，临床上表现为肝区肿胀不适、食欲缺乏、消化功能减退，伴肝区叩击痛、肝大，以肝左叶明显，边缘变钝，有触痛，但表面光滑。慢性肝淤血多源于慢性肺源性心脏病，肝大呈慢性过程。心源性肝硬化通常以心脏增大，特别是右心室、右心房增大等表现为主。

有肝大、腹水、肝颈静脉回流征阳性、下肢水肿、肝功能轻度异常者，除外其他肝损伤因素，可考虑此病诊断。应与其他原因所致的急慢性肝炎、遗传代谢障碍性肝病等鉴别。

治疗首先应针对病因。治疗心脏病以减轻心脏负荷、加强心肌收缩力、改善心功能。肝肿瘤、脓肿、绦虫及淋巴结肿大引起淤血者，应内、外科治疗去除。其次，需予以高热量饮食，补充蛋白质和维生素，预防感染。禁用对肝脏有损害的药物，戒酒等，预防并发症的发生。

预后与其基础疾病相关，肝病本身很少引起严重的并发症和死亡。基础疾病改善后，肝脏淤血的早期组织学改变可消失。

（丁惠国）

巴德-基亚里综合征（Budd-Chiari syndrome，BCS）

Bādé-Jīyàlǐ zōnghézhēng

肝静脉主干和（或）肝段下腔静脉血栓（或瘤栓）形成、膜性狭窄或闭塞所致窦后性门静脉高压的肝血管疾病。又称巴德-恰里综合征、布-加综合征、肝静脉阻塞综合征、肝静脉血栓形成综合征、下腔静脉阻塞综合征。中国男性发病率高于女性，西方国家因口服避孕药，女性的发病率有上升趋势。阻塞血管包括小肝静脉、大肝静脉、下腔静脉，或者多条静脉同时阻塞。多条静脉同时阻塞主要见于亚洲，单纯肝静脉阻塞主要见于西方国家。可发生于任何年龄，多在约30岁发病。

根据下腔静脉阻塞的特性、肝静脉受累情况BCS分为3型。Ⅰ型约占57%，多见于日本，为高位下腔静脉隔膜样或纤维性局限性狭窄或阻塞，未累及肝静脉。因肝静脉开口于下腔静脉阻塞部位的远侧，故此型除有下腔静脉阻塞外，尚有肝静脉回流受阻。下腔静脉阻塞部位的远侧，血流淤滞，可继发血栓形成。Ⅱ型约占38%，多见于亚洲和远东地区。下腔静脉弥漫性狭窄或阻塞，肝后段下腔静脉节段性或弥漫性阻塞，合并左肝静脉或右肝静脉闭塞，甚至肝静脉主干全部闭塞。Ⅲ型约占5%，多发生在西欧和北美地区。肝静脉主干或开口阻塞，下腔静脉通畅。常表现为肝静脉血栓形成或血栓性静脉炎。随病程的延长，肝静脉出口附近的下腔静脉可继发血栓形成。

病因及发病机制　BCS分为原发性和继发性，前者与原发性静脉疾病（血栓或静脉炎）相关，后者与静脉外病变（良性或恶性肿瘤、脓肿、囊肿等）压迫或侵袭有关。发病原因复杂，25%~30%病例的病因不清楚，称为特发性BCS。

原发性BCS　血液高凝、高黏状态及肝静脉血管壁病变与肝静脉血栓形成明显相关。血液高凝状态的主要危险因素包括骨髓增生性疾病，口服避孕药，妊娠，凝血因子Ⅴ的Leiden突变，蛋白C、S和抗纤维蛋白酶缺乏，阵发性睡眠性血红蛋白尿，系统性红斑狼疮，真性红细胞增多症，血小板增多症，嗜酸性粒细胞增多症，肉芽肿性小静脉炎，炎症性肠病等。骨髓增生性疾病是最常见的危险因素。约 25% 的原发性 BCS 是多种因素共同作用的结果，凝血因子 V 的 Leiden 突变、口服避孕药或妊娠常与其他危险因素同时存在。血管壁病变包括贝赫切特综合征、梅毒性血管内膜炎、风湿及过敏性血管炎、全身结缔组织病、下腔静脉机械性或放化疗性损伤等。

继发性 BCS 肝癌、肾和肾上腺癌、肝血管肉瘤、上皮样血管内皮瘤、下腔静脉肉瘤、右心房黏液瘤、多房棘球蚴病等侵袭静脉流出道；先天性或非先天性囊肿或脓肿压迫肝静脉流出道或形成血栓；位于肝脏中央的局灶性结节状增生压迫肝静脉、肝切除术或肝移植术后肝静脉受压或扭转等，均可继发 BCS。腹部受钝器伤后，肝内血肿、创伤引起下腔静脉血栓形成或肝脏从破裂的隔膜疝出也可继发 BCS。

BCS 是多种机制共同作用的结果。膈肌及肝重力的牵拉容易造成肝段下腔静脉血管内皮细胞损伤；肝静脉与下腔静脉的交汇处呈直角，血流在此处形成湍流，容易导致血液淤积；先天性下腔静脉隔膜或狭窄时，致病微生物、肿瘤浸润及免疫反应更易损伤血管内皮细胞；血液高凝状态下，血管内膜不光滑易导致肝静脉和下腔静脉血栓形成，血栓机化，形成纤维组织，后期可有钙化，导致肝静脉和下腔静脉血液回流受阻。

临床表现 按病程 BCS 可分为：①急性型：病程多在 1 个月以内。②亚急性型：病程在 1 年内。③慢性型：病程在 1 年以上。1/3 的病例呈急性经过，2/3 的病例起病隐袭，呈慢性经过。

急性型 表现为突发右上腹疼痛，伴发热、腹胀、恶心、呕吐，肝进行性增大，伴肝区压痛及脾大，腹水迅速增多，重症者可出现黄疸、肝性脑病、上消化道大出血、肝肾综合征、自发性细菌性腹膜炎、肝衰竭，甚至死亡。急性期过后，经数周至数月腹痛逐渐减轻。

亚急性型及慢性型 常出现肝静脉和下腔静脉回流障碍的表现。肝静脉回流障碍主要表现为肝脾大、脾功能亢进、门-体侧支循环形成及顽固性腹水，肝性脑病和食管胃静脉曲张破裂出血少见，常见于病程晚期。多伴肝区疼痛。部分患者有颈静脉怒张，少数有轻度黄疸。超过 90% 患者的腹水增长快且量大，蛋白质含量低，因含大量淋巴液而浑浊和黏稠，有时可呈血性。曲张的浅表静脉在腹壁、下胸部、两肋及腰背部呈纵行分布。下腔静脉回流障碍的主要表现为下肢水肿、浅静脉曲张、皮肤色素沉着、小腿溃疡、胸部及背部浅表静脉曲张血流向上。约 20% 的患者无任何症状，可能与肝静脉侧支循环形成有关。

诊断与鉴别诊断 具备以下情况者应疑诊 BCS：①急性或慢性发作的上腹痛、腹水、肝大。②出现下腔静脉回流障碍的体征。③有血栓形成的危险因素。④排除常见或不常见因素后仍不能解释病因。实验室检查、彩色多普勒超声、CT、磁共振成像及血管造影检查有助于诊断此病。血管造影是诊断 BCS 的金标准，必要时可行肝穿刺活组织检查。

实验室检查 急性型者肝功能明显异常，如血清丙氨酸转氨酶、天冬氨酸转氨酶和胆红素增高，部分患者有凝血酶原时间延长或外周血白细胞计数增高。亚急性型或慢性型者肝功能基本正常或有类似于肝硬化的表现。肾前性梗阻所致的 BCS 可有血清肌酐水平升高。

彩色多普勒超声检查 是理想的无创性检查，可准确判断血管内有无血流及血流方向，确定肝静脉或下腔静脉有无阻塞、血流消失及血栓形成，尚可显示侧支循环及门静脉开放状态。彩色多普勒超声对 BCS 的诊断率高达 90%。

声像图显示肝大、形态异常、肝实质回声欠规整、尾叶增大、回声减低；绝大多数病例可有腹水回声，门静脉、脾静脉增宽。肝静脉阻塞的特异表现为肝静脉缺少血流信号，形成逆流或涡流；肝静脉入口处呈"蜘蛛网"结构，缺少正常肝静脉；缺少平坦的肝静脉波形；肝内或包膜下形成血管分支，与肝静脉、膈肌或肋间静脉相通；静脉腔内血凝块表现为高回声团，血流减少或缺如，或高回声带代替一支或多支主要的肝静脉。

CT 检查 可有腹水，肝大或萎缩、尾叶肥大，下腔静脉及肝静脉异常。经静脉快速注入造影剂后，肝静脉和（或）下腔静脉不显影或显影不清、狭窄，出现高度衰退的腔内充盈缺损。肝大表现为肝实质延时或不均匀强化。尾叶肥大者有造影剂清除快及其他肝叶萎缩的表现。造影剂注射后动脉期出现的巨大再生结节常见于病程较长的 BCS 患者。

磁共振成像检查 可清晰显示肝静脉和下腔静脉的开放状态及肝脏内蜘蛛网样的侧支循环，区分新鲜血栓、机化血栓及瘤栓。

血管造影术 诊断 BCS 的敏感性和特异性均很高。可经颈静脉、头侧静脉或股静脉逆行静脉插管，或直接经皮经肝穿刺插管获得肝静脉造影图像。肝静脉造影术可显示病变的性质、部位、累及范围、侧支循环情况、有无压迫、肝静脉主干开口部位是否通畅等。BCS 的特异性表现包括肝静脉入口处"蜘蛛网"结构，较粗的侧支静脉从导管尖部拱形向外，在肝静脉与下腔静脉汇合处附近重新汇合，开放的静脉自狭窄处逆流。

肝穿刺活组织检查　可见小静脉血栓。小叶中央区域充血、肝细胞减少和纤维变性是 BCS 的特征性病理改变。结节再生性增生和巨大再生结节常见于病程较长肝硬化患者。

此病应与肝小静脉闭塞病、门静脉血栓形成、缩窄性心包炎等鉴别，其中急性型 BCS 应与急性肝炎和急性重型肝炎鉴别，慢性型 BCS 常伴肝硬化，应与其他原因所致的肝硬化鉴别。

治疗　旨在解除或缓解肝静脉及下腔静脉阻塞引起的门静脉和下腔静脉高压。

病因治疗　去除病因或诱因。良恶性肿瘤引起者应行肿瘤切除术、放疗、化疗；与口服避孕药有关者应停用避孕药。

内科治疗　①对症支持治疗：可为明确诊断和手术治疗争取时间和创造条件。对症处理腹水、肝性脑病；肝功能异常者给予利尿剂和相应药物；食管胃静脉曲张出血时予药物止血或行静脉曲张内镜下治疗。②抗凝和溶栓治疗：应尽早实施。血栓形成者及时局部或全身给药。

介入治疗　包括经颈静脉肝内门-体分流术、单纯肝静脉或下腔静脉血管成形术和肝静脉或下腔静脉血管成形术联合支架置入术。为防止发生急性动脉栓塞，需在明确病变远端无静脉血栓后，再行数字减影血管造影引导下经股静脉血管支架置入术。

手术治疗　①根治性手术：对 I 型 BCS，可在切开腔静脉狭窄部位后，行血管成形术或人工血管置换术。若不完全性下腔静脉膜性梗阻或膜较薄，可经右心房进入下腔静脉用手指或瓣膜刀破膜或切除膜。合并急性肝衰竭和晚期肝硬化或其他治疗无效者，可考虑行肝移植术。②减压性手术：主要包括肠系膜上静脉至颈静脉转流术、肠系膜上静脉至右心房转流术、下腔静脉至右心房转流术及下腔静脉和肠系膜上静脉至右心房转流术。手术可缓解症状，但不能阻止肝硬化进展。③门-体分流术：可以减轻肝脏淤血和肝损害，防止肝硬化和门静脉高压。

预后　少数患者可自行缓解。多数患者病情呈进行性加重，非手术治疗效果不佳，手术治疗解除肝静脉及下腔静脉阻塞后，疗效较好。

（丁惠国）

gānjìngmài bìsèbìng

肝静脉闭塞病（obliterative hepatocavopathy）　肝静脉流出道任何部位发生阻塞的肝血管疾病。可分别发生于肝小静脉、肝中静脉或肝静脉主干，亦可同时发生于多个部位。

病因及发病机制　肝脏内有 4 套管道形成两个系统，即 Glisson 系统和肝静脉系统。前者由位于肝叶和肝段内的门静脉、肝固有动脉及与其走行、分支和配布基本一致的肝胆管的各级分支组成，并由 Glisson 囊包绕。肝静脉系统：各级属支均走行于肝段间，其主干肝左、中、右静脉在腔静脉沟的上端（第 2 肝门处）出肝，分别注入下腔静脉。若干条肝静脉系统的小静脉，在腔静脉沟的下段（第 3 肝门）汇入下腔静脉。

多数患者的病因及发病机制不清，因肝静脉闭塞位置的不同而各异，肝中静脉（肝左、中、右静脉）或肝静脉主干阻塞多源于血栓和膜性狭窄性疾病，如真性红细胞增多症、妊娠晚期、围术期血液高凝状态、肿瘤、放射病、创伤、炎症性肠病及结缔组织病等；肝小静脉闭塞多与误食含吡咯双烷生物碱的植物有关，亦与大量应用化疗药物、骨髓移植等有关。

临床表现　主要表现为肝窦扩张、肝脾大、腹水及门静脉高压。急性者主要表现为腹胀、腹痛、黄疸、肝脾大、顽固性腹水及急性肝衰竭；慢性者于起病数周到数月出现门静脉高压的表现。病变位置不同，表现亦不相同。肝小静脉闭塞：见肝小静脉闭塞病。肝中静脉或肝静脉主干闭塞：见巴德-基亚里综合征。根据阻塞部位分为肝静脉阻塞型、下腔静脉阻塞型和混合型 3 种类型。肝静脉（左、中、右）、下腔静脉阻塞表现为下腔静脉阻塞综合征，可出现双下肢肿胀、静脉曲张、色素沉着，腹壁、腰背部及胸部粗大的曲张静脉。

诊断与鉴别诊断　患者多无慢性肝病病史，可出现肝脾大，同时伴大量腹水。肝功损害较轻，面及胸部无蜘蛛痣，黄疸少见，极少出现肝性脑病。彩色多普勒超声检查为重要的诊断方法，CT 和磁共振成像检查为重要的补充诊断方法，静脉血管造影术为最后确诊和治疗前的必须检查方法。

此病需与肝硬化、肝小静脉闭塞病、心脏瓣膜病、心肌病或缩窄性心包炎鉴别。

治疗　旨在解除梗阻，保持肝脏静脉回流畅通。内科治疗的效果不明显。介入治疗和外科手术治疗是主要治疗方法。介入治疗包括单纯球囊扩张成形术和球囊扩张成形术联合支架置入术，其缺点为易发生肺栓塞、静脉破裂和心房填塞。手术治疗包括根治性手术、分流术和肝移植术，远期疗效尚不确定。

(丁惠国)

gānxiǎojìngmài bìsèbìng

肝小静脉闭塞病 （veno-occlusive disease of the liver，VOD）

肝小叶中央静脉和小叶下静脉等小静脉内膜炎或纤维化致管腔狭窄、广泛闭塞甚至肝细胞坏死、肝纤维化的肝血管疾病。又称肝窦阻塞综合征。可发生于任何年龄，以2~5岁儿童多见。

病因及发病机制　病因包括：①误食含吡咯双烷生物碱的植物。②大量应用化疗药物（长春新碱、阿糖胞苷、达卡巴嗪、6-巯基嘌呤、硫唑嘌呤、硫鸟嘌呤、乌拉坦、白消安、丝裂霉素等）。③骨髓移植。④其他：如口服过量维生素A、砷、避孕药、雌激素和黄曲霉毒素等，以及酒精性肝病、家族性免疫缺陷综合征等。

含吡咯双烷生物碱的植物如千里光（又名狗舌草）、猪屎豆、胡椒醛（又名天芥菜）、野百合（土三七）等，对人和动物的肝脏均有损害作用，其确切作用机制尚未阐明。吡咯双烷生物碱可降低肝细胞RNA聚合酶活性，使RNA合成减少，还可使DNA横向断裂等，可能与肝损害有关。骨髓移植前大剂量化学药物预处理损伤终末肝小静脉和肝血窦内皮细胞，配型不合或同种异基因移植可能是骨髓移植引起VOD的发病机制。

临床表现　主要为肝静脉流出道受阻的表现，酷似巴德-基亚里综合征（Budd-Chiari syndrome），可出现肝大、腹水、水肿和黄疸等。①急性期：药物引起者多在用药后约3周发病，接受骨髓移植者多在移植后20天内发病。表现为突发性肝区剧烈疼痛、腹胀、腹水、黄疸、肝迅速增大且有明显压痛。可伴发热、食欲缺乏、恶心、呕吐、腹泻和脾大。严重者可出现肝功能损害，甚至发生肝性脑病和多器官功能障碍综合征。②亚急性期：表现为持久性肝大，反复出现腹水，部分患者可伴脾大或不同程度的肝功能异常。③慢性期：表现为门静脉高压和肝功能不全。

诊断与鉴别诊断　VOD无特异性诊断指标，符合下列条件者可诊断：①发病前有食用含吡咯双烷生物碱植物史、化疗史或骨髓移植史。②出现突发性进行性肝大伴触痛、顽固性腹水、黄疸等。③除外其他可引起相似表现的疾病。

此病应与巴德-基亚里综合征、肝硬化、心源性肝淤血等鉴别。

治疗　无特异性治疗方法。病因明确者，应去除病因或避免再接触。急性期可试用抗凝治疗。对有腹水者需限制钠和水的摄入、补充白蛋白及应用利尿剂。对慢性期伴上消化道出血者可行门-体分流术、经颈静脉肝内门-体分流术或内镜下食管静脉曲张治疗。肝衰竭和晚期肝硬化可行肝移植。

预后　此病具有一定的自限性。10%~20%的患者死于肝衰竭和食管静脉曲张破裂出血，部分发展为肝硬化。

(丁惠国)

gānnèi dòng-jìngmàilòu

肝内动-静脉瘘 （hepatic artery-vein fistula）

肝动脉与门静脉或肝静脉间的异常通道或血管壁缺损。包括肝动脉-门静脉瘘和肝动脉-肝静脉瘘，前者发生率明显高于后者。

病因及发病机制　此病多源于先天血管发育异常。肝动脉-门静脉瘘可继发于肝创伤、医源性操作（如经颈静脉肝内门-体分流术、肝脏活组织穿刺术、经皮经肝胆道引流术等）、肝硬化、结核、梅毒、血吸虫病、巴德-基亚里综合征（Budd-Chiari syndrome）、肝癌等。肝动脉-肝静脉瘘常继发于肝癌。原发性肝癌患者肝内动-静脉瘘的发生率为10%~63%。

原发性肝癌继发肝内动-静脉瘘的可能原因有：①肝癌细胞直接侵犯门静脉（或肝静脉），致肝动脉与门静脉（或肝静脉）相通。②肝癌细胞侵犯门静脉分支或肝静脉后，沿主干蔓延形成癌栓，癌栓由肝动脉供血，肝动脉血经癌栓注入门静脉或肝静脉。因肝动脉与门静脉同属Glission系统，在肝内伴行，易同时受到侵袭，故肝动脉-门静脉瘘发病率远高于肝动脉-肝静脉瘘。肝动脉-门静脉瘘形成后，门静脉血流量明显增加，压力增高，可出现侧支循环开放、腹水、胸腔积液等门静脉高压的表现，以及肠系膜上动脉窃血现象。

临床表现　肝动脉-肝静脉瘘多无临床表现，仅在行选择性血管造影检查时偶然发现。肝动脉-门静脉瘘多以食管胃静脉曲张破裂出血或腹水为首发症状，尚可有腹痛、腹泻、体重减轻。可见肝大及腹水，右上腹可闻及连续性杂音或触及震颤。

诊断　依据彩色多普勒超声

和选择性血管造影可显示病变的血管结构和异常血流。彩色多普勒超声显示门静脉增宽、门静脉系动脉化、瘘内湍流。门静脉高压者可出现门静脉存在逆肝血流及侧支循环。肝动脉造影显示动脉期的伴行门静脉"双轨征"，造影剂充盈门静脉主干。有外伤或手术史者出现上述表现，除外明确肝病后可结合影像学检查确诊。

鉴别诊断 此病应与血管肉瘤鉴别。多为先天性，常见于婴儿，成人发病与注射造影剂二氧化钍或摄入砷、氯乙烯有关。常伴其他器官的血管瘤，皮肤血管瘤约占 50%，多为良性。患者肝脏可迅速增大，伴腹胀、腹痛和高排出量心力衰竭、多处皮肤血管瘤、贫血，肿瘤偶然可自发破裂，可合并血小板减少，肝区可听到血管杂音。

治疗 肝动脉-肝静脉瘘及无临床症状的肝动脉-门静脉瘘可不治疗。原发性肝癌继发肝内动-静脉瘘可行肝动脉化疗栓塞治疗。对有临床症状的、由非原发性肝癌继发的肝内动-静脉瘘，首选肝动脉栓塞术。不能介入治疗或治疗失败者，可切除部分肝脏、直接切除瘘或行肝动脉结扎术。

（丁惠国）

gānnèi dòngmài-ménmài fēnliú

肝内动脉-门脉分流 （hepatic arterioportal shunt） 肝动脉的血液向门静脉分流。包括肝动脉-门静脉瘘。

常见病因：①先天性肝脏疾病：如先天性动-静脉畸形、婴幼儿肝血管内皮瘤、遗传性出血性毛细血管扩张症、埃勒斯-当洛综合征（Ehlers-Danlos syndrome）、先天性肝淀粉样变性等。②获得性肝脏疾病：原发性肝癌最常见，其次为肝转移癌、肝硬化等。

③肝外疾病：消化道出血、肝外门静脉主干和（或）脾静脉阻塞性疾病（如胰腺癌、急性胰腺炎等）。

此病的发病机制为：①肝窦内压力升高：门静脉正常血流方向是向肝性，肝窦受压后变形、狭窄或闭塞，或窦周肝静脉小支或肝静脉主干阻塞致出肝血流受阻，进入肝窦血流（尤其是门静脉血流）的阻力增加，向肝性门静脉血流减少，致向肝性肝动脉血流代偿性增加并逆流入受累区域的门静脉小支。肝内、肝外门静脉阻塞或脾静脉阻塞者受累区域向肝性门静脉血流量亦减少，致肝内动脉-门静脉分流。②肝动脉与门静脉管壁间直接沟通或新生血管网形成交通：如肝脏外伤、侵及血管壁的原发性肝癌或继发性肝癌。③血流动力学改变：消化道大出血致胃肠道小动脉反射性收缩，向肝性门静脉血流急剧减少和门静脉压力急剧下降，可致功能性肝内动脉-门静脉分流。

少量分流者对门静脉血流无任何影响，分流量较大者出现门静脉高压和门-体分流的表现，如脐旁静脉开通、脾肾间侧支形成等。

诊断主要依据影像学检查。CT、磁共振成像的动态增强成像及血管造影检查的肝动脉期可见门静脉支与肝动脉支同时显影，门静脉主干早于脾静脉和肠系膜上静脉提前显影，以及一过性肝实质强化。

少量分流者无需治疗，对分流量较大者可行肝动脉栓塞术或经颈静脉肝内门-体分流术缓解症状。对消化道大出血及炎症病因者需用药物控制。肿瘤者应及时行外科手术，无手术适应证者可行肝动脉化疗栓塞术。上述治疗

无效者可行肝移植。

（丁惠国）

ménjìngmàiliú

门静脉瘤 （portal vein aneurysm, PVA） 肝内外门静脉呈囊状或梭状局限性瘤样增宽，病理组织学主要表现为瘤壁的内膜和中膜变薄、结构破坏的肝血管疾病。较罕见。门静脉起始部或分叉处的血流呈湍流，是 PVA 的好发部位。肝外 PVA 常较肝内者大，可能与肝内病变受到周围肝组织限制有关。

先天性门静脉壁发育异常如双门静脉畸形，肝内动脉-门静脉瘘等，是 PVA 的主要病因。门静脉高压是继发性 PVA 的主要原因，可能与门静脉高压促进局部较薄弱的门静脉扩张有关。此外，胰腺炎、肿瘤、外伤等也可继发 PVA。其发病机制不清楚。

临床表现无特异性。患者常无明显症状，体检时偶然发现，常伴门静脉高压。可有血栓形成、瘤体破裂、门-体分流、周围结构（如十二指肠、胆总管、胰头等）受压并发症。

PVA 诊断标准为肝内局限性门静脉扩张，横径>1.5cm，肝外门静脉呈局限性扩张，横径>2cm。彩色多普勒超声是诊断 PVA 的首选检查方法，病变表现为门静脉局部囊状或梭形低回声区，病变内有单相血流流向肝脏，若病灶内出现稍高回声及五彩血流则提示病灶内有血栓形成。CT可直观地显示 PVA 的位置、大小、范围及瘤体内有无血栓形成，瘤体与周围结构的关系，周围结构有无受压、移位、变形等，有无其他血管异常、肝脾改变及门静脉高压等改变。碘造影剂过敏不宜做 CT 检查者，可行磁共振成像或磁共振血管造影。门静脉造

影显示门静脉呈局限性囊状或梭形扩张。

临床无症状且不伴门静脉高压和肝脏疾病者可定期随访观察；瘤体短期内进行性增大、血栓形成和（或）瘤体压迫周围结构致相应临床表现不能缓解者应手术治疗。手术方式包括瘤体缝闭术、门-体分流术及肠系膜上静脉-腔静脉分流术，旨在降低门静脉压力，阻止瘤体进一步增大。

此病若能及时诊断、有效治疗，预后良好。

（丁惠国）

Kèlǚwéiyē-Bàomǔjiāténg zōnghézhēng

克吕韦耶-鲍姆加藤综合征

（Cruveilhier-Baumgarten syndrome） 各种原因引起的门静脉高压导致已闭锁的脐静脉重新开放，脐周腹壁静脉曲张，呈"海蛇头"改变，并出现静脉杂音或震颤的综合征。简称克-鲍综合征。

此征可见于各种原因所致的门静脉高压，主要是各种类型的肝硬化，发生率为6%～30%。门静脉压力增高可使出生时已经闭锁的脐静脉和副脐静脉重新开放，在脐周腹壁与胸腹壁静脉建立侧支循环，脐周腹壁静脉扩张、迂曲，形成典型的"海蛇头"样改变。因门静脉流入脐静脉时血管突然变细，血流在曲张的静脉中形成涡流，故局部出现静脉杂音，甚至震颤。

主要表现为肝硬化和门静脉高压，如黄疸、肝掌、蜘蛛痣、脾大、脾功能亢进、腹水、食管胃静脉曲张等。特征性表现为脐周腹壁静脉明显曲张，并向四周放射，呈"海蛇头"样改变；曲张静脉处可闻及持续性静脉杂音，并延至剑突下和胸腹壁。杂音在收缩期增强，压迫静脉上端时，

杂音可暂时消失；约半数患者的曲张静脉可触及震颤。

根据肝硬化病史、门静脉高压的表现、典型的腹壁静脉曲张和杂音可诊断。彩色多普勒超声显示脐静脉开放、脐旁静脉扩张，诊断此征的敏感性和特异性均较高，是最准确、有效的方法。脐静脉、门静脉造影有助于确诊。

此征需与克-鲍病鉴别，后者是先天性脐静脉未闭锁，导致脐周腹壁静脉曲张，并产生静脉杂音及震颤，无典型肝硬化表现，但肝脏可因先天性发育不良或门静脉发育不良出现继发性纤维化和萎缩，必要时做肝穿刺活组织检查确诊。

无特异性治疗。主要针对肝硬化、门静脉高压治疗，患者多死于肝衰竭和肝硬化并发症，见门静脉高压。

（丁惠国）

ménjìngmài hǎimiányàngbiàn

门静脉海绵样变

（cavernous transformation of the portal vein, CTPV） 门静脉先天性缺失、狭窄或闭锁，或各种原因导致门静脉主干和（或）其分支完全或部分阻塞后再通，在门静脉周围代偿性建立大量侧支循环，形成海绵样变性的疾病。是机体为保证肝脏血流灌注和维持肝脏功能的一种代偿性改变。CTPV属肝前型门静脉高压，约占门静脉高压的3.5%。多见于儿童，随着影像学诊断技术的进步，成年人CTPV也不少见。

按病因可分为：①原发性：多见于儿童，主要是门静脉及其分支先天性畸形或缺失，或出生后脐静脉和静脉导管闭锁延伸至门静脉主干和属支，使门静脉管腔缺失、狭窄甚至闭锁，门静脉周围静脉丛异常增生；门静脉血

管瘤也是一种原发性CTPV。②继发性：多见于成年人，常因慢性肝病或其他原因引起门静脉血栓形成，或肝、胃、胰和肠肿瘤引起门静脉癌栓，或细菌感染肝和胰等器官引起门静脉炎或细菌栓子，使门静脉部分或完全堵塞，导致血流受阻和血液淤滞，门静脉再通后周围建立侧支循环，形成CTPV。

原发性CTPV可无症状，多数患者早期即出现门静脉高压的表现。继发性CTPV主要是原发病的表现，在形成门静脉高压后，可出现门静脉高压的表现。肝功能正常。部分患者有梗阻性黄疸，可能与侧支血管压迫胆总管有关。

确诊有赖于腹部彩色多普勒超声、CT、磁共振成像或数字减影血管造影术。辅助检查可发现原发疾病及门静脉高压。上消化道造影或消化内镜可发现食管胃静脉曲张、门静脉高压性胃病或肠病。

腹部彩色多普勒超声显示门静脉的正常结构消失，代之以不规则或蜂窝状的血管影，血流方向无规律；血管壁增厚回声增强，可有血管内血栓。CT表现为门静脉结构紊乱，可见类团块状网状结构，增强扫描后门静脉明显强化交织成网、窦隙样或管样软组织结构。三维血管成像显示正常门静脉由不成比例迂曲、呈瘤样扩张的海绵样血管代替，可伴脾静脉扩张、食管胃静脉曲张。数字减影血管造影显示门静脉主干阻塞或显示不清，周围有大量侧支静脉。

CTPV需与肝硬化、特发性门静脉高压等所致门静脉高压鉴别。

应针对原发病和门静脉高压及其并发进行治疗。

预后与原发病有关，原发病为恶性肿瘤者的预后较差。部分患者的症状可在阻塞的门静脉再通后或足够侧支循环形成后自行缓解。

（丁惠国）

ménjìngmài xuèshuān xíngchéng

门静脉血栓形成（portal vein thrombosis，PVT） 门静脉血流动力学改变导致门静脉主干和（或）其左右分支的血栓形成。伴或不伴肠系膜上静脉、肠系膜下静脉、脾静脉血栓。PVT是引起门静脉高压的重要原因。尸体解剖证实，人群PVT的发生率约为1%。可发生于任何年龄，多见于失代偿期肝硬化或恶性肿瘤患者，其中失代偿肝硬化患者PVT的年发生率为12%~18%，脾切除术加食管周围离断术治疗肝硬化门静脉高压后，患者PVT的发生率高达50%。临床并不少见。

病因及发病机制 PVT的病因复杂。25%~30%的成年人PVT继发于肝硬化或肝癌，婴幼儿PVT多继发于先天性门静脉闭锁、脐静脉脓毒血症、阑尾炎等。根据起病急缓，PVT分为：①急性：较少见。最常见病因为腹腔感染和全身炎症反应综合征，少见病因为腹部手术与创伤、骨髓增生异常综合征及炎症性肠病等。②慢性：较常见。最常见原因是肝硬化门静脉高压及恶性肿瘤，其次为先天性静脉畸形（如门静脉海绵样变）及遗传性凝血功能障碍（如JAK2基因突变、蛋白S和抗凝血酶缺陷）。在PVT的危险因素中，局部因素如局部感染灶、门静脉系统损伤、腹腔肿瘤和肝硬化，占40%。不同原因所致PVT的机制不同，主要与血管内皮细胞损伤或畸形、血流缓慢及血液高凝状态等因素有关。此外，

性别、肝硬化程度、酒精因素参与发病。

临床表现 根据门静脉阻塞程度及部位不同，PVT分为4级。①Ⅰ级：门静脉主干阻塞程度<50%，不伴肠系膜上静脉、肠系膜下静脉、脾静脉血栓。多数患者无或仅有轻微的非特异性症状。②Ⅱ级：门静脉主干阻塞程度>50%，不伴或伴微小肠系膜上静脉、肠系膜下静脉、脾静脉血栓。多数患者表现为门静脉高压。③Ⅲ级：门静脉主干完全闭塞，伴肠系膜远端血栓形成。④Ⅳ级：门静脉主干完全闭塞，伴肠系膜上静脉、肠系膜下静脉或脾静脉血栓。肠系膜静脉血栓形成无特征性表现，腹痛是最早出现的症状。多为局限性，间歇性绞痛，50%的患者有消化道症状。脾静脉血栓形成表现为脾迅速增大，脾区痛或发热。

多数急性PVT患者无肝硬化基础，主要特征是急性腹痛伴全身炎症反应综合征，腹痛特点为症状与体征不相符。脾常迅速肿大，急性门静脉高压导致难以控制的复发性消化道出血和腹水，严重者出现肠坏死，肠坏死患者的病死率高达60%。慢性PVT常表现为门静脉高压，少数患者有不规则发热，也可无症状。

诊断与鉴别诊断 PVT的早期诊断困难。肝硬化门静脉高压和（或）脾切除术后患者出现不明原因的腹痛、难以控制的上消化道出血或腹水，或短期内脾大，应警惕并发PVT。彩色多普勒超声、增强CT扫描、磁共振血管造影术及门静脉直接或间接造影术可确诊。磁共振血管造影术对评估门静脉系统病变有较高的敏感性和特异性。

此病需与急性肠梗阻、急性

胰腺炎、急性无石性胆囊炎、原发性腹膜炎等鉴别。

治疗 抗凝是主要治疗措施。急性PVT早期，静脉肝素抗凝可使80%以上患者的阻塞静脉完全或广泛性再通。为防止血凝块播散，长期预防肝外门静脉高压，推荐至少口服抗凝药物治疗半年。急性期PVT可局部或全身用尿激酶溶栓。因抗凝及溶栓易使肝硬化患者并发脑出血、消化道出血，治疗时应特别慎重。对于血栓形成时间短的急性PVT患者，若可耐受手术，应尽早手术取栓。慢性门静脉高压并发症的治疗见门静脉高压。肠系膜血栓形成伴肠坏死者需行肠切除术，术后需持续抗凝治疗，以预防血栓再形成。

预后 取决于病因、临床分级及有无难以控制的门静脉高压并发症。凝血酶原时间及Child-Pugh分级可作为预测PVT患者生存期的指标。

（丁惠国）

ménjìngmàiyán

门静脉炎（pylephlebitis） 门静脉主干及其分支的化脓性炎症。是临床少见的腹腔内感染。

病因及发病机制 凡门静脉分支引流的器官有化脓性病灶者均可引起此病，最常见疾病是阑尾炎、阑尾脓肿、腹腔内脓肿、化脓性胆管炎等腹腔器官感染性疾病。婴儿门静脉炎的病因以脐静脉感染为主，青壮年以阑尾炎及阑尾脓肿最多见，老年人以不同原因的胆道梗阻和恶性肿瘤等继发感染为主要病因。病原菌主要为革兰阴性菌，以大肠埃希菌居多，亦有厌氧菌感染。

原发病灶中的感染血栓沿静脉血回流至门静脉，侵及门静脉系统，并引起门静脉化脓性炎症、多发性肝脓肿等病理改变。化脓

性门静脉炎可导致门静脉血栓形成和门静脉高压，病变可沿门静脉分支直接蔓延，或由细菌栓子进入肝脏，形成大小不等的肝脓肿，且可蔓延至肝包膜，引起肝包膜炎和肝周围炎，甚至肺炎、细菌性心包炎等。

临床表现 常缺乏特异性。主要表现为高热伴畏寒、寒战、皮肤巩膜黄染，右上腹持续性隐痛，阵发性加重。

诊断与鉴别诊断 根据三大症状：①原发疾病的症状。②脓毒血症症状，如弛张高热、畏寒。③肝脏表现，如黄疸、肝区疼痛、肝大及压痛等，排除其他感染，结合外周血白细胞计数增多及彩色多普勒超声、CT 及磁共振成像等影像学检查可确诊。

疾病早期仅有脓毒血症而无肝脏相关临床表现者，应与细菌性心内膜炎、骨髓炎、乳突炎所致门静脉性脓毒血症等鉴别。出现典型临床表现者，需与肝胆系炎症如阿米巴肝脓肿、胆囊炎、胆囊积脓、膈下脓肿等鉴别。

治疗 一旦确诊应及时处理原发病灶，可行原发感染灶切除或脓肿引流术，若肝内门静脉积脓和肝脓肿可行经皮肝穿刺引流。同时，应积极使用抗生素，其应用原则为尽早、足量、联合，以迅速控制炎症。抗生素需静脉给药，以尽快提高血液中药物的有效浓度。可选用第三代或第二代头孢菌素类药物或氨基糖苷类药物联合新型半合成青霉素，青霉素过敏者可用喹诺酮类药物。此外应加强全身支持治疗。

预后 在早期诊断的基础上，及时、有效地处理局部病灶和全身抗生素治疗后，多数患者预后良好。对栓塞性门静脉炎，治疗后阻塞门静脉可再通，或形成跨

门静脉阻塞部位扩张的侧支循环，引流血液至肝门，在门静脉内外形成多条网状静脉管道，继发门静脉海绵样变。少数病例可继发慢性门静脉炎，导致血栓形成和钙化。

（丁惠国）

xiāntiānxìng gānxuèguǎn jīxíng
先天性肝血管畸形 （congenital hepatic vascular malformation）

先天性肝血管发育异常所致畸形。包括先天性肝外门-腔分流、先天性门静脉闭锁和先天性门静脉狭窄。

先天性肝外门-腔分流 门静脉与腔静脉间异常吻合，无门静脉血流向肝脏灌注的先天性门静脉畸形。Morgan 等将此病分 2 型：Ⅰ 型指肝脏完全无门静脉血流灌注（如门静脉缺失，胃肠静脉血完全向腔静脉分流），Ⅰ 型又分Ⅰa 和 Ⅰb 2 个亚型，Ⅰa 型指肠系膜上静脉与脾静脉无汇合，Ⅰb 型指肠系膜上静脉与脾静脉汇合；Ⅱ 型指门静脉血有部分向肝脏灌注。Howard 等根据先天性门静脉血流离肝分流的方式将此病分 2 型：Ⅰ 型为端-侧型分流，Ⅱ 型为侧-侧型分流。

病因及发病机制 门静脉系统起源于妊娠 4～10 周胚胎外的卵黄静脉和脐静脉，分别引流卵黄囊和胎盘的静脉血。胚胎期门静脉在卵黄囊前表面呈一对血管，最后汇入原始静脉窦，2 条静脉之间在胚胎 4 周时形成了 3 个交通支。因此，容量造成门静脉解剖上的异常通道。下腔静脉的胚胎发育也非常复杂，起源于数个静脉通道。肝段下腔静脉来源于窦静脉的右末端和左右卵黄静脉之间的吻合部分，左脐静脉血通过导管静脉到达该吻合处，因而脐静脉和携带氧和胎盘血的下腔

静脉有直接交通，导致静脉在肝脏脐静脉隐窝处起源于脐静脉开口对面，通过左肝静脉引流至下腔静脉，正常情况下胎儿出生后第 15～20 天导管静脉完全闭合，但也有在成人和儿童时期导管静脉持续交通的报道。腔静脉发育的复杂性及其与卵黄静脉发育的密切关系可以解释先天性肝外门静脉与体静脉之间的异常吻合。

临床表现 Ⅰ 型多发生于女性，主要表现为肠系膜上静脉与肝下下腔静脉或左肾静脉的交通，常合并其他器官的先天性畸形（如心脏畸形、胆道闭锁、腹腔器官转位和多脾）、肝脏结节样增生和肿瘤。Ⅱ 型好发于男性，一般为门静脉的单一畸形，表现为胃肠道静脉血通过异常的侧-侧吻合支向腔静脉分流。两种类型患者早期均无肝硬化及肝性脑病表现，晚期均可出现肝性脑病。

诊断 依靠临床表现诊断困难，腹部 CT、磁共振成像及腹部血管的超声多普勒可辅助诊断，确诊主要依靠血管造影检查，表现为门静脉主干及其分支闭塞或变细，并可见迂曲扩张的肝外门-腔静脉分流道。经直肠门静脉放射性核素检查被认为是一种较好的定量、无创检测方法。

治疗 应根据畸形类型及患者情况决定。伴严重肝脏疾病（如肝脏恶性肿瘤、胆道闭锁或肝脏发育不全等）的 Ⅰ 型患者必须行肝移植治疗。外科结扎术对 Ⅱ 型患者肝性脑病及其他并发症效果良好。可用经皮肝穿刺通过注入无水乙醇、金属线圈、球囊闭合静脉等封闭分流道，或脾动脉栓塞术等介入手段治疗脾功能亢进。

预后 及时行肝移植治疗者生存期可明显延长。

先天性门静脉闭锁和先天性门静脉狭窄 出生后脐静脉和静脉导管闭锁过程延及门静脉主干及其属支，致门静脉管腔缺失、狭窄甚至闭锁。罕见，因缺乏对此病认识，常致误诊。

先天性门静脉闭锁者闭合处呈纤维索条状，其远端扩张，病情较重，常可致命，部分患者因出现门静脉血经侧支回流及门静脉闭锁后的再开通维持生命。先天性门静脉狭窄者常伴小静脉硬化，并可致窦前性门静脉高压，表现为食管胃静脉曲张、脾大、腹水等。常于儿童或青少年期出现反复的上消化道出血，肝脏大小可正常，无慢性肝病体征，肝功能检查亦无明显改变。门静脉管壁增厚变硬，肝门处可见蛛网样毛细血管网，称为海绵样血管瘤，是门静脉闭锁后的再开通。

诊断主要依靠血管造影检查，可见门静脉局限性狭窄，多位于门静脉近端，狭窄程度不等，边缘光整，远侧段及脾静脉显著扩张、迂曲。

需与肝硬化所致门静脉高压鉴别，后者可有腹壁静脉曲张及慢性肝病体征，B超示肝脏形态异常。

此病一经诊断应及时手术治疗。

（丁惠国）

xiāntiānxìng ménjìngmài jīxíng

先天性门静脉畸形（congenital portal vein malformation）

先天性门静脉发育异常所致畸形。其中有先天性门静脉缺失或发育不良伴心血管、头颅畸形者又称阿伯内西综合征（Abernethy syndrome），临床罕见。

此病分为：①先天性门静脉狭窄：可位于门静脉的任何部位，多发生在门静脉主干，是引起儿童肝前型门静脉高压的重要原因。出生后发生的门静脉狭窄可能与出生后早期循环状态改变有关，出生前门静脉狭窄的机制尚不明确。肝脏血供75%来自门静脉，若门静脉某支段狭窄或闭塞，必然引起该支段肝脏供血障碍，从而影响肝脏发育及出现肝功能异常。②肝内门-体静脉分流：包括门静脉-肝静脉瘘和门静脉-下腔静脉瘘。肝内门静脉-肝静脉分流罕见，多为肝脏边缘处的小静脉瘘，可多发，少数为呈管状或动脉瘤样的较大瘘。门静脉-下腔静脉分流多为管状的大瘘，常伴发脑病。肝静脉畸形常伴多发畸形，以消化道、心脏、颅脑和四肢畸形多见。

彩色多普勒超声是首选的诊断方法，可确定门静脉血管畸形的类型、发生部位，提供血流动力学改变的信息。

此病罕见，临床诊断和治疗均缺乏经验，远期转归亦不清楚。

（丁惠国）

gānjiéhé

肝结核（tuberculosis of liver）

结核分枝杆菌感染肝脏所致传染病。又称原发性肝结核。

发病机制 结核杆菌侵入肝脏的途径有：①肝动脉：是引起肝结核的主要途径，肺结核病灶或身体任何部位的活动性结核病灶中病原菌通过血行播散，经肝动脉进入肝脏。②门静脉：消化系统的结核病，如肠结核或肠系膜淋巴结结核病灶中的结核杆菌通过门静脉侵入肝脏。③淋巴系统：肝内淋巴管直接与腹腔淋巴丛、腹膜后淋巴结相通，故腹腔内的结核杆菌可经淋巴系统侵入肝脏。④直接蔓延：肝脏邻近器官组织的结核病灶可直接侵及肝脏。结核杆菌侵入肝脏后，仅在侵入菌量较大、机体免疫功能降低或肝损伤时，才可能临床发病。

病理 ①粟粒型：最常见，是全身性结核血行播散的一部分，肝脏表面呈灰白或黄色，由类上皮细胞、朗汉斯巨细胞和淋巴细胞围绕干酪样坏死灶构成。②结核瘤型：由较小的粟粒结节融合而成的孤立性或增生性结核结节，中央干酪样坏死、液化，可形成脓肿。脓肿呈蜂窝样或为单发性巨大脓肿，脓液稀薄或呈血性，其中有白色干酪样坏死物。③肝内胆管型（结核性胆管炎）：极少见，源于干酪样结核病灶或结核脓肿溃破入胆道，病变局限于肝内胆管及其周围的肝实质，肝外胆管较少受累。

临床表现 因结核病变的性质、侵及范围和程度及有无并发症等而异。多数起病缓慢。常有发热、食欲缺乏、消瘦、贫血等。发热最常见，热型为弛张热、午后低热、不规则热。可伴腹痛，多表现为右上腹或肝区隐痛、胀痛。可有轻、中度黄疸，右上腹压痛、肝区叩击痛、不同程度的肝大或肝肿块。可合并腹水。极少数病例无症状。

诊断与鉴别诊断 临床表现缺乏特异性，诊断困难。影像学检查发现肝脏占位性病变或钙化灶，并有以下表现者，应高度怀疑此病。①长期不明原因发热。②右上腹部隐痛、肝大或右肋弓下触及包块，肝功能异常。③轻、中度贫血，红细胞沉降率加快。④结核菌素试验阳性。⑤有结核病病史或肺或肺外其他器官有结核病灶。

此病应与肝炎、肝脓肿、肝癌，以及肝包虫病、伤寒、疟疾、布鲁菌病等感染性疾病鉴别。

治疗 ①支持治疗：补充营

养，保护肝功能。②抗结核治疗：丙氨酸转氨酶水平升高是其适应证。③手术治疗：适用于孤立的结核结节，结核瘤较大；结核性干酪样脓肿较大、壁厚，药物治疗效果不好；不能排除肝癌的肝占位性病变；病灶或肿大的肝门淋巴结压迫胆管并发黄疸。

预后 早期诊断，并经及时抗结核治疗后，大多数肝结核可治愈。黄疸提示肝损害严重，预后不良。结核性肝脓肿治疗难度大，尤其是脓肿破溃者，预后不佳。

（丁惠国）

gānnángzhǒng

肝囊肿（hepatic cyst） 发生于胆系的肝脏囊泡状疾病。世界 4.5%~7.0% 的人口有肝囊肿，仅 5% 需要治疗。常多发，多见于女性。

肝囊肿分为：①潴留性肝囊肿：常单发，可源于炎症、水肿、瘢痕或结石阻塞引起肝内小胆管分泌增多或胆汁潴留，也可是肝钝性挫伤后的血肿或组织坏死液化形成的囊腔，囊内充满血液或胆汁，包膜为纤维组织，为单发性假性囊肿。②先天性肝囊肿：常多发，可能源于胚胎肝内胆管和淋巴管发育障碍或胎儿期胆管炎，使肝内小胆管闭塞，近端胆管呈囊性扩大及肝内胆管变性使胆管局部增生阻塞。囊肿壁由上皮细胞组成，囊液多无色透明，囊内出血时囊液呈棕色。囊外的胆管和肝实质均正常，常合并多囊肾。

囊肿直径较小者多无症状。随囊肿直径增加，可能会出现上腹不适、胀痛、腹部包块、肝大。合并感染者出现发热、疼痛等。巨大肝囊肿压迫肝门可出现黄疸。

患者血清乙型和丙型肝炎病毒标志物及甲胎蛋白多阴性。超声显像病灶呈类圆形液性占位，其后回声增强。CT 显示病变为水样密度占位，注射造影剂后无强化。

此病应与以下疾病鉴别：①肝包虫病：患者常有牧区居住史，包虫皮试阳性，超声显像和 CT 可见母囊。②先天性肝内胆管囊性扩张、胆总管囊肿：常有发热、黄疸等胆道感染表现，囊肿与胆管相通，经内镜逆行性胆胰管造影术可确诊。③肝囊腺癌：其囊壁厚度不均匀，彩色多普勒超声和 CT 显示囊内有乳突状突起和纤维间隔。

若肝囊肿较小，患者无症状，只需定期随访。若囊肿体积较大、症状明显或肝功能受损，可适当治疗。对直径较小、与胆管不相通者，可用超声引导下经皮囊肿穿刺抽液并注射硬化剂治疗。对直径较大、患者症状严重或引起肝功能损害者，可用囊肿开窗引流术治疗。若囊液清而无胆汁，可用此法将囊液引流至腹腔，由腹膜吸收。对与胆管相通者，在封闭胆管开口不成功时，可行囊肿内引流术或囊肿切除术。若病变局限于肝一叶，可考虑做肝叶切除。年老体弱或重要器官功能不全者不宜手术治疗。

肝囊肿为良性病变，患者预后较好。有严重并发症者预后差。

（鲁凤民）

duōnánggānbìng

多囊肝病（polycystic liver disease） 多发囊肿散在于正常肝组织。常伴多囊肾。好发于女性。

确切病因及发病机制尚不清楚。常染色体显性遗传性多囊肝病与 PRKCSH 基因及 SEC63 基因连锁。

早期多无症状及体征，晚期因囊肿占位效应引起腹胀、餐后饱胀、恶心、呕吐、呼吸困难、生活受限等。少数患者可发生囊肿破裂、感染及内出血等并发症，主要表现为急性腹痛、发热及休克等。

家族史阳性的多囊肝病诊断：2000 年 Reynolds 提出家族史符合常染色体显性遗传特征肝囊肿的诊断及分类标准：①≤40 岁，肝脏出现 2 个囊肿或 >40 岁，肝脏至少出现 4 个囊肿，可诊断为常染色体显性遗传性多囊肝病。②>40 岁仍无肝囊肿者，可诊断为未受累者。③>40 岁，有 1~3 个肝囊肿或 ≤40 岁，无肝囊肿者，尚不能确定诊断。基因连锁分析可确诊。基因连锁分析诊断多囊肝病的敏感性及特异性均约 90%。

散发性多囊肝病诊断：对家族史阴性患者，肝囊肿数目 >5 个、囊肿体积占肝实质比例超过 50%，且排除多囊肾病，即可诊断为多囊肝病。

治疗见肝囊肿。无特效治疗药物。患者日常生活严重受限或出现严重并发症，可行肝移植。多囊肝病的发生与表皮生长因子异常上调有关，表皮生长因子受体阻断剂可抑制囊肿发展，此类药物尚处于临床Ⅰ、Ⅱ期研究。

多囊肝病合并胆囊癌者预后差。

（鲁凤民）

gānxiàchuí

肝下垂（hepatoptosis） 除外病理性肝大的肝位置下移。又称肝下移。深吸气时肝脏下缘超出肋弓下 1cm、剑突下 3cm，肝上界相应降低，肝上下径正常，且肝脏质地柔软、表面光滑、无压痛较罕见。正常情况下肋弓下触不到肝下缘；腹壁松弛且偏瘦者的肝下缘不超出肋弓下 1cm、剑突下 3cm；体型瘦长者的肝脏下缘可达剑突根部下 5cm，但不超出剑突根部至脐距离的中上 1/3 交界处。

病因及发病机制 此病与各种悬肝韧带、腹壁及肠道的支撑作用减弱及局部因素牵拉或致膈肌下降有关。肝下垂分为先天性和获得性。前者多与冠状韧带或悬韧带的缺失、软弱有关。获得性肝下垂多与营养因素等造成肝脏支撑组织病变有关，如悬肝韧带松弛、延长，腹肌张力减弱，腹内压降低及肠下垂致肝脏失去肠道的支撑等；肺气肿、右侧大量胸腔积液及肺癌等导致的膈肌下降也可促使肝下垂；邻近器官肿瘤与肝脏粘连，肿瘤增大牵拉肝脏使之位置下移；高强度的工作、锻炼等亦可诱发肝下垂；胆囊疾病也可引起肝下垂。

临床表现 无特异性，多于查体或偶然触及右上腹包块时发现。症状一般较轻，重症者少见。轻者无明显不适，重者可出现压迫或牵拉症状，如消化不良、厌食、呕吐等。剧烈咳嗽突然引起肝下垂时，患者可感觉到身体右侧撕裂及扭转，有剧烈的腹部或胸部疼痛，呼吸困难、恶心、腹部饱满、易引起晕厥。触诊肝脏下缘超出肋弓下 1cm、剑突下 3cm，肝质地柔软，边缘锐利、光滑，无压痛；叩诊肝上界下移，肝上下径正常。

诊断与鉴别诊断 先天性肝下垂患者多无明显症状，易漏诊，细致查体和腹部影像学检查有助于诊断。对获得性肝下垂，需结合病史、临床表现及腹部影像学检查综合考虑。腹部 X 线检查有助于了解肝脏的大小和右侧膈穹隆部及肝上界的情况，右下肺阴影会影响对肝上界的观察；腹部超声可探测肝上下界的位置及肝脏厚度、活动度。

此病需与各种原因造成的病理性肝肿大鉴别，如急性病毒性肝炎、肝淤血、胆汁淤积、肝脓肿、肝癌及血液病浸润肝脏等。

治疗 肝质地较脆，故应预防外力对下垂肝的损伤。①保守治疗：包括营养支持、电疗、绷带固定等方法。对营养不良所致轻症肝下垂，可用营养支持治疗。电疗可增加腹壁肌肉张力。绷带固定使患者感到不舒服，难以推广。②手术治疗：旨在尽量恢复肝位置，避免肝下垂造成损伤或引起其他器官的压迫症状。部分肝下垂的手术治疗包括肝叶切除术、部分肝脏固定术和胆囊切除术。完全肝下垂可用完全肝脏固定术治疗，如将肝脏悬吊于右侧肋软骨或将腹膜缝合在肝前面，或通过在肝表面划痕，促使肝与膈膜粘连，起到固定肝的作用。Depage 方法，即腹壁部分切除术也被用于治疗肝下垂。或将部分腹横肌固定于后腹壁，给肝建造一个新空间的方法恢复肝位置。

（南月敏）

gān jiéjiéxìng zàishēngxìng zēngshēng

肝结节性再生性增生（nodular regenerative hyperplasia，NRH）

以肝实质弥漫性直径<3cm 的再生小结节为特征，无或仅有轻微肝纤维化的慢性非硬化性肝病。

NRH 病因及发病机制不清楚。与全身系统性疾病有关，如系统性红斑狼疮、类风湿关节炎、干燥综合征、Felty 综合征、结节性多动脉炎、进行性系统性硬化、抗磷脂综合征等自身免疫性疾病，特发性血小板减少性紫癜、真性红细胞增多症、巨球蛋白血症、骨髓纤维化、浆细胞疾病、白血病、淋巴瘤等血液系统疾病。也见于有糖皮质激素、免疫抑制剂、细胞毒药物等用药史者；或有门静脉发育不全、先天性心脏病等遗传学异常者。组织病理学特征为肝实质内肝细胞结节形成，伴轻微纤维化。

临床主要表现为门静脉高压，腹胀、腹痛、消化道出血，肝单发或多发占位，以及并发的免疫和血液系统表现，如发热、皮疹、关节炎、雷诺现象、蛋白尿、肝脾大、淋巴结肿大。

若患者门静脉高压症状与肝功能损害程度不平行，缺乏肝硬化病因，考虑存在非肝硬化性门静脉高压，可能的疾病有 NRH、特发性门静脉高压、肝部分结节样转化或肝再生性大结节等；若患者伴免疫、血液、炎症性肠病等系统性疾病，或曾服用糖皮质激素、免疫抑制剂、细胞毒药物，可能为 NRH。肝穿刺活组织检查难以确诊 NRH，主要依靠手术病理活组织检查。

NRH 合并全身系统性疾病者，需治疗全身系统性疾病。NRH 可能为肝细胞癌癌前病变，需积极治疗。门静脉高压、肝脏占位性病变等需手术治疗。手术对于 NRH 门静脉高压的疗效确切，术式为脾切除+断流或分流+肝活检术。若 NRH 进展至终末期肝病，出现肝衰竭，需肝移植。

NRH 预后取决于门静脉高压的严重程度、诊治疗效及合并的系统性疾病的严重程度；若系统性疾病得以控制，NRH 预后比肝硬化好。表现为肝占位而无门静脉高压的 NRH 患者的预后较好。

（鲁凤民）

gānzhŏngliú

肝肿瘤（liver tumor） 发生在肝和肝内胆管的占位性疾病。主要是肿瘤性疾病，也包括肿瘤样疾病。临床常见的肝肿瘤有原发性肝癌（主要为肝细胞癌）、继发性肝癌、肝母细胞瘤、肝血管肉瘤、肝血管瘤、肝细胞腺瘤、肝局灶性结节性增生和炎性假瘤等。2010年世界卫生组织确定肝和肝内胆管肿瘤的组织学分类（表）。

肝肿瘤的种类繁多、性质不同，各种肿瘤的诊断方法迥异。肿瘤标志物检测、影像学及病理学等检查是肝肿瘤的主要诊断方法。

常用肿瘤标志物是甲胎蛋白、癌胚抗原、糖类抗原（主要为CA19-9）、γ谷氨酰转肽酶同工酶、异常凝血酶原、甲胎蛋白异质体L3、α-L-岩藻糖苷酶等。高尔基体蛋白73和磷脂酰肌醇蛋白聚糖3有望成为新的肝肿瘤标志物。

常用影像学检查：①彩色多普勒超声显像：可确定肝脏内肿瘤病灶（>1cm）的性质（液性、实质性、良性、恶性），明确肿瘤位置及其与重要血管的关系，了解肝脏内肿瘤的播散和浸润情况，尚可引导穿刺活组织检查和介入治疗。②CT：可明确肝脏内病灶的部位、数目、大小、病灶与血管的关系，提示病变性质，了解肝脏周围组织受累情况；增强扫描可用于鉴别诊断和放射治疗定位。③磁共振成像：有助于肝脏肿瘤病变的鉴别，显示肝内外胆管和血管，可获得三维图像，对软组织分辨率高。④血管造影：可明确肝脏肿瘤病灶（<2cm）的大小、数目、范围及播散情况，还可用于肿瘤栓塞治疗。⑤放射性核素显像：有助于直径>3cm的肝恶性肿瘤与血管瘤的鉴别。

病理学检查是肝肿瘤诊断的金标准。标本的取材部位和大小直接影响诊断结果，尤其是肝穿

表 肝和肝内胆管肿瘤的世界卫生组织分类

分类	疾病
肝细胞性上皮性肿瘤	
良性	肝细胞腺瘤
	局灶性结节性增生
恶性相关和癌前病变	大细胞改变
	小细胞改变
	异型增生结节低级别，高级别
恶性	肝细胞癌
	纤维板层型肝细胞癌
	上皮型肝母细胞瘤
	未分化癌
胆管性上皮性肿瘤	
良性	胆管腺瘤
	小囊性腺瘤
	胆管腺纤维瘤
癌前病变	三级胆管上皮内瘤
	胆管内乳头状瘤伴低中级别上皮内瘤形成
	胆管内乳头状瘤伴高级别上皮内瘤形成
	黏蛋白囊性瘤伴低中级别上皮内瘤形成
	黏蛋白囊性瘤伴高级别上皮内瘤形成
恶性	肝内胆管癌
	浸润癌相关的胆管内乳头状瘤
	浸润癌相关的黏蛋白囊性瘤
混合性或来源未明的恶性肿瘤	钙化巢状上皮基质瘤
	癌肉瘤
	混合性肝细胞-胆管细胞性肝癌
	混合性上皮-间叶性肝母细胞瘤
	恶性横纹肌样瘤
间叶性肿瘤	
良性	血管平滑肌脂肪瘤
	海绵状血管瘤
	婴儿型血管瘤
	炎性假瘤
	淋巴管瘤
	淋巴管瘤病
	间叶性错构瘤
	孤立性纤维性肿瘤
恶性	血管肉瘤
	胚胎性肉瘤（未分化肉瘤）
	上皮样血管内皮瘤
	卡波西肉瘤
	平滑肌肉瘤
	横纹肌肉瘤
	滑膜肉瘤
生殖细胞肿瘤	畸胎瘤
	卵黄囊瘤（内胚窦瘤）
淋巴瘤	
继发性肿瘤	

刺取活组织标本。在常规病理组织学检查的基础上，免疫组织化学染色对于肝肿瘤的诊断和鉴别诊断有重要参考价值，已成为肿瘤组织学诊断必不可少的常规技术。

（叶胜龙）

gān liángxìng zhǒngliú
肝良性肿瘤 （benign tumor of the liver）

较恶性肿瘤少见，占肝脏肿瘤的 10% ~ 14%，有些类型甚罕见。患者多无明显症状，常在影像学检查时意外发现。依据详尽的病史资料和特征性的影像学表现或肝穿刺活组织检查结果，大部分肝良性肿瘤可确诊；部分病例属手术标本病理检查诊断。大多预后良好。依据组织学分类见肝肿瘤，肝良性肿瘤主要包括肝血管瘤、局灶性结节性增生、炎性假瘤、淋巴管瘤、平滑肌瘤、脂肪瘤、错构瘤、畸胎瘤、囊腺瘤及肝细胞腺瘤等，以肝血管瘤最常见。

肝局灶性结节性增生 增生的肝实质构成的良性疾病。曾称局灶性肝硬化、局灶性结节性转化。肝局灶性结节性增生（focal nodular hyperplasia，FNH）可发生于任何年龄，多见于中青年女性，包括妊娠期妇女。

病因及发病机制尚不清楚。一般认为肝动脉畸形使局部肝组织血流过度灌注，继发局部肝细胞的反应性增生，导致 FNH。也有学者提出 FNH 可能与类固醇药物刺激肝细胞增生有关。

病理学特征为增生的肝细胞形成结节，星状瘢痕分隔增生结节。星状瘢痕由增生的纤维组织、薄壁小静脉、厚壁肝动脉、增生小胆管等组成。常为单个结节，无包膜而与正常肝组织分界清楚，略呈棕黄或灰白色，质较硬，中央灰白色星芒状瘢痕将结节分割成皱纹状或不规则的小叶，周围有细小放射线分隔。

多数患者无明显症状，少数患者偶有上腹部疼痛。极少数患者可有肝炎病史。

诊断依据：肝功能正常，甲胎蛋白阴性。彩色多普勒超声显示粗大高流量中央性动脉血管，无门静脉伴随。CT 平扫显示病变呈相对低密度影，增强扫描显示早期病变为高密度影，病变部位有中央性放射状瘢痕。磁共振成像表现为 T1 加权像等信号，T2 加权像的信号略高、中央瘢痕为高信号。若肝细胞排列紊乱、严重脂肪变性、纤维瘢痕短而细、边界不清，FNH 需与高分化肝细胞癌及纤维板层型肝癌鉴别。

首选手术切除或肝动脉结扎栓塞治疗。若肿瘤体积较小、患者无症状，可定期随访，无需治疗。无恶变倾向，预后良好。

肝炎性假瘤 以肝局部非肝实质细胞炎性增生形成瘤样结节为主要病理特征的良性疾病。又称炎性肌成纤维细胞瘤。此病少见，多发生于男性。

病因及发病机制尚不清楚。炎性假瘤可能是肝组织受到某种致病因子损害（免疫变态反应或病毒感染）后发生的一种炎性增生性改变，也可能与肝血管病变引起肝组织梗死后有关。

多为孤立结节，质地较硬，无纤维包膜，边界清楚。病变组织内含有坏死肝组织、增生胶原纤维条带或团块、各种炎症细胞（浆细胞、成纤维细胞、组织细胞、粒细胞及淋巴细胞）及寄生虫感染的虫卵、虫体等，炎症细胞与坏死肝组织或增生胶原纤维同时出现在病灶内。

无典型的临床和实验室诊断依据。个别患者有 2 型糖尿病。腹部症状不明确或主要以右上腹痛为主，少数患者可表现为间断性低热、体重下降、疲劳感，外周血白细胞计数增高、贫血或红细胞沉降率加快。肝功能正常或轻度异常。甲胎蛋白阴性。彩色多普勒超声显示病变边界清晰、内部有不均匀的相对低回声光团。CT 平扫显示病变呈低密度影，动脉期强化不明显，门静脉期仍呈低密度影。

手术切除疗效好。偶有自行消退或切除术后复发者。对无切除条件而诊断明确者，可用大剂量抗生素和（或）糖皮质激素治疗。

肝淋巴管瘤 淋巴系统的先天性畸形或局部淋巴管梗阻所致的良性疾病。多发生于颈部和腋窝，肝原发淋巴管瘤罕见。缺少典型的病理形态学特征，瘤体多呈海绵状或囊状，囊内充满乳糜状液体，光学显微镜下囊液中可见淋巴细胞，偶见红细胞，囊壁由网状淋巴管组成，腔内衬以扁平上皮细胞，基质多为黏液样结缔组织。此病缺少特异性临床表现，肿瘤生长过大可引起上腹不适或肝区疼痛，肝大。彩色多普勒超声显像及 CT 扫描显示肝脏囊性占位，病变可有分隔。确诊有赖于肝穿刺活组织检查，但是需警惕误穿肝包虫囊肿时造成感染扩散。应与转移性肝癌伴液化坏死及肝包虫病（棘球蚴病）囊肿鉴别。此病无恶变趋势，若临床症状明显，可手术切除肿瘤。

肝平滑肌瘤 一种罕见的、病因不清楚的良性肿瘤。多在中年后发病，瘤体生长缓慢。肿块大小不一，可呈结节状或巨块状，包膜完整，与正常肝组织分界清晰，表面光滑富有弹性，切面呈黄白色。光学显微镜下可见交错成群的纺锤样细胞，间质血管丰富，胶原组织分布较广泛。肿瘤较大者有腹痛、发热、全身不适等临床表现。彩色多普勒超声显示肿块为类似于肝癌的低回声占位，但无癌栓和子灶。CT显示病变有类似于肝血管瘤的增强表现，但无局限性持续增强。磁共振成像显示T2加权像大片低信号伴中央不规则高信号。术前不易确诊，宜手术切除，预后良好。

肝脂肪瘤 多发生于40岁以上中老年人，多见于肥胖女性。肿瘤大小不一，质地软，多位于肝右叶。包膜完整，切面呈黄色，偶有钙化，部分肿瘤带蒂。肿瘤由脂肪组织组成，被纤维组织分隔成叶状，周围有完整的薄层纤维组织包膜。患者多无症状或仅有右上腹轻微不适，常伴糖尿病、高血压、冠心病。肝功能正常，甲胎蛋白阴性。彩色多普勒超声显示肿瘤呈高回声，光点细小致密，内有血管通过，边缘锐利，略有分叶感，瘤体后部回声强度减低，远侧衰减明显。CT显示肿瘤呈液性低密度病灶。若肝脂肪瘤较大、患者有症状，需手术切除肿瘤。预后良好。

肝错构瘤 一种少见的先天性肝脏肿瘤样畸形。常见于婴幼儿，男性发病率高于女性。发病机制不清楚，可能源于肝胚胎发育畸形或继发性退行性改变，也可能是肝组织对缺血性损伤的反应性改变。多为单发大结节，常位于肝包膜下。肿瘤与正常肝组织分界清楚，无包膜。瘤体质地坚硬不平，切面呈棕灰色或暗红色，呈多囊状，囊内含有无色或黄色水样或胶样液体。肿瘤由含有多血管结构和充填有黏多糖的黏液瘤的结缔组织组成，胆管明显增生或扩张。病灶中可见数目不等的正常肝细胞，但无肝小叶结构。

病变早期患者常无症状，瘤体大者可有腹部膨隆、包块及肿瘤压迫邻近器官所致消化道梗阻、呼吸困难甚至心功能不全。体检可触及肿大的肝脏及随呼吸移动的包块，质地硬、无压痛。肝功能正常，甲胎蛋白阴性。彩色多普勒超声显示肿瘤为高回声光团，有晕圈，内含大小不等无回声区，部分囊壁内有不规则的乳头状突起。CT显示病变为边界清楚，呈多房性，壁较厚，瘤体内充满大小不等的低密度区。确诊有赖于手术切除标本的病理学检查或细针穿刺细胞学检查结果。此病有恶变可能，可能与未分化肉瘤有关。手术切除肿瘤后，患者预后良好。

肝畸胎瘤 残留于肝内的原始胚胎多能细胞增殖形成的良性肿瘤。绝大多数发生于婴幼儿。是一种罕见的肝脏良性肿瘤。肿瘤表面高低不平、软硬不一，多为单发，可长成巨大肿块，少数可恶变，分化不良者恶变可能性更大。一般含3层组织，外胚层含皮肤毛发、皮脂腺、牙齿和神经组织等，中胚层含骨、软骨和结缔组织，内胚层含消化道上皮和呼吸道上皮等。这些组织排列紊乱，不成比例。主要临床表现为上腹部包块及压迫邻近器官所产生的恶心、呕吐、便秘等症状。X线检查和CT扫描显示肿块钙化斑点和牙齿、骨骼样结构。手术切除为主要治疗方法。

肝囊腺瘤 是一种肿瘤性肝囊肿。罕见，主要发生于40岁以上的女性。发病机制不清楚。为单发大肿瘤，呈球形，由多个大小不等的薄壁包围的腔组成，腔内常含黏液。小腔内衬单层立方形或柱状上皮，形成多个息肉样或乳头样凸起。肿瘤生长缓慢，患者可有腹痛、食欲缺乏、恶心和腹部膨隆等表现。胆汁淤积、囊内出血、感染、囊肿破裂等并发症可为首发症状。肝功能多正常。彩色多普勒超声和CT扫描是主要的诊断方法。彩色多普勒超声显示肿块为单个无回声的球形或卵圆形区域，边界不规则，腔内可有间隔和乳头状凸起。CT扫描显示低密度区内有间隔，内壁上有结节，强化后密度增加。内镜逆行性胆胰管造影显示肝内胆管被肿瘤取代，肿瘤与胆管不交通。此病需与肝包虫病和单纯性肝囊肿鉴别。此病可恶变为囊腺癌，即使患者无症状，亦需完整切除肿瘤。部分患者可复发，复发后肿瘤可能恶变。

（叶胜龙）

gānxuèguǎnliú

肝血管瘤（liver hemangioma）肝内血管内皮细胞异常增生形成的良性血管肿瘤。是肝脏最常见的良性实体肿瘤，发生率为1%～7%，约占肝良性肿瘤的74%。根据纤维组织的多少和发病年龄，可有不同分型，以海绵状血管瘤最常见。通常所谓肝血管瘤即指肝海绵状血管瘤。可发生于任何年龄，以30～60岁居多，女性多见。婴儿型肝血管瘤又称血管内皮细胞瘤，大部分在1岁以内发病。

病因及发病机制 确切病因不清楚。多数学者认为肝血管瘤是一种先天性发育异常，可能与血管发育迷路和血管内皮生长因子基因表达异常有关。尚有学者认为肝血管瘤的发生与激素刺激有关，服用糖皮质激素、避孕药、妇女妊娠可使血管瘤的生长速度加快。肥大细胞贮积也可能与此病发生有关。

病理 肝血管瘤由蜂窝状薄壁血管腔构成，呈膨胀性生长，90%为单个，肝两叶发生率相近。表面呈分叶状，紫红或暗红色，质地软或有弹性感，有条索状纤维包膜包裹，与正常肝组织分界清楚。肿瘤呈海绵状或蜂窝状，由大小不等的血管腔隙组成，腔内覆盖单层扁平内皮细胞，血管腔之间为纤维性间隔，腔内可见新鲜或机化的血栓。偶见胆管或局灶性肝组织陷入其中。常可见大小不一的灰白色纤维硬化结节，偶伴钙化。末期退行性变可形成纤维瘢痕样"硬化性血管瘤"和（或）完全钙化。

临床表现 随着肿瘤的大小、部位、增长速度、患者的全身状况及肝实质受累程度不同而异。大多数患者无明显的症状和体征，仅在体检或其他疾病影像学检查时发现。肿瘤较大者可有右上腹持续隐痛和餐后饱胀等，源于肿瘤压迫邻近组织、肝包膜牵拉和肿瘤梗死。由于血栓形成，症状呈间歇性。因肿瘤自发破裂或瘤蒂扭转出现急腹症者少见。巨大血管瘤消耗大量血小板、凝血因子和纤维蛋白原，可致凝血机制异常，出现贫血和血小板减少，称为卡萨巴赫－梅里特综合征（Kasabach-Merrit syndrome）。晚期血管瘤侵犯整个肝脏，正常肝组织明显减少，引起肝功能损害，出现黄疸、腹水等。体检可触及肿大的肝脏，表面光滑，质地柔软，包块有囊性感，压之可回缩，有时可闻及血管杂音。极少数可因肿瘤破裂、瘤蒂扭转或血小板消耗继发出血而死亡。

诊断 患者多无肝病背景，肝硬化不明显，肝功能正常，甲胎蛋白常阴性。巨大肝血管瘤患者常有血红蛋白、白细胞和血小板减少。诊断主要依赖于影像学检查。

彩色多普勒超声检查 绝大多数病例由超声检查发现，诊断符合率达 95% 以上。超过 70% 的直径<3 cm 者表现为相对高回声结节，边界清楚，内有间隔，或表现为内部相对等回声或低回声，周边高回声，呈"花环征"。中等大小者表现为相对增强回声，边界清楚，内呈条索或网状结构，钙化灶可见高回声伴声影，病灶大而表浅者加压可有压缩改变。巨大肝血管瘤常伴实质不均质高回声光团，边界清楚。病灶中散在斑点状彩色血流，无动脉血流，阻力指数<0.5。

CT检查 动态 CT 检查的诊断符合率达 95% 以上。CT 平扫显示肿瘤呈边缘较清楚的低密度区，增强扫描显示造影剂由病灶外周向中心逐渐填充并滞留，延迟扫描显示瘤体呈等密度或高密度增强，伴纤维组织机化者瘤体中央呈低密度区。

磁共振成像检查 具诊断特异性，其确诊率高于 CT。平扫时，肿瘤在 T1 加权像呈边缘清楚的低信号，在质子加权表现为相对高于肝实质的信号，在 T2 加权像呈明显高信号，其强度与脑脊液相似，称"灯泡征"。增强扫描时，在动脉晚期小血管瘤可出现病灶强化并持续，较大病灶从瘤体边缘向中央扩散至强化。在延迟 T1 加权像肿瘤呈高于肝实质的高信号。

肝动脉造影 肝动脉造影为创伤性检查，一般不作为常规检查项目，诊断不明确或需行肝动脉介入治疗者可供选择。表现为造影剂早期充盈而排出缓慢（"早出晚归征"），无正常动脉和静脉影，其中央可因出血而呈透亮区，瘤体呈"C"形或环形，此为血管瘤的特征性表现。

治疗 取决于肿瘤大小、部位、生长速度和患者年龄及全身状况。若肿瘤体积小、患者无症状，定期超声检查随访，发现肿瘤生长较快或明显增大者，可考虑手术治疗。若肿瘤直径>5cm，且患者有明显症状，首选手术切除，特别对少数诊断不明确、不能排除恶性病变或肿瘤位于肝浅表部位、有症状或肿瘤巨大致患者丧失劳动力者。手术适应证：①位于大血管旁的肿瘤继续生长可能挤压血管而明显增加今后手术难度。②年轻患者，尤其是生育期女性的肝血管瘤容易继续生长，应手术治疗。③患者心理压力大，或自觉症状明显。④诊断不明确，不能排除其他性质的肿瘤。⑤在条件许可的情况下，其他上腹部手术同时行血管瘤切除或缝扎手术。年龄较大或伴重要器官疾病者，不宜手术治疗，应定期复查。

肝血管瘤切除术 最有效和最彻底的治疗方法。术中应防止发生难以控制的大出血。常温下肝门阻断切肝，所有血管均在直视下结扎切断。根据肿瘤的大小和部位确定切除范围。局限于肝段、肝叶的血管瘤行相应肝段、肝叶切除，病变占据整个肝叶或半个肝，健侧肝脏代偿良好者可行规则性切除。经腹腔镜肝切除可取得较好疗效。

肝血管瘤缝扎术 简单、创伤小、出血少、疗效好。适应证：①肿瘤较大，肝门阻断后瘤体可明显变软压缩。②肿瘤位于肝脏中央或肝门大血管旁，切除困难、手术危险性大。③多发病变的主瘤切除后，剩余较小瘤体的治疗。④年龄较大、体质较差，不宜行肝切除者。

肝动脉结扎或栓塞术　适用于无法手术切除的巨大或多发的肝血管瘤。随着介入放射学的发展，肝动脉插管栓塞术已逐渐取代肝动脉结扎术。平阳霉素加碘油是常用的栓塞剂，前者可破坏血管内皮细胞，后者可栓塞肝动脉。此外，尚有微球、明胶海绵和金属圈等栓塞剂。肝动脉栓塞术后，在瘤体缩小、机化后，部分肝血管瘤可二期切除。对切除困难、手术风险大的巨大肝血管瘤，肝动脉栓塞有可能造成胆管的永久性损伤。

肝血管瘤微波固化术　对无法手术切除的巨大血管瘤，术中微波固化治疗可使瘤体机化缩小，缓解患者的症状，降低因挤压致瘤体破裂出血的风险。微波固化治疗后，少数血管瘤可二期切除。此法对纤维组织较多、质地较硬、血窦较小的血管瘤的疗效较好，穿刺出血机会少。

肝血管瘤硬化剂注射术　对肿瘤直径<5cm或不愿接受手术治疗者，通常无需治疗，或行超声引导下肝穿刺血管瘤内硬化剂注射治疗。常用硬化剂为无水乙醇和鱼肝油酸钠。硬化剂可使血管内皮增生，瘤体机化萎缩。

放射治疗　可使血管瘤内皮细胞坏死、机化、管腔变窄、瘤体缩小。单纯放射治疗对血管瘤的疗效差，肝动脉结扎栓塞后再行放射治疗可提高疗效。

预后　绝大多数肝血管瘤生长缓慢，无恶变，预后良好。少数妊娠期或更年期妇女的肝血管瘤可在短期内明显增大，可能与机体雌激素水平变化有关。肝血管瘤自发性破裂罕见，一旦破裂

出血，抢救成功率较低。

（叶胜龙）

gānxìbāo xiànliú

肝细胞腺瘤（hepatocellular adenoma）　类似正常肝细胞组成的肝脏良性肿瘤。自20世纪60年代，随着生育期妇女口服避孕药，此病发病率明显增高。多发生于育龄期妇女，以30~40岁多见。

病因及发病机制　尚不完全清楚，长期口服避孕药可增加肝细胞腺瘤的风险。停用口服避孕药后，部分肝细胞腺瘤可消退，部分肿瘤继续增长。少数肝细胞腺瘤与服用雄激素或蛋白同化激素有关，也有部分与代谢性疾病有关，如糖原贮积症Ⅰ型和Ⅲ型等。

病理　肝细胞腺瘤发生于正常肝组织。多位于肝右叶表浅部位。多为单个结节，呈类圆形，质地较软，可有部分或不连续包膜，无纤维基质，边界清楚。切面呈灰白色，伴肝细胞脂肪变性时呈黄褐色斑块，有胆汁淤积时呈绿色，常可见出血坏死。细胞形态类似正常肝细胞，体积略大，胞质中有较多糖原或脂肪，呈空泡状，核质比正常，很少见核分裂象。有时肝细胞可出现轻度不典型增生、假腺管或腺泡样结构，但瘤组织内门管区和胆管缺如，常见散在分布的、管腔扩张的薄壁小静脉或小动脉分支。少数患者可发生恶性变，若肝细胞有明显异型性，应警惕可能同时存在肝细胞癌。

临床表现　部分患者无明显症状和体征，仅在体检时发现。常见有右上腹隐痛不适、腹胀、恶心、食欲减退、上腹部触及质硬光滑包块。瘤内出血者可有右上腹疼痛、发热及黄疸、右上腹肌紧张、压痛，白细胞及中性粒

细胞增多。肿瘤破裂腹腔出血者，可突发右上腹剧痛及腹膜刺激征，严重者可出现休克。

诊断与鉴别诊断　患者无肝炎和肝硬化背景。肝功能多正常，甲胎蛋白多为阴性。超声显像表现为低回声为主的混合型异质性肿块，常可见明显包膜，较大肝腺瘤伴出血或液化坏死者可显示不规则液性暗区。CT平扫显示肿瘤为低密度，增强扫描时病变部位呈密度不均匀增加，强化不明显，可因出血坏死而囊性变。肝动脉造影显示肿瘤缺乏门静脉，肝动脉经由肿瘤外周向瘤体内发出供血分支。^{99m}Tc扫描显示瘤组织摄取放射性核素减少，^{99m}Tc-吡哆醛-5-甲基色氨酸延迟扫描可呈放射性填充或增强阳性，但部分肝细胞癌亦可呈阳性。大多数肝细胞腺瘤病例缺乏特异征象，术前确诊困难，易被误诊为肝癌，确诊依赖术后病理学检查。

治疗　中断口服避孕药后肝细胞腺瘤可停止生长，偶可自行消退。因术前常难与肝癌鉴别，且有破裂出血和恶变危险，原则上应尽早手术切除治疗。术后一般不复发。手术方式视肿瘤大小、部位而异，可做局部、肝叶或半肝切除。肿瘤位于肝门或邻近较大血管及胆管不能切除者，可行肝动脉结扎或栓塞，以限制腺瘤生长或防止破裂出血。

（叶胜龙）

gān èxìng zhǒngliú

肝恶性肿瘤（malignant tumor of the liver）　临床上分为原发性和继发性。后者通称继发性肝癌。按组织来源不同，原发性肝恶性肿瘤可分为：①上皮组织来源的肿瘤，如原发性肝癌、肝母细胞瘤、囊腺癌等。②间叶组织来源的肿瘤，如血管肉瘤、胚胎性肉

瘤、上皮样血管内皮瘤、平滑肌肉瘤、横纹肌肉瘤、纤维肉瘤等。③造血组织来源的肿瘤，如淋巴瘤。④内分泌组织来源的肿瘤，如恶性神经内分泌肿瘤。⑤其他组织来源的恶性肿瘤。其中，原发性肝癌最常见，其他类型的恶性肿瘤均较少见或罕见。除肝母细胞瘤和肝血管肉瘤外，原发性肝恶性肿瘤还有下列种类。

肝上皮样血管内皮瘤　肝间叶组织来源的低度恶性肿瘤。60%～75%的患者为中青年女性。病因不明，少数患者有口服避孕药史和乙型或丙型肝炎病毒感染史。常为多发性结节，少数为单个结节。病灶直径为数毫米至数厘米，可累及全肝。肿瘤的切面呈灰白色，质地致密坚韧，伴钙化者呈沙砾状，病灶边缘有充血带。肿瘤细胞呈上皮样或树突状。胞质空泡状，类似细胞内管腔，腔内有单个红细胞，为此病的特征性病理学表现。肿瘤细胞 CD34 染色阳性。起病隐匿，生长缓慢，约 40% 的肿瘤在影像学检查时偶然被发现。常有腹痛、乏力、间歇性呕吐、体重下降、肝大。患者血清碱性磷酸酶升高。超声显示病变部位呈低密度影。CT 增强扫描显示肿瘤边缘强化。磁共振成像 T2 加权像显示肿瘤周边的水肿区域呈高信号，肿瘤中心的坏死或局部出血区域呈低信号。依据病理学检查结果即可诊断。早期手术切除者预后较好，多发性病灶常不能切除。肿瘤对放疗和化疗不敏感。

肝胚胎性肉瘤　又称肝未分化肉瘤、肝间叶细胞肉瘤、肝恶性间叶细胞瘤、肝原发性肉瘤、肝纤维黏液性肉瘤。主要发生于5～10岁儿童。病因不明。肿瘤较大，多位于肝右叶，边界较清楚，常有出血、坏死和囊性变。肿瘤组织主要由高度分化不良的间叶成分构成。肿瘤细胞多呈星形或梭形，富含黏多糖基质，邻近有变形肝细胞及胆管。可侵犯邻近器官或转移至肺。患儿常表现为右上腹包块和（或）上腹痛，可有消瘦、发热、恶心、呕吐，少数可发生肿瘤破裂，致血性腹水。血清甲胎蛋白阴性，部分患儿有肝功能异常、血清碱性磷酸酶水平增高。超声显示病变为实质性肿块，伴囊性小暗区。CT 显示病变为低密度的囊实性肿块，可有假包膜。肝动脉造影显示病变为少血管或无血管的肿块，难与间叶性错构瘤区别。确诊依赖于肝穿刺活组织检查或剖腹探查。多数肿瘤无法手术切除，放疗和化疗的效果亦不佳。预后差。中位生存期小于 1 年，常死于肝衰竭。

肝平滑肌肉瘤　源于肝内平滑肌细胞或多潜能间叶细胞的恶性肿瘤。多见于成年女性。病因不明，可发生于获得性免疫缺陷综合征及免疫抑制剂治疗者，少数伴丙型肝炎病毒相关肝硬化。发现时肿瘤体积常较大，多为单个结节，多位于肝右叶。此肿瘤呈高侵袭性生长，可转移至肺、腹膜、胰腺和胸膜等部位。临床表现为腹部包块及肝大，可伴肝区疼痛、体重减轻、盗汗、低热、疲乏或消瘦等类似肝脓肿的早期表现，晚期可出现腹水、下肢水肿和恶病质。CT 及磁共振成像显示肿瘤为巨大肌肉密度肿块，中央伴坏死灶，增强扫描显示病变呈环状强化。病理学检查和免疫组化染色是确诊的方法。此病需与好发于子宫、胃肠道、下腔静脉和腹膜后的平滑肌肉瘤肝转移鉴别。手术切除率低。对化疗与放疗不敏感。预后差。

肝横纹肌肉瘤　很少见。好发于儿童和幼儿。病因不明，可能与染色体易位、p53 基因突变或雌激素有关。多发或单发，边界清楚，无明显包膜形成，可伴液化坏死和囊腔形成。肿瘤细胞可分为胚胎性、腺泡性及多形性，以胚胎性常见。表现为肝大、肝区疼痛、发热和消瘦等；若肿瘤侵犯肝静脉，可出现压迫症状。血清甲胎蛋白多为阴性。超声显示肿瘤可呈相对低或高回声，无特征性表现。CT 显示肿瘤为低密度、无强化的肿块，边界清楚，中央常伴坏死及钙化。磁共振成像 T1 加权像显示肿瘤呈低信号，T2 加权像呈高信号。病理学检查和免疫组化染色是确诊的方法。此肿瘤易远处转移，预后差。若病程相对较早且肿瘤未广泛侵袭，首选手术切除，术后辅以化疗，可改善患者预后。化疗可适当改善晚期患者的预后。

肝纤维肉瘤　多发生于中老年男性。发病机制不明确，可能与乙型肝炎病毒感染及肝硬化有关。肿瘤多为单个结节，体积较大，质地硬，呈灰白色，可伴出血、坏死及囊性变；部分肿瘤为多发性结节，伴卫星灶，可侵犯门静脉。此肿瘤易转移至肺、肾上腺、胰腺、骨、淋巴结、皮肤、胆囊等。临床表现为腹痛、腹胀、体重下降和右上腹包块，部分患者伴肝硬化、低血糖。多有乙型病毒性肝炎病史，HBsAg 阳性，血清甲胎蛋白、癌胚抗原、CA19-9 常呈阴性。CT 表现为边缘不规则的低密度肿块，肝动脉血管造影显示肿瘤血管丰富。病理学检查和免疫组化染色是确诊的方法。采用非手术治疗，多数患者在确诊后 1 年内死亡，手术切除或放疗可能延长患者的生存期。

肝淋巴瘤 发生于肝脏内淋巴组织的恶性肿瘤。比继发性淋巴瘤少见。原发性肝淋巴瘤均为非霍奇金淋巴瘤，包括伯基特淋巴瘤。多见于中年男性，常有右上腹疼痛和不适，肝大或右上腹部包块。全身症状如发热、盗汗及体重减轻较少见。血清甲胎蛋白和癌胚抗原水平正常，血浆乳酸脱氢酶水平升高。CT 显示肿瘤为均质的低密度病灶。首选手术切除，术后辅助化疗。预后较差。

肝囊腺癌 少见的原发性肝脏囊性恶性肿瘤。多见于中年女性。病因不明确，可能由肝内胆管囊腺瘤恶变而来，环境因素可能参与肝囊腺癌的发病过程。肿瘤为边界清晰的、含黏液的较大囊性肿块，多单发，呈多房性囊腔，囊腔大小不一，囊壁厚薄不均。囊腔内壁可有大小不等的乳头状赘生物。囊液内可见坏死组织、含铁血黄素和胆固醇等物质。

主要表现为上腹部包块、腹胀、腹痛、食欲减退、体重下降，偶因胆管受压而出现黄疸。体检可有肝大并触及包块，表面光滑有囊性感，多无腹水。

早期肝功能多正常，血清 CA19-9 可增高。超声检查可探及肝内圆形液性暗区，部分区域可有实变，其内分隔成多个囊腔，囊壁可有乳头状突起，囊壁回声较高。CT 平扫显示边缘清晰的低密度区，内有分隔，增强扫描囊壁均匀强化，边界及分隔更为清晰，部分囊壁可有钙化灶。肝动脉造影见成簇的异常血管分布于肿瘤边缘，囊壁和分隔可有造影剂沉积。磁共振成像 T1 加权像呈低信号，T2 加权像肿瘤内分隔呈网格状中等信号，囊壁因赘生物而表现为高低不平的改变。

中年以上患者肝区有多房囊性占位病变、囊壁内有乳头状突起、囊壁厚薄不均、病灶周缘及囊内分隔有异常血管影像等，应考虑肝囊腺癌的可能。此病主要应与肝囊肿、肝包虫病、肝囊腺瘤等鉴别。

首选手术切除，预后较好。对无法切除的肿瘤，放射治疗或超声引导瘤内反复穿刺抽液并注入化疗药物或无水乙醇可在一定程度上控制肿瘤的进展。

(叶胜龙)

yuánfāxìng gān'ái

原发性肝癌 (primary liver cancer, PLC)

起源于肝细胞或肝内胆管细胞的恶性上皮细胞肿瘤。简称肝癌。主要包括肝细胞癌 (hepatocellular carcinoma, HCC)、肝内胆管癌和混合性肝细胞-胆管细胞性肝癌 3 种组织学类型。在中国的肝癌患者中，HCC 占 90% 以上，肝内胆管癌及混合性肝癌约各占 5%。PLC 是常见的恶性肿瘤之一，居中国恶性肿瘤的第三位。国际癌症研究机构估计，2008 年全球新发生肝癌 74.8 万例，中国为 40.2 万例，占 53.7%；全球 69.4 万患者死于肝癌，中国为 37.2 万例，占 53.6%，肝癌的发病率具有明显的地理分布差异。在世界范围内，非洲东南部和亚洲东南部是高发区。在中国，东南沿海地区是高发区。肝癌可发生于任何年龄，其高发年龄存在地区差异，发病率越高的地区，肝癌的发病年龄越小。中国肝癌的高发年龄为 45~55 岁。男女之比约 2.5:1。

(叶胜龙)

gānxìbāo'ái

肝细胞癌 (hepatocellular carcinoma, HCC)

起源于肝细胞的恶性肿瘤。

病因及发病机制 HCC 是多种因素作用、多阶段演变的结果。病因尚未完全阐明。不同国家和地区其致病因素不同。中国 HCC 主要病因是病毒性肝炎、黄曲霉毒素和饮水污染。

病毒性肝炎 与 HCC 有关的肝炎病毒主要为乙型肝炎病毒 (hepatitis B virus, HBV) 和丙型肝炎病毒 (hepatitis C virus, HCV)。HBV 感染与 HCC 的发病率存在明显的地理分布相关性，欧美等 HBV 的感染率低的地区，肝癌发病率为 1/10 万 ~3/10 万；非洲、东南亚及中国等 HBV 高感染率高的地区，HCC 发病率为 25/10 万 ~150/10 万。中国 HCC 患者的 HBV 标志物阳性率高达 90%。整合于宿主细胞的乙肝病毒脱氧核糖核酸 (HBV DNA) 在癌变过程中起重要作用。在欧美地区及日本，大部分 HCC 患者存在慢性 HCV 感染。HCV 感染易致慢性肝损害，肝炎慢性化率达 50% 以上，主要通过肝硬化导致 HCC。

黄曲霉毒素 在炎热和潮湿的条件下，黄曲菌会产生黄曲霉毒素 (aflatoxin, Af)，以 AfB1 的毒性最大、致癌性最强。Af 高污染区肝癌的死亡率显著增高。AfB1 与 HBV 对 HCC 的发生有协同作用。

饮水污染 污染严重的沟塘水或宅沟水中的淡水藻毒素是强促癌因素，最常见的是蓝绿藻毒素，其中微囊藻毒素和节球藻毒素与人类肿瘤发生的关系最为密切。

除此以外，在 HCC 高发区，患者具有明显的家族聚集性，提示遗传易感性可能与 HCC 的发生有关。饮酒可能与 HCC 有关。多种化学物质可致动物 HCC，但与人类 HCC 的关系尚待证实。

病理 1979 年中国肝癌病理研究协作组制定的肝癌分型：①弥漫型：小癌结节弥漫分布于全肝，易与肝硬化假小叶结节混淆。②块状型：瘤体直径>5cm，其中瘤体直径>10cm 为巨块型。③结节型：瘤体直径<5cm，可分为单结节、融合结节、多结节等亚型。④小癌型：单个癌结节直径<3cm，或相邻 2 个癌结节直径之和<3cm。依据 Edmondson 分级标准，HCC 分为 4 级，Ⅰ、Ⅱ级分化高，Ⅲ、Ⅳ级分化低。

60% 以上 HCC 伴肿瘤转移，主要为血行转移，可转移至肺、肾上腺、骨、脑及肾。30%~60% 门静脉主干或主要分支内有癌栓。30% HCC 患者合并淋巴结转移，主要累及肝门、胰周、腹主动脉旁、腹膜后、纵隔和锁骨上淋巴结。肝包膜下肝癌可浸润或破裂进入腹腔，形成种植性转移灶，发生腹膜粘连或血性腹水。

临床表现 起病隐匿，早期（亚临床肝癌）无明显症状。出现典型症状和体征则已为中晚期。主要有肝区疼痛、腹胀、腹部包块、食欲缺乏、乏力、消瘦。肝区疼痛是 HCC 最常见的症状，表现为右上腹钝痛或刺痛，常以夜间为重，并可向右肩背部放射。若腹痛剧烈，多提示有包膜下破裂或出血。食欲减退常伴腹胀、恶心、呕吐。若有腹水、腹腔胀气或肿瘤巨大，则腹胀极为明显。可伴发热、黄疸、出血倾向、腹泻、右肩痛、急腹症及转移灶症状。除直接触及包块结节外，可有肝脾大及其他肝硬化表现，如肝掌、蜘蛛痣、腹壁静脉曲张、下肢肿胀、恶病质等，多属晚期表现。常见低血糖、红细胞增多症、高钙血症、高纤维蛋白原症和血小板增多症等伴癌综合征。

诊断 主要依据肿瘤标志物和影像学检查确诊。肝功能（胆红素、白蛋白、丙氨酸转氨酶、γ谷氨酰转肽酶、凝血酶原时间等）、乙型和丙型肝炎病毒感染标志物测定有助于肝病背景的判断，可为肝癌的诊断提供辅助依据。

血清肿瘤标志物 最常用血清肿瘤标志物为甲胎蛋白（AFP）及其异质体 AFP-L3，以及异常凝血酶原等。①AFP：是相对特异的诊断 HCC 的血清标志物，专一性仅次于病理诊断。中国 60%~70% 的 HCC 患者血清 AFP 高于正常值，症状出现前 6~12 个月即可升高，可早期诊断 HCC，反映病情和疗效，发现亚临床期复发和转移。AFP-L3 为肝癌细胞特异性的血清标志物，可用于鉴别 AFP 升高的 HCC 与慢性肝病，也是远处转移和预后的监测指标。②异常凝血酶原：又称脱 γ-羧基凝血酶原（des-γ-carboxy prothrombin，DCP）或维生素 K 缺乏或拮抗剂诱导的蛋白质-Ⅱ。DCP 诊断 HCC 的阳性率较高，包括 AFP 阴性 HCC。DCP 与 AFP 联合应用可提高甲胎蛋白阴性或低滴度 HCC 的检出率。③其他标志物：γ谷氨酰转肽酶同工酶Ⅱ是一种富含唾液酸的谷氨酰转肽酶同工酶，在 HCC 导致谷氨酰转肽酶合成基因脱抑制的情况下产生，与 AFP 联合检测可提高 HCC 诊断阳性率。α-L-岩藻糖苷酶诊断 HCC 的阳性率较高。磷脂酰肌醇蛋白聚糖-3（glypican-3，GPC-3）和高尔基体蛋白 73（Golgi protein 73，GP73）有望成为更有价值的肝肿瘤标志物。多数 HCC 患者的血清癌胚抗原水平可升高，但缺乏特异性。此外，碱性磷酸酶同工酶-I、酸性同工铁蛋白、5'-核苷酸磷酸二酯酶同工酶 V、醛缩酶同工酶 A、α₁ 抗胰蛋白酶及其异质体、M₂ 型丙酮酸激酶同工酶、胎盘性谷胱甘肽 S 转移酶等肿瘤标志物可能有助于 HCC 的诊断。

影像学检查 常用的有超声显像、CT、磁共振成像、肝动脉造影、放射性核素显像。其主要特征性改变为病灶在动脉期快速增强，并在门静脉期或延迟期造影剂被洗脱。

超声显像 是最常用的 HCC 影像诊断方法，其价值为：①确定肝内占位性病变的存在，一般可检出直径 1cm 的小肝癌结节。②提示肝脏占位病变的性质，特别是液性或实质性占位，及实质性占位中良性血管瘤与 HCC 的鉴别。③明确 HCC 在肝脏内的确切部位及与门静脉、肝静脉、下腔静脉、胆道、肝门区等重要结构的关系，以指导手术及选择其他治疗方法。④了解 HCC 的播散和转移，包括卫星结节和门静脉内癌栓。⑤超声引导下行肝穿刺或瘤内注射局部治疗。⑥HCC 普查和随访时，超声显像联合 AFP 检测能提高小 HCC 的检出率。彩色多普勒超声血流成像除可显示肝占位病灶，还可显示并测量进出肿瘤的血流，以了解肿瘤的血供情况，推断肿瘤性质。超声显像不足之处：肝右叶膈下（右前上段）和左外叶上段为扫查的盲区；肝硬化、脂肪肝等肝病背景及肝癌术后干扰显像结果；诊断结果与操作人员的手法或经验密切相关，有时会漏检。

超声造影可进一步判断肿瘤的性质。术中应用超声显像可显示术中肉眼或触诊未发现或术前漏诊的肿瘤，门静脉小分支或肝静脉癌栓，指导亚肝段切除，并可作为术中结节穿刺活检及非切除治疗的定位手段。

CT 检查 可全面反映 HCC 的病理形态表现，包括肿瘤的部位、大小、形态、数目、出血坏死、钙化等，了解其浸润性及癌栓侵犯门静脉的情况。常用检查技术为多排螺旋 CT 增强扫描，其扫描速度快，空间分辨率高，扫描层厚薄，可实现动脉双期扫描，显示肿瘤与肝实质密度差值最大的动脉晚期，对小 HCC 的检出率更高。肝动脉插管直接注射造影剂增强扫描、肠系膜上动脉或脾动脉内直接注射造影剂门静脉期扫描、延续 CT 扫描等方法能提高小病灶的检出率，但创伤较大，安全性是尚待解决的问题。

磁共振成像检查 可获得横切、矢状和冠状三维图像，可检出直径 1cm 以上的病灶，无放射线损害，对软组织的分辨率和血管瘤的鉴别可能优于 CT。磁共振成像还可清晰显示门静脉和肝静脉的分支，被肿瘤侵犯血管的受压推移情况。对病灶的肿瘤内间隔、瘢痕、坏死及钙化的定性诊断价值较小。多种肝脏磁共振成像特异性造影剂已应用于临床，对肝脏小病灶的检出及其定性诊断均取得很好效果，具有良好的发展前景。

肝动脉造影 为有一定创伤性的检测手段，其分辨率高，对其他影像学方法不能确诊的小肝癌，具有更好的定性、定位价值。造影时经肝动脉注入栓塞剂和（或）化学药物有治疗作用。对位于肝左叶的占位或少血管型 HCC 显示较差。数字减影血管造影可提高分辨率，碘油栓塞后行碘油 CT 扫描可进一步提高小 HCC 的检出率。

单光子发射计算机体层显像 因超声、CT、磁共振成像等影像诊断技术的发展，放射性核素显像已不常用于较小 HCC 病灶的诊断。曾经常用的放射性核素显像技术，可显示肝的大小、位置、形状和功能，发现占位性病变；HCC 的典型表现为局限性放射性缺损区，肝血池显像剂扫描可有效鉴别肝血管瘤与 HCC。放射性核素标记抗体的放射免疫显像可提高 HCC 的定性定位诊断水平。正电子发射体层显像（positron emission computed tomography，PET）与 CT 结合的 PET-CT 既可直接评价病灶的功能及代谢信息，又可提供高分辨、高对比、低噪声的全身检查和断层图像，特别适用于 HCC 肝外全身转移灶的发现或鉴别。

国内外尚无统一的 HCC 诊断标准。欧洲和美国临床指南的诊断标准主要依靠影像学检查，对于有肝硬化基础且直径>1cm 的病灶，有典型的动脉期快速增强和静脉期洗脱改变者即可诊断为 HCC；对于病灶<1cm 或无肝硬化基础的病例，必须有组织学结果才能作出诊断。亚太地区的指南也重视影像学检查，但仍将 AFP 等肿瘤标志物作为诊断指标。

2001 年中国抗癌协会肝癌专业委员会提出了 HCC 的病理及临床诊断标准。病理诊断标准为肝脏内或肝脏外组织病理学检查证实为 HCC。临床诊断标准：①血清 AFP > 400μg/L，可排除妊娠、生殖系胚胎源性肿瘤、活动性肝病及转移性肝癌，并可触及肿大、坚硬及有大结节状的肝脏肿块或影像学检查有肝癌特征的占位性病变。②血清 AFP < 400μg/L，排除妊娠、生殖系胚胎源性肿瘤、活动性肝病及转移性肝癌，并有 2 种影像学检查有肝癌特征的占位性病变，或有 2 种肝癌标志物（DCP、γ 谷氨酰转肽酶同工酶 Ⅱ、α-L-岩藻糖苷酶及 CA19-9 等）阳性及 1 种影像学检查有肝癌特征的占位性病变。③有肝癌的临床表现并有肯定的肝脏外转移病灶（包括肉眼可见的血性腹水或在其中发现癌细胞）并可排除转移性肝癌。

鉴别诊断 依据 HCC 的特点，分为 AFP 阳性和 AFP 阴性两个方面进行鉴别。

AFP 阳性 HCC 的鉴别诊断 妊娠、活动性肝病、生殖腺胚胎源性肿瘤及少数消化道转移癌均可产生 AFP。血清 AFP 阳性并有肝占位性病变者，需与胃癌或胰腺癌的肝转移鉴别。单纯 AFP 阳性而无肝占位性病变者，需与妊娠、睾丸或卵黄囊肿瘤、活动性肝病等鉴别。妊娠分娩后 AFP 转阴，大多数睾丸或卵巢肿瘤通过体检或妇科检查均可明确；分析血清 AFP 与肝功能的动态变化可鉴别慢性肝炎或肝硬化活动期与肝癌；测定 AFP-L3 或单克隆抗体有助于鉴别良性与恶性肝病。

AFP 阴性 HCC 的鉴别诊断 若不能获得病理诊断，可按以下步骤分析鉴别：①肿块是否位于肝内，可通过超声显像检查排除肝外肿瘤。②肝内肿瘤为液性或实质性，通常超声显像可以明确，若为液性暗区，多系肝囊肿或肝脓肿。肝囊肿多为先天性，病程长，无炎性表现，超声显像示囊肿壁薄，常见多发。肝脓肿病程较短，常伴发热或其他感染表现，超声显像随访过程中常有不同表现。③肝内实质性肿块为良性或恶性，常用彩色多普勒血流成像、CT 增强扫描和核素血池扫描予以鉴别。良性者主要为肝血管瘤，多无肝病背景，酶学检查和肝功能检查多正常，彩超示结节内部无血流或阻力指数<50%，搏动指数<70%。核素血池扫描常呈放射性缺损区的过度填充。CT增强扫描可见肝占位病变自周边开始的向心性填充。④肝内恶性肿瘤为原发性或继发性。继发性肝癌常有原发癌病史或可发现原发病灶，一般以消化道肿瘤为多见，多无肝病背景（乙型或丙型肝炎标志物常为阴性，亦无肝硬化表现）。影像学检查多示肝内大小相仿的多发性占位，超声显像可呈典型的"牛眼征"。⑤原发性肝恶性肿瘤为肝癌或肝肉瘤。肝肉瘤常无肝病背景，各种影像学检查多呈较均匀的实质占位，但在病理诊断前常难以确诊。⑥原发性肝癌为HCC抑或胆管细胞癌。肝内胆管癌可无肝病背景，常见胆汁性肝硬化，较早以黄疸、发热为主要表现，淋巴道播散较多，侵犯血管较少见。HCC则占大多数，常有肝病背景，多伴肝硬化表现，易致门静脉癌栓。两者的影像学检查多可明确。肿瘤标志物的应用亦有助于鉴别诊断。

治疗 应根据病变的具体情况和各种治疗方法的不同特点和适应证选择最佳方案，主要取决于：①肿瘤的具体病变（大小、数目、范围、癌栓、转移）。②肝功能代偿程度。③患者的全身状况（年龄、心肺功能、其他器官病变等）。采取早期、微创、靶向、综合的治疗原则，达到消除肿瘤、延长生存期、改善生活质量等目的。

手术治疗 主要包括肝切除术和肝移植术。

肝切除术是治疗HCC最有效的手段。其适应证为：①全身状况较好，无明显黄疸、腹水或远处转移。②肝功能代偿尚良好。

③心、肺、肾功能无严重损害。④病变局限于肝的一叶或半肝，未累及肝门及下腔静脉。⑤经综合治疗后肿瘤明显缩小，有可能做二期切除。传统的肝癌切除术式为规则性切除。中国HCC患者多合并肝硬化，在临床实践中普遍施行局部根治性切除。对伴肝硬化的右叶小肝癌多采用局部切除或亚肝段切除，远期疗效与规则性切除相似。对左叶肝癌，因右半肝常有足够的代偿能力，仍可考虑作左半肝或肝叶切除。

合并严重肝硬化或肝功能不全的小HCC，在无血管或淋巴结侵犯及肝外转移时，可考虑原位肝移植。对于HCC肝移植的标准主要是考虑术后的患者存活率和肿瘤复发率，从而最有效合理地利用供体器官。国内外有多种HCC肝移植的标准，但采用最广泛者为米兰标准和美国加州大学旧金山分校标准。肝移植术后长期服用免疫抑制可能导致肿瘤复发和继发感染。供体不足和昂贵的治疗费用是制约肝移植的主要因素。

局部消融治疗 在影像学（主要为超声）引导下经皮穿刺瘤内局部治疗，包括瘤内注射治疗和肿瘤间质毁损治疗。瘤内注射药物包括无水乙醇、乙酸、热盐水或热蒸馏水及化疗药物。经皮穿刺肿瘤间质毁损治疗的原理是利用局部产生的高温或低温，使肿瘤组织凝固坏死，主要包括射频消融、微波固化、高强度聚焦超声、激光热疗、冷冻治疗等方法。

局部消融治疗主要适用于：①全身情况较差或肝切除术后肿瘤复发，不能耐受手术者。②肝功能基本正常，无重要器官器质性病变者。③无严重凝血障碍或

出血倾向者。④无明显黄疸、大量腹水、发热、门静脉癌栓及远处转移者。⑤肿瘤直径<3cm、结节数不超过3个的肝癌患者。大肿瘤、边界不清、恶病质、重度黄疸、肝肾功能失代偿、活动性感染、严重出血倾向、门静脉高压和妊娠等是经皮穿刺肿瘤间质毁损治疗的禁忌证。

肝动脉化疗栓塞 常称放射介入治疗，主要适用于不能手术切除、不适于局部消融治疗的肝癌，特别是巨块或多发肿瘤。

此项治疗的禁忌证是：①严重肝功能损伤和肝细胞性黄疸。②大量腹水伴少尿。③明显肾功能代偿不全。④明显凝血功能障碍或出血倾向。⑤重度高血压、冠心病、心功能不全。⑥肿瘤体积超过全肝的70%（若肝功能正常，可采用少量分次栓塞）。⑦肿瘤广泛转移。⑧终末期患者。⑨在癌栓完全阻塞门静脉主干时，应视肝门侧支循环、肿瘤大小及食管静脉曲张程度酌定。常用的栓塞剂为碘油和明胶海绵。不锈钢圈、药物洗脱微球（囊）、放射性微球等也已应用于临床。需超选择至供养肿瘤的肝动脉分支或肝段动脉支行化疗性栓塞，以达到彻底栓塞肿瘤的同时肝功能损害最轻的目的。

分子靶向治疗 主要包括信号转导通路抑制剂、生长因子及其受体抑制剂、新生血管生成抑制剂、单克隆抗体、细胞周期调控和基因靶向治疗等方面。循证医学研究证实：索拉非尼是延长HCC患者生存的首个分子靶向治疗药物。索拉非尼可与其他抗肿瘤治疗联合应用，如联合其他分子靶向药物治疗晚期肝癌、联合肝动脉化疗栓塞治疗中期肝癌、根治性治疗（肝切除术或局部消

融术）后辅助治疗预防复发。索拉非尼长期应用的安全性和远期疗效有待进一步研究。

放射治疗 可用于全身情况较好、肝功能基本正常的局限性肿瘤患者，其适应证为：①较大而局限的不能根治切除的肝癌（主要位于右肝）。②难以切除的肝门区肝癌。③不能切除的大肝癌序贯切除前的综合治疗。④门静脉癌栓的局部控制。⑤肝癌姑息性切除后切缘局限性残癌。⑥病灶局限的复发性肝癌。⑦肝门部肝癌或肿大淋巴结导致梗阻性黄疸。⑧肝癌骨转移局部疼痛。严重肝硬化、肝功能损害和全身情况差或伴发肝性脑病、消化道出血者不宜进行放疗。常规外放射治疗缺乏肿瘤靶向性，肝组织难以耐受高剂量放射，硬化的肝组织对放射的耐受性更低。适形放疗有望在安全地提高肝肿瘤内的放射剂量的同时，尽量减少正常肝实质和周围组织受累。

化学药物治疗 可用于肝癌姑息性切除术后和不宜切除的中晚期患者，以及肝动脉插管术后局部治疗。新一代的细胞毒性药物，如奥沙利铂、卡培他滨、吉西他滨等可能提高疗效。含奥沙利铂的化疗方案可改善晚期 HCC 预后。

主要适应证：①合并有肝外转移的晚期患者。②不适合手术治疗和肝动脉介入栓塞化疗者。③合并门静脉主干癌栓。

化学药物治疗的禁忌证是：①肝功能失代偿的晚期肝癌患者。②合并肝癌破裂或消化道出血者。③患者全身情况差，骨髓造血功能低下者。④重要器官功能障碍者。

生物治疗 通过调节机体自身的生物学反应，提高防御能力，抑制肿瘤生长。常与其他治疗如肝动脉栓塞联合应用。对部分肝癌患者有疗效，特别是在预防肿瘤复发转移方面具有一定的作用。常用的细胞因子有白介素 2、干扰素 α 和肿瘤坏死因子。用于肝癌过继性细胞免疫治疗的免疫活性细胞主要是细胞因子诱导的杀伤细胞和特异杀伤性 T 淋巴细胞。对不能手术切除的肝癌，^{131}I 抗人肝癌单抗治疗可使肿瘤缩小。肿瘤抗原激活的树突状细胞可诱导肝癌患者体内产生抗肿瘤免疫，有抑制肝癌术后复发和转移的作用。肝癌基因治疗仍处于实验研究阶段。

对症治疗和并发症处理 及时处理腹水、癌热、癌痛、恶病质等。积极治疗肿瘤破裂、上消化道出血、梗阻性黄疸、肝性脑病和继发感染等并发症。

预防 采取"管水、改粮、防肝炎"的一级预防措施，积极防治肝炎肝硬化，预防接种乙型肝炎疫苗及控制乙型和丙型肝炎病毒的血源传染，以降低肝癌的发病率和死亡率。多饮绿茶、适量补充微量元素硒、减少亚硝胺摄入可降低 HCC 的发病率。对于40 岁以上男性或 50 岁以上女性、乙型或丙型肝炎标志物阳性或慢性肝炎、肝硬化等高危人群，每半年进行一次血清 AFP、肝功能和实时超声联合检查，以早期发现、早期诊断和早期治疗。

(叶胜龙)

jìfāxìng gān'ái

继发性肝癌（secondary liver cancer）

肝以外恶性肿瘤转移至肝所致的恶性肿瘤。又称肝转移癌。是肝最常见的恶性肿瘤。在欧美国家地区，原发性肝癌与继发性肝癌的比例为 1：20；在亚洲和非洲地区，因原发性肝癌高发，故两者比例约为 1：1.2。美国和日本的尸检研究表明，40%以上的肝外原发性肿瘤发生肝转移。

病因及发病机制 肝是恶性肿瘤转移的常见部位，其发生率高于肺转移。消化道及盆腔部位（包括结直肠、胃、胰腺、胆、卵巢等）的肿瘤转移至肝较多见，乳腺癌、肺癌、肾癌、鼻咽癌和眼部肿瘤的肝转移也不少。

肝外原发肿瘤可经 4 条途径转移至肝：①门静脉转移：是最主要的途径，约占继发性肝癌的35%～50%。消化道及盆腔部位的原发肿瘤多经此途径转移入肝。不同器官的静脉血汇入不同的门静脉分支，故肝转移灶的部位不同。通常静脉血回流入肠系膜上静脉器官的原发肿瘤转移至肝右叶，静脉血回流入肠系膜下静脉和脾静脉器官的原发肿瘤转移至肝左叶。但是，临床上少见肿瘤分流转移，多见全肝广泛播散转移。②肝动脉转移：血行播散的原发肿瘤，如肺癌、乳腺癌、肾癌、恶性黑色素瘤、鼻咽癌等均可循肝动脉转移至肝。③淋巴道转移：较少见。胆囊癌可沿胆囊窝淋巴管扩散至肝实质，也可经肝门淋巴结循淋巴管逆行转移。部分肿瘤的转移灶仅局限于肝门淋巴结，导致阻塞性黄疸。④直接侵犯：肝脏邻近器官的肿瘤，如胃癌、横结肠癌、胆囊癌、胰腺癌和右侧肾脏、肾上腺的肿瘤等均可直接浸润扩散至肝。

肝脏的血液供应丰富，门静脉和肝动脉回流器官的癌细胞均可随血流到达肝，肝窦上皮细胞的间隙使瘤细胞易于进入肝实质。肿瘤细胞分泌的生长因子，如转化生长因子 α、肿瘤坏死因子、胰岛素样生长因子 1 等促进瘤细胞增殖，并诱导瘤体内血窦内皮细胞生成毛细血管，逐渐形成肿瘤转移病灶。

病理 继发性肝癌常为散在、大小相似的多发结节，也可为单个结节。结节外观呈灰白色，质地较硬，界限清楚，中央出血坏死后可在结节表面形成特征性的脐状凹陷。多由门静脉供血，由肝动脉供血者少。较少伴肝硬化，转移灶较少侵犯门静脉形成癌栓。病理组织学特征与肝外原发病灶相同。

临床表现 无特异性，早期症状不明显，常在检查原发病灶时发现肝转移。临床表现取决于原发肿瘤的部位和病理类型、转移灶的数目和部位，以及肝脏的受累程度。可有原发肿瘤、转移肿瘤及进展期肿瘤的表现，如乏力、厌食、肝区闷胀不适或疼痛、发热、贫血、黄疸、体重减轻、腹水及肝大，下腔静脉受压可出现下肢水肿及腹壁静脉曲张。肿瘤增大者可触及腹部包块，有时包块有脐状凹陷。少数病例找不到原发病灶。

诊断 诊断依据：①存在肝脏外其他器官肿瘤病史或依据。②有肝脏占位性病变的症状和体征。③血清甲胎蛋白（AFP）常呈阴性，乙型和丙型肝炎病毒标志物常阴性，血清癌胚抗原（CEA）、CA19-9、CA125 等标志物常阳性，血清碱性磷酸酶（ALP）和 γ 谷氨酰转肽酶（GGT）常升高。④影像学检查提示肝内多发、散在、具有特征性表现的实质性占位。

肝病背景和肝功能检查 患者多无肝病背景，乙肝和丙肝肝炎病毒标志物常阴性。肝功能多正常，病情重者可有血清胆红素、ALP、乳酸脱氢酶和 GGT 等升高，其中 ALP 和 GGT 的诊断价值较大。

肿瘤标志物检测 血清 AFP 常阴性，少数消化道肿瘤如胃癌、胰腺癌等可有血清 AFP 轻度升高。血清 CEA、CA19-9、CA125 等阳性对结直肠癌、胃癌、胆囊癌、胰腺癌、肺癌、卵巢癌等肝转移有重要诊断价值。

影像学检查 包括超声显像、CT、磁共振成像、肝动脉造影和正电子发射体层显像计算机体层扫描等。

超声显像 是诊断继发性肝癌的首选方法。其特点是：①少见肝硬化征象。②大小相似或不等的多发圆形结节。③边界较清楚、包膜完整。④呈多样回声表现，部分继发性肝癌呈相对特征性的"牛眼征"。⑤彩色多普勒超声提示动脉血供不及原发性肝癌丰富。

CT 检查 可直观反映肿瘤的性质、数量及在肝内的分布情况。平扫常表现为肝脏内散在的、多个大小相似的类圆形低密度结节，增强扫描的动脉期和静脉期均显示境界清楚的瘤灶周边环状不规则强化，部分可见"牛眼征"，少数内部坏死、液化的肿瘤可表现为囊性变，合并钙化时病灶呈高密度影。

磁共振成像检查 T1 及 T2 加权像分别表现为相对于肝实质的低信号和高信号，可出现相对特异的"牛眼征"，多数病灶血液供应少，所以增强扫描表现为轻度不规则周边环状强化，与原发性肝癌区别较大。此检查适用于合并脂肪肝或对 CT 造影剂过敏者，其对较小转移灶的敏感性高于超声显像和 CT，可显示肝内和肝门血管和胆管，为原发性和继发性肝癌的鉴别诊断和制订手术切除方案提供依据。

肝动脉造影 灵敏度高，定位准确，用于原发性和继发性肝癌的鉴别诊断及评估肿瘤能否切除。可同时进行肿瘤的局部化疗、栓塞。多数继发性肝癌的血供不丰富，影像学多表现为少血管性肿瘤。可用于检测血供丰富的转移瘤，如肾癌、甲状腺癌、类癌和恶性胰岛细胞瘤等的肝转移瘤。

正电子发射体层显像计算机体层扫描 可整体显示全身各部位异常高代谢性病灶，主要用于了解转移瘤的来源和扩散转移程度，但费用昂贵，且不能判断原发与继发病灶的因果关系。

鉴别诊断 肝转移癌主要需与原发性肝癌鉴别。根据肝病背景、肿瘤标志物、影像学特征、原发肿瘤的临床表现，结合其他必要检查，不难鉴别。原发性肝癌的诊断标准见原发性肝癌。其次需与其他 AFP 阴性的肝肿瘤鉴别。肝血管瘤多见于女性，多无肝病背景，病程长，CT、磁共振成像和核素血池扫描呈过度填充。肝腺瘤多见于女性，常无肝病背景，常有口服避孕药史。

治疗 首先治疗原发癌。若原发癌已广泛播散，仅可保守治疗。若原发癌已根治性切除，则积极治疗转移性肝癌。对病灶局限而无肝外播散者，可行肝切除术，切除术后局部复发仍可再切除，同样可取得较好疗效。

手术切除 是唯一可能治愈肿瘤并使患者较长期存活的治疗方法。继发性肝癌常多发，且晚期患者原发灶的切除率很低，故仅少数患者可手术切除转移灶。其适应证为：①全身状况好，心、肺、肝、肾功能正常。②单发或多发且局限的转移灶。③可切除或已经切除原发灶。④无肝外转移灶。根据患者情况，同期或分期切除原发灶和肝转移灶。患者状况及技术允许，应争取同期切除原发灶和肝转移灶。

局部消融治疗 对病灶不超过 3 个、肿瘤直径不超过 3cm 的转移性肝癌，可用超声引导下经皮穿刺肿瘤消融治疗，主要包括射频消融、微波固化等方法，也可向瘤内注射无水乙醇或其他药物。对较大的肿瘤，可采用氩氦冷冻治疗。

肝动脉化疗栓塞 对于不适合肝切除术或局部消融的多发转移性肝癌，可行肝动脉灌注化疗加栓塞治疗，也可交替应用门静脉化疗。多数继发性肝癌血液供应较少，故此法疗效不满意。肝动脉化疗栓塞可作为继发性肝癌的术前和术后辅助治疗方法。

其他方法 有肝外转移灶，可应用原发肿瘤敏感的全身化疗。放射治疗可改善症状。大多患者免疫功能低下，可用免疫治疗和中药扶正治疗。

预后 取决于原发肿瘤的性质、病情的严重程度、对治疗的反应等因素。总体预后不佳，自然生存期一般不超过 2 年。肝切除术可显著改善预后。手术切除转移性肝癌后，患者的 5 年生存率为 20%~30%，肝切除术治疗直径<5 cm 的结直肠癌单个肝转移灶后，患者的 5 年生存率可达 24%~42%。不能手术切除转移性肝癌患者的生存期很少超过 5 年。

(叶胜龙)

gānxuèguǎnròuliú
肝血管肉瘤 (liver angiosarcoma)

肝窦内皮细胞不典型增生形成的肝脏间叶组织恶性肿瘤。又称血管内皮细胞肉瘤、恶性血管内皮瘤。发病率较低，是欧美国家最常见的肝脏恶性间质肿瘤。高发年龄为 50~70 岁，男女之比为 (3~5)：1。

大部分肝血管肉瘤的发生可能与环境中化学致癌物有关，如氯乙烯、二氧化钍、无机砷、二乙基己烯雌酚或雄激素。部分肝血管肉瘤的发生可能与射线、血色病和酒精性肝硬化有关，但与乙型肝炎病毒感染无关。约 25% 的患者合并肝硬化。

肿瘤常为分布于肝两叶的大小不等的多发结节，单个瘤体直径较大，边界不清楚。沿肝窦生长，呈暗红色蜂窝状，伴出血、坏死、囊性变或纤维化、钙化，肿瘤内可布满含不凝血的腔隙。常侵犯肝静脉，形成肺、脾、脑等转移灶，转移灶多为出血性结节。

此病早期主要表现为右上腹痛、乏力、恶心、食欲减退、消瘦、贫血、发热及肝大，病情进展较快，后期可出现黄疸、腹水或脾大等并发症。部分患者以肿瘤破裂出血为主要表现，肿瘤内的动-静脉分流可引起心力衰竭。血小板在肿瘤内大量消耗，可引起弥散性血管内凝血。易出现肝外转移，多为血行播散，可转移至肺、胰、脾、肾和肾上腺等，以肺转移最常见。部分患者因门静脉纤维变性而出现门静脉高压。

实验室检查提示贫血、微血管病性溶血、白细胞数增多、血小板减少，血清甲胎蛋白和癌胚抗原均为阴性，第Ⅷ因子相关抗原可能阳性。CT 增强扫描显示肿瘤灶呈不规则强化。肝动脉造影表现为异常血管排列，血流从中央流向小血管湖，肿瘤中央区域少血管，与外周血管染色形成对照，受累肝动脉常被肿瘤推挤。诊断主要依据组织病理学检查，经皮穿刺活组织检查有较大出血风险，故通常行术中或腹腔镜下活组织检查。

病变局限者应尽可能手术切除，术后化疗以提高无瘤生存期。因肿瘤生长快，发现时多已扩散，故切除率很低。肝血管肉瘤对化疗和放疗均不敏感，也不适宜行肝移植。

此病预后差，多数病例进展迅速，易发生肺、骨、腹膜和脾等远处转移。晚期患者多死于肝衰竭、胃肠道出血、腹腔内出血等。平均生存期为 6 个月，2 年生存率仅 3%。

(叶胜龙)

gānmǔxìbāoliú
肝母细胞瘤 (hepatoblastoma)

发生在肝的胚胎性恶性肿瘤。占儿童肝原发性恶性肿瘤的 50%~62%。绝大多数发生于 5 岁以下的儿童，平均发病年龄为 16 月龄，多散发。男女之比为 2：1。

病因及发病机制 尚不清楚。可能与染色体基因突变有关，肝母细胞瘤与某些遗传性肿瘤或先天性疾病伴发，最多见是 Beckwith-Wiedemann 综合征和家族性腺瘤性息肉病。其他可能的发病因素包括胎儿酒精综合征和母亲口服避孕药，流行病学研究推测肝母细胞瘤可能与母亲长期接触某些工业产品有关。低出生体重和亲属吸烟是危险因素。

病理 病变以单个大块结节为主，多位于肝右叶，近半数有纤维包膜，肝组织无肝硬化。肿瘤组织呈棕黄或黄色，伴出血和坏死者为红黄色。肝母细胞瘤可能的组织起源为卵圆细胞，也可能为肝胚基组织。肿瘤结节被纤维组织分隔成小叶状，间隔内有小血管和少量小胆管。肿瘤组织较易侵犯小血管形成远处转移。细胞外基质内有少量网状纤维，也常出现分化较好的胶原纤维、类骨组织、横纹肌纤维和钙化区。

临床表现 主要为进行性增

大的右上腹包块，肝大并可触及质坚包块。晚期出现明显症状和体征，包括发热、消瘦、贫血、腹水、黄疸、体重下降或腹壁静脉曲张等。肿瘤迅速增大可破裂。肿瘤产生的人绒毛膜促性腺激素使部分患儿性早熟。少数患儿可伴发先天性发育畸形，如腭裂、耳郭发育不良、脐疝等。易发生肝内播散和肝外转移，常见部位为肝门和腹部淋巴结及肺，骨和脑转移罕见。

诊断与鉴别诊断 多数病例依据临床表现、血清甲胎蛋白（AFP）和影像学检查即可诊断，少数病例需经影像引导穿刺活组织检查明确诊断。大多数患儿的血清 AFP 水平明显增高，其水平常与病情一致，少数 AFP 低水平者的病情进展迅速，治疗困难。肝功能多正常或仅轻度异常。肝硬化不明显。可有不同程度的贫血。超声显示肿瘤呈不均质回声增高的孤立肿块，边界较清楚。CT 显示肿瘤多呈孤立低密度病灶，可见瘤内钙化。磁共振成像显示 T1 加权像为低信号；T2 加权像为高信号，且随时间延长逐渐减低。肝动脉造影显示为多血管性肿瘤，可见血管变形、移位及血管湖形成。

此病需与儿童肝细胞癌鉴别，后者患儿的年龄多为 5～10 岁，多有乙型肝炎病毒感染史，乙型肝炎病毒标志物阳性率高，常伴肝硬化，瘤体较大，癌细胞分化程度较高。

治疗 推荐行解剖性肝切除术。研究显示，化疗使肿瘤缩小后再完整切除肿瘤可提高患者的无瘤生存率。切除术后可辅以化疗。对不能切除而无肝外转移者行肝移植，患者的 10 年生存率可达 85%，而补救性肝移植患者的

10 年生存率仅为 40%。对多发或病灶范围过大、不能切除的肿瘤，可用肝动脉化疗栓塞治疗。以顺铂为主的化疗方案可使部分过大的不能手术切除的瘤体缩小，行二期切除。放、化疗联合治疗仅用于某些不能切除的肿瘤或切除术后的小残癌。

预后 与肿瘤大小、结节数目、血管侵犯、肝外转移等密切相关。随着外科技术的提高、肝移植的开展、有效的化疗，此病预后已明显改善。可手术完整切除者预后良好。切除术后 AFP 降至正常或化疗后迅速下降均提示预后良好。

（叶胜龙）

gānyízhí

肝移植（liver transplantation）

通过手术植入健康肝脏至患者体内，使终末期肝病患者肝功能得到良好恢复的外科治疗手段。分为同种异体肝移植和异种肝移植，前者根据供肝植入位置，可分为异位肝移植和原位肝移植。

肝移植的总原则是急、慢性肝脏疾病经过其他治疗方法无法控制或治愈，或因肝脏疾病致生活质量严重下降者可行肝移植。但因供者的缺乏，肝移植优先考虑预计短期内无法避免死亡的终末期肝病、缺乏有效治疗、现有治疗无效或疗效不确定并处于紧急情况者。

肝移植已成功用于 60 余种成人肝脏疾病和 40 余种儿童肝脏疾病的治疗，主要有以下 7 类：①慢性非胆汁淤积性肝病：包括慢性乙型肝炎、慢性丙型肝炎、自身免疫性肝炎和酒精性肝病、血吸虫性肝硬化。②胆汁淤积性疾病：包括原发性胆汁性肝硬化、原发性硬化性胆管炎、胆道闭锁、阿拉日耶综合征（Alagille syn-

drome）、肝内胆管缺乏、肝囊性纤维化、进行性家族性肝内胆汁淤积症。③代谢异常致肝硬化：包括 α_1 抗胰蛋白酶缺乏症、肝豆状核变性、非酒精性脂肪肝、隐源性肝硬化、血色病、I 型酪氨酸血症、IV 型糖原贮积症、新生儿血色病。④致严重肝外疾病的代谢紊乱：包括淀粉样变性、高草酸盐尿、尿素循环障碍、支链氨基酸紊乱。⑤肝脏原发性恶性疾病：包括原发性肝细胞肝癌、肝母细胞瘤、纤维板层样肝细胞癌、血管内皮瘤。⑥急性肝衰竭：包括感染性、药物及毒物性、妊娠等。⑦其他：如巴德-基亚里综合征（Budd-Chiari syndrome）、转移性神经内分泌肿瘤、多囊肝等疾病。

成人肝移植的客观标准：肝硬化患者出现肝功能失代偿，CTP 评分>7 和 MELD 评分>10，或出现首个主要并发症，如腹水、食管静脉曲张破裂出血或肝性脑病。儿童肝移植的客观标准：生长发育迟缓，或肝功能失代偿，或出现门静脉高压，或 I 型肝肾综合征或肝肺综合征呈进行性发展。终末期肝病儿童紧急肝移植指征：①凝血酶原时间延长30%～40%、维生素 K 难以纠正。②血清白蛋白<30g/L。③食管静脉曲张破裂出血。④利尿剂无效的顽固性腹水。⑤持续性肾功能损害。⑥反复败血症。

随着活体肝移植的发展、对边缘供体的应用和处理能力的提高、新的免疫抑制剂的应用及围术期管理的进步等，肝移植的适应证可能放宽。相反，新的治疗技术的发展也可能使一些目前具有肝移植适应证者通过其他治疗免除肝移植。

由于肝移植临床综合处理能

力的提高，肝移植的绝对禁忌证趋于减少：①肝外难以根治的恶性肿瘤者。②难以控制的感染者。③难以戒除酗酒或吸毒者。④患心、肺、脑、肾等重要器官的严重器质性疾病。⑤病态肥胖者。⑥难以控制的精神病者。

肝移植相对禁忌证：①受体年龄>65岁。②严重门静脉栓塞者。③肝胆管细胞癌。④曾有复杂肝胆管手术或上腹部手术史者。⑤有精神病史者。⑥人类免疫缺陷病毒感染者。

(魏 来)

xiàqiāng jìngmài zǔduàn suǒzhì xuè liúdònglìxué zhàng'ài

下腔静脉阻断所致血流动力学障碍 (hemodynamic disorders due to inferior vena cava clamping)

原位肝移植患者术中均有不同程度的血流动力学改变，尤其是经典非静脉转流肝移植术。

原因：①无肝期完全阻断下腔静脉，下肢血液回流受阻，回心血量减少50%~60%，心输出量、平均动脉压、肺毛细血管楔压、中心静脉压下降，体循环外周血管阻力和肺血管阻力增高，尤其是阻断下腔静脉的瞬间，动脉血压常急剧下降，机体常难以代偿而发生血流动力学的急剧变化。因受体容量负荷状态、心血管的代偿反应情况及侧支循环情况等影响，血压下降的幅度不同。心率增快、体循环外周血管阻力反射性增高，可部分代偿回心血量减少而致的血压下降。②无肝期若出现严重的酸中毒和高血钾，则可严重影响心脏的收缩功能，并引起严重的心律失常，甚至心脏骤停。

处理方法为阻断下腔静脉前必须进行试阻，若血压下降明显，用升压药物均难以维持正常血压

者，应行静脉-静脉转流或行背驮式肝移植。有观点认为，不转流可明显缩短手术时间、无肝期时间及减少手术费用，并不增加患者术中血流动力学紊乱的发生率。背驮式原位肝移植术仅部分阻断下腔静脉，血流动力学的波动较小，但变化仍剧烈，在此期间应适量输血、输液、应用血管活性药物、纠正代谢性酸中毒。

(魏 来)

wúgānqī chū-níngxuè jīzhì zhàng'ài

无肝期出凝血机制障碍 (bleeding and coagulation dysfunction during anhepatic phase)

肝移植手术中病肝已切除、移植肝尚未植入时所发生的凝血机制障碍。其机制复杂，临床表现轻重不等。

发生机制 ①无肝期肝脏合成和清除各种参与凝血物质的功能丧失。②无肝期凝血激活：源于内皮细胞损伤、活化的巨噬细胞、血小板溶酶体蛋白释放及血中抗凝血酶-Ⅲ水平降低等。组织释放凝血激酶和无肝脏灭活凝血激活因子可加速凝血酶的形成，表现为凝血酶抗凝血酶-Ⅲ复合物和纤维蛋白降解产物的逐渐增加。③无肝期纤溶亢进：肝功能损害者易致原发性纤维蛋白溶解，无肝期血浆素原激活物释放增加和肝清除缺乏，产生纤溶亢进。大量组织激活因子进入血循环，使纤维蛋白溶酶原转变为纤维蛋白溶酶，产生纤溶。④无肝期内毒素增加：可致弥散性血管内凝血，进一步加重凝血障碍。⑤其他：如外科出血、患者有静脉-静脉转流、应用肝素等。

检测方法 ①血小板计数。②凝血酶原时间：主要反映外源性凝血系统中的凝血因子是否缺乏。③活化部分凝血活酶时间：是反映内源性凝血系统功能的指

标。④纤维蛋白原。⑤凝血酶时间。⑥血浆凝血因子促凝活性。⑦D二聚体和Fg降解产物。⑧血栓弹力描记图：可动态观察血液凝固过程的变化，包括凝血原酶、凝血酶和纤维蛋白的形成速度，纤维蛋白溶解的状态以及形成凝血块的坚固性和弹力度等，还可用于检测血小板的数量和功能异常。其结果快速准确，且可较全面地反映整体出凝血功能状态。⑨Sonoclot分析仪标记曲线图：可了解术中凝血全过程，包括抗凝因子、纤维蛋白、凝血因子、血小板功能和纤溶系统的变化，可预测术后出血，鉴别出血原因。Sonoclot分析仪的优势还在于信号曲线容易解释，可较快得出结果，凝血级联检验仅需几分钟，有关血小板功能的信息只需10~30分钟。Sonoclot标记曲线上表现为Son激活全血凝固时间 (activated clotting time，ACT) 段、纤维蛋白的凝集速率段、血小板功能段及纤溶段。Son ACT段与常规ACT监测一致，主要与凝血因子有关，高凝患者SonACT段明显缩短，凝血因子缺乏或受抗凝治疗影响者此段延长；纤维蛋白的凝集速率段主要与纤维蛋白原含量有关，它的斜率越大，表示收缩越强；血小板功能段曲线越陡、斜率越大，说明血小板功能越强。

处理 ①调整围术期的凝血机制。②肝移植术中密切监测凝血变化，适时用新鲜冷冻血浆、纤维蛋白原、凝血酶原复合物、冷沉淀、纤溶抑制药物及重组活化的Ⅶ因子调整凝血机制。

(魏 来)

gānyízhízhōng suānzhòngdú

肝移植中酸中毒 (acidosis during liver transplantation)

原位肝移植术创伤大且内环境干扰明显，且

部分患者术前因肝衰竭造成代谢障碍，围术期常出现严重的电解质和酸碱平衡紊乱。酸中毒是肝移植围术期最突出的问题之一，常与高钾血症同时发生，特别在无肝期和新肝早期更易出现。

常见病因：①终末期肝病患者低钠饮食、低钠血症。②术中失血量大，大量库存血的输入增加枸橼酸和乳酸的蓄积，无肝期及新肝早期失去肝脏代谢功能，血内碱剩余、HCO_3^- 及动脉血 pH 下降。③阻断下腔静脉和门静脉后，下腔静脉和门静脉系统的压力明显高于阻断前，且阻断下腔静脉和门静脉后血压的波动导致下肢和腹部有效血供不足，致酸性代谢产物增多。④新肝再灌注开始后，移植肝缺血期间堆积的大量酸性代谢产物进入循环，pH 进一步下降，低于正常范围。

主要临床表现为：无肝期和新肝期的前半期 pH 降低、HCO_3^- 浓度下降、碱剩余呈碱不足，上述变化在门静脉开放后的数分钟内尤为显著，一般经积极处理后可较快恢复。代谢性酸中毒时，呼吸系统通气量增加，表现为呼吸频率增加，深大呼吸，典型者称为 Kussmaul 呼吸。酸中毒通过对中枢及周围化学感受器的刺激，兴奋呼吸中枢，从而使 CO_2 呼出增多，PCO_2 下降，酸中毒获得一定程度的代偿。代谢性酸中毒可影响各组织器官的功能，严重的酸中毒可导致心排出量下降、血压下降和严重心律失常。胃肠系统可出现轻微腹痛、腹泻、恶心、呕吐、食欲下降等。

处理原则：①碳酸氢钠：适量应用，可部分纠正代谢性酸中毒。②过度通气：适当应用使血 pH 维持在正常范围。③术中应用乳酸林格液和白蛋白液充分灌注移植肝脏。④供肝质量好、移植肝细胞功能恢复是改善酸中毒的关键。

（魏 来）

gānyízhízhōng gāojiǎxuèzhèng

肝移植中高钾血症（hyperkalemia during liver transplantation）

肝移植围术期血钾水平超过正常值上限。是肝移植围术期最突出的问题之一，有报道血钾最高达 8mmol/L，且常与酸中毒同时发生。

常见原因为：①术中输入含钾高的枸橼酸库存血。②供肝缺血、缺氧，细胞钾外逸。③肝糖原分解、钾离子自肝细胞内释放，致肝内残留液含钾浓度升高。④门静脉淤血、酸性代谢产物堆积。⑤器官保存液残留钾。⑥患者存在肾功能不全。

可表现为开放肝上、下腔静脉瞬间血压剧降，心电图出现 T 波高尖、QT 间期延长，严重者出现低血压、心搏动无力，甚至心脏骤停。

应采取以下措施：①术中尽量输入新鲜血液。②胰岛素复合葡萄糖，可降低健康人和肾衰竭患者的血钾水平。③恢复灌注前用乳酸林格白蛋白液冲洗新肝脏。④下腔静脉适当多放血。⑤适当过度通气。⑥静脉注射钙剂和碳酸氢钠。

（魏 来）

yuánfāxìng gānyízhí gān wú gōngnéng

原发性肝移植肝无功能（primary liver graft nonfunction）

移植术后数小时至数日内发生、无明确病因、从潜在可逆性的早期移植肝功能不良至完全确定肝衰竭的连续过程。又称移植肝原发性无功能。是肝移植术后威胁患者生命、影响临床结果及生存率的严重并发症。其发生率报道差异较大，美国报道为 3.5%。

一般认为此病是多种病理过程共同作用的结果。①供体因素：如年龄较大、肝脏本身病变（如脂肪肝等）、长期饮酒、滥用肝毒性药物及术前供体血流动力学异常（如低血压、低氧血症、应用大剂量缩血管药物）。②移植肝获取过程：供肝大小、取肝技术、冷保存时间、氧自由基、保存液种类及灌洗方法、移植肝腺苷含量等。③受体因素：肥胖症、免疫因素、内毒素、移植后服用肝毒性药物（如环孢素、硫唑嘌呤等）及受体某些原发病（如自身免疫性肝炎、恶性肿瘤等）。

尚无单独或联合检查可准确预测此病。①活组织病理检查：血管重新构建后立即行肝穿刺活检对预测早期移植术后保存损伤最有价值。②供体、受体状况：包括 UNOS 分级、受体年龄、术中过程，供体年龄>50 岁，供肝活检大泡性脂肪变>30%，供体重度高钠血症（血 Na^+>170mmol/L），冷缺血时间>12 小时。③实验室检查：血栓蛋白>20FU/ml 者此病发生率高达 25%。供肝获取时测定氨基酸、von Willebrand 因子相关抗原、中性粒细胞 $CD11b^+$、库普弗细胞 $25F9^+$ 和细胞间黏附分子 1 等可预测移植肝功能。

移植术后数小时至数日发生急性肝衰竭（肝性脑病、腹水、凝血功能障碍、血流动力学不稳定）、转氨酶急剧增高（丙氨酸转氨酶和天冬氨酸转氨酶均>2500U/L）和多器官功能衰竭（肾衰竭和肺部并发症）应考虑此病。肝穿刺活检有助于诊断，其组织学特征为炎症细胞浸润、肝细胞气球样退行性变和带状坏死。除外其他原因所致肝衰竭可诊断此病。

主要治疗方法：①再次肝移植：是唯一有效的治疗方法，但供体来源紧张、再次手术打击、再次移植较差的结果和昂贵的代价是影响再次肝移植开展的主要原因。随着器官保存液的改进、手术技术的提高、免疫抑制剂的应用等，再次肝移植的长期生存率明显改善。②肝切除加临时门-腔分流术：适用于病变早期伴心肺功能急剧恶化者，有利于稳定心肺功能挽救生命。③新鲜冷冻血浆置换疗法。④前列腺素：前列腺素 E_1 和前列环素可扩张血管，保持溶酶体膜稳定性，阻断炎症介质释放，抑制血小板聚积，增加内脏血流，限制氧自由基的产生，削弱Ⅱ型组织相容性复合物表达，与环孢素有协同作用，抑制免疫反应。

（魏 来）

gānyízhíhòu páichì fǎnyìng

肝移植后排斥反应 （allograft rejection after liver transplantation）

肝移植后供肝作为一种"异己"被机体免疫系统识别而发起针对移植物的攻击、破坏和清除反应。其种类有：超急性排斥反应、急性排斥反应、迟发性急性排斥反应和慢性排斥反应。

超急性排斥反应 是一种暴发性的免疫反应，主要见于异种移植，同种异体移植较少见，除非受者血清存在对供者内皮细胞抗原特异性抗体。排斥反应发生非常迅速，移植后术中立即可见移植肝色泽异常、肿胀、发绀、淤斑、斑块状坏死区，血管吻合开放后移植肝无血流，出现肝衰竭。诊断依据：①迅速发生肝衰竭。②组织学表现为缺血性坏死和以中性粒细胞为主的炎症细胞浸润。③排除其他明显原因所致局部缺血或梗死（如保存损伤）。

确诊后应立即切除供肝，行再次肝移植。

急性排斥反应 最常见，常发生在移植肝功能恢复后，术后5~15天最多见，经免疫抑制剂逆转者仍可在术后半年至1年内多次重复出现。其中细胞免疫起主要作用，受者的T淋巴细胞识别供者的同种异体抗原，发生活化、增殖、分化，引发一系列免疫反应及效应机制，最终破坏移植肝。临床表现为肝移植后5~15天出现发热、肝大及肝区压痛、黄疸加深、胆汁分泌骤减和颜色变淡、肝功能异常、血清胆红素和碱性磷酸酶水平骤升、凝血酶原时间延长等。肝穿刺活检是诊断的主要手段。诊治见急性移植肝排斥反应。

迟发性急性排斥反应 移植术后6个月发生的急性排斥反应。与免疫抑制不足、早期急性排斥反应、ABO血型不合、合并巨细胞病毒感染及原发病为自身免疫性肝炎密切相关。临床上表现为转氨酶、胆红素水平升高，肝穿刺活检证实为急性排斥反应。治疗包括优化基础免疫抑制和甲泼尼龙冲击治疗。

慢性排斥反应 可在术后半年发生，进行性小胆管消失是其特征。临床上常表现为无特异症状的肝功能进行性减退，碱性磷酸酶和γ谷氨酰转肽酶水平升高，进展为慢性肝衰竭，出现黄疸。肝脏穿刺活检病理主要表现为闭塞性动脉炎及胆管减少，可见小动脉炎、纤维化和小动脉管腔渐窄、堵塞，胆管腔渐闭塞、消失，肝门部淋巴细胞、浆细胞和巨噬细胞浸润。病变早期有潜在的可逆性，应早期诊治。他克莫司对逆转慢性排斥反应疗效确切。大剂量糖皮质激素无效或效果差，

且可增加不良反应，故不主张应用。对治疗无反应，肝功能不断恶化者应再次行肝移植。

（魏 来）

jíxìng yízhí gān páichì fǎnyìng

急性移植肝排斥反应 （acute allograft rejection after liver transplantation）

肝移植后机体免疫系统发起针对供肝的急性排斥反应。通常发生于术后第1~6周，最早见于术后2天，较晚者可在术后数月出现。不同文献报道的发生率不同，对移植肝定期活检发现移植后1周急性排斥发生率达80%，临床表现异常者发生率为20%~50%，这与治疗方案及诊断手段有关。即使是亲体供肝，预防性使用各种抗排斥药物，仍有60%的受者至少发生一次急性排斥反应。

病因及发病机制 供受者间组织相容性抗原不同，器官植入后异体抗原刺激活化受者循环中的T细胞，$CD4^+$T细胞通过释放多种细胞因子（IL-2、IL-6和INF-γ等）直接或间接（辅助$CD8^+$、NK和B细胞）损伤靶细胞，活化的$CD8^+$T细胞直接攻击移植物，其中IL-2与IL-2R结合并刺激T细胞克隆增殖是急性排斥反应的关键步骤和中心环节，细胞黏附分子和共刺激因子（第二信号）也参与T细胞的活化。

临床表现 典型表现为不明原因发热、精神萎靡、食欲减退、肝区胀痛、黄疸加深、胆汁引流可见分泌减少、颜色变浅、质地变稀，因免疫抑制剂的广泛应用，表现常不典型，且差异较大。

诊断与鉴别诊断 根据肝移植病史、临床表现，结合血液生化示胆红素、转氨酶和碱性磷酸酶水平升高，应疑诊此症，确诊有赖于病理学检查。①门管区混

合性炎症细胞浸润：包括淋巴细胞、单核细胞和嗜酸性粒细胞。②血管内皮炎：主要累及终末肝静脉和小叶间静脉，淋巴细胞附着于内皮表面或内皮下浸润，也可累及肝动脉及其分支。③小胆管上皮细胞炎症和损伤：表现为胞质空泡样变和嗜伊红染色、核固缩甚至坏死和消失。病理诊断急性排斥反应至少有上述中的2项。超过50%的胆管受损或门管区或中央静脉明显有内皮细胞下炎症细胞浸润者更支持诊断。

1997年在加拿大Banff举行的会议上，国际移植学会制定了肝移植急性排斥反应病理诊断标准，即Banff方案，根据门管区、胆管和静脉内皮炎症损伤的轻、中和重度评分，称为排斥活动指数（rejection activity index，RAI），总分为9分。美国匹兹堡大学医学院Starzl器官移植研究所将RAI 0~2分定为无排斥；3分为交界性改变；4~5分为轻度排斥；6~7分为中度排斥；8~9分为重度排斥。中国基本采用此方案（表）。

此症应与下列情况进行鉴别：①原发病复发。②缺血-再灌注损伤：组织学特点为肝细胞程度不等的气球样变、脂肪变、坏死和胆汁淤积，无门管区炎症细胞浸润、胆管炎及静脉内皮炎的三联表现。③免疫抑制药物中毒：组织学表现与缺血再灌注损伤相似，常伴较高的血药浓度和药物其他毒副作用。④巨细胞病毒感染：可引起血管内皮炎症，使胆管上皮Ⅱ类主要组织相容性复合体抗原和黏附分子表达增强，参与排斥反应发生。⑤血管和胆道并发症等。

治疗 对亚临床型和轻度急性排斥反应可不予激素冲击，密切观察并适当提高他克莫司用量后多数可缓解，并监测血药浓度，进行肝活检，一旦病理证实排斥反应已缓解或消失，应及时减药以避免中毒。对中、重度急性排斥反应一般首选静脉注射甲泼尼龙冲击治疗，治疗期间需合用抗细菌、抗真菌和抗病毒药物及胃黏膜保护剂，以防机会性感染或应激性溃疡。用环孢素者可换用他克莫司。激素冲击治疗无效者可用抗淋巴细胞球蛋白、抗胸腺细胞球蛋白或CD3单克隆抗体。

排斥反应不可逆者应行再次肝移植。

预防 儿童受体、肝功能Child-Pugh A级、原发性胆汁性肝硬化患者、供体年龄<30岁或>50岁易发生急性排斥反应，但免疫抑制剂用量不足仍是其发生的主要原因，故预防关键在于免疫抑制剂的选择和药物浓度的调整。他克莫司可明显降低急性排斥反应的发生率，已广泛应用于肝移植预防排斥反应的基础治疗，他克莫司+霉酚酸酯+甲泼尼龙的三联免疫抑制疗法可明显降低急性排斥反应的发生率，他克莫司血药浓度在术后1个月应维持在12~15μg/L，2~3个月10~12μg/L，3~6个月8~10μg/L。浓度低于5μg/L者易发生急性排斥反应。因白细胞计数减少停用霉酚酸酯者应适当提高他克莫司浓度。

（魏来）

mànxìng yízhí gān páichì fǎnyìng
慢性移植肝排斥反应（chronic allograft rejection after liver transplantation） 肝移植后机体免疫系统发起针对供肝的慢性排斥反应。曾称胆管消失综合征。多数发生在肝移植术后1年内，术后2~6个

表 肝移植术后急性排斥反应病理诊断的Banff方案及排斥活动指数

分类	标准	得分
门管区炎症	炎症细胞主要为淋巴细胞，炎症无明显扩散，累及少数门管区	1
	混合炎症细胞浸润，淋巴细胞为主，偶见淋巴母细胞、中性粒细胞和嗜酸性粒细胞，炎性浸润扩展至大多数或所有门管区	2
	混合性炎症细胞浸润，包括大量淋巴母细胞和嗜酸性粒细胞，炎性浸润扩展至多数或全部门管区，并向门管区周围的肝实质扩散	3
胆管炎症损伤	少数胆管周围炎症细胞浸润，胆管上皮细胞呈轻度反应性改变，如细胞核质比增加	1
	多数或全部胆管周围炎症细胞浸润，多个胆管出现上皮细胞变性，如细胞核多形性、细胞极性改变和胞质内空泡形成	2
	除评分2外，多数或全部胆管均出现变性或管腔局灶性破坏	3
静脉内皮炎症	少数门静脉和（或）肝静脉内皮细胞下的淋巴细胞浸润	1
	多数或全部门静脉和（或）肝静脉内皮细胞下的淋巴细胞浸润	2
	除评分2外，中或重度静脉周围炎症，扩展至静脉周围的肝实质，伴静脉周围肝细胞坏死	3

个月为高峰，也可发生于移植术后数周内或1年后。排斥反应呈渐进性加重，肝功能一般呈不可逆转性改变，是移植后期移植肝功能丧失和影响患者生存期的主要原因。发生率约3%。

病因及发病机制 多源于肝移植后对免疫抑制治疗耐受。可能与下列因素有关：①移植前受体淋巴细胞毒交叉配对阳性。②移植后出现抗Ⅰ类主要组织相容性复合体抗体。③移植后早期免疫抑制不够。④自身免疫性肝病，如自身免疫性肝炎、原发性胆汁性肝硬化和原发性硬化性胆管炎。⑤巨细胞病毒感染、病毒性肝炎等。⑥供肝缺血再灌注、保存及手术损伤等。

病理 表现为胆管消失综合征、闭塞性动脉内膜炎和门管区纤维化，包括门管区小胆管消失、小叶中央肝细胞肿胀或消失、静脉周围纤维化。早期门管区呈轻度炎症细胞浸润伴水肿；小叶间胆管上皮细胞呈多形性，最终坏死崩解，可见50%以上的门管区小胆管消失。随病程进展仅剩部分单层胆管上皮细胞，最终胆管上皮难以辨认，完全由纤维组织取代。动脉壁有大量泡沫样组织细胞沉积于内皮下，最后内膜纤维化，动脉管腔闭塞。中央静脉周围毛细胆管淤胆，伴肝窦淤血及轻度炎性反应。小叶中央周围肝细胞空泡样变性及坏死。总之，闭塞性动脉内膜炎是慢性排斥反应诊断的主要依据，同时应结合临床进行综合评判。不典型者特点是无复杂的小叶改变，或小叶中央胆汁淤积，静脉周围纤维化，肝细胞气球样变性、坏死或消失等。

临床表现 以进行性胆汁淤积所致肝功能持续性障碍为特征，主要为渐进性移植物功能障碍，最终移植物功能衰竭。

诊断与鉴别诊断 慢性排斥反应生化指标无特异性，可有碱性磷酸酶、γ谷氨酰转肽酶、胆红素增高。超声、胆管造影术等影像学检查不能与其他原因（如急性排斥反应、感染、胆管阻塞）所致肝脏失功能鉴别，确诊需经皮肝穿刺活检，典型表现以肝动脉闭塞性血管病和50%以上的小胆管消失为主（表），并排除药物性肝损害、病毒性肝炎、自身免疫性肝病等。

表　肝移植后慢性排斥反应的分级

分级	慢性排斥反应
Ⅰ级	50%以上门管区的胆管消失，不伴小叶中央淤胆、静脉周围硬化、肝细胞气球样变性或坏死和消失
Ⅱ级	50%以上门管区的胆管消失，伴上述4种所见之一
Ⅲ级	50%以上门管区的胆管消失，伴上述4种所见的2种以上

治疗 以他克莫司为基础维持治疗者可增加其剂量，以环孢素为基础维持治疗者可改为以他克莫司为基础维持治疗。他克莫司对逆转慢性排斥反应效果肯定，可挽救多数移植物，轻度淤胆和胆管消失50%之前积极治疗易被逆转。尚可加用霉酚酸酯、硫唑嘌呤和西罗莫司等其他免疫抑制剂。无效者需再次肝移植。

预防 降低急性排斥反应及有效预防巨细胞病毒感染可有效延缓或降低慢性排斥反应发生率。

（魏　来）

gānyízhíhòu miǎnyì yìzhì zhìliáo fāng'àn

肝移植后免疫抑制治疗方案

（immunosuppressive therapy after liver transplantation） 肝移植后以钙调磷酸酶抑制剂为基础的三联免疫抑制方案。此方案由环孢素（或他克莫司）、霉酚酸酯（MMF）及糖皮质激素组成，或在上述方案基础上加用抗白介素2受体单克隆抗体进行诱导的四联免疫抑制方案。

急性排斥反应治疗方案的选择取决于肝穿刺组织病理检查的急性排斥反应程度评价。①Banff分级诊断为急性轻至中度排斥反应者（评分≤5分）：调整钙调磷酸酶抑制剂（CNI）用量，确保达到目标浓度；对于CNI血药浓度满意者加用MMF或增加MMF剂量；加用MMF后肝功能好转缓慢或徘徊者加用泼尼松；若经过上述处理，肝功能无明显改善持续1周以上或出现短期内迅速恶化，进行肝组织病理学复查的同时切换为激素治疗；监测肝功能，每2天1次，至肝功能呈稳定改善趋势。②Banff分级诊断为急性中度以上排斥反应者（评分>5分）：用大剂量糖皮质激素冲击治疗，可改善70%~80%患者的移植肝功能。不能控制排斥反应者可再次用大剂量激素冲击治疗。③激素耐药性排斥反应者：15%~20%的急性排斥反应对激素治疗无效，通常以抗淋巴细胞抗体治疗，鼠抗人CD3单克隆抗体（OKT3）最常用。静脉注射OKT3后短时间即可消除循环中的CD3$^+$T淋巴细胞。

（魏　来）

gānyízhíhòu gǎnrǎn

肝移植后感染

（infection after liver transplantation） 感染是肝移植术后各种并发症和死亡率增加的最常见原因之一。有效防治极为重要。一般发生在术后180天内，可人为分为3个阶段：①早期：移植后0~30天，与患者术前已存在感染或手术操作有关，主要病原体为细菌和真菌，多发生在呼吸道、腹部或败血症。②中期：移植后31~180天，多经移植肝或血制品途径传播，为病毒复发和条件致病菌感染，主要病原体为巨细胞病毒（cytomegalovirus，CMV）、EB病毒和卡氏肺孢子菌。③晚期：移植后180天以后，无显著规律性。

真菌感染 发生率为20%~50%，明显高于其他实体器官移植后的感染发病率，90%发生在移植术后2个月内。侵袭性真菌感染通常伴细菌和病毒感染。气管插管、中心静脉置管、留置导尿管、有糖尿病史、使用广谱抗生素是真菌感染的主要危险因素。糖皮质激素的应用是真菌感染的独立危险因素。通常临床诊断率低，因免疫抑制剂的应用致病情进展快，死亡率高。常见真菌感染的病原体因感染器官而异（表1）。

临床表现 缺乏特异性，与一般侵袭性真菌感染相似，因病原体和感染部位不同而异。①肺部感染：是肝移植受者移植后感染死亡的最主要原因。主要表现为干咳或呛咳，少量黏痰、脓痰或血丝样痰，可伴胸痛、发热、呼吸困难等，体检无体征或仅少量散在啰音，X线胸片检查示小片状阴影或大片雾状阴影。②中枢神经系统感染：可分为脑膜炎和脑炎。脑膜炎多呈慢性或亚急性起病，病程进展缓慢，早期表现为隐性头痛，后逐步加重，部分患者脑膜刺激征阳性，约1/3念珠菌性脑膜炎患者发病前有鹅口疮。脑炎多继发于鼻窦等部位或血行感染，起病隐匿，进展缓慢，表现因侵入途径和病变部位而异，甚至出现颅内压增高或局灶性神经受损表现，可能出现脑脓肿，头颅CT可见低密度或高密度阴影。③泌尿道感染：常发生于留置导尿管后，多侵犯膀胱，少累及肾脏。常无明显不适，但尿液中可检出真菌，部分因血行途径感染者可有肾皮质和髓质脓肿，表现为腰痛、膀胱刺激征及血尿。④消化道感染：以念珠菌为主，口腔表现为鹅口疮、舌炎、口腔黏膜及舌面白色假膜；食管表现为吞咽困难和胸骨后灼痛；肠道表现为腹痛、腹泻、泡沫水样便，有发酵味。⑤真菌败血症：常因真菌经肺、肠道或皮肤入侵致一个或多个播散性脓肿，临床表现复杂多样，通常表现为病程中突然变化，出现寒战、发热，诊断不及时者通常在数日内死亡。

诊断 尚无明确诊断标准。移植后病程中出现不明原因发热，或有血压、神志变化，应警惕真菌感染，应及时行辅助检查。

实验室检查 主要有镜检和培养、血清学诊断、组织病理学检查及分子生物学检查。镜检和培养需多次、多途径采集标本。血清学检查可采集体液标本，检测所有真菌细胞膜上共有的β-1,3-D-葡聚糖，隐球菌荚膜多糖有助于脑膜炎的早期诊断，烟曲霉多糖抗原有助于侵袭性曲霉菌感染的早期诊断。病理组织学检查对于深部真菌感染诊断很重要。分子生物学方法可快速检测真菌基因片段，敏感性高，特异性强。

影像学检查 CT对肺、头颅、脾的侵袭性真菌感染诊断有一定特异性。肺曲霉菌感染CT典型表现为结节性改变伴周围淡晕圈、新月状透亮区和空洞样改变。

治疗 原则为早诊断、早治疗。

调整免疫抑制剂深部真菌感染威胁患者生命时，应大幅度降低免疫抑制剂的使用，特别是停用激素和抑制粒细胞生成的药物，对已有感染或白细胞数降低者应减少或停用霉酚酸酯。

清除感染灶充分清除皮肤表面感染灶的坏死物质、失活组织及真菌菌斑，直至显露创面下方2~3mm处的新鲜肉芽组织，保持创面干燥，减少分泌物，促进局部血液循环，抑制真菌繁殖，促进组织愈合。脑脓肿有适应证者应行外科引流，直至临床症状或影像学证据消失。

预防 无统一的预防性使用抗真菌药物标准和指南。

一般性预防 ①病房环境和空气的消毒。②皮肤、口腔、会阴等清洁卫生。③清除寄植真菌，术前肠道的清洁及术后每天制霉菌素漱口。

减少真菌感染危险因素 ①术前准备充分。②围术期积极控制患者基础疾病。③缩短手术时间，减少出血。④术后及早拔除各种置管。⑤根据药敏试验选用窄谱抗生素，无细菌感染征象者及时停用抗生素，避免大剂量、

表1 肝移植后常见真菌感染部位和病原体

感染部位	病原体
肺部感染	念珠菌、曲霉菌、隐球菌、波氏假阿利什菌、荚膜组织胞浆菌、粗球孢子菌
中枢神经系统感染	曲霉菌、念珠菌、隐球菌、波氏假阿利什菌、粗球孢子菌、接合菌属
泌尿道感染	念珠菌
消化道感染	念珠菌
真菌败血症	念珠菌、曲霉菌、隐球菌、毛孢子菌

多品种、变换频繁、长期使用广谱抗生素。⑥早期应用肠内营养，减少肠道细菌移位，抑制真菌生长。⑦防止医源性感染。中性粒细胞减少及痰、尿或其他引流液发现真菌寄植高危者，可预防性口服氟康唑或伊曲康唑。

病毒感染　多发生在移植术后6个月内（表2）。这些病毒有些经供肝或输血等途径发生原发感染，有些则为患者自身潜在感染而激活或复发。重点介绍最常见的CMV、单纯疱疹病毒（herpes simplex virus，HSV）和EB病毒感染。

表2　肝移植术后常见病毒感染

DNA病毒	巨细胞病毒、乙型肝炎病毒、EB病毒、单纯疱疹病毒Ⅰ型和Ⅱ型、水痘-带状疱疹病毒、腺病毒、乳头状瘤病毒、细小病毒B19
RNA病毒	甲型和乙型流感病毒、副流感病毒Ⅰ型、呼吸道合胞病毒、甲型肝炎病毒、丙型肝炎病毒、戊型肝炎病毒、麻疹病毒、轮状病毒、肠病毒、人类免疫缺陷病毒

CMV感染　正常成年人感染率为50%~80%，常无临床表现或仅有轻度单核细胞增多症的表现。CMV在原发感染后病毒未能完全清除，机体免疫功能受到显著抑制，潜伏病毒极易暴发，导致严重感染。肝移植患者CMV感染出现在移植后20~50天，是肝移植术后1个月最常见的感染，其合并细菌和真菌感染的危险性显著增高，是感染致死的主要原因之一，相关并发症的发生率和死亡率均高。

临床表现　通常为单核细胞增多症的表现，如发热、肌肉疼痛、淋巴结肿大、单核细胞增多，也可引起肺炎、肝炎、胃肠炎等。

死因多为合并重症肺炎，表现为持续高热、干咳、全身不适、呼吸窘迫，胸部X线表现为双肺间质性肺炎。

诊断　肝移植后出现发热，伴其他器官典型的与CMV感染有关的功能损害，如骨髓抑制、肝炎、肺炎、移植物失功能、胃肠道受累等，并同时具备下列条件之一：①典型的组织学特征，如出现CMV包涵体。②PCR方法检测血液CMV DNA阳性；③CMV IgM和CMV IgG滴度升高。

治疗　①抗病毒治疗：静脉注射更昔洛韦或缬更昔洛韦是最佳治疗方法，可明显降低CMV感染的发病率和死亡率。剂量和疗程依据有无临床表现而定。②减少免疫抑制剂用量：仅有发热或中性粒细胞减少者可停用霉酚酸酯，症状加重、有重要器官功能不全者应减少钙调神经素抑制剂剂量或停用全部免疫抑制剂。

预后　约1/3肝移植后CMV感染及经过更昔洛韦首次治疗者可复发。

预防　加拿大移植学会建议采取以下预防措施：①移植后口服更昔洛韦90天。②静脉注射更昔洛韦100天。③口服缬更昔洛韦100天。④移植后伐昔洛韦治疗90天。⑤持续监测病毒载量，至发生疾病水平者给予静脉注射更昔洛韦或口服缬更昔洛韦。

HSV感染　常发生于术后1~2个月内，可累及多器官致病情较重。临床表现常见发热、乏力、皮肤、黏膜和口腔、面部、生殖器疱疹，偶见中枢神经系统和内脏感染。感染不能有效控制者可迅速发展为移植肝大块或灶性坏死，并出现血压下降、弥散性血管内凝血，甚至死亡。肝移植后数周出现高热、白细胞计数增高、

肝功能损害，皮肤刮片做Wright、Giemsa或Papanicohou染色检出HSV感染特异性巨细胞或细胞内包涵体可确诊。阿昔洛韦是治疗皮肤和黏膜HSV感染的主要药物。肾功能正常者可静脉注射或口服阿昔洛韦。阿昔洛韦可能在肾实质内形成结晶，严重者导致肾功能不全，静脉给药应缓慢，并大量饮水和碱化尿液。移植前HSV阳性者术后应早期预防性应用阿昔洛韦。

EB病毒感染　发生率为1%~2%，可致B细胞增生活跃，形成移植后淋巴细胞增生性疾病（post-transplant lymphoproliferative disease，PTLD）。

临床表现　不尽相同，有隐匿性感染、肝炎、单核细胞增多症及PTLD，以PTLD最严重，表现为不明原因发热、咽扁桃体肿大、肝脾大、皮疹，血常规检查显示单核细胞显著增多。

诊断　主要依靠血清学和分子生物学诊断。血清学检查可发现EB病毒核心抗原及针对病毒膜抗原的IgM型抗体。聚合酶链反应方法可定量检测病毒水平。肝组织病理学显示门管区大量单核细胞伴淋巴细胞浸润。

治疗　尚无特效药物，主要对症处理。阿昔洛韦、更昔洛韦、阿糖胞苷等可抑制病毒复制，可应用于抗病毒。发展至PTLD者抗病毒疗效尚无定论。

预防　主要为呼吸道隔离，避免接触感染源。

卡氏肺孢子菌感染　肝移植后的原虫感染不少见，但报道不多，主要是卡氏肺孢子菌感染。卡氏肺孢子菌肺炎（*Pneumocystis carinii* pneumonia，PCP）是一种多发于免疫功能缺陷或长期接受免疫抑制剂治疗者的机会性感染。

健康人感染卡氏肺孢子菌后多为隐性感染，免疫功能低下者处于潜伏状态的卡氏肺孢子菌大量繁殖，并在肺组织内扩散，导致间质性浆细胞性肺炎。

临床表现 PCP起病隐匿，进展迅速。无特异性表现，可有发热、干咳、气促、心动过速，体温可正常或发热，最终因呼吸衰竭数日内死亡。肺部体检阳性体征较少，偶可闻及少量散在干、湿啰音。体征和症状的严重程度不成比例是PCP的典型临床特点。

辅助检查 胸部X线检查示肺部双侧间质弥漫性网格状、条索状或斑点颗粒状阴影，可融合成结节或云雾状、毛玻璃状阴影，10%~20%患者胸片正常。外周血白细胞计数稍增高或正常。动脉血气提示低氧血症。

诊断 肝移植术后出现无法解释的发热、进行性呼吸困难，胸部X线检查符合间质性肺炎改变者应高度怀疑此病，对试验性治疗有效者可诊断。确诊主要依靠病原学检查，以肺组织或下呼吸道分泌物标本发现卡氏肺孢子菌的包囊和滋养体为金标准。痰液检出率低，支气管肺泡灌洗液和经支气管肺活检敏感性可达90%以上。

治疗 复方磺胺甲噁唑是首选药物。不能耐受磺胺者可用喷他脒静脉注射后阿托伐醌口服。$PaO_2 < 70mmHg$者可给予糖皮质激素缓解缺氧和预防肺纤维化。

（魏 来）

gānyízhíhòu xiānwéihuà dǎnzhī yūjīxìng gānyán

肝移植后纤维化胆汁淤积性肝炎（fibrosing cholestatic hepatitis after liver transplantation）

乙型肝炎或丙型肝炎病毒感染者于器官移植术后在应用免疫抑制剂的背景下发生的重型肝炎。曾称纤维化细胞溶解性肝炎、脂肪纤维性病毒性肝炎。可为复发或再感染，较少见，病变进展快、预后差。

病因及发病机制 肝内嗜肝病毒复制启动并逐渐增强，进而导致纤维化胆汁淤积性肝炎（fibrosing cholestatic hepatitis，FCH）。

病理 乙型肝炎病毒（hepatitis B virus，HBV）相关FCH的病理特征：①门管区周围纤维化并形成纤细的窦周纤维束沿邻近肝细胞板扩展，界板区小胆管大量增生。②肝细胞和小胆管广泛胆汁淤积，伴胆栓形成。③肝细胞呈弥漫空泡变性（毛玻璃样变和气球样变）。④免疫组化显示90%以上的肝细胞呈HBsAg（细胞质）和HBcAg（细胞核与细胞质）阳性表达。⑤肝脏炎症程度轻于普通型乙型肝炎，无或仅有轻度门管区和小叶炎症，可见淋巴细胞和中性粒细胞浸润，有散在肝细胞嗜酸性坏死或细胞凋亡。⑥肝细胞灶性（早期）或片状（后期）溶解坏死，小叶呈坏死后性塌陷，纤维间隔将肝实质分隔成孤立的肝细胞岛（非典型肝硬化）。丙型肝炎病毒（hepatitis C virus，HCV）相关FCH组织学特点与上述相似，同时可出现典型丙型肝炎的表现。

临床表现 多在肝移植术后2~23个月出现，包括严重消化道症状如恶心、呕吐、食欲下降、上腹不适、重度黄疸和腹痛，可在数周至数月内进展为肝衰竭和肝性脑病，常有腹水，易合并腹膜炎，出血倾向明显，患者多死于肝衰竭。

诊断 ①生化检查：呈胆汁淤积性肝损伤特点，包括胆红素、γ谷氨酰转肽酶和碱性磷酸酶水平明显升高，丙氨酸转氨酶和天冬氨酸转氨酶轻至中度升高，凝血酶原时间延长，白蛋白减少等。②血清学及组织学检查：有HBV或HCV表达。③肝穿刺病理检查：门管区纤维化、小胆管增生、肝细胞气球样变和淤胆，炎症较轻等。

鉴别诊断 ①排斥反应：见急性移植肝排斥反应，FCH虽然也可有门管区轻度混合炎症细胞浸润，但并无急性排异三联征的特征性表现。②胆汁淤积性药物毒性反应：免疫抑制剂所致肝毒性作用可能在较短时间内发生，通常比FCH出现早，监测免疫抑制剂的血药浓度及肝穿刺组织学检查有助于鉴别。③普通型HBV肝炎：与FCH相比，对界板的破坏及小叶实质炎症均较轻，病程进展相对缓慢，免疫抑制药物减量和积极抗病毒治疗后可恢复原来典型的肝组织学表现。④巨细胞病毒性肝炎：无HBV或HCV感染史，组织学表现为中性粒细胞围绕感染的肝细胞形成微脓肿，肝细胞和胆管上皮的胞核或胞质内可见特征性的"猫头鹰眼"状病毒包涵体，免疫组化或原位杂交呈巨细胞病毒阳性。⑤胆道阻塞或狭窄：进展慢，组织学特点包括门管区水肿伴小胆管增生，门管区有轻度中性粒细胞或嗜酸性粒细胞浸润，并呈急性胆管炎表现；FCH既无门管区水肿也无真性胆管炎，但肝窦可有泡沫样巨噬细胞。

治疗 一旦确诊，即应停止或减少免疫抑制剂的应用，或换用他克莫司为环孢素等，并积极抗病毒治疗。对HBV相关者可用强效低耐药的核苷（酸）类抗病毒药物，对HCV相关者用聚乙二醇干扰素α或普通干扰素α联合利巴韦林可取得较好应答。

预防 移植前进行有效的抗病毒治疗可能减少 FCH 的发生。

（魏 来）

tèshū rénqún gānyízhīhòu gānzàng jíbìng

特殊人群肝移植后肝脏疾病

（liver disease following orthotopic liver transplantation in special populations） 进行肝移植的患者多数患有乙型肝炎病毒（hepatitis B virus，HBV）或丙型肝炎病毒（hepatitis C virus，HCV）相关的终末期慢性肝病。肝移植是否获得成功很大程度上依赖于移植肝再感染的预防。若移植前未进行抗病毒治疗，HBV 相关肝病移植后复发率约为 80%，可能导致移植肝衰竭、再移植甚至死亡；HCV 相关肝病移植后复发率近 100%，并显著降低移植肝和患者的生存率。

乙型肝炎复发的防治 移植前无 HBV 活跃复制者，抗病毒治疗可从移植时开始，不需术前进行。无肝期至术后 7 天应用乙型肝炎免疫球蛋白（hepatitis B immune globulin，HBIG），调整其用量维持抗-HBs＞100U/L。移植前有 HBV 活跃复制者，移植前应开始抗病毒治疗（如拉米夫定、阿德福韦酯、恩替卡韦、替比夫定、替诺福韦等），移植后联合抗病毒药物和 HBIG，第 1 个月维持抗-HBs＞500U/L，第 2～3 个月＞250U/L，此后＞100U/L。每隔 3 个月检测 HBsAg 和 HBV DNA，监测 HBV 再感染和耐药突变。此方案可降低移植后 1～2 年 HBV 复发率至 0～10%，且生存率与 HBsAg 阴性者类似。HBIG 预防移植后 HBV 再感染的机制尚未完全阐明，但其预防作用与剂量有关。

肝移植后乙型肝炎复发一经证实，应尽早用高效、低耐药的核苷（酸）类药物抗病毒治疗。此部分患者干扰素疗效较差，且排斥反应的风险增加。核苷（酸）类药物不增加排斥反应、耐受性好、抑制 HBV DNA 的作用强、给药方便，可长期服用，但应监测耐药突变。免疫抑制状态者 HBV 相关肝病通常进展加快，因此，即使出现拉米夫定的耐药突变，也不应停止抗病毒治疗，应加用阿德福韦。研究发现，联合应用阿德福韦或替诺福韦治疗 48 周，超过 90% 的患者获得较好的生化和病毒学应答。

丙型肝炎复发的防治 30% 移植后再感染 HCV 者无明显症状，70% 会进展为慢性丙型肝炎，5 年内肝硬化率达 30%，之后 1 年肝功能失代偿的发生率为 42%，首次失代偿后 1 年的死亡率达 60%。移植前抗病毒治疗可抑制 HCV 的复制，并清除 HCV RNA，25%～45% 的患者可获得持久病毒学应答（sustained virologic response，SVR），降低移植后复发风险，尤其是轻至中度肝功能失代偿及基因 2、3 型者。

适应证 ①肝功能 Child-Pugh A 级，肝移植的适应证为肝细胞癌者。②Child-Pugh B 级的肝硬化者。

禁忌证 Child-Pugh C 级的肝硬化，有严重并发症的高风险者。

方案 可从低剂量的聚乙二醇干扰素 α 联合利巴韦林开始，之后逐渐加量，也可初始即足量治疗，但对于后者，超过 50% 的患者需减量甚至终止治疗。

肝移植术后 1 年发生明显肝纤维化或门静脉高压，预示疾病进展迅速和移植物失功，需立即抗病毒治疗。纤维化局限于门管区且无门静脉高压者，可权衡利弊决定是否治疗。获得 SVR 的可能性为 30%，其中基因 2、3 型患者好于 1 型。抗病毒治疗不良反应的发生率较高是 SVR 率低的原因之一，需调整剂量甚至中断治疗。治疗中断最常见的原因是贫血，应加用促红细胞生成素。抗病毒治疗期间出现肝功能损害者应行肝活检，明确肝损害原因，以指导治疗。

（魏 来）

dǎnnángyán

胆囊炎（cholecystitis） 细菌性感染或化学性刺激所致胆囊炎症。按病程分为急性胆囊炎和慢性胆囊炎，按病因分为结石性胆囊炎和非结石性胆囊炎。

胆囊炎病因：①胆囊管梗阻：胆囊结石最常见，占 80%～95%，其他梗阻原因有胆道蛔虫、胆囊肿瘤、胆囊扭转、胆囊管狭窄等。②细菌入侵：细菌可通过胆道或血液循环至胆囊引起感染。③化学性刺激：如胆汁酸盐、逆流的胰液等。急性胆囊炎起初胆囊管梗阻，胆囊压力升高，囊壁水肿增厚并有炎性渗出；合并细菌感染后炎症加重；若梗阻解除胆囊压力降低，胆囊急性炎症可好转。急性炎症消退后，胆囊慢性炎症细胞浸润和胆囊壁纤维增生变厚，可形成慢性胆囊炎。多数慢性胆囊炎合并胆囊结石，占 85%～95%。少数为非胆石性胆囊管反复梗阻及急性胆囊炎发作，胆囊壁纤维化、肌纤维萎缩、胆囊萎缩，可完全丧失生理功能。

临床主要表现为右上腹痛，常在进油腻食物后出现，以绞痛为典型，可放射至右肩或右腰背部，常伴恶心、呕吐、发热和黄疸，查体可有右上腹压痛和肌紧张。

此病的诊断和治疗见急性无石性胆囊炎和慢性胆囊炎。

（刘玉兰）

jíxìng wúshíxìng dǎnnángyán

急性无石性胆囊炎（acute acalculous cholecystitis，AAC）

无结石的胆囊发生的炎症，多源于严重创伤、大手术、严重疾病。是多器官功能障碍综合征的表现。患者多曾有低血压、休克等循环动力紊乱，并伴多器官功能障碍。AAC 占急性胆囊炎的 5% ~ 20%。可发生于任何年龄，半数患者 50 岁以上，平均年龄约 60 岁。男女比例 1.5：1。随着对此病认识的提高，AAC 有增多趋势。

病因及发病机制 病因：①手术、创伤或烧伤，如食管、胃十二指肠术、结肠、心脏、子宫切除、乳房整形等手术。②高血压、冠心病、充血性心力衰竭、胰腺炎、糖尿病、系统性红斑狼疮、重度妊娠高血压、某些上皮性肿瘤（如黑色素瘤、乳腺癌）及重症感染等。③某些治疗后，如多次大量输血、长时间全胃肠外营养、呼吸机应用、肝动脉灌注化疗及白介素 2 和激活杀伤细胞淋巴因子治疗转移性肾细胞癌。上述原因致胆囊缺血和低灌注，引起无菌性胆囊胆汁淤积，随后细菌入侵而导致 AAC。

胆囊缺血 低血压、脱水、应用血管活性药物及胆汁淤积致胆囊内压增高，胆囊血供减少，是引起 AAC 的关键机制。休克时应用去甲肾上腺素或多巴胺等，交感神经兴奋性增高，血管收缩致内脏血流灌注不足，加重胆囊缺血；系统性疾病如系统性红斑狼疮亦可因缺血性损伤而发生 AAC；创伤、输血、脓毒血症和恶性肿瘤等可激活凝血因子 XII 和诱发胆囊壁局部前列腺素释放，胆囊是凝血因子 XII 激活后的靶器官，可引起胆囊肌层、浆膜层血管损伤，引起胆囊缺血；动脉粥

样硬化、糖尿病等基础血管病亦可造成胆囊小血管阻塞。胆囊动脉造影证实，胆囊小血管阻塞是AAC 患者胆囊缺血的重要原因，缺血可致胆囊功能异常、胆囊壁水肿增厚，黏膜坏死，甚至胆囊梗死。

胆囊排空障碍 长期禁食、胃肠外营养、术后高热、脱水和应用镇静剂、阿片类镇痛药、呼气末正压通气等可引起胆囊排空障碍，奥迪括约肌痉挛，致胆管内压增高、胆汁淤积和浓缩，高浓度胆盐中溶血磷脂酰胆碱和 β 葡萄糖醛酸酶可损伤胆囊黏膜上皮。

迷走神经张力减低 临床已证实，副交感神经节变性退化、消化性溃疡行迷走神经切断术后或腹腔手术致迷走神经损伤均易并发 AAC。迷走神经张力减低致胆道动力下降，胆道内压增高，胆汁淤积。

感染 正常情况下胆汁中即使存在细菌也不足以引起感染。若胆囊缺血或胆囊黏膜受到高浓度胆盐的化学性损害，细菌可繁殖并致感染，并影响 AAC 的发生和发展。布氏杆菌、巨细胞病毒等特殊病原体和免疫功能低下或缺陷者也可直接引起 AAC。

临床表现 AAC 起病急、病情进展快。临床表现与急性结石性胆囊炎酷似，但因无结石很少引起胆绞痛。约 80% 的患者有持续性右上腹痛和发热，以及恶心、呕吐等非特异性胃肠道症状。部分患者可出现黄疸。仅以寒战、高热起病，有时仅表现为不明原因的发热。若出现胆囊化脓、坏死穿孔，可有脉搏增快及腹肌紧张、反跳痛等腹膜炎体征。

诊断与鉴别诊断 手术或创伤后腹痛可掩盖 AAC 症状；老年

人反应迟钝，出现胆囊坏死和穿孔后部分患者体温仍可正常；行气管插管或意识不清者常不能提供正确主诉，因此易延误诊治。危重患者出现不明原因发热和黄疸，应考虑 AAC。确诊有赖于影像学检查。

超声检查 可动态连续及床边检查，是 AAC 首选及准确的诊断方法。胆囊壁增厚是主要特点。主要诊断标准：①胆囊壁增厚（>3mm）。②胆囊的双边征。③超声墨菲征阳性。④胆囊周围积液。⑤胆囊黏膜破坏。⑥胆囊积气。

次要标准：①胆囊扩张（横径>5cm）。②产生回波的胆汁。2 条主要标准或 1 条主要标准加 2 条次要标准可诊断 AAC。

腹部 CT 准确性同超声检查，较超声易探测腹部其他器官，且不受腹腔气体影响，更有利于鉴别诊断及诊断 AAC 的穿孔或脓肿形成等并发症，缺点是昂贵且不能床边应用。主要诊断标准：①胆囊壁>3mm。②胆囊双环征。③胆囊周围脂肪浸润。④胆囊周围积液。⑤胆囊内壁黏膜中断和破坏。⑥胆囊积气。

次要标准：①高密度的胆汁。②胆囊扩张（横径>5cm）。2 条主要标准或 1 条主要标准加 2 条次要标准可诊断 AAC。

胆道核素显像 是诊断 AAC 的又一项重要技术。缺点是仅能提供胆囊功能方面的信息，无法与右上腹其他疾病鉴别。检查方法：静脉注入 ^{99m}Tc-甲溴苯宁，前后位每 5 分钟摄像 1 帧。30 ~ 60 分钟后胆囊、胆总管和小肠均应显影，若 60 分钟胆囊不显影则为 AAC 阳性。长期禁食、胰腺炎、酒精中毒、肝病、有严重并发症或全胃肠外营养者，示踪剂的摄取、分泌异常，影响胆囊显影，

60 分钟不显影的假阳性率高达 40%。通过注射吗啡收缩奥迪括约肌，升高胆道压力，克服胆囊管部分梗阻或功能性梗阻，可降低假阳性率。

治疗 一旦确诊应立即治疗，否则将增加胆囊坏死和穿孔的风险。根据患者病情轻重、年龄及有无并发症进行个性化治疗。①保守治疗：适用于诊断及时且全身状况较好、病情较轻者，包括控制原发疾病、及时纠正水电解质和酸碱平衡紊乱、禁食、胃肠减压、抗感染（经验性选择抗生素主要针对大肠埃希菌、肠球菌、克雷伯菌）及全身支持治疗，期间应密切观察病情变化。②经皮经肝胆囊穿刺引流术：适用于全身状况差、有严重并发症者，方法简单、微创、有效。③手术治疗：若患者在确诊时已出现胆囊化脓或合并坏死、穿孔，则需在治疗原发病、纠正休克的基础上及时行胆囊切除术。首选腹腔镜下胆囊切除。粘连严重者可行开腹手术切除胆囊，并放置引流。

预后 此病易并发胆囊坏死（约 50%）及穿孔（约 10%），死亡率高（约 30%），早期诊断和治疗是关键。

（刘玉兰）

mànxìng dǎnnángyán

慢性胆囊炎（chronic cholecystitis） 胆囊慢性炎症。85%～95% 合并胆囊结石，少数为非胆石性慢性胆囊炎。男女发病比例约为 3：1。

病因 ①胆囊结石：最常见，源于结石对胆囊壁的刺激。②胆固醇代谢紊乱：见于部分患者，胆固醇酯沉积于胆囊黏膜引起轻度炎症，约半数有胆固醇结石形成。③感染：来自肠道和胆道的细菌逆行至胆囊，或败血症时细菌经血液循环到达胆囊，约 1/3 患者的胆汁培养有细菌生长。病毒、真菌和寄生虫感染亦可致慢性胆囊炎。④胆道运动和（或）奥迪括约肌功能障碍。

病理 伴结石者胆囊大小可正常或较小，镜下见胆囊黏膜扁平，萎缩且显著纤维化，肌层肥厚，仅有少许淋巴细胞、浆细胞及巨噬细胞，也可见肉芽肿性异物巨细胞反应，巨细胞内有胆固醇结晶。非胆石者胆囊外观多无明显异常，囊壁可稍增厚，色泽稍苍白。

临床表现 多慢性起病，亦可由急性胆囊炎反复发作而来。症状多不典型，多数表现为胆源性消化不良，厌油腻食物、上腹部闷胀、嗳气、烧心等。可有反复发作的胆绞痛，位于右上腹，多在饱餐后数小时或夜间发生，进食油腻食物或高脂食物后加重，可向右肩背部放射。急性发作期可与急性胆囊炎症状相同，结石引起胆道梗阻可有黄疸。主要体征为有上腹部压痛和墨菲征阳性，右上腹可触及肿大胆囊，胆囊区可有轻度压痛或叩击痛。若胆囊积水，可触及圆形光滑的囊性包块。

诊断 根据病史及辅助检查可确诊。①B 超：最有诊断价值，可显示胆囊大小、囊壁厚度、囊内结石和胆囊收缩情况。②腹部 X 线平片：可见阳性结石、胆囊钙化及胆囊膨胀。③胆囊造影：可显示结石，胆囊大小、形状、胆囊收缩和浓缩等征象。④CT：可有胆囊壁增厚，急性期胆囊多增大。胆囊内或壁内如见气泡，可诊断为"气肿性胆囊炎"。合并结石者可清楚地显示阳性结石，阴性结石仍需行造影 CT 扫描。⑤磁共振成像：胆囊内结石在 T1 加权像、T2 加权像上均为无信号或低信号灶。在 T2 加权像上，高信号的胆囊内可清楚显示低信号的充盈缺损。胆管结石，特别是胆总管结石，磁共振胆胰管成像既可观察到低信号结石及其部位、大小、形态、数目，又可显示胆管扩张及其程度。胆囊炎可表现为胆囊增大，胆囊壁增厚。增厚的胆囊壁因水肿而出现 T1 加权像低信号，T2 加权像高信号。⑥口服或静脉胆管造影：除可显示结石、胆囊大小、钙化及膨胀的征象外，还可观察胆总管形态及胆总管内结石、蛔虫、肿瘤等征象，对此病有很大诊断价值。⑦内镜逆行胆胰管造影：有条件者可行此检查，并可同时行十二指肠镜下治疗。

鉴别诊断 ①症状不典型的消化性溃疡：与慢性胆囊炎易混淆，且常与慢性胆囊炎并存。除仔细询问病史外，胃镜、上消化道钡餐检查及 B 超检查有助于鉴别。②慢性胃炎：症状与慢性胆囊炎有相似之处，胃镜检查是诊断慢性胃炎的重要方法，确诊后药物治疗若症状好转可鉴别。③胃食管反流病：典型者表现为胸骨后疼痛、反酸及烧心，多在饱餐后发生，餐后平卧加重，站立或半卧位减轻；慢性胆囊炎腹痛多在右季肋部，餐后加重而与体位无关。胃镜检查及食管 pH 监测有助于鉴别。④胆囊癌：早期症状与慢性胆囊炎相似，但多为胆囊无痛性肿大，B 超检查可鉴别。⑤慢性胰腺炎：症状与慢性胆囊炎酷似，且部分慢性胰腺炎源于胆石。慢性胰腺炎腹痛多位于上腹偏左，并伴胰腺内、外分泌功能减退表现。腹部 B 超、CT、磁共振成像及胰腺外分泌功能等检查有助于慢性胰腺炎的诊断。

治疗 ①内科治疗：主要是消炎利胆，如消炎利胆片、去氢胆酸及熊去氧胆酸等，有一定效果但难以根治。②手术治疗：适用于反复发作胆绞痛及胆囊无功能，并有急性发作，尤其是伴结石者。80%的胆囊癌合并慢性胆囊炎胆石症，手术可起到预防胆囊癌的作用。有传统的开腹胆囊切除术和腹腔镜胆囊切除术，前者可彻底消除病灶和避免并发症（如胆管炎、癌变）等的发生，后者已成为治疗慢性胆囊炎的重要方法，具有痛苦少、创伤小、瘢痕少、恢复快和住院时间短等优点。

预后 此病预后良好。

（刘玉兰）

huángsè ròuyázhǒngxìng dǎnnángyán

黄色肉芽肿性胆囊炎（xanthogranulomatous cholecystitis）

以局灶或弥漫性毁损性炎症伴泡沫细胞（充满脂质的巨噬细胞）、纤维组织、炎症细胞聚集形成黄色肉芽肿为特征的特殊类型的胆囊炎性疾病。属少见病，占症状性胆囊疾病的 0.7%～10.0%。高发年龄 40～70 岁。

其发病与胆汁通过胆囊内破裂的罗-阿窦或黏膜溃疡渗入胆囊壁有关。渗入的胆汁诱发间质炎性反应，成纤维细胞和巨噬细胞吞噬胆汁中的脂质（胆固醇和磷脂），堆积形成黄色肉芽肿性病变。几乎所有患者均有胆囊结石，提示结石可能在其发病中起重要作用。

此病的典型临床表现类似急性或慢性胆囊炎，反复右上腹痛，可伴恶心、呕吐；但有时酷似胆囊癌，表现为消瘦、右上腹包块。病变的胆囊压迫胆总管可致米里奇综合征（Mirizzi syndrome）。并发症包括胆道梗阻、胆囊穿孔、胆瘘、肝脓肿等。腹部超声、CT 和磁共振成像等检查可见胆囊壁局灶或弥漫性增厚伴结石，但难与胆囊癌鉴别。确诊依赖手术标本的病理组织学检查。

唯一有效的治疗方法是胆囊切除，因可能有致密粘连、广泛炎症和胆囊癌，多数患者需开腹手术，术中应做冷冻切片。有内瘘者需行修补术，若胆囊病变向肝面浸润或与周围器官粘连，可切除胆囊壁，残壁用电刀烧灼。手术并发症主要有胆瘘、胆汁性腹膜炎、出血、肝脓肿、切口感染等。

（刘玉兰）

dǎnnáng jiéhé

胆囊结核（tuberculosis of gallbladder）

结核杆菌所致的胆囊特异性炎症。是肺外结核病的一种。临床罕见，Pubmed 检索显示截至 2011 年 4 月英文文献报道病例数不超过 120 例。此病临床表现缺乏特异性，误诊率较高，诊断十分困难。

胆囊内高浓度胆酸的胆汁可抑制结核杆菌的生长，因此胆囊结核非常少见。其发生主要与血行感染有关，也可通过淋巴途径侵入，邻近器官的结核（如肝结核）可直接引起胆囊感染。病变胆囊黏膜层无典型的结节样改变提示血行或淋巴管播散可能，黏膜层受累提示疾病可能由胆囊管播散而来。胆囊结核可多年不发病，一旦机体抵抗力下降，局部病灶可急剧活动。胆囊结石者更易发生胆囊结核，其机制可能是胆囊内充满结石时，胆汁潴留排出异常，致胆囊黏膜损伤，胆汁抑制细菌的功能减弱，可能使原发综合征早期播散至胆囊的病灶再次活动。

根据结核累及程度胆囊结核分为：①儿童或成人全身粟粒性结核伴发的胆囊结核。②腹部结核伴发的胆囊结核。③孤立性胆囊结核：无全身其他器官结核表现。④免疫力低下伴发胆囊结核：如尿毒症、糖尿病、癌症或艾滋病。因伴发其他器官或继发于粟粒性结核者有相应其他系统疾病的表现，诊断相对容易，通常文献中报道的多为孤立性胆囊结核。

胆囊结核多数术前难以确诊，需手术病理发现典型的干酪样肉芽肿及抗酸杆菌染色阳性确诊，少数未经手术而高度怀疑此病者，可通过穿刺结核结节病理或经皮胆汁引流培养确诊。以下几点提示此病可能：结核中毒症状伴右上腹痛、腹部包块；有贫血、红细胞沉降率增高及结核菌素试验阳性；B 超及 CT 示胆囊壁结节灶或胆囊肿块伴钙化（非胆囊内结石）；胆囊病变伴邻近淋巴结肿大或伴全身（如肺、生殖系统）或腹内其他器官结核。诊断此病者应进一步明确是否合并导致免疫力低下的其他疾病。此病需与胆囊结石、急性或慢性胆囊炎、胆囊肿瘤等鉴别。

孤立性胆囊结核好发于 30 岁以上女性，临床表现缺乏特异性，右上腹痛最常见，急性起病者可伴发热，也可表现为慢性反复发作的右上腹疼痛，可伴右上腹包块。部分患者无症状，仅术后病理证实。结核中毒症状可不明显；个别患者出现梗阻性黄疸，可能源于胆囊及肝门部结核性炎症水肿致胆道引流不畅；少数以胆囊穿孔为首发症状；肿大的淋巴结可能压迫门静脉致门静脉高压。实验室检查可有贫血，红细胞沉降率增快，结核菌素试验阳性。

影像学缺乏特异性，可表现为不规则胆囊壁增厚、胆囊壁肿物伴多灶性坏死或钙化等；合并胆囊结石或其他部位结核如肝结核、肠系膜结核、结核性腹膜炎及淋巴结结核者有助于诊断。

一经确诊应积极抗结核治疗。术后发生胆瘘者抗结核治疗后可好转。无合并免疫力低下疾病者经规范治疗后预后良好。

（刘玉兰）

jíxìng huànóngxìng dǎnguǎnyán

急性化脓性胆管炎（acute suppurative cholangitis，ASC）

因胆汁细菌感染和胆管压力升高所致的急性化脓性胆管炎症。按严重程度分为：①轻度：初期药物治疗效果好，临床表现和实验室检查指标改善。②中度：无器官功能不全，但对初期药物治疗无反应，持续有系统性炎症反应综合征或败血症，需更换抗生素或胆管引流。③重度：出现至少 1 个器官或系统功能不全，包括肝肾，以及心血管、神经、呼吸和血液系统。ASC 起病急、进展快，若治疗不及时，可发生败血症、弥散性血管内凝血及多器官功能障碍综合征，死亡率极高。

病因及发病机制　病因：①结石致胆总管梗阻：最常见，超过 80%。②肝内结石、胆管狭窄、米里奇综合征（Mirizzi syndrome）等良性疾病。③胆胰肿瘤等恶性胆管梗阻。④医源性因素：如内镜逆行性胆胰管造影（endoscopic retrograde cholangiopancreatography，ERCP）支架置入术、扩张术等治疗胆管狭窄或手术后胆管、乳头狭窄。因恶性胆管梗阻胆管引流治疗病例增加，恶性疾病比例有所升高。

此病的基本病理生理变化为胆汁细菌感染和胆管压力升高。胆管压力升高，抵抗胆汁细菌生长的能力降低，胆汁淤积又成为细菌良好的培养基。①胆汁细菌感染：主要为革兰阴性菌，如大肠埃希菌、克雷伯菌、假单胞菌属、革兰阳性球菌及肠内厌氧菌等。72% 急性胆管炎和 90% 胆总管结石伴黄疸者胆汁细菌培养阳性，胆道不完全性梗阻者比完全性梗阻者阳性率高。感染主要途径是经十二指肠乳头部的逆行性感染，肝功能不全者肠内细菌可经门静脉进入胆道。胆汁感染程度与症状不一定平行，这与胆管压力、患者年龄、营养状态、是否伴肝硬化和糖尿病及心肺肾功能有关。②胆管压力升高：可破坏肝内毛细胆管的肝细胞屏障，细菌和内毒素可通过此屏障入血。若胆管压力 > 25mmH$_2$O，则胆管向静脉或淋巴逆流，细菌进入肝静脉或淋巴管导致菌血症，对药物治疗无反应或未给予治疗，疾病可发展为胆管炎性肝脓肿、持续菌血症，急性胆管压力上升致大量脓汁进入静脉系统，引起败血症和内毒素血症。炎症累及邻近组织致局限性腹膜炎、膈下脓肿、右侧脓胸、右下肺炎等，感染扩散入门静脉系统可致门静脉血栓，胆总管结石嵌顿在壶腹部可致急性胰腺炎。胆管炎反复发作、长期结石梗阻、胆管扩张可发展为胆汁性肝硬化，肝内结石者常有肝叶萎缩，多为左外叶。

临床表现　以 Charcot 三联征（即上腹痛、发热和黄疸）或 Reynolds 五联征为特征，可发展为多器官功能障碍综合征。50%～70% 的患者有 Charcot 三联征，90% 以上有发热，是最常见症状，2/3 有寒战、高热，60%～70% 有黄疸，腹痛程度不同，持续时间数十分钟至数小时，胆胰肿瘤并发此病者上腹痛多相对轻或无腹痛。严重者可有低血压或神志改变，表现为表情淡漠、嗜睡或谵妄。老年患者黄疸可不明显，腹痛轻微甚至无腹痛，仅表现为神志变化，一般状态不佳。ASC 可有恶心、呕吐，持续性腹痛伴腰背痛、腹胀提示可能合并胆源性胰腺炎。查体可有体温升高、巩膜和皮肤轻度黄染，上腹或右上腹部触痛，有急性胆囊炎者墨菲征阳性。进行性心动过速、低血压和少尿是败血症的报警信号。

诊断　①有胆石症病史、胆道手术史或胆管支架置入治疗史。②有 Charcot 三联征或 Reynolds 五联征。③实验室检查：白细胞计数明显升高，伴核左移，常见中毒颗粒，C 反应蛋白水平升高。血清转氨酶在急性胆道梗阻和感染 24～48 小时内可明显升高，>80% 患者结合胆红素、γ 谷氨酰转肽酶和碱性磷酸酶水平升高。合并胆源性胰腺炎者血淀粉酶和脂肪酶水平升高，20%～40% 患者有高淀粉酶血症。检测血内毒素，血和胆汁细菌培养对指导治疗有价值。④影像学检查：超声是首选检查方法，可见结石和扩张胆管，扩张的肝内胆管腔内胆汁透声不良且回声不均匀，略增强（图 1）。胆总管末段结石扫描困难，小结石检出率低。尚可发现

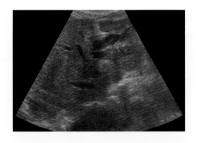

图 1　ASC 腹部超声影像
注：肝内胆管扩张，透声不良，回声不均

肝脓肿、急性胆囊炎或胰腺炎。CT可发现肝内外胆管扩张和结石，对小结石或非钙化的结石检出率低，对与原发病有关的肝脓肿、肝叶萎缩、肝硬化、肝内局限性胆管扩张有诊断价值。磁共振胆胰管成像可显示胆胰管有无扩张、结石或狭窄，敏感性与直接胆道造影相仿。ERCP和经皮肝穿刺胆管造影（percutaneous trans-hepatic cholangiography，PTC）属直接胆道造影法，均以胆管引流为目的同时进行造影诊断，抽取胆汁做细菌培养。首选ERCP，不成功或肝-肠吻合术、上消化道重建术后等患者选择PTC。ERCP导管或导丝插入胆管后，结石原因所致者通常有脓性胆汁流出（图2）。抽吸胆汁胆道减压后注入少量造影剂，可显示结石或狭窄像。重症患者不必造影，可在病情稳定后经鼻胆引流管造影。PTC在超声引导下穿刺，导管进入胆管抽吸胆汁，胆道减压后用少量造影剂造影，显示狭窄或结石后留置引流管完成经皮肝穿刺胆管引流术（percutaneous trans-hepatic biliary drainage，PTBD），感染控制后可经引流管再造影。

治疗 ①给予全身支持治疗。②应用广谱抗生素：约80%患者可改善。③胆道减压：应与前两者同时积极进行，旨在通过安全且高效的方法降低胆管压力，而非急于消除梗阻原因。内镜下鼻胆管引流术（endoscopic nasobiliary drainage，ENBD）：通常为首选。导管进入胆道后抽吸脓性胆汁，胆道减压。造影明确病因后不必切开乳头直接置管行ENBD最常用。状态良好者可行内镜下奥迪括约肌切开术清除胆总管单发或小结石，并有利于黏稠胆汁或脓汁排出（图3）。乳头部嵌顿结石针状刀开窗（图4）或随后扩大切开清除结石及结石清除后均应留置引流管（图5）。重症并发凝血功能障碍者禁忌内镜下奥迪括约肌切开术。复杂取石操作时间延长可增加并发症的发生率，特别是有Reynolds五联征者，迅速胆管插管、留置引流管是最佳选择。患者不适、老年人不配合有时自行拔管及大量电解质和液体丢失为ENBD的不足。内镜下胆道支架引流术（endoscopic retro-grade biliary drainage，ERBD）：与ENBD疗效相同，适用于重症、大结石或多发结石不能一次性清除及反对或拒绝行ENBD者（图6）。优点是患者无不适感，属内引流方式，无电解质和液体丢失。PTBD：适用于ERCP引流失败或各种原因不能行ERCP，以及肝门部胆管恶性狭窄ERCP支架后合并化脓性胆管炎者，疗效同ENBD。在超声引导下穿刺经皮留置引流管，适应经皮经肝胆道镜

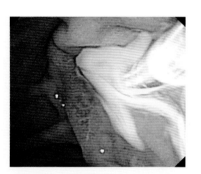

图2　ASC患者行ERCP

注：导管插入乳头后脓汁流出

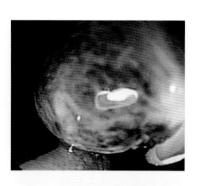

图3　内镜下奥迪括约肌切开术取石

注：取出单发结石，结石表面覆脓汁

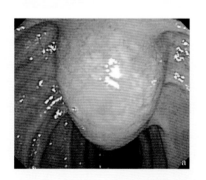
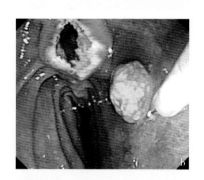

图4　乳头部嵌顿结石针状刀开窗

注：a.乳头结石嵌顿；b.针状刀切开窗，结石清除

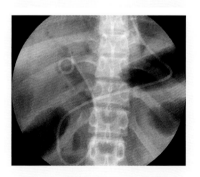

图5　结石清除后行ENBD

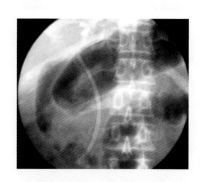

图6　ASC患者行ERBD

者可行窦道扩张治疗原发病。经皮经肝胆囊穿刺引流术：适用于低位胆管梗阻、肝内胆管扩张不明显、胆囊大者（图7）。手术治疗：适用于 ERCP 和 PTBD 失败者。行胆总管探查、留置 T 形管引流，术后胆道镜经 T 形管窦道清除残余结石。

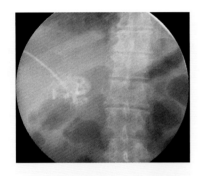

图7　ASC 患者行经皮胆囊穿刺引流

预后　此病死亡率为 5%～30%。保守治疗无效者早期胆管引流可降低死亡率。多器官受累提示预后不良，死亡主要原因为多器官功能障碍综合征伴不可逆性休克、心功能不全和肺部感染。

（任　旭）

dǎndào huíchóngbìng

胆道蛔虫病 （biliary ascariasis）

蛔虫自小肠逆行入胆管所致的疾病。多发于儿童和青壮年，女性多见。

病因及发病机制　蛔虫成虫本寄生在小肠中、下段，因饥饿、胃肠功能紊乱、胃酸减少、发热、驱虫不当等可逆行进入十二指肠，经胆总管开口钻入胆管，此机械刺激过程可引起奥迪括约肌痉挛而诱发剧烈胆绞痛。蛔虫在胆管内活动也可引起阵发性疼痛。肠道细菌随虫体进入胆管，可致胆管感染，严重者可引起急性重症胆管炎、肝脓肿等。蛔虫于胆管内死亡后还可成为结石的核心，亦可钻入胆囊并引起胆囊穿孔。

此外，此病还可引起急性胰腺炎及一系列并发症。

临床表现　多数患者有肠道蛔虫症、吐或便蛔虫史。①腹痛：是此病的主要症状，常位于剑突下的中上腹，呈阵发性钻顶样剧烈绞痛，可向右肩背部放射，疼痛发作时辗转不安，呻吟痛苦。部分病例整个虫体进入胆管亦可无疼痛。②恶心呕吐：多与腹部绞痛同时发生，呕吐物为胃内容物和胆汁，约 1/3 患者可吐出蛔虫，后者对此病具有特殊诊断价值。有时为干呕。③黄疸：是此病的另一特点，因虫体圆滑活动，不易完全堵塞胆管，故无或仅有轻度黄疸。若继发感染可有寒战、发热，引起胆管梗阻者可伴明显黄疸。症状重而体征轻是此病的特点。仅有右上腹或剑突下轻度深压痛，皮肤巩膜可有轻度黄染，如合并胆管炎、胰腺炎、肝脓肿则有相应体征。

诊断　①右上腹或剑突下阵发性绞痛，尤其伴"钻顶痛"，缓解期如常人。②腹部剧痛伴恶心、呕吐，部分患者有吐或便蛔虫史。③症状重而腹部体征轻，仅于剑突下和右季肋部有压痛。④腹部超声检查可见胆管扩张，内见蛔虫虫体。⑤内镜逆行性胆胰管造影可见蛔虫及其位置、形态和数量。

治疗　包括手术治疗及非手术治疗。

非手术治疗　原则是解痉、驱虫、抗感染。①解痉镇痛：口服 33%硫酸镁，可松弛奥迪括约肌、促进胆囊排空，利于蛔虫退出胆道，剧痛者可给予阿托品、山莨菪碱等抗胆碱类药解除平滑肌痉挛。青光眼和前列腺肥大者可用去他维林或哌替啶，因后者可兴奋胆管平滑肌，使奥迪括约

肌收缩甚至痉挛，故需与阿托品合用。②驱蛔：酸性环境不利于蛔虫活动，发作时可用食醋、乌梅汤使虫体静止，通过减轻刺激达到止痛作用。经胃管注入氧气也有驱虫和镇痛作用。症状缓解后可行驱虫治疗，药物主要有阿苯达唑、甲苯达唑、噻嘧啶及左旋咪唑。③抗感染：首选针对革兰阴性菌敏感的抗生素预防和控制感染。④内镜下介入治疗：内镜直视下配合抓钳圈套器将蛔虫虫体取出；对于已完全钻入胆管的蛔虫，内镜直视下胆管造影确定蛔虫位置，采取奥迪括约肌切开术，在 X 线透视指导下置入网篮将蛔虫套住后自胆管经口取出。

手术治疗　非手术治疗未能缓解症状，合并胆管结石、急性重症胆管炎、肝脓肿、重症胰腺炎者，可行胆总管切开探查、T 形管引流手术。术中用胆道镜检查去除蛔虫残骸。术后仍需服药驱蛔。

（李　岩）

dǎndào Jiǎdìchóngbìng

胆道贾第虫病 （biliary giardiasis）

蓝氏贾第鞭毛虫侵及胆道系统所致炎症。蓝氏贾第鞭毛虫简称贾第虫，呈世界性分布，生活史分为滋养体和包囊 2 个阶段，传染源主要是排出粪便中的包囊。水源污染通过粪-口传播是此病感染的重要途径。各年龄组均可受感染，婴幼儿、老年及免疫功能缺陷者易感。

临床主要表现为右上腹或剑突下疼痛、食欲缺乏及恶心，有右上腹压痛。转氨酶水平轻度升高，部分患者可有黄疸等。

辅助检查：①病原学检查：粪便或小肠内容物查到包囊或滋养体。十二指肠引流液或内镜下十二指肠黏膜活检检测到滋养体。

②免疫学检查：应用酶联免疫吸附试验和间接荧光抗体试验检测患者血清抗体，前者阳性率为75%~81%，后者阳性率为66.6%~90.0%。应用酶联免疫试验（双夹心法）、斑点酶联免疫吸附试验、对流免疫电泳等方法，检测新鲜或低温保存的粪便标本中的贾第虫抗原，阳性率分别为92%、91.7%和94%。③分子生物学检查：用聚合酶链反应检测贾第虫核糖体 RNA 基因产物，可检测出相当于一个滋养体基因组 DNA 量的扩增拷贝。也可用放射性核素标记的染色体 DNA 探针检测滋养体和包囊。

诊断依据：①胃肠道和胆囊炎和胆管炎症状，血嗜酸性粒细胞增多。②十二指肠引流发现贾第虫。③免疫学贾第虫抗原及抗体检测阳性。④影像学检查见胆道系统炎症。

确诊此病应予以：①按肠道传染病隔离，控制饮食。②药物治疗：常用甲硝唑、替硝唑、吡喹酮及巴龙霉素等。③合并细菌感染者给予抗生素。

（李　岩）

dǎnguǎn xiázhǎi

胆管狭窄（cholangiostenosis）

胆管腔变窄致胆汁通过受阻。分为恶性和良性，前者源于胆管癌、壶腹周围癌、胆管旁淋巴结转移癌；后者源于胆管损伤和反复发作的胆管炎致胆管瘢痕性缩窄，其病因：①损伤：见于胆囊切除术中直接或间接胆道损伤、肝移植过程中胆管吻合术，多为损伤部位的纤维瘢痕性狭窄，尚有创伤性神经瘤，源于胆管损伤后受损的支配胆道的神经纤维过度增生。②慢性感染、结石。③胆管自身炎症：如原发性硬化性胆管炎。④慢性胰腺炎。⑤其他：胆管血供障碍（如动脉粥样硬化、结节性多动脉炎、肝移植术后肝动脉血栓形成）、上腹部外伤、米里奇综合征（Mirizzi syndrome）等，较少见。

胆管狭窄或闭塞后胆汁排出受阻，胆管内压力升高，胆汁淤积，若持续时间较长，则肝细胞损害不可逆；胆汁淤积亦可继发革兰阴性肠道杆菌感染，致胆管炎反复发作，加重肝细胞损害，引起肝硬化。

临床表现为梗阻性黄疸，可有间断性上腹钝痛、寒战、发热、粪便颜色变浅等，体征可有黄疸、上腹压痛、肝大等。

诊断依据：①手术史或反复发作胆管炎史。②血生化检查呈梗阻性黄疸表现，碱性磷酸酶和γ谷氨酰转肽酶比胆红素更敏感；伴胆管炎者外周血白细胞、中性粒细胞增多；恶性狭窄者可有肿瘤标志物升高。③影像学检查：是主要确诊手段。B 超可示狭窄近端胆管扩张，有时可发现占位性病变；内镜逆行性胆胰管造影和经皮肝穿刺胆管造影可显示狭窄部位、形态及范围，是诊断胆管狭窄最准确的检查；胆管腔内超声有助于病因诊断；磁共振胆胰管成像可无创显示胆管狭窄情况，应用逐渐广泛。

治疗取决于引起狭窄的病因。①经皮肝穿刺胆管造影和经内镜或经皮穿刺介入治疗：后者用狭窄段胆管球囊扩张或支架置入等方法，创伤较小，但对损伤性胆管狭窄者长期疗效欠佳。②手术治疗：不能手术切除的良恶性胆管狭窄以胆管-空肠吻合术为主。保留奥迪括约肌的胆管修复手术包括胆管对端吻合和自体带血管蒂的组织瓣修复术。复杂胆管损伤后继发胆汁性肝硬化致终末期肝病者，肝移植可能是唯一有效手段。

（程留芳）

dǎnlòu

胆瘘（bile fistula）

胆汁或含胆汁的液体通过非正常途径持续流出。分为：①胆内瘘：即流向肠道、胃、胸腔或支气管。②胆外瘘：即流向腹腔或腹腔外，前者称腹腔胆瘘，后者称腹腔外瘘。胆外瘘习惯称为胆瘘，通常为病理性，但也有通过外科手术人为建立胆道瘘管，如胆囊造瘘、胆总管置管引流等。

病因及发病机制　胆外瘘常见于：①胆道手术：报告显示42 474例开腹胆囊切除病例，胆管损伤达 0.21%，其中仅极少数患者在手术时发现，而 25%的患者至出现胆汁外漏或胆汁性腹膜炎时才发现损伤胆管。可能源于胆道内导管（如胆囊的造瘘管或胆总管的 T 形管）拔除后胆汁经引流口长期持续外流，或胆囊管残端破裂或胆总管切口裂开，或直接的胆道外伤（创伤性和医源性）。②腹腔镜胆囊切除术：小的胆管损伤引起胆瘘为 1.0%~2.7%，约为开腹手术的 5 倍，最常见的损伤是将胆总管误认为胆囊管切断。另外，过度牵拉胆囊可造成胆囊管汇合部的胆管部分被切除。尚有电刀的烧灼伤、金属夹夹闭的胆囊管受压坏死、胆囊管直接汇入右肝管等均可引起胆管损伤致胆瘘。大多数的胆管损伤不易术中或术后立即发现，通常在术后数天甚至数星期后，患者因腹痛、发热、黄疸等临床表现就诊，除有腹膜炎体征外，可通过腹腔穿刺抽出胆汁而确诊。③胆总管探查术后或胆总管 T 形管拔除后：常源于胆总管远端残留结石造成梗阻，极少数可能是恶性肿瘤。

④胆管-空肠吻合术后：胆瘘最常出现于肝门-空肠的高位吻合口处。⑤肝脏外伤：源于肝脏损伤合并肝内胆管的损伤，也可能是肝受伤部位的坏死感染所致。⑥肝切除后胆瘘：主要源于结扎肝断面的胆管不严，或肝管变异损伤肝门部胆管。⑦肝移植术后：胆瘘发生率为7%~19%。原因有肝包虫病、胆道肿瘤、坏疽型胆囊炎、结核病及胆囊结石造成的腹壁胆瘘。另外肝动脉灌注化疗和经颈静脉肝内门-体分流术后、经皮肝穿刺（尤其梗阻性黄疸时）、经内镜胆管内操作等也可造成医源性胆瘘。

胆内瘘大多数是胆肠瘘，90%的内瘘源于胆石症，5%继发于消化性溃疡。十二指肠后壁的溃疡可穿破胆总管，前壁和侧壁的溃疡可黏附并侵入胆囊。胃溃疡也可侵入胆囊而产生内瘘。胃、胆囊、胰腺和胆总管的肿瘤也可侵入邻近组织，形成不同类型的胆瘘。

临床表现 胆瘘的漏出物可为胆汁、肠内容物、食物残渣、肠寄生虫等。其临床表现取决于漏出物是否局限及是否被细菌污染。可表现轻度腹痛，也可表现明显的剧烈腹痛、发热甚至休克。腹痛可随体位出现变化，尤其是从垂头仰卧位转变为半卧位时，腹痛可从右上腹部转移至右下腹部。腹膜刺激征时可因腹膜受到刺激后，其渗出液迅速积聚而稀释和中和胆盐及其化学毒性，而使症状和体征暂时缓解。未及时治疗者出现热量不足和低蛋白导致体重逐渐下降和水电解质失衡。长期胆瘘致渗出的胆汁被细菌污染，则可出现细菌性腹膜炎的表现。若未及时治疗加之原发病的影响，可能出现脓毒血症、肝衰竭、肾衰竭等。

诊断 此病诊断与病史关系极为密切。多数胆瘘发生于肝胆手术后、经皮肝穿刺后、经内镜胆管内操作后。在上述情况下操作部位出现腹痛、腹肌紧张、反跳痛或皮肤黄染，或胆道系统外伤、肝脓肿、胆道系统肿瘤、急性胆囊炎、胆石症等疾病患者突然出现性质加重、范围扩大的腹痛，可考虑胆瘘，但应排除心肌梗死、急性消化性溃疡穿孔、阑尾炎、急性胰腺炎、胰腺脓肿或感染性假性囊肿、绞窄性肠梗阻及肠系膜血管栓塞等。实验室检查可见白细胞增多等，但无特异性。诊断不明者，可行诊断性腹腔穿刺术或腹腔灌洗术，若抽出胆汁则可确诊。

对胆外瘘的诊断除明确有胆汁漏出外，更需明确胆瘘的原因、部位。对胆瘘患者行影像学检查旨在明确胆瘘的来源、胆管损伤的范围和表现、胆汁引流是否充分可否流入肠道及肝内外胆管树的解剖结构。①瘘管造影：是发现胆汁引流是否充分和是否有脓腔的简单有效的方法，尚可明确窦道，并清楚显示胆瘘的位置和潜在病因。②经皮肝穿刺胆管造影：适用于瘘管造影不清楚或肝内胆管不能充分显影者，对合并有高位胆管梗阻的胆瘘患者有较高的诊断价值。因胆瘘患者胆管扩张不明显，该检查成功率低。③内镜逆行性胆胰管造影：对肝移植患者有较高的诊断和治疗价值。其优点有：胆道造影成功率高，胆瘘部位显示明确，也可发现其他病变如残留结石、肿瘤、乳头狭窄等，同时对胆瘘亦可采取进一步治疗。④超声检查：作为无损伤的检查方法，可查出漏出的胆汁积聚，扫查大的胆管破

裂或胆管不连续，为导引穿刺引流提供准确的资料，是胆瘘不可缺少的诊断方法。

治疗 取决于漏出部位和速度及腹水是否有继发感染。应立即禁食、胃肠减压，积极采取静脉高营养疗法，补充热量、液体、电解质等，以维持血压、尿量，防止休克的发生。采用广谱抗生素以预防和治疗继发性感染，尤其应选择对肠道主要细菌有效且在胆汁中浓度高的抗生素如头孢哌酮，还可联合应用针对厌氧菌的药物。经上述保守治疗病情仍不稳定者，通常需及时手术治疗。外科手术主要是腹腔引流或灌洗，对损伤的胆管进行修补、肝破裂和胆囊坏死等情况采用相应的切除手术。部分胆囊切除后发生的微小胆瘘，在情况稳定后可采用内镜下奥迪括约肌切开术或放置支架，降低局部压力，部分胆瘘可愈合。

（程留芳）

dǎndào chūxiě

胆道出血（hemobilia） 肝内外血管与胆道发生病理性沟通致血液经胆管流出。是一种特殊的消化道出血。占上消化道出血的1.3%~3.0%，仅次于胃、十二指肠溃疡，食管胃静脉曲张，急性胃黏膜病变，居第4位。1654年Glisson首次报道，1948年Sandblom提出胆道出血这一名词。出血可源自胆管的任何部位，其中半数来自肝内胆管，来源胆囊和肝外胆管者各占25%。出血源自与胆管伴行的肝动脉分支最多见，门静脉次之。

病因及发病机制 病因包括：①感染：肝内胆管感染可致伴行的胆管与血管间形成异常通道，血液经胆管流出，胆系蛔虫、结石也可引起类似改变。②损伤：

肝外胆管和胆囊黏膜糜烂，一般出血量较小；胸腹部钝性伤所致中心性的肝破裂伴胆道系统损伤者，若清创止血不彻底导致深在的血肿或坏死组织继发感染，破坏血管和胆道，常是创伤后迟发性出血的重要原因；肝脏或胆道手术损伤肝动脉可形成假性动脉瘤，后者可穿破入胆道形成胆管-动脉瘘；经皮经肝穿刺活检、胆道造影、胆道置管引流均可引起肝内血管损伤，门静脉高压或肝血管瘤者风险更高。③肿瘤：肝脏恶性肿瘤及肝内外胆管良恶性肿瘤侵袭血管，致其糜烂坏死，较少见。④血管病变：约占胆道出血的10%，以肝动脉瘤最常见。⑤凝血障碍：凝血机制障碍或长期使用抗凝药物者可自发或轻微创伤后诱发胆道出血，较少见。西方国家以胆管损伤多见，中国以胆道结石和感染多见。

胆道出血后血液进入胆管，因奥迪括约肌的作用血液并不立即进入十二指肠，而是在胆管内聚集，胆道压力增高，继而形成血凝块，此时患者可有胆绞痛、黄疸；随着胆道压力升高，血液进入胆管受阻致出血部位自行凝结、出血停止；随后奥迪括约肌开放血液进入十二指肠，出现黑粪、呕血等，胆绞痛、黄疸缓解，此时胆道压力下降、出血再次发生。

临床表现 多数患者有胆管系统感染、结石、肝胆手术（外伤）、内镜或穿刺等病史。典型临床表现为上消化道出血、右上腹痛、黄疸（Sandblom 三联征）。剧烈上腹部绞痛通常先于消化道出血，向肩背部放射，伴黄疸，可有寒战、发热，腹痛缓解后出现呕血、便血或黑粪，出血量大者可有失血性休克表现。未做胆-

肠内引流且奥迪括约肌功能完整者，胆道出血呈周期性发作，5~14 天为 1 个周期，是此病的特征性临床表现。外科术后置 T 形管者表现为引流管内持续出现鲜血。患者可有贫血貌、皮肤巩膜黄染、上腹压痛、肌紧张、肝和胆囊肿大有触痛、肠鸣音活跃等，严重者有脉搏细速等休克表现。

诊断与鉴别诊断 根据病史及 Sandblom 三联征，特别是周期性消化道出血，基本可诊断此病。进一步确诊包括：①实验室检查：可有红细胞、血红蛋白减少，白细胞及中性粒细胞数增多，粪便隐血试验阳性，血清总胆红素和结合胆红素升高等。②B 超检查：可发现肝内、外胆管扩张，胆管内絮状物，以及胆囊和胆管结石、肝和胰占位性病变等间接征象。③内镜检查：十二指肠镜发现血液自十二指肠乳头开口处流出可确诊，同时可了解并排除食管、胃及十二指肠的其他出血性病变。非炎症急性期行内镜逆行性胆胰管造影检查可定位诊断。术中、术后胆道镜可行 2 级以上胆道出血的定位诊断及止血。④选择性肝动脉造影：可发现肝动脉-胆管瘘等，为胆道出血提供治疗依据。⑤CT 和磁共振成像：可提供胆道出血病因的间接征象。微量胆道出血者腹痛、黄疸和黑粪均不明显，仅表现为胆红素升高和粪便隐血阳性，需警惕。

鉴别诊断需排除胃十二指肠疾病、食管胃曲张静脉破裂出血、急性胃黏膜损害等常见上消化道出血的病因，内镜检查基本可鉴别。

治疗

非手术治疗 包括：①补充血容量、维持水电解质平衡、输血、防治休克。②止血药，如卡

巴克洛、酚磺乙胺、维生素 K、立止血等。③足量有效抗生素控制感染。④对外科手术后置有 T 形管者，可经 T 形管缓慢滴入肾上腺素加等渗盐水，门静脉胆道出血可用特利加压素等。

介入治疗 适用于保守治疗失败者，特别是手术后出血、肝外伤后出血及肿瘤性出血等。可行选择性或超选择性肝动脉造影栓塞，此法方便、损伤小，对部分胆道出血有效，可减少手术率。

手术治疗 适应证：①反复大出血，特别是出血周期逐渐缩短、出血量逐渐增多者。②合并严重胆管感染、腹膜炎需手术引流或疑有器官穿孔者。③原发疾病需外科手术治疗者，如外伤、肝胆系统肿瘤、血管性疾病、肝脓肿等。手术方式根据病情选用，包括胆囊切除、胆总管 T 形管引流、肝动脉结扎、病变肝叶（段）切除术等。

预防 正确处理肝外伤，肝胆手术时细致止血，内镜逆行性胆胰管造影胆管内操作时尽量轻柔，肝穿刺活检应尽量用细针并避免反复多次操作。及早治疗胆道结石及胆道蛔虫病。

（程留芳）

dǎnshízhèng

胆石症（cholelithiasis） 胆管或胆囊产生胆石致腹痛、黄疸、发热等为主要特征的疾病。是最常见的胆道疾病，是消化系统疾病住院的主要原因。10%~15%的美国人有胆石，其中 1/3 有腹痛等症状。中国人群发病率为 9%~10%，自然人群发生率为 7.8%。有调查显示胆石症患者收治率约占同期住院患者的 11.5%，发病呈逐年上升趋势。随着生活水平的提高，膳食结构的改变，胆石症（尤其是胆固醇结石）发病率

将居高不下。

胆石的成分有胆固醇、胆色素、钙盐、黏蛋白及其他有机物与无机物等。按结石所含成分可分为：胆固醇结石、胆色素结石和混合性结石，以胆固醇结石最多见。按结石发生部位可分为：胆囊结石、肝外胆管结石和肝内胆管结石，其中胆囊结石约占50%。

胆石形成原因迄今仍未完全明确，可能是在多种因素作用下，诱发一系列病理生理过程，包括胆汁成分改变（胆盐浓度减低、胆固醇呈超饱和状态、糖蛋白含量增高）、胆囊排空功能障碍和胆汁流体动力学改变。

按胆石症的病程和症状可分为急性和慢性，前者分为：①急性胆囊炎：上腹或右上腹剧烈绞痛，可放射至右肩背部，可伴不同程度的发热、恶心、呕吐、腹胀和食欲下降等，也可出现不同程度的黄疸。②急性化脓性胆管炎：腹痛、发热和黄疸是胆总管结石并急性胆管炎的典型表现。慢性分为：①慢性非结石性胆囊炎：临床表现多不典型，多为右上腹或上腹不同程度的隐痛或刺痛，进食油腻食物或劳累后症状加重。②慢性结石性胆囊炎：多有反复发作或胆绞痛史。③慢性胆管炎：临床表现不典型，可无症状或类似慢性胆囊炎的表现。

此病的临床表现、诊断及治疗见胆囊结石、肝内胆管结石和肝外胆管结石。

(袁耀宗)

dǎnnáng jiéshí

胆囊结石（cholecystolithiasis）

胆囊内胆固醇结石或以胆固醇为主的混合性结石。泥沙样结石是胆红素钙颗粒疏松积聚的产物，易碎，呈小块或泥沙状。随着生活水平的提高，膳食结构的改变，中国胆囊结石的发病率呈逐年增高趋势。主要见于成年人，40岁后发病率随年龄增长而增高，女性多于男性。

病因及发病机制　①胆汁成分和理化性质改变是胆囊结石的基本因素，导致胆汁中的胆固醇呈过饱和状态，易于沉淀析出和结晶而形成结石。②患者胆汁中可能存在一种促成核因子，分泌大量黏液糖蛋白促使成核和结石形成。③胆囊收缩能力减低，胆囊内胆汁淤积。任何影响胆固醇与胆汁酸浓度比例和造成胆汁淤积的因素都可导致结石形成，如女性激素、肥胖、妊娠、高脂肪饮食、长期肠外营养、糖尿病、高脂血症、胃切除或胃-肠吻合手术后、回肠末段疾病和回肠切除术后、肝硬化、溶血性贫血等。

临床表现　多数无症状，仅在体检、手术和尸体解剖时偶然发现，称为静止性胆囊结石。典型症状为胆绞痛，可因结石性质、部位及是否伴炎症而异：①胆绞痛：饱餐、进油腻食物、剧烈运动、妊娠、分娩或睡眠中体位改变均可诱发，多在餐后3~4小时或晚间8时至次晨3时出现。疼痛位于右上腹或上腹部，呈阵发性疼痛或持续性疼痛伴阵发性加剧，可向右肩背部放射，可伴恶心、呕吐。首次胆绞痛出现后，约70%患者一年内将再次发作。②黄疸：胆绞痛发作后1~2天可出现轻度巩膜黄染和尿色变深，可自行消退。③发热：胆绞痛时可伴轻度寒战、发热。④消化不良症状：部分患者有腹胀、嗳气等，餐后明显。查体右上腹部可有压痛，并发急性胆囊炎者右上腹有明显压痛伴肌紧张，有时可触及肿大的胆囊，墨菲征阳性。

诊断　根据临床表现、实验室和影像学检查，诊断一般不难。①实验室检查：可有总胆红素增高，以结合胆红素增高为主，尿胆红素显著增加，尿胆原和粪胆原减少或消失。碱性磷酸酶、γ谷氨酰转肽酶显著升高，血清转氨酶呈轻到中度升高。②影像学检查：B超检查具有简便、无创，是诊断此病的首选方法，可见胆囊内有高回声团，随体位改变而移动，其后有声影。B超诊断胆囊结石的正确率高达95%~97%。腹部X线平片、口服胆囊造影已较少采用。CT、磁共振成像也可显示胆囊结石，但不作为常规检查。

鉴别诊断　①表现为急腹症者，应与消化性溃疡穿孔、急性胰腺炎、泌尿系结石鉴别。②表现为剑突区痛者，应与心绞痛和急性心肌梗死鉴别。③表现为消化不良和上腹痛者，应与急性胃肠炎、消化性溃疡鉴别。④表现为黄疸，尤其是黄疸持续加深或不退者，应与病毒性肝炎、胰头癌、壶腹周围癌、胆总管癌鉴别。⑤体温明显升高者，需考虑胆总管结石及胆道其他疾病。

治疗　以手术治疗为主，旨在缓解症状、消除结石，避免并发症的发生。

非手术治疗　适应证：①初次发作的青年患者。②经非手术治疗症状迅速缓解者。③临床症状不典型者。④发病超过3天，无紧急手术指征且在非手术治疗下症状有消退者。方法：卧床、禁食或低脂饮食、输液、纠正水电解质和酸碱失衡，用对革兰阴性菌及厌氧菌有效的抗生素，阿托品、哌替啶解痉镇痛，休克者给予抗休克治疗。密切注意病情变化，随时调整治疗方案，若病情加重，应及时决定手术治疗。

手术治疗 对有症状和（或）并发症者应首选手术治疗。急诊手术适应证：①发病在 48～72 小时内者。②经非手术治疗无效或病情恶化者。③有胆囊穿孔、弥漫性腹膜炎、并发急性化脓性胆管炎、重症急性胰腺炎等并发症者。

开腹手术切除胆囊传统手术方式，可去除结石的"温床"，彻底根治胆囊结石。适用于有症状的胆囊结石、急性胆囊炎伴胆囊结石、胆囊穿孔坏疽、慢性胆囊炎胆囊结石等。并发症有切口感染、粘连性肠梗阻、心肺肝肾功能的短暂影响、术后出血、胆瘘、肝胆管损伤、腹膜炎等。胆总管探查术指征：①术前证实或高度怀疑胆总管梗阻者，如梗阻性黄疸，胆总管结石，反复发作胆绞痛、胆管炎、胰腺炎。②术中证实胆总管有病变者，如术中胆道造影证实或叩及胆总管内有结石、蛔虫、肿块，胆总管扩张（直径>1cm），胆管壁明显增厚，发现胰腺炎或胰头肿物，胆管穿刺抽出脓性、血性胆汁或泥沙样胆色素颗粒，胆囊小结石可能通过胆囊管进入胆总管。胆总管探查后一般需做 T 形管引流，且可能有并发症。

腹腔镜胆囊切除适用于有症状的胆囊结石、慢性胆囊炎伴胆囊结石。创伤小、出血少、恢复快、疼痛轻，但也具备开腹切除胆囊的所有缺点，若术中出现与术前判断不一致或无法控制的出血，腹腔镜不能完成手术者，应立即开腹。

预防 ①合理调整膳食结构，少用富含胆固醇食物，多进富含蛋白质食物、蔬菜及新鲜水果。②适当体育锻炼，防止脂肪过度积存。③每年定期体检，包括肝胆B超检查，以期早发现、早治疗。

（袁耀宗）

dǎnnáng dǎngùchún chénzhuózhèng

胆囊胆固醇沉着症（cholesterolosis of gallbladder）

局部胆固醇代谢失衡致胆囊黏膜局限性隆起。胆囊黏膜上皮细胞的基膜有大量胆固醇颗粒沉积，形成许多黄色小结节，有些黄色斑块可凸入胆囊腔，通过细蒂与胆囊黏膜相连，形状似息肉，故又称胆囊胆固醇性息肉。多发于中年患者，性别无明显差异。患者多无症状，或仅有右上腹憋胀不适、隐痛、消化不良等类似慢性胆囊炎的表现。诊断依靠 B 超检查，典型声像图为胆囊壁上乳头状或球状高回声光团，不伴声影，光团不随体位改变，部分病变带细蒂与胆囊壁相连。此病一般不会发生癌变，少数息肉可自行脱落排出体外，故无需特殊治疗，但应定期 B 超检查，便于早期、及时处理并发症。

（袁耀宗）

gānnèi dǎnguǎn jiéshí

肝内胆管结石（calculus of intrahepatic bile duct）

左右肝管汇合部以上各分支胆管内的结石。可单独存在，也可与肝外胆管结石并存，后者常见。结石多为含菌的胆色素结石，常在肝段、肝叶分布，多见于肝左外叶及右后叶。此病多见于远东及东南亚地区，中国华南、西南、长江流域及东南沿海等地发病率较高，男性高于女性，青壮年多见。因其病情复杂，并发症严重，是上述地区良性胆道疾病死亡的重要原因。

病因及发病机制 尚不完全清楚。①胆管内慢性炎症：是结石形成的首要因素，几乎所有患者的胆汁培养均可检出细菌，来自肠道的大肠埃希菌和厌氧菌常见，这些细菌产生的 β 葡萄糖醛酸苷酶和胆道感染时产生的内生性葡萄糖醛酸苷酶，可使结合胆红素水解生成非结合胆红素而沉着。②胆汁淤积：是结石形成的必要条件，利于胆汁成分沉积。③其他：胆道蛔虫、营养不良等。

病理 病理改变是胆道梗阻、感染和肝实质破坏。结石形成区域的胆管扩张，部分胆管呈环形或节段性狭窄；胆管壁增厚、周围纤维组织增生、慢性炎症细胞浸润；门管区大量炎症细胞浸润和纤维细胞增生，伴肝实质破坏，严重者可导致受累肝段或肝叶的纤维化萎缩。合并胆道感染者可出现胆源性脓毒血症、肝脓肿、膈下脓肿、胆道出血等严重并发症。

临床表现 主要取决于胆管梗阻是否完全、胆道感染的严重程度、肝脏病变的范围、肝功能损害的程度及并发症的类型。患者可多年无症状或仅有轻度上腹部不适或隐痛、胸背部胀痛。部分患者可有全身营养不良、慢性贫血、低蛋白血症。多数患者以急性胆管炎起病，主要表现为上腹痛和寒战高热。梗阻仅局限于某肝段或肝叶者可无黄疸；合并肝外胆管结石或双侧肝内胆管结石者可能出现黄疸。病情严重者可进一步发展为急性化脓性胆管炎、脓毒症或感染性休克。慢性梗阻可导致胆汁淤积性肝硬化，表现为黄疸、腹水、门静脉高压、肝衰竭等。查体可有肝大、触痛明显，患侧肝区叩击痛阳性，以及并发症的相应体征。

诊断 诊断依据：①患侧肝区持续性胀痛、反复发热、黄疸，肝大伴触痛。②实验室检查：合并感染者血白细胞及中性粒细胞数增多。血清胆红素正常或轻度升高，且常有波动。血清碱性磷酸酶、γ 谷氨酰转肽酶水平可明显升高，丙氨酸转氨酶和天冬氨酸转氨酶水平也常增高。③影像学检查：B 超检查是此病的首选方法。典型图像为条索状回声，其后有声影，远端胆管明显扩张。因不受肠道气体的干扰，故其此病诊断的准确性优于肝外胆管结石，但肝内胆管分支较多，易漏诊。CT 可全面显示肝内胆管结石的分布、胆管系统扩张和肝实质病变。因肝内胆管结石主要是色素性结石，钙含量较高，CT 表现为管腔内的高密度结石影。磁共振成像结合磁共振胆胰管成像：可多方位显示肝内胆管树，准确判断肝内结石分布、胆管系统狭窄与扩张部位和范围及肝实质病变。该检查兼具断层扫描和胆道整体成像的优点，对此病的诊断价值优于 CT 和胆道直接造影。内镜逆行性胆胰管造影（endoscopic retrograde cholangiopancreatography，ERCP）、经皮肝穿刺胆管造影（percutaneous transhepatic cholangiography，PTC）、术中或术后经胆道引流管造影：属侵入性检查，是诊断此病的经典方法，可清晰显示肝内外胆管的影像，但不能直接显示胆管壁和肝实质病变。胆管完全性梗阻者 ERCP 仅可显示梗阻下游的胆管，而 PTC 仅可显示梗阻上游的胆管。

鉴别诊断 ①B 超疑为"肝内结石"的高回声应与肝内钙化病灶、胆管内积气或肝内海绵状血管瘤鉴别。②有黄疸而无急性胆管炎表现者，应与病毒性肝炎和胆道肿瘤鉴别，若腹痛为持续性，并出现进行性消瘦、感染难以控制、腹部包块则应考虑胆管癌的可能。

治疗 以外科手术为主，去除病灶，取尽结石，矫正狭窄，通畅引流，防止复发。手术方式包括：①胆管切开取石术：是最基本方法，多用于急重症病例。②肝部分切除术：是最有效手段，切除病变肝段，最大限度地清除有结石、狭窄及扩张胆管的病灶。③肝门部胆管狭窄修复重建术。④肝移植术：适用于肝脏和胆管系统均已呈弥漫、不可逆性损害者。术中 B 超、胆道造影、胆道镜和各种碎石器的应用对提高手术效果有重要作用。术中结石残留者术后可行经 T 形管窦道胆道镜取石术。

预后 属良性胆道疾病，但因结石残留率、结石复发率和并发症率均高，疗效相对较差。术后定期复查，服用利胆药物，早期发现和处理复发结石可明显改善远期疗效。

预防 调整饮食，避免高热量、高糖、高胆固醇饮食，合理安排餐次。定期体检以便早发现、早治疗。

(袁耀宗)

gānwài dǎnguǎn jiéshí

肝外胆管结石（calculus of extrahepatic bile duct） 肝总管及胆总管内的结石。多位于胆总管的中下段。按结石来源分为原发性和继发性，前者发生于胆管内，占少数；后者多来自于胆囊结石，较常见。此病多见于中老年人，男女比例为 1∶2。

病因及发病机制 原发性肝外胆管结石病因和发病机制尚未完全明了，以色素性结石为主，外观多为棕黑色，质地较软，易碎，形状各异，大小及数量不一，有的形如泥沙样。一般认为，这类结石的发生主要与胆道感染、胆汁淤积和胆道寄生虫密切相关。

继发性肝外胆管结石的形状、大小、性状与其胆囊内的结石相同或相似。若结石在胆总管内长期滞留，则以其为核心，胆红素及钙盐可进一步沉积，体积逐渐增大。

结石所致病理生理变化取决于 2 个因素：①梗阻是否完全：直径 <0.5cm 的胆总管结石较易经奥迪括约肌排出至十二指肠内，较大者则易滞留于胆总管内。结石所致胆总管梗阻通常呈不完全性和间歇性。一旦出现急性梗阻，特别是嵌顿于壶腹部者，可引起完全性梗阻。胆道梗阻致胆汁排出障碍，肝细胞分泌的胆红素重新回到血液，形成梗阻性黄疸。②有无继发胆道感染：胆道梗阻致胆汁滞留，梗阻部位以上的胆管极易发生感染。若感染限于胆总管，称为急性胆管炎；若感染向上累及肝内毛细胆管和肝组织，可形成毛细胆管炎、肝脓肿；若结石嵌顿于壶腹部，因共同通道的阻塞可继发急性胰腺炎。

临床表现 少数患者可无任何症状，多数患者可反复出现严重程度不同的症状，且持续时间和发作频率各异。患者可有上腹部隐痛，伴上腹胀、嗳气、厌油腻等非特异性消化不良症状。胆道梗阻并发感染者可表现为上腹疼痛、寒战高热及黄疸，即 Charcot 三联征。腹痛多因进油腻食物、体位改变等诱发，一般在剑突下和右上腹，多呈阵发性绞痛，可向右肩背部放射，常伴恶心、呕吐。寒战高热是胆道感染的表现，体温可达 40℃ ~ 41℃，又称 Charcot 热。黄疸是胆道梗阻的重要征象，多在腹痛、寒战高热后 1~2 天内出现，可出现皮肤瘙痒和陶土色粪便。若胆道梗阻及感染加重，可并发化脓性胆管炎、败血症、急性胰腺炎、肝脓肿、胆道出血或瘘管形成等。发作间歇期可无阳性体征。结石致胆道梗阻者可有皮肤、巩膜黄染，剑突下及右上腹深压痛，肝大伴触痛，肝区叩痛阳性。

诊断 肝外胆管结石急性梗阻、炎症发作期，根据病史、典型表现及必要的辅助检查诊断一般不难。此病的全面诊断还应包括是否并存胆囊和肝内胆管结石，有无胆管狭窄、扩张和解剖变异，是否有急性化脓性胆管炎、急性胰腺炎、肝脓肿等并发症，以便选择合理的治疗方案。①实验室检查：发生急性胆道梗阻、感染者血白细胞和中性粒细胞数明显增多。尿胆红素增多，尿胆原减少。血清胆红素升高以结合胆红素为主。血清碱性磷酸酶、γ谷氨酰转肽酶可明显升高，丙氨酸转氨酶和天冬氨酸转氨酶也常增高。胆绞痛急性发作者血清淀粉酶可短暂升高，合并急性胰腺炎可持续显著升高。②影像学检查：B超诊断胆囊结石的准确率可达98%，但因受邻近十二指肠等空腔脏器的影响，仅能发现约50%的胆总管结石，尤其对胆总管下段结石的判断难度较大。间接征象包括胆总管扩张（其直径>1cm）及管壁增厚等。CT对结石的诊断价值与B超相似，可见胆管增宽，部分病例可见管腔内高密度影，还可提供肝脏及胰腺实质内的病变，但无法显示整个胆管系统的全貌。磁共振胆胰管成像：无创，不需造影剂，可清晰地显示整个胆胰管系统的全貌。胆管内结石表现为胆管腔内单发或多发的充盈缺损。内镜逆行性胆胰管造影（endoscopic retrograde cholangiopancreatography，ERCP）：是诊断此病的金标准，有创，通过向胆管内注入造影剂可清晰显示胆管系统的全貌，发现结石的大小、数量、位置及有无肝内外胆管扩张、狭窄等变化，ERCP也是治疗胆管结石的重要手段。经皮经肝胆管造影：也是确诊此病的有效方法之一，适用于肝内胆管增宽而不宜行ERCP者，明确诊断的同时还可行经皮经肝胆管引流。因该技术属有创操作，具有一定风险，不适合作为常规检查。

鉴别诊断 ①胆囊结石：胆囊管结石嵌顿与胆总管结石嵌顿所致胆绞痛通常临床上难以区分，黄疸、寒战高热及影像学检查的结果有助于鉴别。②其他肝外梗阻性黄疸：胆管癌、壶腹部肿瘤、胰头癌等所致肝外梗阻性黄疸多为进行性、无痛性，发热少见。有些壶腹部肿瘤也可引起反复发热和波动性黄疸，内镜检查有助于鉴别。③急性病毒性肝炎：可表现为右上腹隐痛、黄疸及轻中度发热。肝外胆管结石患者有时也表现为轻度无痛性黄疸，同时出现转氨酶等肝功能指标异常，通过B超等影像学检查，结合患者病毒血清学检查等有助于鉴别。④胆道蛔虫病：患者多在30岁以下，发病突然，绞痛剧烈，有特殊钻顶感，发作时常伴恶心呕吐，有时可吐出蛔虫，通常无寒战、高热。

治疗 以手术治疗为主，术中应尽量取尽结石、解除胆道梗阻，术后保持胆道引流通畅。

非手术治疗 也可作为术前准备治疗，争取在胆道感染控制后再行择期手术治疗。包括：①抗感染：根据敏感细菌选择用药，经验治疗可选胆汁内浓度高、主要针对革兰阴性细菌的抗生素。②解痉。③利胆：包括一些中成药，胆道完全性梗阻者禁用。④纠正水、电解质紊乱和酸碱失衡。⑤支持治疗。⑥护肝及纠正凝血功能异常。

传统外科手术 开腹下胆总管切开取石、T形管引流术是胆总管结石的传统治疗方法，适用于单纯胆总管结石。伴胆囊结石和胆囊炎者可同时行胆囊切除术。术中用胆道造影、B超或胆道镜检查可防止和减少结石残留。其缺点是创伤大、恢复慢、结石残留率高和术后并发症多。

内镜治疗 ①腹腔镜：腹腔镜下胆总管探查取石+T形管引流术已广泛开展，手术方式较成熟，配合术中胆道镜应用，结石清除率高。合并胆囊结石者可同时完成胆囊切除术，术后恢复快于开腹取石。②十二指肠镜：治疗性ERCP在此病的治疗中有重要价值，经十二指肠镜下行奥迪括约肌切开术或扩张术后，用气囊导管取石、网篮取石或碎石后取石。与传统开腹手术比较，痛苦少、恢复快、结石清除率高、并发症少。③胆道镜：单独或联合应用对处理肝内外胆管结石有重要作用。通过胆道镜可直视观察肝内外胆管的腔内情况，对肝外胆管和肝内I～II级肝管的结石可在胆道镜直视下取石，避免盲目取石所致并发症，将术后残石率降至最低。

预后 此病属于良性疾病，若诊断、治疗及时，一般预后良好。若急性炎症期处理不及时，易发生急性化脓性胆管炎、急性胰腺炎、肝脓肿等并发症，病情严重者病死率较高。

预防 合理配置、规律安排日常饮食，定期体检以便早发现、早治疗。

（袁耀宗）

米里奇综合征（Mirizzi syndrome）

胆囊管或胆囊颈部结石嵌顿及其他良性病变压迫肝总管致其梗阻的一组疾病。是胆囊结石的少见并发症，发生率约1%。此病术前诊断困难，术中易被忽略，手术难度较大，手术不慎会造成胆管损伤，故应予重视。

此病发生可能与胆囊管过长、与肝总管平行、下端与肝总管交叉或绕行等解剖因素有关。胆囊结石引起反复发作的胆囊炎，可导致结石嵌顿在胆囊管或胆囊颈部。若胆囊管与肝总管接近，长期反复发作的炎症可致粘连，嵌顿的结石及炎症粘连压迫肝总管，导致狭窄、梗阻。若胆囊壁发生坏死则可导致胆囊-肝总管瘘。长期慢性炎症可致胆囊癌风险增高。

临床表现和实验室检查无特异性，表现为复发性胆囊炎、胆管炎、胰腺炎。此病常发生于反复发作且病史较长的胆囊结石患者，以梗阻性黄疸最常见。

术前诊断较困难，主要依靠影像学：①腹部B超：为初筛检查，可见胆囊、胆管结石及胆囊炎、胆管扩张和（或）狭窄等征象，但诊断率低。②内镜逆行性胆胰管造影（endoscopic retrograde cholangiopancreatography，ERCP）：可显示胆管结构，对此病诊断率约50%，不宜手术者可行胆管引流或支架置入术，若胆管显示正常应考虑外压所致。③磁共振胆胰管成像：为非侵入性检查，诊断率与ERCP相似，但易漏诊胆道内瘘。术中若见胆囊与肝总管在胆囊三角区紧密粘连，常提示此病存在。

根据胆囊-胆管瘘的有无及其程度可分为4型（即Csendes分型）：Ⅰ型为胆囊管或胆囊颈结石嵌顿压迫肝总管；Ⅱ型为胆囊-胆管瘘形成，瘘口小于肝总管周径的1/3；Ⅲ型为瘘口大小是肝总管周径的1/3～2/3；Ⅳ型为胆囊胆管瘘完全破坏肝总管壁。其后又提出了多种分型方式，有助于选择术式。

此病以外科手术治疗为主，包括切除病变胆囊、取尽结石、解除梗阻、通畅引流和修补胆管缺损。术式选择依据患者情况及分型而定。急性炎症期或年老体弱不宜立即开腹手术者，可先行ERCP，置胆管引流、放置胆道支架，或可先行经皮肝穿刺胆管造影置管胆管引流。

（胡品津）

胆囊切除术后综合征（postcholecystectomy syndrome，PCS）

胆囊切除术后新发或复发上腹痛、消化不良等与术前类似的症状群。美国每年接受胆囊切除术者超过5万例，术后10%～20%的患者出现类似术前的腹痛或消化不良症状。但临床上多种消化道疾病表现与其相似，若术前未全面检查和评估这些症状和胆囊疾病间的关系，就无法证实二者肯定的因果关系，或者说，这些症状和胆囊疾病之间"纯属巧合"，其中不少情况可能与胆囊切除术后上述症状的"复发"或持续有关。

病因及发病机制 ①胆囊管残端综合征：常见原因包括残端内及周围炎症、残端神经瘤、残余胆囊管断端及残余胆囊管内结石等。②残余胆总管结石：仍有不超过5%胆管残余结石，成为术后胆绞痛发作的常见原因。③奥迪括约肌功能障碍（sphincter of Oddi dysfunction，SOD）：中年女性多见，是此征的主要病因。包括奥迪括约肌狭窄和运动障碍，前者源于胰腺炎、结石通过乳头造成损伤、术中损伤胆总管及非特异性炎症（如腺肌病）致括约肌结构异常，后者表现为括约肌高压区域间歇性、功能性阻塞。④医源性胆道损伤致迟发性胆道狭窄：常发生于胆囊切除或胆总管探查术后。⑤胆囊切除术后腹泻：发生率为5%～18%，机制尚未完全阐明，主要源于胆囊切除后机体失去最重要的胆汁酸储存场所，致胆汁酸吸收异常，促进肠液分泌及结肠运动。⑥心理躯体因素：约50%的术后疼痛患者有不同程度的精神和心理躯体障碍。

临床表现 主要为右上腹或中上腹痛，甚至胆绞痛，吸收不良综合征及胆囊切除术后腹泻等。病因不同表现略有差异。①残余胆总管结石：常表现为胆绞痛、黄疸、肝功能损害，甚至发热等。②胆囊管残端综合征：主要表现为胆绞痛反复发作，常伴恶心、呕吐等。③奥迪括约肌功能障碍：表现为间歇性右上腹、中上腹或左上腹痛，多持续半小时至数小时，常与饮食无关，伴一过性胆管梗阻的肝脏生化指标异常，如转氨酶、碱性磷酸酶或结合胆红素水平轻度升高，以及胰腺炎或胰酶异常，发热、黄疸少见。④医源性胆道损伤致迟发性胆道狭窄：多数发病缓慢的胆道狭窄可出现黄疸，常伴腹痛、皮肤瘙痒或肝功能异常，偶合并感染。

诊断与鉴别诊断 应根据临床表现、术前及术中检查结果决定采取何种检查方法和检查顺序。初步检查应包括肝功能、胰酶等生化指标，回顾术中所见及重新阅读术前或术中的影像学资料可能发现术前被忽略的结石、胆管狭窄等。诊断方法：①腹部超声：诊断胆管扩张的敏感性较高，但因胆囊切除术后部分患者出现不同程度的胆管扩张，故其诊断PCS价值有限。因受十二指肠内气体干扰，超声对探查胆总管下段及壶腹部病变不敏感，且某些胆色素结石超声影像类似胆管内软组织肿块，易误诊为肿瘤。②腹部CT：对胆管结石的诊断并不优于超声，对钙化程度较高的结石诊断敏感性较高，某些混合性胆固醇结石与周围胆汁密度相仿，特别是无胆管扩张者易漏诊。因不受十二指肠内气体干扰，对残留胆囊管、胆总管下段及壶腹部病变的显示明显优于超声。③磁共振胆胰管成像：诊断胆胰管扩张、狭窄及管内异常病变的敏感性和特异性较高，特别对于胆总管结石者，已基本取代内镜逆行性胆胰管造影（endoscopic retrograde cholangiopancreatography, ERCP）。④内镜超声：标准内镜超声或管内超声，对残余胆管结石甚至微小结石的诊断均明显优于经腹超声和CT，可达与ERCP相仿水平。对临床中度怀疑胆总管结石及术后胰腺炎高危患者，内镜超声为首选诊断方法。⑤ERCP：诊断胰胆管疾病的金标准，可直视下观察乳头病变，并做组织活检、胆胰管细胞学检查及治疗。⑥奥迪括约肌压力测定：是诊断SOD的金标准及判断疗效和预后的有效手段，奥迪括约肌基础压力测定是诊断SOD的唯一指标。⑦内镜：主要用于排除引起腹痛及消化不良的其他上消化道疾病，并可观察十二指肠-胃胆汁反流情况。

PCS应与胃食管反流病、功能性消化不良、消化性溃疡、慢性胰腺炎及肠易激综合征等鉴别。

治疗　应针对病因，如胆囊管残端过长及残余胆囊管结石应外科手术；残余胆总管结石首选ERCP取石，内镜治疗失败者则改手术；医源性胆道损伤所致迟发性胆道狭窄，根据胆道损伤的部位和类型，优先采用外科方法综合制订胆道重建治疗计划，内镜或放射介入治疗不能获得持久和满意的疗效。

预后　因引起PCS的多数胆道疾病外科及内镜治疗疗效肯定，故预后良好。

（刘玉兰）

dǎnnáng qìshì

胆囊憩室（gallbladder diverticulum）　胆囊壁局部向外突出形成的圆形或椭圆形隆起。是少见的胆囊疾病。多位于胆囊底部或颈部，通常单发。可分为：①真性憩室：又称先天性憩室，罕见。其憩室壁具有胆囊壁的各层结构，超声下可见黏膜层、肌层和浆膜层，通常发生在有血管穿透且较薄弱处。可能与肝囊管的发育不良有关，这种囊管在胚胎期可变为胆囊的芽样外囊，通常位于胆囊的肝面，随胆囊旋转囊管转到胆囊的游离面，憩室即由这种囊管形成，并可渗入肝实质。此外，可能是胆囊在胚胎发育过程中存留横向的不完全间隔。②假性憩室：又称后天性憩室。胆囊炎、胆石症等致局部胆囊壁变性膨隆，超声下见胆囊壁只有黏膜层和浆膜层，无肌层或无完整肌层。黏膜层疝入肌层，而浆膜层表面无异常者称壁内憩室，又称罗-阿窦。

此病一般无症状。憩室内胆汁排空不畅，易沉淀凝结而形成结石，并可致炎症、穿孔等并发症，出现右上腹疼痛及压痛，墨菲征阳性，甚至腹膜炎。

诊断主要依靠B超：①胆囊大小正常或不同程度增大。②胆囊局部向外突出，多呈变形的多囊结构，或呈圆形、半圆形或椭圆形，直径 $0.6 \sim 2.0 cm$。③小囊肿内为液性暗区，且与胆囊相通。④小囊肿内可有强光团（即结石），胆囊壁毛糙、增厚。腹部CT也可见与胆囊壁相通的囊肿，囊肿内为低密度影。磁共振成像特别是磁共振胆胰管成像（magnetic resonance cholangiopancreatography, MRCP）已成为诊断的主要手段，在MRCP上罗-阿窦表现为特征性的珍珠项链征，准确率明显高于超声和CT。胆囊憩室应与双胆囊、分隔胆囊、胆囊邻近区的肝囊肿鉴别。

对无症状及无炎症或结石等并发症者可不处理，定期B超检查。一旦出现结石或急慢性胆囊炎，应行胆囊切除术。

（王兴鹏）

dǎnnáng xiànjīliúbìng

胆囊腺肌瘤病（adenomatosis of the gallbladder）　以胆囊黏膜和肌层增生为特点的良性胆囊疾病。又称胆囊腺肌症。属胆囊非炎症、非肿瘤增生性疾病，以慢性增生为主，兼有退行性改变。按累及范围分为：①局限型：又称底部型，最常见，发生于胆囊底部，囊壁呈局限性增厚。②节段型：发生于胆囊体或颈部，呈环状或半环状生长，增厚的胆囊壁中段出现环状狭窄，将胆囊分隔成相互连通的2个小腔，以至胆囊形似葫芦。③弥漫型：最少见，整个胆囊壁呈弥漫性增厚。此病发病率较高，女性多发。

病因尚不明确，发病机制有几种观点：①胆囊神经源性功能障碍：胆囊动力学异常，胆囊颈部括约肌痉挛，胆汁排出受阻，内压升高，黏膜陷入肌层形成憩室和肌层增生肥厚。②胚胎期胆囊芽囊化不全。③感染：炎症刺激胆囊异位上皮生长。

病理表现：胆囊壁增厚，可达正常的3~5倍，通常0.5~1.0cm，甚至>2cm。胆囊壁黏膜和腺体增生并突入增厚的肌层扩大成囊，形成壁内憩室样改变，即罗-阿窦，大者约0.3cm，可与胆囊腔相通或不相通，窦内可合并结石、炎症。壁内憩室、囊肿和罗-阿窦形成增多。

多无症状，常于体检时发现。可表现为消化不良、食欲减退及右上腹饱胀不适，尤进脂肪饮食时加重，若伴炎症或结石，可有类似胆囊炎表现。腹部检查多无阳性体征。

诊断主要依靠影像学检查。B超检查为首选方法，可见胆囊壁弥漫性增厚，节段性改变或局限性改变，壁内常见大小不一的无回声暗区（罗-阿窦）、细小高回声伴"彗星尾"征或回声增高区（胆固醇沉积），合并壁间结石和胆囊结石者可伴高回声。

此病应与以下疾病进行鉴别：①厚壁型胆囊癌：增厚的胆囊壁不规则或结节状突起，无壁内小囊状改变。②慢性胆囊炎：胆囊壁均匀增厚，无罗-阿窦表现，胆囊功能检查提示收缩功能减退或消失有助鉴别。③胆囊腺瘤和胆囊息肉：局限型胆囊腺肌瘤多局限于胆囊底部，其形态常因胆囊的膨大与收缩而变更，且常见罗-阿窦，而腺瘤和息肉无此现象。

一般不需处理，定期行B超检查。有胆汁淤积和感染者可用消炎利胆药物，出现下列情况者应切除胆囊：①胆囊壁厚>1cm。②临床症状明显或与结石并存。③短期内病变增长较快。

（王兴鹏）

dǎnnáng jīqì
胆囊积气（emphysematous cholecystitis）

气体在胆囊壁内或胆囊腔内。又称气肿性胆囊炎。是胆囊炎少见而严重的并发症。多见于体弱的老年人和糖尿病患者。

发病机制为：①胆道感染的细菌产生气体，如难辨梭菌、产气荚膜杆菌、大肠埃希菌和厌氧性链球菌等，胆石症在急性胆囊炎和感染的发生机制中起重要作用。②胆囊与肠道间存在瘘管：胆囊炎致胆囊壁与周围器官产生粘连、囊壁溃疡、坏死和慢性穿孔，肠道气体和产气细菌进入胆囊，或胆道结石通过瘘管进入肠道。③胆囊壁缺血。

除一般急性胆囊炎的临床表现外，尚有明显的感染中毒表现，如寒战、高热、白细胞数显著增多伴中性粒细胞比例增高。囊壁坏死者易发生穿孔，可有右上腹痛加重，伴肌紧张和反跳痛。并发症有胆道出血、梗阻性黄疸、气腹和腹腔脓肿等。

腹部X线平片、超声和CT可见胆囊窝部位有气体，以CT提供的信息最有价值，不仅可见胆囊内气体和液平，还可见胆囊破裂部位和气腹。

应急诊手术切除胆囊和应用敏感抗生素。全身情况差不宜行胆囊切除者可做经皮胆囊穿刺引流，但可合并局部皮肤和软组织感染，甚至累及肌肉和骨骼。

此病病死率为15%~25%。与无胆囊积气者相比，此病患者发生胆囊壁坏死的风险增加30倍，发生胆囊穿孔的风险增加5倍。

（房静远）

dǎnnáng jīnóng
胆囊积脓（empyema of gallbladder）

胆囊感染所致脓液积聚。胆汁富含免疫球蛋白，具有抑菌作用。同时胆汁缺少可供细菌生长的能量物质，即使少量细菌进入胆道，也随胆汁流排入十二指肠。若胆道结石致胆汁潴留，细菌可大量繁殖。结石嵌顿胆囊管致急性胆囊炎者，50%的胆汁细菌培养阳性。细菌来源包括血液、肝胆、肠道或邻近器官感染后蔓延。致病菌可能多种，通常都含大肠埃希菌。

患者可有急性胆囊炎和急性化脓性胆管炎表现。尚有剧烈腹痛、寒战、高热和白细胞计数增多，但不一定有明显黄疸。中毒症状包括麻痹性肠梗阻、重度腹胀、肠鸣音减弱或消失。可并发胆囊穿孔、胆囊周围脓肿和瘘管形成。

超声检查是重要诊断方法，可见胆囊增大、胆囊壁增厚（>4mm）和胆囊周围积液，应注意与腹水和低蛋白血症的类似表现鉴别。CT检查可提供胆囊及其周围的病变情况，可见胆囊周围积液和脓肿的位置、大小及与邻近器官的关系。

治疗宜行抗感染、穿刺引流及手术行胆囊切除。根据脓液涂片的初步判断，结合临床经验选用抗生素，通常用第三代头孢菌素联合广谱抗菌药物，如人工合成的碳青霉烯类抗生素（美罗培南、亚胺培南、西司他汀）或喹诺酮类抗菌药。胆囊积脓者术后易合并感染。

（房静远）

dǎnnáng jīshuǐ
胆囊积水（hydrops of gallbladder）

胆囊病变所致炎性渗出液积聚。随着B超的广泛应用，胆囊积水的诊断增多。可分为炎症性积水和非炎症性积水。

炎症性胆囊积水是胆囊管结石嵌顿，胆汁流出受阻的急性胆囊炎伴积水。胆汁潴留致胆囊黏膜受损，上皮细胞内的酶释放，激活炎性介质，胆囊壁产生的炎性渗出液致胆囊腔扩张、囊壁变薄。炎症后期胆汁内的胆色素被囊壁吸收，胆囊腔内充满无胆色素的、较为稀薄的无色胆汁。囊壁组织学改变与患者症状无平行关系。胆囊管结石嵌顿和急性胆囊炎不伴胆总管阻塞者，可无黄疸或仅有轻度黄疸。查体右上腹有压痛伴墨菲征阳性。急性胆囊炎后的胆囊积水，有10%发生胆囊破裂，是胆囊切除的适应证。

非炎症性非结石性胆囊积水见于婴幼儿，最小者仅7个月。病因未明，可能与β溶血性链球菌、钩端螺旋体、EB病毒感染及应用肠外营养有关。患儿有恶心、呕吐和腹痛等。查体有右上腹压痛，并可触及胆囊。实验室检查白细胞数增多、转氨酶水平升高。超声检查示胆囊增大（可至正常的2倍），但无胆道结石是诊断婴幼儿胆囊积水的重要依据。超声检查时用食物刺激观察胆囊收缩情况，可见婴幼儿胆囊收缩排空功能尚好。多数可自行缓解，但病程可能较长。需密切观察病情和超声随访。多数患者胆囊功能可恢复正常。

（房静远）

cípíngyàng dǎnnáng

瓷瓶样胆囊（porcelain gallbladder）

以胆囊壁钙化为特征的慢性胆囊炎。因完全性胆囊壁钙化额面显像呈瓷瓶样而命名。肥胖女性多见。文献报道，1万多例胆囊切除标本检出瓷瓶样胆囊15例，占0.14%。长期反复胆囊炎

症后形成钙化，60%伴胆囊结石。胆囊壁钙化分为完全性壁内钙化和选择性黏膜钙化。

此病通常无症状，也可有慢性胆囊炎相关表现，如右上腹痛或结石所致胆绞痛。X线腹平片、CT和超声可见胆囊壁钙化，囊壁可达5mm。病理检查偶见囊壁上皮嗜酸性粒细胞异样增生。氟-18-脱氧葡萄糖-正电子发射计算机体层显像可见恶性病变的胆囊壁摄取放射性，而良性病变显像为阴性，但此法尚有部分假阳性。

此病有并发胆囊癌的风险，故应手术治疗。

（房静远）

dǎnzǒngguǎn nángzhǒng

胆总管囊肿（choledochal cyst）

先天性胆总管囊性扩张。又称胆总管囊性扩张。常与肝内胆管扩张并存。1723年Vatero首次报道。世界现有报道数千例，至少50%来自日本。1985年中国报道近400例。儿童和年轻人多见，男女比例为1∶（3~4）。随着影像学的发展此病的诊断率逐渐提高。癌变率为10%，较普通人群高10~20倍。

病因及发病机制 病因尚不明确。①遗传因素：胚胎胆管上皮闭塞过程中远端细胞增殖快于近端，胆管树空腔化后近段出现异常扩张或远端狭窄。此病日裔较白种人多见，有家族聚集倾向，

孕早期可发现胆道囊肿，同时存在双胆总管、双胆囊、多分隔胆囊、胆管闭锁、先天性肝纤维化及环状胰腺等异常，且减压手术后多数囊肿并不缩小均支持这一观点。②异常胰胆连接：胰胆连接进入十二指肠壁的发育过程中，移位不完全导致胰管在胆总管近端插入，从而形成较长的共同通道。胆道造影证实95%的患者存在这一现象。这种异常连接不受奥迪括约肌限制，故胰液可反流至胆总管，发生酶解和炎症反应，破坏胆管壁导致囊样扩张。

病理 囊肿壁变厚。组织学上可见致密结缔组织、纤维胶原，有时也可见平滑肌和弹性组织，无上皮层，但有桶状或柱状上皮岛。囊肿外壁是十二指肠浆膜，囊肿内壁为十二指肠黏膜（约63%）、胆管黏膜（21%）或未分类的腺上皮。63%的患者肝活检异常，主要表现为胆汁性肝硬化、门静脉纤维化或胆管闭锁，以及肝脓肿（特别是先天性肝内胆管囊性扩张）、胆总管胆泥或结石。新生儿组织学通常正常，或仅显示与梗阻胆道平行的胆管轻度增生。

分型 根据胆管扩张的部位、范围和形态，可分为5型（图）：①Ⅰ型：囊性扩张。临床最常见，约占90%。可累及肝总管、全部胆总管或部分肝管。胆管呈球状或葫芦状扩张，直径最大者可达

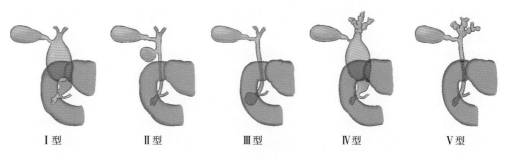

| Ⅰ型 | Ⅱ型 | Ⅲ型 | Ⅳ型 | Ⅴ型 |

图 胆总管囊肿的分型

25cm，扩张部远端胆管严重狭窄。胆囊与胆囊管包含于囊肿内，其左、右肝管及肝内胆管正常。②Ⅱ型：憩室样扩张。为胆总管壁侧方局限性扩张呈憩室样膨出，其余胆囊均正常，临床少见。③Ⅲ型：胆总管开口部囊性膨出。胆总管末端十二指肠开口附近的局限性囊性扩张，脱垂坠入十二指肠腔内，常可致胆管部分梗阻。④Ⅳ型：肝内外胆管扩张。肝内胆管呈大小不一的多发性囊性扩张，肝外胆管亦呈囊性扩张。⑤Ⅴ型：肝内胆管扩张。肝内胆管多发性囊性扩张可伴或不伴肝纤维化，肝外胆管无扩张。

临床表现 ①Ⅰ型：60%的患者<10岁。分为婴幼儿型和非婴幼儿型。前者80%黄疸伴或不伴陶土样便，50%可有呕吐和生长发育受限。30%~60%的病例可有腹部包块，常位于右上腹，圆形、质软、有弹性，可随膈肌移动。肝大常见，可伴或不伴腹痛。有典型的腹痛、黄疸、腹部包块三联征者（占11%~63%）常出现胆汁性肝硬化和门静脉高压。非婴幼儿型（>2岁）多数有慢性、反复发作的腹痛。间歇性黄疸和反复发作的胆管炎占34%~55%。结石发生率约8%。腹部包块发生率10%~20%。有典型的腹痛、黄疸、腹部包块三联征者占3%~13%。肝硬化和门静脉高压较婴幼儿型少。反复发作的胰腺炎仅见于此型。②Ⅱ型：占胆总管囊肿的2%~3%，临床表现主要与囊肿压迫附近组织有关。③Ⅲ型：超过73%的患者>20岁，男女比例为1∶1.4。间歇性腹痛和梗阻性黄疸常见，无腹部包块。胰腺炎发生率为30%~70%，多于其他类型。结石占25%~35%。少数以十二指肠套叠为首发症状。

④Ⅳ型和Ⅴ型：见先天性肝内胆管囊性扩张。

并发症：①治疗前及内引流术后的胆管炎反复发作。②结石形成：成年人合并胆石者可达50%。③胆管狭窄。④胰腺炎。⑤胆汁性肝硬化。⑥门静脉高压。⑦门静脉血栓形成。⑧囊肿破裂。⑨胆管癌：总发生率2.5%，成年人（>20岁）发生率为14%~18%，50岁以上者发生率为50%，男女比例是2.5∶1。病变不仅局限于囊肿壁，腺癌最常见（占70%~84%），尚有鳞癌（4%~9%）、未分化癌（7%~21%）及小细胞癌。

诊断与鉴别诊断 术前确诊率在27%~80%。多数患者临床表现不典型，生化检查仅提示胆道梗阻和感染，确诊依靠影像学检查。①超声：是Ⅰ、Ⅱ、Ⅳ、Ⅴ型囊肿的最佳筛查方法，不能提供解剖学和功能学信息为其不足。②核素胆道显影：^{99m}Tc标记试剂如吡哆醛谷氨酸或二甲基乙酰替苯胺亚氨基二醋酸，影像质量良好、放射剂量低和胆道分泌快速，适合除Ⅲ型外的囊肿诊断。其特征性表现是胆道扩张及24小时显像剂残留。它可提供分泌情况的信息，适用于术后随访病例。但检查结果不特异，亦不能排除胆道不完全梗阻。与超声检查互补，可为2岁以下患者提供很好的术前诊断基础。③CT：适用于年龄大者，优于超声。④磁共振胆胰管成像：适用于CT检查禁忌者，可系统详尽显示胆道情况。⑤经皮经肝穿刺胆道造影：适用于肝内胆管解剖复杂者。⑥内镜逆行性胆胰管造影：对胆管树，尤其在显示胆管和胰管的关系上成像效果好，适用于Ⅲ型囊肿的诊断。典型表现是远端胆总管棒样改变，胆总管末端呈圆形囊样

变（其内充满造影剂）凸入十二指肠腔，造影剂排空常延迟。胆总管囊肿在胆道造影中呈充盈表现，上消化道造影不充盈，可与十二指肠憩室和十二指肠双囊肿鉴别，十二指肠憩室在上消化道造影有充盈表现，十二指肠双囊肿在这2项检查中均无充盈表现。此病的确诊和分型可经术中胆道造影进一步明确。此病尚需与胆道闭锁鉴别。

治疗 主要是外科手术。①外引流：适用于手术风险较大者。可对囊肿进行减压、减少梗阻和感染。外引流死亡率达65%，且不能纠正根本的病理生理改变，故非标准方案。②内引流：如胆-十二指肠吻合术和Roux-en-Y胆-空肠吻合术，已被广泛应用。常见并发症有反复腹痛发作、黄疸、狭窄形成及胆管炎，多见于胆-十二指肠吻合术。手术死亡率约88%，再手术率为13%~70%，术后出现胆道恶性肿瘤的风险增高，原因在于病变组织残留并参与胆道重建。③囊肿切除术：1922年McWhorter首次完成，1960年后作为标准方案。手术死亡率由15%~40%降至不到7%，再手术率低于10%，有损伤肝动脉、门静脉及胰管的风险。囊肿切除的同时应行胆囊切除。

预后 术前确诊可降低成年人的手术死亡率（56.6%降至30.5%），标准手术成功者预后良好，合并与胆道囊肿相关肿瘤者预后极差。死因主要是囊肿破裂继发腹膜炎、胆管炎或肝硬化。

（刘厚钰）

xiāntiānxìng gānnèi dǎnguǎn nángxìng kuòzhāng

先天性肝内胆管囊性扩张（congenital cystic dilatation of intrahepatic bile duct） 以肝内胆管非阻

塞性节段性囊性扩张为特征的先天性发育异常。1906 年 Vachel 和 Stevens 首次报道。1958 年 Caroli 详尽报道一例，故又称 Caroli 病。分为：①单纯型：肝内胆管扩张而无其他组织学异常。②门静脉周围纤维化型：肝内胆管扩张伴门静脉周围纤维化，可出现门静脉高压和食管静脉曲张。男女发病情况类似，诊断的平均年龄是 51 岁。

此病原因不明，可能源于胆管树在分化阶段胚胎的胆板畸形。囊肿与胆管树交通。多数为常染色体隐性遗传。

80% 以上的患者在 30 岁前出现症状，因胆管炎反复发作导致反复发热、寒战、黄疸及腹痛。合并胆石症者胆管炎更易反复发作及发生急性胰腺炎。晚期可出现门静脉高压的并发症，如食管静脉曲张破裂出血、腹水，肝功能储备良好。常合并多囊肾。

诊断依据：①实验室检查：常有白细胞计数增高，以中性粒细胞为主，胆红素、碱性磷酸酶水平升高。②影像学检查：超声、CT 及磁共振胆胰管成像均有助于诊断此病，内镜逆行性胆胰管造影可为治疗提供很好的解剖学资料。

此病需与多囊肝病鉴别。后者是常染色体显性遗传病，囊肿大，内含血清样液体，且不与胆管树交通，门静脉高压罕见，恶变率较低（1.3%），预后受肾囊肿的影响，而非肝囊肿。

治疗取决于病变累积的程度。囊肿局限于一叶（主要是肝左叶）者可行小叶切除；累及多叶者可行肝部分切除，必要时可行肝管-空肠吻合术建立胆肠永久性通道。长期抗生素治疗可能取得一定疗效。胆管炎反复发作影响生活质量者可行肝移植。

7% 的患者发生胆管癌，无女性发病倾向。

（刘厚钰）

dǎnguǎn quēshī zōnghézhēng
胆管缺失综合征（vanishing bile duct syndrome，VBDS）

肝小叶内和小叶间胆管结构破坏引起肝胆管局灶或弥漫性消失，最终导致肝内胆汁淤积综合征的一组疾病。

病因及发病机制　①先天性：如阿拉日耶综合征（Alagille syndrome）、囊性纤维化、α_1 抗胰蛋白酶缺乏症、进行性家族性肝内胆汁淤积症等。②肿瘤性：如霍奇金病、朗格汉斯细胞组织细胞增生症，较少见。③免疫性：如原发性胆汁性肝硬化、原发性硬化性胆管炎、免疫性胆管炎、慢性移植物抗宿主反应、排斥反应、结节病等。④感染性：如新生儿感染巨细胞病毒、梅毒、呼肠孤病毒 3 型和风疹病毒，大肠埃希菌逆行感染和损伤胆管，肝移植后巨细胞病毒感染，获得性免疫缺陷综合征者感染巨细胞病毒或隐孢子虫，以及乙型和丙型肝炎病毒感染。感染还可加重由免疫介导的胆道疾病。⑤中毒性：如硬化剂治疗肝棘球蚴病不慎外漏。⑥药物性：如喹诺酮类药物、美罗培南、阿奇霉素等。⑦缺血性：胆管上皮细胞的血供完全来自肝动脉，因此任何引起肝动脉血流中断者均可导致胆管细胞缺血性坏死、胆管消失，可能是肝移植术后的严重并发症。⑧特发性：部分患者可能与遗传因素有关。

正常胆管细胞在细胞死亡和细胞再生间保持平衡，称为胆道平衡。来自赫令管的肝脏干细胞可能是新的胆道细胞的来源。胆管细胞同时表达促凋亡因子 Bax

和凋亡调控因子 Bcl-2 蛋白，前者表达于整个胆管树，后者局限于小叶内胆管和小叶间胆管。胆管细胞的凋亡涉及 Fas/FasL 系统、穿孔素、颗粒酶 B、肿瘤坏死因子 α、氧化应激及 Bcl-2 蛋白的下调。部分胆管消失可逆，若去除药物因素，胆管细胞可再生。若胆管细胞凋亡超过其再生能力，则胆管不可恢复。

临床表现　病因不同 VBDS 的症状及病程差异很大，发病可急（如急性细胞排异反应）可缓（如原发性胆汁性肝硬化）。多数表现为肝功能异常及非特异性症状，如乏力、食欲减退、腹痛、体重减轻、黄疸、皮肤瘙痒、黄色瘤和轻度脂肪泻。疾病较重或病程长者可有胆汁淤积的表现，如胆结石、高脂血症、吸收不良和脂溶性维生素缺乏症。疾病缓慢进展可致肝细胞丧失、假小叶形成、门管区周围纤维化，最后形成肝硬化。部分药物相关性 VBDS 者可出现肝炎、胆管炎及炎性假瘤。

诊断　主要根据临床表现、实验室检查和肝穿刺活检。超声和 CT 检查价值不大，内镜逆行性胆胰管造影检查显示肝内胆管消失征，即大片肝脏影像无胆管树分支，左右肝管仅有少许分支，是诊断 VBDS 的两大要点。碱性磷酸酶和胆红素水平升高可作为辅助依据。确诊需依靠肝脏活组织检查。

治疗　方法的选择主要取决于病因，包括停药、应用熊去氧胆酸及免疫抑制剂。免疫抑制剂的作用尚不清楚，不推荐常规使用。晚期出现肝功能失代偿者可行肝移植。特发性成人胆管消失尚无有效治疗。

预后　取决于病因、胆管损

伤情况及治疗方法，一般有 2 种结局：①不可逆性胆管损伤，广泛胆管消失致胆汁性肝硬化；②胆道上皮再生，数月至数年后恢复。应定期随访肝脏生化检查。

(钱家鸣)

先天性胆道闭锁

xiāntiānxìng dǎndào bìsuǒ

先天性胆道闭锁（congenital biliary atresia，CBA） 以肝内外胆管阻塞和梗阻性黄疸为特点的先天性畸形。是小儿肝移植最常见的适应证。东南亚国家发病率为 1/9000～1/8000，欧美国家为 1/15 000～1/12 000。

发病机制尚不清楚，可能与免疫介导的胆管纤维化，导致肝内外胆管管腔狭窄甚至闭锁有关，亦可能与先天性胆管形态学异常有关。

临床表现为新生儿黄疸、排陶土色粪便、出生数周内进行性高胆红素血症等。若不及时治疗，患儿可逐渐出现肝脾大、门静脉高压、腹水、胆汁淤积性肝硬化等，严重者可有消化道大出血，甚至死亡。患儿胆红素、碱性磷酸酶、γ 谷氨酰转肽酶增高等有助于此病诊断，但缺乏特异性。结合胆红素升高者早期转氨酶可正常，但后期可升高。腹部 B 超、CT 或磁共振胆胰管成像检查可显示不同程度的胆道闭锁。出生 14 天以上仍伴结合胆红素增高者，应及时与其他原因所致胆红素增高的疾病鉴别。

此病主要治疗为：①外科治疗：包括 Kasai 肝-空肠吻合术和肝移植，前者包括肝门纤维块剥离术、空肠回路重建和肝-空肠吻合术，出生后 2～3 个月内进行，胆汁引流通畅后可能阻止肝功能进一步恶化，但超过 70% 的患者仍将进展为肝硬化，或在成年之前接受原位肝移植术。影响手术预后的因素包括患者年龄、手术水平、胆道畸形程度及术后胆管炎是否易控制等。肝移植是多数患者的最终治疗方式，因行原位肝移植的患者年龄通常较小，故手术的风险较大、并发症较多。②内科治疗：主要包括营养支持、应用抗生素预防术后胆管炎、促进胆汁循环及排泄等。

早期诊断可改善预后及提高术后生存率。

(唐承薇)

胆囊先天性畸形

dǎnnáng xiāntiānxìng jīxíng

胆囊先天性畸形（congenital anomalies of gallbladder） 源于胚胎发育的胆囊数目、形状和位置异常。双胆囊发生率为 2.5/万，完全双胆囊为 2 个胆囊完全分开，2 个胆囊管汇合后或分别进入胆总管；部分双胆囊为双叶囊（2 个胆囊腔在基底部分开，在颈部汇合进入胆总管），胆囊可完全分开，但有部分或完全分隔，分隔可为横向（沙漏状胆囊）或纵向（图）。隔膜胆囊可能源于内胚层不完全空泡化。

胆囊胚芽发育不全可致胆囊发育不全，多数与肝外胆管闭锁并存，若无胆管闭锁，需排除肝内胆囊或左侧胆囊。胆囊胚芽发育异常可能导致胆囊管发育异常。双胆囊管可能与一个单独的非分隔胆囊连接，然后加入胆总管或右肝管。胆囊管缺失者胆囊颈直接与胆总管连接，胆囊切除术时，胆总管易被误认为胆囊管，致胆总管的部分被切除。

尾芽（形成胆囊及胆囊管）的异常偏移可致胆囊位置变异：若尾芽在头芽（后形成的肝脏）前形成，可被埋在肝组织内，形成肝内胆囊；若尾芽在头芽后形成，将形成漂浮胆囊（完全被腹膜覆盖），通过系膜悬挂于肝脏，

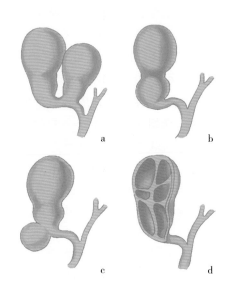

图　胆管分支发育相关的解剖变异

注：a.双胆囊；b.双叶胆囊；c.胆囊颈憩室；d.内分割的胆囊

有发生扭转的危险。左侧胆囊罕见，可能为全腹腔器官位置逆转或胆囊位置单独逆转的结果。胆囊也可出现在镰状韧带、腹膜后及腹壁。无论胆囊位置如何，多数情况下胆囊管会在相对正常的位置进入胆总管。

通常无临床症状，合并胆结石者可出现相应症状。通过超声或内镜逆行性胆胰管造影可诊断此病。无合并肝外胆管闭锁者，需除外肝内胆囊或左侧胆囊。对有症状者应手术切除畸形胆囊，术中发现解剖结构不明或异常者应行术中胆管造影。

(刘厚钰)

胆囊息肉

dǎnnáng xīròu

胆囊息肉（gallbladder polyps，GP） 胆囊壁突向胆囊腔内的赘生物。是胆囊息肉样病变的简称。健康查体胆囊息肉的检出率为 3%～7%。国外报道成年人患病率约为 5%，男性多于女性。中国 GP 检出率呈逐年上升趋势。

胆囊息肉分为 5 类：①胆固醇性息肉：一般体积较小（直

径<1cm）、多发，表现为胆囊黏膜表面突出的黄色小结，由黏膜固有层含脂质的巨噬细胞增生形成，很少癌变。②炎症性息肉：是一种反应性病变，多在慢性胆囊炎胆囊切除术时发现，显微镜下可见局灶上皮增生和慢性炎症细胞明显浸润，无癌变倾向。③腺瘤样增生：含平滑肌束及杯状细胞的丰富的结缔组织，其表面有上皮增生并伴肠上皮化生，有癌变可能。④腺瘤：多为单发有蒂息肉，外形可呈乳头状或无蒂状，有一定的恶变率，其癌变机会与腺瘤大小呈正相关，几乎所有良性腺瘤直径均<1.2cm；有恶变者直径基本>1.2cm。⑤腺肌瘤：存在黏膜上皮局部变化、肌纤维增生与局限性腺肌增生，少数有恶变可能。

病因及发病机制 尚不十分清楚，可能与性别、年龄、职业、饮食习惯（如高胆固醇饮食、暴饮暴食及不吃早餐）、酗酒等因素相关。

临床表现 可无任何症状，多数类似胆囊炎，主要表现为右上腹轻度不适或疼痛，可向右肩部放射，可伴恶心、厌食及腹胀不适。部分 GP 伴胆囊结石者可出现胆绞痛。

诊断与鉴别诊断 主要依靠影像学检查。①腹部 B 超：是最敏感、方便、廉价的检查，可以明确 GP 的数量、大小和部位。②内镜超声：可辨别 GP 的内部结构、是否带蒂及与胆囊壁的结构关系等。③腹部 CT：简单、方便，临床上广泛应用，可明确是否浸润肝脏及有无淋巴结转移等。④胆囊造影：有口服法及穿刺法，后者较敏感，但其为侵入性操作，有引起出血、感染、胆瘘等并发症的可能，故很少用。⑤胆道镜：

有经皮穿刺胆道镜及内镜下胆道子母镜，操作难度大，且有一定风险，临床上很少用。

GP 应与胆囊结石、胆囊炎及胆囊癌等鉴别。

治疗

非手术治疗 对无症状的直径 < 0.5cm 的多发胆囊息肉及 <1cm 的单发息肉，应每 3 个月复查超声。若短期内息肉增长较快，应尽早切除。

手术治疗 适应证：①合并胆囊结石、急性或慢性胆囊炎，并有明显症状者。②直径>1cm 的单发息肉或位于胆囊颈部，且年龄>50 岁者。③疑诊有早期胆囊癌者。

手术方法：①传统开腹胆囊切除手术：因创伤大，用此法单独行胆囊切除手术者越来越少，除非合并其他情况。②腹腔镜胆囊切除术：应用最多，因创伤小、恢复快，已成为目前胆囊切除的标准手术方式。③保胆手术：有学者认为胆囊并非可有可无的器官，其功能尚不完全清楚，应尽可能保留胆囊，故对胆囊息肉和胆囊结石提出了保胆手术的观念，但其真正意义、效果尚有待研究。

预后 可早期发现、定期随访观察并适时手术切除者，预后较好。

预防 包括禁酒、规律饮食及低胆固醇饮食等。

（杨云生）

dǎnnáng'ái

胆囊癌（gallbladder carcinoma）

起源于胆囊和胆囊管黏膜上皮的恶性肿瘤。临床上相对少见，占消化系统恶性肿瘤第 5 或第 6 位。发病率有地区和种族差异，美国东南部当地人、墨西哥裔美国人、智利、玻利维亚和东亚印度北部发病率较高。60 岁以上老

年人多见，男女比例为 1：3。美国每年 75 万例胆囊结石手术偶然发现胆囊癌不超过 1%。此病早期诊断困难，发现时多已侵犯邻近器官、局部淋巴结转移或远处转移，能手术者仅占 10%～30%。

病理 早期胆囊癌病变深度限于黏膜或固有肌层，包括局限在罗-阿窦的癌（黏膜内癌），TNM 分类中 T_1 和 T_2 期属于早期癌。早期癌取决于病变深度，与有无淋巴结转移无关。进展期胆囊癌病理学大体分型为乳头型、结节型和平坦型，根据生长方式又分为膨胀型和浸润型。组织学类型主要为乳头状腺癌或高分化管状腺癌，少数为黏液腺癌、印戒细胞癌、鳞癌、腺鳞癌、小细胞癌和未分化癌。

病因及发病机制 危险因素：①胆囊结石：70%～90%的胆囊癌伴结石，但胆囊结石病例中胆囊癌发生率很低。有临床症状、胆囊结石直径>2.5cm 或病程超过 40 年是其危险因素，结石直径>3cm 患胆囊癌的风险比<1cm 者高 10 倍。②胆囊炎：胆囊纤维化、钙化形成瓷器样胆囊者胆囊癌发生率为 60%，15%胆囊内瘘病史者发生胆囊癌。③胆囊腺瘤：胆囊切除标本腺瘤发生率约 1%，多是胃型管状腺瘤。良性腺瘤直径均 < 1.2cm，恶变者均 > 1.2cm，>3cm 的多数为浸润性癌。④先天性胆胰管汇合异常和胆胰管高位汇合：胰液向胆管逆流，混合后胰酶活性化产生损害黏膜的磷脂酶 A_2、溶血卵磷脂等，在胆囊内淤积持续性破坏胆囊黏膜，导致黏膜上皮异常增生、异型，最后发展为癌。胆囊内层黏膜弥漫性增厚，存在细胞增殖活跃、基因变异，属癌前病变。成年人胆管扩张型胆胰管汇合异常（胆总管

囊肿）、非扩张型胆胰管汇合异常及胆胰管高位汇合者合并胆囊癌的发生率分别为 13.4%、37.4% 及 11%～21%。

临床表现 无特异性，早期症状不明显，与胆囊结石或胆囊炎相似。常见右上腹疼痛，伴恶心，脂餐后加重。侵犯胆管者可出现梗阻性黄疸、食欲减退、乏力、体重减轻和贫血，以及皮肤瘙痒、粪便呈陶土色、尿色深黄或深茶色。查体右季肋下有触痛，约半数可触及肿块，可有肝大或腹水体征。并发感染者有发热等急性胆管炎或胆囊炎症状。

诊断 ①实验室检查：除血液生化检查 γ 谷氨酰转肽酶、碱性磷酸酶和胆红素水平升高等提示胆道梗阻外，尚无其他可靠的实验室指标。②影像学检查：腹部超声可见胆囊壁局限性或弥漫性增厚，胆囊壁上息肉样隆起通常 >2cm，45%～65% 的患者可显示肝下肿块或胆囊界限不清。增强 CT 或磁共振成像可判定侵及范围及有无局部淋巴结和肝转移等。磁共振胆胰管成像（magnetic resonance cholangiopancreatography，MRCP）、内镜逆行性胆胰管造影（endoscopic retrograde cholangiopancreatography，ERCP）有助于判定胆管浸润情况，并做胆管刷检、活检组织学诊断。有梗阻性黄疸者应确定梗阻部位及范围。③内镜检查：对胆囊息肉良恶性鉴别困难者可行内镜超声（endoscopic ultrasonography，EUS）检查，其检出胆囊癌的敏感性超过 90%。有蒂型限于黏膜层的胆囊癌，EUS 多显示隆起表面小结节状，光滑、内部实质回声。表面不整呈实质性回声的广基底肿瘤或局限性壁增厚像，若病变直径 <1cm 且有外侧高回声，早期胆囊癌可能性大，外侧高回声层断裂提示病变越过浆膜层。腹腔镜检查用于决定根治性切除前对胆囊癌进行再次分期，可避免不必要的开腹手术，约 50% 的胆囊癌在腹腔镜检查时发现转移，不能行根治性手术。

鉴别诊断 ①胆囊腺肌瘤病：影像学上与无蒂、平坦型胆囊癌鉴别困难。MRCP、EUS 和 ERCP 显示增厚的壁内多个小囊肿样的罗-阿窦可确诊。②胆囊息肉：胆固醇息肉最常见，单发、广基底型、直径 >1cm、回声不均或低回声，尤其年龄超过 60 岁者应考虑恶性可能，需行 EUS 鉴别。③黄色肉芽肿性胆囊炎：是胆囊炎的一个亚型，胆囊壁内形成以含胆色素的黄色瘤为主的肉芽肿，属少见病。炎性肉芽肿向邻近器官扩展者与胆囊癌鉴别困难，需术中病理检查诊断。④胆囊腺瘤：少见，超声造影和组织谐波成像对鉴别良恶性有一定价值。

治疗

手术治疗 手术根治性切除是唯一治愈方法。手术切除范围取决于 T 分期：①胆囊原位癌或限于黏膜的浸润癌（T_{1a}），此期淋巴结转移率仅 2.5%，扩大切除增加并发症和死亡率，单纯胆囊切除即可。②T_{1b} 期胆囊癌侵犯肌层，淋巴结转移率 15%，行根治性切除或单纯胆囊切除。③T_2 期侵犯肌层周围结缔组织，淋巴结转移率 56%，行胆囊切除加区域淋巴结清扫和至少 S4b5 肝段切除。④T_3 期肿瘤侵犯肝脏或同时侵犯邻近 1 个器官或结构，行根治术或扩大根治术。⑤T_4 期肿瘤侵犯门静脉主干、肝动脉或侵犯 2 个或 2 个以上器官或结构，行扩大根治术。

姑息性治疗 旨在缓解症状，提高生活质量，延长生存期。①胆-肠吻合术：适用于不能切除且有梗阻性黄疸者，但进展期胆囊癌侵犯胆管常累及肝门部，吻合难度大且并发症发生率较高。②减黄治疗：通常用 ERCP 或经皮胆管引流，前者为首选。侵犯肝门部胆管者治疗难度大，胆道感染发生率较高，需有经验的内镜医师操作。使用塑料或无膜自膨式金属支架，根据 Bismuth 分型选择引流方式，单侧或左右肝叶双侧引流，详见胆管癌。进展期胆囊癌尚无标准化疗方案，氟尿嘧啶、丝裂霉素 C、依托泊苷、阿霉素及顺铂等治疗胆囊癌仅 10%～20% 显示部分有效。吉西他滨对胆囊癌有明显的生物学活性，单用药物反应率约 30%，平均存活期 15 个月。体外放疗可能减少局部复发率。

预后 进展期胆囊癌预后不良，5 年生存率 <5%。手术切除预后取决于胆囊癌分期，T_1 期单纯胆囊切除 5 年生存率为 82%～100%，T_2 期根治性切除 5 年生存率为 59%～90%，T_3 和 T_4 期根治切除 5 年生存率为 21%～44%。

（任　旭）

dǎnguǎn'ái

胆管癌 （cholangiocarcinoma）

起源于胆管黏膜上皮的恶性肿瘤。占所有肝胆恶性肿瘤的 10%～15%。分肝外胆管癌和肝内胆管癌，前者占 90% 以上。根据肿瘤发生部位，肝外胆管癌分为下部（下 1/3）、中部（中 1/3）和上部（上 1/3）胆管癌，左右肝管、左右肝管分叉部及上部胆管区域发生的癌称肝门部胆管癌，又称 Klatskin 肿瘤，占全部胆管癌 60% 以上。肝门部胆管癌 Bismuth 分型：Ⅰ型肿瘤限于肝总管，未达到左右肝管分叉部；Ⅱ型肿瘤达到左右肝管分叉部；Ⅲ型肿瘤达到左或右肝管，达到右肝管为Ⅲa型，达到左肝管为Ⅲb型；Ⅳ型肿瘤同时侵犯或超过左右肝管。此病60岁以上老年人多见，男女比例为（1.5~3.0）：1，发病率呈逐年增长趋势。

病理 胆管癌生长相对缓慢，常沿胆管纵轴水平进展，同时有膨胀性或浸润性生长，形成肿块者相对少，远处转移少见。大体形态有乳头型、结节型和平坦型。病理学上主要是管状腺癌，尚有乳头状腺癌、黏液癌、印戒细胞癌、鳞状细胞或黏液表皮样癌。肝内胆管癌分近肝门部粗大胆管（肝门型）和末梢小胆管（末梢型）2类，后者类似肝癌，但通常无肝硬化。肝内胆管癌大体形态分肿瘤形成型、胆管浸润型和胆管内发育型。乳头状腺癌和肝内胆管癌胆管内发育型常分泌大量黏液，临床上相对少见。分泌大量黏液者可有胆管显著扩张，黏液是梗阻的主要原因。

TNM分期 Ⅰ期肿瘤限于黏膜内；Ⅱ期有胆管周围浸润，无局部淋巴结转移；Ⅲ期累及局部淋巴结；Ⅳ期侵犯邻近器官和（或）远处转移。

病因及发病机制 病因不明。危险因素：①胆总管囊肿和胆胰管汇合异常：二者同时存在者胆管癌发生率为32.1%。其主要原因是胆胰管汇合异常引起胰液逆流入胆管，活化胰蛋白酶，激活磷脂酶A_2，卵磷脂转化的溶血卵磷脂酶和磷脂酶A_2均对胆管上皮细胞有强烈的破坏作用，导致黏膜持续性损害，黏膜上皮增生、异型，最后发展成为癌。②原发性硬化性胆管炎（primary sclerosing cholangitis，PSC）：西方人10%~20%的PSC并发胆管癌，亚洲人PSC发病率低，并发胆管癌者亦相对较少，日本为3.6%。③肝内胆管结石：4%~11%的肝内胆管结石并发胆管癌，主要是肝内胆管癌，发生部位主要是结石存在或与其邻近的胆管，肝内大胆管内上皮内肿瘤和乳头状瘤是2种癌前或癌初期病变。④其他：胆管寄生虫感染（如肝吸虫）、人类免疫缺陷病毒感染、溃疡性结肠炎、肝硬化及慢性乙型和丙型肝炎等。

临床表现 因肿瘤和胆管梗阻的部位而异。起病隐匿，黄疸常为肝外胆管癌的首发症状，表现为巩膜、皮肤黄染，尿色深黄或深茶色，常伴陶土粪或皮肤瘙痒，非特异性症状如乏力、周身不适、食欲减退和体重减轻。有时可伴发热或上腹轻度疼痛。是否有陶土粪主要与梗阻程度有关。肿瘤位于胆囊管下部可致胆囊肿大，查体时右季肋下可触及肿大的胆囊，即库瓦西耶征（Courvoisier sign）。肝内胆管癌症状出现晚，可有发热等非特异症状，黄疸少见，但起源大胆管的肝门型常表现为梗阻性黄疸。

诊断 根据临床表现、实验室检查和影像学检查，多数可确定胆管梗阻部位和病变性质。必要时做内镜检查，提供病理学诊断，并对胆管癌进行分期。

实验室检查

血液生化检查主要提示胆汁淤积，血清γ谷氨酰转肽酶、碱性磷酸酶和胆红素水平升高，前两者出现早，梗阻解除后下降缓慢，中国人γ谷氨酰转肽酶更敏感，其升高水平多数与梗阻程度和时间成正比。丙氨酸转氨酶和天冬氨酸转氨酶轻度升高，一般不超过300U/L。血清肿瘤标志物CA19-9、CEA等对胆管癌诊断有价值，PSC患者CA19-9超过100U/ml提示并发胆管癌，其敏感性60%~100%，特异性50%~99%。

影像学检查 腹部超声检查为首选，可观察有无胆管扩张、确定梗阻位置，评价肝总动脉、门静脉及其分支是否通畅。多排CT检查进一步评价肿瘤局部浸润和有无转移。诊断胆管狭窄，磁共振胆胰管成像（magnetic resonance cholangiopancreatography，MRCP）已取代了内镜逆行性胆胰管造影（endoscopic retrograde cholangiopancreatography，ERCP），MRCP对胆管狭窄诊断率为94%~98%，对胆管癌诊断正确率为80%~90%，可显示狭窄和胆管壁不整，特别是肝门部胆管癌，可显示出ERCP不能显影的肝内扩张胆管，为选择手术或减黄引流方式提供重要依据。ERCP时行胆管细胞刷检和活检可做病理学诊断，但胆管癌有促进结缔组织增生的倾向，增生的纤维组织围绕胆管并延伸至黏膜下间隙，细胞刷检阳性率低，仅为30%，刷检加活检（图1、图2）癌细胞阳性率为40%~70%。

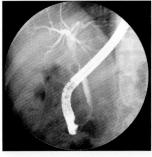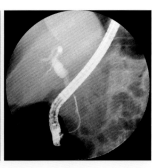

图1 胆管癌ERCP胆管狭窄部位刷检　图2 胆管癌ERCP胆管活检

内镜检查 内镜超声（endoscopic ultrasonography，EUS）易发现中下部胆管梗阻和胆管扩张，并确定梗阻部位，对肿瘤有极高的检出率，更重要的是对胆管癌TNM分期的价值，判定肝外胆管癌T分期的正确率为81%～85%，N分期的正确率为53%～81%。EUS下可行肿瘤或淋巴结细针穿刺吸引活检，敏感性为77%～91%，可进一步提高诊断率。管腔内超声（intraductal ultrasonography，IDUS）可对胆管癌进行分期，评价肝门部有无门静脉或右肝动脉及胆总管胰腺实质浸润，区分T_3期与$T_{1～2}$期，但IDUS与EUS无明显差异，正确率80%以上。胆道镜有经口胆管镜和经皮经肝胆道镜，可直视观察胆管病变并行活检，是最准确的诊断方法，主要用于良恶性病变鉴别困难的病例。典型表现为狭窄处黏膜不整、发红、易出血，以及隆起的肿瘤或肿瘤表面血管增生，特别是可以发现胆管癌沿表层扩展，黏膜呈颗粒状（图3）或绒毛状小隆起，可准确判定肿瘤病变范围。

鉴别诊断 肝外胆管癌需与胰头癌、胆囊癌、PSC和米里奇综合征（Mirizzi syndrome）等鉴别，肝内胆管癌需与肝细胞癌和转移性肝癌鉴别。

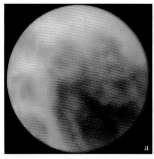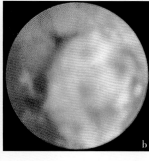

图3 结节型胆管癌

注：a.狭窄处不整；b.隆起的肿瘤像

治疗 手术切除是最佳治疗方法；化疗和放疗的疗效不肯定；非手术姑息性疗法旨在缓解症状，延长生存期。

手术治疗 因浸润性生长和胆管与门静脉和肝动脉紧密的比邻关系，肝外胆管癌手术切除率低，发现时可手术切除者仅为20%～40%。肝内胆管癌因症状隐匿，发现时多为晚期，手术切除率15%～50%。

减黄治疗 适用于不能手术者。应根据肝门部胆管癌患者的胆管扩张程度、左右肝管是否离断、患者全身状态和生存时间选择支架类型和引流方式。①内镜方法：治疗性ERCP为一线方法，胆管引流材料包括塑料支架和金属支架，后者分无膜和覆膜2种。塑料支架引流有效时间3～4个月，应定期更换。金属支架口径大，引流效果好，较塑料支架有效引流时间长。无膜和覆膜金属支架有效引流时间无差异，且均可发生阻塞，但后者可取出，故尚可用于良性胆管狭窄。中下部胆管癌内镜引流成功率高，估计生存期4个月以上者首选金属支架。肝门部胆管癌减黄治疗难度大，产生大量黏液的胆管癌内镜引流效果欠佳，均易致胆管感染。内镜单侧引流和左右肝叶双侧引流效果无显著差异，根据MRCP胆管影像，金属支架留置在可充分引流的一侧胆管内即可获得满意效果，但单侧引流减黄不佳或未引流侧并发胆管炎者，仍需双侧引流。用塑料支架左右肝叶双侧引流逐渐向金属支架过渡，但多个金属支架费用昂贵且技术难度大。用于双侧引流的金属支架有Y型、大网眼型及可同时2根并行插入留置的直径6～8mm支架。②经皮经肝方法：适用于ERCP失败者。左右胆管系统可同时放置2个金属支架，操作较内镜方法容易。亦可在EUS引导下穿刺引流。

光动力治疗 注射无毒性的光敏剂（主要在蓄积胆管癌细胞），48～72小时后经ERCP或经皮途径照射特异波长的光，其被激活后转化为单线态氧，致胆管癌细胞凋亡、坏死，亦可破坏肿瘤中微血管，致血管闭塞，局部缺血、肿瘤细胞坏死。经皮经肝胆道镜术可准确判定肿瘤部位，对肝门部胆管癌直视下光动力治疗更具优势，其与胆管支架减黄疗法结合，可延长患者生存期，改善生活质量。

预后 肝外胆管癌根治性切除3年和5年生存期分别为40%～50%和20%～40%，手术死亡率约10%。肝内胆管癌术后平均生存期30个月，5年生存率35%～45%，不能手术者生存期仅为6个月。

（任　旭）

dǎnnáng yùndòng gōngnéng zhàng'ài

胆囊运动功能障碍（gallbladder dysfunction） 表现为胆囊收缩运动减弱，排空功能下降的疾病。长期静脉高营养、应用生长抑素及妊娠者易患此病。中年女性常见。

常见病因：①原发性胆囊平滑肌病变。②慢性胆囊炎或胆汁改变所致继发性胆囊平滑肌病变。③神经或激素调节异常。④血液循环中抑制性物质和激素的作用。

临床表现酷似胆囊结石，主要为上腹部或右上腹阵发性绞痛，进油腻食物可诱发，向背部或肩胛下放射，常持续2~3小时，解痉剂可缓解。部分患者可伴恶心、呕吐。查体仅发现上腹部或右上腹部局限性压痛，无局限性腹膜炎表现。

诊断主要依据罗马Ⅱ诊断标准，上腹部及右上腹部剧烈疼痛，同时伴：①每次发作持续至少30分钟，2次发作间症状完全缓解。②过去12个月内症状至少发作1次。③疼痛剧烈影响患者日常生活需就医。④无可解释症状的器质性原因。⑤胆囊排空功能障碍。

胆囊功能检测：①腹部B超脂餐法：可较准确计算胆囊容积，观察脂餐后胆囊收缩、胆囊容积的改变，间接反映胆囊运动功能。因脂餐影响因素较多，可注射缩胆囊素8肽观察胆囊容积改变。正常人脂餐或静注缩胆囊素8肽胆囊排空指数在70%以上，<40%者为异常。②内镜逆行性胆胰管造影：不能检测胆囊运动功能，旨在除外上消化道器质性病变及胆道或胰腺病变，引流胆汁观察其成分改变，除外胆盐沉积物。此外，可进行奥迪括约肌压力测定，除外奥迪括约肌运动功能障碍。③缩胆囊素激发试验：静注缩胆囊素8肽后患者症状复发即为阳性。④核素扫描：是目前检测胆囊排空的最准确方法。显像剂为^{99m}Tc标记的二氨基乙酰乙酸，静注缩胆囊素8肽45分钟后，正常人胆囊区放射性核素排空指数在停止注药后15分钟达高峰，<40%者为异常。

此病应与消化性溃疡、慢性胃炎、功能性消化不良、肠易激综合征等鉴别。

治疗应针对病因，无明确病因者应尽量恢复胆囊排空指数，无效者手术切除胆囊。方法：

①药物治疗：促胃肠动力药可改善胆囊排空功能，减轻患者症状，改善胆囊排空指数，为治疗此病的有效措施。②手术治疗：适用于症状反复发作、有明确胆囊排空障碍证据者。

（邹多武）

奥迪括约肌功能障碍

Àodíkuòyuējī gōngnéng zhàng'ài

奥迪括约肌功能障碍（sphincter of Oddi dysfunction，SOD）奥迪括约肌运动异常，导致胆汁、胰液排出受阻，胆管、胰管内压力升高。女性多见，患者常有因胆囊结石行胆囊切除术史。

病因　奥迪括约肌狭窄或运动功能紊乱是SOD的主要病因，十二指肠乳头纤维化、腺体或平滑肌增生、平滑肌肥厚均可导致奥迪括约肌狭窄。

发病机制　①奥迪括约肌紧张性增高导致的基础压力升高。②奥迪括约肌神经肌肉协调性紊乱导致的基础收缩频率加快及逆行性收缩增加。③奥迪括约肌神经分布缺陷导致对缩胆囊素出现矛盾反应等。

临床表现　腹痛是SOD的主要症状，疼痛多位于上腹部或右上腹部，可向肩背部放射，伴恶心、呕吐。每次发作可持续3~4小时，数周或数月发作1次，解痉剂可减轻症状，阿片类镇痛剂无效，甚至可加重发作。部分患者可表现为持续性上腹不适伴急性发作，发作时患者可表现为辗转不安，频换体位，以求减轻腹痛。腹部触诊常无阳性发现，可有上腹部或右上腹轻度压痛，无局限性腹膜炎表现。少数患者可有巩膜轻度黄染。临床分型依据患者的临床表现和症状的轻重而进行（表）。

诊断与鉴别诊断　通过奥迪括约肌压力测定，可发现其基础

表　SOD临床分型

胆管SOD
Ⅰ型：胆源性腹痛
1次以上丙氨酸转氨酶或碱性磷酸酶升高2倍以上
ERCP示胆总管扩张（>12mm）
ERCP示胆总管排空时间延长（>45分钟）
Ⅱ型：胆源性腹痛
上述1~2项表现
Ⅲ型：仅表现为胆源性腹痛
胰管SOD
Ⅰ型：胰源性腹痛
1次以上血淀粉酶或脂肪酶升高2倍以上
ERCP示胰管扩张（头部>6mm，体部>5mm）
ERCP示胰管排空时间延长（>9分钟）
Ⅱ型：胰源性腹痛
上述1~2项表现
Ⅲ型：仅表现为胰源性腹痛

注：ERCP. 内镜逆行性胆胰管造影

压力的变化。奥迪括约肌时相性收缩幅度、收缩频率、收缩间期及传播方式的变化，对SOD的诊断有较大价值。但奥迪括约肌压力测定为创伤性检查，影响因素多，需要特殊的设备及技术。因此，临床上常采用功能性胃肠病的罗马Ⅲ诊断标准进行诊断。

SOD罗马Ⅲ诊断标准　必须是上腹和（或）右上腹发作性疼痛，并包括以下所有条件：①发作持续30分钟或以上。②反复发作，间歇期不等（不是每天发作）。③发作时疼痛逐渐加重至稳定水平。④疼痛程度为中度到重度，影响患者的日常活动或迫使患者急诊。⑤排便后疼痛不缓解。⑥改变体位疼痛不减轻。⑦对抑酸剂无效。⑧排除可以解释症状的其他结构性疾病。

支持诊断的条件为疼痛伴以下1条或多条：①伴有恶心和呕吐。②放射至背部和（或）右肩胛下区。③半夜痛醒。

胆管 SOD 的诊断标准 ①符合 SOD 诊断标准。②血淀粉酶/脂肪酶正常。支持条件为至少有 2 次与疼痛发作相关的血清转氨酶、碱性磷酸酶、结合胆红素短暂性升高。

胰管 SOD 的诊断标准 ①符合 SOD 诊断标准。②血淀粉酶/脂肪酶升高。

SOD 需与胆管或胰腺器质性疾病、非胆管或胰源性功能性或器质性消化不良及肠易激综合征鉴别。

治疗 原则是降低 SOD 引起的胆汁和胰液排出的阻力。

药物治疗 抗胆碱能药物可通过抑制平滑肌上胆碱能受体而起作用，常用药物有阿托品、颠茄类生物碱及其衍生物，因该类药物有心血管副作用，仅用于急性发作时缓解症状。硝酸甘油类药物可降低奥迪括约肌基础压力和基础收缩幅度，同时对奥迪括约肌痉挛有解痉作用，但作用短暂。钙离子通道阻滞剂可通过阻滞钙离子通道松弛平滑肌。

内镜下介入治疗 ①内镜下奥迪括约肌扩张术：适用于胆管 SOD I 型和 II 型伴奥迪括约肌基础压升高者，经内镜行十二指肠乳头插管、球囊扩张，可降低奥迪括约肌基础压力，改善症状。该项介入治疗技术的常见并发症为急性胰腺炎，选择性胰管括约肌扩张时并发症的发生率更高。②内镜下奥迪括约肌切开术：是治疗胆囊切除术后胆总管残余结石及 SOD 的最常用方法，与手术治疗相比，具有安全、经济等优点。该手术可使奥迪括约肌基础压消失、胆汁排出通畅，明显改善奥迪括约肌压力测定异常患者的症状，对测压表现为缩胆囊素起矛盾反应的 SOD 患者亦有较好

疗效。奥迪括约肌压力测定与临床分型相结合可较好指导 SOD 的治疗。伴测压异常的胆管 SOD I 型患者，术后症状均可获得改善，II 型患者症状改善率为 91%，III 型患者为 50%。胰管 SOD 患者选择性进行内镜下胰管括约肌切开术，可明显提高症状改善率。

手术治疗 包括奥迪括约肌切开术、十二指肠乳头成形术及十二指肠乳头切开术等。奥迪括约肌切开术常不能完全降低奥迪括约肌基础压，疗效较差。十二指肠乳头成形术后可取得较好疗效。

(邹多武)

jíxìng yíxiànyán

急性胰腺炎 (acute pancreatitis)

多种病因导致胰酶在胰腺内被激活引起胰腺及其周围组织自身被消化从水肿至出血坏死的急性炎症。临床以急性腹痛和血胰酶增高为主要特点。此病成年人居多，平均发病年龄 55 岁。病情轻者以胰腺水肿为主，临床多见，预后良好，又称轻症急性胰腺炎 (mild acute pancreatitis, MAP)。重者胰腺出血坏死，常继发感染、腹膜炎和休克等并发症，死亡率为 5%~10%，称重症急性胰腺炎

(severe acute pancreatitis, SAP)。此病按临床分类分为急性胰腺炎与急性复发性胰腺炎；按病因分为"胆源性胰腺炎"、"酒精性胰腺炎"等；25%~45% 的急性胰腺炎病因不明，称为特发性胰腺炎。急性胰腺炎的病理变化主要是间质炎症和胰腺组织坏死。

病因 ①胆石症及胆道疾病：是中国最常见的病因，约占 50%，其诱因是大量饮酒和暴饮暴食。②酗酒：是西方国家急性胰腺炎的常见因素，占 40%，中国有上升趋势，占 8%~18%。③高脂血症：上升至第 3 位因素（5%~18%）。其他因素如下（表）。

发病机制 ①共同通道学说：主要用于解释胆石症与胆道疾病等导致的急性胰腺炎。在解剖上 70%~80% 的胰管与胆总管汇合成共同通道开口于十二指肠壶腹部，一旦结石嵌顿在壶腹部，将会导致胰腺炎与上行胆管炎即"共同通道学说"。除"共同通道"外，尚有其他机制。梗阻：由于上述各种原因导致壶腹部狭窄或（和）奥迪括约肌痉挛，胆道内压力超过胰管内压力（正常胰管内压高于胆管内压），造成胆汁逆流入胰管，引起急性胰腺炎；奥迪括约

表 急性胰腺炎的病因

常见病因	胆石症（包括胆道微结石）、酗酒、高脂血症、特发性
少见病因	
代谢性疾病	甲状旁腺功能亢进、高钙血症
手术后	胆总管探查术、奥迪括约肌成形术、十二指肠手术、远端胃切除术
药物	硫唑嘌呤、磺胺类、噻嗪类利尿剂、呋塞米、四环素、雌激素等
乳头及周围疾病	奥迪括约肌功能不良、壶腹部肿瘤、憩室、十二指肠梗阻、输入袢综合征
自身免疫性疾病	系统性红斑狼疮、类风湿关节炎、坏死性血管炎
感染	腮腺炎病毒、柯萨奇病毒、支原体、埃可病毒、蛔虫、人类免疫缺陷病毒
其他	内镜逆行性胆胰管造影后、胰腺分裂、创伤、α_1 抗胰蛋白酶缺乏症、遗传性胰腺炎、金属中毒、肾衰竭终末期、妊娠

肌功能不全；胆石等移行中损伤胆总管，壶腹部或胆道炎症引起暂时性奥迪括约肌松弛，使富含肠激酶的十二指肠液反流入胰管，损伤胰管；胆道炎症时细菌毒素、游离胆酸、非结合胆红素，溶血磷脂酰胆碱等，也可能通过胆胰间淋巴管交通支扩散到胰腺，激活胰酶，引起急性胰腺炎。②大量饮酒：乙醇通过刺激胃酸分泌，使促胰液素与缩胆囊素分泌，促使胰腺外分泌增加；刺激奥迪括约肌痉挛和十二指肠乳头水肿，胰液排出受阻，使胰管内压增加；长期酒癖者常有胰液内蛋白含量增高，易沉淀而形成蛋白栓，致胰液排出不畅，同时乙醇及其代谢物对胰腺有直接的毒性作用。③胰管阻塞：胰管结石或蛔虫、胰管狭窄、肿瘤等均可引起胰管阻塞，胰液分泌旺盛时胰管内压增高，使胰管小分支和胰腺泡破裂，胰液与消化酶渗入间质，引起急性胰腺炎。④代谢性急性胰腺炎：高脂血症者因胰液内脂质沉着或胰腺外脂肪栓塞并发胰腺炎；甲状旁腺肿瘤、维生素 D 过多所致高钙血症可通过胰管钙化，增加胰液分泌和促进胰蛋白酶原激活；妊娠、糖尿病昏迷和尿毒症偶可发生急性胰腺炎，妊娠时胰腺炎多发生在中晚期，但 90% 合并胆石症。⑤胰腺分裂症：多因副胰管经狭小的副乳头引流大部分胰液，因其相对狭窄而引流不畅。⑥手术和创伤因素：经内镜逆行性胆胰管造影可直接或间接损伤胰腺组织与胰腺的血液供应引起胰腺炎。⑦继发于急性传染性疾病：多较轻，随感染痊愈而自行消退，如急性流行性腮腺炎、传染性单核细胞增多症、柯萨奇病毒感染等。沙门菌或链球菌败血症时可出现胰腺炎。⑧药

物性急性胰腺炎：噻嗪类利尿药、硫唑嘌呤、糖皮质激素等可直接损伤胰腺组织，致胰液分泌或黏稠度增加，多发生在服药最初 2 个月，与剂量不一定相关。

各种病因诱发急性胰腺炎途径虽有不同，但胰酶被激活是引起胰腺局部炎症的先决条件，胰蛋白酶原转化成胰蛋白酶则是整个胰酶系统被激活的起始步骤，胰酶被激活后产生共同、一系列的病理生理过程。胰蛋白酶激活的不同消化酶和活性物质有不同的病理生理作用。磷脂酶 A_2 分解细胞膜的磷脂产生溶血卵磷脂和溶血脑磷脂，后者可引起胰腺组织坏死与溶血；弹性蛋白酶水解血管壁的弹性纤维，致使胰腺出血和血栓形成；脂肪酶参与胰腺及周围脂肪坏死、液化；激肽释放酶可使激肽酶原变为激肽和缓激肽，造成血管舒张和通透性增加，引起微循环障碍和休克；补体系统激活使活化的单核-巨噬细胞、中性粒细胞释放细胞因子（肿瘤坏死因子、白介素 1、白介素 6、白介素 8）、花生四烯酸代谢产物（前列腺素、血小板活化因子、白三烯）、蛋白水解酶和脂肪水解酶，从而增加血管通透性，引起血栓形成和胰腺组织坏死。激活的消化酶和活性物质共同作用，造成胰腺实质及邻近组织的自身消化，又进一步促使各种有害物质释出，形成恶性循环，损伤越来越重。

临床表现　①腹痛：绝大多数患者有腹痛，可为钝痛、绞痛、钻痛或刀割样痛。②恶心、呕吐：90% 患者起病即有恶心、呕吐，呕吐可频繁发作，或持续数小时，呕吐可能为炎症累及胃后壁所致，也可由肠道胀气、麻痹性肠梗阻或腹膜炎引起。③发热：常源于

急性炎症、胰腺坏死组织继发细菌或真菌感染。④低血压及休克：SAP 常发生低血压或休克。⑤黄疸：胆总管远端结石和肿大的胰头压迫胆总管可造成暂时性梗阻性黄疸，少数患者可因并发肝细胞损害引起肝细胞性黄疸。⑥并发症：仅在 SAP 时伴发，分为局部和全身并发症。前者有胰周积液、假性囊肿和胰腺脓肿；后者主要是其他器官衰竭。

辅助检查

实验室检查　①淀粉酶：是诊断急性胰腺炎最常用的指标。约 75% 患者在起病 24 小时内淀粉酶超过正常值上限 3 倍，并持续 3~5 天或更长时间，一般认为血清淀粉酶在起病 6~12 小时开始升高，48 小时达高峰，而后逐渐下降，此时尿淀粉酶开始升高。检测血淀粉酶准确性高，影响因素少，故以血淀粉酶为主，尿淀粉酶仅作参考。血清淀粉酶活性高低与病情不呈相关性。血清淀粉酶 55%~60% 来源于唾液腺，所以检测胰淀粉酶可提高诊断率，其准确性为 92%，特异性为 92%，但因检测方便、价格低廉，所以总淀粉酶检查仍十分普遍。②血清脂肪酶：通常于起病后 24 小时内升高，持续时间较长（7~10 天）。超过正常值上限 3 倍有诊断意义，其敏感性、特异性与血清淀粉酶基本相同。③C 反应蛋白>150mg/L 时提示 SAP，且其升高与坏死面积相关。④血清钙下降，与临床严重程度平行。⑤血生化检查：白细胞数增多，可见核左移；体液丢失可致血细胞比容增高；血糖升高；5%~18% 患者甘油三酯增高；10% 患者有高胆红素血症，血清转氨酶、乳酸脱氢酶和碱性磷酸酶增高；严重者血清白蛋白降低、尿素氮升高。

影像学检查 ①腹部平片：可排除胃肠穿孔、肠梗阻等急腹症，同时提供支持急性胰腺炎的间接证据。哨兵祥征：空肠或其他肠段节段性扩张；结肠切割征：结肠痉挛近段肠腔扩张，含有大量气体，而远端肠腔无气体；麻痹性肠梗阻。②腹部B超：作为常规初筛检查，可在入院24小时内进行，但因受肠胀气影响大，诊断价值有限。可发现胰腺肿大，弥漫性胰腺低回声，但难以发现灶状回声异常；胰腺钙化及胆囊结石、胆管扩张。③内镜超声：诊断结石的敏感性和准确率高于常规B超及CT，可发现胆管微小结石。④CT扫描：用于SAP的诊断和鉴别诊断。

诊断与鉴别诊断 凡有急性发作的剧烈而持续性上腹痛、恶心、呕吐，血清淀粉酶活性增高（≥正常值上限3倍），影像学提示胰腺有或无形态学改变，排除其他急腹症可诊断急性胰腺炎。主要与下列急腹症鉴别：消化道器官穿孔、胆石症和急性无石性胆囊炎、急性肠梗阻、肠系膜血管栓塞、脾栓塞、脾破裂、高位阑尾穿孔、肾绞痛、异位妊娠破裂等。还应注意与其他器官的疾病表现急性腹痛鉴别，如心绞痛、肺栓塞等。

治疗 ①支持治疗：最重要的是补液。②胰腺休息：短期禁食，不需肠内或肠外营养。③抑制胰腺外分泌和胰酶活性：生长抑素及其类似物可直接抑制胰腺外分泌；胰酶活性抑制剂应早期、足量应用。④腹痛剧烈者可给予哌替啶。⑤抗生素：对于胆源性胰腺炎和SAP应给予抗生素。⑥内镜下奥迪括约肌切开术：胆石症所致者可考虑此手术。⑦中医中药治疗。⑧SAP需监测器官功能、营养支持和外科手术等治疗。

（钱家鸣）

qīngzhèng jíxìng yíxiànyán

轻症急性胰腺炎（mild acute pancreatitis，MAP） 多种原因导致胰酶在胰腺内被激活引起胰腺组织自身消化、水肿的炎症性疾病。曾称急性水肿性胰腺炎。约占急性胰腺炎的85%。

病因及发病机制 见急性胰腺炎。

病理 以间质炎症为主。大体见胰腺肿大，病变累及部分或整个胰腺，镜下以间质水肿、炎症细胞浸润为主，可见少量腺泡坏死和小灶状脂肪坏死，多无明显的血管变化。

临床表现 ①腹痛：见于多数患者，起病急，常在胆石症发作后不久、大量饮酒或饱餐后出现，可为钝痛、绞痛、钻痛或刀割样痛，3～5天缓解。②恶心、呕吐：见于90%患者，呕吐可频繁发作或持续数小时，呕吐物可为胃内容物、胆汁或咖啡渣样液体，呕吐后腹痛多无缓解。③发热：多为胆源性胰腺炎，常伴黄疸或血胆红素水平增高，仅有轻度发热，一般持续3～5天。查体仅有上腹轻压痛，多无腹肌紧张、反跳痛，可有腹胀和肠鸣音减少。胆源性胰腺炎和肿大的胰头压迫胆总管可造成暂时性梗阻性黄疸，若黄疸持续不退且逐渐加深多源于胆总管或壶腹部结石嵌顿，少数患者可因并发肝细胞损害引起肝细胞性黄疸。

辅助检查 见急性胰腺炎。

诊断 急性发作的剧烈而持续性上腹痛、恶心、呕吐，血清淀粉酶活性增高（≥正常值上限3倍），影像学提示胰腺有或无形态学改变，排除其他急腹症可诊断MAP。MAP淀粉酶不升高者见于：①极重症急性胰腺炎。②极轻胰腺炎。③慢性胰腺炎基础上急性发作。④急性胰腺炎恢复期。⑤高脂血症相关性胰腺炎。

鉴别诊断 淀粉酶升高者仅50%为胰腺疾病，多数非胰腺炎疾病所致的淀粉酶升高不超过正常值上限的3倍。①急腹症：如消化性溃疡穿孔、肠系膜血管栓塞、肠梗阻、阑尾炎、胆道感染、胆石症、肾绞痛、异位妊娠破裂等。②巨淀粉酶血症：血淀粉酶升高，而尿淀粉酶正常，源于淀粉酶与免疫球蛋白或异常血清蛋白结合形成复合物无法通过肾脏滤过。③Munchausen综合征：尿淀粉酶升高，而血清淀粉酶正常。④非消化系统疾病：心绞痛、心肌梗死、肺栓塞等。

治疗 ①支持治疗：补液最重要，首选晶体液，同时补充适量的胶体、维生素及微量元素，特别是B族维生素。②胰腺休息：短期禁食，一般不需肠内或肠外营养。症状缓解、肠鸣音恢复正常、出现饥饿感可恢复饮食，不需等待淀粉酶恢复正常。③抑制胰酶活性：加贝酯或抑肽酶均可抑制胰蛋白酶活性，应早期和足量使用。④抑制胰腺外分泌：生长抑素（14肽）及其类似物（8肽）可直接抑制胰腺外分泌，生长抑素的半衰期3分钟，需静脉持续滴注，而8肽类似物半衰期90～100分钟，故可肌内注射；多主张在重症急性胰腺炎治疗中使用。停药指征：症状改善、腹痛消失和（或）血清淀粉酶活性降至正常，一般不超过14天，若病情无改善或反复应寻找其他病因并调整治疗。⑤镇痛：腹痛剧烈者可给哌替啶，不推荐应用吗啡或胆碱能受体阻断剂。⑥抗生素：

不推荐常规使用，胆源性胰腺炎者应给予。

预后 病情常呈自限性，预后良好，死亡率不到1%。

（钱家鸣）

zhòngzhèng jíxìng yíxiànyán

重症急性胰腺炎（severe acute pancreatitis，SAP）

伴全身及局部并发症的急性胰腺炎。病情凶险、并发症多、病死率高，属急性胰腺炎的重症类型，占急性胰腺炎的10%～20%。不伴器官功能损害者为SAP Ⅰ型，伴1个或多个器官损害者为SAP Ⅱ型。

病因及发病机制 见急性胰腺炎。

临床表现 常见症状：①腹痛：最常见，为中上腹持续性钻痛，向后背部放射，仰卧位加重，渗出液扩散入腹腔者可致全腹痛。②恶心呕吐：呕吐物为胃内容物，重者可混有胆汁甚至血液，呕吐后腹痛不缓解。③黄疸：源于胆道感染、胆石症致胆总管梗阻；肿大的胰头或合并胰腺假性囊肿或胰腺脓肿压迫胆总管；合并肝损害等。不同原因的黄疸持续时间不同。

体征：①高热，心动过速，低血压。②因皮下脂肪坏死所致皮肤红斑结节。③肺底部湿啰音，胸腔积液（常在左侧）。④腹部压痛和肌紧张，肠鸣音减弱，上腹部可触及包块。⑤卡伦征（Cullen sign）：因腹腔出血脐周呈蓝色。⑥格雷·特纳征（Grey-Turner sign）：因血红蛋白组织分解侧腹部呈蓝紫色斑。

全身并发症：休克、急性呼吸窘迫综合征、胸腔积液、急性肾衰竭、胃肠道出血、胆总管梗阻、肠梗阻、脾梗死或破裂、弥散性血管内凝血、皮下脂肪坏死、突发失明等。局部并发症：①急性液体积聚：见于SAP早期，位于胰腺内或胰周，无囊壁包裹，多可自行吸收，少数可发展为急性假性囊肿或胰腺脓肿。②无菌性或感染性胰腺坏死：40%～60%的坏死可继发感染，通常在SAP发病1～2周内，最常见病原体为肠源性革兰阴性菌。坏死可经增强动态CT观察，CT引导下针吸术尚有助于感染的诊断。③胰腺假性囊肿：多数在SAP发病3～4周出现，通常表现为腹痛，可有上腹部软包块，腹部超声或CT可检测。④胰腺脓肿：4～6周出现边界不清的脓性液体聚积。⑤胰性腹水和胸腔积液：前者通常源于主胰管破裂在胰管与腹膜腔间形成内瘘或假性囊肿渗漏，后者源于胰管破裂位于后方在胰管和胸膜腔间形成内瘘，通常位于左侧，多为大量。

辅助检查 ①实验室检查：血、尿淀粉酶通常升高，升高后突然明显降低提示预后不良，部分患者在整个病程中血淀粉酶始终正常。25%有低钙血症，15%～20%白细胞数增多，一般为（15～20）×10⁹/L，以及高甘油三酯血症，后者可造成血淀粉酶正常的假象。常合并高血糖，血清胆红素、碱性磷酸酶和天冬氨酸转氨酶可短暂升高，低蛋白血症和血清乳酸脱氢酶显著升高与高死亡率相关。25%有低氧血症，动脉pH<7.32可造成血淀粉酶升高的假象。②影像学检查：腹部X线平片如见十二指肠或小肠节段性扩张（哨兵袢征）或右侧横结肠段充气梗阻（结肠切割征），常提示腹膜炎及肠麻痹。B超可见胰腺明显肿大、边缘模糊、不规则、回声增高、不均匀，胰腺内可见小片状低回声区或无回声区。CT是诊断SAP的重要手段，准确率可达70%～80%，可见肾周围区消失、网膜囊和网膜脂肪变性、密度增厚，胸腔积液，腹水等。

诊断与鉴别诊断 有急性胰腺炎的临床表现和生化改变，且具备下列之一者可诊断SAP：局部并发症（胰腺坏死、胰腺假性囊肿、胰腺脓肿）；器官衰竭；Ranson评分≥3；APACHE-Ⅱ评分≥8；CT分级为D、E。下列指标有助于SAP的诊断：体质指数>28kg/m²、胸膜渗出尤其是双侧胸腔积液、72小时后C反应蛋白>150mg/L并持续增高、血清白介素6水平增高。

SAP需与急性无石性胆囊炎和胆绞痛、消化性溃疡并发急性穿孔、胆道蛔虫症、急性肠梗阻、肠系膜血管栓塞、肾绞痛、心肌梗死和糖尿病酮症酸中毒等鉴别。

治疗 见流程图。

内科治疗

发病初期的处理和监护 旨在纠正水电解质紊乱，防止局部及全身并发症。包括：检测血尿常规、粪便隐血试验、肝肾功能、电解质、血糖；血气分析；心电监护，血压监测；X线胸片；中心静脉压；动态观察腹部体征和肠鸣音改变；记录24小时尿量和出入量变化。常规禁食，严重腹胀、麻痹性肠梗阻者应行胃肠减压。

补液复苏发病早期，SAP患者常存在液体不足。①血流动力学监测指导下补液，以期早期复苏，即中心静脉压（central venous pressure，CVP）在8～12cmH₂O，平均动脉压>65mmHg，尿量>0.5ml/（kg·h），中心静脉或混合静脉血氧饱和度（SvO₂）>0.7。若CVP为8～12cmH₂O、SvO₂<0.7，则根据血红蛋白浓度输注浓缩红细胞至血细胞比容达

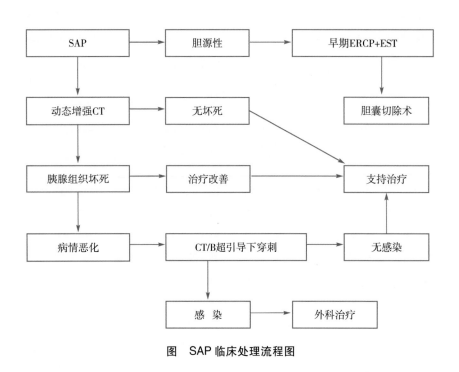

图　SAP 临床处理流程图

0.3 以上。若 $SvO_2 < 0.7$，则给予多巴酚丁胺以达复苏目标。②血管活性药物：适用于出现严重低血压及经积极液体复苏平均动脉压仍 < 60mmHg 者，首选去甲肾上腺素。补液量包括基础需要量和流入组织间隙的液体量。应输注胶体物质和补充微量元素、维生素。

镇痛　适用于疼痛剧烈者，可给哌替啶（杜冷丁），不推荐吗啡或胆碱能受体阻断剂（如阿托品、东莨菪碱），因前者收缩奥迪括约肌，后者可诱发或加重肠麻痹。

抑制胰腺外分泌和胰酶抑制剂　生长抑素及其类似物（奥曲肽）可直接抑制胰腺外分泌，H_2 受体阻断剂或质子泵抑制剂可通过抑制胃酸分泌而间接抑制胰腺分泌，尚可预防应激性溃疡。蛋白酶抑制剂应早期、足量应用。

血管活性物质　可用改善胰腺和其他器官微循环的药物，如前列腺素 E_1、血小板活化因子拮抗剂、丹参制剂等。

抗菌药　常规使用，选用抗革兰阴性菌和厌氧菌为主、脂溶性强及有效通过血–胰屏障的抗菌药。甲硝唑联合喹诺酮类药物为一线用药，疗效不佳者改用其他广谱抗生素。疗程为 7～14 天，特殊情况下可延长。临床上无法用细菌感染解释发热等表现者应考虑真菌感染的可能。

营养支持　先行肠外营养，待病情趋向缓解可行肠内营养。肠内营养输注能量密度为 4.187 J/ml 的要素营养物质，能量不足者可辅以肠外营养，能耐受者可逐渐加大剂量。应补充谷氨酰胺制剂。高脂血症者应减少脂肪类物质的补充。应注意患者腹痛、肠麻痹、腹部压痛等是否加重，并定期复查电解质、血脂、血糖、总胆红素、血清白蛋白、血常规及肾功能等，以评估机体代谢状况，调整肠内营养的剂量。

免疫增强剂　可选择性应用。

预防和治疗肠屏障功能障碍　密切观察腹部体征及排便情况，监测肠鸣音变化，及早给予促肠道动力药物，包括生大黄、硫酸镁、乳果糖等；给予微生态制剂调节肠道菌群；应用谷氨酰胺制剂保护肠道黏膜屏障；生长激素可促进肠上皮增生、维持肠黏膜屏障的完整性，防治肠道细菌移位；应用中药如皮硝外敷。病情允许应尽早恢复饮食或行肠内营养以预防肠衰竭。

中药　单味中药（如生大黄）和复方制剂（如清胰汤、柴芍承气汤等）已被证实有效，可降低血管通透性、抑制巨噬细胞和中性粒细胞活化、清除内毒素。

内镜下治疗　适用于疑诊或确诊的胆源性 SAP，可行鼻胆管引流或内镜下奥迪括约肌切开术。

手术治疗　适用于坏死胰腺组织继发感染或经 72 小时重症监护和强化保守治疗病情仍未稳定或进一步恶化的重症病例，可行手术治疗或腹腔冲洗。

处理并发症　①急性呼吸窘迫综合征：包括机械通气和应用大剂量、短程糖皮质激素，必要时行支气管镜下肺泡灌洗术。②急性肾衰竭：主要是支持治疗，稳定血流动力学参数，必要时透析。③低血压：密切监测血流动力学、静脉补液，必要时用血管活性药物。④弥散性血管内凝血：应用肝素。⑤胰腺假性囊肿：应密切观察，部分可自行吸收，假性囊肿直径 > 6cm 且有压迫现象和临床表现者可行穿刺引流或外科手术引流。⑥胰腺脓肿：是外科手术或介入引流的绝对适应证。⑦上消化道出血：可用抑酸剂，如 H_2 受体阻断剂、质子泵抑制剂。⑧胰性胸腔积液：通常行胸腔穿刺或胸腔置管引流。⑨胰性腹水：鼻胃管减压和胃肠外营养以减少胰腺分泌，腹腔穿刺放液可促进假性囊肿漏口愈合，长效生长抑素类似物（奥曲肽）可抑制胰腺分泌，对胰性胸腹水有效。

内科治疗 2~3 周腹水持续存在，胰管造影明确存在异常解剖者应行手术治疗，主胰管破裂者行导管内支架置入有效。内镜逆行性胆胰管造影确定有 2 个或 2 个以上部位外渗者保守治疗和（或）支架置入可能无效。

预后 20 世纪 80 年代多数病例死于疾病早期，近年来死亡率明显下降，但仍在 15%~20%。

预防 去除诱因，如控制血钙和甘油三酯，有胆石者应及早行胆囊切除术。

（王兴鹏）

fùfāxìng yíxiànyán

复发性胰腺炎（recurrent pancreatitis，RP） 反复发作的胰腺炎。是常见病，多数反复发作的因素与首发因素相同。急性胰腺炎（acute pancreatitis，AP）的复发率为 10%~20%。

病因及发病机制见急性胰腺炎。

临床表现为轻至中度 AP，以腹痛、恶心、呕吐、发热为主，可有剑突下局限性压痛，相当多的老年患者发生休克、呼吸衰竭、肾功能不全、甚至死亡。

诊断依据：①急性上腹痛伴上腹部压痛或腹膜刺激征。②血、尿或腹水淀粉酶升高。③影像学检查或手术发现胰腺有炎症、坏死等间接或直接改变。符合①和②或③，且排除其他急腹症者即可诊断为 AP。凡符合上述标准，有类似发作史者即可诊断此病。

治疗原则为：①去除诱因：胆源性胰腺炎者应早期手术治疗，如内镜逆行性胆胰管造影、内镜下奥迪括约肌切开术等，安全、有效，可防止胰腺炎复发。②针对性治疗：急性期应严格控制饮食，持续胃肠减压，适当选用头孢类、喹诺酮类抗菌药物预防和控制感染，应用抑制胰酶活性及减少胰液分泌的药物，必要时辅以中药治疗。

部分 RP 最终可导致慢性胰腺炎。

（王兴鹏）

yíxiàn jiǎxìng nángzhǒng

胰腺假性囊肿（pancreatic pseudocyst，PPC） 血液、胰液外渗及胰腺自身消化导致局部组织坏死，崩解物在胰腺的囊性积聚。是临床上最常见的胰腺囊性疾病。囊肿由炎性纤维结缔组织构成，其壁为非上皮成分，故称假性囊肿。PPC 分急性和慢性，前者继发于急性胰腺炎或胰腺外伤，后者则源于慢性胰腺炎。按病理分为坏死性 PPC 和潴留性 PPC；按解剖结构分为胰腺内 PPC 和胰腺外 PPC。

少数患者无症状，仅在 B 超检查时发现。多数症状源于囊肿压迫邻近器官和组织。上腹痛常见，常向背部放射，可伴恶心、呕吐、食欲减退、体重下降、发热等。腹泻和黄疸较少见。

急性胰腺炎或胰腺外伤后出现上述表现，腹部触及囊性包块者需测定血、尿淀粉酶，做 B 超、CT、磁共振胆胰管成像、内镜逆行性胆胰管造影、内镜超声等检查，病程>6 周者可诊断。

此病需与胰腺周围假性动脉瘤鉴别，后者是急、慢性胰腺炎少见而危险的并发症，瘤体破裂可致严重上消化道出血或腹腔内出血，病情进展快、反复发作、致死率高、治疗棘手、预防困难。临床表现常无特异性，包块较大者可触及搏动性包块，并可闻及血管杂音，诊断主要依靠增强 CT 扫描。血管造影是确诊假性动脉瘤出血的金标准。

内科治疗适用于囊肿直径<6cm，病程<6 周者。①早期给予奥曲肽抑制胰液分泌，促进囊肿闭合。②内镜技术引流是根除胰腺假性囊肿的新方法，无并发症、单囊的假性囊肿最常用。方法有内镜逆行性胆胰管造影经乳头引流术、内镜下经胃或十二指肠壁引流术及腹腔镜胃腔内手术。

手术治疗适应证：①囊肿直径>6cm。②病程>6 周。③多发性囊肿。④合并慢性胰腺炎及胰管狭窄。⑤囊肿壁厚。⑥囊肿出血、感染、破裂、压迫等并发症。⑦保守治疗囊肿反而增大者。包括外科手术或介入治疗，前者分外引流术、内引流术及切除术，确定手术方式依据有无并发症，囊肿部位、大小，以及与周围器官是否粘连等。

PPC 大小是判断预后的重要因素。直径<4cm 者基本可自行吸收，直径>6cm 者 67% 需手术治疗，直径<6cm 者仅 40% 需手术处理。

（王兴鹏）

yíxiàn nóngzhǒng

胰腺脓肿（pancreatic abscess） 脓液在胰腺内或胰腺周围局限性积聚。内含少量或不含胰腺坏死组织，外有纤维壁包裹。

常见病因：①急性胰腺炎：见于 2%~9% 的病例，多在重症急性胰腺炎后期（病程≥4 周）。②胆道、胃、胰腺、脾切除，肾上腺切除，内镜逆行性胆胰管造影等手术损伤胰管系统、十二指肠或十二指肠壶腹。40%~60% 为多种细菌感染，常为大肠埃希菌、假单胞菌、克雷伯菌和变形杆菌等革兰阴性菌，尚有金黄色葡萄球菌和某些厌氧菌。

感染征象是常见临床表现，可呈隐匿性或暴发性，表现为持续性心动过速、呼吸加快、肠麻痹、腹痛加剧，伴腰背部疼痛，外周血白细胞数增多，有中毒现象，体温升高。查体：上腹部或全腹压痛，可触及包块。

急性胰腺炎出现上述表现及全身中毒症状者均应疑诊此病，B超和CT检查是确诊的主要手段。①B超检查：可显示胰腺脓肿的有无、大小、数量和位置。②CT检查：特别是增强CT可清楚显示胰腺周围脓肿及其范围，是诊断此病的金标准，可见液体积聚，气液征是脓肿形成的病理特征。CT引导下经皮穿刺抽吸胰腺脓液，含少量或不含胰腺坏死组织，细菌或真菌培养阳性可确诊，亦可与感染性胰腺坏死鉴别。

治疗原则：①经皮穿刺引流：适用于初期或单发者，超声或CT引导下经皮穿刺脓肿并放置多根导管引流，引流成功率低，不能代替手术引流。②内科治疗：是治疗胰腺脓肿的基础，可预防菌血症和脓肿并发症，包括抗感染和全身支持治疗，应选择敏感及可透过血-胰屏障的抗菌药，不能确定病原菌者通常联合应用多种抗菌药。③外科治疗：通常用清创术，主要是彻底清除坏死组织，术后冲洗局部，在小网膜囊放置多根引流管做外引流，并持续灌洗至灌洗液细菌涂片阴性。

此病病情凶险，死亡率极高，死亡原因为组织坏死致脓毒血症、原发病及合并疾病。手术疗效取决于诊断是否及时。

（王兴鹏）

mànxìng yíxiànyán

慢性胰腺炎（chronic pancreatitis, CP）

以胰腺实质慢性持续性炎性损害和纤维化为主要表现的疾病。可致胰管扩张、结石或钙化等不可逆性改变。是一种常见病、多发病，其发生受地理环境、经济状况和生活习惯等影响。欧美等发达国家CP发病率高达26.4/10万。中国CP男女比例为1.86：1，发病高峰年龄为60岁。

病因 尚不十分明确。CP的危险因素较多，西方国家酒精中毒高居首位，其次是胰管梗阻、高钙血症、营养不良、高脂血症和自身免疫功能异常。中国胆道系统疾病最常见，其次是酒精中毒、遗传性因素和特发性因素。TIGAR-O危险因素分类系统有效地阐述了危险因素在CP中的作用（表）。

发病机制 ①免疫因素：CP标本中均发现单核细胞和肥大细胞浸润，CD8$^+$ T细胞通常聚集在变性坏死组织与正常组织交界处，可能直接参与胰腺组织的损害。②细胞因子：穿孔素和磷脂酶A$_2$均介导炎症反应，肿瘤坏死因子α可激活胰腺星形细胞，促进胶原生成，加剧胰腺组织纤维化，各

种生长因子及其受体在局部腺泡细胞和导管细胞的表达呈显著高表达，并通过激活成纤维细胞和刺激细胞外基质沉积导致组织纤维化及重构。③遗传因素：阳离子胰蛋白酶原等基因突变导致胰蛋白酶原活化增强或胰蛋白酶灭活障碍，导致自家消化。④细胞凋亡：在CP腺泡细胞减少中起重要作用。

临床表现 轻度CP无特异表现。中、重度CP表现为：①腹痛：是主要症状，初为间歇性，后转为持续性，多位于上腹部，可放射至背部或两肋部，疼痛程度随体位改变，常因饮酒、饱食、高脂肪餐或劳累而诱发。②胰腺外分泌不足：表现为吸收不良、脂肪泻、体重减轻及脂溶性维生素缺乏等。③胰腺内分泌不足：多数患者表现为隐性糖尿病、糖耐量异常，少数患者为显性糖尿病。④并发症：胰腺假性囊肿、腹水、胰瘘、消化性梗阻、胰源性门静脉高压、脾静脉血栓形成、假性动脉瘤形成、消化性溃疡、消化道出血及胰腺癌等。并发巨大假性囊肿者可触及包块，胰头显著纤维化或假性囊肿压迫胆总管下段者可有黄疸。

辅助检查

胰腺内、外分泌功能检查血糖、糖耐量、血清缩胆囊素、

表 慢性胰腺炎TIGAR-O危险因素分类系统

毒性代谢性因素	酒精、吸烟、高钙血症（如甲状旁腺功能亢进）、高脂血症（罕见，有争议）、慢性肾衰竭、药物（滥用非那西汀）、有毒物质（有机锡成分）
特发性因素	早期因素、晚期发病、热带性（热带钙化性胰腺炎、纤维钙化医源性糖尿病）、其他
遗传性因素	染色体显性基因突变（如阳离子胰蛋白酶原基因突变）、常染色体隐性调节基因突变（如CFTR基因突变、SPINK基因突变）
自身免疫性因素	孤立的自身免疫性慢性胰腺炎、与其他免疫调节紊乱疾病相伴的自身免疫性慢性胰腺炎
与重症胰腺炎相关的慢性胰腺炎	与重症急性胰腺炎相关、与复发性急性胰腺炎相关、与血管性疾病（缺血）相关
梗阻性因素	与胆道疾病相关、胰腺分裂症、奥迪括约肌功能障碍、胰管梗阻（如源于肿瘤）、外伤后胰管瘢痕狭窄、其他

胰多肽、胰岛素测定反映胰腺内分泌功能状态，但仅晚期（胰腺功能损失>90%）方出现变化。胰腺外分泌功能检查包括直接外分泌功能试验和间接外分泌功能试验，前者用促胰液素直接刺激胰腺分泌；后者用配方餐等方法刺激胰腺分泌，进而测定胰液量、胰液电解质浓度和胰酶量。胰腺外分泌功能检查均有助于诊断慢性胰腺炎，但敏感性较低，仅在胰腺功能严重受损害者出现异常。

影像学检查 超声确诊标准为胰腺结石（胰腺内点状或弧形高回声伴声影）和胰管扩张（直径>3mm）合并以下1项：胰管壁呈不规则或断续增强回声表现，胰管与胰腺囊肿交通，胰腺萎缩（前后径<1cm）或局限性肿大（前后径>3cm）。除传统腹部X线平片外，CT、内镜逆行性胆胰管造影（endoscopic retrograde cholangiopancreatography，ERCP）、磁共振胆胰管成像、内镜超声及胰管内超声等可提高CP诊断率，但对胰腺组织病变轻微或无胰管改变的诊断价值受限，其中CT应用最广泛，可见胰腺体积变化、胰管结石、主胰管扩张、胰腺实质钙化和萎缩、假性囊肿及胰周筋膜增厚等。ERCP可见异常腺管分支、腺腔>10mm，导管内充盈缺损、结石或胰腺钙化、导管梗阻（狭窄）或重度导管扩张、不规则改变。③组织学检查：是诊断CP的金标准，主要表现为胰腺腺泡萎缩，弥漫性纤维化或钙化，腺管多发性狭窄和囊性扩张，管内有结石或钙化，腺管阻塞发生局灶性水肿、炎症和坏死，可合并假性囊肿、胰岛萎缩。

诊断 在排除胰腺癌的基础上，下述4项可作为CP的主要诊断依据：①腹痛及胰腺外分泌功能不全表现。②病理学检查阳性。③影像学有CP的胆胰改变征象。④实验室检查有胰腺外分泌功能不全依据。①+②可确诊，①+③可基本确诊，①+④为疑诊。

治疗 应遵循个体化原则。旨在缓解疼痛，解除胰胆管梗阻，延缓病程进展，补充胰腺内、外分泌功能不足。

内科治疗 ①一般治疗：包括戒酒、戒烟、高蛋白低脂饮食，避免强刺激性食物等。严重脂肪泻者应补充脂溶性维生素、维生素B和叶酸等。②镇痛治疗：戒酒可缓解约50%患者的疼痛，并停止或延缓胰腺实质破坏。持续腹痛者可禁食、持续胃肠减压和静脉营养并辅以药物治疗。镇痛药包括抗胆碱药物、解痉药及麻醉药，配合H_2受体阻断剂或质子泵抑制剂可强化镇痛效果。③胰外分泌功能不全的治疗：可用外源性胰酶制剂替代并辅以饮食治疗。胰酶制剂，如复方阿嗪米特（泌特），改善消化吸收功能的同时可通过负反馈抑制机制缓解腹痛，具有双重效果。宜在进餐时服用并同服抑酸药物。

内镜下介入治疗 适应证：①奥迪括约肌狭窄。②胆总管狭窄。③胰管狭窄。④胰管结石。旨在减压胰管，缓解胰性疼痛，提高生活质量。方法简单、微创、恢复时间短、疗效确切，是治疗CP的有效手段之一。包括狭窄胰管扩张和（或）胰管支架置入、胰管括约肌切开术及清除栓子（药物溶解、网篮或气囊清除）、假性囊肿穿刺引流、内镜下肉毒素括约肌注射术、内脏神经丛麻醉和阻滞术。内镜治疗近期并发症有出血、急性胰腺炎、胆管炎、十二指肠穿孔等，远期并发症为无症状胰管结构改变、切开部位再狭窄、支架堵塞和易位等。

手术治疗 急诊手术适应证为假性囊肿并发感染、破裂及出血。择期手术适应证：①顽固性疼痛经内科治疗无效者。②并发胰腺假性囊肿、胰瘘或胰管结石内镜治疗无效或不能实施内镜治疗者。③伴可手术治疗的胆结石、胆管狭窄者。④顽固性梗阻性黄疸者。⑤不能排除胰腺癌者。旨在缓解保守治疗无效的疼痛、处理并发症、明确诊断、治疗病因。成功的关键是用尽可能简单的术式治疗并发症和尽可能少地切除胰腺实质，以免发生糖尿病和胰腺外分泌功能不足。早期诊治可延缓胰腺实质改变、保护胰腺外分泌功能和推迟糖尿病的发生。方法有胰管内引流、胰腺远端切除术、胰十二指肠切除术、全胰切除术、胰腺支配神经切断术及针对病因的有关手术等。并发症有出血、胆总管损伤、胰瘘、胆瘘、胆总管梗阻和假性囊肿。

（袁耀宗）

zìshēn miǎnyìxìng yíxiànyán

自身免疫性胰腺炎（autoimmune pancreatitis，AIP）

自身免疫介导，以胰腺肿大和主胰管不规则、贯通性狭窄为特征的特殊类型的慢性胰腺炎。1961年Sarles等首次报道有自身免疫特征的胰腺慢性炎症性硬化。此后曾被冠以硬化性胰腺炎、肿胀性胰腺炎、非酒精性破坏性胰腺炎。1995年Yoshida等提出自身免疫性胰腺炎的概念，并被广泛接受。AIP的确切患病率和发病率尚不清楚。有资料表明AIP占慢性胰腺炎的2%~6%。60~70岁多见，男女比例约为2：1。

病因及发病机制 尚未明确，现有证据提示AIP的发病与免疫机制相关。通过乳铁蛋白免疫新生胸腺切除的小鼠等方法可建立 AIP 的动物模型。血清及组织 IgG 和 IgG4 水平升高、多种自身抗体（包括抗碳酸酐酶抗体、抗乳铁蛋白抗体、抗核抗体、类风湿因子等）阳性以及激素治疗有效也间接反映了 AIP 发病的免疫机制。AIP 属于 IgG4 相关性系统性疾病，后者是一类以 IgG4 阳性浆细胞和 T 淋巴细胞广泛浸润全身不同器官为主要病理特点的纤维炎症性疾病。

病理　AIP 的特征性组织学表现是胰腺组织有淋巴细胞和浆细胞浸润伴小叶间导管纤维化，称淋巴浆细胞性硬化性胰腺炎（lymphoplasmacytic sclerosing pancreatitis，LPSP），同时免疫组化示大量 IgG4 阳性浆细胞浸润。根据胰腺组织学特点 AIP 可分为以 LPSP 为特征性表现的 Ⅰ 型和以特发性导管中心性胰腺炎（idiopathic duct centric pancreatitis，IDCP）为特征性表现的 Ⅱ 型，现有临床诊断标准均针对 Ⅰ 型制定。部分患者可合并胆管炎、唾液腺炎、淋巴结肿大、腹膜后纤维化、间质性肾炎、肺间质纤维化，以及胰周动静脉闭塞、门静脉狭窄和胰周动脉受累等多种胰腺外病变。对拟诊者胰腺组织行病理检查应做免疫组化染色，计算 IgG4 阳性细胞数目，>10/HP 有参考意义。

临床表现　①无痛性梗阻性黄疸：最常见（70%）。②腹痛、背痛、体重下降等。③合并糖尿病或糖耐量异常（50%～70%）。④胰腺外器官受累：与 AIP 同时或先后发生（40%～90%）。约 15% 患者无症状。Ⅰ 型 AIP 主要见于老年男性；多有血清 IgG4 水平升高；且多合并胰腺外器官病变。Ⅱ 型 AIP 患者较 Ⅰ 型者年轻，且无性别差异；血清 IgG4 水

平多不升高。

辅助检查

实验室检查　①血清 IgG4 升高是诊断 AIP 最有价值的指标，其敏感性为 67%～94%，特异性为 89%～100%。但是有的组织学表现完全符合 AIP 而 IgG4 水平正常，少数胰腺癌患者 IgG4 升高，故 IgG4 不能单独用于诊断 AIP，其水平正常并不能排除 AIP。IgG4 联合血清总 IgG 和自身抗体检查（包括类风湿因子、抗核抗体、抗乳铁蛋白抗体和碳酸酐酶 Ⅱ 抗体等）可提高诊断的准确率。②血清总胆红素增高，以结合胆红素增高为主；伴碱性磷酸酶、γ 谷氨酰转肽酶、丙氨酸转氨酶增高。③红细胞沉降率增快，C 反应蛋白、血淀粉酶值均升高。

CT 检查　特点为胰腺弥漫性肿大，典型者称"腊肠样"，胰周伴低密度"鞘样"结构，称"鞘膜"征。该征对 AIP 的诊断有较高特异性，并有助于与胰腺癌鉴别。部分不典型者可出现胰腺局限肿大或肿块。

磁共振成像检查　胰腺特点同 CT，也可见"鞘膜"征，T1 加权像胰腺密度低于肝脏。

内镜逆行性胆胰管造影　主胰管特殊的弥漫性狭窄是诊断 AIP 的基础，其狭窄长度 >3cm、跳跃性病变或狭窄近端扩张宽度 <5mm 时，均提示 AIP；80% 的 AIP 患者累及胆总管下段时可造成局部呈陡然向心性狭窄，狭窄区较细长。

内镜超声和胆管内超声　内镜超声表现为胰腺增大，呈低密度改变；胆管内超声可观察胰胆管系统及胰周淋巴结，并可进行组织活检。

诊断与鉴别诊断　2006 年日本修正的诊断标准：①影像学检

查示胰腺增大及胰管不规则狭窄（弥漫性或节段性）。②血清学检查示 IgG4 升高或自身抗体阳性。③组织学检查示胰腺纤维化伴浆细胞和淋巴细胞浸润，有大量 IgG4 阳性细胞浸润。其中①必备，其他 2 条具备 1 条即可确诊。同年韩国和美国先后提出 Kim 和 HISORt 诊断标准，增加了激素治疗有效和伴胰腺外器官受累者（胆管狭窄，腮腺或泪腺受累，纵隔淋巴结受累，腹膜后纤维化），同样①必备，其他 4 条中具备 1 条也可确诊。上述标准是基于 Ⅰ 型表现而提出。Ⅰ 型和 Ⅱ 型 AIP 的鉴别除根据临床表现外，尚需参照病理组织学结果。

AIP，特别是局灶性 AIP，需与胰腺癌和胆管癌鉴别，可通过 IgG4、自身抗体、影像学表现、胰腺组织活检及激素治疗反应等鉴别。①胰腺癌：血清学中 IgG4 阳性，可鉴别 90% 以上的胰腺癌；CA19-9 持续性升高，而 AIP 患者 CA19-9 可升高，但可显著回落；若伴胰腺外症状则多考虑为 AIP。②胆管癌：除血清 IgG4 和胰腺外表现，内镜逆行性胆胰管造影及胆管内超声显示为均匀胆管壁增厚而非占位改变；两者影像学难以鉴别时可行胰腺细针穿刺活检或无禁忌证者可用激素短期试验性治疗。对此病应用泼尼松龙 0.6mg/（kg·d），2 周后影像学可明显改善。治疗前后的正电子发射体层显像计算机体层扫描对于鉴别诊断意义较大，其标准摄取值明显下降者支持 AIP。Ⅱ 型 AIP 鉴别诊断难度大于 Ⅰ 型，需特别慎重。

治疗　服用泼尼松 2～4 周后根据治疗反应酌情减量，并维持治疗，依疾病活动程度及激素相关副作用等选择维持治疗时间。

部分 AIP 患者激素减量或停用后可复发，再次应用仍有效。年老体弱者若对激素应用有顾虑则可对症处理，如梗阻性黄疸可行内镜下支架置入术。对激素治疗无效者应重新考虑诊断问题，诊断明确后可予免疫抑制剂治疗，但疗效尚不明确。

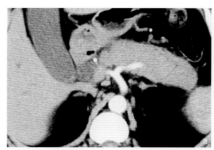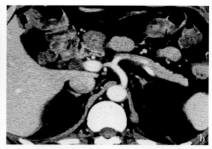

图　AIP 激素治疗前后胰腺 CT 改变

注：a.治疗前，胰腺呈"腊肠样"改变；b.治疗 2 个月后，胰腺明显回缩至正常

预后　AIP 属良性疾病，预后一般良好，但其确切预后不清。随访研究显示 AIP 患者对激素治疗反应良好（图）；放置胆管支架可缩短激素治疗时间，合并胆管病变及新发糖尿病者激素治疗后部分可缓解；激素治疗的复发率 30%。AIP 可并发胰腺癌和胆管癌，宜定期随诊血清学指标、影像学检查及肿瘤标志物检测。

（钱家鸣）

yílòu

胰瘘（pancreatic fistula）　胰腺导管系统的完整性被破坏所导致的胰液由非生理途径外流。发生率为 2.0%～12.5%。漏出的胰酶可腐蚀和消化周围组织，引起致命性大出血或难控性感染，严重者可致死。按胰液漏出流向分为：①胰外瘘：胰液经腹腔引流管或切口流出体表。②胰内瘘：胰液流入腹腔，若被周围器官组织包裹则称胰腺假性囊肿，若无组织包裹则形成胰性胸腹腔积液。按胰腺导管系统破坏程度分为：①端瘘：胰管与胃肠道间连续性消失，又称完全瘘。②侧瘘：胰管与胃肠道间存在连续性。按胰液漏出量胰外瘘分为高流量瘘（>200ml/d）与低流量瘘（<200ml/d）。

胰瘘病因有急性胰腺炎、胰腺手术、胰腺外伤等。危险因素包括年龄>65 岁、术前高胆红素血症、胰腺质地柔软、胰管细小、急诊手术和术中失血量大等。解剖学研究认为胰液流量高和胰管直径与胰瘘发生有关。胰腺颈部是腹腔干和肠系膜上动脉供血的交界区，其横断可能导致胰腺断面缺血并引起胰瘘。慢性胰腺炎的纤维化有利于胰-肠吻合，而非纤维化的胰腺切缘质地软脆，常导致吻合困难而出现胰瘘。

胰瘘能否自愈取决于受损胰管的大小、胰管近端有无梗阻和胰管受损的类型。治疗方式分为非手术治疗和手术治疗，前者主要包括：①支持治疗：禁食和胃肠减压可减少胃液对胰腺分泌的刺激，减少胰瘘量，早期疗效好。纠正水电解质紊乱和酸碱失衡有利于胰瘘早期愈合。②有效引流胰液及坏死组织：可减少胰液对其他器官及瘘管周围皮肤的消化作用和各种毒素的吸收。经内镜鼻胰管内放置支架和负压引流适用于急性胰腺炎、胰腺体尾部手术等所致主胰管侧瘘，可使吻合更精确、胰液引流更充分，并避免胰液被胆汁激活侵袭吻合口，端瘘和上消化道重建者禁忌。③抑制胰腺外分泌：生长抑素有助于胰瘘闭合，减少严重胰瘘并发症的发生，临床已普遍应用。④内镜治疗。

手术治疗主要包括胰腺-空肠端侧吻合、胰管-空肠黏膜吻合或胰腺-空肠套入吻合，提倡早期应用。术前经 CT、内镜逆行性胆胰管造影、胰瘘管造影确定胰管解剖和瘘道的关系是手术成功的关键。治愈标准是胰外瘘停止、症状消失、可正常进食。

（袁耀宗）

yíxiàn wàifēnmì gōngnéng bùquán

胰腺外分泌功能不全（exocrine pancreatic insufficiency，EPI）　各种病因引起的内源性胰酶分泌不足，导致摄入的食物不能被充分消化和吸收。通常表现为脂肪泻、腹胀、腹痛和体重下降等。

病因及发病机制　胰腺外分泌功能不全常见的病因有：慢性胰腺炎、胃肠道手术、胰腺切除、胰腺肿瘤、囊性纤维化和胰腺发育不良等。此外，即使十二指肠内胰酶浓度正常，但由于过低的腔内 pH，过多的钙离子摄取，或服用特殊的脂肪酶抑制剂（奥利司他）均可导致胰腺脂肪酶活性减低，从而引起胰性脂肪泻。先天性脂肪酶或辅脂肪酶缺陷引起胰腺脂肪吸收障碍极少见。

慢性胰腺炎　慢性胰腺炎的特点是进行性纤维化，导致外分泌部组织丧失和胰管结构的不规则扩张，从而引起胰腺外分泌功能不全的表现。各种不同原因引起的慢性胰腺炎发生 EPI 的时间有所不同。酒精性慢性胰腺炎发生 EPI 中位发生时间为 10 年，特发性胰腺炎患者需要 20～25 年，75%免疫性慢性胰腺炎患者通常就诊时已有 EPI。

胰腺、胃和小肠术后　许多胃和胰腺手术后患者会发生消化不良综合征。因胰腺恶性肿瘤、急慢性胰腺炎等各种原因实施胰腺手术后，EPI 的发生与原发病、胰腺手术的方式有关，主要取决于残留胰腺的大小及其功能状态。胃切除影响前肠道神经激素轴，可导致胰腺外分泌功能减低。70%～90%胃切除术后患者出现 EPI，需接受胰酶替代治疗。此外是否同时实施胃十二指肠切除也是影响胰腺外分泌功能的重要因素。

囊性纤维化　源于囊性纤维化跨膜转导调节因子基因突变引起多器官异常，分泌类黏蛋白，属常染色体隐性遗传病，好发于儿童和青年人。85%～90%的患者有胰腺功能不足。跨膜转导调节因子基因突变受损引起上皮跨膜离子转运紊乱，Cl⁻和伴随的水钠不能向管腔内分泌，从而导致分泌物黏稠从而阻塞胰腺外分泌管，早期出现胰管扩张、腺泡扩大形成囊肿，继以广泛纤维化伴细胞浸润、萎缩，引起糖尿病。外胰腺管阻塞，胰腺酶包括胰蛋白酶、脂肪酶和淀粉酶的分泌不足或缺乏，导致吸收不良，尤其是脂肪吸收不良。

临床表现　EPI 导致对食物中各种营养成分（脂肪、蛋白、糖类）消化吸收障碍，以化学性消化不良最常见，主要表现为腹胀，可伴食欲缺乏、腹部不适、早饱、嗳气、脂肪泻等。脂肪消化吸收不良较蛋白质或糖类消化吸收不良出现得更早且明显。EPI 还可引起脂溶性维生素（维生素 A、D、E、K）、钙离子、镁离子、必需脂肪酸和氨基酸缺乏。由于缺乏上述营养成分，出现手足抽搐、舌炎、唇干裂，进一步发展可导致周围神经病变。

诊断　有上述基础疾病和（或）上消化道手术史、消化吸收不良的临床表现，结合胰腺外分泌功能相关实验室测定即可诊断 EPI。胰腺外分泌功能试验，分为直接分泌试验和间接分泌试验。

直接胰腺功能试验　是利用胃肠激素直接刺激胰腺，测定胰液和胰酶的分泌量作为判断胰腺疾病的参数，常用的有促胰液素试验和促胰液素-缩胆囊素试验。胰泌素的主要作用是促使胰导管组织分泌富含碳酸氢盐的物质。缩胆囊素的主要作用是促使胰酶分泌。该试验是通过给胰腺以刺激，引起胰腺外分泌活动，插管至十二指肠，由分泌物的量和质的变化来估计胰腺外分泌功能，它是直接检查胰液分泌的方法，所以至今仍是胰腺外分泌功能试验的金标准。但直接胰腺功能试验较难操作及标准化，而且费时费力，会给患者带来较大痛苦，因此临床开展较少。

间接胰腺功能试验　是应用试餐刺激胃肠分泌胃肠激素，进而测定胰腺外分泌功能，或者基于胰腺功能降低使粪便中未吸收食物增加，血、粪中酶含量降低，一些合成物质在肠腔被胰酶分解，通过测定尿、粪、呼气中这些被水解物质的浓度降低程度来评估胰腺外分泌功能。

粪弹性蛋白酶检测　人胰腺弹性蛋白酶是酸性蛋白酶，存在于人类胰腺分泌物和粪便中。该酶在肠道不被分解，这是它与其他胰酶的显著不同点；粪便弹性蛋白酶 1 与胰弹性蛋白酶相关性好，可较准确反映胰腺外分泌功能；室温下可在粪便标本中稳定存在 1 周，且临床替代疗法中用动物源性胰酶，治疗同时亦可测定，测定方便，故其可成为评价胰腺外分泌功能良好的指标。但该法也存在对轻、中度外分泌功能障碍诊断上缺乏特异性及敏感性，且易受其他疾病干扰，如小肠病变等。

N-苯甲酰-L-酪氨酰-对氨基苯甲酸试验　N-苯甲酰-L-酪氨酰-对氨基苯甲酸（N-benzyol-L-tyrosyl-para-aminobenzoic acid，BT-PABA）是一种人工合成药物，口服后在小肠被胰糜蛋白酶分解，在体内代谢后经肾脏排泄，产物 PABA 在尿液及血清中的水平可间接反映胰腺外分泌功能，而血清 PABA 较尿 PABA 有更高的特异性、敏感性，但由于试验中 BT-PABA 需经小肠吸收、肝脏结合、肾脏排泄，故肝肾功能不全、胃肠疾病、糖尿病均会影响试验准确性。

胰月桂酸荧光素试验　该试验原理与 BT-PABA 试验基本一致，月桂酸在肠腔内被胰腺分泌的芳香酯酶分解，生成游离荧光素经尿排出。试验敏感性为75%～93%，特异性为46%～97%，但该试验检测轻、中度胰腺外分泌障碍的敏感性仅 50%，且操作复杂，在胃切除、肝胆疾病、炎症性肠病中可产生假阳性，故其临床应用价值受限。

粪便脂肪测定　胰腺外分泌功能障碍常导致脂肪消化吸收障碍，粪便内脂肪含量异常，经典的粪便脂肪定量检查 van de Kamer 法复杂、耗时长，临床不宜开展。脂肪定性试验则通过对粪便直接涂片进行苏丹Ⅲ染色观察粪便中脂肪情况，方法简便易操作，并且较定性试验有几乎相同的敏感性，但该法也存在对轻、中度外分泌功能障碍诊断上缺乏特异性及敏感性，且易受其他疾病干扰，如小肠病变等。

^{13}C 呼气试验 其原理是将 ^{13}C 标记的底物引进机体，其在肠腔内被胰酶水解，在小肠吸收，经循环代谢产生的 ^{13}C 由肺呼出，故可通过测定 ^{13}C 含量间接了解胰腺外分泌功能情况。临床最常用的是 ^{13}C-甘油三酯呼气试验，其诊断慢性胰腺炎的敏感性及特异性分别为 68.2% 和 75%。研究发现，^{13}C-甘油三酯呼气试验在评估脂肪消化不良的胰酶替代治疗效果方面是一种简便、准确的方法，比经典的粪便脂肪测定法更简便。虽然呼气试验在有严重外分泌功能不全患者中敏感性较高，但在轻度障碍的情况下效果不如粪弹性蛋白酶检测。

鉴别诊断 主要为病因鉴别诊断。儿童胰腺功能不全主要源于胰腺发育不良，也可见于胰腺囊性纤维化。成年人常见于急性、慢性胰腺炎，以及上消化道手术后。

治疗 首先是去除病因，其次有赖于饮食调节治疗和酶替代疗法，以及并发症的预防和处理。对胰管梗阻所致胰酶分泌减低者，可用外科手术去除梗阻。若为酒精诱发胰腺外分泌功能不全，必须戒酒。合理膳食对治疗 EPI 甚为重要，需补充足够的热量和蛋白质，推荐低脂肪、富含蛋白质和糖类饮食，并注意补充脂溶性维生素及维生素 B$_{12}$、叶酸，适当补充各种微量元素。酶替代疗法是治疗 EPI 的主要手段，主要为补充脂肪酶。脂肪酶需肠溶型微囊包裹，同时结合一定的抑酸药物以保证肠内 pH 不至于过低，避免胰酶失活。服用胰酶的时间为用餐中，以助于食糜与酶的混合，并可中和十二指肠中过多的胃酸，以保护脂肪酶不被破坏。若正规合理给予脂肪酶，并辅以抑酸药物，严格控制服药时间，但效果仍不理想，需考虑是否尚存在并发症或 EPI 的诊断是否正确。

（袁耀宗）

yìwèi yíxiàn

异位胰腺（ectopic pancreas）

正常胰腺解剖部位外的孤立胰腺组织。与正常胰腺无任何解剖学关系，属先天性畸形。又称迷走胰腺或副胰腺。1727 年 Schultz 首次报道，1859 年 Klob 首次在病理上证实此病。异位胰腺组织主要位于上消化道，尤其是胃、十二指肠和空肠，少见部位有脾、胆总管、胆囊、食管和梅克尔憩室等。此病可发现于任何年龄，多为30～60 岁。国外报道男女比例约2∶1。

其发生机制尚未完全清楚，主要有 2 种假说：①胚胎时期胰腺原基与原肠粘连或穿透原肠壁，并随原肠纵向生长及旋转而被异常移植。②异常部位的内胚层细胞异向分化或化生而来。异位胰腺组织可有正常胰腺组织成分，也可分泌各种胰酶和胰液。

此病多无明显症状。①异位胰腺自身病变所致症状：如急性胰腺炎、胰腺囊肿、胰腺肿瘤等，异位胰腺组织产生的胰液可腐蚀所在部位黏膜致糜烂、溃疡、出血。②异位胰腺占位效应：位于胃肠道管腔体积较大者可致管腔狭窄出现不完全性或完全性梗阻。

诊断主要依靠内镜（内镜超声、胃镜、肠镜）及影像学（消化道钡餐造影、超声、CT）检查，病理活检可确诊。

无明显症状者不需治疗。根据异位胰腺大小、部位及其自身和周围器官组织的病变情况考虑是否需手术治疗。内镜超声检查有助于术式的选择。对病灶小、浅表、自身及周围器官无明显病变者可行内镜下切除或经腹腔镜切除。

（唐承薇）

huánzhuàng yíxiàn

环状胰腺（annular pancreas）

胰腺组织完全或不完全环绕十二指肠的胚胎发育异常。属少见病。1818 年由 Tiedemann 首次报道，1862 年 Ecker 经解剖病例明确其导管系统并命名。随着内镜逆行性胆胰管成像、CT、磁共振胆胰管成像的广泛应用，此病发现率逐渐增高。

其发病机制有多种学说，胰腺腹侧原基旋转异常学说被广泛接受，即胚胎期十二指肠背侧和腹侧 2 个胰腺原基未能伴随十二指肠的旋转而捻动，以带状延伸的形态继续残留于十二指肠前面，完全或部分环绕十二指肠降部致肠腔狭窄，造成肠梗阻。

临床表现取决于环状胰腺对十二指肠的压迫程度。①新生儿型：主要表现为急性完全性十二指肠梗阻，顽固性呕吐，呕吐物中含胆汁，可继发脱水电解质紊乱、酸碱失衡和营养不良。不完全性十二指肠梗阻者表现为间歇性腹痛及呕吐，可伴上腹部饱胀不适，进食后加重。上述症状可反复出现。此外，还常伴伸舌样痴呆、食管闭锁、食管-气管瘘、梅克尔憩室、先天性心脏病等。②成人型：多表现为十二指肠慢性不完全性梗阻，有反复上腹痛和呕吐，进食后腹痛加重，呕吐后可缓解，呕吐物为胃十二指肠液，含胆汁。此病易并发十二指肠溃疡、胰腺炎、胆囊炎，这与食物在胃内停滞过度、胰管走形弯曲致胰液引流障碍、胆汁引流不畅等有关。

影像学检查是诊断此病的主要方法。腹部平片和 X 线钡餐造影发现十二指肠梗阻者，应行内镜逆行性胆胰管造影、磁共振胆胰管成像、CT、腹部超声等检查确定有无环状胰腺。内镜下见环状胰腺包绕的十二指肠黏膜通常正常，严重者可见十二指肠降部呈环形狭窄，可合并十二指肠溃疡。

无症状者不需特殊治疗，有梗阻症状或消化性溃疡等并发症者需手术治疗。

(唐承薇)

yíxiàn fēnlièzhèng

胰腺分裂症 （pancreatic divisum，PD）

主胰管和副胰管未能融合致副胰管和副乳头成为胰腺外分泌主要导管的先天性畸形。可致导管分泌不畅，引起病变。发病率为 5%～10%，占特发性胰腺炎的 15%～20%。随影像学和内镜技术的发展，PD 诊断逐渐增多。

胰腺由中胚层的原肠演变而来。胚胎发育过程自前肠的腹胰生成胰头的后下部，随腹胰的旋转，腹胰管向背侧旋转，在背侧肠系膜内发育变长，背胰生成剩余的胰头和胰体尾部，背胰和腹胰融合的同时，2 个胰导管也相互融合。腹胰管和背胰管未完全融合致副胰管和副乳头成为胰腺外分泌的主要途径。PD 可分为：①1 型：腹、背胰管完全无融合。②2 型：腹胰管消失以背胰管引流为主。③3 型：又称不完全分裂型，腹、背胰管间有细小交通支。

PD 通常无任何临床表现，可出现上腹部疼痛或轻度消化不良

症状。副乳头狭窄者表现为不同程度的腹痛、胸痛，并向背部放射，饮酒或进食油腻食物可诱发。部分患者可有急性或慢性胰腺炎的表现。

诊断依据：①血清淀粉酶、脂肪酶、胆红素和白细胞计数升高，或合并尿淀粉酶、尿肌酐升高。②内镜逆行性胆胰管造影：诊断 PD 的主要手段，表现分 4 类：最常见的主、副胰管间完全分离；主、副胰管通过小交通支构成交通；腹侧胰管完全缺如；背侧胰管完全缺如。③磁共振胆胰管成像：非侵入性检查，临床广泛应用，尤其促胰液素增强者，此检查特异性较高。④超声-促胰液素试验：对该病有诊断意义，并可预测此病术后的有效性。

PD 并发急性胰腺炎者可内科保守治疗，反复发作胰腺炎者可用内镜下副乳头切开术或支架置入术等内镜下治疗，内镜治疗无效者可行外科手术治疗。

(郭晓钟)

yíxiàn xiāntiānxìng nángzhǒng

胰腺先天性囊肿 （congenital pancreatic cyst）

胰腺导管或腺泡先天性发育异常。又称胰腺真性囊肿。属罕见病，占胰腺囊肿 3%～10%。好发于儿童，偶见于成年人。随诊断水平的提高及影像学的发展，此病检出率呈逐年增高趋势。

囊肿常位于胰尾部，较小，呈单房或多房，在胰腺内生长，其囊壁来自腺管或腺泡上皮组织，囊壁内层衬以胰腺上皮细胞，腔内含无色或淡黄色囊液，胰酶活性不高。囊壁被覆单层柱状或立方上皮，周围胰腺组织无炎症改变。单发囊肿最常见，多发囊肿可因囊肿数目增多而转为胰腺囊性肿块。

多无典型临床表现，可因 von Hippel-Lindau 综合征或多囊肾检查而发现。部分患者因囊肿压迫邻近器官或胰腺炎致腹痛。胎儿期可无临床表现或合并羊水增多，出生后可有腹部包块、腹胀、恶心及梗阻性黄疸等。少数囊肿压迫脾致脾静脉血栓形成而出现静脉曲张破裂出血，或囊肿压迫胆总管致梗阻性黄疸。并发症主要有囊肿感染、囊肿破裂、胆总管炎及腹膜炎等。

胎儿或新生儿出现腹部巨大囊肿应考虑此病，产前超声检查有助于发现胎儿胰腺囊肿。腹部 X 线平片可见胃和横结肠间的软组织肿块。超声、CT 和磁共振成像检查可显示囊壁、囊内分隔、内部结构和周围组织特点。新生儿或婴幼儿时期此病应与胆总管囊肿、肠系膜囊肿、先天性巨结肠、多囊肾、卵巢囊肿等鉴别。

一般不需治疗。症状明显或不能排除胰腺囊性肿瘤者应早期手术治疗，胰尾囊肿可行胰尾囊肿切除术，胰头囊肿可行囊肿肠道吻合术。术中不能与胰腺肿瘤鉴别者应尽量完整切除囊肿。

(唐承薇)

nángxìng xiānwéihuà

囊性纤维化 （cystic fibrosis，CF）

具有上皮细胞氯离子通道调节缺陷的遗传性外分泌腺疾病。主要影响消化系统和呼吸系统，具有慢性阻塞性肺部病变、胰腺外分泌功能不全和汗液电解质异常升高等特征。白种人多发，北欧、美国发病率较高，黑种人较少，亚洲人极少见。

此病是位于第 7 对染色体 CF 基因突变引起的常染色体隐性遗传病。患者是纯合子，其双亲是杂合子。患者的上皮细胞氯离子通道调节存在缺陷；呼吸道黏膜

上皮水电解质的跨膜转运障碍；黏液腺分泌物中酸性糖蛋白含量增加，改变了黏液流变学的特性，可能是分泌物变黏稠的原因。

婴幼儿时期即可发病，主要发生于儿童，约3%成年后方可确诊，死亡率高。约25%可以活到成年，9%的患者年龄超过30岁。主要表现为支气管反复感染和气道阻塞，新生儿出生后数日内即可出现症状。因肠黏液黏度增加及缺乏胰酶等影响蛋白质消化，约10%有胎粪阻塞，也可发生肠梗阻和直肠脱垂。因胰腺外分泌功能不全出现腹胀、腹部隆起、排大量泡沫恶臭粪便等消化不良症状，甚至发生脂肪泻。维生素A缺乏可致眼干燥症。患儿虽食欲旺盛、进食量足，仍存在营养不良和生长发育迟缓。胆道阻塞可出现黄疸，并发胆管结石、胆汁性肝硬化者，可出现门静脉高压、脾功能亢进。婴儿若出汗过多，导致大量电解质和水分丢失，易引起脱水。

检查包括：①汗液 Cl^- 和 Na^+ 测定：汗液 Cl^- 含量 >60mmol/L（成年人 >70mmol/L），Na^+ >80mmol/L，且排除肾上腺皮质功能不全，即具有重要诊断意义。②十二指肠液检查：黏稠度增加，各种胰酶特别是胰蛋白酶减少或缺乏等。③其他检查：直肠黏膜活检见腺管充满黏液而扩张形成黏液层，空肠黏膜活检发现肠黏膜绒毛消失，尿内 5-羟吲哚乙酸增加等，对诊断具有参考价值。④囊性纤维化穿膜传导调节蛋白的基因突变检测。⑤胸部 CT、X线片及肺功能检测有助于了解肺损伤情况。

反复慢性呼吸道感染和呼吸衰竭是患儿死亡的主要原因。应控制呼吸道感染。补充胰酶和各种维生素特别是维生素 A。热天及出汗较多时必须及时补充食盐和足够的水分。熊去氧胆酸可用于淤胆性肝病，对其预后无改善。结石致胆道梗阻时经内镜取石是一种选择。对粪便嵌顿引起的肠梗阻，宜尽可能采取灌肠等非手术疗法。

（唐承薇）

Shūwǎkèmàn zōnghézhēng
舒瓦克曼综合征（Shwachman syndrome）
以儿童胰腺外分泌功能不全、白细胞计数减少和干骺端发育障碍为特征的遗传性疾病。又称舒瓦克曼-戴梦德综合征（Shwachman-Diamond syndrome）、先天性胰腺脂肪过多症。属少见病，发病率为 5/10 万，2～10 月龄婴幼儿发病居多，男女比例为 1.7∶1。

此征属常染色体隐性遗传，90%患者有 SBDS 基因突变，已发现的突变类型约 30 种，74%分布在 7q11 第 2、3 号外显子上。可能与铜缺乏有关，因为铜参与胰腺腺泡的发育。病理组织切片显示胰腺组织大部分被脂肪组织取代，仅残留少许胰腺腺泡，并出现萎缩。

主要临床表现：①胰腺多种酶分泌减少：包括脂肪酶、淀粉酶及胰蛋白酶原等，可有脂肪泻、吸收不良等。②血液和免疫功能异常：表现为粒细胞、红细胞和血小板减少，骨髓细胞正常或骨髓造血细胞成熟阻滞。B 细胞和 T 细胞功能异常，自然杀伤细胞减少，中性粒细胞趋向性下降，易出现各种感染，严重者可因败血症致死。③骨骼发育异常：如骨骺增宽，骨骺发育不良或软骨发育不良，以髂骨、股骨为主，胸廓局部发育不良可导致窒息。患儿生长发育迟缓，身材矮小。

④其他：肝大、转氨酶升高；心肌变性、坏死；反复肺部感染；皮疹，表皮过度角化或角化不全。

出现胰腺功能损害、血液系统改变和身材矮小等骨骼改变可提示此病，实验室检测胰腺各种酶类和免疫功能均减低，腹部 B超和 CT 检查发现胰腺体积减小及呈脂肪样变等有助于诊断，胰腺病理活检可确诊。有条件者可行基因诊断。

应与以下疾病鉴别：①囊性纤维化：可通过汗液氯化物测定鉴别。②范科尼贫血：表现为全血细胞减少伴多发先天性畸形，但无脂肪泻。

治疗原则：①替代治疗：补充各种胰腺酶类、必需的各种维生素和蛋白质，以促进消化吸收。②对症治疗：输血，中性粒细胞明显减少者可用粒细胞刺激因子。

预后与骨髓有无异常改变有关。随患儿年龄的增加胰腺功能可改善，症状逐渐缓解，平均生存年龄 35 岁。有骨髓改变者预后差，主要死于反复肺部感染。少数患者合并白血病。

（郭晓钟）

xiāntiānxìng yíméi quēfázhèng
先天性胰酶缺乏症（hereditary pancreatic enzyme deficiency）
胰脂肪酶或胰蛋白酶或肠激酶或淀粉酶任缺一种的先天性疾病。多源于胰腺发育不全，有遗传学背景。此类疾病罕见，发生于婴儿期。按缺乏的胰酶不同分 4 种类型。

胰脂肪酶缺乏症 胰液分析可发现单纯性脂肪酶及其抑制物缺乏，伴脂溶性维生素缺乏。患儿出生后不久即有脂肪泻，粪便次数增多，外观呈奶油状，对糖类及蛋白质消化吸收功能正常。

静脉注射促胰液素和缩胆囊素后收集胰液，直接测定胰液中酶的活力可确诊。治疗宜低脂饮食，可用大量胰酶。

胰蛋白酶缺乏症 缺乏胰蛋白酶原。胰蛋白酶缺乏症患儿出生不久即出现慢性腹泻、消化不良，伴营养发育障碍、体质虚弱、水肿、贫血、低蛋白血症等。治疗可口服胰蛋白酶或多种氨基酸取代食物中的蛋白质。

肠激酶缺乏症 缺乏肠激酶，致胰蛋白酶原转化为胰蛋白酶受阻。患儿主要表现为生后不久即出现腹泻、粪便恶臭，严重生长发育滞后、水肿和低蛋白血症。测定十二指肠引流液肠激酶活性可确诊。此症可伴贫血，但无中性粒细胞减少症，可与舒瓦克曼综合征（Shwachman syndrone）鉴别。此症汗氯化物不增多，且不伴呼吸道感染，可与囊性纤维化鉴别。治疗可给予含酪蛋白水解产物及胰蛋白酶的药物，以氨基酸混合食物替代蛋白质。

淀粉酶缺乏症 以淀粉酶缺乏为主。患儿进食淀粉类食物后粪便中淀粉含量高，出现消化不良、酸臭便、粪便含泡沫多、发酵性腹泻等，可随年龄增长逐渐缓解。淀粉耐量试验可诊断。治疗应低或无淀粉饮食，用葡萄糖或双糖替代。

(郭晓钟)

yíxiàn jiéhé

胰腺结核（pancreatic tuberculosis）

结核分枝杆菌感染引起的胰腺特异性炎症。较罕见，且临床表现无特异，极易误诊。多见于青壮年女性。

胰酶的消化作用使胰腺对结核杆菌有特殊抵抗力，因此病变局限于胰腺组织内的原发性胰腺结核极罕见。胰腺结核几乎均继发于全身播散性结核。器官移植术后长期使用免疫抑制剂者是新结核易感对象。其感染途径：①多继发肺结核和淋巴结结核，经血或淋巴循环播散到胰腺。②腹后壁淋巴结核及胰腺邻近器官结核的干酪样坏死穿至胰腺。③结核菌毒素引发胰腺免疫反应而肿胀、变硬，即反应性胰腺炎。

病理表现为胰腺小叶周围单核细胞、淋巴细胞及上皮细胞浸润，形成上皮样结节，极少发生干酪样坏死。有时发现干酪样坏死实为胰腺旁淋巴结核而非胰腺实质病变。

临床表现无特异性，主要为：①上腹痛：胰腺头部结核常有上腹痛，可触及包块并有触痛，类似复发性胰腺炎，源于病变压迫胰管，可伴血淀粉酶增高。②黄疸：病变侵犯或压迫胆总管下端导致梗阻所致。③结核中毒症状：发热、盗汗、乏力和食欲下降。

实验室检查：①70%的患者红细胞沉降率增快。②结核菌素试验阳性。③结核感染T细胞斑点试验是检测潜伏性结核及结核感染的新指标，它通过检测结核分枝杆菌RD1编码抗原刺激后释放γ干扰素的特异性T淋巴细胞的频数而判断。④黄疸时可有胆红素增高。⑤腹痛时可有血淀粉酶增高。

影像学检查：①B超与CT：可见胰腺肿大或胰腺及胰周多发性低密度肿块，增强CT扫描可发现边缘有强化、中央为低密度的干酪样坏死灶。②X线：胸片可明确有无肺结核；上消化道钡餐造影可明确十二指肠腔有无狭窄。③内镜超声：进一步明确胰腺病变，并可进行穿刺，穿刺物病理学检查及结核菌培养有助于确诊。

此病诊断依据临床表现、实验室和影像学检查。高度疑诊者可行内镜超声穿刺，有干酪样坏死物和乳白色液体支持诊断，穿刺物抗酸染色和培养可确诊。此病应与胰腺癌、慢性胰腺炎和胰腺囊腺癌等鉴别。若难以鉴别，可手术探查，行术中穿刺和淋巴结冷冻切片做病理学检查。

主要是抗结核治疗。多数预后较好，若为耐药性结核菌株感染或抗结核治疗后出现药物性肝病，则预后欠佳。

(钱家鸣)

yíxiàn méidú

胰腺梅毒（syphilitic pancreatitis）

梅毒螺旋体侵犯胰腺致胰腺损害的慢性传染性疾病。又称梅毒性胰腺炎。此病少见，先天性内脏梅毒仅次于骨和肝脏。分为：①先天性胰腺梅毒：源于母婴垂直传播，常见于新生儿梅毒。约20%胰腺受累，胰腺损害明显，出现间质性胰腺炎症，淋巴细胞浸润，结缔组织增生，腺泡萎缩，胰岛消失，胰腺组织被结缔组织替代，显微镜下可见粟粒状梅毒结节、梅毒瘤或树胶肿。②后天获得性胰腺梅毒：源于不洁性生活，极罕见。可累及整个胰腺，以胰体、胰尾病变为主，表现为弥漫性纤维化和（或）梅毒瘤样硬化。

梅毒螺旋体经黏膜、皮肤或胎盘进入人体，数小时后即侵入附近淋巴结，数日后经血液循环播散全身，在免疫系统作用下被迅速清除，未被杀灭的螺旋体即在体内繁殖，6~8周后进入血循环到达胰腺，造成胰腺损害。

多数先天性胰腺梅毒新生儿出生不久即死亡，存活患儿因胆管狭窄和阻塞出现梗阻性黄疸，生存很少超过数周。后天获得性胰腺梅毒患者可有类似胰腺炎表现，如持续性上腹痛，进食后加重，厌油，食欲缺乏，恶心，呕吐，脂肪泻。少数出现黄疸、皮肤青铜色素沉着及糖尿病症状。查体胰腺区有压痛，可触及肿大胆囊和肝脏，少数患者左上腹可触及无痛性梅毒瘤。

先天性胰腺梅毒多为尸检时发现。后天获得性胰腺梅毒诊断依据：①临床表现。②实验室检查：梅毒血清学试验包括非梅毒螺旋体抗原血清试验和梅毒螺旋体抗原血清试验。前者为常规筛查方法，阳性反应最早出现于感染后5~7周，但有假阳性；后者主要用于确证试验，敏感性和特异性均较高，常用方法有荧光螺旋体抗体吸收试验、梅毒螺旋体血凝试验和聚合酶链反应。肝功能、葡萄糖耐量、常规脑脊液检查、胰腺内分泌和外分泌功能检测亦有帮助。③影像学检查：多数仅能发现胰腺实质和胰管的慢性炎症性改变，B超和CT检查有时可见胰腺梅毒瘤。内镜逆行性胆胰管造影可见胰管狭窄或梗阻。腹腔镜可观察胰体、胰尾病变。④驱梅治疗有效。确诊依据胰腺活体组织穿刺病理学和梅毒螺旋体分离检查。

治疗原则为：①驱梅：应及早、足量、全程，首选青霉素，青霉素过敏者可口服多西环素或四环素（8岁以下儿童禁用）。②对症治疗：进食易消化食物、减少长链脂肪摄入、补充脂溶性维生素和应用胰酶制剂，胰岛素分泌不足者应用胰岛素治疗。③剖腹探查：适用于胆道梗阻，经积极驱梅治疗无明显改善者，可进一步确诊及行胆道引流手术。

开展性教育、普及性传播疾病医学知识。对早期梅毒患者给予及时彻底驱梅治疗，对疗效、复发或再感染进行随访监测。

（陆　伟）

jùdiànfěnméi xuèzhèng

巨淀粉酶血症（macroamylasaemia, MAMS）

血淀粉酶与糖类或蛋白质结合形成的大分子复合物，或本身为分子量较大的多聚体，不能经肾小球滤过，致持续高淀粉酶血症和低浓度尿淀粉酶症。并非独立疾病，而是多因素所致的一组疾病，罕见。1963年Wilding首次报道。发病率约为0.4%，男女发病无差异。

病因及发病机制尚不清楚。巨淀粉酶复合物分子多属唾液型，有异质性。

MAMS常无胰腺炎发作的表现，偶有腹痛，可伴肝病、慢性酒精中毒、糖尿病、恶性肿瘤、甲状腺功能亢进、麦胶性肠病、系统性红斑狼疮等。

诊断依据：①高淀粉酶血症。②尿淀粉酶水平正常或者减低。③肾功能正常情况下淀粉酶清除率降低。④淀粉酶分子量增大或电泳后IgA区带有淀粉酶活性。⑤24小时尿淀粉酶清除率（CAm）/肌酐清除率（CCr）<1%（0.1%~0.3%）。因唾液型淀粉酶同工酶肾脏清除率慢，CAm/CCr可较低，应注意除外。确诊有赖于应用凝胶过滤、柱层析和电泳等检查鉴定淀粉酶的分子类型。

应与以下疾病鉴别：①急性胰腺炎：成年人多见，常有高脂餐和饮酒等诱因，并有典型临床表现，血、尿淀粉酶明显升高，血清脂肪酶升高，影像学检查可见胰腺肿大，CAm/CCr通常>6%。②慢性胰腺炎及胰腺癌：CAm/CCr>1%。③先天性胆管扩张症和胆胰合流异常。

MAMS尚无特效治疗方法，一般是对症处理。

（郭晓钟）

yíxiàn'ái

胰腺癌（pancreatic cancer）

源于胰腺外分泌腺的恶性肿瘤。占全身肿瘤的1%~4%，消化道肿瘤的8%~10%。胰头部位最多见，约占70%，胰体次之，胰尾部更次之，头体尾部均受累者亦存在。世界范围内胰腺癌发病率逐年增加。早期症状隐匿，缺乏特异性，加之胰体周围无厚实包膜易发生转移，早期诊断十分困难，临床所能确诊者多为晚期病例，疗效不佳，预后极差。

病因及发病机制 尚未完全阐明。可能与长期吸烟、饮食、环境、糖尿病、慢性胰腺炎和遗传等因素有关。吸烟者较非吸烟者发病风险升高4倍，发病年龄提前10年。高脂肪、低纤维素饮食与胰腺癌的发生有关。长期接触某些金属、焦炭、煤气、石棉及祛脂剂可明显增加胰腺癌发病率。60%~80%的胰腺癌患者合并家族性糖尿病。家族性腺瘤性息肉病、家族性非典型多痣黑色素瘤和遗传性胰腺炎均与胰腺癌发生有关。

胰腺黏液性囊腺瘤、胰腺导管内乳头状黏液瘤和胰腺上皮内瘤变（pancreatic intraepithelial neoplasia，PanIN）是胰腺癌的癌前病变。PanIN与胰腺癌的发生发展密切相关，慢性胰腺炎特别是胰腺癌癌周组织可见胰腺上皮内肿瘤性改变，从正常胰腺导管上皮可发展至胰腺上皮内瘤变第3级。胰腺癌的发生可能伴多种基因改变和染色体异常：PanIN 1期有k-ras基因和Her-2/neu基因突变，PanIN 2期有p16基因失活和染色体9p的杂合性缺失，PanIN 3期有p53、DPCA和BRCA2基因的异常和染色体 6q、17p 和 18q 的杂合性缺失，可能源于多种环境因素长期共同作用或遗传因素。

病理 胰腺癌多起源于导管上皮细胞，称导管细胞癌，约占 90%。少数来自小胰管上皮细胞，因其质地坚硬，又称硬癌。起源于胰腺泡心细胞者称腺泡细胞癌，质地柔软，呈肉质型。

转移方式：①直接浸润：胰腺癌局部浸润发生早，常累及胆总管、门静脉、腹膜后组织、胃、十二指肠及横结肠等。②淋巴转移：胰头癌常转移至幽门下淋巴结，也可转移至胃、肝、腹膜、肠系膜、主动脉、纵隔、支气管周围淋巴结。③血行转移：经门静脉转移至肝最常见，也可经肝静脉转移至肺、骨、肾、肾上腺等。④沿神经鞘转移：胰腺癌转移的特殊方式，常侵犯十二指肠、胰腺、胆囊壁神经和腹腔神经丛。

临床表现 早期不典型，一旦出现临床症状，多已属晚期。首发症状多样，取决于肿瘤部位、大小、病程早晚、局部及远处转移等。①腹痛：见于约 80% 患者，疼痛性质不一，可有腰背部放射痛，夜间或仰卧时疼痛加重。②黄疸：见于 50% 患者，以胰头癌多见，且出现较早，多源于胰头癌压迫胆总管，少数源于胰体尾癌转移至肝脏或浸润胰头，癌肿局限于体尾部者多无黄疸。③体重下降：胰腺癌晚期常伴恶病质，源于肿瘤的消耗、食欲缺乏、焦虑、失眠、糖尿病或消化吸收不良。④消化不良：无特异性，可能与肿瘤阻塞胰管、胆管或压迫胃和十二指肠等致胰腺外分泌功能不全和胃肠道梗阻有关。⑤血管栓塞性疾病：10%~20% 的患者首发症状为游走性或多发性血栓性静脉炎，胰腺体尾部肿瘤

发生下肢血栓性静脉炎者较多。动脉血栓多见于肺动脉，脾、肾、冠状动脉和脑动脉偶见。⑥腹部血管杂音：发生率约 1%，源于肿瘤压迫腹主动脉或脾动脉，可在脐周或左上腹部闻及收缩期动脉血管杂音，其出现表明病变已属晚期。⑦精神症状：少数患者可有焦虑、抑郁等，可能与顽固性腹痛、焦虑、失眠或胰岛分泌功能紊乱有关。⑧其他：晚期可出现腹水，左锁骨上或直肠前窝触及肿大坚硬的淋巴结，少数患者尚有小关节痛及原因不明的睾丸痛等。

诊断 若有腹痛、食欲缺乏、进行性消瘦、黄疸、腹部包块，经影像学检查并参照血清肿瘤标志物如 CA19-9、CA242 及 CA50 等即可作出诊断。病理诊断是胰腺癌诊断的金标准，但术前获得病理诊断十分困难，可通过内镜逆行性胆胰管造影（endoscopic retrograde cholangiopancreatography，ERCP）、内镜超声或 CT 引导下穿刺活检获得细胞学诊断。

应重视对胰腺癌高危人群的筛查和小胰腺癌（直径 ≤2cm）的诊断。高危人群包括：①年龄 >40 岁，有上腹部非特异性不适者。②有胰腺癌家族史者。③突发糖尿病，特别是不典型者（即年龄 >60 岁，无家族史，无肥胖，短期形成胰岛素抵抗者）。④慢性胰腺炎，特别是慢性家族性胰腺炎和慢性钙化性胰腺炎者。⑤胰腺导管内乳头状黏液瘤者。⑥家族性腺瘤性息肉病者。⑦良性病变行远端胃大部切除，特别是术后 20 年以上者。⑧长期吸烟、大量饮酒或长期接触有害化学物质者。

鉴别诊断 ①慢性胰腺炎：病程较短、症状不典型及有腹部

包块者难与胰腺癌鉴别，应综合考虑病程、临床表现、胰腺有无钙化点、相关血清肿瘤标志物是否升高、影像学及内镜检查，必要时行内镜超声引导下深部细针穿刺或胰腺组织病理检查鉴别。②壶腹癌和胆总管癌：因解剖位置邻近，临床表现类似。壶腹癌在外科手术疗效和预后方面较胆总管和胰头癌好，腹部影像学检查有助于鉴别。③黄疸型肝炎：常有肝炎病毒标志物阳性，血清转氨酶升高，血清碱性磷酸酶多不升高，影像学检查无肝内外胆管扩张。④慢性胃炎、消化性溃疡、功能性消化不良和胆石症：与胰腺癌有症状重叠，后者呈进行性加重，伴明显体重减轻和食欲减退，胃镜和影像学检查有鉴别诊断意义，应注意胰腺癌侵犯胃壁所致的继发性改变。⑤其他：如胰腺假性囊肿、胰腺囊腺瘤、胰腺囊腺癌及胰腺神经内分泌肿瘤。

治疗 一经确诊，首选手术治疗，放、化疗等效果均不理想。应加强对症、营养支持及镇痛治疗，结合中药治疗。①手术治疗：尽量行根治性切除术。根据不同病期和肿瘤局部侵犯的范围采取不同术式，不能切除者可行姑息性短路手术、放置支架、术中冷冻、无水乙醇注射或术中放化疗。②化疗：此病对化疗药物不敏感。单药治疗：氟尿嘧啶、丝裂霉素、表柔比星、链佐星、吉西他滨、紫杉醇、泰索帝及卡培他滨等。吉西他滨是胰腺癌转移者的一线药物，与氟尿嘧啶相比，其临床获益指数的改善分别为 25% 和 5%。联合化疗优于单药化疗。新药联合化疗：吉西他滨与多西紫杉醇；吉西他滨与多西紫杉醇和卡培他滨；吉西他滨与奥沙利铂

或顺铂；吉西他滨与卡培他滨。靶向药物治疗：贝伐单抗、西妥昔单抗和厄罗替尼与化疗药物合用或单用。经动脉局部灌注化疗优于全身静脉化疗，且可减少化疗药物的毒副作用。③放疗：此病对放疗不敏感。可一定程度上缓解腹痛和抑制肿瘤发展，但胰腺周围如胃、小肠、肝、肾、脊髓对放射耐受性较低，给放疗带来不利。术中放疗可有效保护周围器官，尽可能减少放射损伤，明显缓解疼痛。放疗和化疗结合可提高无法手术切除者的生存率。④内镜治疗：经内镜在胆管、胰管或肠道内放置内支架以消除黄疸，减轻胰管压力，缓解肠梗阻等，是晚期患者最佳的姑息治疗方法。⑤其他治疗：基因、免疫生物和内分泌治疗有一定意义，但效果不肯定。

预后　5年生存率仅为1%~10%。早期小胰腺癌1年生存率明显高于中晚期胰腺癌。胰腺癌症状出现后平均生存期约5个月，扩大根治术治疗的年生存率为4%，全胰切除术的生存期平均17个月。围术期输血不利于胰十二指肠切除术后生存率。肿瘤DNA倍性和细胞增殖指数可提示预后。

预防　戒烟、限酒，避免长期摄取高热量、高脂肪、高盐及熏烤煎炸和腌制食品，适当摄入低蛋白质、富含纤维素和维生素饮食，养成良好的生活起居习惯。高危人群应定期检查CA19-9和腹部B超，必要时行磁共振胆胰管成像、ERCP和内镜超声检查。已行手术者应定期检查CA19-9、CA242、腹部B超或螺旋CT等警惕复发，复查时间依据手术时肿瘤TNM分期情况而定。

（郭晓钟）

yíxiàn nángxiàn'ái

胰腺囊腺癌（pancreatic cyst-adenocarcinoma，PCAC）

起源于胰腺导管黏膜上皮的恶性肿瘤。又称胰腺黏液性囊腺癌。以胰体尾多见。其发病过程缓慢，恶性程度明显低于胰腺癌。较少见，占胰腺肿瘤的1%。女性多见，好发于40~50岁。

病因尚不清楚，可能与胰腺囊腺瘤恶变、k-ras基因突变及黏蛋白表达异常有关。

PCAC早期多无症状。随肿瘤增大常出现中上腹部隐痛、不适或腰背痛，餐后加重，腹痛程度与囊内压力增高有关。部分患者因腹部包块就诊。晚期可有食欲减退及体重下降。肿物压迫可致黄疸、消化道不完全性梗阻、脾大、腹水、食管静脉曲张破裂出血。尚有胆囊炎、胆石症及糖尿病表现。

PCAC的早期诊断较难。此病对胰腺内分泌功能影响较小，故生化检查诊断意义不大。囊肿穿刺囊液涂片可见黏液、黏液细胞或恶性肿瘤细胞，癌胚抗原检查有助于诊断。B超、CT或磁共振成像可显示囊实性病变，内镜逆行性胆胰管造影及内镜超声有助于诊断。剖腹探查标本病理检查可确诊。

应与以下疾病鉴别：①胰腺假性囊肿：多继发于急性胰腺炎，偶见于慢性胰腺炎，男性多见，血清淀粉酶和脂肪酶水平升高，影像学显示单纯囊性病变，血管造影血供少，内镜逆行性胆胰管造影可证实其与胰管相通。②胰腺囊性肿瘤：分为浆液性囊腺瘤和黏液性囊腺瘤，前者发病年龄较高，常见上腹部较大包块，胰头部多发，一般不恶变；后者属癌前病变，与囊腺癌在病理学上

有许多相似之处，多有重叠。影像学有定位诊断意义，定性需根据手术或病理诊断。

手术是治疗PCAC的主要方法。浸润周围组织器官或有转移者仍应力争手术切除或行扩大切除术。手术方式依据肿瘤大小、部位和浸润程度确定。术后辅以局部放疗或全身化疗，可减轻症状，提高生活质量。

PCAC术后5年生存率明显高于胰腺癌。手术切除患者应定期检查和随访，警惕复发。

（郭晓钟）

yíxiàn jiāngyèxìng nángxiànliú

胰腺浆液性囊腺瘤（pancreatic serous cystadenoma）

良性的胰腺囊性肿瘤。较少见，占胰腺囊性肿瘤的20%~25%，占胰腺肿瘤的1%~2%。多发生于胰腺头颈部。分为：①浆液性微囊腺瘤（serous microcystic adenoma，SMA）：占绝大多数，呈分叶状，由多个直径<2cm的小囊组成，更小者可呈蜂窝状。②浆液性寡囊腺瘤（serous oligocystic adenoma，SOA）：呈大囊、少囊或单个囊腔，囊腔直径通常>2cm。女性多见，男女比例为1:（4~6），50岁多发。

病因　病因尚不明确。其发生与von Hippel-Lindau（vHL）综合征密切相关，属遗传性肿瘤综合征。此病的形成可能与vHL基因失活导致血管内皮生长因子异常活化有关。

临床表现　无特异性。约半数患者无症状。上腹痛、餐后饱胀不适、上腹部包块、食欲减退、乏力常见，多与囊肿压迫有关。偶有合并vHL综合征，即家族性视网膜及中枢神经系统血管瘤病。

诊断　包括肿瘤标志物检测在内的实验室检查均在正常范围，

影像学检查可提高诊断率。CT 和磁共振成像检查的诊断价值更突出，不仅可发现胰腺囊性病变，且可显示囊壁钙化、分隔等特征性表现。SMA 的 CT 表现较特异，即蜂窝状囊性肿块、边界清、中央瘢痕钙化；SOA 少有特异性表现。确诊有赖于病理检查。术前腹部血管造影、CT 或内镜超声引导下细针穿刺活检对此病亦有重要诊断价值。

鉴别诊断 ①胰腺非肿瘤性囊肿：即假性囊肿和真性囊肿，前者主要与慢性胰腺炎、胰腺创伤有关，囊壁厚且无内衬上皮是其组织学特点；后者通常为先天性，常伴肝、肾囊肿。患者病史及影像学检查有助于鉴别。②肿瘤继发囊性变：多数胰腺肿瘤（无论是外分泌性还是内分泌性）可继发囊性变，应多取材，观察到原发肿瘤的组织形态学特点即可鉴别。

SMA 应与以下疾病进行鉴别：①黏液性囊性肿瘤：联合细针穿刺活检和囊液癌胚抗原定量分析以鉴别，术前难以鉴别者可经术中快速冷冻病理确诊。②导管内乳头状黏液瘤：好发于60~70 岁，男女均可发病。可有腹痛及胰腺炎反复发作，约 50% 患者出现体重减轻。CT 表现为主胰管或分支胰管扩张，有时可见突入十二指肠。磁共振胆胰管成像和内镜逆行性胆胰管造影可见肿瘤与主胰管交通，后者可见黏液自乳头溢出。

治疗 对无症状、影像学表现典型者，结合其临床特征和肿瘤标志物可定期随访，一旦出现症状或影像学表现肿块增大可行手术切除。手术方式根据肿瘤部位、大小及与主胰管距离而定。有以下高危因素者应适当放宽手术适应证：①老年患者，特别是年龄>70 岁男性。②有黄疸、体重减轻、食欲减退者。③影像学提示囊性病变中含实性组成部分，主胰管或胆总管扩张，淋巴结肿大或其他部位如肝、肺或骨等有占位性病变者。④肿瘤标志物水平升高者。⑤细针穿刺抽吸囊内液组织细胞学检查异常者。此病手术大且并发症较多。

预后 此病预后良好，罕见复发。

(郭晓钟)

yíxiàn niányèxìng nángxiànliú

胰腺黏液性囊腺瘤 （pancreatic mucinous cystadenoma）

起源于胰管上皮或腺泡组织并分泌黏液的囊性肿瘤。是一种罕见的胰腺外分泌肿瘤，占胰腺囊性肿瘤的10%~15%，占胰腺恶性肿瘤的1%。胰腺体尾部多见，女性居多。

此病源于胰腺胚胎发生过程中，异位的卵巢间质沿胆管树或腹膜后释放激素及生长因子，致附近上皮增生及囊性肿瘤形成。具有潜在恶性，属癌前病变，其恶变过程一般需数年至数十年。约 80% 胰腺黏液性囊腺瘤的囊壁可见不典型增生的柱状上皮细胞，有异型性，可进展为黏液性囊腺癌。

患者一般情况良好，可无临床表现，多因其他腹部疾病就诊或手术发现此病。约 2/3 患者就诊时有中上腹或左上腹包块，主要表现为上腹部隐痛或不适、恶心呕吐、食欲减退、体重减轻等，少见黄疸、胆结石、糖尿病和胰腺炎表现，偶见肿物压迫脾静脉致脾大。

此病术前诊断正确率低。实验室检查（包括肿瘤标志物等）诊断价值不大。B 超、CT、磁共振成像、内镜逆行性胆胰管造影和内镜超声等检查有诊断意义，但缺乏特征性影像学表现者难确诊。

应与以下疾病鉴别：①胰腺囊腺癌。②胰腺导管内乳头状黏液瘤：男性多发，以主胰管及胰头部分支多见，常为单个囊性肿块或节段性侵犯导管，内镜超声及内镜逆行性胆胰管造影有助于鉴别。③胰腺浆液性囊腺瘤：无性别差异，肿瘤切面可见数个透明或棕色水样的液体囊腔，肿瘤界限不清，间质透明变性，缺乏卵巢型间质，小囊向周围胰腺组织延伸。④胰腺假性囊肿：常有胰腺炎或胰腺创伤病史，囊多无壁或有壁无上皮，囊大小不一，大者可超出胰腺进入小网膜囊，约 15% 为多发。⑤胰腺真囊肿：常为先天性，被覆非肿瘤性腺上皮，多伴其他器官囊肿。

一旦诊断应完整手术切除肿瘤，切除范围应涉及所在部位的部分胰腺。术后应随访，复发者可再次手术切除。

(郭晓钟)

yíxiàn dǎoguǎnnèi rǔtóuzhuàng niányèliú

胰腺导管内乳头状黏液瘤 （intraductal papillary mucinous neoplasma of the pancreas，IPMN）

源于主胰管或胰管主要分支有大量黏液分泌的乳头状肿瘤。曾称导管内乳头状瘤、导管内过度分泌黏液肿瘤、黏液性导管扩张症、黏液产生性胰腺肿瘤和导管内乳头状腺癌。2000 年世界卫生组织正式命名为胰腺导管内乳头状黏液瘤。按影像学及病变部位分为主胰管型、分支型及混合型，后 2 型居多。中国报道较少。IPMN 通常发生于 60~70 岁老年人，男性多于女性。

IPMN 发病机制尚不清楚，研究发现与吸烟、酗酒、亚硝酸盐等有关，50% 可发展为浸润性胰腺癌，与结直肠肿瘤的发生发展方式相似。从分子病理学角度IPMN是一个由腺瘤向癌转化的缓慢过程，在此过程中不同时间点发生多个基因突变，诱发癌症发生，其中以 k-ras 基因突变、p53 蛋白出现及黏蛋白基因的异常作用为基础。

按上皮的异型性 IPMN 分为良性导管内乳头状黏液腺瘤、交界性导管内乳头状黏液性肿瘤、导管内乳头状黏液性肿瘤伴上皮中度不典型增生、非浸润型及浸润型导管内乳头状黏液腺瘤。按囊肿被覆上皮的形态分类分为胃型、肠型、胆胰管上皮型及嗜酸细胞型，用免疫组化技术检测黏蛋白 1、2、5AC 有助于鉴别以上分型。

IPMN 进展缓慢，从出现症状到确诊可长达 1~3 年，多数患者无症状，常在影像学检查时发现。临床表现无特异性，与结节状病灶及囊肿大小有关，主要为上腹痛、食欲减退、乏力、恶心、呕吐、体重下降。长期胰管阻塞致慢性胰腺炎，出现腹痛、糖尿病、脂肪泻。少数可有梗阻性黄疸或胆管炎。

良、恶性 IPMN 者血清 CA19-9 及 CEA 均升高，故对诊断及鉴别诊断意义不大，主要依据内镜及影像学检查，胰腺 CT 为初筛方法，进一步可用胰腺薄层增强 CT 扫描，磁共振胆胰管成像（magnetic resonance cholangiopancreatography，MRCP）诊断此病的敏感性和准确性好，内镜逆行性胆胰管造影可弥补 MRCP 的不足，胰管镜及内镜超声对 IPMN 的诊断及鉴别诊断意义大。IPMN 需与慢性胰腺炎、胰腺黏液性囊腺瘤及胰腺癌等鉴别。

手术适应证：①主胰管型 IPMN。②有临床症状或怀疑恶变的分支型 IPMN。

IPMN 预后较胰腺导管腺癌好。非浸润型术后 5 年生存率 77%~100%，浸润型 5 年生存率仅为 24%。术后应密切随访，每年复查 CT 或 MRCP；对未手术、肿瘤<1cm 者每年复查 1 次，1~2cm 者每 6~12 个月复查 1 次，2~3cm 者每 3~6 个月复查 1 次。

（郭晓钟）

yíxiàn shénjīng nèifēnmì zhǒngliú

胰腺神经内分泌肿瘤（pancreatic neuroendocrine tumor，PNET）

源于神经内分泌系统多能干细胞的一类异质性肿瘤。占胰腺肿瘤的 3%~7%。年发病率约 5/10 万，尸检的发病率约 1.5%。PNET 发病的中位年龄为 56 岁，女性稍多于男性，多数呈散发。Ⅰ 型多发内分泌肿瘤（multiple endocrine neoplasm type Ⅰ，MEN-Ⅰ）最典型。

分类 既往根据细胞来源 PNET 分为类癌、胰岛细胞瘤和 APUD 瘤。根据是否导致临床症状 PNET 分为功能性和无功能性，前者包括胰岛素瘤、促胃液素瘤、血管活性肠肽瘤、胰高血糖素瘤、生长抑素瘤、生长激素释放激素瘤、促肾上腺皮质激素瘤和甲状旁腺素瘤，后者占 40%~60%。

病因及发病机制 传统上认为 PNET 起源于胰腺的胰岛细胞，但后来发现也可源于十二指肠，甚至包括原发肿瘤位于胰腺外者。与多数肿瘤相同，PNET 发病机制不清，但这类肿瘤的分子发病机制也不同于消化道肿瘤。其病因无论是单一肿瘤还是整体 PNET 均不清。

病理 除胰岛素瘤外，多数 PNET 为恶性肿瘤，但进展较慢，有些则进展迅速，类似小细胞癌。

组织学形态表现为核型一致，胞质为颗粒样染色或弱染色。无确定的组织学依据区分 PNET 的良恶性，若有远处转移、淋巴结转移、沿血管或淋巴管或周围神经的局灶性浸润，需考虑恶性可能。此外，可通过神经内分泌标记的免疫组织化学染色确诊，包括突触素、铬粒素（CgA）、神经元特异性烯醇化酶（neuron-specific enolase，NSE）和 CD56 等。

2010 年世界卫生组织发布 PNET 的分期系统（表 1），主要依据组织表型，更接近临床。

临床表现 功能性 PNET 可持续分泌超生理水平的肽激素，引起相应的临床表现（表 2），其中 40% 的症状与其分泌的激素有关。某些 PNET 可同时分泌多种激素，但以其中一种激素为主。无功能性 PNET 可能也能分泌过多的激素，但不会引起明显症状。

辅助检查

定性检查 不同肿瘤分泌的特异性激素可用于诊断 PENT（表 2）。①CgA：升高见于 50%~80% 的 PNET，是 PNET 的通用标志物。②胰多肽：与 CgA 联合检测诊断 PNET 的敏感性可提高至 90%。③NSE：可出现在某些非内分泌肿瘤中，特异性差。以上指标虽不能区分 PNET 的类型，但可作为诊断和随诊指标。

定位检查 ①CT 扫描：可定位原位肿瘤，并用于评估转移灶的位置和边界。CT 诊断 PNET 的敏感性为 71%~83%，若病变太小，CT 可能不能发现。②磁共振成像：与 CT 敏感性相似，约为 85%。③生长抑素受体显像（samotostatin receptor scintigraphy，SRS）：利用 ^{99m}Tc 标记的奥曲肽结合到 PNET 的受体上，通过单光子发射计算机体层扫描进行 ^{99m}Tc

表 1　PNET 分期系统（2010 年）

肿瘤	恶性程度和异型性	侵犯性和转移性	直径	Ki-67 阳性分数（%）	核分裂象/10HP	5 年生存率（%）
高分化内分泌肿瘤	良性行为-无或很小的异型性，肿瘤行为不确定*	局限于胰腺，无血管侵犯	<2cm	≤2	≤	95~100
高分化内分泌癌	低度恶性-轻度到中度异型性					
低分化内分泌癌	高度恶性-高度异型性，小到中等大小的细胞，核质比例高	侵犯邻近组织或局部转移	>3cm	>5	2~10	44~85
混合型内分泌-外分泌癌	由外分泌成分决定	远处转移，肿瘤坏死，血管和神经侵犯，很少的肿瘤以外分泌成分为主，混有≥1/3 的内分泌细胞		>15	>10	0~36

＊高分化胰腺内分泌肿瘤的不确定行为：肿瘤局限于胰腺，但有血管侵犯，核分裂象>2/10HP，Ki-67 阳性细胞>2%，或直径≥2cm

表 2　功能性 PNET 的临床表现与特征

肿瘤类型	分泌的激素	临床表现	年发病率	占 PNET 的比例（%）
胰岛素瘤	胰岛素	低血糖、神经性低血糖症、交感神经兴奋	2/百万~4/百万	25~30
促胃液素瘤	促胃液素	腹痛、溃疡、腹泻	1/百万~3/百万	15~20
血管活性肠肽瘤	血管活性肠肽	大量水样泻、低血钾、胃酸过少或胃酸缺乏	1/千万	3~8
胰高血糖素瘤	胰高血糖素	游走性坏死性红斑、高血糖、消瘦、静脉栓塞	0.5/千万	5
生长抑素瘤	生长抑素	高血糖、胆石症、脂肪泻	0.25/千万	1~2
生长激素释放激素瘤	生长激素释放激素	肢端肥大		
促肾上腺皮质激素瘤	肾上腺皮质激素	库欣综合征		
甲状旁腺瘤	甲状旁腺素	高血钙		
胰多肽瘤	胰多肽	局部侵犯和压迫的症状		
无功能性肿瘤	无	局部侵犯和压迫的症状		

核显像。因仅半数的胰岛素瘤表达生长抑素受体，故 SRS 识别胰岛素瘤的比例小于 25%。对于其他 PNET 肿瘤（包括无功能性 PNET）SRS 的敏感性为 73%~100%。肿瘤体积小或位于肠壁上（如促胃液素瘤）限制 SRS 的敏感性。因受 SRS 分辨率的限制，肿瘤精确定位较难。SRS 也有助于发现转移瘤，并提示是否可用奥曲肽或其他生长抑素类似物缓解患者症状。④内镜超声（endoscopic ultrasonography，EUS）：可发现直径<0.5cm 的肿瘤，总敏感性和特异性可达 93%。对于 CT 未发现的肿瘤，EUS 的敏感性超过 80%，但十二指肠壁的促胃液素瘤等胰腺外肿瘤很难被 EUS 发现。通常表现为边界清楚、密度不均的低回声肿物。EUS 联合细针穿刺活检行细胞学检查有助于确诊无功能性 PENT。⑤开腹探查联合术中超声：若上述方法仍不能定位，此法几乎可 100% 发现肿瘤。若此法未发现肿瘤，不宜盲目切除胰腺或十二指肠。⑥侵入性检查：选择性动脉钙刺激静脉采血或经皮经肝穿刺门静脉插管分段采血测定某种激素水平。

诊断与鉴别诊断　功能性 PNET 诊断主要依据临床表现和定性与定位检查。无功能性 PNET 多在查体时发现，术后病理证实。若术前考虑 PNET，可做血 CgA、胰多肽、SRS 或肝穿刺病理检查。

治疗　①手术切除：是治愈性治疗方法，但就诊时多数（32%~74%）PNET 伴肝转移，若能成功切除肝脏病变可延长生存期（5 年生存率可从 29%~30% 提高至 60%~73%）。存在双叶病变时需联合手术切除和消融治疗以达到彻底治疗。术前评估提示大肝切除术（如肝转移病变较分散）后可能造成肝功能储备不足，可行肝动脉栓塞或全身性化疗。②生长抑素类似物：奥曲肽和生长抑素的长效制剂等可缓解因激素大量分泌引起的症状，并可抑制肿瘤生长，但快速进展者除外。应用此类药物可出现肿瘤标志物下降等治疗反应，也可延长生存期。长期应用增加胆石症的风险，但可能无明显症状。

（钱家鸣）

yídǎosùliú

胰岛素瘤（insulinoma）　起源于胰岛 B 细胞具有内分泌功能的腺瘤、癌或增生。约占全部胰腺神经内分泌肿瘤的 80%。发病率为 1/10 万~1.5/10 万，男女比例为 1.02∶1，发病年龄为 30~50 岁。

病因及发病机制　尚不清楚。胰岛素瘤所致症状不仅与肿瘤分泌到血液中的高水平胰岛素有关，更重要的是胰岛素分泌丧失了正常的生理反馈调节。生理条件下血糖降至 1.94mmol/L，胰岛素分泌几乎完全停止，但胰岛素瘤的瘤细胞仍持续分泌胰岛素，故常发生低血糖。因人体脑细胞的代谢活动几乎只能用葡萄糖而不能利用糖原供给热量，故血糖下降首先影响脑细胞代谢，出现中枢神经系统症状。

病理　肿瘤多为单发，少数为多发，发生部位胰头、体、尾各占约 1/3，少数位于胰腺外。瘤体直径 1.0~2.5cm，呈圆形或卵圆形，表面常为褐色或暗红色，边界清楚，质略硬。肿瘤细胞含胰岛素 10~30U/g 肿瘤组织，多者达 100U/g 肿瘤组织（正常胰腺含胰岛素 1.7U/g 组织）。组织病理显示瘤细胞呈多角形，细胞核为圆形或椭圆形，大小一致，染色质均匀细致，核分裂罕见，胞质稀疏较透亮，细胞界限模糊，瘤细胞呈片状分布，可排列成团、腺腔样或呈菊形团状，毛细血管丰富。多数 B 细胞瘤的胰岛素抗体免疫组化染色呈阳性反应，是目前胰岛素瘤病理学诊断的主要依据。细胞形态难以确认其良恶性，转移虽然是判断恶性肿瘤最可靠的指标，但对于临床评估预后却显滞后。早期恶性胰岛素瘤的诊断需应用分子生物学和遗传学方法。表观遗传学研究提示，约 1/3 的胰岛素瘤发生错配修复基因 hMLH1 的甲基化，且该基因启动子甲基化是导致基因失活的主要机制之一。因此，检测肿瘤 MLH1 蛋白可作为判断预后的分子标志物。

临床表现　典型的 Whipple 三联征：①自发性周期性发作低血糖症状、昏迷及精神神经症状（如精神恍惚、嗜睡、癫痫大发作，或反应迟钝、智力减退等），空腹或劳动后易发作。②发作时血糖<2.78mmol/L。③口服或静脉注射葡萄糖后症状可立即消失。部分患者因神经症状突出而首次就诊神经内科或精神科。

诊断与鉴别诊断　功能性的胰岛素瘤临床表现比较明显，如典型的 Whipple 三联征，术前定性诊断多无困难。部分症状不典型者可检测血糖、胰岛素及 C 肽水平，以及进行甲苯磺丁脲（D860）激发试验、胰高血糖素试验、L 亮氨酸试验、钙剂激发试验等排除其他低血糖的原因。多发者应考虑伴 I 型多发内分泌肿瘤的可能。因肿瘤体积较小，定位诊断通常较困难，可分为：①形态学定位：腹部超声、CT 和磁共振成像（magnetic resonance imaging，MRI）是常用方法，但敏感性低。内镜超声（endoscopic ultrasonography，EUS）总检出率约 57%，明显高于腹部超声、CT 和 MRI。胰头肿瘤 EUS 的检出率为 83%，胰尾部者检出率仅为 37%。因胰岛素瘤多富血供，极少数为乏血管性或囊性，故理论上血管造影有助于定位诊断。但因邻近结构重叠遮盖肿瘤染色或将正常染色的组织误认为肿瘤，故血管造影检出率低。选择性腹腔动脉造影 CT 提高了局部血运中造影剂的浓度，胰岛素瘤明显强化，与周围胰腺形成鲜明对比。其次，该检查为轴位显示，可避免与周围组织重叠干扰，与血管造影并用，相互补充，可进一步提高病变的显示机会。②功能性定位：适用于直径<1cm、部位隐匿、缺乏血供者，如动脉钙刺激静脉采血（arterial stimulation and venous sampling，ASVS）分段测定胰岛素。钙剂是胰岛素分泌的刺激物，向供应胰腺不同区域的动脉注入钙剂，在胰腺静脉回流的终末端肝静脉内取血测定胰岛素水平，以此推断出肿瘤所在部位，准确性高达 83.3%。该法虽不能显示肿瘤在胰腺内的具体位置，但可提供肿瘤在胰腺内的某个区域，对局限手术操作范围、提高手术成功率、减少手术创伤及缩短手术时间有较大临床价值。功能性定位检测因有创且费用高，有时不易被患者接受。奥曲肽闪烁扫描虽有助于检出胰岛素瘤，但假阴性率高。③探查术中联合超声（intraoperative ultrasound，IOUS）定位：定性诊断明确者应积极行剖腹探查术，IOUS 定位准确率高，操作简便、无创，是术中定位的重要方法。开腹后充分暴露胰腺，探头置于胰腺表面，从胰头至胰尾依次横切和纵切等多方位扫查。除胰腺外，还应检查肝脏、腹腔及其他易发生异位胰岛素瘤的部位。IOUS 可有效发现术中不能触及的肿瘤及多发肿瘤，清晰显示肿瘤的大小、位置、数目及其与周围血管、胰管、胆管、脾静脉、门静脉等重要结构的关系，对再次手术者还可区分瘢痕和肿瘤。操作熟练者的 IOUS

肿瘤定位率可达100%。

治疗 对术前定性、定位诊断明确者手术切除是最佳治疗方式。胰岛素瘤较小，且包膜完整，较少发生远处转移与淋巴结转移，行肿瘤摘除术即可。影像学检查提示肿瘤与主胰管关系密切者应行胰腺部分切除术，以防胰瘘。对少数多发胰岛素瘤，应根据肿瘤所在部位综合运用摘除或切除术。肿瘤多发但集中于某一段胰腺，则可行胰腺部分切除；若分散，则可分别摘除，应注意保留胰腺内外分泌功能，不提倡行全胰腺切除术。对于发生远处转移者，行肿瘤切除及转移灶切除仍可缓解症状、改善预后。对不能手术者可长期服用美克洛嗪抑制胰岛素分泌。增加餐次、多食糖类也可缓解低血糖症状。对于恶性肿瘤或已有肝转移者，可用链佐星。左旋门冬酰胺酶、链黑霉素对恶性胰岛素瘤也有抑制作用。

预后 手术治愈率为75%~98%。

(唐承薇)

cùwèiyèsùliú

促胃液素瘤（gastrinoma） 分泌促胃液素的神经内分泌肿瘤。又称佐林格－埃利森综合征（Zollinger-Ellison syndrome）。曾称胃泌素瘤、卓-艾综合征。1955年由美国外科医生佐林格（Zollinger）和埃利森（Ellison）首次描述，当时所称临床三联征是严重消化性溃疡、胃酸分泌过多和胰腺非B细胞肿瘤。后证实这种肿瘤可分泌促胃液素，患者所有临床表现均源于促胃液素过度分泌致高胃酸，故改称促胃液素瘤，其临床三联征相应改为高促胃液素血症、胃酸分泌过多和严重消化性溃疡。最常见部位是十二指肠，80%~90%位于十二指肠及其周围，包括胆总管、胆囊管和胰头，即所谓"促胃液素瘤三角区"。男性略多于女性，平均发病年龄50岁。

病因及发病机制 此病可散发或是Ⅰ型多发内分泌肿瘤（multiple endocrine neoplasm，MEN-Ⅰ）的组成部分，散发者发生机制尚不清楚，后者为常染色体显性遗传病，约占全部促胃液素瘤的20%。发病机制为肿瘤过度分泌促胃液素，致胃酸分泌过多，引起严重的消化性溃疡及其他症状。正常情况下，促胃液素由G细胞分泌，G细胞主要分布在胃窦和十二指肠。正常成年人胰腺不分泌促胃液素，而胚胎期含大量促胃液素。促胃液素过度分泌促使胃酸分泌增加的机制：①直接作用于壁细胞的促胃液素受体。②刺激肠嗜铬样细胞释放组胺，间接增加胃酸分泌。③促进胃内壁细胞增殖，泌酸细胞数量增加。

临床表现 主要源于过度分泌的促胃液素，很少是肿瘤本身压迫或扩散所致。①消化道溃疡：主要表现为空腹时中上腹痛，常伴反酸和上腹部烧灼感。溃疡最常见部位为十二指肠球部、十二指肠球后和降部、胃-肠吻合口、近端空肠，食管也可发生，溃疡为多发，较一般消化性溃疡症状重、治疗所需药物剂量大、并发症发生率高、易复发。因质子泵抑制剂的广泛应用，严重的非典型部位溃疡已很少见，多数表现为单发十二指肠溃疡，甚至无溃疡。②腹泻：见于约75%的患者，主要为渗透性腹泻，也可表现为分泌性腹泻。③合并MEN-Ⅰ的表现：累及部位不同临床表现各异，甲状旁腺受累者可有高钙血症和泌尿系统结石，胰岛素瘤者可有低血糖及各种低血糖反应症状。

诊断 无非甾体抗炎药使用史、无幽门螺杆菌（*Helicobacter pylori*，*H. pylori*）感染或根除*H. pylori*后仍反复发生消化性溃疡者应怀疑此病。①促胃液素测定：为首选检查，正常空腹血清促胃液素浓度<100ng/L，此病患者明显升高，重者>1000ng/L。应用质子泵抑制剂或其他强抑酸药物者测定前至少停药1周。②胃酸测定：传统方法为胃液分析，此病患者基础酸排量（basic acid output，BAO）>15mmol/h，BAO/最大酸排量（maximum acid output，MAO）比值>0.6。曾行胃大部切除术者BAO>5mmol/h，或迷走神经切断术者BAO>10mmol/h即提示胃酸分泌过多。pH监测仪可直接测定胃内pH，其胃酸定量价值不如胃液分析，但对判断是否存在低胃酸有一定价值。一般认为在无药物干扰的情况下胃内pH>2.5提示有低胃酸。③激发试验：用于血清促胃液素浓度100~1000ng/L者，包括促胰液素激发试验和钙激发试验，前者应用更普遍。促胃液素瘤者静脉注射促胰液素后血清促胃液素浓度较注射前升高200ng/L，或行钙激发试验升高400ng/L，而非促胃液素瘤者行激发试验血清促胃液素无明显变化。④肿瘤定位：包括原发瘤和转移瘤的定位，最常见转移部位为肝脏，其次为淋巴结。因多数原发肿瘤体积较小，B超、CT、磁共振成像检查的敏感性不高。胃镜超声对位于"促胃液素瘤三角区"的小占位敏感性较高。生长抑素核素显像是目前促胃液素瘤定位的最敏感方法，对原发肿瘤的敏感性为60%~70%，对肝转移瘤的敏感性达90%以上，可作为定位的首选方法。尚有腹部血管造影、门静脉分段取血测定促胃液素及手术探查，但均有不同程度的创伤性，必要时可选用。⑤病理检查：组织学上有典型的神经内分泌肿瘤特征，表现为排列整齐、大小较一致的立方形、圆形或多角形细胞。免疫组化显示有促胃液素表达，但也可同时有其他胃肠激素和神经肽类的表达。

需注意：①不以组织学特点判断促胃液素瘤的良恶性，而是以临床上有无肿瘤转移判断其良恶性。②不单纯以免疫组化结果对促胃液素瘤进行诊断和鉴别诊断，必须结合临床表现。

鉴别诊断 血清促胃液素升高伴胃酸分泌过多尚见于胃窦残留综合征、慢性胃出口梗阻和 G 细胞功能亢进，上述疾病均非肿瘤。血清促胃液素升高但胃酸分泌减少可排除促胃液素瘤，主要见于慢性萎缩性胃炎及慢性肾功能不全。

治疗 主要包括控制症状和处理肿瘤。

抑制胃酸分泌 已发现肿瘤或尚未定位肿瘤者均首选。质子泵抑制剂应用剂量至少是治疗普通消化性溃疡的 2 倍，可根据胃酸抑制程度和溃疡愈合情况调整用量。

肿瘤的处理 ①散发性促胃液素瘤：肿瘤定位后应尽可能手术切除，即使有局部淋巴结转移者。高度怀疑此病但不能准确定位者，可行手术探查，重点探查"促胃液素瘤三角区"，利用术中内镜透照十二指肠肠壁和术中超声检查胰腺协助肿瘤定位。②合并于 MEN-I 的促胃液素瘤：通常不建议手术治疗，肿瘤直径 > 2.5cm 者可手术切除，因转移与肿瘤大小密切相关。合并甲状旁腺功能亢进者应积极治疗，以降低胃酸分泌和血促胃液素浓度，

对此病的治疗有协同作用。③转移性促胃液素瘤：不建议手术治疗，可选择全身化疗或局部栓塞化疗，以及生长抑素类似物、α 干扰素等治疗，但效果较差，对总体预后无明显影响。

（孙 钢）

xuèguǎn huóxìng chángtàiliú

血管活性肠肽瘤（vasoactive intestinal peptide-secreting tumor）

分泌血管活性肠肽为主的神经内分泌肿瘤。又称弗纳-莫里森综合征（Verner-Morrison Syndrome）、胰性霍乱、水泻-低血钾-无胃酸综合征。6% 病例有家族史，为 I 型多发内分泌肿瘤（multiple endocrine neoplasia type I, MEN-I）的一部分。恶性者约占 2/3，约 50% 确诊时已有肝转移。发病率约为 1/千万，高发年龄为 40 岁，男女比例约为 1:3。

病因及发病机制 血管活性肠肽（vasoactive intestinal peptide, VIP）是 28 个氨基酸残基组成的多肽，除大脑外，广泛分布于肠道神经系统，肠肌层 VIP 含量等于或稍高于黏膜和黏膜下层的含量，正常血浆水平 <170ng/L。其生理作用涉及血管、呼吸系统、胃肠道平滑肌、血糖、激素释放、胃肠道分泌、肝脏和脂肪细胞的代谢及对中枢神经系统的调控。VIP 通过肠绒毛上皮顶端的 Cl^- 门控通道刺激 Cl^- 分泌，促进侧基膜 K^+、Na^+/Cl^- 的运转。此外，VIP 还通过促进胰液和胆汁的分泌增加肠腔内液体量，强烈刺激小肠和结肠分泌水和电解质。

患者肿瘤组织及血浆中常有多种肽类激素水平增加，其中 VIP 是主要介导物。血浆 VIP 水平为 225~1500ng/L，可致严重的分泌性腹泻。除大量腹泻致钾丢失外，还可源于 VIP 刺激肾素分

泌引起继发性醛固酮增多。某些患者可出现高钙血症，其机制尚不明确，可能是 VIP 的溶骨作用导致骨吸收增加，也可能与胰腺肿瘤的异位分泌或伴甲状旁腺功能失调有关。

病理 最常见部位是胰腺，其次在交感神经节，包括肾上腺和其他神经嵴组织（神经节细胞瘤和神经母细胞瘤），儿童多为神经源性肿瘤。位于胰腺的肿瘤可源于胰岛非 B 细胞增生、微小腺瘤或多发性微小腺瘤病，由 VIP 细胞和胰多肽细胞以不同比例的混合组成，体积较大者常伴钙化、囊性退行性变和坏死。组甲硫肽（peptide histidine methionine, PHM）27 及胰多肽免疫反应多为阳性，部分肿瘤有降钙素免疫反应细胞。胰腺和空肠肿瘤具有上皮内分泌肿瘤所有的结构和分泌类型，并有多种物质表达，包括细胞角蛋白和一些神经内分泌标志物，如神经元特异性烯醇酶、铬粒素及 VIP、PHM、生长激素释放激素、胰多肽、胰岛素、胰高糖素、生长抑素、神经降压素和内啡肽等多肽类激素。神经源性 VIP 瘤组织病理特点为既有神经元又有施万细胞（神经节瘤和神经节神经母细胞瘤），或有内分泌细胞（如嗜铬细胞瘤）。此病多有 VIP 受体及生长抑素 3 受体表达，为影像学诊断和生长抑素类似物治疗提供了靶点。恶性肿瘤可出现局部和血管侵袭及远隔部位的转移。

临床表现 ①慢性水样腹泻：见于所有患者，47% 呈持续性，53% 呈间歇性，病情加剧与减轻相互交替，增剧期间腹泻量 1.2~8.4L/d，37% 的患者 >5L/d，个别 >10L/d。98% 患者为水样泻，无不消化食物，禁食 48 小时腹泻

量无改变或仅轻度减少，排泄量>500ml/d。②低钾血症：血钾浓度平均为 2.2mmol/L，可有恶心、呕吐、肌无力、疲乏、嗜睡、心律失常等，严重者出现威胁生命的低钾血症、重度肌无力、周期性瘫痪、肠胀气、假性肠梗阻等。③其他：多数患者胃酸缺乏。90%患者常有体重降低和脱水，50%有糖耐量降低和高血糖，23%有皮肤潮红，部分可有高钙血症、低镁血症及手足搐搦等，个别病例因电解质紊乱而猝死。最常见体征是肝大（13%），一般为转移病灶，少数病例上腹部可触及包块。

诊断与鉴别诊断 持续或间歇大量分泌性腹泻、粪常规检查阴性，伴严重脱水及低钾血症者应疑诊此病。主要诊断步骤：①用影像学方法（CT、超声、内镜超声、磁共振成像、^{123}I-VIP 闪烁摄影术及 ^{111}In 标记的奥曲肽闪烁摄影术等）定位肿瘤。②检测神经内分泌肿瘤的常见标志物血浆铬粒素及 VIP 水平。③排除严重感染性或炎症性腹泻。④检测血清钙、降钙素、甲状旁腺素等判定是否系 MEN-Ⅰ 的一部分。⑤获得组织学标本行病理检查及免疫组化确诊及分型、分级。

治疗 ①补液：纠正水电解质失衡和代谢性酸中毒，补钾尤为重要。②应用生长抑素类似物：奥曲肽或兰瑞肽可通过 VIP 瘤高表达的生长抑素受体 3 介导，显著抑制肿瘤的病理性分泌及生长，有效控制 VIP 瘤所致难治性水泻，是挽救生命的一线对症治疗药物。对不能行根治性手术或手术不能完全切除者，可用长效生长抑素类似物缓解症状及延缓肿瘤的生长和转移，部分患者 1 年后可能产生抵抗。生长抑素类似物联合

链佐星、α 干扰素等可完全缓解腹泻，减小或稳定肿瘤体积。其不良反应有注射部位疼痛、腹泻、脂肪泻、肠胀气、恶心、呕吐、血糖升高及影响胆囊排空致胆结石形成等，长程治疗者应行超声监测胆囊大小和形态。此药对糖耐量及其他内分泌功能无影响。③氟尿嘧啶与 α 干扰素联合应用：适用于生长抑素类似物和常规化疗无效者，可获得临床缓解和肿瘤缩小的疗效。④手术治疗：可全部切除肿瘤者应尽早进行。已有转移病灶或原发肿瘤不可能全部被切除者应行适当的减瘤术。围术期给予生长抑素类似物可提高手术切除率及术后疗效。对肝转移者可在切除原发肿瘤后行肝移植。⑤肝动脉栓塞治疗：用于 VIP 瘤伴肝转移者。

（唐承薇）

yígāoxuètángsùliú

胰高血糖素瘤 （glucagonoma）

胰岛 A 细胞分泌过量胰高血糖素的神经内分泌肿瘤。又称高血糖皮肤综合征。可能与Ⅰ型多发内分泌肿瘤有一定相关性。此病少见，约占功能性胰腺内分泌肿瘤的 10%。肿瘤几乎均位于胰腺，胰尾多见。诊断时多为恶性，50%以上有远处转移。

病因及发病机制 此病为常染色体显性遗传病。肿瘤分泌的血浆中胰高血糖素通常>1000ng/L（正常为 50~100ng/L）。胰高血糖素可激活肝脏磷酸化酶，促进肝糖原分解及糖原异生，导致血糖升高、糖耐量降低和脂肪分解。因其常被继发性增高的胰岛素分泌所拮抗，故多无过量的酮体生成。蛋白质分解代谢亢进，常伴低氨基酸血症，导致营养不良性皮炎。

病理 肿瘤直径多在 5~10cm

（范围 1.5~35.0cm），多数为单发，多发者仅为 2%~4%。常见转移部位为肝和淋巴结，其次为骨和肾上腺。尽管多数为癌瘤，但分化较好，有丝分裂象或核异型性少见，免疫组织化学显示肿瘤细胞胰高血糖素阳性，电镜显示肿瘤细胞内含有分泌性颗粒，该颗粒通常多见于良性细胞，恶性者明显减少。此病特征性皮肤病理改变为表皮角质层和生发层间的棘细胞层可见海绵层水肿、坏死、溶解，有少量淋巴细胞浸润。

临床表现 ①皮肤坏死迁移性红斑：为特征性表现，呈慢性、复发性和迁徙性发展。开始主要为区域性红斑，也可为脱屑性红色丘疹及斑疹，呈环形或弧形大疱，合并感染者出现糜烂及坏死溶解，结痂、愈合常留有色素沉着，皮损 1~2 周可自愈。皮损从口、阴道、肛门周围开始，最终可累及全身。②2 型糖尿病：见于 95%以上患者，症状较轻，通常控制饮食或口服降糖药即可。③其他：约 85%有正细胞正色素性贫血，66%可有腹泻、显著体重减轻、乏力、舌炎和口角炎，1/5~1/3 的病例出现无凝血异常的血管栓塞，部分患者有精神神经症状。

诊断 患者常因经久不愈的皮肤病变而就诊于皮肤科，对疑诊病例检测血氨基酸、血胰高血糖素、血糖、血红细胞、血红蛋白等。超声、CT、磁共振成像等检查有助于发现胰腺包块。

治疗 此病治疗以手术切除为主，对无远处转移者行远侧半胰切除加淋巴结清扫是常用方式，术后病情可迅速改善；对已发生远处转移者也可行根治性或减瘤手术；对肝转移而又难以切除者

也可行肝动脉栓塞；对广泛肝转移者可行肝移植术。围术期给予生长抑素类似物奥曲肽可显著降低外周血胰高血糖素水平，缓解症状，对皮损也有显著疗效。

预后 胰高血糖素瘤生长缓慢，姑息性手术后生存期约10年。

(唐承薇)

shēngzhǎngyìsùliú
生长抑素瘤 （somatostatinoma）

胰岛 D 细胞释放大量生长抑素的神经内分泌肿瘤。又称生长抑素瘤综合征。1977 年 Ganda 和 Larsson 首次报道。1979 年 Krejs 全面描述此病的临床特征。属罕见的功能性内分泌肿瘤。多为恶性，3/4 患者诊断时已有转移。发病年龄为 26～84 岁，平均 51 岁，无性别差异。

生长抑素是 14 个氨基酸组成的多肽，1968 年首先从大鼠下丘脑分离，并发现其可抑制生长激素释放，故命名为生长激素释放抑制因子。已发现下丘脑、胰腺 D 细胞、胃、十二指肠和小肠均有生长抑素，并可广泛抑制各种肽类物质的释放，如：①抑制胰岛素：可致糖尿病，部分患者胰腺被肿瘤组织替代，致胰岛素合成能力受限。②抑制促胃液素：胃酸过少见于所有患者，部分甚至出现无胃酸症。③抑制缩胆囊素：抑制胆道和胆囊的运动功能，加之脂类代谢障碍及对糖、脂肪和氨基酸的吸收障碍致粪便渗透压增高，易发生胆囊结石。

瘤体一般较大，直径为 1.5～10.0cm，平均 5cm。90%呈单发。约 68% 起源于胰腺，胰头部占 75%，胰体、尾部者占 20%，广泛分布于整个胰腺实质者占 5%。部分生长抑素瘤来源于胰腺外，如十二指肠。常见转移部位为肝脏、胰腺周围淋巴结和骨髓等。

常规组织学检测难以分辨细胞类型和性质，故不能确诊。电子显微镜技术检查可见分化良好、含 D 细胞颗粒的胰岛细胞。免疫荧光技术检查对生长抑素有阳性反应。后两者为诊断此病的主要病理学依据。

临床主要表现为：①糖尿病：多数有糖尿病或糖耐量减低，其严重程度从血糖轻度升高到酮症酸中毒。②胃酸过少：表现为消化不良症状和进食后上腹部饱胀。③胆石症：见于 26%～65% 的患者，其中约 16% 伴皮肤和巩膜黄疸。④腹泻：见于 26% 的患者，约 19% 发生脂肪泻。出现糖尿病、胆石症和脂肪泻"三联征"者应疑诊此病，可用胰腺神经内分泌肿瘤的诊断方法，结合血浆生长抑素检测确诊。

治疗原则：①外科手术：为首选方法。胰腺切除是主要手术方式。对胰腺体、尾部者可行胰腺体尾部切除术；对胰头部者应行胰腺次全切除术或胰十二指肠切除术；对已无法行根治性切除的巨大肿瘤或肝转移性者姑息性减容术可达减轻症状、延长生命的目的。②内科治疗：适用于肿瘤晚期无手术指征者，化疗药物链佐星可部分缓解症状，存活期达 5 年。

(唐承薇)

yíduōtàiliú
胰多肽瘤 （pancreatic polypeptidoma）

胰岛 PP 细胞分泌大量胰多肽的神经内分泌肿瘤。属罕见病，1976 年后相继有病例报告，据不完全统计迄今尚不足 20 例，中国尚无报道。好发于 20～71 岁，平均年龄 51 岁，男女无明显差别。

胰多肽 （pancreatic polypeptid, PP） 由胰腺 PP 细胞分泌。

PP 细胞分布于胰岛组织，也可散在分布于胰腺外分泌腺。PP 餐后明显增高，可持续 6～8 小时，生理功能及餐后增高的意义尚不清楚，可能调节餐后消化液分泌量和持续时间，起一定程度的"制动"作用。

胰多肽瘤多数为恶性，少数为良性或仅有胰腺 PP 细胞增生。病变多位于胰头部，体、尾部者较少，少数分布在胰外器官。瘤体常较大，直径多>5cm，常为单发，多有完整包膜，切面可见出血坏死及囊性变。恶性者常见转移部位是肝脏，其次为肺、脑和骨骼。电子显微镜检查可见肿瘤细胞内颗粒形态与 PP 颗粒一致。用免疫组化方法测定血清 PP 含量升高，瘤组织 PP 含量可达 196.5μg/g 湿组织，其他胃肠激素含量甚微或阴性。

临床表现与过度分泌的 PP 无明显关系。多数无明显症状；部分患者可有腹泻（水泻或伴脂肪泻）；个别病例可有类似血管活性肠肽瘤表现。以胰头增大为主者可压迫胆管而致相应症状。

诊断主要依据对肿瘤的定位、血清 PP 测定和免疫组化检查。患者空腹血清 PP 水平多为正常的 20～50 倍，有的甚至高达 700 倍。随着 PP 放射性免疫测定的广泛开展，发现 30%～70% 的胰腺内分泌肿瘤伴 PP 细胞增生，外周血 PP 浓度增高，故提示 PP 为胰腺神经内分泌肿瘤的标志物，或 PP 细胞似为胰腺内分泌细胞的更早期具有干细胞性质的细胞。超声、CT、磁共振成像和选择性血管造影等检查，有助于了解肿瘤的部位、大小、数目及有无转移。

应与以下疾病鉴别：①多发性内分泌腺瘤病：空腹血清 PP 明显增高者不论是否有症状，均应详细检查胰腺、垂体、甲状腺、肾上腺，以免漏诊。②其他引起PP升高的原因：如迷走神经兴奋，进餐，假性胰多肽瘤，炎症性肠病，肾衰竭和其他胰腺内分泌肿瘤如胰岛素瘤、促胃液素瘤、类癌综合征、血管活性肠肽瘤等。

治疗方法：①外科手术为首选，发生转移者手术切除转移灶仍可使症状消失，生化指标恢复正常，甚至有治愈可能。②化疗适用于不能切除的晚期肿瘤者，链佐星可完全或部分缓解症状，血清PP下降甚至恢复正常。

无症状但血清PP升高数年的良性病患者可发展为恶性瘤伴转移而死亡。此病进展缓慢，已有转移或行手术治疗的晚期病例可存活数年。

（唐承薇）

wúgōngnéng yíxiàn shénjīng nèifēnmì zhǒngliú

无功能胰腺神经内分泌肿瘤

（non-functional pancreatic neuro-endocrine tumor, NF-pNET）　不伴明显病理性多肽分泌及相应多肽综合征表现的胰腺神经内分泌肿瘤。约占胰腺神经内分泌肿瘤的60%，可为Ⅰ型多发内分泌肿瘤（multiple endocrine neoplasiatype I, MEN-I）的一部分。这类肿瘤仍可合成铬粒素（chromogranin A, CgA）、突触素（synaptophysin, Syn）、多肽激素和生物活性胺等。NF-pNET较其他消化系统肿瘤生长缓慢，但多数具有肿瘤侵袭行为，最终将转为恶性，且诊断时通常有转移。NF-pNET是一类少见病，但欧美国家流行病学调查显示其发病率在30年中由2.4/10万增至6/10万。好发年龄为50~60岁，无明显性别差异。

病因及发病机制　尚不清楚，可能与遗传因素有关。多数NF-pNET为散发性，并以获得性体细胞突变为主，与基因的点突变、缺失突变、甲基化、染色体缺失与获得等相关。而在一系列肿瘤易感综合征中以遗传性胚系细胞突变为主，并呈显性遗传模式。

病理　肿瘤好发于胰头，可位于胰腺内或呈外生性生长，组织学上与功能性胰腺神经内分泌肿瘤无明显差异，多数由高分化内分泌细胞构成，通常呈巢状、带状分布，细胞较小，胞核圆而均一，极少致胰管扩张。NF-pNET的良、恶性诊断依据肿瘤是否转移和侵袭邻近器官，而非病理组织学。NF-pNET的病理分4类：①神经内分泌瘤：是高分化神经内分泌肿瘤，由类似正常内分泌特征的细胞组成，表达神经内分泌分化的一般标志物（通常弥漫性强阳性表达Syn和CgA），核异型性轻至中度，分级为G_1（即为既往的类癌，Ki-67指数<2%）和G_2（Ki-67指数<20%）。②神经内分泌癌：是低分化高度恶性肿瘤，由小细胞或大细胞组成，有时具有类似神经内分泌瘤的器官样结构，表达神经内分泌分化的一般标志物（弥漫性表达Syn，弱或局灶性表达CgA），核异型性显著，分级为G_3（Ki-67指数>20%）。③混合性腺神经内分泌癌：由形态学上形成可识别的腺上皮和神经内分泌细胞2种成分组成的恶性肿瘤，任何1种至少占30%。④增生和癌前病变：曾称肿瘤样病变。

临床表现　早期无明显症状，多在健康查体中发现。以症状就诊者，多因肿瘤瘤体较大产生压迫。

诊断与鉴别诊断　①影像学检查：腹部超声、CT、磁共振成像及内镜超声是肿瘤定位的主要方法。②生长抑素受体成像：多数NF-pNET生长抑素受体表达上调，主要亚型为SSTR2、SSTR3及SSTR5，与生长抑素类似物结合力及亲和力很强。体内注射^{111}In标记的生长抑素类似物（奥曲肽）可与胰腺神经内分泌肿瘤的SSTR2、SSTR3及SSTR5靶向结合，生长抑素受体成像（somatostatin receptor scintigraphy, SRS）不仅可提高胰腺肿瘤的检出率，尚可鉴别CT所见胰腺肿瘤。多种影像学技术对胰腺神经内分泌肿瘤检出的敏感性以SRS更高，其后依次为血管造影、磁共振成像、CT、超声。③内镜超声结合细针穿刺活检：有助于提高此病的检出率。

治疗　①手术：外科手术是经典方法，疗效取决于肿瘤大小、范围及转移情况，是唯一可能治愈的措施。对无转移的局灶性病变，手术切除后5年生存率可达80%~100%。对有转移或复发者，仍可用肿瘤减容术改善患者生存质量。NF-pNET术后复发率可达70%以上。对肝转移灶可行肝动脉栓塞治疗、冷冻消融、激光间质性热疗、射频消融等。②生长抑素类似物：有助于控制肿瘤生长，其直接抗肿瘤作用包括使肿瘤细胞生长停顿及促进其凋亡。间接作用包括抗肿瘤血管生成及免疫调节效应。③细胞毒药物：是分化差（Ki-67指数>20%）、进展快的NF-pNET的一线治疗药物，对分化良好者作用有限。以链佐星为基础的两药联合化疗方案（如链佐星+阿霉素或链佐星+氟尿嘧啶）可提高其总有效率至45%~63%。④分子靶向治疗：PI3K/Akt/mTOR受体信号通路在NF-pNET肿瘤细胞的生长、增殖、代谢和血管生成中发挥重要作用，哺乳动物雷帕霉素靶蛋白抑制剂依维莫司针对此信号通路，使得晚期胰腺神经内分泌肿瘤的无进展生存率为 34%。作用于血管内皮生长因子受体、血小板衍生生长因子受体等多个靶点的受体酪氨酸激酶抑制剂舒尼替尼也开始应用于晚期胰腺神经内分泌肿瘤，可显著延长患者的无进展生存期。

（唐承薇）

Ⅰ型多发内分泌肿瘤（multiple endocrine neoplasm type Ⅰ，MEN-Ⅰ）

同时或先后患有 2 种或 2 种以上的内分泌肿瘤或腺体增生。又称韦尔默综合征（Wermer syndrome）、Ⅰ型多发内分泌肿瘤综合征。为 MEN 的一种。另外 2 种类型为 MEN-Ⅱa 和 MEN-Ⅱb。MEN-Ⅰ 和 MEN-Ⅱ 的最主要区别：Ⅰ型合并胰腺神经内分泌肿瘤但不合并甲状腺髓样癌，Ⅱ型合并甲状腺髓样癌却不合并胰腺神经内分泌肿瘤。

MEN-Ⅰ 发病具有家族性，为常染色体显性遗传，相关缺陷基因 MEN1 位于 11q，编码多发内分泌肿瘤蛋白。MEN-Ⅰ 累及内分泌腺体主要是甲状旁腺、胰岛和垂体。甲状旁腺受累发生率达 90% 以上，多数为增生，偶为腺瘤。合并胰腺神经内分泌肿瘤的发生率达 80%，部分微小的无功能胰腺神经内分泌肿瘤通过常规生化检查（激素测定）和影像学检查无法发现。理论上讲，各种胰腺神经内分泌肿瘤均可出现在 MEN-Ⅰ，但某些极为罕见的胰腺神经内分泌肿瘤尚无合并 MEN-Ⅰ 的报道。常见的合并于 MEN-Ⅰ 的胰腺神经内分泌肿瘤为无功能胰腺神经内分泌肿瘤、促胃液素瘤和胰岛素瘤，胰高血糖素瘤、生长抑素瘤、血管活性肠肽瘤等少见。

其中合并于 MEN-Ⅰ 的促胃液素瘤主要位于十二指肠而非胰腺。有症状的垂体累及率为 15%~20%，主要是腺瘤，包括泌乳素瘤、生长激素瘤和促肾上腺皮质激素瘤。少数 MEN-Ⅰ 也可累及甲状腺或肾上腺皮质，但均为增生或腺瘤，不发生甲状腺髓样癌或嗜铬细胞瘤。

MEN-Ⅰ 临床表现主要源于过多分泌的相应激素。甲状旁腺功能亢进最常见，通常早于胰腺神经内分泌肿瘤出现，其多器官肿瘤发生有时可相隔多年。甲状旁腺激素增高可致高钙血症、泌尿系统结石等。促胃液素瘤可致严重消化性溃疡、腹泻等。胰岛素瘤可致低血糖，表现为头晕、心悸、多汗、视物模糊、行为改变甚至意识障碍。其他少见的胰腺神经内分泌肿瘤及垂体腺瘤可出现与所分泌激素相应的临床表现或综合征。

MEN-Ⅰ 诊断依据：①测定血浆激素水平：根据上述特异性临床表现的提示进行选择，应至少存在 2 种激素增高。②影像学检查定位肿瘤：常规方法有 B 超、CT 和磁共振成像检查，对胰腺肿瘤可选择胃镜超声。生长抑素受体显像对胰腺神经内分泌肿瘤及转移灶的定位有重要价值。

主要是手术切除原发肿瘤。转移灶也应尽量切除以减轻症状。无法完全切除者应予化疗。针对具体肿瘤可行相应对症治疗。

（孙钢）

腹膜炎（peritonitis）

腹膜壁层和（或）脏层的局限性或弥漫性炎症。按病因可分为原发性腹膜炎和继发性腹膜炎，后者更常见。随着广谱抗生素的应用，此病死亡率大幅降低。

常见病因：①腹腔器官穿孔：如消化性溃疡、急性阑尾炎等穿孔。②腹腔器官急性感染的扩散蔓延至腹膜：如急性阑尾炎、急性胆囊炎等。③腹腔器官缺血：如肠系膜血管栓塞、绞窄性肠梗阻等。④腹部手术污染或手术缝合口溢漏。⑤腹部外伤：如腹部外伤穿透腹壁和穿破空腔器官，腹部闭合性损伤等。⑥腹腔内出血：如肝癌破裂、异位妊娠破裂等。⑦播散性感染：细菌由腹外病灶经血行或淋巴播散而感染腹膜。⑧自发性细菌性腹膜炎：如发生于肝硬化腹水患者的细菌性腹膜炎。受各种感染、化学性物质等刺激后，腹膜出现充血、水肿、大量渗出，渗液可稀释腹腔内毒素，中性粒细胞、巨噬细胞可吞噬细菌及微细颗粒，纤维蛋白可促使肠袢、大网膜和其他内脏在腹膜炎症区粘连，形成局限性腹膜炎。若细菌毒力过强、数量过多或机体免疫功能低下，炎症扩散，形成弥漫性腹膜炎。

此病主要症状是持续性腹痛，程度常较重，深呼吸、体位改变时加剧。可伴恶心、呕吐，此病早期和一般情况较差者体温可无升高。急性弥漫性腹膜炎可有呼吸浅促、心率快、高热等全身中毒表现，后期因大量毒素吸收，出现表情淡漠、口唇发绀、四肢湿冷、血压下降和酸中毒。查体腹膜刺激征阳性，以病灶部位明显，胃肠道穿孔时肝浊音界缩小或消失，麻痹性肠梗阻时肠鸣音减弱或消失。

根据病史、腹痛、全身中毒表现、腹膜刺激征阳性和外周血白细胞数增多可诊断此病，但高龄、免疫功能低下者症状与体征可不明显，应提高警惕。确诊腹膜炎后应进一步明确病因和原发病灶。腹部 X 线立位平片检查见膈下游离气体提示胃肠穿孔，B 超和 CT 检查有助于发现原发病灶。诊断性腹腔穿刺有重要意义，腹水外观可提示病因，如结核性腹膜炎多为草黄色透明液体；重症急性胰腺炎多为血性液体；上消化道穿孔多为黄色混浊无臭液体；胆囊穿孔可见胆汁样液体。腹水性质为渗出液，细菌培养可确定病原菌。

原发性腹膜炎主要行非手术治疗，包括使用广谱抗生素和支持、对症治疗。继发性腹膜炎根据病情选择治疗方法，手术治疗旨在去除原发病灶、清理腹腔和引流。伴发肝硬化、糖尿病者预后差，死亡率明显上升。

（王崇文）

yuánfāxìng fùmóyán

原发性腹膜炎（primary peritonitis）

腹腔无感染灶、无与外界相通的损伤情况下发生的腹膜炎。自发性细菌性腹膜炎（spontaneous bacterial peritonitis，SBP）是最主要类型，为失代偿期肝硬化或肾病综合征合并腹水者最常见感染，发病率 10%~30%，预后差。其他少见类型有儿童因咽部或肺部感染出现的腹膜炎，以及少数结缔组织病及家族性地中海热患者的腹膜炎等。

病因及发病机制 病原菌多源于肠道，大肠埃希菌约占 50%，其次为肺炎球菌及克雷伯菌，厌氧菌少见。SBP 时细菌通过血液、淋巴或女性生殖器侵入腹腔。肝硬化腹水者发病因素：①门静脉高压时静脉血流缓慢、淤滞，有利于细菌生长；肠壁水肿，通透性增加，肠黏膜屏障减弱，肠道内细菌可经黏膜下淋巴管进入腹腔淋巴结和血液循环；侧支循环的形成使细菌可绕过肝脏直接进入体循环。②中性粒细胞和巨噬细胞功能降低，不易清除血流中细菌。③腹水中蛋白含量低，补体及调理素活性低，不易清除腹水中的细菌。儿童原发性腹膜炎多是呼吸道或泌尿系的感染灶通过血行播散至腹腔。

临床表现 与感染轻重及发病早晚有关。症状典型者占半数以上，起病急，表现为发热，弥漫性腹痛、腹胀、恶心、呕吐等，腹膜刺激征阳性，病情严重者出现畏寒、高热、休克、肝衰竭，可在几天内死亡。表现不典型者可无明显腹痛、发热，其症状和体征可能被肝硬化的临床表现掩盖，但腹水增长较快，利尿剂疗效差，肝功能恶化。近 10% 患者无症状。

实验室检查 ①血常规：多数患者白细胞数增多，中性粒细胞比例增高，脾功能亢进者白细胞数可减少或正常。②细菌培养：血及腹水培养多为革兰阴性杆菌，但阳性率低。腹水抽 10ml 以上可提高阳性率。③腹水检查：渗出液或介于漏出液与渗出液之间。腹水白细胞>500×10^6/L 或中性粒细胞>500×10^6/L，可排除继发性腹膜炎诊断此病。若大量腹水时中性粒细胞数未达诊断标准，血清-腹水白蛋白梯度<11g/L、腹水乳酸脱氢酶高于血清正常值的 2/3 或腹水内毒素阳性等有提示意义。

诊断与鉴别诊断 典型表现者诊断不难，肝硬化、肾病综合征等伴腹水者，或近期有呼吸道感染的儿童，出现腹痛、腹胀及腹膜刺激征等应考虑此病，但应警惕表现不典型者，需及时行腹水检查和细菌培养。此病诊断依据：①不同程度的发热、寒战、腹痛、腹泻或腹膜炎体征。②腹水迅速增加，利尿剂效果差。③腹水检查白细胞>500×10^6/L 或中性粒细胞>500×10^6/L。④腹水细菌培养阳性。⑤排除继发性感染。

此病需与继发性腹膜炎鉴别，后者常有腹腔原发病灶或消化道穿孔病史，起病急，伴明显脓毒症表现，腹膜刺激征突出，腹腔穿刺液为脓性，腹水细菌涂片与培养多为混合性细菌感染，X 线或 CT 等检查提示消化道穿孔或发现腹腔原发病灶。此外，还需与结核性腹膜炎鉴别，后者多有结核病史或其他部位结核病灶，可伴午后潮热、盗汗等结核中毒症状，腹水细胞数以淋巴细胞增多为主，红细胞沉降率增快、结核菌素试验或结核感染 T 细胞斑点试验阳性，诊断性抗结核治疗有效。

治疗 以非手术治疗为主。

支持治疗 休息、禁食、纠正水电解质紊乱及酸碱平衡失调，充分补液，给予营养支持，可输注白蛋白、少量血浆，以改善患者一般情况。

抗生素治疗 ①经验性抗感染治疗：一旦考虑 SBP，在病原未明确前即予经验性抗感染治疗。头孢噻肟为第三代头孢菌素类药，抗菌谱广，肾毒性小，是治疗肝硬化并发 SBP 的首选药物，有效率 81%~93%；阿莫西林-克拉维酸不良反应少，是治疗 SBP 的一线用药；氨曲南对多数革兰阴性杆菌有效，抗菌作用强，与青霉素类无交叉过敏反应，可用于青霉素过敏者，但易产生二重感染；喹诺酮类对革兰阳性和阴性菌均有效，但影响儿童骨骼发育，不适于 18 岁以下者使用；若混合厌氧菌感染，可加用甲硝唑。②疗效评估：用药 48~72 小时后，根

据临床疗效进行重新评估，调整抗生素。常规抗感染治疗疗程一般约 10 天。③细菌培养阳性者，根据病原学和体外药敏试验结果调整抗菌药，选用窄谱抗生素，避免耐药菌株产生。

腹水处理　①限制水、钠盐摄入：每天水的总摄入量应限制在 1000～1500ml；有严重低钠血症者，应限制在 500ml 以内。②利尿：可增加肝硬化患者腹水中的补体浓度，是最基本的预防和治疗 SBP 的方法，应常规应用。③放腹水与腹腔引流。

手术治疗　若非手术治疗无效，病情加重或不能排除继发性腹膜炎，则应及时剖腹探查手术治疗。

预后和预防　肝硬化患者发生 SBP 病死率为 48%～57%。早期诊断和及时使用抗生素可使病死率降至 20%～40%。口服抗生素能清除肠道细菌，可预防肝硬化患者 SBP 复发、降低死亡率。利尿可减少腹水量、提高腹水中调理素的浓度，也可减少 SBP 的发生。

（王崇文）

jìfāxìng fùmóyán

继发性腹膜炎（secondary peritonitis）

腹腔器官的炎症、穿孔或血运障碍等引起的腹膜炎症。包括急性化脓性腹膜炎、化学性腹膜炎和肉芽肿性腹膜炎。若治疗不当易出现感染性休克，总死亡率 10%～20%。

腹腔空腔器官穿孔是最常见病因，穿孔后消化液流入腹腔，强烈刺激腹膜，迅速形成化学性腹膜炎。进入腹腔的细菌大量繁殖，继而形成细菌性腹膜炎。致病菌以大肠埃希菌最多见，其次为厌氧菌、肺炎球菌和变形杆菌等，常为混合感染。此外，重症

急性胰腺炎的炎性渗出液、器官缺血产生的渗出液、腹腔内出血、外伤及手术后细菌污染，均可导致腹膜产生急性炎症。腹膜充血水肿、渗出。渗出液所含白细胞、巨噬细胞和生物活性物质有杀菌和局限炎症作用。若感染严重、抵抗力差或未得到及时治疗，则炎症扩散形成弥漫性腹膜炎，细菌繁殖产生毒血症和菌血症，大量液体渗出进入腹膜腔，患者极易出现休克。

此病起病急缓不一。主要症状为持续性腹痛，化学性腹膜炎引起者最剧烈，腹腔出血引起者最轻，可局限或弥漫至全腹，深呼吸或活动时疼痛常加重。起病初期常有轻度反射性恶心、呕吐，后期可因发生肠麻痹及感染中毒反应而加重。随病情发展患者出现发热、出汗、呼吸浅促、脉快等中毒表现，严重者可休克。查体可见腹式呼吸减弱或消失，腹部有压痛、反跳痛和肌紧张。胃肠道穿孔时叩诊肝浊音界缩小或消失，机械性肠梗阻时肠鸣音亢进，肠麻痹时肠鸣音减弱或消失。盆腔器官病变时直肠指检可发现直肠前窝饱满及触痛。

根据病史、临床表现、血白细胞数增多和诊断性腹腔穿刺或腹腔灌洗可确诊此病，但应进一步明确病因和原发病灶。腹部 X 线立位平片检查有助于发现胃肠穿孔及肠梗阻，但敏感性不高，腹部 CT 检查对发现各种病因和原发灶有重要价值。对病因难以确定而有手术指征者应尽早行腹腔镜检查或剖腹探查。此病需与原发性腹膜炎鉴别。

非手术治疗主要是广谱抗生素、纠正水电解质紊乱和酸碱失衡、支持和对症处理。多数患者需手术治疗，可行腹腔镜或开腹

手术去除原发病灶、清理腹腔和引流。此病预后与病因有关，阑尾炎引起者死亡率低，手术后引起者死亡率高。早期未及时治疗和 SAPS Ⅱ、APACHE Ⅱ 评分高者预后差。

（王崇文）

jíxìng huànóngxìng fùmóyán

急性化脓性腹膜炎（acute suppurative peritonitis）

化脓性细菌感染引起的腹膜急性炎症。按发病机制可分为原发性和继发性，前者腹腔内无原发病灶，由细菌经血行播散等途径引起，临床少见；后者主要是腹腔器官穿孔、炎症扩散及手术污染等引起，临床多见，约占急性化脓性腹膜炎的 98%，病情常危重复杂，易发展为感染性休克，是外科常见的急腹症之一。

病因及发病机制　常见病因：①腹腔内器官穿孔：如胃、十二指肠溃疡穿孔、急性阑尾炎穿孔、急性胆囊炎穿孔、腹部损伤引起内脏穿孔、医源性穿孔等。②腹腔内器官炎症扩散：如急性化脓性阑尾炎、急性胰腺炎、急性胆囊炎、女性生殖器官化脓性感染等。③腹腔污染：如胃-肠吻合口瘘、手术时腹腔污染等。致病菌主要是胃肠道常驻菌，大肠埃希菌最常见，其次为厌氧菌、链球菌和变形杆菌等，常为混合感染。细菌或胃肠内容物进入腹腔，刺激机体产生炎症反应，腹膜充血、水肿渗出。因组织坏死、中性粒细胞死亡、细菌和纤维蛋白凝固，使渗出液变为脓性。感染轻、抵抗力强、治疗及时者，炎症可局限；反之，则炎症扩散形成弥漫性腹膜炎，易形成麻痹性肠梗阻。大量毒素吸收，细菌进入血液循环出现败血症，易并发感染性休克。

临床表现 起病缓急与病因有关，如空腔器官穿孔或损伤破裂引起者为突然发病，腹腔器官炎症扩散引起者多先有原发病症状。

症状 ①腹痛：最主要症状，常较剧烈，呈持续性，深呼吸或改变体位时加重，随炎症扩散的范围而局限或弥漫至全腹。②恶心、呕吐：早期较轻，源于腹膜受刺激，呕吐物为胃内容物；后期可因麻痹性肠梗阻及感染中毒反应而加重，呕吐物含黄绿色胆汁或棕褐色粪样肠内容物。③感染中毒症状：急性弥漫性腹膜炎时，患者出现高热，年老体弱者体温可不升高，但脉搏增快。后期因大量毒素吸收，出现眼窝凹陷、表情淡漠、口唇发绀、四肢湿冷、脉搏细弱、血压下降和酸中毒等感染性休克表现。

体征 腹式呼吸减弱或消失。腹膜刺激征阳性，以原发病变部位最为明显，但年老体弱者可不明显。腹腔内渗液多时移动性浊音阳性，胃肠道穿孔时叩诊肝浊音界缩小或消失，麻痹性肠梗阻时肠鸣音减弱或消失。盆腔器官病变时直肠指检可发现直肠前窝饱满及触痛。

辅助检查 ①血液检查：白细胞数增多和中性粒细胞比例增高，有核左移或中毒颗粒。机体免疫力降低者白细胞数可不增多，仅中性粒细胞比例增高。病情重者可有血液浓缩、代谢性酸中毒和氮质血症。②影像学检查：X线腹部平片检查见肠管积气、扩张和多个小液平面提示麻痹性肠梗阻；见膈下游离气体提示胃肠穿孔，但敏感性仅60%。B超检查有助于发现腹水、胆囊肿大、胆管扩张、阑尾炎和腹腔脓肿。CT检查可发现腹腔内实质性器官病变，提高腹腔游离气体检测的敏感性，对肠扭转、肠套叠和肠系膜血管病变也有诊断价值。③腹腔穿刺：诊断性腹腔穿刺有重要意义，可根据腹部叩诊或B超检查定位穿刺点。腹水外观有提示病因意义。上消化道穿孔抽出黄色混浊无臭液体；急性阑尾炎穿孔抽出稀薄脓性略带臭味的液体；绞窄性肠梗阻抽出血性和臭味重的液体。若腹腔内液体<100ml，穿刺不易抽出液体，可注入一定量生理盐水后再抽液。穿刺液做涂片镜检及细菌培养，若发现多量白细胞、脓细胞或细菌可诊断此病。

诊断与鉴别诊断 根据急性腹痛、腹膜刺激征及白细胞数增多可诊断此病，年老体弱、围生期腹部肥胖妇女及服用糖皮质激素者上述表现可能不明显，结合病史、血液检查、腹部X线、B超、CT检查和腹腔穿刺等可诊断及明确病因。少数患者病因诊断困难，若腹膜刺激征明显，可及时剖腹探查或行腹腔镜检查。此病需与原发性腹膜炎鉴别。急性胃肠炎、溃疡性结肠炎、中毒性痢疾、糖尿病酮症酸中毒等可有类似症状，但反跳痛和腹肌紧张一般不明显，腹腔穿刺阴性，结合病史和其他辅助检查结果可以鉴别。

治疗 可分为非手术治疗和手术治疗。

非手术治疗 适用于病情较轻或病程超过24小时且腹部体征有减轻者，主要措施：①半卧体位：促使腹内渗出液流向盆腔，减轻中毒症状。②禁食、胃肠减压：胃肠道穿孔或肠梗阻患者需禁食，并留置胃管行胃肠减压。③液体复苏：静脉输入晶体液和胶体液，监测中心静脉压、脉搏、血压、尿量、血细胞比容、血清电解质及血气分析的变化，调整输液总量、成分和速度，维持水电解质和酸碱平衡。④应用抗生素：可根据腹腔穿刺液或血液细菌培养及药敏试验结果使用有效抗生素，病原菌未明确前应及时予以经验性抗感染治疗。⑤支持和对症治疗：补充足够热量，诊断明确时可酌情使用镇静或镇痛剂。

手术治疗 多数患者需外科手术治疗，可选择腹腔镜微创治疗或开腹手术。适应证：①腹腔内原发病变严重，如腹腔器官的坏死穿孔、绞窄性肠梗阻及吻合口瘘所致腹膜炎。②腹膜炎病因不明，经非手术治疗8~12小时后病情加重者。治疗措施包括探查并处理原发病灶、清除腹腔渗液、腹腔引流、胃肠造瘘等，若一次手术无法彻底清除感染灶，可采用腹腔敞开术和再次手术。

预后 与原发病有关，阑尾炎和十二指肠溃疡穿孔者死亡率低，高龄、出现多器官功能障碍综合征和感染性休克者死亡率升高。早期诊断、及时外科干预和积极的术前术后处理是改善预后的关键。

（王崇文）

huàxuéxìng fùmóyán

化学性腹膜炎（chemical peritonitis） 内源性和外源性化学物质刺激腹膜所致的炎症。又称无菌性腹膜炎。常由胆汁、胃液、胰液、血液、胎粪、尿液、乳糜、囊肿液、造影剂、滑石粉、纱布、缝线等引起。刺激物质进入腹膜腔，最初引起无菌性腹膜炎，后常合并细菌感染，转变为急性化脓性腹膜炎。此病属于继发性腹膜炎的一种，其临床表现、诊断和治疗等见继发性腹膜炎和急性化脓性腹膜炎。

（王崇文）

jiéhéxìng fùmóyán

结核性腹膜炎（tuberculous peritonitis）

结核杆菌感染引起的腹膜慢性弥漫性炎症。又称腹膜结核。占结核病的 0.1%~0.7%，各年龄均可发病，以 35~45 岁最多见，男女之比约为 1:2。营养不良、艾滋病、肝硬化、恶性肿瘤和慢性肾衰竭行腹膜透析者易患此病。

病因及发病机制 此病由结核杆菌感染腹膜引起，多数继发于其他器官的结核病变。其感染途径以肠结核、输卵管结核、肠系膜淋巴结核等腹腔内结核病灶直接蔓延为主；少数源于活动性肺结核或体内其他部位的结核病灶血行播散，可伴结核性多浆膜炎。根据病理特点可分为渗出型、粘连型及干酪型，前 2 型多见，病程中 3 型可并存。

临床表现 因原发病灶、感染途径、病理类型及机体反应性而异。多数起病较缓，无明显症状或症状较轻，也有以腹痛、发热、腹水增长等表现而急性发病者。①全身表现：结核毒血症常见，表现为发热，以低热与中等热多见，呈弛张热或稽留热，寒战少见。盗汗明显，常伴食欲缺乏、乏力、脸颊潮红等，后期有贫血、水肿、舌炎、消瘦等营养不良表现。②腹痛、腹胀：多位于脐周、下腹或全腹部，多呈持续性隐痛或钝痛。并发不完全性肠梗阻时可有阵发性腹痛；偶有肠系膜淋巴结结核或腹腔其他结核的干酪样坏死病灶溃破，可表现为急性剧烈腹痛。多数患者有腹胀，源于肠功能紊乱和腹水。③腹泻、便秘：部分患者可出现腹泻，通常源于肠功能紊乱。粘连型患者便秘较常见，有时腹泻与便秘交替出现。腹水量多时可见腹部膨隆。触诊可及腹壁柔韧感，常见于粘连型，是腹膜受到轻度刺激或慢性炎症所致。粘连型及干酪型患者腹部可触及包块，多位于脐周、中下腹部，由增厚的大网膜、粘连成团的肠曲或肿大的肠系膜淋巴结形成，其大小不一、表面不平、活动度小，多有轻触痛。

辅助检查

血液检查 部分患者有轻至中度贫血，白细胞计数多正常，干酪型患者白细胞计数可增高。红细胞沉降率活动期一般增快，病变趋于静止时逐渐正常，可作为判定病变活动度的简易指标。血清 CA125 可显著升高，但缺乏特异性，抗结核治疗后可迅速下降。

结核菌素试验 呈强阳性有助于诊断此病，但在粟粒型结核或重症患者可呈阴性，故其阴性不能排除此病。

结核感染 T 细胞斑点试验（T-spot. TB） 对诊断结核性病变有较高的敏感性和特异性。

腹水检查 有重要诊断价值。多为草黄色渗出液，少数呈淡红色，偶见乳糜性，静置后可自然凝固形成胶冻状凝块，比重一般超过 1.018，蛋白含量在 25g/L 以上，白细胞 $>500\times10^6$/L，以淋巴细胞为主。若合并肝硬化，则腹水性质可类似漏出液，血清-腹水白蛋白梯度 <11g/L 有助于诊断。腺苷脱氨酶（ADA）活性增高提示结核性腹膜炎，有一定特异性。CA125 也可显著上升，抗结核治疗后快速下降。腹水浓缩找到结核杆菌的阳性率很低，应用聚合酶链反应检测可提高敏感性。结核杆菌培养阳性率很低，但腹水动物接种阳性率可达 50% 以上。

影像学检查 X 线腹部平片有时可见肠系膜淋巴结钙化影，钡餐检查发现肠粘连、肠瘘、肠结核等征象；B 超检查可发现腹水和腹膜增厚，并可对腹水穿刺进行定位和引导；CT 检查可发现腹水、腹膜增厚、腹膜结节、网膜团块、肠袢粘连、肠梗阻、肠系膜和腹膜后淋巴结肿大。

腹腔镜检查 诊断困难时可行此检查，适用于有游离腹水者。腹膜广泛粘连者禁忌。镜下可见浆膜失去正常光泽，混浊粗糙，腹膜、网膜、内脏表面有散在或集聚的粟粒小结节，病理检查发现干酪样坏死性肉芽肿者可确诊。

诊断 典型病例的诊断依据：①青壮年，有结核密切接触史或其他器官结核病证据。②不明原因的发热、盗汗、腹痛或腹胀，经一般抗生素治疗无效。③有腹壁柔韧感、压痛、腹部包块或腹水。④腹水为渗出液，以淋巴细胞为主，ADA 升高。⑤结核菌素试验呈强阳性或 T-spot. TB 试验阳性。⑥X 线、B 超和 CT 检查有典型影像学改变。⑦腹腔镜检查见腹膜有散在或集聚的粟粒小结节。

具备下列条件之一者可确诊：①典型患者作出临床诊断后，给予 2 周以上抗结核治疗有效。②腹膜病理检查发现干酪样坏死性肉芽肿。③腹膜组织或腹水中检出抗酸杆菌。不典型患者诊断困难，误诊率较高，部分患者需经腹腔镜检查、剖腹探查或尸检确诊。

鉴别诊断 ①肝硬化腹水：肝硬化失代偿期腹水为漏出液，且伴门静脉高压和肝功能减退的表现，故不难鉴别。但若合并结核性腹膜炎，因临床表现不典型且腹水可类似漏出液，易漏诊或不易与原发性细菌性腹膜炎鉴别。

若患者有结核病史或密切接触史或其他器官结核，腹水以淋巴细胞为主、ADA 升高、细菌培养阴性，抗生素治疗效果差，应考虑合并此病，必要时可行腹腔镜检查。②恶性腹水：若肿瘤广泛腹膜转移而出现恶性腹水，尤其原发灶隐蔽易与结核混淆，可行消化内镜、CT 等检查寻找原发灶，反复行腹水细胞学检查，诊断有困难者行腹腔镜检查多可明确。③其他：有腹部包块需与克罗恩病、淋巴瘤等鉴别；有稽留热需与伤寒等鉴别；有急性腹痛应与胃肠穿孔、肠梗阻等外科急腹症鉴别。

治疗 关键是早期、联合、全程、规范化抗结核药物治疗，同时加强营养支持。

抗结核化学药物治疗 根据疗效、副作用及患者耐受性，临床使用的抗结核化学药物可分为一线和二线用药。一线药物主要有利福平、异烟肼、吡嗪酰胺、乙胺丁醇和链霉素；二线药物有卷曲霉素、卡那霉素、阿米卡星、对氨基水杨酸、左氧氟沙星等。新近的一些抗结核药物亦显示良好作用。第四代氟喹诺酮类药物莫西沙星抗结核杆菌活性强，治疗耐药结核病的疗效较好。新的氨基糖苷类药物巴龙霉素，可用于耐多药结核病的治疗。利福霉素类药物利福布汀在治疗人类免疫缺陷病毒合并结核病患者具有优越性。常将整个治疗阶段分为强化期和巩固期，疗程可适当延长。

手术治疗 并发完全性肠梗阻、肠穿孔、肠瘘或化脓性腹膜炎经抗生素治疗无好转，可行手术治疗。

预后 早期诊断和及时治疗者预后较好。渗出型预后最好，可完全治愈；粘连型次之，病程多迁延；干酪型预后最差。若延误治疗或合并严重肺结核或结核性脑膜炎，预后差。

预防 关键是早期诊断与治疗肺结核、肠结核、输卵管结核、肠系膜淋巴结结核等。

(王崇文)

fùmó jiānpíliú

腹膜间皮瘤（peritoneal mesothelioma）

起源于腹膜间皮或间皮下层细胞的肿瘤。占全部间皮瘤的 20%～30%。国外报道发病率为 1/百万～2/百万，男性多于女性，发病中位年龄在 60 岁以上。腹膜间皮瘤多为恶性，临床表现不特异，早期诊断困难，疗效有限，预后较差。

病因及发病机制 尚未完全明确，可能与石棉接触有关。约 33% 的弥漫性恶性腹膜间皮瘤患者有石棉暴露史，从接触石棉到发病的潜伏期为 20～30 年，中国报道此病患者接触石棉的比例很低。此外，尚有电离辐射、放疗、接触云母及二氧化钍、慢性炎症、病毒感染等。

病理 大体病理可分为局限性和弥漫性，前者少见，后者多为恶性。可见腹膜表面多发大小不等的结节，因细胞或纤维比例不同而呈灰红色或灰白色，有时多个结节可融合成较大肿块。晚期腹腔器官可被坚硬的肿瘤组织覆盖，形成"冰冻"状态。良性腹膜间皮瘤包括腺瘤样瘤和囊性间皮瘤，需通过电镜证实其为间皮来源。恶性腹膜间皮瘤组织学可分为上皮型、肉瘤型和混合型，国外病例以上皮型多见（图1），中国患者以混合型为主。恶性程度较高者可直接浸润腹盆组织和器官，也可通过淋巴及血行途径发生远处转移。免疫组化可有 cal-

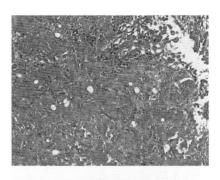

图 1　上皮型恶性腹膜间皮瘤（HE×150）

注：肿瘤组织呈巢团状分布，部分呈乳头样，胞质丰富，异型性大，大部分呈上皮样，偶见梭形细胞，间质可见淋巴细胞及浆细胞浸润

retinin、细胞角蛋白 5/6、EMA、WT1、波形蛋白、纤维黏蛋白、表皮生长因子受体等表达，但不表达癌胚抗原、MOC-31、B72.3、Ber-EP4 等胃肠道转移癌的标志物。间皮瘤细胞特殊染色可有透明质酸阳性而中性黏蛋白阴性表达。

临床表现 无特异性。①腹水：见于 70% 以上的患者，部分腹水量大且增长迅速。②腹痛：最常见，可为持续性隐痛、胀痛，或阵发性绞痛或突发性剧痛，可能与壁腹膜受侵犯、肿瘤所致肠梗阻或器官扭转、腹水与包块的占位效应等有关。③腹胀：多源于大量腹水或腹腔内占位。④腹部包块：可单发或多发，大小不等，质地较硬，表面呈结节状，可有压痛。⑤其他：部分患者可有消瘦、厌食、发热、腹泻或呕吐等。肿瘤侵犯压迫腹盆腔器官或发生转移累及其他器官者有相应组织器官受累的表现。部分患者可同时存在胸膜间皮瘤或其他部位间皮瘤。

诊断与鉴别诊断 诊断较难，确诊时多为晚期。组织病理联合免疫组化或电镜是诊断的金标准。

①实验室检查：血液学检查多无特异性改变。腹水可为黄色或血性渗出液，腹水细胞学检查对恶性间皮瘤有一定的临床诊断价值，但腹水中找到瘤细胞的概率很低，如发现腹水中有大量异形或非典型的间皮细胞，尚需电镜下形态分析和免疫组化等与反应性间皮增生和转移瘤细胞鉴别。②影像学检查：腹部 X 线检查无特异性表现；胃肠造影部分患者可见肠管被推挤移位或狭窄，甚至出现肠梗阻的表现；超声检查可见腹水，腹膜增厚，有时可见腹膜结节或包块，肠管壁可有广泛增厚；典型者 CT 可见腹膜弥漫性、不规则增厚（图 2），大网膜受累可粘连形成饼状腹块，肠系膜受累可表现为不规则增厚、密度增高，增强扫描肿瘤组织可强化。超声和 CT 表现有时不易与腹腔转移癌、卵巢癌、腹膜浆液瘤、腹腔慢性感染等鉴别。正电子发射体层显像计算机体层扫描检查有助于腹膜间皮瘤的良恶性鉴别和分期。③腹腔镜：是诊断此病的有效手段。镜下可见腹膜壁层、脏层及大网膜散在或弥漫分布的结节、斑块或肿物，可在直视下于病变处取活检确诊，同时对腹盆腔其他器官肿瘤或转移癌也有一定的鉴别价值。④病理组织学：

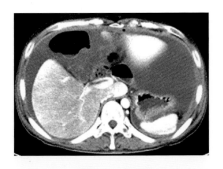

图 2　腹膜间皮瘤腹部 CT

注：腹膜弥漫性不规则增厚，增强扫描增厚腹膜呈不规则强化

除腹腔镜和剖腹探查外，尚可经超声或 CT 引导下穿刺获取组织。

　　腹膜间皮瘤的分期仍无统一标准。2011 年 Yan TD 等在腹膜癌指数（Peritoneal Cancer Index，PCI）的基础上提出弥漫性恶性腹膜间皮瘤的 TNM 分期系统（表），应用较广。

　　此病应与结核性腹膜炎、腹腔内转移性肿瘤、其他原发于腹膜和网膜的肿瘤鉴别。

　　治疗　尚无规范性治疗方法。

　　手术　对局限性腹膜间皮瘤，无论良恶性均应首选手术切除。良性者手术切除预后较好，若有复发可再次行手术切除。对弥漫性恶性且手术无法根治者，可行肿瘤细胞减灭手术联合腹腔内化疗，需根据肿瘤的分布尽可能多地切除肉眼可见的肿瘤组织，因手术切除的完整性直接影响整体的治疗预后。

　　腹腔内化疗　适用于无腹外转移或肝实质转移的恶性腹膜间皮瘤者，可在肿瘤细胞减灭术中或术后行温热灌注化疗。肿瘤细胞减灭术可解除腹膜粘连并切除大块肿瘤组织，化疗药物可充分发挥效应杀灭残余的微小瘤灶，且腹腔局部用药可增加腹膜肿瘤部位的化疗药物浓度，减少化疗药物的全身副作用，热疗可增强化疗药物的细胞毒作用并增加药物对肿瘤组织的渗透性。药物有阿霉素、顺铂、丝裂霉素、吉西他滨等，温度可控制于 40.5℃ ~ 43.0℃。

　　全身化疗　适用于无法接受

表　弥漫性恶性腹膜间皮瘤的 TNM 分期

分期	肿瘤	淋巴结	远处转移
I 期	T_1	N_0	M_0
II 期	$T_{2\sim3}$	N_0	M_0
III 期	T_4	$N_{0\sim1}$	$M_{0\sim1}$
	$T_{1\sim4}$	N_1	$M_{0\sim1}$
	$T_{1\sim4}$	$N_{0\sim1}$	M_1

注：T_1. PCI 评分 1~10，T_2. PCI 评分 11~20，T_3. PCI 评分 21~30，T_4. PCI 评分 30~39；N_0. 无淋巴结转移，N_1. 有淋巴结转移；M_0. 无腹外转移；M_1. 有腹外转移

手术者。首选方案为培美曲塞联合顺铂，前者主要通过抑制叶酸代谢途径中多个关键酶的活性影响嘌呤和胸腺嘧啶核苷的生物合成，进而影响肿瘤细胞合成，抑制细胞增殖。吉西他滨、长春瑞滨或紫杉醇等联合顺铂对恶性腹膜间皮瘤也有一定疗效。对不适合常规化疗药物者可用培美曲塞单药治疗。

　　此外，恶性腹膜间皮瘤对放疗有一定的敏感性，但较胸膜间皮瘤差，对无法手术或手术切除不彻底者可选用。分子靶向治疗、免疫治疗、基因疗法等均有较好的应用前景。

　　预后　与组织学类型、肿瘤细胞减灭手术的完全性及 TNM 分期有关。未经治疗的恶性腹膜间皮瘤者中位生存期为 4~12 个月，非上皮型的恶性腹膜间皮瘤多在确诊后 12 个月内死亡。随治疗方法的改进，TNM 分期为 I 、II 、III 期的弥漫性恶性腹膜间皮瘤患者接受治疗后的 5 年生存率分别为 87%、53% 和 29%。

（鲁重美）

fùmó zhuǎnyí'ái

腹膜转移癌（peritoneal metastatic carcinoma，PMC）　转移于腹膜的癌。是最常见的腹膜肿瘤。75% 以上的 PMC 是腺癌，多

继发于胃、肝、结肠、胰腺、卵巢等腹腔器官肿瘤，也可继发于肺癌、乳腺癌等腹腔外肿瘤，约1/3的白血病可侵犯腹膜，极少数虽明确为腹腔转移肿瘤或尸检时发现腹腔转移但无法确定原发灶来源。

肿瘤向腹膜扩散转移途径：①直接蔓延至腹膜。②腹腔器官表面癌细胞脱落，直接种植于腹膜。③经淋巴与血流途径转移至腹膜。④胃肠肿瘤切除术（含腹腔镜）时，落入胃肠腔内的癌细胞随胃肠液经残端流入腹腔。

临床表现取决于其组织来源及肿瘤病理性质。除原发肿瘤的表现外，其共同的表现为：①腹胀及腹水：腹水最常见且较早出现，量常不大，伴门静脉转移或肝转移者可表现为大量腹水。②腹部包块：常多发，可位于腹部各区，活动度因肿瘤所在腹膜部位而异，质地因肿瘤病理性质而异。侵及腹壁者可表现为腹壁固定性包块，质地常较硬，压痛明显。③消化系症状：常表现为食欲缺乏，有时伴恶心、呕吐、腹痛及腹泻。侵及肝脏或胆管者可有黄疸，压迫胃肠道或合并肠扭转、肠套叠者可出现肠梗阻的表现。④全身症状：常表现为乏力、消瘦、贫血、恶病质。

诊断依据：①腹水脱落细胞学检查：阳性率为50%～80%，反复多次查找、抽取足量的腹水及抽取腹水前嘱患者多次翻身，可提高检出阳性率。②腹部B超：常见腹水和腹腔器官粘连及腹膜不规则增厚。③腹部CT：表现为腹水，壁腹膜增厚，肠系膜及大网膜污垢状、结节状、饼状及肿块状改变，腹腔内囊性占位改变，小肠管壁增厚及小肠移位。④腹腔镜检查：适用于诊断不明的腹部包块伴明显腹水者，吸去腹水后常可见壁腹膜和脏腹膜有多个肿块或结节，活检行病理学检查，是确诊的有效方法。

治疗原则：①对症支持：利尿药对消除腹水作用通常不大。②腹膜肿瘤细胞减容术：20世纪80年代起开展，可减少肿瘤负荷，减轻症状，改善生存质量，延长生存期。③腹腔内化疗：部分患者腹膜减瘤性切除术与腹腔化疗联合应用，可提高疗效。

(唐承薇)

腹膜假性黏液瘤

fùmó jiǎxìng niányèliú

腹膜假性黏液瘤 （peritoneal pseudomyxoma，PPM） 发生在腹膜壁层、大网膜及肠壁浆膜面的低度恶性黏液性肿瘤。属少见病，误诊率较高。主要表现为腹部膨隆和腹腔内被大量胶冻样黏液腹水充填。约50岁发病，女性多于男性。

病因尚不清楚，多源于卵巢黏液性囊肿、卵巢黏液性囊腺瘤或阑尾黏液囊肿破裂，少数继发于卵巢畸胎瘤、卵巢纤维瘤子宫癌、肠黏液腺癌、脐尿管囊肿腺癌、肠系膜黏液样囊肿、胆总管黏液腺癌、乳腺癌、胰腺囊腺癌和腹膜间皮癌等，但极罕见。原发瘤破裂致瘤细胞种植于腹膜及腹腔器官表面，继续生长并保持其产生大量黏液物质的功能，在腹膜上发展成为弥漫的转移灶，形成腹膜假性黏液瘤。

病程可迁延数月或数年不等。临床表现不特异。①少量腹水刺激腹膜，可致恶心、呕吐、下腹疼痛或盆腔下垂感，部分患者有泌尿系症状。②腹水量大者自觉腹部渐进性发胀，腹围增大，腹部胀痛，呼吸困难，出现憋气、不能平卧及翻身困难。③体重呈进行性减轻。④肠袢粘连和肿块

压迫可致幽门梗阻、肠梗阻或梗阻性黄疸等。查体可触及腹部包块，腹水征阳性。

诊断依据：①腹水检查：腹水量虽大，但穿刺抽出量少、黏稠，呈胶冻样或鸡蛋羹样，黏蛋白含量高。②腹部B超检查：可见腹腔液性暗区，略呈灰白色，其内弥漫分布粗大光点、光斑、光环，缓慢晃动，深呼吸、体位变动、加压或冲击探查可见"礼花样"飘动者应高度疑诊此病。③CT检查：可见腹腔内大量水样低密度影，CT值明显高于常见腹水且有分隔现象，腹腔和盆腔弥漫性囊性肿块，大网膜及腹膜浸润增厚。④腹腔镜检查：可见腹腔内充满白色透明、半固体状黏稠液体，多发均质肿瘤或囊性团块，部分牢固附着于腹膜。切取肿块行病理检查可确诊。应与肝硬化、结核性腹膜炎及腹腔囊肿等鉴别。

早期手术切除及化疗可治愈。因此病侵及腹腔广泛，手术不易彻底，术中于切除肿物吻合口处注入化疗药和大量服用激素治疗，以避免复发，预后较好。单纯放疗和化疗疗效欠佳。

(唐承薇)

网膜扭转

wǎngmó niǔzhuǎn

网膜扭转 （torsion of the omentum） 大网膜沿其纵轴旋转致其扭转。不同程度影响其血供，轻者仅引起静脉淤血和远侧网膜组织水肿，重者则引起血运障碍，出现急性出血性梗死和脂肪坏死，腹腔有少量血性渗出物。Eitel于1899年首次报道此病，为急腹症的罕见病因，截至2011年中国报道的病例数不超过100例。好发于中年男性，男女比例为2∶1。

此病分为：①原发性网膜扭转：无腹部原发病基础。原因不

明，已知易患因素包括大网膜本身解剖学变异（副网膜、舌形突出、分叉型网膜、网膜脂肪的不规则积聚、根部狭窄形成蒂状等）、肥胖及妊娠。参与因素包括局部创伤、过饱引起胃肠蠕动亢进、体位突然改变、咳嗽、屏气、剧烈运动等，属单极扭转，有一个固定点。②继发性网膜扭转：伴网膜囊肿、术后粘连、疝、腹腔内局灶性炎症和肿瘤等腹腔内病变，较原发性扭转多见。大网膜与基础病变粘连，形成两端固定的双极。扭转多发生于右侧，可能与右侧大网膜较左侧大且活动度大相关，扭转常为顺时针方向，可扭转多圈。

典型临床表现为突发右侧腹持续性绞痛，腹痛点逐渐转移至右下腹，疼痛程度也逐渐加剧，与休息和体位改变无关。部分患者伴恶心、呕吐、低热、轻度心动过速。近半数患者可触及腹部包块，表面平滑，有压痛，可有反跳痛或轻度腹肌紧张。此病有自行缓解的可能，亦可复发。实验室检查仅见血白细胞计数轻度增高。

CT出现前此病术前诊断较为困难，随着CT的应用，术前诊断此病逐渐增多。腹部CT可表现为同心性分布的网膜和脂肪向扭转固定点汇聚，即"车轮征"。腹部超声表现为混合性包块和低回声影。此病症状酷似急性阑尾炎，易误诊。同时需与消化性溃疡穿孔、急性乙状结肠扭转、急性胆囊炎和卵巢囊肿蒂扭转鉴别。

此病需手术切除全部扭转梗死的网膜，未梗死的网膜经扭转复位后再扭转或梗死的概率大，故仍宜切除。腹腔镜既可明确诊断，又可切除病变，属推荐方法。原发性网膜扭转手术切除预后较

好，继发性扭转的预后取决于原发病。

（冉志华）

chuānwǎngmóshàn

穿网膜疝（epiploenterocele）

肠袢通过网膜孔进入网膜囊或穿过系膜、网膜上的裂孔而形成的腹内疝。又称网膜孔疝、小网膜囊疝。属少见病。穿网膜疝不具有疝囊，属于假疝。其疝环由网膜孔、系膜孔隙、大网膜孔隙或大网膜与前腹壁或内脏间粘连后留下的孔隙组成。按肠袢疝突入小网膜囊的途径不同，可分为网膜孔疝、横结肠系膜裂孔疝、肝胃韧带裂孔疝和胃结肠韧带裂孔疝。

病因包括：①先天性：如网膜孔过大、小肠系膜或横结肠系膜发育异常出现局部薄弱或缺损等。②后天性：腹部创伤、手术或炎症导致腹膜腔内孔隙形成。③其他：肠管的游动度过大、肠蠕动异常和腹内压突然增高等。

此病多以急性肠梗阻为主要临床表现，可有上腹部疼痛、呕吐、停止排便排气等。屈曲位时腹痛可减轻，部分患者可感腰背部疼痛。查体可见患者上腹部饱满，上腹偏左常可触及质软、相对固定、有压痛的囊状包块，早期叩诊为鼓音，出现渗出后多为浊音。可闻及肠鸣音亢进或气过水声。一旦肠鸣音消失，或出现腹膜刺激症状，或腹腔穿刺抽出血性浑浊液体，表明疝入的肠管发生绞窄或坏死，严重者可休克。少数可因疝环前壁的胆总管受压出现梗阻性黄疸。

临床表现为急性肠梗阻者腹部立位平片可见明显气液平面，B超检查示肝下、小网膜囊孔部、胆总管和门静脉后或小网膜囊区异常肠道回声。CT主要征象：①肠系膜位于下腔静脉和门静脉之

间。②小网膜囊内有气液平面，并呈鸟嘴状指向网膜孔。③右侧腹部无升结肠。④肝下间隙可见2个或更多肠袢。

术前确诊较难，急性机械性肠梗阻患者除具有一般肠梗阻症状、体征外，若出现下述情况，应警惕此病：①急性发作性上腹部绞痛，屈曲或前倾体位可减轻。②偏左上腹部常可触及压痛性包囊状物，位置固定。③出现梗阻性黄疸。

此病需与胆石症、急性胃扭转、急性胰腺炎等鉴别。因疝囊口的前壁为肝十二指肠韧带，此结构强韧而扩张性小，容易压迫通过疝环的肠管，使之难回复，多数病例会发生疝入肠管的绞窄、坏死，故一旦疑为此病所致急性机械性肠梗阻，应及时手术治疗，将肠袢复位，关闭孔隙，或切除部分大网膜。若肠管已坏死，应予切除。

（冉志华）

wǎngmó zhānlián zōnghézhēng

网膜粘连综合征（omental adhesion syndrome）

腹腔炎症或阑尾、输卵管等腹腔或盆腔手术后大网膜与周围组织粘连所导致的类似肠梗阻的综合征。由于大网膜纤维化、瘢痕挛缩、缩短，牵拉横结肠使其下移。Howitz于1888年首次报道。多在术后半个月至数年发病。

临床常表现为腹痛，多在餐后半小时出现，以中上腹部为主，呈阵发性胀痛，持续时间不超过10分钟。个别患者可出现持续性绞痛，呈阵发性加重，蜷曲侧卧可缓解。多数患者出现便秘，伴胃肠道功能紊乱，如恶心、呕吐、腹胀及食欲减退等；也可伴腹膜牵拉症状，患者感腹内牵拉感，以致不敢伸直躯干，行走时常呈

弯腰状。常用检查包括躯干过伸试验和切口下拉试验，即查体时相当于粘连处的体表部有压痛，躯干过度伸直时，可引起切口瘢痕区、上腹深部疼痛和不适，检查者以手压瘢痕上缘，向下牵拉时可引起相似症状。有时可触及过度膨胀的横结肠。腹肌紧张及反跳痛不明显，部分患者可出现典型的腹壁牵拉征。肠镜检查时横结肠通过困难，或显示有局限性狭窄，但肠黏膜正常。钡灌肠造影示右半结肠肠腔扩张、成角、固定，横结肠显示局限性、节段性痉挛，横结肠蠕动异常，钡剂排空延迟，横结肠明显下垂等。腹腔镜检查可观察到大网膜与下腹部或切口的粘连挛缩的程度及范围。

根据下腹部手术史或感染史或有顽固性便秘等病史，术后出现特征性的腹痛症状，结合钡灌肠横结肠受牵成角等可作出倾向性诊断。因症状无特异性，此病常易误诊为肠粘连、肠梗阻、自主神经功能紊乱等。

治疗依病程和症状而定。症状轻，仅偶尔发作者非手术治疗，如饮食调理，适当休息，并予以解痉剂、镇痛剂和抗生素等。非手术治疗无效者，或症状明显、病程长、影响生活质量者应行手术治疗：①腹腔镜手术：切断纤维化粘连的大网膜，解除对横结肠的牵拉作用以缓解症状。②开腹手术：切断粘连或切除纤维化挛缩的大网膜，解除横结肠梗阻，使保留部分的游离端不再与原粘连处附着。术后疗效好，但有的病例术后症状多而体征少，因此选择手术需十分慎重。

此病预防在于：①手术时勿将网膜覆盖固定于下腹器官，如阑尾残端。②缝合腹膜时应尽量细致，术后宜早期活动或服中药，

促进胃肠蠕动，减少粘连的发生。③输卵管结扎术中提取输卵管时避免多次夹取肠管浆膜、大网膜及子宫输卵管浆膜，以减少损伤创面及粘连的发生。

（冉志华）

wǎngmó nángzhǒng

网膜囊肿（omental cyst） 位于大网膜，内容物为液态的囊状包块。分为真性囊肿和假性囊肿，前者源于先天异位淋巴组织发育异常或淋巴管梗阻，内容物多是淡黄色浆液和乳糜样液，其囊壁薄，壁内被覆单层内皮细胞，可为单房或多房，囊肿直径为数厘米至30厘米不等；假性囊肿源于炎症、损伤和寄生虫等，其囊壁厚，由炎症细胞及纤维结缔组织构成，无内皮细胞，多为单房，内含混浊炎性渗出液或血性液体。位于网膜的两层膜之间，属少见病，半数以上在幼儿期发病。临床诊断较困难，术前诊断率较低。

此病临床表现缺乏特异性。小囊肿一般无症状，多为开腹手术时偶然发现。大囊肿多以腹部胀满感和腹痛为特点，并发扭转、内出血、破裂或继发感染可致急性腹痛，并出现腹膜刺激征。囊肿破裂表现为在外力作用腹部后或各种原因导致腹内压增加时，突然剧烈腹痛，腹胀加重，伴明显贫血，有明显的血性或炎症性腹膜炎表现；大多数囊肿为多房性，致感染控制不佳，患者易出现高热或长期低热，精神不振、食欲不佳、消瘦、贫血等消耗中毒症状，临床上酷似结核性腹膜炎，易误诊。查体时多可在上腹部触及包块，有囊性感，活动度比较大，无压痛或有深压痛，发生在大网膜的中、小囊肿，其边界清楚，易触及。巨型网膜囊肿于仰卧位时，全腹叩诊呈浊音，

仅两胁部或腰部呈鼓音，全腹有振水感，但无移动性浊音。

腹部X线平片可见腹部有充满液体的圆形软组织块影，如见钙化、骨骼和（或）牙齿等结构可诊断为皮样囊肿。钡餐检查可有肠袢移位或压迫征。钡灌肠检查见横结肠向上移位，升降结肠向后外侧移位。B超检查为首选检查方法，有助于判断囊肿是单房或多房，若能见紧贴前腹壁、边界明确、易被探头向各方推动移位的囊性肿块，且与肝、脾、胰、肾和卵巢分界清楚，则对此病的诊断有重要价值。确切定位需行CT扫描。腹腔动脉造影显示大网膜动脉及其分支延长并包绕囊肿，为诊断此病提供直接而有力的证据。此病应与结核性腹膜炎、肠系膜淋巴结炎、肠系膜囊肿、棘球绦虫囊肿等鉴别。

一旦确诊应手术治疗。单发小囊肿应完整切除。囊肿与胃、肠管粘连致密无法分离者，原则上应连同受累部分一并切除，但与小肠广泛粘连的巨大淋巴管囊肿，也可行囊肿次全切除术。巨型囊肿应抽液减压后再切除。腹腔镜既可明确诊断，又可行切除术，创伤小，恢复快。网膜囊肿切除后预后良好。

（冉志华）

wǎngmó zhǒngliú

网膜肿瘤（tumors of the omentum） 生长于网膜的肿瘤。可分为：①原发性：1942年由Stout和Cassel首先报道，罕见，有良性恶性之分。良性肿瘤包括脂肪瘤、平滑肌瘤、胃肠道间质瘤（部分有潜在恶性）、血管瘤和神经纤维瘤等；恶性肿瘤包括平滑肌肉瘤、横纹肌肉瘤、血管外皮细胞瘤、纤维肉瘤和黏液瘤等，约占1/3，多数为肉瘤，其中以畸胎瘤、平

滑肌肉瘤、胃肠道间质瘤、平滑肌瘤常见。②继发性：多数网膜肿瘤属此类型，原发部位为结肠、胃、胰腺、胆管、肾脏或卵巢，转移途径与其他恶性肿瘤相同。发病无性别、年龄差异。

多数患者有腹部不适、腹胀、腹痛及消化道功能紊乱，腹痛与体位相关，仰卧位加重，站立位减轻。恶性肿瘤患者全身症状明显，可伴消瘦、贫血或恶病质。腹部可触及肿物，晚期可有腹水，移动性浊音阳性。

实验室检查可有贫血，腹水化验多为血性渗出液。X线检查多用于判断大网膜肿瘤的位置。B超可初步判定大网膜病变性质，如炎性包块、囊肿或肿瘤，CT是判定大网膜肿瘤的最佳手段，不仅可明确肿物部位及其与周围组织器官的关系，对大网膜扭转及血管梗死亦有较好诊断价值。术前细针穿刺和针芯活检可能增加肿瘤细胞向腹腔播散的风险，故存在争议。

此病诊断较难，多数病例因腹部包块行探查手术或腹部手术时发现网膜肿物而确诊。病理组织学检查可明确肿瘤的性质及种类。此病需与网膜炎、腹膜后肿瘤、卵巢囊肿、胰腺囊肿、脾囊肿、腹膜间皮瘤、腹膜假性黏液瘤鉴别。

治疗以手术为主，切除原发性恶性肿瘤、全部大网膜及邻近器官，放疗、化疗的疗效尚不明确。转移性肿瘤行网膜切除可控制腹水。良性肿瘤行肿瘤及部分网膜切除，可治愈。网膜淋巴瘤可行放疗及化疗，预后较好。网膜良性肿瘤术后5年生存率可达75%。网膜恶性肿瘤者生存期平均半年。

（冉志华）

chángxìmó línbājié jiéhé

肠系膜淋巴结结核（tuberculosis of mesenteric lymph nodes）

结核杆菌所致的肠系膜淋巴结的慢性特异性炎症。又称结核性肠系膜淋巴结炎。多见于儿童及青少年，艾滋病患者易感。

此病可分为：①原发性：源于饮用结核杆菌污染的牛奶或乳制品，在肠道发生原发灶，结核杆菌进入局部引流的肠系膜淋巴结，肠道原发灶吸收愈合，淋巴结内结核病变持续存在或继续进展。②继发性：较原发性多见，源于全身粟粒型结核的淋巴、血行播散，或肠结核、结核性腹膜炎、盆腔结核直接蔓延，一般多与上述结核病并存。

感染早期淋巴结充血、水肿、单核细胞浸润，可逐渐出现干酪样坏死，愈合过程中有纤维组织形成，并可见钙化。受累淋巴结数目不一、大小不等，易融合成团块状与肠管、大网膜粘连。

主要表现：①结核中毒症状：表现为长期不规则低热、乏力、食欲减退、消瘦，女性患者月经周期紊乱或停经，并发腹膜炎者加重。②局部症状：主要表现为脐周、左上腹或右下腹钝痛或绞痛，呈持续性或间歇性发作，可放射至腰部，常伴腹泻或腹泻便秘交替。肿大的淋巴结压迫肠管可致肠梗阻，淋巴结干酪液化向腹腔溃破可有急腹症表现。右下腹或左上腹有压痛，可触及不规则形包块，若并发结核性腹膜炎，可有腹壁柔韧感及腹膜炎体征。

此病诊断较难。若患者有结核病史、结核中毒症状及局部症状、红细胞沉降率增快、结核菌素试验阳性、X线腹部平片见钙化淋巴结、增强CT检查见单环或多环状强化的肠系膜肿大淋巴结，

有助诊断。影像及临床诊断困难者可行诊断性抗结核治疗。超声或CT引导下行淋巴结穿刺、腹腔镜检查及剖腹探查获得病理学依据可确诊。需与非特异性肠系膜淋巴结炎、阑尾炎、淋巴瘤、肠道蛔虫病等鉴别。

单纯的肠系膜淋巴结结核一般以内科抗结核治疗为主。并发不能缓解的肠梗阻、不能控制的巨大结核性脓肿或肠穿孔等需外科手术治疗。

预后良好，经规范抗结核治疗后淋巴结干酪样变可逐渐吸收、钙化而痊愈。预防措施主要为控制传染源、普及卡介苗接种、积极治疗肺结核等原发病灶。

（吕农华）

fēitèyìxìng chángxìmó línbājiéyán

非特异性肠系膜淋巴结炎（non-specific mesenteric lymphadenitis）

肠系膜淋巴结的非特异性炎症。多见于回肠、结肠系膜的淋巴结。属少见病，儿童和青少年多见，冬春季高发。

确切病因尚不清楚。多数学者认为与柯萨奇B病毒等感染有关，常先有急性上呼吸道感染，颈部淋巴结肿大，因末段回肠的肠系膜淋巴引流十分丰富，病毒毒素可到达该区域的淋巴结，引起肠系膜淋巴结炎。病理特征为局部淋巴结肿大，初期质软，呈粉红色，显微镜下见淋巴结充血、水肿、反应性增生，后期质地变硬，呈灰白色。淋巴结极少化脓，细菌培养多阴性。

发病前常有咽痛、发热、咳嗽、倦怠不适等上呼吸道感染症状，继之出现腹痛，位置不固定，最初为脐周或上腹痛，后期可表现为右下腹痛，呈持续性隐痛或阵发性绞痛，少数患者疼痛剧烈。常伴恶心、呕吐，有时可有腹泻

或便秘。体检可见颈部淋巴结肿大，腹部压痛以右下腹为主，但范围较广，压痛明显的部位可随体位变化，少有反跳痛及腹肌紧张。部分患者在右下腹可触及结节状伴压痛的肠系膜淋巴结。血白细胞数一般正常，淋巴细胞相对增多。

此病诊断较难。儿童或青少年上呼吸道感染后出现右下腹痛、腹部压痛点不固定，应高度怀疑此病。腹部超声和CT检查可观察肠系膜淋巴结的大小、数量、形态特征，对诊断有重要价值。应与以下疾病鉴别：①急性阑尾炎：一般先腹痛后发热，压痛点固定在右下腹，有反跳痛和腹肌紧张，血中性粒细胞计数升高，可行腹部超声检查鉴别。②肠系膜淋巴结结核、原发性腹膜炎、肠道蛔虫病等，少数鉴别诊断困难者需剖腹探查。

以内科治疗为主，予以休息、口服广谱抗菌药物、静脉补液、纠正水电解质失衡及对症处理，也可用清热解毒中药。预后良好，有自限性，3~4天病情可好转。

(吕农华)

chángxìmó zhīmóyán

肠系膜脂膜炎（mesenteric panniculitis）

累及肠系膜脂肪组织的慢性非特异性炎症。又称肠系膜脂肪肉芽肿、脂肪硬化性肠系膜炎、肠系膜脂肪营养不良症。此病少见，男女比例为（2~3）:1，平均发病年龄60岁。

病因 尚不清楚，除与免疫因素有关外，还可能与腹部手术、外伤、感染、溃疡病和局部缺血等引起的肠系膜损伤后的非特异性反应有关。其基本病变是肠系膜小血管炎。患者血清中溶蛋白酶比正常人高，可损伤肠系膜小血管内皮细胞，引起小血管内血

栓形成，甚至发生血管闭塞，导致肠系膜脂肪营养不良，进一步发生脂肪退行性变性、坏死，并被纤维组织取代，有时可形成脂肪肉芽肿。若肠系膜过度纤维化，即以纤维组织变性、增生为主，又称为收缩性肠系膜脂膜炎。

临床表现 多数患者无症状。典型临床表现是腹痛和腹部包块。腹痛以隐痛为主，也可呈痉挛性疼痛，病程可迁延数年。包块部位因受累肠系膜而异，质地较硬，多伴压痛，多数活动度差。可有食欲减退、恶心、呕吐、不规则发热、腹泻、便秘及消瘦等。包块巨大或肠系膜过度纤维化可引起肠梗阻。严重的收缩性肠系膜脂膜炎有时可影响淋巴液及血液回流，导致腹水。

辅助检查 ①B超检查：可见边界不清的以高回声为主的包块，其内若有低回声区常提示脂肪组织坏死、液化；中心若有更高回声区，常提示为钙化。②消化道钡餐或钡灌肠：若腹部包块较大对胃肠道产生推移或压迫，可发现肠腔局限性扩张或狭窄等。③CT检查：围绕肠系膜大血管可见边界清楚、密度不均匀的单个或多个软组织肿块，肿块内有时可见低密度囊变区。若在大血管和肿块周围见到"脂肪晕环"或肠袢向四周移位有助于诊断。④磁共振成像检查：对诊断无特异性，但对显示脂肪、软组织成分和血管是否受累优于CT。⑤血管造影：可明确肿块的供血情况，肠系膜上动脉造影可明确回盲肠动脉的系膜内分支远端有无不规则扭曲、聚集或闭塞等。⑥^{67}Ga闪烁法核素扫描：若发现病变内有异常浓集区及很高的放射活性有助于诊断。

诊断与鉴别诊断 依据临床

表现和辅助检查，但术前诊断较困难，多需剖腹探查经病理检查确诊。此病应与急性胰腺炎、腹腔内感染、肠道感染等所致脂肪坏死，以及良性巨大淋巴结增生症鉴别。

治疗 此病多为自限性，无需特殊治疗。若患者出现发热、恶心、呕吐及腹泻等，或病变向全身扩展，可抗感染和（或）应用免疫抑制剂等治疗。糖皮质激素有稳定细胞膜和溶酶体膜的作用，可缓解症状，但停药后易复发。有以下情况应手术治疗：①有明显腹痛、腹部包块。②腹部包块较大压迫肠腔，致肠腔高度狭窄或者梗阻。③与结肠癌、淋巴瘤等鉴别有困难者。此病有恶变可能，术后应随访。

(房殿春)

chángxìmó jí fùmó nángzhǒng

肠系膜及腹膜囊肿（mesenteric and peritoneal cyst）

位于肠系膜或腹膜，内容物为液态的囊状包块。女性稍高于男性，白种人好发。

病因不同者病理表现亦不同。①先天性畸形或发育异常：多为单个、单房性，偶有多发或多房性囊肿，囊壁薄，壁内被覆单层内皮细胞，内容物多为淡黄色浆液和乳糜样液，伴出血、感染者囊内容物呈血性、草绿色、橙红色或咖啡色。②创伤或寄生虫感染：其囊壁厚，由炎症细胞及纤维结缔组织构成，不含内皮细胞，囊内容物为混浊炎性渗出液或血性液体。

囊肿较小者一般无症状和体征。囊肿增大到一定程度时可出现：①腹痛：多间歇出现，反复发作，持续半小时至数小时，并发出血、破裂、感染或扭转者，可有腹部剧烈疼痛。②腹部包块：

是患者的最初症状和主要体征，包块有囊性感或呈橡皮样，活动度较大，一般无疼痛及压痛，并发出血或感染者肿物可有压痛，边界清或不清。③腹胀：见于囊肿较大者，患者腹围逐渐增大。可伴食欲减退、消瘦、发热、恶心、呕吐、腹泻、便秘、肠梗阻、尿路梗阻、贫血等。个别患者因囊肿破裂而形成腹水，囊肿腐蚀或侵入肠壁可引起便血。

诊断主要依据临床表现和辅助检查。腹部 X 线平片、胃肠钡餐、钡灌肠及静脉肾盂造影检查可显示梗阻或胃与小肠被腹部包块挤压而移位，钙化灶可指示病变部位。典型超声表现为腹腔内显示单房或多分隔囊肿，大小不等，无回声或充满点状回声，囊壁及其边界清晰，多分隔囊肿可显示不规则囊腔及分隔，部分呈管状结构，囊肿多较游离，可被推移或随体位移动。CT 和磁共振成像检查可显示囊肿部位、密度、大小、与周围组织血管和胃肠道的关系及是否并发腹膜炎等。

此病应与卵巢囊肿、脾囊肿、肾囊肿、游走肾、胰腺假性囊肿、肠重复畸形、畸胎瘤、结核性腹膜炎、非特异性肠系膜淋巴结炎、肠套叠、急性阑尾炎、小肠及腹膜后新生物等鉴别。

小囊肿无需治疗。囊肿增大者应早期手术，或在超声或 CT 引导下囊肿内注射平阳霉素、无水乙醇等。

源于腹部外伤、手术创伤或感染者，积极治疗原发病可预防此病的发生。

（房殿春）

chángxìmó zhǒngliú

肠系膜肿瘤（mesenteric tumors）

发生于肠系膜的肿瘤。分为原发性和继发性，后者多源于腹腔器官的恶性肿瘤转移。良性肿瘤有神经纤维瘤、脂肪瘤、平滑肌瘤、血管瘤等，恶性肿瘤以淋巴瘤最多，其次为平滑肌肉瘤，尚有脂肪肉瘤、纤维肉瘤、间皮肉瘤等。男性多见，可发生于任何年龄。

起病隐匿。临床表现因肿瘤的部位、大小、病理类型及与邻近组织器官的关系而异。①腹部包块：最常见，呈囊性或实性，质地较硬、表面不光滑呈结节状并有压痛者常提示为恶性肿瘤。根据肿瘤活动度可大致确定部位及来源：小肠系膜肿瘤左右活动度大，上下活动度小；横结肠系膜肿瘤上下活动度大，左右活动度小。②腹痛：多为胀痛，源于肿块牵拉腹膜或挤压腹内器官。肿瘤出血或自发性破裂可引起急性腹膜炎而发生剧痛。③发热：多见于恶性肿瘤，源于部分组织坏死后继发感染及组织分解毒素吸收。④便血：表明恶性肿瘤已侵犯肠管。⑤肿瘤压迫引起的症状：压迫肠管可引起肠梗阻；压迫膀胱输尿管可导致肾盂积水，表现为腰酸、胀痛不适或尿频；压迫下腔静脉或髂静脉可引起腹水、腹壁静脉曲张和下肢水肿等。⑥其他：如食欲减退、消瘦、贫血、乏力等恶性肿瘤全身反应的表现。少数原发性肠系膜恶性肿瘤以转移灶的表现为其首发症状。

活动性肿块伴局部隐痛或胀痛者应拟诊此病。X 线钡餐或钡灌肠可显示肠管受压、移位情况。B 超、CT、磁共振成像检查有较高诊断价值，并可引导穿刺活检。肠系膜血管造影根据血管显影的动态观察可确定肿瘤位置、大小和性质。腹腔镜检查有利于诊断和治疗方案的选择。此病需与其他部位来源的肿瘤、炎症性肠病等鉴别。

原发性肠系膜肿瘤一经确诊应手术治疗，原则是尽量切除肿瘤而不损伤肠系膜主要血管，对良性肿瘤可行单纯切除，肿瘤较大或与肠管粘连紧密者可适当切除肿瘤周围肠系膜及相应肠段。恶性肿瘤或原发性肿瘤若无淋巴结转移，可行肿瘤局部切除，与肠管关系密切或有淋巴结转移者应同时行肠管切除及淋巴结清扫术。术后复发者可再次切除。鉴于此病的多源性，术后应根据其病理和生物学特性辅以适当的放疗、化疗、激素治疗及支持治疗等，以提高治愈率。

良性肿瘤若彻底切除预后良好，未全部切除者有复发可能。恶性肿瘤就诊时通常已属晚期，根治切除率较低，其预后不良。

（房殿春）

fùqiāng nóngzhǒng

腹腔脓肿（intra-abdominal abscess）

肠袢、网膜或肠系膜等粘连包裹腹腔内积聚的脓液与游离腹腔隔离形成的脓肿。包括膈下脓肿、盆腔脓肿和肠间脓肿，因呼吸运动和平卧位时的重力作用前两者多见。发病率呈下降趋势，但总死亡率仍为10%~30%，高龄和免疫力低下者多见。

病因及发病机制 病因包括：①急性腹膜炎：主要见于胃肠道穿孔或腹部外伤所致继发性腹膜炎，混杂细菌的腹腔内渗出液体在局部积聚，形成脓肿。②腹部手术后并发症：术后创面渗液或渗血较多可为脓肿的形成提供条件，胆囊、胃肠道污染手术或术后发生吻合口瘘者更易形成脓肿。③邻近器官的化脓性感染：肝脓肿、坏疽性胆囊炎、重症急性胰腺炎、盆腔化脓性炎症等，若治疗不彻底，可在病灶附近位置形成腹腔脓肿。长期使用糖皮质激素、高龄、营养不良、器官功能不全、恶性肿瘤、造口术、严重感染和严重创伤等为此病的高危因素。

典型的腹腔脓肿是继发性细菌性腹膜炎的并发症，常源于厌氧菌和革兰阴性杆菌的混合感染，前者见于 60%~70% 的脓肿，脆弱类杆菌最常见，后者包括大肠埃希菌、变形杆菌、假单胞菌、克雷伯菌等。化脓性细菌进入腹腔，大量白细胞渗出至感染灶附近以杀灭入侵的细菌，引发腹膜的急性炎症反应。若机体抗感染能力差，致病菌毒性强，腹膜炎症继续发展，若未得到有效治疗，则可形成脓肿。

临床表现 随病因和脓肿部位的不同而变异较大。典型的症状有发热、腹痛、食欲减退和全身乏力。发热常为间歇热，有热峰，可达 39℃ 以上，也可为稽留热，伴寒战。腹痛的部位和性质常与脓肿的部位和基础病因相关。涉及壁腹膜的脓肿有局部疼痛、压痛和包块；肠系膜或肠袢之间的脓肿表现为弥漫性、不易定位的内脏痛。常合并反应性胸腔积液，引起相应症状。可引起肩痛、呼吸急促、咳嗽、呃逆，肝区可有叩击痛；盆腔脓肿可引起里急后重、腹泻、尿频或尿潴留，行直肠指检可在直肠前或阴道后穹隆触及痛性包块。其他相关症状有恶心、呕吐、心动过速、呼吸急促。继发性肠麻痹时可出现腹胀及肠鸣音减弱。此外，老年、服用糖皮质激素、使用抗生素和麻醉剂、免疫缺陷者发生脓肿时可能仅有轻微的症状或体征。

诊断 原发病治疗后病情好转或腹部手术数日后出现发热、腹痛等全身感染中毒症状，血白细胞计数增高或出现中性粒细胞核左移，结合患者的临床表现，应疑诊腹腔脓肿。①实验室检查：可有贫血。血培养可发现致病菌，应行 3 次以上检测。败血症者可有胆红素升高，小网膜囊脓肿者可有血淀粉酶升高。脓肿刺激输尿管或膀胱可致尿中出现白细胞或红细胞。②X 线检查：胸部平片可见胸腔积液，半侧膈面抬高和肺不张。约 50% 腹部平片检查异常，可见气液平面、肠管移位、腹腔内积气，但敏感性和特异性较低。③超声检查：简便、易行、相对准确的检查手段，可用于孕妇等 CT 检查禁忌者，探查膈下区域非常有用，经阴道的探头特别适合检查女性盆腔。B 超引导下的诊断性穿刺是确定有无腹腔脓肿的直接方法，穿刺抽出脓性液体即可确诊。对腹部开放伤者不能发现气体积聚，对含气脓肿和充气肠袢不易区别。④CT 检查：准确性达 90% 以上，不受气体干扰，可明确脓肿的性质、部位及其与邻近器官的关系，确定脓肿经皮穿刺引流的最佳路径，穿刺抽出脓性液体可确诊。早期脓肿平扫为软组织样块影，边缘模糊，增强扫描无强化；中晚期平扫中央为低密度，周边密度略高，边界清楚，增强扫描见环形强化，脓肿内有气体者可见气液平面或成串气泡影，对腹腔脓肿的诊断有重要价值。

鉴别诊断 ①肝脓肿：常有胆道感染或细菌性痢疾病史，肝脏肿大明显伴压痛，B 超和 CT 检查显示低密度灶位于肝内。②腹腔肿瘤：多无腹膜炎和腹部手术史，无全身感染中毒症状，可出现局部压迫症状，增强 CT 检查多为实质性肿块，边界较清楚，肿块均匀性强化。③胰腺假性囊肿：多有明确急性胰腺炎或胰腺损伤病史，其发生部位与胰腺关系密切，CT 检查可见密度均匀的低密度区，囊肿内有出血、钙化或合并感染者，密度则不均匀，包膜一般完整，血、尿淀粉酶水平可增高。

治疗

支持治疗 对不能进食或进食少者，给予营养支持、输液、维持水电解质平衡治疗，消耗严重者应给予全胃肠道外营养。肠梗阻或肠麻痹者需进行胃肠减压。输血或输白蛋白可改善贫血和低蛋白血症。

脓肿穿刺引流 适用于年老体弱、合并有严重器官功能不全或不能耐受麻醉或手术者，早期、被肠管包绕、含大量坏死物及与胃肠道有明显交通者禁忌。可经超声或 CT 引导行此治疗，疗效确切，成熟的单腔脓肿成功率尤其高，与外科疗效相当，且操作简单，穿刺定位准确，创伤小。盆腔脓肿者，如直肠指检触及包块，可经直肠先做局部穿刺置入引流管。拔管指征：①全身感染中毒症状明显缓解，超声或 CT 检查示腹腔脓肿消失。②引流通畅情况下，脓液引流量<10ml/d。若穿刺引流前脓肿较小，且原发病已控制，抽净脓液后不留置引流管，脓肿可逐渐闭合。

手术切开引流 适用于脓腔较大（直径>6.5cm）、脓壁较厚、有血凝块或坏死组织、呈多房性及穿刺引流无效或困难者。根据脓肿所在部位选择切口。经腹膜后路进入包裹良好的脓腔是最佳途径，可避免污染腹腔。

抗菌药物治疗 是一项重要的辅助治疗措施。广谱抗生素联合抗厌氧菌药物，根据脓液细菌培养和药敏结果及时调整。抗生素治疗效果不佳或脓液为白色且较稀薄者应警惕真菌感染。

预后 高龄、APACHE Ⅱ评分高、肾衰竭、延误治疗、用糖皮质激素或其他免疫抑制剂者预后差，死亡率增高。

（吕农华）

fùqiāng jiàngé zōnghézhēng

腹腔间隔综合征（abdominal compartment syndrome，ACS）

腹腔内压力急剧升高影响腹腔内组织器官的血液循环，致多器官、多系统损害的临床综合征。最易累及心血管系统、泌尿系统、呼吸系统和消化系统。

病因及发病机制 正常情况下人体腹腔内压力（intra-abdominal pressure，IAP）与大气压相近。因腹腔与外界相对隔绝，故任何引起腹腔内容物体积增加的因素均可致 IAP 增加，ACS 是渐进性腹内高压（intra-abdominal hypertension，IAH）的结果。

根据 IAP 升高的速度和病情进展情况，ACS 可分为急性和慢性，后者发展较隐匿，IAP 升高所致病理生理改变较前者轻。根据 IAP 升高的原因和方式，ACS 可分为原发性和继发性，前者多源于弥漫性腹膜炎、肠梗阻、腹部和盆腔外伤、腹膜后出血或水肿、重症急性胰腺炎等，腹腔内出血常见；后者源于腹部手术后腹壁张力大且强行关腹。

ACS 主要病理生理改变是心排出量减少、周围循环阻力增加、少尿甚至无尿，以及对扩容无反应的肾前性氮质血症、呼吸道阻力增加、肺顺应性下降甚至缺氧、肠黏膜低灌注致屏障功能减弱、细菌移位导致脓毒症等。其关键环节是 IAH，即 IAP≥10mmHg。若不治疗可致多器官功能障碍综合征，甚至多器官功能衰竭，继

而死亡。若可及时行腹腔减压术，则可逆转上述病理生理变化。

临床表现 包括气道压力增加、心排出量减少、尿量减少和腹胀。早期表现为呼吸道阻力增加伴少尿，后期表现为腹胀、少尿或无尿、呼吸衰竭、肠道和肝血流量降低及低心排综合征。

诊断 主要依靠病史、体征和 IAP 测定。严重腹部外伤或腹部大手术后，若出现严重腹胀、圆腹征（腹部前后径/横径比值≥0.8）、心排出量减少、进行性少尿或无尿，在气道压正常或增高的情况下出现缺氧，B 超示肠内外大量积液、肠管扩张，CT 示腹腔内大量积液、下腔静脉有受压改变，IAP＞15mmHg，则可确诊。

根据 IAP 此征可分为 4 级，Ⅰ级：IAP 为 10～14mmHg；Ⅱ级：IAP 为 15～24mmHg；Ⅲ级：IAP 为 25～35mmHg；Ⅳ级：IAP＞35mmHg。

治疗 主要措施有液体复苏和外科减压，后者是治疗 ACS 的关键。Ⅰ级或Ⅱ级：维持足够的血容量或高血容量状态，以保持器官的血液灌注，若出现少尿、无尿、缺氧、气道压升高，应严密监护；Ⅲ级：进行某种形式的减压以挽救患者；Ⅳ级：立即行腹腔减压术。

腹腔减压术 是 ACS 的最有效治疗方法。确诊 ACS 后 10～14 小时内行腹腔减压术，术后心排血指数、潮气量、尿量有不同程度提高，UBP、心率、中心静脉压、肺动脉楔压、CO_2 分压及血乳酸浓度均下降，预后较好。从确诊到手术若在 3 小时内更好，超过 25 小时病死率高达 67%，因此，ACS 的早期诊断、早期行腹腔减压术对提高 ACS 患者生存率有重要意义。

在高危外科患者中，IAP＞25mmHg 时，应在 IAP 及临床表现的指导下进行腹腔减压术。为预防减压过程中出现血流动力学失代偿，减压前的准备应包括吸氧、纠正凝血障碍、复温、纠正酸中毒及大剂量补液扩容等。由于再灌注后可使大量无氧代谢产物进入血液循环而造成缺血－再灌注损伤，可预防性应用 5% 碳酸氢钠及 20% 甘露醇。在减压过程中，为防止血压突然降低可使用血管收缩剂。

腹腔减压术后的关腹：ACS 患者经腹腔减压术后，若由于腹膜后血肿、内脏水肿、严重腹腔感染或腹腔内纱布填塞止血，很难在无张力的情况下关腹。此时需要暂时性关腹。方法有多种，包括筋膜开放法，也可用无菌 3L 静脉营养袋（配液管朝切口下方以便接引流袋引流），连续缝合在皮缘上暂时性关腹。一般在术后 3～4 天，最长不超过 14 天。当 IAP 降至正常水平，血流动力学稳定后再确切关腹，此时尿量增多，水肿开始减退，凝血障碍纠正，止血彻底。若 IAP 较高仍不能关闭腹腔，将会留下较大的腹壁缺损，可采用类似修补腹壁切口疝的方法行二期手术，完成腹壁重建。

重症监护治疗病房中的监护与治疗 ①IAP 监测：对高危患者应进行持续 IAP 监测。若 IAP＞25mmHg，应行腹腔减压术。②血流动力学监测：肺动脉楔压、中心静脉压易受 IAP 升高影响，右心室舒张末期容量监测不受 IAP 升高影响，是反映血管内容积状态的最佳指标。若右心室舒张末期容量监测＜120ml/m²，提示容量不足，应补液。③液体复苏扩容：足够的血容量对维护器官功能十

分重要。若肺动脉楔压、中心静脉压升高，心排出量下降，应积极实施液体复苏，此时快速利尿只会加快患者死亡。腹腔灌注压可作为终止液体复苏的一个指标。腹腔灌注压等于平均动脉压与IAP的差。④机械通气：出现呼吸衰竭应采用压力控制通气，降低潮气量，并使用呼气末正压，以改善呼吸功能。⑤复温：ACS患者易出现体温下降，而体温下降又促进ACS的发展，形成恶性循环，因此应注意保温。⑥营养支持：十分必要，应尽早行全胃肠外营养治疗。同时为消除肠水肿，促进肠黏膜的生长修复，可给予谷氨酰胺和生长激素治疗。⑦采用胃肠减压、导泻通便、促进肠蠕动等措施，以尽量降低IAP，为后续治疗创造条件。

预防 对腹膜后血肿、内脏水肿、严重腹腔感染或腹腔内纱布填塞止血者，尽量避免强行关腹。仅缝合皮肤可能降低50mmHg甚至更多的腹内压。

(王兴鹏)

fùmóhòu jíbìng

腹膜后疾病 (retroperitoneal disease)

腹膜后间隙器官和组织的疾病。腹膜后间隙又称"腹膜后"，上界为横膈，下界为盆膈，两侧至腰大肌外侧缘，前界为壁层后腹膜，右肝裸区，十二指肠、升结肠、降结肠及直肠的腹膜后部分，后界为脊柱、腰大肌及腰方肌。肠系膜根部两层腹膜之间，为腹膜后间隙的延伸部分。腹膜后间隙主要包括腹主动脉、下腔静脉及其重要分支、交感神经、脊神经、淋巴管、淋巴结、肾上腺、肾脏、输尿管、胰腺、部分十二指肠及结肠，以及脂肪、纤维结缔组织、原始泌尿生殖嵴残留部分、胚胎残留组织

等。腹膜后疾病主要包括腹膜后纤维化、腹膜后感染、腹膜后出血、原发性腹膜后肿瘤等，不包括肾脏和胰腺的病变。因腹膜后间隙为疏松组织构成的较大间隙，其前方为阻力较小的腹腔，出血、感染等容易扩散，肿瘤生长空间亦大。

(刘新光)

fùmóhòu xiānwéihuà

腹膜后纤维化 (retroperitoneal fibrosis)

病因不明的腹膜后纤维脂肪组织进行性、非特异性、非化脓性炎症。分为原发性（特发性）和继发性，前者多见，多合并自身免疫性疾病，其发生与机体对炎症的非特异性反应和遗传因素等有关，后者常继发于肿瘤、感染、创伤、放射治疗、外科手术及药物应用等。属少见病。中年男性多见。

典型病理改变为腹膜后组织慢性非化脓性炎症，伴纤维组织进行性增生。病变呈扁平坚硬的灰白色纤维片状物，厚薄不一，多位于骶骨岬部，覆盖于主动脉、下腔静脉、输尿管和髂部血管，可蔓延至肾及输尿管、胰腺和十二指肠周围，以及纵隔或盆腔，边界清楚。组织学表现为腹膜后脂肪组织周围有淋巴细胞、浆细胞、单核细胞及中性粒细胞浸润，毛细血管增生，纤维细胞增生，胶原纤维形成，可有钙化。增生的纤维组织包绕下腔静脉及腹膜后间隙的大静脉可引起血栓性静脉炎，包绕腹膜后空腔器官可引起梗阻。

起病隐匿，病程长。早期表现为定位不确切的持续性疼痛，多为腰背部或腹部钝痛，前倾位或俯卧位可减轻。可伴发热、体重下降、食欲缺乏、便秘、阴囊和下肢水肿等。输尿管受累可出

现肾盂积水、少尿、尿路感染及隐性尿潴留，严重者可出现高血压、尿毒症等。肠管受压可出现不完全性肠梗阻。淋巴管受压可引起下肢肿胀。

实验室检查可见血白细胞数轻度增多，贫血，红细胞沉降率增快，C反应蛋白、血浆球蛋白升高，自身抗体阳性。静脉或逆行肾盂造影见输尿管向心性偏移、外源性压迫，提示输尿管受累。钡灌肠造影可发现狭窄肠段。B超、CT和磁共振成像检查有助于诊断与鉴别诊断。正电子发射体层显像有助于查找腹膜后纤维化的原发病变。

治疗早期用糖皮质激素，激素抵抗者可选免疫抑制剂。输尿管梗阻者可经外科或腹腔镜行输尿管松解及支架置入术。无尿或尿毒症者可行肾盂造瘘引流或透析治疗。严重高血压或慢性感染者可行患侧肾脏切除术。继发性腹膜后纤维化者需针对病因治疗。早期诊治可有效保护肾脏功能，改善预后。此病可自行缓解，预后良好。

(刘新光)

fùmóhòushàn

腹膜后疝 (retroperitoneal hernia)

腹腔内容物进入腹膜隐窝形成的腹内疝。又称腹膜隐窝疝。较罕见。疝环的形成：①先天性因素：胚胎期小肠旋转不良导致腹膜隐窝，包括十二指肠旁隐窝、乙状结肠间隙隐窝及盲肠周围隐窝。②后天性因素：外伤或手术造成腹膜孔隙，如结直肠手术、直肠造瘘手术及子宫切除手术等，导致造瘘肠管与侧腹膜的孔隙或盆底腹膜关闭不全。此病包括腹腔内容物穿过结肠系膜及阔韧带异常开口的网膜孔疝、先天性肠扭转异常、腹膜附着异物

形成腹膜皱褶窝内后的腹膜疝。一般有腹膜形成的疝囊，多位于十二指肠周围、盲肠周围及乙状结肠周围，以盲肠周围隐窝疝较多见。

多表现为急性肠梗阻，出现腹痛、腹胀、呕吐及发热等，亦可表现为慢性肠梗阻，呈反复发作的腹痛，可自行缓解，伴恶心、呕吐、腹胀、无排气排便等。腹部可触及局限性包块，发作时可有压痛，肠鸣音亢进、高调气过水声等。严重者可发生水电解质紊乱、酸碱平衡失调、中毒性休克及肠管缺血坏死等并发症。少数患者可无明显症状。

X线腹部平片检查可见小肠扩张节段向后伸展，超过脊柱前缘，多组小肠在异常部位聚集、排列紊乱，不能与触及的包块分开，受累肠袢活动度几乎丧失，并有扩张、淤积及积气，偶见液平面。肠系膜动脉造影亦有助于诊断。腹部超声检查可探及液性暗区和包块，辨认梗阻的肠袢。此病诊断困难，确诊依靠手术证实。早期诊断、早期手术是此病的治疗原则。急性肠梗阻应立即手术或腹腔镜介入治疗。此外，应积极纠正电解质紊乱和酸碱平衡失调，防止肠袢坏死。

（刘新光）

fùmóhòu gǎnrǎn

腹膜后感染 （retroperitoneal infection）

腹膜后间隙邻近器官的炎症、损伤或穿孔引起的继发性感染。病变局限形成腹膜后脓肿。脓肿一般局限于病变器官附近，可波及肠系膜根部、盆腔深部腹膜后间隙，可向上、下及对侧延伸，向上可达膈下间隙，甚至纵隔；向下可至髋、股部；向后可经肋脊角、腰大肌至皮下；脓肿还可累及阴道、腹腔、消化道等，但罕见累及胸腔。

常见病因：①肾结核、肾盂肾炎、肾损伤、肾动脉瘤破裂或肾癌继发感染、泌尿系统手术等。②结肠癌、克罗恩病、溃疡性结肠炎、结肠憩室炎、结肠损伤、结肠手术等。③穿透性十二指肠溃疡、阑尾炎、腹膜后器官损伤与手术、腹腔镜下胆囊切除术中胆汁或结石溢出、内镜下胆管支架置入术致十二指肠瘘、腹膜后肿瘤、产后、败血症等。④外伤后肾周围血肿或尿外渗。⑤重症急性胰腺炎。⑥盆腔腹膜外脓肿多与直肠、膀胱、前列腺及女性盆腔炎有关。病原菌多为大肠埃希菌，其次为葡萄球菌、链球菌及厌氧菌等，少数为分枝杆菌。也有经血行或淋巴途径，引起腹膜后感染形成脓肿。

常见临床表现有发热、寒战、乏力及体重减轻等全身感染中毒症状。多数有腰背痛、腹痛，疼痛部位与脓肿位置有关，疼痛可放射至臀、腰部。可见肋脊角和腰部局部饱满，伴压痛，局部皮下水肿，阴囊肿胀、有触痛。可触及腹部包块，亦可出现腰大肌、髂腰肌刺激征。直肠指检可有饱满感与触痛。常见脊柱侧凸。脓肿可穿入腹腔、胸腔及肛门周围，若脓肿穿入纵隔、气管、心包及血管，可引起严重并发症。

实验室检查示血白细胞数增多，败血症时血液细菌培养阳性。尿蛋白阳性，可有脓细胞及细菌等。腹部X线片示腰大肌影模糊、脊柱侧弯，可发现软组织肿块影、脓肿内有气体及液平等。肾盂造影显示肾脏和输尿管偏移或梗阻、造影剂外溢等。B超、CT检查及核素扫描有助于诊断。B超或CT引导下穿刺抽液，行生化、病理检查及细菌培养，有助于判断病变性质。腹膜后脓肿应与腹膜后恶性肿瘤鉴别。

治疗原发病的同时，可选择抗感染治疗，化脓菌感染者以抗生素为主，结核、真菌感染者给予抗结核、抗真菌药物治疗。脓肿形成者可经皮插管或外科手术切开引流。

（刘新光）

fùmóhòu chūxiě

腹膜后出血 （retroperitoneal hemorrhage）

创伤或病变致腹膜后器官或血管出血。多为急性进行性出血，失血量较大。腹膜后间隙为疏松组织，血液易在腹膜后间隙广泛蔓延，自行局限形成巨大血肿，并可渗至肠系膜间。

常见病因：①创伤致骨盆和（或）腰椎骨折，肾脏、胰腺等器官出血，腹膜后大血管破裂出血等，最常见。②腹主动脉瘤、髂动脉瘤等腹膜后大血管病变，肾脏及腹膜后肿瘤自发破裂等，较少见。③自发性腹膜后大出血，多见于老年人。④抗凝治疗、血管造影导管创伤及重症急性胰腺炎等。

临床表现因出血部位、范围、程度及速度而异。多数患者有腹痛或腰背痛，血肿压迫神经、内脏可引起神经性疼痛、胃肠及泌尿系统功能紊乱，出现腹部胀气、肠鸣音消失等肠麻痹表现。血液经腹膜流入腹腔可出现腹膜刺激征，加重肠麻痹。盆腔腹膜后血肿可出现直肠刺激症状，直肠指检可触及波动感。多数患者血肿区域隆起肿胀，有压痛。出血量大者可出现低血压或休克。血液经腹膜后间隙渗至腹壁皮下组织，侧腹部皮肤出现淤斑，称格雷·特纳征，脐部周围皮肤出现淤斑，称卡伦征。合并其他部位损伤者症状常被掩盖，易与腹腔内出血混淆。

X线检查发现骨盆、腰椎骨折及腰大肌阴影模糊，提示腹膜后出血。静脉肾盂造影检查见造影剂经肾外溢，提示肾外伤和腹膜后出血。CT或磁共振成像检查有助于腹膜后血肿的定位。

少量出血可自行吸收，大量出血应积极防治失血性休克。血肿形成者易继发感染，应给予抗感染治疗。失血性休克不能纠正者，应尽早外科手术探查，针对病因进行有效止血治疗。

(刘新光)

yuánfāxìng fùmóhòu zhǒngliú

原发性腹膜后肿瘤（primary retroperitoneal tumor） 起源于腹膜后间隙脂肪组织、结缔组织、血管、淋巴、平滑肌、筋膜、神经组织及胚胎泌尿生殖残留组织等的肿瘤。不包括腹膜后间隙的器官肿瘤和腹膜后转移性肿瘤。恶性肿瘤多于良性肿瘤，前者包括脂肪肉瘤、纤维肉瘤、恶性神经鞘瘤、平滑肌肉瘤和淋巴瘤等，后者包括纤维瘤、神经纤维瘤、神经鞘瘤、囊性畸胎瘤和囊状淋巴管瘤等。发病率无性别差异。

腹膜后间隙范围广、部位深，肿瘤生长空间大，早期可无明显症状。随着肿瘤的生长，可出现腹胀、腹痛、腹部不适、腹部包块及肿瘤压迫邻近器官引起的症状，如腰背痛、腹痛、下肢痛等。肿瘤压迫膀胱可出现尿急、尿频等，压迫肾脏、输尿管可出现肾盂积水，压迫直肠可出现排便不畅、直肠刺激症状，压迫肠管可出现肠梗阻，累及神经可出现相应部位的疼痛及感觉异常，压迫下腔静脉可引起腹壁静脉曲张及下肢水肿。具有内分泌功能的肿瘤可引起内分泌功能紊乱。尚有发热、乏力、食欲减退、体重减

轻等全身症状，甚至恶病质。多数患者可触及腹部或盆腔包块。

早期诊断较困难，多经剖腹探查及活体组织检查确诊。红细胞沉降率检查有助于恶性肿瘤的诊断；血、尿儿茶酚胺及其代谢产物测定有助于内分泌功能性肿瘤的诊断；血浆甲胎蛋白测定有助于判断胚胎泌尿生殖残留组织肿瘤手术是否彻底、有无复发及预后。腹部影像学检查有助于发现肿瘤，确定肿瘤部位、范围及与邻近解剖结构的关系等。B超或CT引导下穿刺细胞学检查有助于诊断。静脉或逆行肾盂造影、胃肠道钡餐造影、钡灌肠造影及内镜检查等有助于此病的鉴别诊断。

治疗以手术切除为主，放疗效果不佳，淋巴瘤、低分化脂肪肉瘤、恶性组织纤维病、滑膜细胞肉瘤及原发性神经外胚层肿瘤对化疗有效。能否根治性切除肿瘤是影响预后的主要因素。

(刘新光)

géjī jíbìng

膈肌疾病（diaphragmatic disease） 膈肌的缺损、感染或肿瘤。膈肌位于胸腔底部，由肌肉和腱膜组成，呈穹隆状凸向胸腔，将胸腔与腹腔隔开。膈肌由胸骨部、肋骨部和腰椎部3部分组成，有下腔静脉裂孔、主动脉裂孔和食管裂孔。膈肌为主要的呼吸肌，收缩时膈顶下降，扩大胸腔以助吸气；舒张时膈顶上升复位，缩小胸腔以助呼气。膈肌与腹肌同时收缩可增加腹压，协助排便、分娩、呕吐等动作的完成。膈肌疾病包括膈肌先天性发育不全、膈神经受损、先天性或获得性膈肌缺损、寄生虫感染、原发性或转移性肿瘤等。膈疝最常见，膈膨出其次，膈肌肿瘤少见。

膈肌麻痹 常见于支气管癌侵犯膈神经，其次见于带状疱疹、脊髓灰质炎等，一般无症状，两侧膈肌麻痹可出现呼吸困难。X线检查表现为患侧膈肌升高，膈肌活动减弱或消失。严重者需应用机械通气辅助呼吸。

膈肌痉挛 按痉挛的轻重分为呃逆、膈肌痉挛及膈肌扑动。正常人见于饱餐后或情绪激动时，疾病见于胃肠疾病、纵隔炎、心包炎、尿毒症、下叶肺炎及下壁心肌梗死等，严重者见于狂犬病、破伤风、脑炎及癫痫等。除针对病因治疗外，可给予镇静剂。

膈肌旋毛虫病 源于进食含旋毛虫幼虫的猪肉，一般不需治疗，症状明显者可予药物治疗。

膈肌肿瘤 膈肌良性肿瘤见于脂肪瘤、先天性囊肿、血管纤维瘤、神经纤维瘤及畸胎瘤等；原发性恶性肿瘤多见于纤维肉瘤，继发性恶性肿瘤多由肺、食管、胃及骨骼转移。需手术、化疗或放疗。

(刘新光)

géshàn

膈疝（diaphragmatic hernia） 在胸、腹腔的压力差作用下，腹腔内器官或组织经膈肌的先天性缺损或薄弱处、获得性损伤的裂隙进入胸腔。①先天性：胸腹膜裂孔疝、胸腹三角膈肌疝、食管裂孔疝和食管旁疝。②后天性：主要指食管裂孔疝。③创伤性：因膈肌直接、间接损伤及腹部挤压所致。

先天性膈疝 多见于儿童，常伴其他器官的先天性畸形。源于膈肌胸骨旁裂孔、胸腹裂孔及食管裂孔发育或连接不完全。疝内容物有胃、大网膜、小肠及结肠等。疝口较大者疝内容物自行疝入胸腔，并可回纳入腹腔；疝

口狭小或已形成粘连者腹腔器官疝入后不易回纳，导致绞窄性膈疝。疝入胸腔的组织和器官压迫心、肺及纵隔，可出现心悸、气短、呼吸困难等；疝入胸腔内的腹部器官受压，可出现胸闷、上腹不适或疼痛，严重者可有出血、梗阻等。确诊主要依靠胸、腹部 X 线平片及 X 线胃肠造影检查。无明显症状者可不需治疗，症状明显者可选择手术修补或内镜介入治疗。

食管裂孔疝　最常见，多见于中年人。形成因素：①先天性：食管裂孔发育不良，解剖结构具有薄弱处。②后天性：肥胖、多次妊娠、慢性便秘、长期腹腔内压力较高等。疝入的胃可自行还纳者称滑动型食管裂孔疝；胃底部经食管裂孔于食管旁疝入胸腔，疝入的胃覆盖于食管韧带者称食管旁裂孔疝；兼有 2 种类型特征者，称混合型食管裂孔疝。随着食管裂孔的逐渐扩大，食管韧带松弛、下食管括约肌功能减弱，导致胃液容易反流至食管，引起食管黏膜炎症，甚至食管下段瘢痕性狭窄等。诊断主要依靠 X 线钡餐造影。胃镜检查有助于了解食管黏膜的变化。滑动型食管裂孔疝一般不需治疗；临床症状较轻者应避免腹腔内压力增高，可选择抑酸剂降低胃内酸度、促进胃肠动力等；症状明显、内科疗效欠佳者应选择外科或腹腔镜手术修补、内镜介入治疗。

创伤性膈疝　源于胸部闭合性创伤、膈肌直接损伤致膈肌破裂。腹腔内器官疝入胸腔，导致肺脏受压、心脏移位，出现呼吸困难和血液循环功能障碍。膈肌创伤合并其他器官损伤者可出现血胸、气胸等。胸部 X 线检查可见胸内有胃泡或肠祥液平面。B

超和核素扫描有助于诊断。明确诊断后应行手术治疗。

（刘新光）

gépéngchū

膈膨出（eventration of diaphragm）

各种原因导致的膈肌位置升高。常见病因：①先天性：膈肌肌纤维先天性发育不全或完全不发育，导致膈肌肌纤维萎缩，部分膈肌呈薄膜状，失去其正常的张力和功能，腹腔内压力增高时膈肌顶部位置明显上升。②后天性：出生时产伤、手术误操作、颈胸部器官组织的炎症或肿瘤等损伤膈神经，导致继发性膈肌瘫痪，出现膈肌位置明显上升。

此病多发生于一侧膈肌，婴幼儿多见于右侧，成人多见于左侧。症状与肺不张、继发感染、心脏血管移位、腹腔内器官移位和胃扭转等有关。常伴发消化、呼吸及循环系统的合并症。膈肌及腹腔内器官位置升高，导致肺下叶受压萎缩，引起反复发作性咳嗽、胸闷气促、恶心呕吐及发热等，严重者可出现厌食、反流、呼吸困难、发绀及心功能不全等。

胸、腹部 X 线正侧位检查可见一侧膈肌呈圆顶状一致性抬高，膈肌完整菲薄，膈肌活动受限或消失，吸气时心脏明显向健侧移位。X 线钡餐检查可见疝囊内有腹腔器官。此病应与肺不张、支气管阻塞、肺及胸膜疾病、膈下器官肿瘤和膈疝等鉴别。

症状轻者不需治疗。新生儿期出现呼吸窘迫表现和严重影响心肺功能者应行外科或腹腔镜手术治疗，或内镜介入治疗。

（刘新光）

gépòliè

膈破裂（rupture of diaphragm）

创伤等导致的膈肌撕裂。常见

病因：①创伤性：上腹部或下胸部钝性损伤、枪伤及刺伤等引起的穿通透伤，是主要病因，死亡率较高，常伴多个器官受损，膈损伤的症状易被掩盖。②医源性。③自发性：较少见，多源于体育运动、体力活动、突然扭转、剧烈咳嗽和分娩等。膈破裂后，因胸腹腔间正常的压力差致腹腔器官疝入胸腔，形成膈疝，但多数无疝囊。初次创伤后数月或数年可形成慢性膈疝。

临床表现与损伤的严重程度、疝入器官的种类及数量、器官疝入的速度与部位等有关。若无膈疝形成，一般可无症状或仅有轻度上腹、胸背部、肩部不适等；若疝入胸腔的器官多或速度快，可出现胸痛、腹痛、呕吐、呼吸困难等；若疝入胸腔的器官嵌顿、绞窄，可出现发热、心率增快、血压下降等。外伤后胸、腹部症状可立即出现，也可能数月或数年内无症状。查体可发现呼吸音减弱，胸、腹腔闻及肠鸣音及肠疝特有体征。疝囊巨大者可有心肺功能不全表现。

X 线胸腹平片检查可见膈肌抬高、膈影不清、疝囊内致密软组织影、肺不张、纵隔移位等，胸腔内可见含气腹腔器官膈疝的特有表现，还可有肋骨骨折、血、气胸，诊断率较高。腹部平片发现液气平面提示肠梗阻。急诊超声检查对评估腹部钝性创伤导致膈破裂的特异性较高，可显示膈运动不良、膈升高、胸腔及膈下积液等。胸腹部 CT 检查用时短、易耐受，适用于急诊检查。人工气腹是诊断膈破裂的安全、准确的方法。应用胸、腹腔镜诊治技术是诊断膈破裂最准确、可靠的方法。

膈破裂是判断创伤严重程度

的预测指标,应及时外科手术或介入治疗。

(刘新光)

gépūdòng

膈扑动 (flutter of diaphragm)

吸气时膈肌突然发生的反复、短暂、不自主的收缩,伴吸气期声门突然关闭,产生一种短促、奇特、不能自制的声音。是膈肌痉挛的一种类型。发作时膈肌收缩可达 100~300 次/分。属少见病。膈肌扑动多为双侧膈肌受累,单侧受累者多位于左侧。

发生与以下因素有关:①膈神经受累:某些疾病刺激或侵犯膈神经,如胃肠疾病、恶性肿瘤、纵隔炎、下壁心肌梗死、心包炎、尿毒症、下叶肺炎、胸膜炎、腹膜炎、膈肌缺血及颈神经根创伤等,致膈神经兴奋性增强,膈肌应激阈值降低。②迷走神经受刺激。③中枢神经系统疾病。膈扑动以膈肌一块或一组肌肉快速、不自主收缩为特征,并与正常膈肌移动叠加,频繁连续收缩可形成顽固的膈神经异位兴奋灶和异常的兴奋-收缩偶联反应环。

典型临床表现为发作性上腹壁肌肉疼痛和呼吸困难,睡眠时可缓解,焦虑或活动时可加重。可伴上腹部搏动、乏力等。发作持续时间久者,可致机体严重消耗,甚至出现心脏机械性收缩及生物电紊乱,影响呼吸节律和深度,导致心肺功能不全、严重心律失常及猝死等。

X 线检查可见膈肌阵发性由上凸位变平坦。

呃逆通常无需治疗,可自行停止。部分患者经屏气、重复呼吸、针灸等,可制止呃逆。某些疾病伴发者除治疗病因外,可给予镇静剂,严重者可应用肌肉松弛剂,必要时行膈神经阻断术或

膈神经压榨术,呼吸衰竭者可行机械通气。

(刘新光)

wèi-chángdào xuèguǎn jīxíng

胃肠道血管畸形 (gastrointestinal vascular malformations)

胃肠道血管的结构畸形。可累及静脉、动脉或毛细血管。此症出血占消化道出血的 3%~6%,占老年人不明原因消化道出血的 20%~30%。病变可单发或多发,可为先天性或后天获得性,也可为全身性疾病的部分表现。血管发育不良和门静脉高压性胃病最常见,其次为迪厄拉富瓦病变 (Dieulafoy lesion),胃窦血管扩张症等血管畸形罕见。人群症状性患病率约 1/万,多见于成人或老人,儿童或婴幼儿少见。解剖学和病理生理学分类(表 1),病变常见部位(表 2)如下表。

胃肠道血管畸形可无任何临

表 1 胃肠道血管畸形的解剖学和病理生理学分类

主要受累血管	病变、综合征、疾病
静脉	蓝色橡皮疱样痣综合征、静脉曲张、痔疮
毛细血管	胃窦血管扩张、门静脉高压性胃病
动脉-静脉	血管发育不良、毛细血管扩张
动脉	迪厄拉富瓦病变、埃勒斯-当洛综合征、弹性假黄瘤

表 2 胃肠道血管畸形病变常见部位

部位	病变
口腔	遗传性毛细血管扩张
胃	迪厄拉富瓦病变、胃窦血管扩张、毛细血管扩张
小肠	血管瘤、血管扩张症、毛细血管扩张
结肠	血管发育不良、血管瘤、血管扩张症

床表现,多于其他原因行消化内镜检查时被发现。有症状者主要为消化道显性或隐性出血,根据病变部位和出血量的不同,表现为呕血、黑粪、便血、粪便隐血试验阳性、贫血等,少数患者可有关节、皮肤等表现。

消化内镜检查是诊断的主要手段,可根据出血部位的不同选择胃镜、结肠镜、小肠镜及胶囊内镜检查。血管畸形具有多部位发生的特点,常需多种内镜检查方法联合应用。胃肠道血管造影包括 X 线、磁共振成像、CT 检查及血管造影,也有助于诊断。

胃肠道血管畸形出血的治疗包括内镜下治疗、血管造影介入治疗、药物治疗和手术治疗,方法的选择取决于血管畸形病变分布范围、出血严重程度和患者总体情况等因素。

(刘文忠)

Dí'èlāfùwǎ bìngbiàn

迪厄拉富瓦病变 (Dieulafoy lesion)

胃肠道黏膜下层的终端动脉畸形。其特征为从胃肠道浆膜层穿过肌层进入黏膜下层的动脉口径未相应缩小,故又称恒径动脉出血。此病变源于小动脉畸形及其对黏膜的影响,导致血管破裂及黏膜缺损、糜烂,因最早由法国医生 Dieulafoy 报道而得名。该病变可发生于胃肠道的任何部位,但以近端胃最多见,属于内源性动脉结构异常,是引起消化道,尤其是上消化道大出血的原因之一,约 1.5% 的上消化道出血和 0.3% 的下消化道出血源于此病变。男女发病比例约 2:1,任何年龄均可发病。

病因及发病机制 病因尚不明确,一般认为属先天性血管发育异常。病理检查发现迪厄拉富瓦病变血管具有内膜、中层和外

膜，无显著动脉硬化，进入黏膜下层的动脉分支仍保持恒定口径（2~5mm），为该处正常血管口径的10倍。病变上方的黏膜可发生缺损，多表现为糜烂，可发生血管破裂出血。其发生机制为：消化道蠕动性收缩、消化酶和胃酸的作用及食糜摩擦等黏膜下层表浅的大口径血管；动脉高压、搏动及病变局部"窃血"，造成病变上方黏膜血流灌注不足和供血障碍，引起局部黏膜缺损或糜烂，其下方的病变血管失去保护，更易受到损伤而出血。迪厄拉富瓦病变好发于距食管胃连接部6cm以内的胃小弯侧，因该区域黏膜下层缺乏动脉丛侧支。

临床表现 突出症状是反复发生的显性出血，表现为呕血、黑粪或便血，严重者可致失血性休克。出血前患者常无明显上腹部不适或疼痛，亦无消化性溃疡病史或服用非甾体抗炎药史。伴消化不良症状者多源于合并症，如胃食管反流病、消化性溃疡等。

诊断 因临床表现缺乏特异性，诊断需要依靠内镜和影像学等检查手段。

内镜检查 是诊断的主要手段，病变的发现取决于检查者的经验。内镜下表现的主要特点为：①约3/4的上消化道迪厄拉富瓦病变发生于近端胃的小弯侧。②病变为直径2~5mm突起的血管残端，周边可有黏膜缺损或糜烂灶环绕，但多无明显溃疡，有明显溃疡的病变多为伴血管头裸露的消化性溃疡，而并非迪厄拉富瓦病变。③出血征象：可见喷射性或搏动性出血，出血量较大，近期出血者，病变表面可有血凝块附着。单次检查的确诊率仅为50%~70%。

影响病灶发现的因素包括：①病灶位于近端胃，倒镜观察有一定难度。②病灶微小，易被黏膜皱襞、黏液湖掩盖而忽视。③活动性出血者胃腔内有大量积血或血凝块掩盖病变。胃镜检查时应重点观察近端胃，适度充气使胃黏膜皱襞平展、吸净黏液湖中的胃液、细心冲洗血凝块有助于发现病变。诊断结直肠迪厄拉富瓦病变主要靠结肠镜。小肠迪厄拉富瓦病变多表现为不明原因消化道出血，双气囊小肠镜和胶囊内镜检查是主要手段。内镜检查时行病变活检有诱发大出血的危险。

选择性血管造影 出血量较大或内镜检查可疑迪厄拉富瓦病变时，可考虑行选择性血管造影检查，包括常规选择性血管造影、CT血管造影或磁共振血管造影。此病变的血管造影特征：活动性出血可见病变部位血管中的造影剂有外溢，非出血期可见迂曲的动脉。

多普勒内镜超声检查 可见宽大（2~5mm）、高血流量、搏动性的黏膜下动脉。

治疗 迪厄拉富瓦病变出血的病死率较高，主要原因是失血性休克和多器官功能障碍综合征。常规治疗措施包括补充血容量和输血，内镜下、血管造影介入治疗和手术治疗等。

内镜下治疗 多数患者经内镜下治疗可获得成功。①注射治疗：是最简单的治疗方法。常用药物有高张氯化钠-肾上腺素液、无水乙醇和硬化剂（5%鱼肝油酸钠、1%乙氧硬化醇）。②热探头凝固治疗：将特制的热探头经内镜活检孔道插入胃内，直视下接触出血灶，使蛋白质凝固止血。③微波凝固治疗：集中微波能量于一个小的区域，使组织蛋白凝固而达到止血目的。④高频电凝

治疗：利用高频电流在局部组织产生热效应，使蛋白质凝固，血管栓塞而达到止血目的。⑤激光治疗：为非接触性凝固技术。激光照射组织表面被吸收后可转变为热能，使蛋白凝固而止血。⑥氩离子束凝固治疗：为非接触性凝固技术，使用方便，安全性好。⑦止血夹治疗：止血夹夹住小血管后达到止血目的，留置的止血夹数天后可自行脱落。⑧套扎治疗：方法同食管胃曲张静脉破裂出血内镜下套扎术，疗效高于注射治疗。

血管造影栓塞治疗 适用于内镜治疗失败、不能耐受外科手术者，主要用于近端胃迪厄拉富瓦病变。

手术治疗 内镜治疗无效者可选择外科手术治疗。手术方法包括出血点电凝止血、缝扎止血、近端胃大部切除和胃局部楔形切除。电凝和缝扎方法简单，但术后易复发。广泛性胃楔形切除术可去除病因，避免复发。

预防 病因不明，故缺乏预防方法。胃酸、食糜摩擦等因素可能与病变出血相关，但抑制胃酸分泌、避免粗糙食物等是否可预防出血有待证实。

预后 诊断性内镜问世前，老年患者死亡率高达80%，自20世纪70年代起死亡率逐渐下降至20%。随着临床医生对迪厄拉富瓦病变识别水平的提高，治疗性内镜的开展和新技术的发展与推广，死亡率已降至10%以下。

（刘文忠）

wèi-chángdào xuèguǎn fāyù bùliáng

胃肠道血管发育不良（angiodysplasia of gastrointestinal tract）

与皮肤病变、全身性血管疾病或家族综合征（如遗传性出血性毛细血管扩张症）无关的胃肠道

黏膜血管病变。占消化道出血的3%~5%，老人不明原因消化道出血的30%以上。40%~60%的患者病变多发，多见于盲肠和升结肠。患者年龄多为60岁以上，小于30岁者少见，男女患病率无明显差异。患病率尚不清楚，50岁以上健康人结肠镜检出率约为0.8%。

病因及发病机制　病因尚不明确，相关疾病有：①终末期肾病：伴消化道出血者20%~30%源于血管发育不良，可能是尿毒症诱发血小板功能障碍，增加消化道出血风险。②主动脉瓣狭窄：伴此病者称海德综合征（Heyde syndrome）。超声心动图检查发现5%~20%的患者伴主动脉瓣狭窄，瓣膜置换术可降低出血发生率。发病机制尚不十分清楚。一般认为此病为慢性、间断性黏膜下静脉轻度阻塞导致的退行性病变。消化道黏膜下层静脉进入肌层时，受肌肉收缩阻力的影响，静脉血流呈间断性的低度阻塞，逐渐导致黏膜下层静脉扩张，随流出阻力的上升，累及引流区域黏膜、黏膜下小静脉、毛细血管和小动脉发生血管扩张和迂曲。扩张的血管管壁较薄，覆内皮细胞或内皮细胞和极少量平滑肌细胞。右半结肠肠壁张力最高，故此处病变多发。病灶内尚可见小动脉-静脉交通或稍粗的小动脉与动脉-静脉瘘交通，后者是发生急性大出血的病理基础。

临床表现　可无任何临床表现。有症状者主要表现为消化道出血，呈慢性、少量和复发性，约10%可能发生急性大出血。根据出血部位和出血量的不同，表现为呕血、黑粪、便血、粪便隐血试验阳性和贫血等。此病常在胃肠道出血的病因评估中被发现，也可在内镜检查时被意外发现。

结肠血管发育不良多位于盲肠和升结肠，其次为乙状结肠和直肠，横结肠和降结肠相对少见。小肠血管发育不良可发生于小肠的任何部位，是不明原因消化道出血的主要病因。

诊断　内镜检查是主要手段，但有时需依赖胃肠血管造影或手术标本病理检查。

内镜检查　包括胃镜、结肠镜、胶囊内镜、双气囊小肠镜和术中小肠镜检查，常需联合多种内镜检查。内镜下典型表现为较小的（5~10mm）、平坦的病变，呈樱红色斑片状或蜘蛛样，血管呈辐射状分布。结肠镜检查的敏感性高于80%。位于结肠袋襞后或结肠转角处的病变难以发现，低血压者、过度充气可能影响发现病变。术中小肠镜检查适用于内镜和放射学检查阴性者。

血管造影　包括X线血管造影、CT血管造影和磁共振成像血管造影。特征性表现为动脉相时胃肠供血动脉分支末端异常，呈丛簇样或不规则缠结血管，静脉早期充盈（存在动-静脉交通）和静脉相时间延长。活动性出血量较大者可见造影剂外溢。

治疗　根据出血风险和严重程度确定治疗方案：①无消化道出血者一般不需治疗。②消化道出血者，评估出血原因后可进行治疗。③出血性病灶者应积极进行治疗，包括内镜下治疗、血管介入治疗、药物治疗和手术治疗。

内镜下治疗　①注射治疗：常用药物包括肾上腺素和硬化剂（鱼肝油酸钠、乙氧硬化醇等）。②热探头凝固治疗：将特制的热探头经内镜活检孔道插入，直视下接触出血灶，使蛋白质凝固达到止血目的。③激光治疗：为非接触性凝固技术，激光照射组织

表面被吸收后可转变为热能，使蛋白质凝固，达到止血目的。④氩离子束凝固治疗：为非接触性凝固技术，方便，安全性好。⑤止血夹治疗：止血夹夹住小血管后达到止血目的，数天后止血夹可自行脱落。⑥套扎治疗：方法同胃食管曲张静脉破裂出血内镜下套扎术。

血管造影栓塞治疗　适用于内镜下治疗失败的大出血、不能耐受外科手术者。

手术治疗　适用于出血病灶部位明确、范围局限、内镜下治疗无效、出血程度较重者。术后可复发。

药物治疗　疗效缺乏足够证据。雌激素联合孕激素口服和长期注射奥曲肽对预防出血有一定疗效，沙利度胺可降低再出血发生率和减少输血量。

（刘文忠）

Āilèsī-Dāngluò zōnghézhēng

埃勒斯-当洛综合征　（Ehlers-Danlos syndrome）　以遗传性Ⅰ型和Ⅲ型胶原合成缺陷为病理基础，累及皮肤、韧带、血管和内脏器官结缔组织的疾病。临床表现为皮肤松弛、关节伸展过度、血管脆弱所致皮肤和消化道出血。1901年Ehlers描述了此征的皮肤和关节特点，1908年Danlos报告了此征血管脆性增加的表现，由此得名。1997年美国埃勒斯-当洛基金会和英国埃勒斯-当洛援助小组根据主要临床表现将其分成6型：①关节活动过度型：关节可过伸为其特点。②经典型：主要累及皮肤。③血管型：主要累及血管。④脊柱后凸侧弯型：进行性脊柱弯曲。⑤关节松弛型：关节松弛、髋关节脱位。⑥皮肤脆裂型：皮肤极度脆弱、下垂。各型发病率不同，关节活动过度型

发病率为 1/1.5 万~1/万、经典型为 1/5 万~1/2 万、血管型为 1/25 万~1/10 万，其余 3 型罕见。男女发病率无明显差异。

各型的基因突变和遗传方式存在差异，突变基因包括 ADAMTS2、COL1A1、COL1A2、COL3A1、COL5A1、COL5A2、PLOD1 和 TNXB，多呈常染色体显性遗传。

血管型者因 COL3A1 基因突变，导致 III 型前胶原合成缺陷。III 型胶原是网状纤维的主要成分，分布于皮肤、血管、肠壁和肉芽组织等部位。患者可有大眼睛、小下巴、薄嘴唇、窄鼻等特征性面容，身材多瘦小，皮肤薄白、透明，胸腹部皮肤静脉显露，皮肤易发生淤血，瘢痕形成不良，可发生血管或内脏破裂，约 80% 患者在 40 岁前发生威胁生命的并发症，临床表现最严重。

美国埃勒斯-当洛基金会提出此征血管型的诊断标准。主要标准：①动脉、肠、子宫破裂。②家族史。次要标准：①皮肤薄白、透明。②特征性面容。③皮肤广泛淤伤。④手指等小关节可过伸。⑤肢端早老改变。⑥髋关节先天性脱位。⑦畸形足。满足 1 项主要标准和 2 项次要标准可诊断。胃肠道并发症相对常见，包括消化道动脉自发性破裂出血、自发性结肠穿孔。合并消化性溃疡、食管炎、食管裂孔疝和结肠憩室者更易发生出血。

尚缺乏针对性治疗。消化道出血的治疗原则同其他血管病变，需注意出血的治疗应限于内镜下治疗，因为标准血管造影术或外科手术易导致血管破裂或肠破裂。

（刘文忠）

tánxìng jiǎhuángliú

弹性假黄瘤（pseudoxanthoma elasticum） ABCC6 基因突变致结缔组织中弹性纤维断裂、钙化，累及皮肤、眼和血管等的常染色体隐性遗传性疾病。10% 呈"假显性遗传"。此病罕见，发病率为 1/10 万 ~ 1/2.5 万，男女比例为 1:2。

ABCC6 基因的确切功能不明，故此病发病机制尚不清楚。早期累及皮肤、眼，后期累及血管和消化道等。①皮肤损害：始于童年，好发于颈部两侧、脐周、腋窝、腘窝和腹股沟等皮肤皱褶处，呈对称性分布，表现为局部皮肤增厚、弹性差、松弛，可见针尖至黄豆大小的黄色瘤样皮疹，多呈簇状分布或融合成网状。部分皮肤毛孔扩大，如"拔毛鸡皮"样外观。部分患者仅有皮肤过度伸展，而无皮疹。②心血管损害：包括周围血管病、高血压、冠心病及心内膜纤维化与钙化。肢体动脉受累可出现脉搏减弱或消失、间歇性跛行。部分患者可出现心绞痛、充血性心力衰竭，但急性心肌梗死和猝死少见。③消化道病变：与皮肤相似，黏膜可见黄色瘤样结节状病变、非特异性黏膜淤斑或糜烂，可分布于消化道的任何部位，但主要见于胃底。消化道出血的发生率为 10% ~ 15%，多为反复出血，通常始于青年期。出血为小动脉弹性蛋白变性所致，出血后小动脉内膜弹性纤维变性和钙化而不能相应收缩，故出血程度较重。④眼部损害：特征性病变为视网膜血管呈灰色至红棕色的曲线状条纹，于视盘周围呈辐射状、对称性分布。多数于皮肤病变出现后的数年发生，患者年龄多为 20 ~ 40 岁。视网膜纤维血管内生可导致视网膜出血，黄斑受累可出现严重视力减退。⑤脑血管病变：可引起神经精神症状，出现轻度偏瘫、智力异常、蛛网膜下腔出血、基底动脉供血不全、癫痫等。⑥肾脏损害：肾血管受累可导致高血压。此病可合并甲状腺功能亢进、糖尿病、Paget 病。

此病无特殊治疗方法。消化道出血的药物和内镜下治疗效果较差。病变多位于胃底，应首选胃部分切除。预后多数良好，但血管病变严重者可危及生命。

（刘文忠）

lánsè xiàngpí pàoyàngzhì zōnghézhēng

蓝色橡皮疱样痣综合征（blue rubber bleb nevus syndrome） 以皮肤和胃肠道海绵状或毛细血管状血管瘤为特征的综合征。1860 年 Gascoyen 首次描述皮肤海绵状血管瘤与消化道类似病变间的联系，1958 年 Bean 将其正式命名。此征罕见，发病无性别差异。病因不明，多为散发病例，有常染色体显性遗传报道，其染色体或基因缺陷不明。

皮肤损害通常出现在出生时或幼儿期，病变主要分布在四肢（图）、躯干和会阴部，表现为多个隆起、深蓝色、可压缩的特征性小疱，直径数毫米至数厘米不等，外观和感觉上似橡皮奶嘴，病变数量数个至上百个不等。皮肤病变有 3 型：①蓝色、橡皮状充满血液的特征性皱囊，表面光滑或有皱纹，易被压缩，压迫去除后可迅速恢复原状。②大而毁容性的海绵状病变，可压迫重要结构。③蓝色不规则斑状病变。多数患者无症状，少数可有病变局部自发性疼痛或触痛，很少自发性出血。胃肠道累及常在成年期，多见于小肠，可有隐性失血所致乏力，或呕血、黑粪或便血。胃肠道病变易出血，多为缓慢、轻微和隐匿性，表现为缺铁性贫血，可并发肠套叠、肠扭转等。

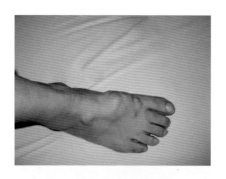

图 足背蓝色橡皮疱样痣

内镜检查可见胃肠道病变，需与卡波西肉瘤、动静脉畸形和毛细血管-淋巴管畸形等鉴别。

皮肤病变若不影响功能或美观，无需治疗。去除皮肤病变的方法包括冷冻、激光和手术切除等。消化道出血常应补充铁剂、输血等保守治疗，长期皮下注射奥曲肽可减少消化道出血。小病灶可行内镜下激光、氩离子束凝固等方法治疗。内镜下硬化剂治疗无效。反复出血且常规或内镜下治疗失败、病变局限者可手术切除，但切除后仍有复发可能。弥漫性或分散性病变应以保守治疗为主。

此病预后取决于内脏器官累及程度，极少数患者可因急性消化道大出血或中枢神经系统病变而危及生命，多数患者寿命正常。病变可随年龄增长而发展，但无恶变。

(刘文忠)

yíchuánxìng chūxiěxìng máoxìxuèguǎn kuòzhāngzhèng

遗传性出血性毛细血管扩张症

（hereditary hemorrhagic telangiectasis，HHT） 遗传性血管壁结构异常引起的出血性疾病。19 世纪后期至 20 世纪初期，Osler、Weber 和 Rendu 先后描述该病，又称奥斯勒-韦伯-朗迪病（Osler-Weber-Rendu disease）或奥斯勒-韦伯-朗迪综合征（Osler-Weber-Rendu syndrome）。发病率为1/8000～1/5000，男女发病率相同。

病因及发病机制 此病呈常染色体显性遗传。已知 5 种遗传型，其中 3 型与明确基因关联，其余 2 型仅与位点关联。80%以上的患者由 ENG 或 ACVRL1 基因突变所致，约 2%的患者为 MADH4 基因突变，后者与结肠息肉病相关。ENG 基因编码内皮因子，为转化生长因子（transforming growth factor，TGF）β_1 和 β_3 受体，突变部位在 TGF 的细胞外部分；ACVRL1 基因编码活化素受体样激酶 1，为 TGF-β_1 受体；MADH4 基因编码 SMAD4 为 TGF 超家族受体的细胞内信号蛋白。上述基因突变最终导致毛细血管扩张和动静脉畸形。确切机制尚不清楚，推测为基因突变后编码相关蛋白的数量和（或）分子结构与功能发生异常，干扰促血管生成与抗血管生成间的信号平衡，导致血管生成异常。不同基因突变后受累器官可能存在差异，如 ENG 基因突变多见于肺和脑动静脉畸形；ACVRL1 基因突变多见于肝动静脉畸形。基因突变完全相同的个体病情可能有很大差异，提示有基因突变以外的因素参与发病。

病理 表现为部分毛细血管、小血管管壁变薄，仅由一层内皮细胞组成，周围缺乏结缔组织支持，导致局部血管扩张、扭曲。扩张的血管较脆弱，容易发生破裂出血。

临床表现 毛细血管扩张、动静脉畸形和受累血管破裂出血为主要临床表现。皮肤和黏膜血管病变多于出生时或生后不久出现，多分布于面部、口腔黏膜、舌、唇、鼻黏膜、手背、甲床、耳部和消化道，呈针尖样、斑片状及小结节状，也可呈血管瘤样或蜘蛛痣样，稍高出皮肤表面，加压后可部分或完全消失，可发生自发性出血或轻伤后反复出血，病变范围和数量随年龄而扩大和增加。儿童期多见鼻出血，青少年期消化道出血发生率逐渐增加，40 岁左右时达到高峰。90%以上的患者有鼻出血，约 30%的患者可发生内脏出血，以上消化道出血最多见，表现为呕血、黑粪、便血、粪便隐血试验阳性、缺铁性贫血等。此外，可有咯血、血尿、月经量过多，眼底、蛛网膜下腔或颅内出血等。妊娠者发生内脏出血的危险性显著增加，被视为"高危妊娠"。约 30%的患者有肝脏血管受累，多数无症状。肝动-静脉瘘致血流量增多，可出现肝大、肝区疼痛和压痛，局部可触及搏动性包块、震颤，可闻及连续性血管杂音。动-静脉瘘呈高动力循环状态，可导致高排量性充血性心力衰竭。约 50%的患者肺血管受累，多数无症状，严重者动-静脉瘘可引起低氧血症和继发性红细胞增多症。

辅助检查 除贫血相关的实验室检查指标异常外，其他均可正常。甲床毛细血管镜检查可见血管袢异常扩张。消化内镜检查包括胃镜、结肠镜、小肠镜和胶囊内镜检查，内镜下可见类似于皮肤和口腔黏膜的血管病变。CT、磁共振成像、多普勒超声、血管造影检查可提示肝脏的动静脉畸形。胃肠道 X 线血管造影可显示消化道毛细血管扩张和动静脉畸形。

诊断与鉴别诊断 2011 年国际共识 Curaçao 标准：①反复自发性鼻出血。②皮肤黏膜多发毛细血管扩张病灶。③内脏动静脉畸形（消化道、肺、脑、肝）。④一级亲属患 HHT。符合以上 4 条中的 3 条或 4 条可确诊；符合 2 条属疑诊。儿童期不出现所有症状，随年龄增长和病情发展，最后可能确诊。ENG、ACVRL1 和 MADH4 基因突变检测可辅助诊断，对后代相关风险评估有一定帮助。HHT 应与血管发育不良鉴别。

治疗　缺乏有效的治疗方法。轻度鼻出血和（或）胃肠道出血的治疗方法与无 HHT 者相同。贫血者需补充铁剂，严重者需要输血。消化道出血的治疗：①内镜下治疗：见胃肠道血管发育不良。②血管造影栓塞治疗：适用于大出血、内镜下治疗失败及病灶局限者。③手术治疗：出血病灶部位明确、分布局限、内镜治疗无效及出血严重者。术后有复发可能。④药物治疗：疗效尚缺乏证据。雌激素联合孕激素、血管内皮生长因子受体阻断剂、沙利度胺可在一定程度上降低消化道和鼻出血的发生率，减少输血量。

预后　60 岁前未因此病就诊者一般不减少寿命。年轻患者或伴肺或脑血管畸形者可能发生栓塞性脑卒中或脑脓肿，预后较差。

（刘文忠）

wèidòu xuèguǎn kuòzhāngzhèng

胃窦血管扩张症（gastric antral vascular ectasia）　局限于胃窦的血管扩张性病变。较罕见。内镜下分为条状型与点状型。女性患病率为男性的 2~4 倍，平均诊断年龄 70 岁，50 岁以下者少见。患病率尚不清楚，内镜检出率约 0.03%。

病因及发病机制　尚不清楚。伴随疾病：①肝硬化：约 30% 的患者同时存在肝硬化，点状型肝硬化伴存率达 100%。此病与肝硬化相关的机制尚不清楚，可能是一种特殊类型的门静脉高压性胃病。②胃黏膜脱垂症：松弛的胃

窦黏膜被牵拉伸长，并受幽门口挤压形成多条纵形皱襞，黏膜内血管随之增长、迂曲和扩张。③其他：约 5% 的硬皮病和 25% 的抗 RNA 聚合酶Ⅲ抗体阳性的硬皮病患者伴此病。此外，还与慢性萎缩性胃炎、慢性肾衰竭、骨髓移植等相关。

临床表现　主要为长期消化道隐性出血、粪便隐血试验持续阳性，失血量较多者可表现为黑粪，呕血少见。病程可达数年或数十年，长期消化道出血可致缺铁性贫血。部分患者可有伴发疾病的表现。

诊断与鉴别诊断　内镜检查是最主要的诊断手段。条状型内镜下可见胃窦部血管扩张，呈红色条纹状，沿黏膜皱襞向幽门集中，类似西瓜皮表面的条纹，又称西瓜胃；点状型可见扩张的血管呈红色小点，弥漫均匀地分布于胃窦部，少数患者的血管病变可向近端胃或十二指肠延伸，局部加压时红色条纹可暂时消退。不典型者需经病理学检查确诊，可见黏膜固有层毛细血管及小静脉扩张、迂曲和淤血，呈弥漫性或灶性网状分布，血管内可见纤维蛋白柱和小血栓，黏膜有轻度炎症改变。选择性胃血管造影、内镜超声等检查对诊断帮助不大。实验室检查可提示缺铁性贫血，少数患者可伴血小板减少。

此病需与门静脉高压性胃病鉴别，后者病变多位于胃底和胃体，胃镜下黏膜有特征性马赛克征、猩红热样疹或樱桃红色斑点。还需与糜烂性胃窦炎、胃血管发育不良等鉴别。

治疗　包括药物治疗、内镜下治疗和手术治疗。贫血者需补充铁剂，严重者需输血。

药物治疗　胃黏膜保护剂、

H_2 受体阻断剂、质子泵抑制剂对出血治疗无效。糖皮质激素对伴硬皮病者有效。雌激素联合孕激素、沙利度胺等疗效不确切。

内镜下治疗　包括热探头、激光、氩离子束凝固、内镜下结扎、注射硬化剂等。以氩离子束凝固治疗最为有效、安全，常需进行多次。

手术治疗　用于内镜下治疗失败或复发者。胃窦切除术是最有效的治疗手段，高龄患者需慎重考虑手术风险。

（刘文忠）

wèi-chángdào xuèguǎn zhǒngliú

胃肠道血管肿瘤（gastrointestinal vascular neoplasm）　起源于胃肠道的血管肿瘤或累及胃肠道的全身性或系统性血管肿瘤性疾病。血管肿瘤在胃肠道所致症状与其位置、大小等有关，主要为出血（呕血、黑粪）、腹痛、腹胀、腹部包块、消化道梗阻等。检查方法包括内镜、消化道造影、腹部 CT，治疗手段依据不同情况包括内镜、介入、手术切除及放化疗等。

源于胃肠道的血管肿瘤按其细胞行为可分为：①良性血管肿瘤：血管瘤常见，其次有血管瘤病、乳头状内皮细胞增生等。②交界性血管肿瘤：主要为血管内皮瘤，可分为上皮样血管内皮瘤，鞋钉样血管内皮瘤，上皮样肉瘤样血管内皮瘤、卡波西样血管内皮细胞瘤、多形性血管内皮瘤。③恶性血管瘤：主要为血管肉瘤和卡波西肉瘤。累及胃肠道的全身性或系统性血管肿瘤性病变主要包括蓝色橡皮疱样痣综合征、波伊茨-耶格综合征（Peutz-Jeghers syndrome）、Klippel-Trenaunay 综合征等。

（刘玉兰）

xuèguǎnliú

血管瘤 (hemangioma)

血管组织的错构、瘤样增生而形成的良性肿瘤。1995 年 Waner 等提出其分类方法，该分类建立在 1982 年 Mulliken 等细胞生物学特性分类基础上。根据病变组织有无血管内皮细胞及增殖特性分为：①血管瘤：内皮细胞增殖可能源于促血管生成因子水平增高，血管生长抑制因子水平降低。②血管畸形：源于胚胎血管发生和血管形成过程中基因突变。根据不同的组织结构分为微静脉畸形、静脉畸形、动脉畸形、淋巴管畸形、动静脉畸形及混合型血管畸形等。根据组织学可分为：毛细血管瘤、海绵状血管瘤、静脉血管瘤、动静脉血管瘤、化脓性肉芽肿、获得性簇状血管瘤、鞋钉样血管瘤、梭形细胞血管瘤。根据人体结构分为体表血管瘤和体内血管瘤，前者分为口腔血管瘤、面部血管瘤、四肢血管瘤、躯干血管瘤、头部血管瘤、颈部血管瘤。消化系统各器官如肝脏、消化道发生血管瘤并不少见。根据在胃肠道分布的不同，可分为食管血管瘤、胃血管瘤、小肠血管瘤、结直肠血管瘤。其中胃血管瘤和全结肠多发血管瘤罕见，结直肠血管瘤少见，大肠血管瘤少于小肠血管瘤。

(刘玉兰)

dàcháng xuèguǎnliú

大肠血管瘤 (hemangioma of the large intestine)

起源于中胚层胚胎残余的错构瘤。属少见病。10~20 岁多见，男性多于女性。以直肠、乙状结肠单发为多。血管内皮细胞增大导致微小动脉、毛细血管和微小静脉间产生异常交通或扩张。

消化道出血为最常见症状，根据血管瘤部位不同可表现为鲜血便、暗红色血便甚至黑粪，出血量多者可含凝血块。出血频率和出血量可逐渐增加。反复出血者常出现贫血症状。血管瘤体积较大者可致肠套叠、肠梗阻、肠扭转等，表现为腹痛、呕吐等。血管瘤侵及盆腔器官者表现为腹痛、血尿等。病变弥漫者可出现全身凝血机制障碍，表现为血小板减少、低蛋白血症、凝血因子 V 和 VIII 水平降低。肠道血管瘤有时是全身疾病的一种表现，包括 Klippel-Trenaunary 综合征及蓝色橡皮疱样痣综合征。

诊断依据：①结肠镜：是此病首选检查。位于黏膜表面者镜下表现为突入腔内的肠黏膜肿块，质地柔软，大小不等，表面多呈蓝色，较大者表面糜烂可呈樱桃红色，易出血。位于黏膜下层者表面可呈光滑黏膜，似扁平或隆起型息肉，可见扩张的静脉，少数可见糜烂或溃疡，取活检后易大出血，取到血管瘤组织可确诊。②肠道气钡双重造影：息肉型者可见肠腔内充盈缺损，静脉扩张型者呈扇贝样，弥漫型者可见肠腔均匀性狭窄。③腹部 X 线平片：26%~50% 的患者可见呈簇状聚集的钙化静脉结石，血管瘤较大者可有肠梗阻、肠套叠征象。④选择性动脉造影：血管瘤部位可见扩张呈簇的血管团。⑤CT 检查：平扫可见肠壁低回声占位性病变，增强造影后可见明显强化，边界清楚。确诊需依靠术后病理检查。

一旦确诊，应尽早手术治疗。以节段性肠切除为主，可行内镜下电凝激光、注射硬化剂、金属夹等治疗。内镜治疗安全、方便、创伤小，适用于有心肺疾病不能耐受手术者，但复发率较高。

(刘玉兰)

xuèguǎn wàipíliú

血管外皮瘤 (hemangiopericy-toma，HPC)

主要由血管周围细胞构成的软组织肿瘤。1949 年 Stout 和 Murray 首次将其命名为血管外皮细胞瘤。最新世界卫生组织关于软组织肿瘤分类认为，多数 HPC 即是孤立性纤维性肿瘤。HPC 主要发生于成人，平均年龄 45 岁，无明显性别差异。

多数呈无痛性缓慢生长，不易被及时发现。常位于下肢（尤其是股部）、腘窝、盆腔、腹膜后及头颈部，少见部位包括乳腺、肺、纵隔、骨、腹沟部区、腹膜、肝、胰腺、胃、大网膜、直肠系膜、子宫、卵巢和阴道。多数肿瘤位于深层肌肉组织。核分裂象增加（≥ 4/10HP）、肿块较大（直径>5cm）、高度富于细胞、出现不成熟多形性的肿瘤细胞及灶性出血坏死是恶性 HPC 的标志。

疼痛和肿块为最常见症状，少见症状包括肿瘤局部毛细血管扩张和皮温增高，低血糖，腹腔和盆腔的肿瘤可出现相关压迫症状。

HPC 诊断较难，主要是排除性诊断。其组织学特征包括：一群无分化特征的间质细胞组成典型的血管图像（即不断分支的扩张和不扩张的血窦样血管形成"鹿角"样），紧密排列的圆形或梭形、细胞质边界不清的细胞包绕着血管结构。影像学表现为圆形、边界清楚的均质性肿块，可出现囊性变，钙化罕见。血管造影可见特征性的富血管肿物。HPC 通常表达 CD34 和肌肉特异性肌动蛋白 HHF-35，需与纤维组织细胞瘤、间叶性软骨肉瘤和滑膜肉瘤等鉴别。

对原发灶的治疗选择手术或放疗，肿瘤直径>5cm 或手术切除不充分者可联合放疗。腹膜后或盆腔肿瘤可行术前放疗。复发和转移病例可选择再次手术切除、放疗及化疗，抗血管新生药物治疗及针对血管内皮生长因子通路的靶向治疗有助于稳定病情。

HPC 远处转移率 10%～60%，肺、骨和肝常见。5 年生存率为 71%～86%。约 1/3 出现局部复发，硬膜外腔、腹膜后和盆腔肿瘤更易复发。HPC 的复发和转移可能出现很晚，有时可达 10 年以上，因此应长期随访。

（刘玉兰）

xuèguǎn nèipíliú
血管内皮瘤（hemangioendothelioma）

起源于血管内皮的肿瘤。是一种中间型恶性或介于良性血管瘤和恶性血管肉瘤之间的交界性肿瘤。包括上皮样血管内皮瘤、卡波西样血管内皮瘤、Hobnail（Dabska-retiform）血管内皮瘤和多形性血管内皮瘤，其中上皮样血管内皮瘤最具侵袭性且最常见。

（刘玉兰）

shàngpíyàng xuèguǎn nèipíliú
上皮样血管内皮瘤（epithelioid hemangioendothelioma，EHE）

起源于内皮细胞介于血管瘤和血管肉瘤之间的低度恶性肿瘤。1982 年 Weiss 和 Enzinger 首次报道和命名，成年人多发，男女发病率无明显差异。

EHE 最常见病变部位是软组织，也可发生于肝脏和骨骼。前者多为单发病灶，后者多为多灶性。90% 的肝 EHE 为双叶多发病变，1/3 在诊断时已有肝外转移。骨 EHE 约半数发生于下肢，表现为溶骨病灶。病灶多为结节状，无包膜，切面色彩斑驳，红白或灰白色。EHE 最常见的转移部位为肺、肝、淋巴结和骨。约 50% 起源于血管，尤其是静脉，血管腔被肿瘤细胞、坏死碎片和稠密胶原填充，肿瘤细胞形成小管腔，或呈小巢状、索状或不规则状分布于黏液样变或玻璃样变的间质。肿瘤细胞通常有轻度异型性，无有丝分裂活动。有些肿瘤细胞异型性增高，细胞分裂活跃，甚至坏死，提示更具侵袭性且易转移。免疫组化染色肿瘤细胞主要表现为 CD31、CD34 和 von Willebrand 因子阳性。

EHE 临床表现取决于肿瘤部位。21%～61% 的病例可发生转移。诊断主要依靠活检组织或手术标本病理。行 CT、磁共振成像及正电子发射体层显像计算机体层扫描等检查明确有无转移病灶。EHE 应与转移癌、黑色素瘤和上皮样肉瘤鉴别。

EHE 治疗首选手术切除。对孤立的软组织肿块应行根治性切除并辅助放疗。无法手术切除的多发肝脏病变可行肝移植，其他局部治疗包括放疗及经动脉化疗栓塞。对骨的单一病灶应行手术切除，多灶病变可手术联合辅助放疗。传统化疗通常以阿霉素为主，可加用 α 干扰素，但疗效不明确。

EHE 局部复发率约 10%。肝移植后 5 年生存率在 50% 以上。预后不良因素有细胞异型性高、分裂活跃（核分裂象>1/HP），与肿瘤大小无关。

（刘玉兰）

xuèguǎnròuliú
血管肉瘤（angiosarcoma）

起源于血管内皮或淋巴管内皮的恶性肿瘤。曾称血管内皮瘤、腺管肉瘤、恶性血管内皮瘤及淋巴管肉瘤。此病罕见，约占软组织肉瘤的 2%，皮肤软组织肉瘤的 4.5%。多见于头面部，胃肠道及四肢躯干也可见。中老年人多见，男女比例约为 2∶1。

长期慢性淋巴水肿、电离辐射史、化学接触史、外伤史及慢性感染等与此病发病有关。大体形态可分为结节型、弥漫型和溃疡型，肿瘤直径为 1～15cm，通常伴出血。组织学形态差异较大，甚至在同一病例中可能同时存在多种组织成分。3/4 的病例可见胞质红染的上皮样细胞，可构成巨大或细微的血管腔，也可呈片状、巢状或乳头状排列。

诊断主要依靠临床和组织学表现，复杂病例可辅以免疫组化技术和细胞超微结构特点。血管性假血友病因子、荆豆凝集素 1、CD31 是低分化肿瘤最重要的分子标志物。成群的上皮样细胞被基底层包围，与外膜细胞联系紧密，伴胞内或胞外空腔期可能有红细胞是最具诊断特征的超微结构表现。

手术是主要治疗手段。切除范围距肉眼肿瘤基部外 3cm，皮下再向外潜行分离 4～5cm，或根据术中冷冻切片的情况决定切除范围。术前或术后放疗和（或）化疗有望降低局部复发率或远处转移率。生物治疗，尤其是抗血管生成治疗为血管肉瘤的特异性治疗提供了新的希望。

血管肉瘤局部复发率高达75%，约 1/3 可发生转移。多数远处转移出现在治疗后的 24 个月内，常见部位为淋巴结、肺、肝、骨、肾及肾上腺等。血管肉瘤在所有软组织肉瘤中预后最差，中位生存期 15～24 个月，5 年生存率为 7.1%～33.0%。影响预后因素包括肿瘤大小、年龄、治疗模式、能否局部广泛切除肿瘤及有丝分裂指数等。

（刘玉兰）

wèi-chángdào jìngmài xuèshuān xíngchéng
胃肠道静脉血栓形成（gastrointestinal venous thrombosis）

胃肠道系统血流动力学改变等导

致血栓形成。包括肠系膜上静脉、肠系膜下静脉、门静脉及脾静脉等，其中肠系膜静脉血栓形成最常见。可致肠道缺血，甚至坏死，急性者以腹痛、消化道出血为主要表现，慢性者临床表现多样，可表现为腹痛、腹泻、腹胀、门静脉高压，有些患者可无症状。因临床少见且表现各异，漏诊率和误诊率较高。

胃和十二指肠由腹腔干供血，动静脉伴行，侧支循环丰富，胃十二指肠的血管疾病罕见。小肠和结肠静脉回流至肠系膜上、下静脉，最终至门静脉。肠系膜上静脉回流空回肠、右半结肠、阑尾、胃十二指肠等区域的血供。肠系膜下静脉回流直肠上部、乙状结肠和降结肠的血液，汇入肠系膜上静脉与脾静脉汇合处，或注入肠系膜上静脉或脾静脉，肠系膜上静脉与脾静脉汇合成门静脉。肠系膜静脉解剖及血流动力学有如下特点：①静脉分支间相互交通，血流速度较慢，易导致血栓形成。②门静脉系统的属、分支均无静脉瓣，血栓或癌栓一旦形成，栓子可逆行至肠系膜上静脉。因左侧结肠、直肠和脾静脉、肾静脉、奇静脉及半奇静脉间有众多侧支循环，故与肠系膜上静脉相比，肠系膜血栓很少累及肠系膜下静脉。③直肠回流静脉包括直肠上下静脉及肛静脉，侧支循环丰富，不易缺血，发病少见。

（刘玉兰）

chángxìmó jìngmài xuèshuān xíngchéng

肠系膜静脉血栓形成 （mesenteric venous thrombosis，MVT）

血流动力学改变或血液高凝状态等引起的肠系膜静脉血栓形成。占缺血性肠病的5%~10%，病死率20%~50%，男女比例（1~

1.5）：1，平均发病年龄为48~60岁。

病因及发病机制　主要易患因素：①腹腔感染：如胰腺炎、阑尾炎、憩室炎、盆腔脓肿、炎症性肠病等。②高凝状态：如妊娠、口服避孕药、骨髓增殖性疾病、恶性肿瘤等。③局部淤血或充血：如门静脉高压、肿瘤或局部肿大的淋巴结压迫静脉。④其他：如手术后、肠系膜静脉炎等。

临床表现　缺乏特异性，主要为腹痛，程度与缺血肠管的病变范围及严重程度相关，发生肠坏死、腹膜炎前症状与体征常不平行。根据病程分为：①急性：突然起病，腹痛程度严重，伴消化道出血（便血或黑粪）、恶心、呕吐、发热，肠道坏死后发生腹膜炎。②亚急性：病程数周，以腹痛、消化道出血为主，但病情不如急性患者凶险。③慢性：病程数月以上，反复发作，可有腹痛、腹泻、腹胀、消化道出血，有些患者表现为门静脉高压，亦可无症状。

诊断与鉴别诊断　根据患者临床表现，尤其是存在血液高凝状态、腹腔感染等高危因素者，应考虑MVT。①实验室检查：血白细胞数常增多，发生肠坏死者乳酸水平增高或出现代谢性酸中毒，D二聚体水平可明显升高，腹腔穿刺抽出血性腹水有助于诊断。②影像学检查：腹部X线平片可见肠梗阻征象，但缺乏特异性。彩色多普勒超声可见肠系膜上静脉扩张，管腔内血流消失，血栓形成，肠管扩张，肠壁增厚，肠腔内液体潴留。CT检查肠系膜上静脉增粗最常见，中心可见低密度的血栓影像及静脉壁高密度的组织光环。增强检查可见肠系膜上静脉血流中断，对此病确诊

率较高。选择性肠系膜血管造影适用于上述无创检查未提示MVT，但临床高度怀疑者，是诊断MVT的"金标准"，可鉴别静脉血栓形成和动脉性肠缺血，同时可进行治疗。静脉期可见肠系膜上静脉充盈缺损影像或粗大静脉内散在显影及延迟显影，间接征象包括动脉期延长、动脉痉挛、肠壁增厚等。③剖腹探查：适用于病情危重，有急性弥漫性腹膜炎者。

治疗　①内科治疗：适用于无持续腹膜炎体征、造影确诊者，可行肝素、尿激酶或链激酶抗凝溶栓治疗，旨在预防肠坏死。调节剂量使活化部分凝血活酶时间维持在正常水平的2倍。其他治疗措施包括禁食、胃肠减压、抗感染及补液维持水电解质平衡等。②外科治疗：适用于腹腔穿刺抽出血性液体或有局限性或弥漫性腹膜炎者，应行剖腹探查切除坏死肠管，广泛肠管受累、未发生完全坏死但很难判断其生机者，可先保留肠管，12~18小时后再次探查，利用两次手术间期可更好地划分有活力和无活力的肠管。术后用肝素抗凝疗法可避免切除缺血但可逆转的肠管，以尽可能多保留肠管。③介入治疗：包括经肠系膜上动脉溶栓治疗、经颈静脉门静脉穿刺和经皮经肝门静脉穿刺机械性取栓术及溶栓治疗。经肠系膜动脉途径溶栓对早期和病变相对局限者，尤其小静脉血栓效果较好。

预后　术后抗凝治疗可提高治愈率，降低复发率，减少并发症。可用肝素抗凝治疗后改为口服肠溶阿司匹林或华法林，一般无诱因者术后抗凝治疗3个月，有诱因者术后抗凝治疗6个月，有些需终身抗凝治疗。

（刘玉兰）

xiāohuàdào-xuèguǎnlòu

消化道-血管瘘（angio-digestive fistula）

消化道和大血管之间形成的异常通道。为罕见病，可引起致死性消化道大出血。主要有3种类型。

主动脉-消化道瘘 主动脉与消化道之间形成的异常通道。占消化道出血的9/万。1817年首次报告。平均发病年龄为66岁，男女比例为5:1。

病因 原发性病因：①主动脉瘤：最常见，腹主动脉瘤占89.7%，其中动脉粥样硬化占首位（95.2%）。腹主动脉瘤并发消化道瘘者，国外发病率为0.1%~0.8%，中国8%，原发性腹主动脉消化道瘘发病率为4/万~7/万。②原发性主动脉炎、主动脉壁结核、退行性变、动脉恶性肿瘤或转移性肿瘤、主动脉放射性损伤和主动脉硬化。③主动脉邻近器官或组织疾病：穿透性食管、胃、十二指肠或空肠溃疡或脓肿，结肠憩室炎，克罗恩病等，罕见。其好发部位为十二指肠（83%），其余依次是空肠（7%）、回肠（4%）和结肠（2%），其他部位相对少见，故又称主动脉-肠瘘。

继发性病因：①腹主动脉瘤修复术。②闭塞性动脉疾病者行人造血管移植术。③主动脉瘤支架置入术。发生率为0.5%~2%。瘘的形成时间长短不一，短者术后1周，长者可达14年。其好发部位为十二指肠。动脉口位于移植血管缝合部位的近端和远端者分别为80%和10%。可分为2型：1型最常见，为主动脉缝合部位的一端（主要是近端）与消化道间形成瘘管，出血率可达76%；2型又称为支架旁瘘，瘘管不直接与血管相通，占15%~20%，出血率为30%，

临床表现 消化道出血最常见，48%为急性大出血，余为慢性或反复性出血，10%~20%表现为贫血或粪便隐血试验阳性。半数以上病例可出现小量、短暂的自限性出血，又称"信号性出血"，源于小瘘管被血凝块堵塞或血液刺激致肠道强烈收缩使小瘘管闭合，数日或数月后血凝块脱落则发生危及生命的大出血。半数以上病例可触及搏动性包块，常位于脊椎旁，表面光滑，搏动与心跳一致，合并感染者可有触痛。

诊断与鉴别诊断 对有主动脉瘤史、腹主动脉手术史或人造血管移植史，出现消化道大出血而未找到其他原因者，应疑诊此病。若触及腹部搏动性肿块并有触痛，应高度怀疑此病，并进一步做必要的辅助检查。①内镜检查：最常用，尤其适用于信号性出血者，有助于鉴别食管、胃、十二指肠及结肠本身疾病所致出血。诊断阳性率为36%~72%，可见病变部位黏膜缺损、糜烂、点状溃疡及肉芽组织，有时可见血块黏附、活动性出血，或发现移植血管壁、吻合口缝线及肠壁有搏动性包块。急诊肠镜检查者常难以充分做肠道准备，故结肠瘘检出率比十二指肠瘘低。因此病的特殊性，内镜检查有发生急性致死性大出血的风险，应做好剖腹探查准备并将内镜检查安排在手术室进行。②影像学检查：应先行主动脉造影，造影剂漏至肠腔有助于诊断。CT检查常可见动脉瘤，动脉瘤部位或移植血管边缘有腔外积气或积液，或动脉壁内、附壁血栓内有小气泡征，或十二指肠壁局部增厚，或十二指肠处后腹膜撕裂及十二指肠黏附主动脉壁上，均有重要诊断

价值。

治疗 一旦高度怀疑此病，应急诊手术探查。多用动脉瘤切除联合人造血管移植术。肠瘘术后细菌培养阴性者继续用抗生素7~10天，阳性者根据药敏结果用抗生素6周至数月，以防败血症和移植物感染。

预后 此病死亡率>50%，预后差。

腔静脉-十二指肠瘘 十二指肠与下腔静脉间形成的异常通道。属罕见病，诊断困难，误诊率高。可发生在十二指肠降段、水平段及升段，以降段多见。

常见原因：①十二指肠溃疡穿孔穿透下腔静脉。②肿瘤切除术后局部放射损伤。③腹部外伤。④消化道异物。主要临床表现为胃肠道出血，多为呕血及排暗红色血便或黑粪，重者可有失血性休克表现，常伴上腹痛。肠道细菌入血致败血症者多有严重感染征象。查体多无特殊表现，合并十二指肠球部游离穿孔者多伴上腹或全腹肌紧张，有压痛或（和）反跳痛。

有消化性溃疡、右侧腹放疗史或消化道异物史者，出现上述症状应考虑此病，对高度可疑者应及时行下腔静脉造影或剖腹探查。内镜是常用检查，由消化性溃疡引起者可见后壁溃疡伴出血，病变在十二指肠水平段及升段者需用小肠镜检查。内镜检查有导致大出血危险，故应慎重并在手术时进行。影像学检查有助于诊断此病。

手术修复解剖缺损是外科治疗的关键，包括剖腹探查、闭合瘘口、直接修补十二指肠和下腔静脉。术后并发症多，预后差，死亡率高。

脾动脉-胃肠道瘘 脾动脉瘤

破溃入邻近胃肠道形成的异常通道。60岁以上多见,男女发病率为1:4,尤以多次妊娠者多见。脾动脉瘤约占内脏动脉瘤中的6%,占腹腔内动脉瘤的1/3,80%为单发,70%~80%位于脾动脉远端1/3交叉点,直径0.5~3cm。脾动脉瘤多继发于各种胰腺疾病、动脉粥样硬化及门静脉高压,先天性和感染性者少见。脾动脉瘤可长期压迫附近的胃、结肠,导致受压部位组织缺血坏死,致穿通形成瘘。

多以急性胃肠道大出血为首发临床表现,可有呕血、便血,甚至失血性休克。少数有信号性出血,内镜检查清除血块或血凝块自行脱落者可出现二次出血现象。内镜检查胃或结肠病变处可见局限性充血水肿、糜烂、溃疡,有渗血或血凝块附着,应做好抢救及剖腹探查准备,宜在手术室中进行。病情允许者行脾动脉造影,可见脾动脉瘤或造影剂漏至胃腔、结肠腔。

对确诊者紧急剖腹探查行手术治疗是治疗此病的有效方法。脾动脉栓塞术可达到紧急止血目的,为择期手术创造条件。

(刘玉兰)

索 引

条 目 标 题 汉 字 笔 画 索 引

说 明

一、本索引供读者按条目标题的汉字笔画查检条目。

二、条目标题按第一字的笔画由少到多的顺序排列，按画数和起笔笔形横（一）、竖（丨）、撇（丿）、点（丶）、折（乛，包括丁乚乚等）的顺序排列。笔画数和起笔笔形相同的字，按字形结构排列，先左右形字，再上下形字，后整体字。第一字相同的，依次按后面各字的笔画数和起笔笔形顺序排列。

三、以拉丁字母、希腊字母和阿拉伯数字、罗马数字开头的条目标题，依次排在汉字条目标题的后面。

七　画

八　画

九 画

十　画

十 一 画

条 目 外 文 标 题 索 引

内 容 索 引

说 明

一、本索引是本卷条目和条目内容的主题分析索引。索引款目按汉语拼音字母顺序并辅以汉字笔画、起笔笔形顺序排列。同音时，按汉字笔画由少到多的顺序排列，笔画数相同的按起笔笔形横（一）、竖（丨）、撇（丿）、点（丶）、折（乛，包括丁乚𠃊等）的顺序排列。第一字相同时，按第二字，余类推。索引标目中夹有拉丁字母、希腊字母、阿拉伯数字和罗马数字的，依次排在相应的汉字索引款目之后。标点符号不作为排序单元。

二、设有条目的款目用黑体字，未设条目的款目用宋体字。

三、不同概念（含人物）具有同一标目名称时，分别设置索引款目；未设条目的同名索引标目后括注简单说明或所属类别，以利检索。

四、索引标目之后的阿拉伯数字是标目内容所在的页码，数字之后的小写拉丁字母表示索引内容所在的版面区域。本书正文的版面区域划分如右图。

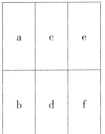

A

C

E

O

P

Q

拉丁字母

希腊字母

阿拉伯数字

罗马数字

本卷主要编辑、出版人员

社长、总编辑　袁　钟

副总编辑　谢　阳

编　　审　彭南燕　陈永生

责任编辑　沈冰冰

文字编辑　姚俊英　王　华

索引编辑　张　安

名词术语编辑　刘　婷

汉语拼音编辑　聂沛沛

外文编辑　顾良军

参见编辑　李亚楠

美术编辑　张浩然

技术编辑　雅昌设计中心·北京

责任校对　李爱平

责任印制　姜文祥

装帧设计　雅昌设计中心·北京